HANDBUCH DER MIKROSKOPISCHEN ANATOMIE DES MENSCHEN

BEARBEITET VON

A. BENNINGHOFF · M. BIELSCHOWSKY · S. T. BOK · J. BRODERSEN · H. v. EGGELING
R. GREVING · G. HÄGGQVIST · A. HARTMANN · R. HEISS · T. HELLMAN
G. HERTWIG · H. HOEPKE · A. JAKOB · W. KOLMER · J. LEHNER · A. MAXIMOW †
G. MINGAZZINI † · W. v. MÖLLENDORFF · V. PATZELT · H. PETERSEN · H. PLENK
W. PFUHL · B. ROMEIS · J. SCHAFFER · G. SCHALTENBRAND · R. SCHRÖDER
S. SCHUMACHER · E. SEIFERT · H. SPATZ · H. STIEVE · PH. STÖHR JR. · F. K. STUDNIČKA · E. TSCHOPP · C. VOGT · O. VOGT · F. WASSERMANN · F. WEIDENREICH
K. W. ZIMMERMANN

HERAUSGEGEBEN VON

WILHELM v. MÖLLENDORFF

FREIBURG I. B.

SIEBENTER BAND

HARN- UND GESCHLECHTSAPPARAT

ZWEITER TEIL

MÄNNLICHE GENITALORGANE

BERLIN
VERLAG VON JULIUS SPRINGER
1930

HARN- UND GESCHLECHTSAPPARAT

ZWEITER TEIL

MÄNNLICHE GENITALORGANE

BEARBEITET VON

DR. H. STIEVE

O. Ö. PROFESSOR DER ANATOMIE UND VORSTAND DER ANATOMISCHEN ANSTALT DER UNIVERSITÄT HALLE-WITTENBERG

MIT 245 ZUM TEIL FARBIGEN ABBILDUNGEN

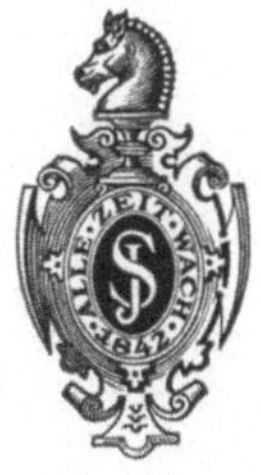

BERLIN
VERLAG VON JULIUS SPRINGER
1930

ISBN-13: 978-3-540-01120-0 e-ISBN-13: 978-3-642-47830-7
DOI: 10.1007/ 978-3-642-47830-7

Inhaltsverzeichnis.

I. Einführung.

Als ich mich vor nunmehr fast sieben Jahren dazu bereit erklärte, den Feinbau der männlichen Geschlechtsorgane für dieses Handbuch auf Grund eigener Untersuchungen zu schildern, glaubte ich, daß diese Aufgabe für mich verhältnismäßig leicht zu lösen sei; vor allem deshalb, weil ich bis dahin hauptsächlich männliche Keimdrüsen untersucht hatte und auch beabsichtigte, in der Folgezeit in der nämlichen Richtung weiter zu arbeiten. Aber gerade vor sieben Jahren wurde ich durch einen überaus glücklichen Umstand dazu gedrängt, meine Arbeitsrichtung in ganz andere Bahnen zu lenken. Ich hatte SELLHEIM kennen gelernt und war von ihm auf die vielen Lücken aufmerksam gemacht worden, die noch in unserer Kenntnis von den weiblichen Geschlechtsteilen bestehen. Er forderte mich auf, diese Lücken auszufüllen. Meine Lehrer RÜCKERT und HELD rieten mir stark zu, ich solle diese günstige Gelegenheit nicht vorübergehen lassen, da ich wohl kaum jemals wieder mit einem Manne von der Bedeutung SELLHEIMs zusammentreffen werde, der neben seiner klinischen Tätigkeit so großes Verständnis für Anatomie besitzt und noch dazu in überaus großzügiger Weise alle Wünsche hinsichtlich der zur Untersuchung nötigen Gewebe erfüllt.

So untersuchte ich in den letzten Jahren fast ausschließlich die weiblichen Geschlechtsorgane, vor allem Scheide, Gebärmutter und Eileiter, größtenteils in engster Zusammenarbeit mit SELLHEIM selbst, dem ich ungemein viele Anregungen und Stunden freundschaftlichsten Gedankenaustausches verdanke. Diese Zusammenarbeit wurde auch nicht unterbrochen, als SELLHEIM nach Leipzig übersiedelte, im Gegenteil, ich hatte von da ab Gelegenheit, mit zwei Frauenärzten zu arbeiten, denn NÜRNBERGER zeigte gleichfalls das größte Verständnis für meine Untersuchungen, wollte er doch selbst früher Anatom werden, und überließ mir bei seinen Eingriffen auch in großzügigster Weise alles, was ich zu meinen Beobachtungen benötigte.

So erfreulich diese Tatsachen für mich selbst waren und noch sind, dem Beitrag zu diesem Handbuch ist die für mich ungemein befriedigende Tätigkeit der letzten Jahre nicht förderlich gewesen. Monate-, ja jahrelang habe ich mich nur sehr wenig mit ihm beschäftigt, nicht gerade zur Freude des Herausgebers; und doch habe ich mich bemüht, während der ganzen verflossenen Zeit die nötigen Präparate anzufertigen, vor allem auch die Keimlinge, die ich bekam, zu untersuchen und das einschlägige Schrifttum zu lesen. Leider mußte ich dabei erkennen, daß der Feinbau der männlichen Geschlechtsorgane, besonders auch hinsichtlich seiner Entwicklung noch in vielen Punkten nicht genau erforscht ist. Ich habe deshalb versucht, einige noch unbeantwortete Fragen zu klären; dies ist mir aber lange nicht in dem Maße gelungen wie ich gewünscht habe. Wenn ich mich nun doch entschließe, die Untersuchungen abzuschließen, so geschieht es hauptsächlich, um meinen Verpflichtungen gegenüber dem Herausgeber und dem Verlag nachzukommen und außerdem in der Erkenntnis, daß es doch niemals möglich sein wird, alle Einzelheiten so genau zu untersuchen wie ich es gern getan hätte. Mein Beitrag erscheint also zu spät für den Herausgeber, viel zu früh für mich selbst, denn er ist in vielen Punkten unvollständig.

Immerhin habe ich mich bemüht, über alle wichtigeren Einzelheiten Klarheit zu bekommen und zwar auf Grund eigener Beobachtung an den betreffenden Geweben und Organen des Menschen. Die Abbildungen, die meinem Beitrag beigegeben werden, sind mit ganz geringen Ausnahmen nach Präparaten gezeichnet, die eigens für diesen Zweck neu angefertigt wurden. Die Bilder hat Frl. BERTA NERESHEIMER in München gezeichnet. Ich brauche sie nicht besonders zu loben, denn sie sprechen für sich selbst, ich muß aber der Künstlerin auch hier für ihre vortreffliche Arbeit, die nicht immer leicht und einfach war, allerbestens danken. Auch den Herren, die mir einzelne Organteile überließen, habe ich zu danken, so besonders den Herren Professoren SELLHEIM, NÜRNBERGER, ROMEIS, GERLACH, A. STIEDA und HAASLER, außerdem Herrn Professor KISS in Budapest, der mir eine Reihe von Präparaten und ungefärbten Schnitten schickte. Besonders zu Dank verpflichtet bin ich des weiteren meinen Assistenten, Herrn Professor HETT, Herrn Dr. ALVERDES, Dr. HINTZSCHE, Dr. VON LANZ, Dr. FROBÖSE und Dr. PFEIFFER, die eine große Anzahl der, zum Teil recht schwierigen Präparate angefertigt haben.

Die Notgemeinschaft der deutschen Wissenschaft hat mich auch bei diesen Untersuchungen in hochherzigster Weise unterstützt und mich dadurch in die Lage versetzt, meine Beobachtungen in der umfassenden Art und Weise durchzuführen, wie ich dies für notwendig hielt. Dafür sei auch hier allerbestens gedankt.

Bei meinen Ausführungen schließe ich mich naturgemäß an die beiden großen zusammenfassenden Arbeiten über den Bau der männlichen Geschlechtsorgane an die früher erschienen sind, nämlich an die Schilderung, die v. EBNER (1902) im Handbuch der Gewebelehre gibt und an die Ausführungen von EBERTH (1904). Ich selbst werde in der Hauptsache die histologischen Tatsachen schildern und auf die physiologischen Vorgänge nur insoweit eingehen, als dies unbedingt nötig ist. Vollkommen trennen lassen sich die beiden Fächer ja nicht, denn jede eingehendere anatomische Beschreibung muß auch auf die Arbeiten Rücksicht nehmen, welche die betreffenden Gewebe leisten, doch kann ich nicht genauer auf physiologische Sonderfragen eingehen. Ich werde vor allem auch keine ausführlichen Erörterungen über die Bedeutung der Zwischenzellen bringen, dazu gebricht es mir an Zeit, Raum und auch an Lust. Die Frage nach der Bedeutung des Zwischengewebes habe ich früher [STIEVE (1921)] ausführlich besprochen. Sie ist in den letzten Jahren mehrfach sehr gründlich behandelt worden, so besonders von SCHINZ und SLOTOPOLSKY (1924), HARMS (1926), JAFFÉ und BERBERICH (1926) und ROMEIS (1926). Die Entwicklung der männlichen Geschlechtsorgane hat neuerdings PETER (1927) zusammenfassend geschildert. Auch die zusammenfassende Darstellung die DISSELHORST (1904) gibt hat mir sehr gute Dienste geleistet. Auf alle diese Arbeiten werde ich oftmals zurückgreifen und auch das Schrifttum im großen und ganzen nur insoweit erwähnen, als es in ihnen nicht angeführt ist.

Meine Ausführungen stützen sich ausschließlich auf eigene Beobachtungen und verzichten darauf, die Angaben im Schrifttum ausführlich zu erwähnen, zu bestätigen oder zu widerlegen. Nur wenn meine Beobachtungen im Gegensatz zu einer anderen Meinung stehen, habe ich die Gründe dafür ausführlich dargelegt. Es hat aber meiner Meinung nach wenig Sinn, alle früheren Angaben über irgendeine Frage in einem Handbuch ganz ausführlich wiederzugeben. Wer eine bestimmte Frage bearbeiten will, muß doch die früheren Arbeiten selbst genau durchlesen, auch der beste Bericht in einem Handbuch kann ihm dies nicht ersparen.

II. Allgemeine Übersicht.

An den männlichen Geschlechtsorganen unterscheiden wir, ebenso wie an den weiblichen, die keimbereitenden und die keimleitenden Abschnitte. Außerdem könnten noch alle jenen Eigentümlichkeiten erwähnt werden, durch die sich der männliche Körper vom weiblichen unterscheidet. Sie werden als periphere [Meisenheimer (1921)] oder sekundäre Geschlechtsmerkmale bezeichnet; ihr Bau ist in anderen Abschnitten des Handbuches behandelt. Die früher übliche Einteilung in primäre und sekundäre Geschlechtsorgane werde ich nicht anwenden, sie ist nicht gut. Vielfach werden auch noch die äußerlich sichtbaren Teile der Geschlechtsorgane, nämlich Rutenschaft, Eichel, Schamberg und Hodensack als äußere Geschlechtsorgane bezeichnet und ihnen alle anderen Teile der keimleitenden Wege zusammen mit den Hoden als innere Geschlechtsorgane gegenübergestellt.

Die keimbereitenden Geschlechtsorgane des Mannes sind die Hoden (Testes). Ihre Grundlage sind die gewundenen Kanälchen (Tubuli contorti); sie münden in das Hodennetz (Rete testis) ein, das eigentlich schon zu den keimleitenden Wegen gehört. Auf das Verhalten der sog. geraden Kanälchen (Tubuli recti) werde ich später eingehen und zeigen können, daß die gewundenen Kanälchen immer unmittelbar in das Hodennetz einmünden, daß es also gar keine geraden Kanälchen gibt. Die gewundenen Kanälchen sind vom Samenepithel ausgekleidet und von einer bindegewebigen Eigenhaut (Tunica propria) überzogen. Sie werden durch das Zwischengewebe (Interstitium) zusammengehalten. Die einzelnen Hodenläppchen (Lobuli testis) werden durch dichtere Bindegewebszüge (Septula testis) nur unscharf voneinander getrennt. Größere Mengen von Bindegewebe finden sich in der Nähe des Hodennetzes und werden als Bindegewebskörper des Hodens (Mediastinum testis, Corpus Highmori) bezeichnet. Der ganze Hoden ist von der Albuginea (Tunica fibrosa) überzogen; auf sie folgen die beiden Blätter der Tunica vaginalis propria, dann die Tunica vaginalis communis, der Cremaster mit seiner Fascie und schließlich die Haut des Hodensackes, die sich durch besonderen Reichtum an glatter Muskulatur auszeichnet.

Die keimleitenden Wege beginnen mit dem Hodennetz (Rete testis), von dem die abführenden Kanälchen (Ductuli efferentes) abgehen; sie münden in den Nebenhodengang (Ductus epididymidis) ein. Dieser lagert sich, vielfach gewunden, dem Nebenhodenrand des Hodens an und bildet die Hauptmasse des Nebenhodens. Er dient bei den Säugern als Samenspeicher. Am Nebenhoden selbst unterscheidet man äußerlich den Kopf, den Körper und den Schwanzteil.

Der Nebenhodengang geht ohne deutliche Grenze in den Samenleiter (Ductus sive Vas deferens) über. Dieser zieht zunächst in den Samenstrang und gelangt dann in das Becken. Kurz vor seiner Einmündung in die Harnröhre erweitert er sich etwas, und vor allem wird die Muskellage der Wand sehr dick; diese Stelle wird als Ampulle bezeichnet. Dann durchsetzt der Samenleiter die Vorsteherdrüse — dieser Teil wird Ausspritzungsgang (Ductus ejaculatorius) genannt — und mündet in die Harnröhre ein.

Die Harnröhre (Urethra virilis) besser Harnsamenröhre, bildet den letzten Teil der samenleitenden Wege. Sie ist in ihren inneren Teilen vom Gewebe der Vorsteherdrüse, dann von denFasern des Musculus transversus perinei profundus und schließlich vom röhrenförmigen Harnröhrenschwellkörper (Corpus cavernosum urethrae) umgeben, an dessen äußeres Ende sich eine, durch einen besonderen Schwellkörper (Corpus cavernosum glandis) gebildete Verdickung anschließt, die Eichel (Glans penis). Dem Harnröhrenschwellkörper lagert sich der Rutenschwellkörper (Corpus cavernosum penis) an. Es sei gleich hier darauf hingewiesen, daß der Mensch nur einen Rutenschwellkörper besitzt, der sich mit seinen beiden Schenkeln (Crura corporis cavernosi penis) den beiden Schambeinästen anlagert.

Harnröhrenschwellkörper, Eichelschwellkörper und Rutenschwellkörper bilden zusammen die Rute (Penis, Membrum virile); an ihr unterscheidet man die Wurzel der Rute (Radix penis), den Körper (Corpus penis) und die Eichel (Glans penis). Rutenkörper und Eichel sind von der äußeren Haut überzogen, sie bildet über der Eichel eine besondere Hautfalte, die Vorhaut (Praeputium glandis).

In die samenableitenden Wege münden die akzessorischen Geschlechtsdrüsen ein: die Bläschendrüsen oder Samenblasen (Glandulae vesiculosae — Glandulae seminales), die Vorsteherdrüse (Glandula prostata), die Bulbourethraldrüsen (Glandulae bulbourethrales), die Paraurethraldrüsen oder Harnröhrendrüsen (Glandulae paraurethrales).

Der äußere Teil der keimleitenden Wege, die Harnröhre, ist gleichzeitig der Ausführungsgang der männlichen Harnblase und entwickelt sich in der Hauptsache aus dem Sinus urogenitalis.

III. Der Hoden (Testis).

A. Die Entwicklung.

Den Bau des Hodens, das Verhalten und die Bedeutung der einzelnen Zellarten in den Kanälchen und im Zwischengewebe kann man nur dann verstehen, wenn man die Abstammung und Entwicklungsgeschichte der einzelnen Gebilde kennt. Gerade um den Bau der männlichen Keimdrüsen wirklich zu verstehen — das nämliche gilt für die Eierstöcke — ist es deshalb unbedingt nötig, sich mit der Entwicklung zu beschäftigen. Dies ist der Grund dafür, daß ich hier die Entwicklung des Hodens weit eingehender schildern muß als die der keimleitenden Wege.

1. Die erste Anlage und Entwicklung des Hodens bis zum 3. Keimlingsmonat.

Bei beiden Geschlechtern legt sich die Keimdrüse zunächst in gleicher Weise an. Sie entwickelt sich aus demjenigen Teil des Epithels der Urogenitalfalte, für den schon Waldeyer (1870) die Bezeichnung des Keimepithels geprägt hat. Dieses bildet den Mutterboden für die Geschlechtszellen, was besonders mit Rücksicht auf die verschiedenen Versuche, die darauf ausgingen, seine Bedeutung in dieser Beziehung einzuschränken, schon hier betont werden muß.

Die Urogenitalfalten entwickeln sich im Zusammenhang mit den Urnieren. Diese wieder — ich folge den Ausführungen von Felix (1911) — entstehen jederseits im Körper entlang der dorsalen Wand der Leibeshöhle (Abb. 1). Nur ganz im Anfang ihrer Entwicklung finden sie im Retroperitonaeum genügend Platz. Sobald sie sich aber wirklich zu entfalten beginnen, beanspruchen sie mehr Raum und wuchern dann gegen die Leibeshöhle zu vor. Dabei schieben sie die Cölomwand vor sich her und bilden dadurch im Körper ihrerseits eine in der Längsrichtung verlaufende Falte. Diese birgt außer der Urniere und ihrem Ausführungsgang später noch den Müllerschen Gang und die Keimdrüse und wird deshalb Urnierengeschlechtsfalte (Plica urogenitalis) genannt. Die Bildung dieser Falte beginnt im Bereiche des 4. Cervicalsegmentes und beschränkt sich zuerst auf die kranialen Abschnitte der Leibeshöhle, dann verlängert sie sich allmählich gleichmäßig gegen das caudale Leibeshöhlenende zu bis ungefähr zum 4. Lendensegment. Während nun die ganze Anlage in der Richtung auf das hintere Körperende zu weiterwächst, bildet sie sich gleichzeitig in ihrem kranialen Abschnitte wieder zurück, so daß sie sich niemals über den ganzen erwähnten Abschnitt hin erstreckt. Schon bei Keimlingen von 9,5 mm Scheitelsteißlänge ist das caudale Wachstum abgeschlossen, der

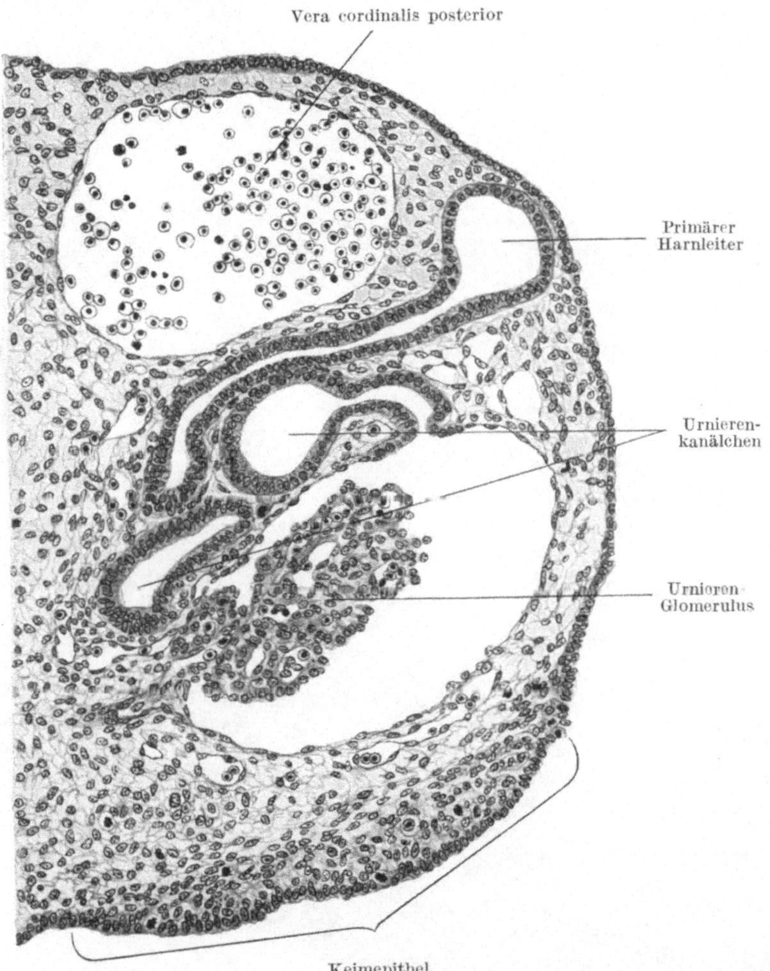

Abb. 1. Querschnitt durch die Urogenitalleiste der rechten Körperseite eines menschlichen Keimlings von 10,8 mm Scheitelsteißlänge. Fixiert in Sublimat-Formalin-Eisessig, Methylbenzoat-Celloidin-Paraffin 10 μ, Molybdän-Hämatoxylin-HELD; Vergrößerung 200fach. Die Lage des Keimepithels ist deutlich zu erkennen. Einzelne Zapfen des Epithels dringen in das zellreiche darunter liegende Bindegewebe.

kraniale Teil bildet sich aber noch weiter zurück. Die Rückbildung ist erst bei etwa 26 mm langen Keimlingen beendet.

Im Verlauf der weiteren Entwicklung spaltet sich dann die Urnierengeschlechtsfalte mit Ausnahme des kranialen und caudalen Endes ihrer ganzen Länge nach, so daß zwei Falten entstehen, die eigentliche Geschlechtsfalte (Plica genitalis) und die Urnierenfalte (Plica mesonephridica). Dieser Teilung geht die Anlage der Keimdrüsen voraus, bzw. sie ist durch diese bedingt.

Die Keimdrüsen selbst entwickeln sich schon sehr früh. Die Entwicklung beginnt noch bevor die Urogenitalfalte gespalten ist. Bei menschlichen

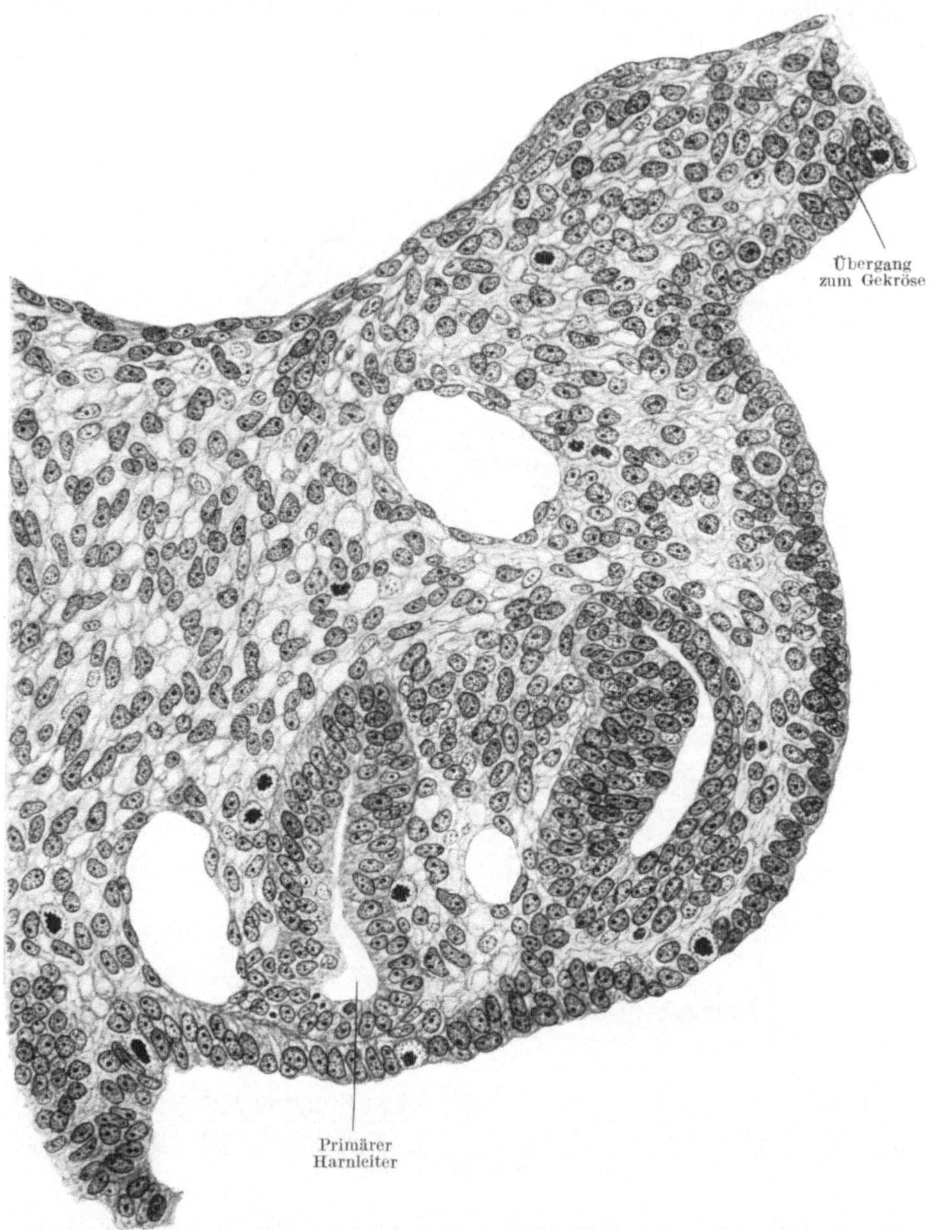

Abb. 2. Querschnitt durch das Keimepithel der rechten Körperseite eines menschlichen Keimlings von 4,7 mm Scheitelsteißlänge (Nr. 14). Durch Eingriff gewonnen, fixiert in ZENKER, Celloidin-Paraffin 10 μ, Hämatoxylin-HEIDENHAIN-Lichtgrün, Tragglas 11, Schnitt 6. Vergrößerung 400fach. Auf dem Schnitt ist der primäre Harnleiter zu erkennen, die Vena cardinalis posterior ist doppelt. Unter dem Keimepithel eine große entodermale Wanderzelle.

Keimlingen von bis zu 5 mm Länge ist die ganze Urogenitalfalte von einer meist einfachen zylindrischen Zellage überkleidet (Abb. 2). Die Kerne dieser Zellen sind länglich, walzenförmig, 10—12 μ lang und 3,5—5 μ dick, mit deutlichem Häutchen, feinem Gerüst, dem grobe Chromatinschollen angelagert sind, sie enthalten meistens 1—2 oder auch mehr Kernkörperchen. Der Plasmaleib ist sehr schmal, lang, er färbt sich ziemlich dunkel und erscheint in den Teilen, die über und unter dem Kern liegen, feinstens senkrecht zur Oberfläche gestrichelt. Gegen das darunter gelegene Mesenchym zu sind die Zellen gut abgesetzt, auch gegen die Bauchhöhle zu sind sie deutlich begrenzt; hier springen oft einzelne Zellen kuppenförmig vor. Sehr schwer, vielfach sogar unmöglich ist es dagegen, die einzelnen Zellen dieser Schicht gegeneinander abzugrenzen. Ihre Plasmaleiber sind sehr schmal, kaum breiter als die Kerne selbst, und lassen sich auch in den Teilen oberhalb und unterhalb der Kerne kaum gegeneinander abgrenzen. Die Dicke des ganzen Epithels ist verschieden. Sie beträgt 12—15 μ. Die Zellen vermehren sich sehr lebhaft und auch in dem darunter gelegenen Mesenchym findet man stets reichlich sich teilende Zellen. Das Epithel zeigt bis zu diesem Abschnitt im allgemeinen den Bau, wie er in Abb. 2 über dem Urnierengang zu erkennen ist.

In der Folgezeit vermehren sich nun die Keimepithelzellen weit lebhafter als es der flächenhaften Ausbreitung ihres Bezirkes entspricht. Infolgedessen haben sie nicht mehr alle in einer Lage Platz, sondern sie werden in die Tiefe gedrängt. Dies beobachtet man manchmal schon bei Keimlingen von 5,0 mm Scheitelsteißlänge, selten bei jüngeren; manchmal beginnt die Wucherung auch erst später. FELIX (1911) gibt an, das Epithel der Urogenitalfalte bestehe gewöhnlich aus zwei Zellagen und sei noch bei Keimlingen von 4,7 mm Scheitelsteißlänge gleichmäßig über die ganze Faltenoberfläche ausgebreitet. Bei Keimlingen von über 5,3 mm Scheitelsteißlänge beginne es über der Faltenkuppe und dem medialen Abfall der Falte bis zur Gekrösewurzel hin vielschichtig zu werden.

Bei dem 4,7 mm langen menschlichen Keimling, der der Abb. 2[1] zugrunde liegt, ist das Epithel über der höchsten Erhebung der Falte bis zur Gekrösewurzel hin allerdings hauptsächlich noch einschichtig, es ist gegen die Leibeshöhle zu scharf begrenzt; doch springen auch hier die Plasmaleiber einzelner Zellen kuppenförmig vor. Die Kerne liegen ungemein dicht und zeigen ganz verschiedene Formen, bald sind sie längsoval, bald kugelig, bald größer, bald kleiner. Sie stehen mit der längeren Achse in ganz verschiedener Richtung zur Oberfläche und zeigen noch den nämlichen Bau, wie ich ihn oben für jüngere Entwicklungszustände geschildert habe. Die Kerne zeigen deutliches Häutchen, feines Gerüst, sie enthalten 1—2 Kernkörperchen. Die größten unter ihnen sind 10—12 μ lang und 5—5,5 μ dick. Daneben finden sich aber auch wesentlich kleinere, die annähernd kugelförmig gestaltet sind und 4,5—5 μ im Durchmesser halten. Die Plasmaleiber sind ungemein klein und mit Ausnahme der gegen die Bauchhöhle zugekehrten Seite nach keiner Richtung hin scharf abgesetzt. Selbst gegen das darunter gelegene Mesenchym zu sind ihre Grenzen vielfach nur undeutlich zu erkennen. Diese Zellen, die den eigentlichen Mutterboden des Keimepithels darstellen, haben also keine Ähnlichkeit mit den Gebilden, die unter der Bezeichnung „entodermale Wanderzellen“ oder „primäre Geschlechtszellen“ heute manchmal als Urformen der Keimzellen angeführt werden. Die Zellen des Keimepithels vermehren sich, wie die zahlreichen Teilungen beweisen, sehr lebhaft. Die Längsachse der Spindel steht dabei ganz verschieden, bald senkrecht zur Oberfläche, bald schräg gerichtet, bald gleichsinnig zu ihr.

An einigen Stellen erscheint das Epithel auch bei Keimlingen von über 5 mm Scheitelsteißlänge einschichtig, doch erkennt man vielfach Zellanhäufungen, die durch die starke Vermehrung der Epithelzellen entstanden sind,

[1] Abb. 2—6, 8—11, 17 und 89 sind bei gleicher Vergrößerung wiedergegeben und können unmittelbar miteinander verglichen werden.

in denen 3—4, manchmal noch mehr Zellen übereinander liegen. Sie schieben sich zapfenförmig in das darunter gelegene Mesenchymgewebe, dessen Zellen sich gleichfalls sehr lebhaft vermehren.

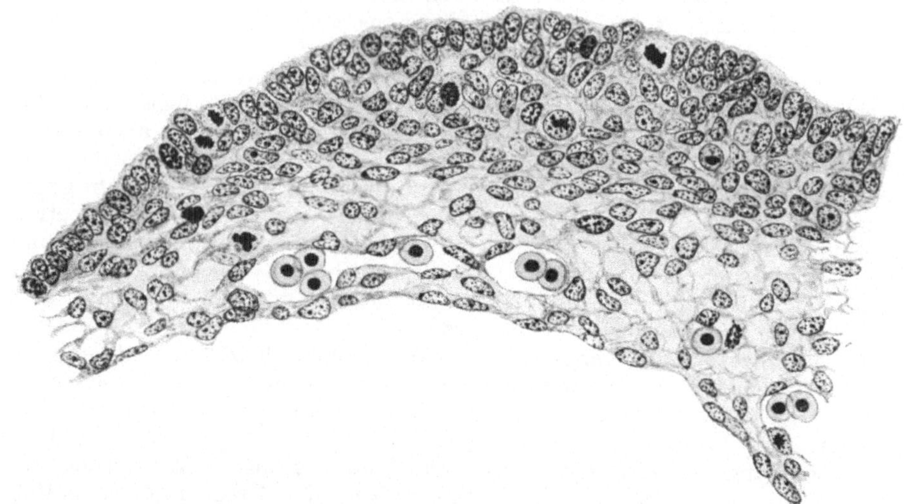

Abb. 3. Das Keimepithel der in Abb. 1 dargestellten Urogenitalleiste bei 400facher Vergrößerung. Fixierung usw. wie dort. Man erkennt deutlich, wie das Keimepithel in die Tiefe wuchert. Zwischen den Zellen mehrere große blasige Embryonalzellen.

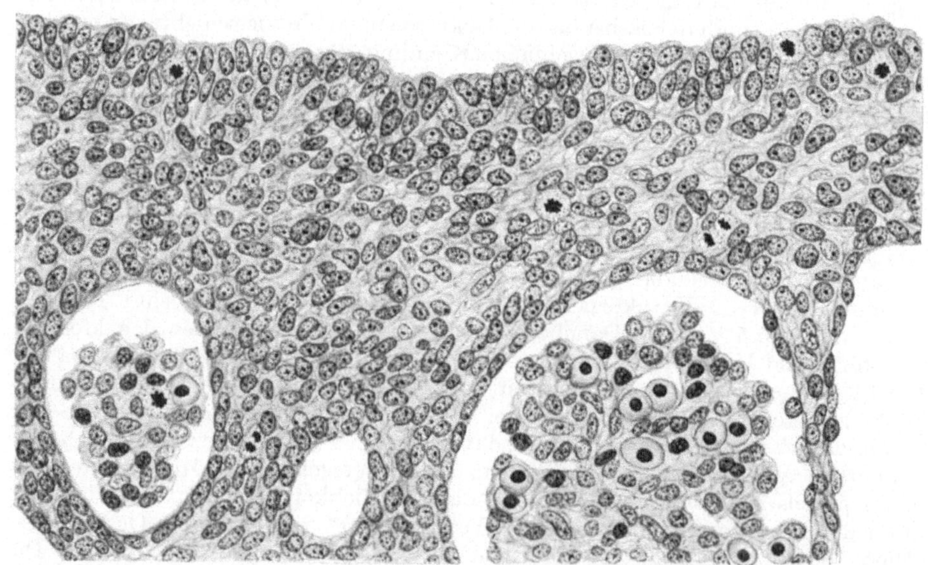

Abb. 4. Längsschnitt durch die Keimepithelanlage der rechten Körperseite eines menschlichen Keimlings von 11,8 mm Scheitelsteißlänge. Durch Eingriff gewonnen, in ZENKER fixiert, Celloidin-Paraffin, sagittal geschnitten, 10 μ, Hämatoxylin-HEIDENHAIN-Lichtgrün; Vergrößerung 400fach.

Im Mesenchymgewebe der Urogenitalleiste haben die Zellen im allgemeinen etwas kleinere Kerne als diejenigen des Epithels. Sie messen 6—8 μ in der Länge bei 3—4,5 μ Breite, nur ganz vereinzelte unter ihnen sind größer. Die Form der Kerne ist ganz verschieden, bald sind sie mehr länglich walzenförmig, bald rund, kugelig. Hinsichtlich ihres Feinbaues unterscheiden sie sich nicht von denjenigen des Epithels. Sie liegen in einer gemeinsamen Plasmamasse, die von feinen, gerinnselartigen Fäden durchsetzt ist. Argyrophile oder leimgebende Fibrillen sind noch nicht vorhanden. Die zu jedem Kern gehörenden Cytoplasmabezirke lassen sich in der Grundmasse nicht gegeneinander abgrenzen. An den Stellen, an denen die Zapfen des Epithels in die Tiefe vordringen, ist es oft schwer zu entscheiden, ob ein Zellkern dem Epithel oder dem Mesenchym zuzurechnen ist.

Bei Keimlingen von 5—10 mm Scheitelsteißlänge zeigt die Hodenanlage im großen und ganzen noch das nämliche Bild. Die Zellen sind nicht größer geworden, das Keimepithel ist an einzelnen Stellen noch einschichtig, an vielen Stellen dringen allerdings die Keimzapfen in der Form halbkugeliger Vorsprünge schon weiter in das Mesenchym hinein vor; dessen Zellen vermehren sich ebenso lebhaft wie diejenigen des Keimepithels. Jetzt findet man im Bereiche der Anlage häufiger als früher größere Zellen mit meist rundem Kern und schärfer abgesetztem hellen Protoplasmaleib, die den entodermalen Wanderzellen in allen Einzelheiten gleichen. Sie sind, wie die Übergänge zu den kleinen Zellformen beweisen, an Ort und Stelle aus den Gebilden der Keimzapfen, also den Abkömmlingen des Keimepithels entstanden.

Bei Keimlingen von 10—13 mm Scheitelsteißlänge zeigt die Keimdrüsenanlage ein anderes Verhalten (Abb. 3). Das Keimepithel wuchert jetzt sehr stark, es dringt in einzelnen dicken, zapfenförmigen Zellschüben in das darunter gelegene Mesenchym vor. Sowohl in diesen, jetzt sehr dicht beieinander liegenden Zapfen als auch in der oberflächlichsten Lage des Epithels selbst beobachtet man jetzt ungemein zahlreiche Kernteilungen. Die Zellen haben ihre Form nicht verändert, sie besitzen noch immer die nämliche Größe und sind von sehr schmalen Cytoplasmasäumen umgeben; Zellgrenzen sind weder im Bereiche der Deckschicht noch in den in die Tiefe vordringenden Keimzapfen zu erkennen. Auch das Mesenchym hat seinen Bau nicht wesentlich geändert; es dringt seinerseits zwischen den Keimzapfen gegen die Oberfläche zu vor und auch seine Zellen befinden sich vielfach in Teilung (Abb. 4). Die Zellen des Mesenchyms und die Abkömmlinge des Keimepithels lassen sich in diesem Zustande nur schwer gegeneinander abgrenzen.

Noch bei Keimlingen von etwa 13 mm Länge ist es schwer, das Geschlecht zu bestimmen, doch finden sich in solchen Keimdrüsenanlagen, die sich später zu Eierstöcken entwickeln, weit mehr große abgerundete Zellen von bis zu 16 μ Durchmesser (Abb. 3), deren Kern 10—11 μ Durchmesser hält, meist kugelrund ist, sehr deutliches Chromatingerüst besitzt und meist nur ein Kernkörperchen birgt. Der Plasmaleib ist groß, hell und gut gegen die Umgebung abgesetzt, meist kugelförmig gestaltet, mit einzelnen falschfußähnlichen Fortsätzen versehen. Die Zellen haben große Ähnlichkeit mit entodermalen Wanderzellen, noch größere allerdings mit den Ureiern, die später in großer Zahl in dem Eierstock auftreten. Sie sind in manchen Keimdrüsenanlagen in nur spärlicher Menge vorhanden; diese halte ich für Hodenanlagen. In anderen aber finden sie sich schon sehr früh in größerer Zahl, was wohl dafür spricht, daß es sich bei ihnen um Eierstöcke handelt.

Bei Keimlingen von über 14 mm Scheitelsteißlänge läßt sich das Geschlecht an der Keimdrüsenanlage schon deutlich erkennen. Im Hoden sind (Abb. 5) die Keimzapfen jetzt zu langen Strängen ausgewachsen; die Zellen in ihrem Innern besitzen teils mehr rundliche, teils walzenförmige Kerne, deren Längsachse stets quer zur Längsachse der Zapfen steht. Die Kerngröße ist die gleiche wie früher geblieben, auch der Bau von Kern und Plasmaleib hat sich nicht verändert. Die einzelnen Zellen grenzen sich nur undeutlich gegeneinander ab. Das Mesenchym zieht in feinen Zügen gegen das Epithel zu und grenzt die Keimstränge in den tieferen Teilen der Anlage deutlich voneinander ab. Unterhalb des Epithels findet sich noch kein Mesenchymgewebe, hier stehen die Keimzapfen noch breit mit der oberflächlichen Lage in Verbindung und hier finden sich auch immer einzelne größere Zellen von dem oben beschriebenen Bau.

Bei Keimlingen von über 15 mm Scheitelsteißlänge (Abb. 6) ist das eben geschilderte Verhalten immer sehr deutlich zu erkennen, die Unterschiede

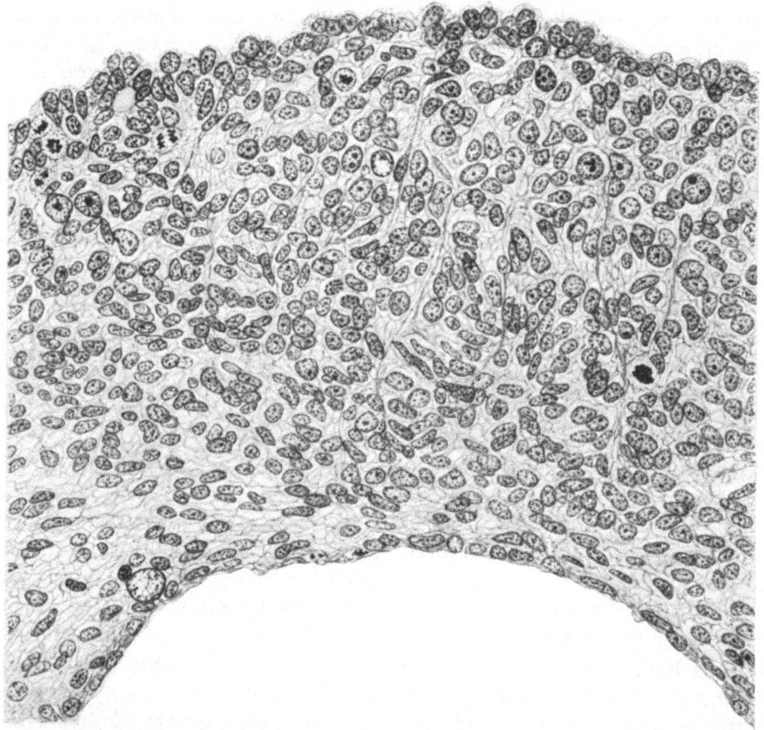

Abb. 5. Schnitt durch die Hodenanlage eines menschlichen Keimlings von 14,7 mm Scheitelsteißlänge. Durch Eingriff gewonnen, fixiert in Sublimat-Formalin-Eisessig, Celloidin-Paraffin, 7,5 μ Molybdän-Hämatoxylin-HELD; Vergrößerung 400fach. Die Anlage ist schon deutlich als diejenige eines Hodens zu erkennen, da die Keimstränge durch das zwischengewucherte Bindegewebe scharf abgegrenzt sind. Links unten, außerhalb der Keimdrüsenanlage eine besonders große entodermale Wanderzelle.

gegenüber den Eierstöcken sind jetzt sehr sinnfällig. Hier erkennt man auch, wie in den feinen, die Keimzapfen umgebenden Mesenchymzügen die ersten Gefäße, z. T. mit kernhaltigen roten Blutkörperchen gefüllt, auftreten. Die Epithelzapfen sind jetzt weit in die Tiefe vorgedrungen, sie bestehen aus dicht gelagerten Zellen mit teils runden, teils ovalen, walzenförmigen Kernen; die Längsachse der länglichen Kerne steht quer zur Verlaufsrichtung der Zapfen, also gleichsinnig der Oberfläche des Keimepithels, eine Anordnung, die hier noch nicht überall deutlich in Erscheinung tritt, jedoch in den folgenden Entwicklungsabschnitten als besonders kennzeichnend immer nachgewiesen werden kann. Im Innern der Keimzapfen finden sich jetzt weder sog. primäre Geschlechtszellen, noch andere Gebilde, die hinsichtlich des Verhaltens von Kern, Cytoplasma oder Mitochondrien als solche bezeichnet werden können. Die Cytoplasmaleiber aller Zellen in den Keimzapfen sind schmal, Zellgrenzen sind auch im Innern der Keimzapfen kaum zu erkennen; sehr viele der Zellen teilen sich, sowohl im Bereiche der Zapfen, als auch im Epithel selbst.

Die Keimzapfen liegen noch immer sehr nahe aneinander, sie sind durch ganz dünne Mesenchymscheidewände getrennt. Diese entbehren fast vollkommen der Grundsubstanz und scheinen stellenweise fast nur aus Kernen zu bestehen, die noch den gleichen Bau wie früher besitzen; teils sind sie rund, teils längsoval, dann stehen sie mit der längeren Achse senkrecht zur Oberfläche der ganzen Anlage, also auch senkrecht zur Längsachse der Zellkerne in den Keimzapfen.

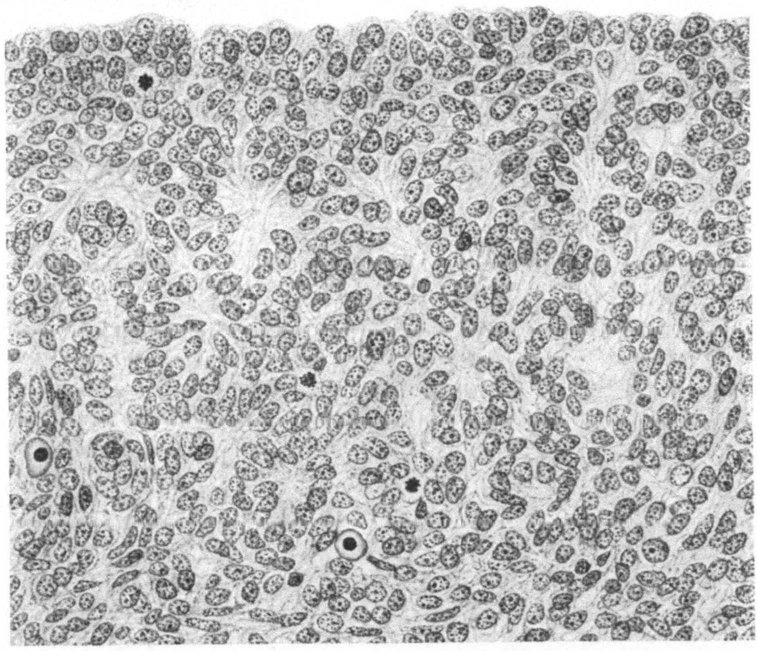

Abb. 6. Schnitt durch die rechte Hodenanlage eines menschlichen Keimlings von 15,8 mm Scheitelsteißlänge. Durch Eingriff gewonnen, in ZENKER fixiert, Celloidin-Paraffin, 10 μ, Hämatoxylin-HEIDENHAIN-Chromotrop 2 R: Vergrößerung 400fach

Gerade durch diese verschiedene Stellung kommt schon jetzt der Unterschied in der Anordnung der beiden Gewebsanteile sinnfällig zum Ausdruck. Auch die Kerne des Mesenchymgewebes vermehren sich lebhaft durch direkte Teilung. Bei den runden Zellen sind die Cytoplasmaleiber kaum zu erkennen, ihre Grenzen sind nicht darzustellen; das ursprünglich lockere Gewebe ist jetzt auf ganz schmale und dünne Züge zusammengedrängt, welche die einzelnen Keimzapfen umgeben und in denen die ersten argyrophilen Fasern auftreten. In den tiefst gelegenen Teilen der Anlage erkennt man jetzt reichlich feine Blutgefäße.

Offenbar vermehren sich bis zu dem eben geschilderten Entwicklungszustand die dem Keimepithel entstammenden Zellen weit lebhafter als die Mesenchymzellen. Infolgedessen besteht die Anlage der Hoden bei Keimlingen von 14 bis 17 mm Scheitelsteißlänge in der Hauptsache aus Keimepithelzellen, die zu langen Strängen angeordnet, sehr dicht beieinander liegen. Da diese Zapfen nur von ganz dünnen Mesenchymmassen umgeben sind, lassen sie sich oft nur schwer voneinander abgrenzen, sie stehen auch noch mit der Deckschicht, aus der sie hervorgegangen sind, in Verbindung. In der folgenden Zeit vermehren sich nun auch die Zellen des Mesenchyms stärker, vor allem vergrößern sich ihre Plasmaleiber. Um jeden Keimzapfen bildet sich dann eine feine Basalmembran aus, welche die beiden Gewebsanteile, die den Hoden bilden, deutlich gegeneinander abgrenzt. Nunmehr entwickelt sich der endgültige Bau. Durch die weitere Zellvermehrung im Bereiche der Zapfen wachsen diese immer mehr und mehr in die Tiefe, gleichzeitig schnürt sich die Keimdrüsenanlage immer deutlicher ab; dadurch werden dem Geradeauswachsen der Keimzapfen Schranken gesetzt. Sie ziehen bald mehr oder weniger geschlängelt, da ihrer Längsentwicklung gewisse Grenzen gesetzt sind.

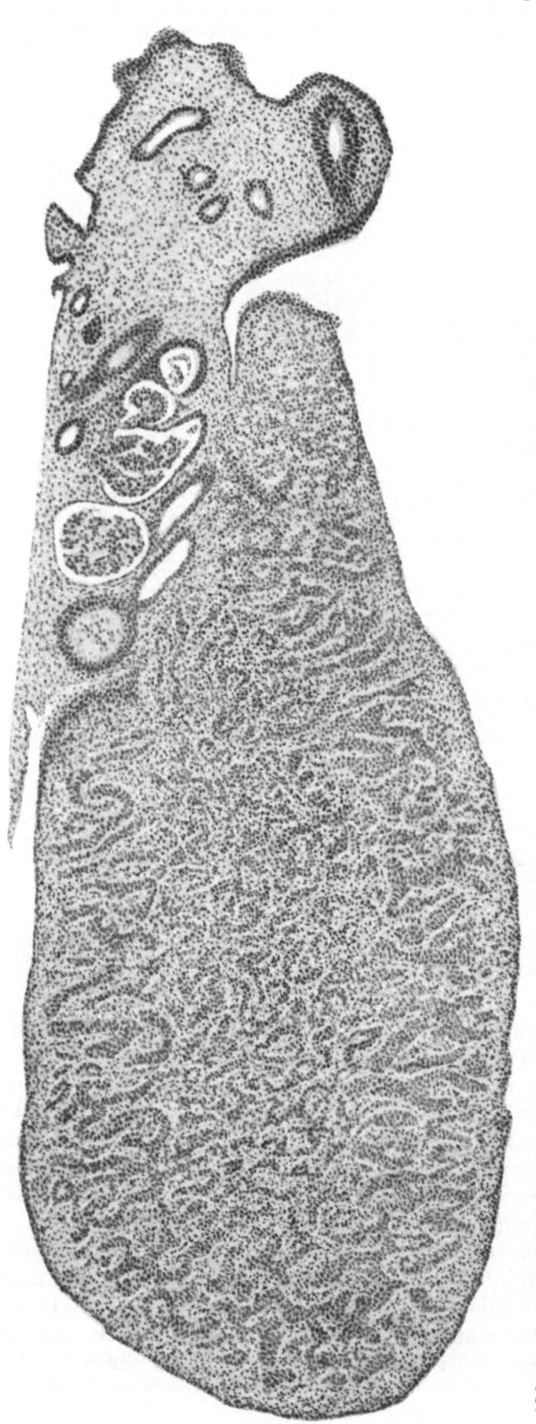

Abb. 7. Querschnitt durch die linke Hodenanlage eines menschlichen Keimlings von 20,3 mm Scheitelsteißlänge. Fixiert in ZENKER, Methylbenzoat Celloidin-Paraffin, 10 μ, Hämatoxylin-HEIDENHAIN-Lichtgrün. Vergrößerung 90fach. Die Albuginea beginnt sich zu entwickeln. Die Keimstränge enthalten nur kleine, unentwickelte Hodenzellen.

Das eben geschilderte Verhalten tritt schon bei Keimlingen von 18—22 mm Scheitelsteißlänge deutlich in Erscheinung. Abb. 7 zeigt einen Schnitt durch die Urogenitalfalte eines Keimlings von 20,3 mm Scheitelsteißlänge. Sie läßt deutlich erkennen, daß es sich um einen Hoden handelt, der sich von der Unterlage abgeschnürt hat und nur im Bereiche des späteren Rete testis noch mit der Urnierenanlage in Verbindung steht. Abb. 8 zeigt einen Querschnitt aus der Oberfläche der Anlage bei stärkerer Vergrößerung. Das Keimepithel besteht größtenteils aus rundlichen Zellen, es ist etwas dünner geworden als früher und setzt sich an vielen Stellen deutlich gegen das darunter gelegene Mesenchym ab. Seine Zellen liegen in 1—2facher Schicht, zahlreiche von ihnen teilen sich auch jetzt noch. Vereinzelt trifft man zwischen ihnen große runde Zellen, die ihrem ganzen Bau nach den entodermalen Wanderzellen entsprechen. Vom Epithel aus, mit ihm noch verbunden, gehen massenhaft Keimzapfen in die Tiefe. Unmittelbar unter der Deckschicht sind sie noch nicht scharf abgegrenzt, sie entbehren hier noch der deutlich ausgebildeten Mesenchymhülle, und die Kerne der sie bildenden Zellen besitzen unregelmäßige Form; größtenteils

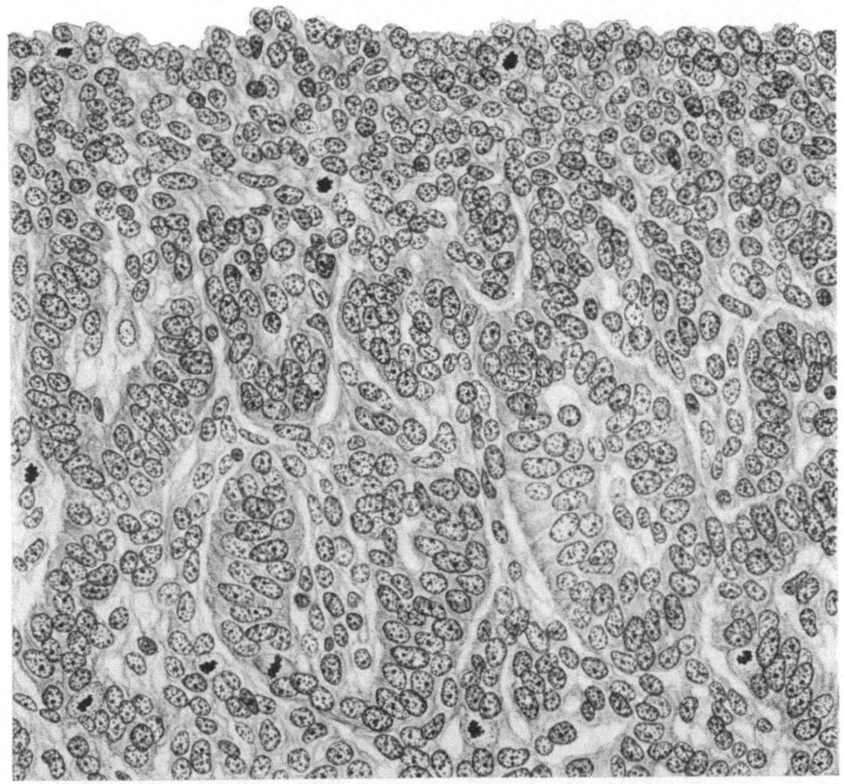

Abb. 8. Schnitt durch die rechte Keimdrüsenanlage eines menschlichen Keimlings von 20,3 mm Scheitelsteißlänge. Durch Eingriff gewonnen, in ZENKER fixiert, Celloidin-Paraffin, 10 μ, Hämatoxylin-HEIDENHAIN-Lichtgrün; Vergrößerung 400fach. Die Keimstränge in der Tiefe der Anlage deutlich abgegrenzt, das Zwischengewebe in Ausbildung begriffen, die Keimstränge noch in Verbindung mit dem Epithel, enthalten nur kleine, unentwickelte Hodenzellen.

erscheinen sie annähernd rund und sind nur von ganz schmalen Plasmaleibern umgeben. Kaum 500 μ von der Oberfläche entfernt ändert sich das Bild. Hier sind die Kerne größer, bis zu 13 μ lang und 6 μ dick, meist ei- bis walzenförmig und stets mit der längeren Achse quer zur Längsrichtung der hier ziemlich stark gewundenen Keimstränge gestellt. Die Stränge selbst halten jetzt etwa 30 μ im Durchmesser, der zu jedem der in ihnen gelegenen Kerne gehörige Plasmabezirk läßt sich in den tieferen Teilen der Anlage deutlich abgrenzen. Er ist verhältnismäßig viel größer als früher und in den tieferen Schichten auch größer als in den oberflächlichsten Lagen. Ganz zuinnerst in der Keimdrüse werden die Keimstränge allerdings wieder wesentlich schmaler. In den mittleren Abschnitten findet sich zu beiden Seiten des Kernes ein recht großer Plasmabezirk, so daß die ganze Zelle oft recht lang ist; sie hält bis zu 30 μ in der Länge bei 6,5—7 μ Dicke. An der Oberfläche der Keimzapfen sind die Zellen gegen das Mesenchym zu sehr scharf, wie von einer Basalmembran umgeben, abgegrenzt. Sie entsprechen in ihrer Länge dem Durchmesser der Keimzapfen und vermehren sich äußerst lebhaft, wie an den zahlreichen Teilungen im Innern der Zapfen zu erkennen ist.

Auch das Mesenchym zwischen den Zapfen hat sich weiter verändert. Seine Zellen haben sich stark vermehrt, die Vermehrung ist offenbar lebhafter als

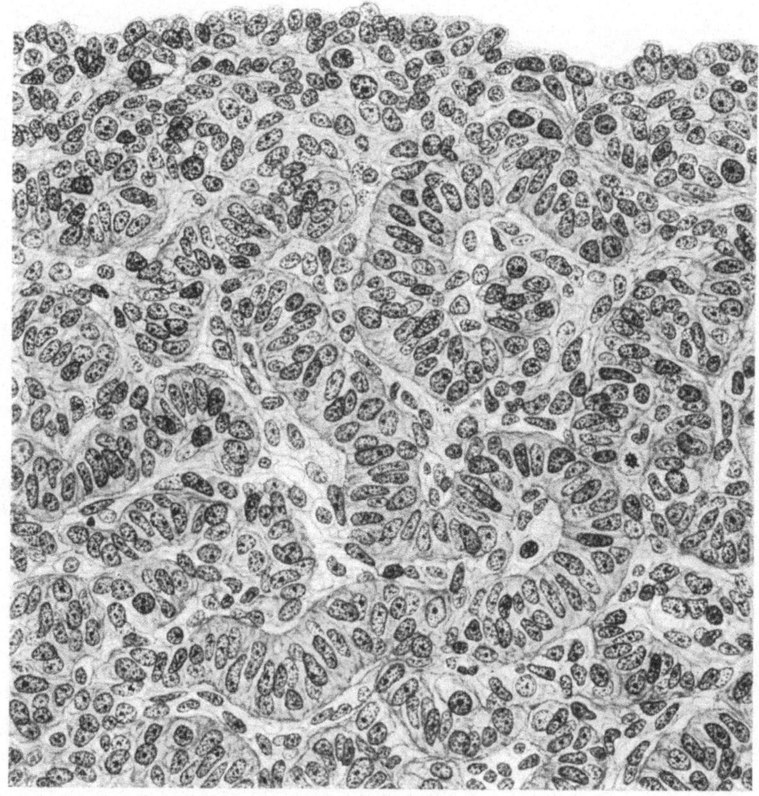

Abb. 9. Schnitt durch die rechte Hodenanlage eines menschlichen Keimlings von 19,5 mm Scheitelsteißlänge. Durch Eingriff gewonnen, fixiert in Sublimat-Formalin-Eisessig, Celloidin-Paraffin 10 μ, Molybdän-Hämatoxylin-HELD; Vergrößerung 400fach. Die Keimstränge sehr deutlich begrenzt und größtenteils vom Keimepithel losgetrennt. Im Zwischengewebe die ersten bezeichnenden Zwischenzellen ausgebildet.

dies dem Wachstum der Zapfen in diesem Zeitabschnitt entspricht, denn jetzt findet sich relativ mehr Zwischengewebe als in dem zuletzt beschriebenen Zustande. Die einzelnen Zellen des Zwischengewebes besitzen zum Teil nur kleine, ganz langgestreckte Kerne von 6—8 μ Länge und 1—2 μ Dicke, zum Teil aber auch recht große, gewöhnlich ebenfalls ovale Kerne, die bis zu 10 μ Länge und 5—6 μ Dicke haben können. Um diese großen Kerne herum erkennt man schon jetzt häufig einen etwas dunkleren Saum, der sich gut von dem, im übrigen netzigen Grundgewebe des Mesenchyms absetzt. Häufig erscheint dieser Cytoplasmahof gleichmäßig dunkel; er ist meist länglich walzenförmig, hat also die nämliche Form wie der Kern, den er birgt, manchmal ist er aber auch kreisrund und färbt sich ganz gleichmäßig. Bei diesen Gebilden handelt es sich um die ersten deutlich erkennbaren Formen bezeichnender Zwischenzellen, die sich hier sehr lebhaft teilen.

Schon bei Keimlingen des eben geschilderten Alters (etwa 20 mm Scheitelsteißlänge) verhält sich das Bindegewebe unterhalb des Keimepithels in besonderer Weise. Dies ist auf Abb. 7 deutlich zu erkennen und besonders gut aus Abb. 9 zu ersehen, die das Verhalten bei einem Keimling von 19,5 mm Scheitelsteißlänge zeigt, bei dem die Hodenentwicklung etwas weiter fortgeschritten ist als bei dem eben geschilderten, etwas größeren Keimling. Man bemerkt ja sehr häufig, daß Keimlinge, die äußerlich kleiner sind, doch in der Entwicklung schon weiter fortgeschritten sind als etwas größere. Die äußerlich erkennbare Größe des ganzen Keimlings ist also kein unbedingt sicherer Anhalt für den Entwicklungszustand, in dem sich die einzelnen Organe befinden.

Die Keimzapfen sind auch bei diesem 19,5 mm langen Keimling stark geschlängelt. Manchmal erkennt man auch an ihnen, daß sie sich gabelförmig teilen, sie setzen sich sehr gut von dem lockeren Zwischengewebe ab. Im Innern der Keimzapfen sind die Zellen teilweise sehr lang, sie besitzen dünne, walzenförmige Kerne, deren Längsachse, von ganz seltenen Ausnahmen abgesehen, auch hier quer zur Verlaufsrichtung der Zapfen steht. Das Zwischengewebe zeigt im großen und ganzen den gleichen Bau wie oben geschildert, auch in ihm sind einzelne bezeichnende Zwischenzellen zu erkennen. Ihr Kern ist rund und hält 8—9 μ im Durchmesser. Das Kernhäutchen ist deutlich, das feine Gerüst radspeichenförmig angeordnet. In der Mitte liegt ein großes Kernkörperchen von 1—2 μ Durchmesser, das sich mit glatter Oberfläche kugelrund und scharf von der Umgebung absetzt. Der Plasmaleib ist deutlich begrenzt, annähernd kreisrund hält er 12—14 μ im Durchmesser. Auch solche Zellen teilen sich manchmal auf direktem Wege, wie überhaupt die Zellvermehrung auch im Bereiche des Zwischengewebes eine ungemein lebhafte ist.

Das Keimepithel besteht hier nur aus einer einfachen Zellage mit runden bis leicht längsovalen Kernen; die großen walzenförmigen Gebilde sind kaum noch zu erkennen. Von den länglichen Kernen stehen jetzt sehr viele mit ihrer Längsachse gleichgerichtet zur Oberfläche des Epithels. Nur an wenigen Stellen hängen die Keimzapfen jetzt noch mit dem Epithel selbst zusammen, zumeist ist diese Verbindung verloren gegangen, und zwar dadurch, daß sich Mesenchymgewebe zwischen sie drängt. Dieses selbst, die Anlage der Albuginea, ist ungemein zellreich; die einzelnen Zellen besitzen kleine, meist runde oder schwach längsovale Kerne, Zellteilungen sind sehr häufig. Zwischen den kleineren liegen auch einzelne der schon oben geschilderten größeren Zellen. Nur sie zeigen scharfe Grenzen, wohingegen die Plasmaleiber aller anderen Zellen untereinander zusammenhängen. Sie bilden eine netzige oder schwammartige Grundmasse, die an Stellen, an denen die Kerne nicht so dicht liegen, deutlich zu erkennen ist. Jetzt findet man auch vereinzelte junge Gefäße in der Lage unterhalb des Epithels. Die Grenze zwischen dem Keimepithel und dem Mesenchymgewebe ist jedoch lange nicht so deutlich wie die Grenze zwischen den Keimsträngen und dem Zwischengewebe, an der sich schon die Eigenhaut zu bilden beginnt. In diesem Zustande sind alle Keimstränge, also die Grundlage der Hodenkanälchen, schon vollkommen von Mesenchymgewebe umgeben, größtenteils vom Keimepithel getrennt, und schon jetzt bildet sich an ihnen die Eigenhaut aus. Im Innern der Keimstränge findet sich jetzt ausschließlich eine einzige Zellart, nämlich die kleinen Gebilde, deren Bau ich oben beschrieben habe. Es gelingt jetzt nicht, auch nur eine einzige Zelle nachzuweisen, die den Bau der sog. primären

Geschlechtszellen besäße, ja nicht einmal ein Gebilde, das man überhaupt mit solchen Zellen vergleichen könnte. Alle Zellen im Innern der Keimstränge entstammen dem Keimepithel. Aus diesen Zellen entwickeln sich dann später alle die Gebilde, die überhaupt einmal im Innern der Hodenkanälchen nachgewiesen werden können. Ich werde auf die Bedeutung dieser Tatsache noch einzugehen haben, es ist mir aber besonders wertvoll, feststellen zu können, daß auch Fischel (1929) die nämliche Beobachtung macht. Er bringt in Abb. 517 einen „Schnitt durch die Keimdrüse (Hoden) und Urnieren eines 20 mm langen menschlichen Embryo". In dem Schnitt ist das nämliche Verhalten zu erkennen wie ich es hier in Abb. 7 und 8 darstelle. Der Schnitt zeigt sehr deutlich, daß in den Keimsträngen nur eine Zellart und nicht eine einzige primäre Geschlechtszelle enthalten ist.

Bei der weiteren Entwicklung wird dann das Keimepithel durch das Mesenchym vollkommen von den Keimsträngen getrennt. Schon bei Keimlingen von 22—24 mm Scheitelsteißlänge findet man unterhalb des Keimepithels eine gleichmäßige, sehr lockere Mesenchymschicht, in der vereinzelte Blutgefäße zu erkennen sind. Das Keimepithel bildet dann eine einfache Lage größerer und kleinerer Zellen, deren Kerne in der Hauptsache kugelförmig sind. Allerdings finden sich immer noch vereinzelte längliche Kerne, die jetzt jedoch stets mit der längeren Achse gleichgerichtet zur Oberfläche liegen. Auch jetzt trifft man im Bereiche des Keimepithels immer noch vereinzelte Zellen, die sich teilen; ihre Vermehrung dient offenkundig dazu, das Epithel entsprechend dem Wachstum der Drüse flächenhaft zu vergrößern. Hier und da erkennt man im Verbande der Epithelzellen auch eine größere Zelle, die vollkommen das Verhalten einer jungen Spermatocyte zeigt. Gegen das darunter gelegene Bindegewebe zu setzt sich das Epithel jetzt sehr deutlich ab. Gegen die Bauchhöhle zu springen die Plasmaleiber der einzelnen Zellen buckelförmig vor, so daß die Deckschicht hier unregelmäßig gewellt erscheint; die Zellgrenzen sind in ihrem Bereich nirgends deutlich zu erkennen, nur die großen wachsenden oder sich teilenden Zellen setzen sich durch die hellere Färbung ihres Plasmaleibes deutlich ab.

Das darunter gelegene Mesenchym besteht aus einer amorphen Grundsubstanz, in der die ersten argyrophilen Fasern zu erkennen sind. Die Protoplasmaleiber der Zellen bilden ein feines Netz- oder Schwammwerk; ihre Kerne liegen sehr dicht beieinander, sie besitzen verschiedene Größe, einzelne von ihnen sind kugelförmig, die meisten aber sind walzenförmig mit der längeren Achse gleichgerichtet zur Oberfläche der ganzen Anlage gestellt.

Der Bau der übrigen Drüse verändert sich in der nächsten Zeit der Entwicklung nur wenig. Die Keimzapfen sind jetzt durchweg vom Keimepithel getrennt und zeigen zum größten Teil den nämlichen Bau, wie ich ihn eben geschildert habe. In ihrem Innern vermehren sich die Zellen sehr stark und als Folge davon nimmt ihre Dicke zu. Die einzelnen Zellen sind durchweg sehr lang, quer zur Längsrichtung der Stränge gestellt, die an den dicksten Stellen bis zu 60 μ Durchmesser haben. Hier liegen mehrere Zellen nebeneinander geschichtet in ihnen. Die Keimstränge setzen sich sehr deutlich gegen das Zwischengewebe ab, an ihrer Oberfläche bildet sich die Eigenhaut immer deutlicher aus. Das Zwischengewebe selbst zeigt im großen und ganzen noch den nämlichen Bau wie früher, als Folge der fortschreitenden Vermehrung und Vergrößerung der in ihm gelegenen Zellen, nimmt es weiter an Masse zu, auch die Blutgefäße in ihm werden jetzt zahlreicher und weiter.

In der Folgezeit vermehren und vergrößern sich die Zellen im Zwischengewebe immer mehr, stärker und lebhafter als diejenigen im Innern der

Kanälchen, in denen sich jetzt wichtige Veränderungen abspielen, die für die Beurteilung der Samenbildung von allergrößter Bedeutung sind. Schon bei Keimlingen von 30 mm Scheitelsteißlänge haben die Keimzapfen einen Durchmesser von 30—70 μ und darüber (Abb. 10). Die starke Vergrößerung der ganzen Anlage zeigt deutlich, daß die Keimstränge nicht nur in die Dicke, sondern auch in die Länge gewachsen sind, und zwar als Folge der starken Zellvermehrung in ihrem Innern. Die Zellen in den Zapfen selbst sind aber eher etwas

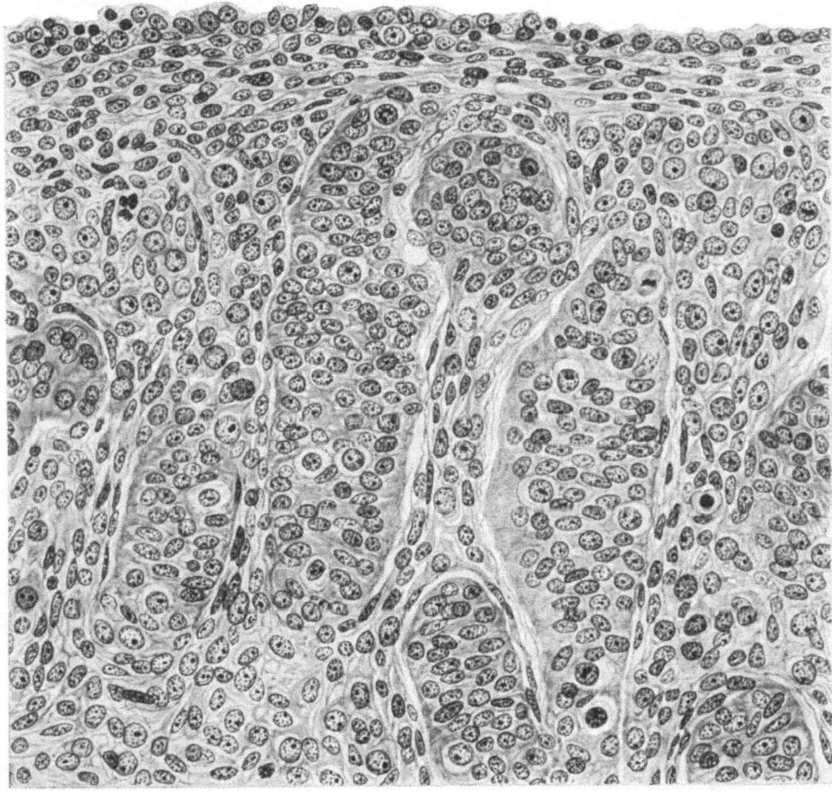

Abb. 10. Hodenanlage eines menschlichen Keimlings von 31,0 mm Scheitelsteißlänge. Durch Eingriff gewonnen, fixiert in Sublimat-Formalin-Eisessig, Paraffin 10 μ, Hämatoxylin-HEIDENHAIN-Lichtgrün; Vergrößerung 400fach. Die Keimstränge sehr gut ausgebildet, in ihrem Innern neben massenhaften unentwickelten Hodenzellen große Spermatogonien. Keimepithel durch die Anlage der Albuginea vollkommen von den Keimsträngen getrennt. Im Zwischengewebe reichlich gut ausgebildete Zwischenzellen.

kleiner als früher, ihre Kerne sind größtenteils walzenförmig, 7—10 μ lang und 3—5 μ dick, immer noch mit der längeren Achse quer zu der Längsachse der Zapfen selbst gestellt. Auch die Plasmaleiber erscheinen jetzt vielfach kleiner als früher. Bei einer Länge von 12—15 μ und einer Dicke von 5—7 μ besitzen sie meist spindelige oder walzenförmige Gestalt; ihre Grenzen sind deutlich zu erkennen. Neben diesen Zellen, welche die Hauptmasse der Gebilde im Innern der Zapfen darstellen, finden sich jetzt aber auch noch Zellen mit größeren runden Kernen, die etwa 8 μ im Durchmesser halten, ganz feines, unregelmäßiges Gerüst mit staubförmig angelagerten Chromatinschollen und 1—2, gewöhnlich in der Mitte gelegenen Kernkörperchen besitzen. Der Plasmaleib dieser Zellen ist hell und setzt sich meistens sehr scharf gegen die Umgebung ab. Er besitzt meist kugelrunde Gestalt und hält 12—14 μ im Durchmesser. Von den Plasmaleibern der walzenförmigen Zellen unterscheidet er sich durch seinen grobwabigen Bau, seine helle Färbung und, wie ich gleich hier bemerken will, durch die Form der eingelagerten Mitochondrien. In den übrigen Zellen sind die Mitochondrien stäbchenförmig. Bei den eben beschriebenen Gebilden handelt es sich um voll entwickelte Spermatogonien und es läßt sich sehr deutlich zeigen, daß diese überall in den Kanälchen selbst aus den länglichen, unentwickelten Zellen entstehen. Diese wachsen, ihre Kerne vergrößern sich, nehmen Kugelgestalt an, ihr Gerüst wird deutlicher; gleichzeitig verändert sich auch der Plasmaleib, die Mitochondrien werden größer und nehmen Kugelform an.

Die eben geschilderte Entstehung der Spermatogonien läßt sich allenthalben deutlich verfolgen. Die aufgefundenen Zellbilder zeigen einwandfrei, daß die Spermatogonien keineswegs Gebilde besonderer Art sind, die etwa auf die „entodermalen Wanderzellen" zurückgeführt werden müssen, sondern sie entwickeln sich aus den übrigen länglichen Zellen im Innern der Keimzapfen.

Das Keimepithel verändert sich in der Folgezeit nur noch wenig, es zeigt den nämlichen Bau wie ich ihn oben geschildert habe und besteht aus einer einfachen Zellage, die sich scharf von dem darunter gelegenen Bindegewebe absetzt. Die Kerne der Bindegewebszellen zeigen gleichfalls noch immer den oben geschilderten Bau, doch rücken sie gewissermaßen weiter auseinander, d. h. mit der zunehmenden Vermehrung der Zwischenzellmassen liegen sie weiter voneinander entfernt. Die Plasmaleiber dieser Zellen sind netzig untereinander verbunden, die zu den einzelnen Kernen gehörenden Bezirke lassen sich nicht gegeneinander abgrenzen. In den Zwischenzellmassen finden sich feine argyrophile, jedoch noch keine bezeichnenden leimgebenden Fasern. Allenthalben im Zwischengewebe, auch in dem Mesenchym unmittelbar unterhalb des Keimepithels bilden sich jetzt vereinzelte bezeichnende Zwischenzellen aus, allerdings in der Anlage der späteren Albuginea weniger als in dem Gewebe zwischen den Keimsträngen. Die Form der späteren Albuginea kommt jetzt schon deutlich dadurch zum Ausdruck, daß die walzenförmigen Kerne mit ihrer Längsachse größtenteils gleichgerichtet zur Oberfläche liegen.

Das Zwischengewebe in der allernächsten Umgebung der Keimstränge entwickelt sich weiter. Diejenigen Zellen, die der Zapfenoberfläche unmittelbar anliegen, platten sich immer mehr und mehr ab, ihre Plasmaleiber schmiegen sich der Oberfläche der Keimstränge an und umgeben sie mit einer deutlich abgrenzbaren Hülle, die Kerne der Zellen werden platt linsenförmig. Im Gegensatz dazu besteht das übrige Gewebe aus einem ganz lockeren Netzwerk von protoplasmatischer Substanz, in die reichlich Zellkerne eingelagert sind. Einige von diesen haben längliche Gestalt und die zu diesen gehörigen Plasmabezirke lassen sich nicht abgrenzen; andere der Zellen besitzen größere kugelige Kerne, die von gut abgrenzbaren Plasmaleibern umgeben sind. Ihr Plasma hebt sich durch seine dunklere Färbung von dem übrigen Zwischengewebe ab. Manchmal sind diese Zellen kreisrund, gewöhnlich aber länglich, in zwei oder mehr spitze Fortsätze ausgezogen. Diese großen dunkleren Zwischenzellen bilden sich im Gewebe zwischen den Keimzapfen allenthalben in sehr großer Masse aus, in der Mesenchymlage unterhalb des Keimepithels finden sie sich in weit geringerer Zahl. Sie entstehen aus den Zellen des ursprünglichen Mesenchymgewebes, die Umbildung läßt sich überall deutlich beobachten.

Bei Keimlingen von 32—40 mm Scheitelsteißlänge zeigen die Hoden (Abb. 11) in mancher Hinsicht noch ein ähnliches Bild wie vorhin. Die Zellvermehrung in ihnen ist jetzt noch immer sehr lebhaft. Sowohl in den Keimsträngen, die bis zu 70 μ Durchmesser halten, als auch im Zwischengewebe findet man reichlich Kernteilungen. In den Keimsträngen findet man massenhaft unentwickelte Hodenzellen in ihrer bezeichnenden Stellung; daneben ziemlich zahlreiche Spermatogonien und alle möglichen Übergänge zwischen den beiden genannten

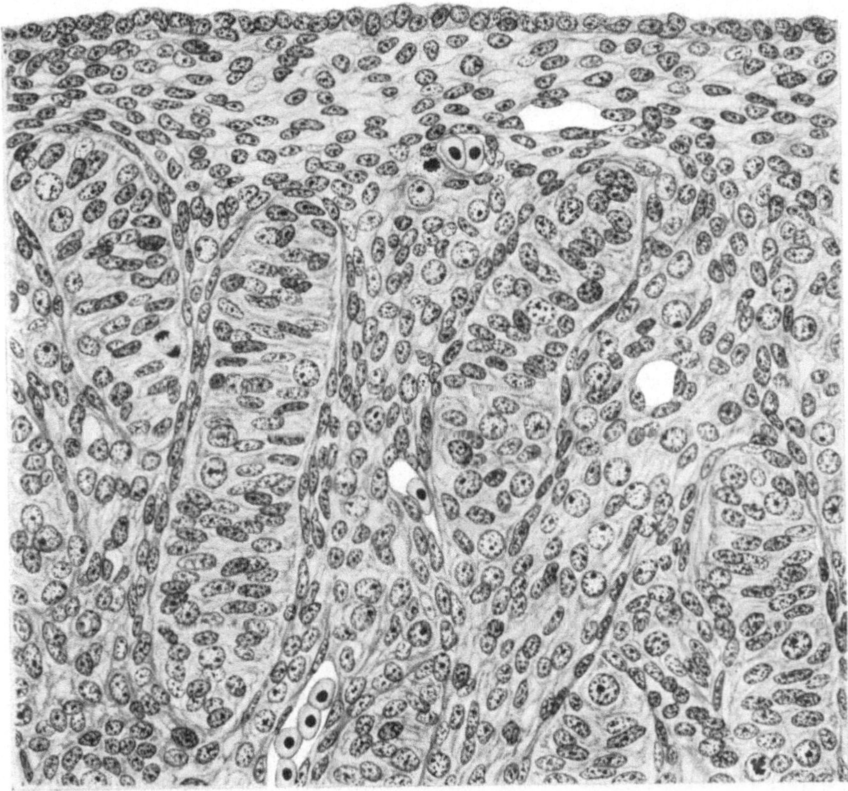

Abb. 11. Querschnitt durch die rechte Hodenanlage eines menschlichen Keimlings von 35,8 mm Scheitelsteißlänge. Durch Eingriff gewonnen, in ZENKER fixiert, Celloidin-Paraffin, 10 μ, Molybdän-Hämatoxylin-HELD; Vergrößerung 400fach. Keimdrüsenanlage im großen und ganzen wie bei Abb. 10, jedoch ungemein starke Entwicklung der Zwischenzellen, Anlage der Albuginea sehr gut ausgebildet, in ihr Blutgefäßanlagen.

Zellformen, die deutlich zeigen, wie die Spermatogonien aus den ursprünglichen unentwickelten Zellen entstehen.

Das Keimepithel hat sich nicht weiter verändert. Es setzt sich jetzt scharf sowohl von der Bauchhöhle als auch von dem darunter gelegenen Mesenchym ab; doch findet man auch jetzt noch, besonders an der Grenze gegen den Nebenhoden zu, vereinzelte große Zellen in ihm, die den nämlichen Bau wie die Spermatogonien zeigen und häufig in das darunter gelegene Mesenchym vorgeschoben werden. Dieses selbst ist nach wie vor ziemlich locker; die Zellen bilden immer noch ein feines Netzwerk, die Zellkerne haben sich wenig verändert. Durch die starke Vermehrung der Zwischengewebsmassen sind die Keimstränge noch mehr auseinandergedrängt. Leimgebende Fibrillen sind noch nicht zu erkennen.

Das Zwischengewebe vermehrt sich jetzt sehr stark, es wächst in der Folge verhältnismäßig viel rascher als die Keimstränge. Die Lage von platten Zellen an der Oberfläche der Keimstränge, die Grundlage der späteren Eigenhaut, ist jetzt sehr deutlich ausgebildet, doch ist noch keine eigentliche bezeichnende Eigenhaut zu erkennen. Das Zwischengewebe ist sehr reich an Blutgefäßen und Zellkernen, allenthalben finden sich Zellen, die den bezeichnenden, oben schon näher geschilderten Bau der Zwischenzellen zeigen. Ihre kugeligen Kerne treten durch den hellen Kernsaft, das feine Chromatingerüst und die meist 1—2 deutlichen Kernkörperchen sehr scharf hervor; ihre Plasmaleiber setzen sich teilweise sehr gut ab. Allenthalben kann man erkennen, wie sich die Zwischenzellen aus den Gebilden des allgemeinen Netzwerkes der Mesenchymzellen entwickeln: die ursprünglich spindeligen Kerne dieser Zellen werden größer und größer, ihr Gerüst wird feiner, das Kernkörperchen bildet sich aus, der Kern wird kugelig, der umgebende Plasmaleib wird dunkler und dunkler, er tritt durch seine gleichmäßige Färbung immer mehr hervor und setzt sich gleichzeitig gegen die Masse des netzigen Zellverbandes deutlich ab. Auch unter den Zellen des Zwischengewebes trifft man auf sehr zahlreiche Kernteilungen, und zwar nicht nur bei den kleinen länglichen Kernen, sondern, dies muß besonders hervorgehoben werden, auch die Kerne der voll ausgebildeten größeren Zwischenzellen können sich noch durch direkte Teilung vermehren. Bis zu diesem Zeitpunkt ist die erste Entwicklung des Hodens beim Menschen im großen und ganzen abgeschlossen. Bevor ich die weitere Entwicklung bis zur Geburt und dann bis zur Geschlechtsreife schildere, muß ich jetzt ganz kurz nochmals auf die Frage eingehen, woher die Zellen kommen, die wir im Innern der Keimzapfen finden.

2. Die Keimbahnfrage.

Bei den bisherigen Ausführungen habe ich deutlich zeigen können, daß die Keimstränge im Innern der Hodenanlage nur von einer einzigen Zellart gebildet werden, die ich als unentwickelte Hodenzellen bezeichne. Sie entstehen aus dem Keimepithel und sind imstande, sich entweder in Ursamenzellen oder aber in sog. epitheloide Zellen umzubilden. Ich habe an Hand der Präparate deutlich zeigen können, daß alle diese Zellen im Innern der Keimstränge ausschließlich aus den Gebilden des Keimepithels entstehen. Dieses selbst ist also entsprechend der ursprünglichen Anschauung Waldeyers (1870) der Mutterboden für die Keimzellen. Die Waldeyersche Anschauung ist gerade in der letzten Zeit mehrfach angezweifelt worden. Ich selbst habe aber schon früher (Stieve 1927) zeigen können, daß gerade beim Menschen die Geschlechtszellen aus dem Keimepithel entstehen.

Es darf aber nicht verhehlt werden, daß andere Forscher auch andere Anschauungen vertreten. Sie glauben, daß die eigentlichen Geschlechtszellen nicht im Bereiche der späteren Keimdrüsenanlage selbst aus dem Keimepithel entstehen, sondern daß sie aus anderen Gegenden des Körpers einwandern. Galton (1872), Haeckel (1874), Rauber (1879, 1880 und 1886), Götte (1875) und vor allem Nussbaum (1880) haben angegeben, daß die Ureier sowohl als auch die Stammzellen der Samenfäden sich als Träger der Vererbung schon in frühester Zeit der Keimesentwicklung von den übrigen Zellen des Körpers absondern. Weismann (1885) hat dann auf diesen Gedankengängen seine „Theorie von der Kontinuität des Keimplasmas“ aufgebaut. Boveri (1887, 1890 und 1899) gelang es dann am Pferdespulwurm zu zeigen, daß die Keimzellen unmittelbar von der befruchteten Eizelle abstammen. Hier konnte zum erstenmal eine vollständige Keimbahn nachgewiesen werden. Die Geschlechtszellen unterscheiden sich beim Pferdespulwurm durch das besondere Verhalten der Chromosomen deutlich von allen übrigen Körperzellen und sind deshalb für solche Untersuchungen vorzüglich geeignet. Später gelang es dann HAECKER (1897) auch bei Zyklops eine vollkommene Keimbahn nachzuweisen. Andere Untersuchungen folgten und besonders hervorgehoben werden muß die Arbeit von BUCHNER (1910), der bei Pfeilwürmern gleichfalls eine vollständige Keimbahn beobachten konnte.

Alle diese Feststellungen betreffen jedoch nur niedere Arten. Bei Wirbeltieren, insbesondere bei den Säugern, sind bis heute ähnliche Beobachtungen noch nicht durchgeführt worden. Es ist noch bei keiner höheren Art gelungen, die Keimzellen auf die ersten Furchungszellen des Eies zurückzuführen oder auch nur in allen Entwicklungszuständen sicher von den Zellen des übrigen Körpers zu unterscheiden. Der Versuch dazu wurde öfters gemacht.

Anschließend an die Tatsache, daß die Geschlechtszellen, besonders diejenigen des weiblichen Tieres, aber auch die wachsenden Ursamenzellen, durch die besondere Größe ihres Kernes und Zelleibes auffallen, hat man vielfach versucht, Zellen, die sich in Keimlingen aller möglichen Arten auf früher Entwicklungsstufe in verschiedenen Teilen des Körpers finden und sich durch besonders große und helle Plasmaleiber, vielleicht auch durch andere Eigenschaften auszeichnen, als „Genitalzellen" oder auch „primordiale Geschlechtszellen" zu bezeichnen. NUSSBAUM (1914) machte gegen diese Bezeichnungen Einwendungen. Er hielt es für richtiger, einfach von Geschlechtszellen zu sprechen. Von verschiedenen Seiten wurde darauf hingewiesen, daß in diesen Zellen die Sphäre besonders deutlich zu erkennen ist; auch auf die eigentümliche Form der Mitochondrien machte man aufmerksam. (MEVES 1908, dortselbst nähere Angaben über das Schrifttum.) Trotzdem ist es bis heute immer noch nicht gelungen, einen wirklich sicheren Aufschluß über das Verhalten dieser „Genitalzellen" zu bekommen.

Alle einschlägigen Arbeiten über diese Frage zu besprechen würde zu weit führen; ich muß mich darauf beschränken, die bedeutendsten Untersuchungen der letzten Jahre zu erwähnen, in denen das einschlägige Schrifttum genau aufgeführt ist. Vor allem hat RUBASCHKIN (1909) an Kaninchen, Meerschweinchen und Katzen ausführlichst das Verhalten der „Genitalzellen" untersucht. Er bezeichnet als „primäre Geschlechtszellen bei Säugern" besonders große Gebilde, die er zum erstenmal bei Keimlingen mit 6—7 Ursegmenten beobachten konnte. „Man findet sie im hintersten Teile des Embryos im Entoderm seines caudalen Abschnittes hinter der Nervenrohranlage in der Region, die der caudalen Fortsetzung des Primitivstreifens entspricht, d. h. in demjenigen Teile des Embryos, welcher noch nicht differenziert ist". Später rücken diese Zellen kopfwärts vor „zur Zeit der Bildung der Darmfalten durch das Entoderm findet man sie gerade an dieser Stelle". Dann gelangen die Urgeschlechtszellen in das Darmepithel und rücken mit dem Wachstum des Darmes weiter kopfwärts. Ein Teil der Zellen verliert wieder den Zusammenhang mit dem Darmepithel und wandert in das Gewebe unter dem inneren Keimblatt aus. Dort bleiben sie sehr lange liegen. Erst später (beim 9 Tage 18 Stunden alten Kaninchen und beim Meerschweinchen mit 17 Segmenten) treten immer mehr Urgeschlechtszellen aus dem Entodermepithel aus, und zwar wandern sie in das den Darm umgebende Mesenchym, dann weiter in das Gekröse. Man findet die Zellen anfangs im ventralen, später im dorsalen Teile der Gekrösewurzel, von hier aus kommen sie an den Ort ihrer Bestimmung, ins Epithel der medialen Oberfläche der Urogenitalfalte. Hier erscheinen sie dann als „primäre Geschlechtszellen" des Keimepithels. Was weiter aus ihnen wird, gibt RUBASCHKIN nicht an, auch ist er nicht imstande festzustellen, daß diese „primären Geschlechtszellen“ wirklich unmittelbar vom befruchteten Ei abstammen.

In einer späteren Arbeit untersuchte RUBASCHKIN (1910) die Frage der Urgeschlechtszellen nochmals und glaubte dabei feststellen zu können, daß sie dauernd „körnige Chondriosomen besitzen und deshalb undifferenzierte Zellen“ sind, welche in dem hochdifferenzierten Organismus dauernd einen undifferenzierten Zustand bewahren. Er vermag aber auch in dieser Arbeit über Herkunft und Bedeutung der Zellen nichts Sicheres anzugeben, doch kommt er zu folgender Feststellung: Auf den ersten Entwicklungsstadien, namentlich während der Furchung und der Keimblattbildung ergreifen die Differenzierungsvorgänge nicht alle Zellen des Keimlings, vielmehr verbleibt ein Teil der Zellen „in einem undifferenzierten Zustande, welcher demjenigen der Furchungszellen sehr nahe steht. Während der weiteren Entwicklung greift der Differenzierungsvorgang auf immer mehr Zellen über, bestimmte Zellen aber, nämlich die entodermalen Zellen des hinteren Teiles des Keimlings, bewahren die undifferenzierten Zustände und werden so zu den Urgeschlechtszellen“. Auch in seiner letzten Arbeit (1912), die sehr ausführlich über die Entwicklung der Keimzellen und die Urgeschlechtszellen beim Meerschweinchen berichtet, kann RUBASCHKIN keine Angaben über die eigentliche Herkunft der Urgeschlechtszellen machen. Allerdings versucht er darzutun, daß aus ihnen schließlich die Spermatogonien und Oogonien entstehen. Er geht aber bei seiner Beschreibung recht großzügig vor, denn er bezeichnet ganz einfach alle großen Zellen im Innern der Keimstränge, die er Samenstränge nennt, als Urgeschlechtszellen, sobald er in ihnen körnige Mitochondrien (Plastosomen) nachweisen kann. Sind die Einschlüsse im Plasma aber fadenförmig, so bezeichnet er die Zellen als Epithelzellen, die er für unmittelbare Abkömmlinge des Keimepithels hält; sie sollen mit der Keimbahn nichts zu tun haben.

Schon v. BERENBERG-GOSSLER (1913—14) hat darauf hingewiesen, daß die Angaben RUBASCHKINs in vielen Punkten stark zum Widerspruch auffordern und unbedingt der Nachprüfung bedürfen. Ich werde weiter unten auf das Verhalten der Plastosomen noch zurückkommen. Aber ganz abgesehen davon vermag RUBASCHKIN in keiner seiner Arbeiten irgendeinen Beweis dafür zu erbringen, daß die Gebilde in den Keimsträngen, die er als Geschlechtszellen bezeichnet, wirklich auf die Genitalzellen oder gar auf unmittelbare Abkömmlinge der Eizelle zurückgehen. v. BERENBERG-GOSSLER konnte in sehr genauen Untersuchungen feststellen, daß beim Huhn die „Urgeschlechtszellen“ nicht durch amöboide Bewegungen auswandern, sondern am 3. bis 4. Befruchtungstage dadurch in den Bezirk der Keimdrüsenanlage gelangen, daß sie, als Folge des Schlusses der Darmrinne, mit einem größeren Abschnitt der Visceralplatte des Mesoderms um den Cölomwinkel herumgeschoben werden. Der Beweis, daß die „Urgeschlechtszellen“ die Stammzellen der Ei- und Samenzellen sind, läßt sich durch cytologische Analyse nicht erbringen. Damit trifft v. BERENBERG-GOSSLER zweifellos das Richtige. Der Wert seiner Feststellungen wird auch in keiner Weise durch die Einwände, die REAGAN (1916) macht, herabgesetzt, auf die ich hier auch nicht einzugehen habe. Sonst habe ich besonders noch die Arbeiten von RAUH (1925) zu erwähnen. Er versuchte darzutun, daß sich bei der *Ratte* die „primordialen Genitalzellen hinsichtlich des Verlaufes ihrer Teilungen grundsätzlich von den Follikelzellen unterscheiden“. Er beginnt seine Untersuchungen aber erst beim Hoden der neugeborenen Ratte und unterscheidet in den Keimsträngen zwei Zellarten. Dabei nimmt er an, daß aus der einen dieser Zellarten durch Teilung stets neue Spermatogonien und schließlich Spermatocyten entstehen und daß sich die Teilungen dieser Zellen durch mancherlei Besonderheiten von den Teilungen der kleinen unentwickelten Samenzellen unterscheiden. Es ist ihm aber entgangen, daß seine „primordialen Genitalzellen“ nichts anderes sind als Spermatogonien und daß diese bei der Ratte, ebenso wie bei allen anderen Arten, aus den unentwickelten Hodenzellen entstehen, wie dies erst neuerdings SCHINZ und SLOTOPOLSKY in vielen ihrer schönen Arbeiten zeigen konnten. Auch CHAMPY (1920) konnte Ähnliches dartun.

Neuerdings hat RAUH (1929) dann die Entwicklung der Keimzellen bei der *Ratte* gründlicher untersucht und besonders auf das Verhalten der Mitochondrien geachtet. Seine Beobachtungen beginnen bei Keimlingen, die 19 Urwirbel besitzen. In dieser Zeit findet sich im Bereiche des Bauchfells nur eine Zellform, aber keine Urgeschlechtszellen, dagegen lassen sich zwischen den Epithelzellen der caudalen Darmabschnitte Zellgebilde nachweisen, die sich durch ihre beträchtliche Größe und vor allem durch das Verhalten der Plastosomen als „Urgeschlechtszellen“ ausweisen. Sie besitzen stets körnige Mitochondrien, die dem Kern unmittelbar angelagert sind. Bei älteren Keimlingen erkennt man diese Zellen im Mesenchym der Gekrösewurzel und schließlich in der Keimdrüsenanlage. Dort sollen dann Spermatogonien und Oogonien aus ihnen entstehen. RAUH unterscheidet die einzelnen Zellen diesmal lediglich nach dem Verhalten der Plastosomen, er übersieht dabei aber vollkommen, daß die Form dieser Einschlüsse sich mit der ganzen Zelle verändern kann, wie ich schon 1927 gezeigt habe. Ganz abgesehen davon aber, daß auch RAUH nicht anzugeben vermag, woher denn diese „Genitalzellen“ eigentlich kommen und wie sie in die Keimdrüsenanlage gelangen, muß er selbst zugeben, daß auch nach der Bildung der Albuginea im Keimepithel und selbst unter ihm solche Zellen liegen. „Die gleichen Zellen sind nach der Ausbildung des Hodens auch noch im medial ihm angrenzenden Mesenchym zu finden, also auf der Zuwanderungsstraße zur Keimregion. Auch kann ich nur bestätigen, daß die hier gefundenen Zellen sich offenbar in Mesenchymzellen umwandeln“. RAUH bestätigt damit die frühere Anschauung v. BERENBERG-GOSSLERS, der ich mich angeschlossen habe, daß nämlich die entodermalen Wanderzellen nichts anderes sind als Bindegewebszellen, die schließlich zu Fibrocyten werden. Daß sich in den Keimsträngen selbst aus den unentwickelten Hodenzellen mit stäbchenförmigen Mitochondrien, Zellen vom nämlichen Bau wie die primären Geschlechtszellen mit körnigen Mitochondrien von bezeichnender Anordnung entwickeln können, ist ihm entgangen. Seine Beobachtungen stehen in Widerspruch zu den Angaben von HARGITT (1925), der ebenfalls die *Ratte* untersuchte und sehr schön zeigen konnte, daß bei ihr die primordialen „Geschlechtszellen“ nicht in die Keimstränge einwandern, sondern im Zwischengewebe zu gewöhnlichen Mesenchymzellen werden. Sie sind durch Teilung aus den Zellen des Peritonaeum hervorgegangen. HARGITT vermag auch keinerlei Zeichen dafür zu ermitteln, daß die „primären Geschlechtszellen“ wirklich wandern. Er zeigt in einer weiteren Arbeit (1926), auf die ich noch zurückkommen werde, daß in den Keimsträngen auch bei der Ratte nur eine Art von Zellen vorhanden ist. In manchen Zeiten, nämlich besonders vor dem 9. Tage nach der Geburt, enthalten die Hoden nur solche „small cells“, aus denen sowohl Sertolizellen als auch die Spermatozyten hervorgehen können.

Abgesehen von den schon erwähnten Angaben von WALDEYER hat beim Menschen zuerst v. WINIWARTER (1900) zeigen können, daß sich die Keimzellen, wenigstens im Eierstock, unmittelbar aus den Zellen des Keimepithels entwickeln. FELIX (1911) kommt in seiner großen zusammenfassenden und ungemein gründlichen Arbeit zu einer besonderen Auffassung. Im Anschluß an die ersten Untersuchungen von RUBASCHKIN (1909) glaubt er feststellen zu müssen, daß es für alle Wirbeltierklassen mit Einschluß der Säuger „nachgewiesen“ sei, daß die ersten Genitalzellen besonderen Ursprung haben und wahrscheinlich unmittelbar von den Furchungszellen abstammen. Nur diese Gebilde bezeichnet er als „primäre Genitalzellen", im Gegensatz zu den „sekundären" oder eigentlichen Genitalzellen, die aus dem Keimepithel entstehen. Über die Entstehung und Bedeutung der primären Genitalzellen gibt er die Ansicht RUBASCHKINS wieder und schließt sich ihr vollkommen an, doch unterscheidet er regionäre primäre Genitalzellen, die zwischen den Epithelzellen der Keimdrüsenanlage liegen im Gegensatz zu allen anderen, die sich auf der Wanderung befinden und deshalb als extraregionär bezeichnet werden. Sie können sich bei ihrer Wanderung auch verirren. Sekundäre Genitalzellen finden sich nur in der Genitalplatte, sie sind von allem Anfang regionär. Bei allen Amnioten verschwinden nun die primären Genitalzellen wieder, doch ist es nicht sicher, ob sie nicht „ein latentes Stadium durchmachen, um dann wieder als sekundäre Genitalzellen manifest zu werden". FELIX suchte die primären Genitalzellen auch beim Menschen nachzuweisen. Er untersuchte einen Keimling von 2,6 mm größter Länge mit 13—14 Ursegmentpaaren. Bei ihm finden sich in der Umgebung der Kloake, also in der Gegend des ehemaligen Primitivstreifens, zwischen Kloake und Visceralmesoblasten große Zellen, die den primären Genitalzellen der Wirbeltiere gleichen und sich von den Zellen ihrer Umgebung durch die Größe des Zelleibes, in den Dotterblättchen eingelagert sind, unterscheiden. Bei einem Keimling von 2,5 mm größter Länge mit 23 Ursegmentpaaren fand FELIX 12 Genitalzellen, alle extraregionär in der Nähe der Kloake und den angrenzenden Gewebsabschnitten gelegen. Ein Keimling von 4,7 mm größter Länge mit 33—35 Ursegmentpaaren besaß gleichfalls bezeichnende Genitalzellen im 1.—5. und 11.—12. Rumpfsegment, teils innerhalb, teils unter dem Cölomepithel, nahe bei der Wand des Mesenteriums oder in der Urogenitalplatte. FELIX betont selbst, daß seine Befunde noch kein Beweis dafür seien, daß auch der Mensch primäre Genitalzellen besitze, jedenfalls finden sich aber beim Menschen in der Zeit, in der die indifferenten Keimdrüsen angelegt werden, weder regionäre noch extraregionäre Genitalzellen; diese können also mit der Keimzellenbildung nichts zu tun haben.

Im Gegensatz zu FELIX nimmt FUSS (1913) keinen so vorsichtigen Standpunkt ein. Er stützte seine Angaben auf Beobachtungen am *Kaninchen* und *Schwein,* untersuchte aber auch drei menschliche Keimlinge; nur die an ihnen erhobenen Befunde will ich hier erwähnen. Beim 2,5 mm langen Keimling liegen die Geschlechtszellen „in dem caudalen geschlossenen Endabschnitte des primitiven Darmes, welcher nur auf einer ganz winzigen Strecke besteht". Die Zellen liegen teils im Darmepithel selbst, zum Teil auch in dem Gewebe in der Nähe des Darmes; „in dem noch offenen Darmabschnitte sieht man sie dann in dem eigentlichen Entoderm auftreten und höher hinauf, weiter lateral bis zum Dotterblatt". FUSS bezeichnet dabei einfach alle Zellen, die sich durch ihre besondere Größe auszeichnen, als „Geschlechtszellen". Bei einem 3,5 mm langen Keimling finden sich zahlreiche solcher „Geschlechtszellen", und zwar in der Hauptsache im Epithel des in größerer Ausdehnung geschlossenen Darmrohres, aber auch noch vereinzelt im Entoderm, außerdem im Gekröse, auch seitlich und rückwärts vom Darm. Bei dem letzten 5 mm langen Keimling liegen nur noch wenige „Geschlechtszellen" im Epithel des Darmes, die meisten finden sich im dorsalen Gekröse bis zur Bauchaorta hin, aber auch in der Gegend der Keimdrüsenanlagen. Weitere Beobachtungen am Menschen hat FUSS nicht erhoben; an Schweinekeimlingen hat er aber gesehen, daß die „Geschlechtszellen" schließlich bis in die Keimdrüsenanlage wandern und sich dort zu Ei- oder Samenbildungszellen entwickeln. Das Keimepithel selbst soll für ihre Entstehung „keine erhebliche Rolle spielen", sondern nur „die Bildung der Keimdrüsen vorbereiten". Diese letzten Angaben beruhen ausschließlich auf Annahmen.

In neuerer Zeit haben dann mehrere Forscher das Verhalten der Urgeschlechtszellen, die ich nach dem Vorschlag von DANTSCHAKOFF (1908) und BERENBERG-GOSSLER als „entodermale Wanderzellen“ bezeichnen werde, beim Menschen untersucht und an ihre Arbeiten z. T. mehr oder weniger gewagte Annahmen angeschlossen. KITAHARA (1923) betont in seiner großen und gründlichen Arbeit, die sich hauptsächlich mit der Entstehung der Zwischenzellen beschäftigt, sehr richtig, daß eine Keimbahn bei den Wirbeltieren bisher noch nicht nachgewiesen sei[1]. Trotzdem gibt er an, daß in den Keimsträngen der Hodenanlage zwei Zellarten nachzuweisen seien, die Keimzellen, „welche in ihre Anlage einwandern und sich innerhalb derselben vermehren“, und die Abkömmlinge des Keimepithels, „die sich plötzlich zu Keimsträngen anordnen, deren erste Bildung die Markstränge des Ovars bzw. der Reteanlage des Hodens liefern“. Einen anderen Standpunkt vertritt KOHNO (1925) in seiner Arbeit. Er untersuchte zunächst einen menschlichen Keimling von 2,6 mm Scheitelsteißlänge mit 4 Urwirbelpaaren und fand bei ihm „neben der Medullarrinne im Mesoderm die Urwirbel, von deren Oberfläche etwa durch 2 Zellagen, vom Entoderm durch 4—5 Zellagen getrennt, eine Anzahl von Zellen, die, was Kern und Kernkörperchen betrifft, mit Urogenitalzellen mit größter Wahrscheinlichkeit sich identifizieren ließen“. STERNBERG (1927) hat den nämlichen Keimling später ausführlich geschildert und dabei festgestellt: „Einzelne Zellen des Epithels der Urwirbel fallen durch ihre rundliche Form und den feineren Aufbau ihres Kernes auf, welcher von dem der anderen Epithelzellen abweicht“. Diese Zellen haben KOLMER und KOHNO[2] „mit Wahrscheinlichkeit für Urgeschlechtszellen gehalten“. Die beiden Angaben über den nämlichen Keimling widersprechen sich etwas, jedenfalls zeigen sie, daß sich bei diesem Keimling die entodermalen Wanderzellen nicht mit voller Sicherheit nachweisen lassen, was wohl z. T. auch daran liegt, daß der Keimling nicht ganz frisch erhalten war. Trotzdem zieht KOHNO den Schluß, daß beim Menschen die Keimzellen ursprünglich „entweder im ungegliederten Teil des Mesoderm oder in der Anlage der Urwirbel“ zu suchen seien. Bei einem 2,8 mm langen, ausgezeichnet erhaltenen Keimling fand KOHNO die Zellen „im Mesoderm ausschließlich in der hinteren Region des Körpers“, erst bei 5 mm langen Keimlingen liegen sie dem Entoderm des Darmrohres überall dicht an, teilweise wandern sie schon in das Entoderm ein. Später treten die Zellen dann wieder aus dem Darmepithel aus, in die Anlage der Gekrösewurzel und gelangen schließlich in den Urogenitalwulst. Sie lagern sich dann dem Keimepithel an, ohne jemals ganz seinen Zellen eingefügt zu werden. Während der Wanderung teilen sich die Zellen offenbar nur selten.

POLITZER (1928) hat einen menschlichen Keimling von 4 mm Scheitelsteißlänge mit 26—27 Urwirbeln genauestens rekonstruiert und mittels eines besonderen, sehr mühsamen Verfahrens festgestellt, daß er 586 entodermale Wanderzellen enthält. Davon liegen 330 im Mesoderm, 256 im Entoderm.

[1] Alle diese Angaben beziehen sich selbstverständlich nur auf das morphologische Verhalten, also die äußere Form der Zellen. Daß alle Geschlechtszellen letzten Endes von der befruchteten Eizelle abstammen, steht heute außer allem Zweifel. Dies lehrt in einwandfreier Weise jeder Vererbungsversuch. Bei der Keimbahnfrage handelt es sich nur darum, ob die Zellen, die der Fortpflanzung dienen sich von allem Anfang an durch ein bestimmtes Merkmal, wie bei Ascaris, Zyklops und Sagitta, grundsätzlich von den übrigen Körperzellen unterscheiden und bis auf die befruchtete Eizelle zurückverfolgen lassen. Anderenfalls verändern sich die Zellen, aus denen später die Geschlechtszellen werden in ihrer äußeren Form — nicht hinsichtlich des Verhaltens der Erbmasse — so weitgehend, daß es zeitweise mit unseren bisherigen Untersuchungsarten nicht möglich ist, sie von anderen Zellen des Körpers zu unterscheiden. Ein solches Verhalten entspräche der Anschauung, die WALDEYER (1903) und GUTHERZ (1918) vertreten haben.

[2] Erwähnt nach den Angaben von STERNBERG (1927).

Einige der Zellen im Entoderm teilen sich, während an den im Mesoderm gelegenen Zellen niemals Teilungen zu beobachten waren, eine Feststellung, die auch schon v. Berenberg-Gossler gemacht hat. Einige der im Entoderm liegenden „Urgeschlechtszellen" entsenden knospenförmige Fortsätze in das umgebende embryonale Bindegewebe. Dies faßt Politzer als Zeichen dafür auf, daß die Zellen wandern. Sog. „genitaloide Zellen", Übergangsformen von den Urgeschlechtszellen zu Epithelzellen des Darmes oder zwischen Bindegewebszellen und versprengten Urgeschlechtszellen fand er nicht. Aus diesem Grunde lehnt er auch die Annahme von Rotter (1922) ab, daß Geschwülste sich aus abgeirrten Urgeschlechtszellen entwickeln können.

In allerjüngster Zeit hat dann H. O. Neumann (1929) das Verhalten der Keimzellen bei acht menschlichen Keimlingen untersucht und nach Keimbahnzellen gefahndet. Der jüngste Keimling war 5 mm lang. Er enthielt große blasige Zellen außerhalb der Geschlechtsdrüsenanlage. Diese Zellen vermehren sich bis die Keimlinge etwa 10—11 mm lang sind. Dann nehmen sie außerhalb der Geschlechtsdrüsen an Zahl wieder ab und verschwinden, sobald die Keimdrüse sich zum Hoden oder Eierstock ausgebildet hat. Bei Keimlingen von über 15 mm Länge konnte Neumann keine entodermalen Wanderzellen mehr feststellen. Da jüngere menschliche Keimlinge nicht zur Verfügung standen, untersuchte Neumann *Mäuse*keimlinge vom 1. Furchungsstadium an. Er stellte dabei fest, daß man keine Keimbahn nachweisen kann und daß man nicht berechtigt ist, die entodermalen Wanderzellen in Zusammenhang mit der Keimbahn zu bringen. Bei *Mäusen* sind sie vor dem 8. bis 9. Tage der fetalen Entwicklung noch nicht vorhanden. Auch vermißt Neumann Zeichen einer aktiven Wanderung und schlägt deshalb die Bezeichnung „große blasige Embryonalzellen" vor. Auch er lehnt die Rottersche Annahme ab.

Dies sind die wichtigsten Untersuchungen über die entodermalen Wanderzellen beim Menschen.

Ich selbst konnte bei ganz jungen menschlichen Keimlingen keine entodermalen Wanderzellen oder ähnliche Gebilde beobachten. Ich untersuchte zwei sehr gut erhaltene Keimlinge, deren einer (Hugo) 0,56 mm lang ist [beschrieben Stieve (1926a)], während der andere (Heinrich) 0,94 mm mißt; auch er ist sehr gut erhalten und zeigt noch keine Urwirbelanlagen. Offenbar — dies stimmt auch einigermaßen mit den Angaben von Sternberg (1927) überein — treten die ersten entodermalen Wanderzellen erst in der Zeit auf, in der sich die ersten Urwirbel entwickeln. Vorher habe ich sie weder beim Menschen noch auch bei *Kaninchen* und *Enten* beobachtet. Von den beiden genannten Tierarten habe ich sehr viele, einwandfrei behandelte junge Keimlinge untersucht.

Die ersten entodermalen Wanderzellen beobachtet man, wenn wir von den zweifelhaften Angaben Rubaschkins und den Befunden am Sternbergschen Keimling, die keineswegs sicher sind, absehen, im Epithel des caudalen Darmabschnittes und ziemlich gleichzeitig schon in dem, diesen Teilen benachbarten Mesenchym. Sie halten 12—18 μ im Durchmesser, sind annähernd kreisrund oder längsoval, der Kern ist meist kugelrund und hält im Durchschnitt 7—8 μ, manchmal bis zu 11 μ im Durchmesser. Er besitzt deutliches Häutchen, feines Chromatingerüst und bezeichnenderweise gewöhnlich ein großes, manchmal auch 2—3 kleinere Kernkörperchen. Bei bestimmten Behandlungsarten ist die Sphäre und das Centriol sehr deutlich zu erkennen (Abb. 12)[1]. Bei einem

[1] Man vergleiche diese großen, im Entoderm gelegenen Zellen mit den großen Urgeschlechtszellen, die im Keimepithel liegen (Abb. 16, die bei der nämlichen Vergrößerung wie Abb. 12 gezeichnet ist). Dann wird man erkennen, daß die Ähnlichkeit zwischen beiden nur sehr gering ist, so gering, daß es nicht angeht, die eine Form auf die andere zurückzuführen, wie dies die Verfechter der Keimbahnlehre tun.

Keimling von 2,27 mm größter Länge (Ilse) mit 17—18 Urwirbeln fand ich massenhaft solche Zellen an den erwähnten Stellen, vereinzelte auch im Mesenchym zwischen Haut und Neuralrohr. Einen solchen Fall zeigt Abb. 13; zwischen

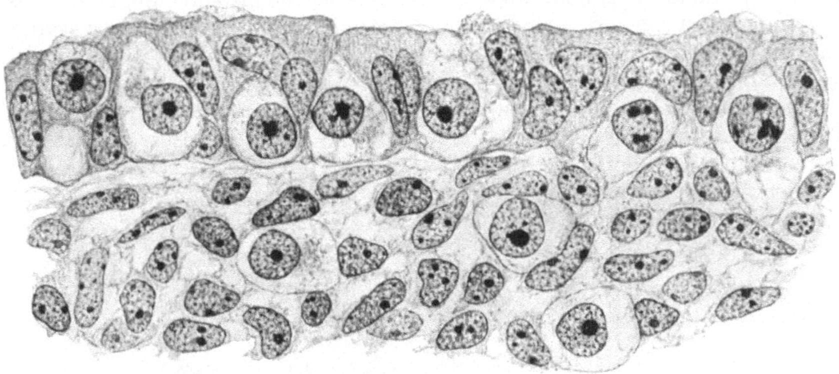

Abb. 12. Epithel des Hinterdarmes mit großen blasigen Embryonalzellen (entodermalen Wanderzellen). Keimling Ilse 2,27 mm Scheitelsteißlänge (17—18 Urwirbel). Tragglas 54, Schnitt 10. Fixiert in Sublimat-Formalin-Eisessig. Methylbenzoat Celloidin-Paraffin, 10 μ, Molybdän-Hämatoxylin-Held; Vergrößerung 800fach.

den jungen Mesenchymzellen des Nackens finden sich bei einem Keimling von 17—18 Urwirbelpaaren (Ilse) vereinzelte große Zellen, die bis in alle Einzelheiten den großen blasigen Gebilden im Epithel des Schwanzdarmes gleich sind. Im Plasmaleib der Zellen finden sich körnige Mitochondrien, die in den kleineren Zellen gleichmäßig verteilt sind, in den größeren sich aber dem Kern unmittelbar anlagern. Gerade deshalb erscheint bei diesen großen Zellen der Plasmaleib sehr hell. Manchmal findet man in den kleineren „entodermalen Wanderzellen“ aber auch stäbchenförmige Mitochondrien.

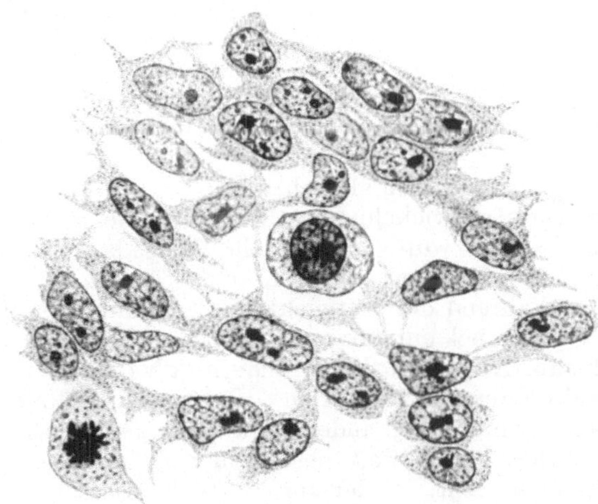

Abb. 13. Große blasige Embryonalzelle (entodermale Wanderzelle) aus dem Mesenchym des Kopfes vom Keimling Ilse, 2,27 mm Scheitelsteißlänge. Tragglas 55, Schnitt 10. Fixierung usw. wie bei Abb. 12; Vergrößerung 800fach. Die große Zelle liegt frei im Mesenchymgewebe.

Im Bereiche des Entoderms liegen die Zellen zwischen den Zellen des Darmepithels und ragen manchmal in das darunter gelegene Mesenchym zu kuppelförmig vor, wie wir es häufig in jungen Epithelien finden, wenn noch keine deutliche Grenzhaut gegen das Mesenchym ausgebildet ist. Aller Wahrscheinlichkeit nach entstehen diese Zellen im Darmepithel selbst; jedenfalls findet man keinerlei Anhaltspunkte dafür, daß sie irgendwie eingewandert sind. Dagegen beobachtet man alle möglichen Übergänge zwischen den kleinen Formen der entodermalen Wanderzellen und den gewöhnlichen Epithelzellen (Abb. 12). Auch lassen sich keine Beweise dafür erbringen, daß die Zellen später wieder auswandern, sie sind nur in späteren Entwicklungszuständen im Entoderm nicht mehr nachzuweisen. Aus dieser Tatsache darf aber in keiner Weise geschlossen werden, daß diese großen Zellen wirklich auswandern; es ist ebensogut möglich, ja sogar viel wahrscheinlicher, daß sie sich innerhalb des Darmepithels selbst zu Zellen umwandeln, die nicht mehr durch ihre besondere Form auffallen. Einzelne von ihnen teilen sich auf indirektem Wege. Bei älteren Keimlingen von 4,5 mm Scheitelsteißlänge und darüber beobachtet man Zellen von ähnlichem Bau in großer Anzahl im Mesenchymgewebe des Darmgekröses, außerdem auch im Bereiche des Keimepithels (Abb. 3) und in dem darunter gelegenen Mesenchym. Auch hier zeigen die zahlreichen Übergangsformen zwischen den gewöhnlichen Epithelzellen und den großen blasigen Zellen deutlich, daß Gebilde vom Bau der

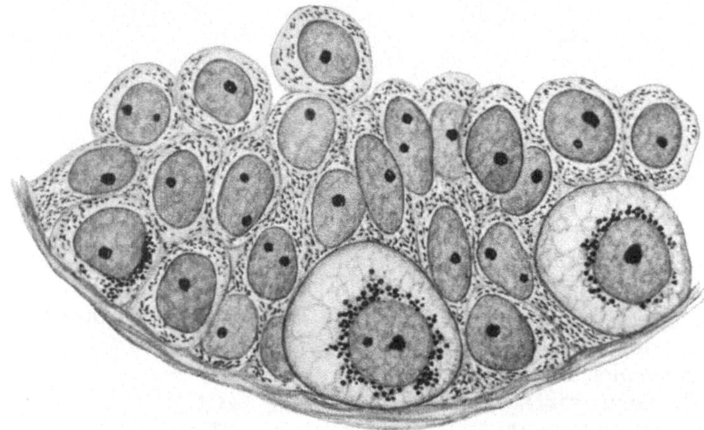

Abb. 14. Schnitt durch einen Teil eines Keimstranges aus der linken Hodenanlage eines menschlichen Keimlings von 118 mm Scheitelsteißlänge, fixiert nach REGAUD, eingebettet nach WATANABE, 3 μ, Molybdän-Hämatoxylin-HELD; Vergrößerung 1200fach. Zeigt das Verhalten der Mitochondrien.

entodermalen Wanderzellen sich an Ort und Stelle aus den Gebilden des Keimepithels entwickeln, eine Tatsache, die ja von den verschiedensten Forschern beobachtet wurde. Irgendein Beleg dafür, daß die Zellen zu irgendeiner Zeit aus dem Entoderm in die Keimdrüsenanlagen wandern, läßt sich nicht erbringen.

Während der Entwicklung der Keimdrüsen wachsen dauernd viele der dem Keimepithel entstammenden Zellen in den Keimsträngen zu Spermatogonien heran (Abb. 14). Sie verändern dabei ihre Größe und Form und auch das Verhalten der Mitochondrien. Häufig genug findet man Zellen, in denen einerseits stäbchenförmige, andererseits körnige Mitochondrien liegen. Dabei läßt sich deutlich zeigen, daß diese großen Zellen an Ort und Stelle entstehen, und zwar in einer Zeit, in der im Mesenchym noch entodermale Wanderzellen liegen, die sich später in Bindegewebszellen umwandeln.

Diese Veränderungen habe ich schon früher (1927) ganz ausführlich geschildert und habe da auch dem Verhalten der Mitochondrien meine Aufmerksamkeit gewidmet. Im großen und ganzen lassen sich die Ergebnisse meiner Beobachtungen folgendermaßen zusammenfassen: In den Plasmaleibern der entodermalen Wanderzellen (großen blasigen Embryonalzellen) findet man gewöhnlich ziemlich große kugelige Mitochondrien. Die Zellen des Keimepithels enthalten nur ganz geringe Mengen sehr kleiner Mitochondrien, von denen man nicht sicher entscheiden kann, ob sie fadenförmig oder körnig sind. Sie liegen an der Grenze dessen, was man im Mikroskop noch erkennen kann. Wenn sich einzelne Zellen des Keimepithels vor der Teilung stark vergrößern, wird ihr Cytoplasmaleib heller und man erkennt in ihm dann häufig einzelne größere Mitochondrien, die deutliche Körnchenform zeigen. Wenn das Keimepithel durch die Anlage der Albuginea von den Keimsträngen getrennt ist, also bei Keimlingen von 19—20 mm Scheitelsteißlänge an, dann kann man in seinen Zellen, von ganz wenigen Ausnahmen abgesehen, überhaupt keine Mitochondrien mehr nachweisen. Wenn sich aber dann noch einzelne der Keimepithelzellen zu großen spermatogonienähnlichen Gebilden entwickeln, bilden sich in ihren Cytoplasmaleibern stets auch körnige Mitochondrien aus. Schon diese Tatsachen zeigen deutlich, daß es nicht möglich ist, diese großen, aus dem Keimepithel entstandenen Zellen unmittelbar auf die früher im Darmepithel liegenden großen blasigen Embryonalzellen zurückzuführen.

Die Zellen in den Keimsträngen enthalten bis zu der Mitte des zweiten Embryonalmonats nur wenig Cytoplasma, in dem teilweise überhaupt keine Mitochondrien nachzuweisen sind. Erst wenn die Keimstränge deutlich durch eine Basalhaut vom Zwischengewebe abgegrenzt sind, vergrößern sich die Zellen in ihrem Innern. Man erkennt dann in ihren Cytoplasmaleibern kleine Mitochondrien, z. T. in großer Menge. Die Gebilde sind aber wieder so klein, daß ich nicht zu entscheiden wage, ob sie fädige oder körnige Gestalt besitzen. Diese unentwickelten Zellen im Innern der Keimstränge vermehren sich sehr lebhaft; vor und während der Teilung sieht man in den Cytoplasmaleibern deutlich die Mitochondrien und unter ihnen stets auch vereinzelte größere Körnchen. Wachsen die unentwickelten Hodenzellen zu Spermatogonien heran, so vollziehen sich an ihnen regelmäßig ganz bestimmte Veränderungen, die auch aus Abb. 14 zu erkennen sind. Die Abbildung zeigt deutlich die feinfädigen Mitochondrien in den vielen unentwickelten Hodenzellen, die grobkörnigen Mitochondrien in den großen Spermatogonien. Links ist eine Zelle getroffen, die im Wachstum begriffen ist; in ihrer linken Hälfte sind die Mitochondrien feinfädig, in der rechten dagegen körnig. Diese Tatsachen allein genügen, um deutlich zu zeigen, daß es nicht angängig ist, im Hoden nach dem Verhalten der Mitochondrien zwei verschiedene Zellarten zu unterscheiden, denn in der gleichen Weise, wie sich die großen runden Zellen aus den kleinen walzenförmigen, unentwickelten Hodenzellen heranbilden, entstehen auch die größeren körnigen Mitochondrien aus den kleinen fädigen Gebilden. Die Einwände, die Rauh (1929) neuerdings gegen meine Beobachtungen geltend zu machen versucht, sind nicht stichhaltig.

Ganz abgesehen davon kann man aber in den meisten Hoden aus dem 3. bis 5. Schwangerschaftsmonat deutlich beobachten, wie sich einzelne Zellen des Keimepithels zu großen spermatogonienähnlichen Gebilden umwandeln, in die darunter gelegene Anlage der Albuginea gelangen und sich dort in Bindegewebszellen umbilden. Abb. 15 zeigt dieses Verhalten. Es sei dabei besonders betont, daß die großen, mit körnigen Mitochondrien beladenen Zellen sich aus den gewöhnlichen Zellen des Keimepithels entwickeln, und zwar in einer Zeit, wo diese selbst klein sind, kubische bis platte Gestalt besitzen; ihre runden bis schwach ovalen Kerne enthalten 1—2 Kernkörperchen, sie sind nur von schmalen Cytoplasmasäumen umgeben, die keine Mitochondrien enthalten und nur schwer abzugrenzen sind. Die Kerne messen etwa 4 : 6 μ, die ganzen Zellen etwa 7 : 8 μ. Vereinzelte dieser Zellen vergrößern sich nun, ihr Kern nimmt stark an Masse zu, wird kugelförmig und erhält einen Durchmesser von 10—11 μ. Gleichzeitig entstehen mehrere, z. T. recht große Kernkörperchen. Hand in Hand damit vergrößert sich auch der Plasmaleib; er bekommt bis zu 18 μ Durchmesser, wird wesentlich heller und setzt sich scharf gegen die Umgebung ab, er erscheint wie von einem feinen Häutchen überzogen. Dabei entwickeln sich in seinem Innern massenhaft grobkörnige Mitochondrien, die während des starken

Zellwachstums entstehen. Zweifellos handelt es sich hier um große blasige Embryonalzellen (entodermale Wanderzellen), die aus dem Keimepithel hervorgegangen sind. Sie treten regelmäßig aus dem Verband des Keimepithels aus und gelangen in die Anlage der Albuginea. Dort begegnet man ihnen manchmal in großer Menge. Sie erinnern an die Ureier im Bindegewebe der Eierstocksanlage.

In der Folgezeit gehen diese Zellen dann im Gewebe der Albuginea unter. Ihr anfangs kugeliger Plasmaleib wird länglich, eckig, der Kern längsoval (Abb. 15 links unten). Nach und nach wird der Cytoplasmaleib dunkler, die

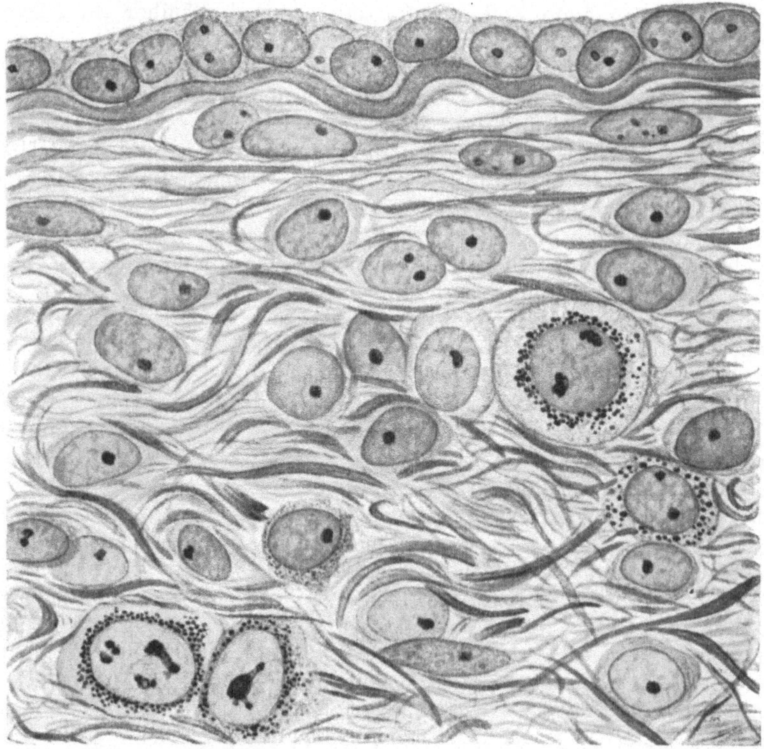

Abb. 15. Schnitt durch das Keimepithel nebst Albuginea mit eingelagerten entodermalen Wanderzellen aus der nämlichen Hodenanlage wie Abb. 14. Fixierung usw. wie bei Abb. 14; Vergrößerung 1200fach.

Mitochondrien, die früher hauptsächlich in der nächsten Umgebung des Kernes lagen, verteilen sich im ganzen Zelleib. Dessen Grenzen werden undeutlicher (Abb. 15 links unten und in der Mitte), dann verändert sich die Form der Zellen mehr und mehr; während der Kern dauernd an Größe abnimmt, verändert sich auch der Umfang des Protoplasmaleibes immer mehr, die Mitochondrien werden kleiner und kleiner und verschwinden schließlich ganz. Endlich verdämmern die Grenzen des Plasmaleibes in der Umgebung und die ganze Zelle läßt sich dann in keiner Weise von den anderen unterscheiden, die man in sehr großer Menge zwischen den Fasern der Albuginea beobachtet. Ob die zugrundegehenden Zellen, die man vielfach auch hier findet, den Endzustand der geschilderten Veränderungen darstellen, vermag ich nicht sicher anzugeben. Diese Beobachtungen bestätigen ohne weiteres die Angaben v. Berenberg-Gosslers

(1914), die in der letzten Zeit auch durch RAUH (1929) und besonders durch H. O. NEUMANN (1929) eine neue Befestigung erhalten haben, daß nämlich die entodermalen Wanderzellen (großen blasigen Embryonalzellen) sich schließlich wieder in gewöhnliche Mesenchymzellen umwandeln können.

Auch nachdem die erste Anlage des Hodens abgeschlossen ist und die Keimstränge von einer dichten Eigenhaut umgeben sind, die es nicht mehr gestattet, daß irgendeine Zelle durchwandert, entwickeln sich im Keimepithel noch neue blasige Zellen (Abb. 16). Ich konnte sie beim Menschen bis zum 5. Schwangerschaftsmonat regelmäßig nachweisen. Auch KITAHARA (1923) schildert sie, besonders bei einem 43 mm langen Keimling; sie sind auf der beigegebenen Abbildung (Nr. 8, 1 d) sehr schön zu erkennen. Doch wird nichts über ihre Bedeutung gesagt. HETT (1927, 1930) hat ihr Verhalten sehr genau untersucht. Die Zellen gleichen bis in alle Einzelheiten, auch hinsichtlich des Verhaltens der Mitochondrien, der Form und Größe den Wanderzellen. Sie entstehen bis

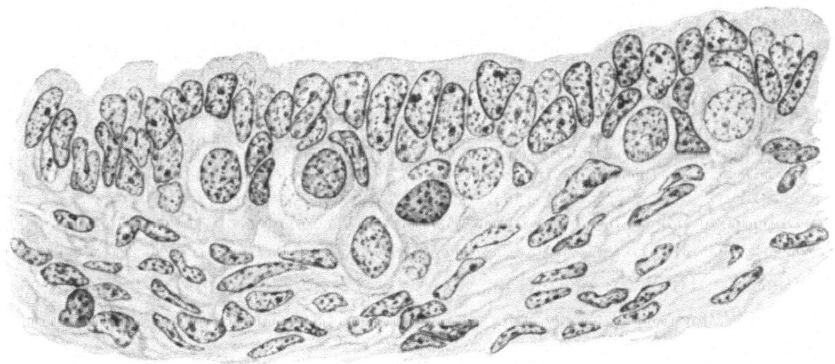

Abb. 16. Keimepithel des Hodens bei einem menschlichen Keimling von 114 mm Scheitelsteißlänge. Formalin-Sublimat-Eisessig. Methylbenzoat-Celloidin-Paraffin 10 μ. Molybdän-Hämatoxylin-HELD. Vergrößerung 800fach. Man erkennt in dem durch die Anlage der Albuginea vollkommen von den Keimsträngen abgetrennten Keimepithel zahlreiche große blasige Zellen, die gegen das daruntergelegene Bindegewebe zu vordringen.

zum angegebenen Zeitpunkt, also beim Menschen bis zum 5. Schwangerschaftsmonat, dauernd aus einzelnen Zellen des Keimepithels, z. T. vermehren sie sich durch direkte Teilung. Schließlich wandern auch sie aus dem Epithel aus. Sie gelangen in das darunter gelegene Gewebe, in die Anlage der Albuginea und verwandeln sich dort in gewöhnliche Bindegewebszellen. Ähnliche Zellen entstehen aber nicht nur im Bereiche des Keimepithels, sondern, wie vor allem ROTTER (1922) gezeigt hat, auch an allen möglichen anderen Stellen des Körpers. ROTTER glaubt allerdings, daß sie „versehentlich dorthin gewandert" sind. Ich hatte selbst Gelegenheit, die ROTTERschen Präparate zu untersuchen und konnte mich davon überzeugen, daß die betreffenden Zellen bis in alle Einzelheiten großen Spermatogonien bzw. Ureiern gleichen, also das nämliche Verhalten zeigen wie die entodermalen Wanderzellen. Übrigens gibt ja auch RAUH (1929) ohne weiteres zu, daß die „primordialen Geschlechtszellen", die nicht in die Anlage der Keimdrüse gelangen, sich in Bindegewebszellen verwandeln können. POLITZER bezweifelt die Angaben von ROTTER, ist dazu aber wohl nicht berechtigt, da er ja nur einen einzigen! Keimling untersucht hat.

Zur Zeit stehen sich also zwei Anschauungen über die Bedeutung der entodermalen Wanderzellen („großen, blasigen Embryonalzellen") gegenüber. Ich brauche die Gegensätze nicht nochmals auseinanderzusetzen, ich muß nur betonen, daß auch die begeistertsten Anhänger der Keimbahnlehre zugeben müssen, daß es bis heute noch nicht möglich ist, eine zusammenhängende Keimbahn beim Menschen oder bei den höheren Wirbeltieren nachzuweisen, ist es doch noch nie gelungen, Zellen vom Bau der Geschlechtszellen auf Grund irgendeines bestimmten Merkmales bis auf die ungefurchte Eizelle zurück zu verfolgen. Im Gegenteil, gerade die schönen und gründlichen Untersuchungen von H. O. NEUMANN zeigen deutlich, daß dies zur Zeit ganz unmöglich ist. Bekanntlich hat WALDEYER (1903) versucht, die beiden Anschauungen zu vereinigen, indem er annahm, daß ein Teil der „primordialen Geschlechtszellen" in das Keimepithel gelangt und sich dort durch Teilung vermehrt, dabei hinsichtlich seiner Form aber so weit verändert, daß die Zellen nicht mehr von den Keimepithelzellen unterschieden werden können. Der nämlichen Ansicht schließt sich auch GUTHERZ (1918) an.

In allerjüngster Zeit hat FISCHEL (1930) Beobachtungen über die Entwicklung der Keimdrüsen beim Menschen mitgeteilt und dabei ganz besondere, man kann sagen, eigentümliche Ansichten vertreten. Die seiner Arbeit beigegebenen, z. T. stark vereinfachten Abbildungen zeigen das Nämliche, was ich hier schildern konnte. FISCHEL sucht die Tatsachen aber in ganz anderer Weise zu deuten. Er glaubt bestimmt an eine Keimbahn, glaubt ebenso bestimmt daran, daß große blasige Embryonalzellen (entodermale Wanderzellen) die Stammzellen der Spermatogonien sind und vom Ort ihres ersten Auftretens her durch aktive Wanderung in die Keimdrüsenanlage gelangen. Auf diese Annahmen baut FISCHEL die Deutung auf, die er den Befunden gibt, und bezeichnet jede größere, im Bereiche der Keimdrüsenanlage auftretende Zelle als Urgeschlechtszelle. Er geht noch viel weiter; obwohl an den beigegebenen Abbildungen deutlich zu erkennen ist, wie das Keimepithel wuchert und in das darunter gelegene Mesenchymgewebe eindringt, glaubt FISCHEL, daß das unter dem „Keimdrüsenepithel" gelegene Gewebe sich einfach zur Anlage der Keimdrüsen differenziert. „Die Zellen der Keimstränge sind demnach nicht als Abkömmlinge des Keimdrüsenepithels aufzufassen". Vielmehr sollen die in den Keimsträngen enthaltenen Urgeschlechtszellen von der entodermalen Wand des Hinterdarmes in die Keimdrüsenanlage eingewandert sein, alle übrigen in den Keimsträngen enthaltenen Zellen sollen „aus dem unter dem Keimdrüsenepithel befindlichen embryonalen Bindegewebe, also durch Differenzierung an Ort und Stelle, nicht durch Einwachsen von Zellen des Keimdrüsenepithels in das embryonale Bindegewebe entstehen". Belege für diese Anschauung vermag FISCHEL nicht beizubringen. Die seiner eigenen Arbeit beigegebenen Abbildungen zeigen das Gegenteil von dem, was er zu beweisen sucht. So erkennt man auf seiner Abb. 7 mehrere Keimstränge, die aus dem Keimepithel hervorgehen, mit ihm in Verbindung stehen und in die Tiefe wuchern. Auch die Tatsache, daß in manchen Zeiten der Entwicklung überhaupt keine Gebilde in den Keimsträngen vorhanden sind, die man als Urgeschlechtszellen bezeichnen kann, versucht FISCHEL zu leugnen, doch muß er zugeben, daß die Urgeschlechtszellen manchmal recht wenig deutlich hervortreten und ihre Kugelform verlieren. Um seine Anschauung überhaupt aufrecht erhalten zu können, bezeichnet FISCHEL ganz willkürlich jede etwas größere, in den Keimsträngen gelegene Zelle als Urgeschlechtszelle oder auch als Spermatogonie; den Beweis dafür, daß seine Anschauung richtig ist, bleibt er schuldig. FISCHEL muß aber die Befunde, die HETT (1927) mitgeteilt hat, bestätigen. Auch er fand in den Hoden, nachdem das Keimepithel durch eine dichte Bindegewebslage vollkommen von den Keimsträngen getrennt war, sowohl innerhalb des Keimepithels selbst als auch in der Anlage der Albuginea große Gebilde, die in jeder Hinsicht seinen Urgeschlechtszellen gleich sind. Diese Erscheinung deutet er in sehr einfacher Weise. „Da es jedoch nach unserer Darstellung ein ‚Keimepithel' überhaupt nicht gibt, können diese Befunde auch nicht im Sinne von Hett gedeutet werden. Es handelt sich hierbei vielmehr, soweit einzelne Zellen in Betracht kommen, um in Teilung begriffene Zellen des Keimdrüsenepithels, vielleicht auch um im Keimepithel liegen gebliebene Urgeschlechtszellen; soweit Zellgruppen in Betracht kommen, handelt es sich um Abschnitte des Keimdrüsenepithels, deren Zellen in Vermehrung begriffen sind." Belege für diese seine Anschauung vermag Fischel auch wieder nicht beizubringen. Doch ist ihm bei seiner Beschreibung zweierlei entgangen, nämlich erstens, daß die Zellen des Keimepithels, die sich in der gewöhnlichen Weise vermehren, auch während der Teilung ganz anders aussehen als die großen blasigen Zellen, die er als Urgeschlechtszellen bezeichnet, und zweitens, daß eben solche „Urgeschlechtszellen", wie die allerorts zu beobachtenden Übergänge beweisen, immer wieder neu aus den gewöhnlichen Zellen des Keimepithels entstehen. Sollten also wirklich die Urgeschlechtszellen ursprünglich aus dem Entoderm eingewandert sein, wofür sich auch nicht die Spur eines Beleges beibringen läßt, so müßten sie sich, nachdem sie in das Keimepithel eingefügt sind, dort so umgestalten, daß sie äußerlich in keiner Weise mehr von den übrigen Keimepithelzellen zu unterscheiden sind. Hett hat 1930 seine früheren Beobachtungen in sehr gründlicher Weise erweitert und neue Befunde mitgeteilt, welche sich überhaupt nicht mit der Fischelschen Anschauung vereinigen lassen. Fischel weiß auch nicht, daß bei manchen Tierarten, so besonders beim *Flußbarsch*, in jedem Jahre während der Vorbrunst massenhaft neue Spermatogonien aus den Zellen des Keimepithels entstehen, die den Hoden überkleiden. In der Nachbrunst und in der Zeit der Geschlechtsruhe unterscheidet sich das Keimepithel bei solchen Arten hinsichtlich seiner Zellen in keiner Weise von den anderen Stellen des Peritoneums. Hier läßt sich also besonders deutlich zeigen, daß die Samenbildungszellen aus den gewöhnlichen Zellen des Keimepithels entstehen und nicht etwa auf bestimmte große „primordiale Geschlechtszellen" zurückzuführen sind [Kulajew (1928)].

Die neuen Annahmen Fischels hinsichtlich der Keimbahnfrage bringen also nicht eine einzige Tatsache, die gegen meine hier vertretene Auffassung spricht. Neu ist vor allem die Fischelsche Annahme, daß alle Zellen im Innern der Keimstränge, mit Ausnahme der Urgeschlechtszellen, umgebildete Mesenchymzellen sind, doch lehnt sich diese Auffassung in gewisser Hinsicht an die von Felix (1906) vertretene Annahme an, sie ist aber sicher falsch. Dagegen freut es mich ganz besonders, feststellen zu können, daß Fischel hinsichtlich der Entwicklung der Zwischenzellen die nämliche Auffassung vertritt wie ich und auch an seinen Präparaten beobachten konnte, daß sie ausschließlich aus den Bindegewebszellen entstehen, die zwischen den Keimsträngen liegen.

Bei vorsichtigster Fassung können wir heute nur sagen, daß beim Menschen etwa in der Zeit, in der die ersten Urwirbel angelegt werden, im Epithel der caudalen Darmabschnitte große Zellen auftreten, die der äußeren Form und dem Bau nach kleinen Spermatogonien und Oogonien gleichen. Gleichzeitig beobachtet man diese Zellen im Mesenchym in der Umgebung des Darmes; dort nimmt ihre Zahl dauernd zu. Vereinzelte solcher Zellen treten an allen möglichen Stellen des Körpers auf. Die Hauptmasse der Zellen findet sich bei Keimlingen von 4—10 mm Länge im Darm und in der Gekrösewurzel; die im Epithel des Darmes liegenden vermehren vielleicht sich durch Teilung. Ob sie aktiv wandern, läßt sich nicht entscheiden. Es läßt sich auch nicht feststellen, ob ein Teil von ihnen in die Keimdrüsenanlage gelangt.

Nach dem zweiten Embryonalmonat entwickeln sich ähnliche Zellen aus den Zellen des Keimepithels. Ein Teil aller dieser Gebilde bleibt im Mesenchym liegen und verwandelt sich später in bezeichnende Bindegewebszellen. Andererseits entwickeln sich in der Anlage der Keimdrüsen bezeichnende „Urgeschlechtszellen" aus kleinen Zellen, die aus dem Keimepithel hervorgegangen sind. In gewissen Zeiten der Entwicklung bestehen beim Menschen sowohl als auch bei anderen Säugern, ich erwähne nur die Beobachtungen von CHAMPY (1920) an Kaninchen, die Keimstränge ausschließlich aus kleinen indifferenten Zellen und enthalten keinerlei Gebilde vom Bau der Urgeschlechtszellen.

Falls also wirklich vereinzelte entodermale Wanderzellen in die Anlage der Keimdrüsen gelangen sollten (was bis jetzt noch nicht bewiesen ist, denn es erscheint viel wahrscheinlicher, daß sie an Ort und Stelle entstehen), so verwandeln sie sich dort, wie auch RAUH beobachtete, in Bindegewebszellen. Sollten sie aber wirklich in das Innere der Keimstränge gelangen, sollte also die „Keimbahnlehre" für die Säuger in der Form, wie sie RUBASCHKIN (1912) annimmt, richtig sein, so müßten sich die „primären Geschlechtszellen" in den Keimsträngen zeitweise in indifferente Zellen verwandeln und dann in keiner Weise mehr von den Abkömmlingen des Keimepithels zu unterscheiden sein. Alle diese Annahmen stützen sich aber nur auf die Deutung einzelner histologischer Bilder. Den eindeutigen Beweis über die Bedeutung der Zellen im Innern der Hodenkanälchen konnte nur der Versuch erbringen und hat ihn auch erbracht. CHAMPY (1920) konnte nämlich einwandfrei in Explantationsversuchen feststellen, daß sich die unentwickelten Hodenzellen in Gebilde vom Bau der primären Geschlechtszellen verwandeln können. Diese Feststellungen sind von ROTTER, POLITZER, FISCHEL und KOHNO vollkommen übersehen worden. Die entodermalen Wanderzellen (großen, blasigen Embryonalzellen) gleichen also nur hinsichtlich der äußeren Form gewissen Entwicklungszuständen der Geschlechtszellen. Sie gleichen in dieser Beziehung auch noch anderen Zellen, die wir in den Geweben des Keimlings finden. Unsere bisherigen Kenntnisse der Tatsachen berechtigen uns aber nicht, aus dieser äußeren Ähnlichkeit irgendwelche Schlüsse auf die Keimbahn des Menschen zu ziehen.

3. Die Entwicklung vom 3. Monat bis zur Geburt.

Über die Entwicklung des Hodens in den späteren Schwangerschaftsmonaten besitzen wir viel weniger Angaben. Am genauesten sind hier bisher wohl die Untersuchungen von KITAHARA (1923), während die früheren Angaben von MITA (1914) mehr oberflächlich gehalten sind. Ich selbst kann im großen und ganzen die Angaben KITAHARAS bestätigen. Während des 3. Schwangerschaftsmonats bei Keimlingen von 30—90 mm Scheitelsteißlänge ändert sich das Gesamtbild des Hodens recht erheblich. Die Drüse vergrößert sich im ganzen sehr stark und zwar zunächst dadurch, daß die Zellen im Innern der Keimstränge sich vermehren. Die Keimstränge nehmen dabei aber nicht an Dicke zu, ihr Durchmesser beträgt nach wie vor 60—80 μ, sondern sie wachsen offenbar stark in die Länge und erscheinen dann immer mehr gewunden und geschlängelt. Das Keimepithel zeigt das oben geschilderte Verhalten; auch in seinem Bereich finden sich zahlreiche Teilungen, die Albuginea setzt sich deutlich ab. Schon bei Keimlingen von 60 mm Scheitelsteißlänge finden sich gut entwickelte leimgebende Fasern in ihr. Die sinnfälligsten Veränderungen im 3. und 4. Keimlingsmonat zeigt das Zwischengewebe. An der Oberfläche der Keimstränge bildet sich die Eigenhaut immer deutlicher aus. Sie besteht aus platten Fibrocyten, die sich der Oberfläche der Keimstränge ganz anschmiegen. Zwischen ihnen findet sich ein feines Gespinst von Fasern, die sich mit der Azanmethode blau tränken, aber auch gut mit Silber darstellen lassen. Fasern vom gleichen Bau durchsetzen als feinstes Netzwerk auch das ganze Zwischengewebe, das reich an jungen Blutgefäßen ist (Abb. 17). In den Maschen dieses Netzwerkes finden sich einzelne Fibrocyten und Histiocyten, diese besonders in der Form von Adventitialzellen, den Gefäßwänden angelagert, daneben massenhaft gut ausgebildete Zwischenzellen, die zum Teil sehr erhebliche Größe besitzen. Ihr vieleckiger Cytoplasmaleib hat oft 20—30 μ im Durchmesser. Der kugelförmige Kern zeigt feines Chromatingerüst und enthält meist ein, seltener auch zwei deutliche Kernkörperchen, er mißt 8—10 μ im Durchmesser. Allenthalben erkennt man, daß die Zwischenzellen sich aus den Histiocyten entwickeln. Daneben findet man aber unter den voll ausgebildeten Zwischenzellen selbst viele, die sich

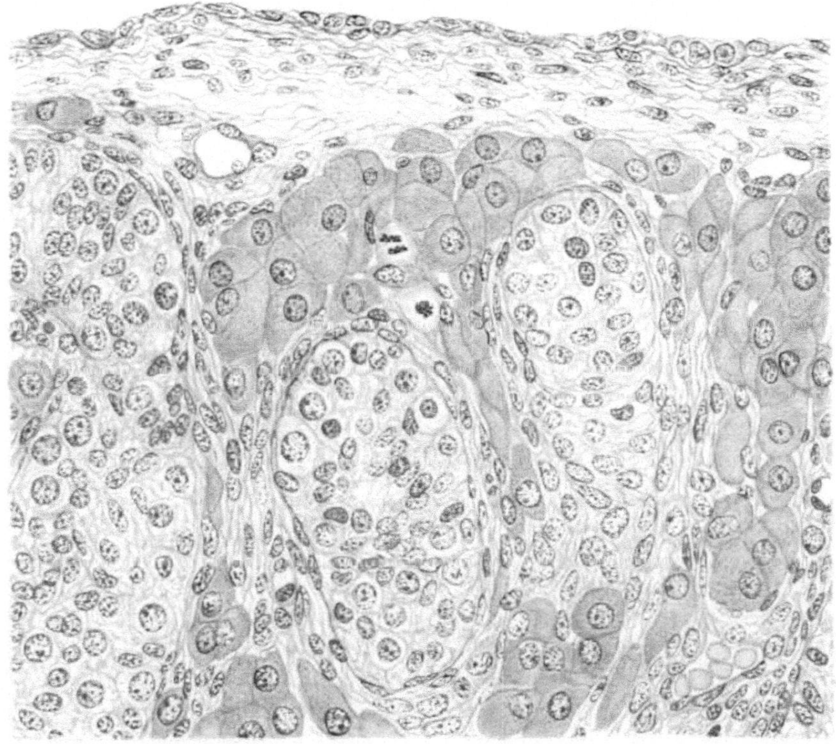

Abb. 17. Schnitt durch den Hoden eines Keimlings von 82 mm Scheitelsteißlänge. Fixiert in ZENKER Methylbenzoat-Celloidin-Paraffin, 3 μ, Azanfärbung; Vergrößerung 400fach. Man sieht die Anlage der Albuginea; im Keimepithel vereinzelte „Urgeschlechtszellen". Unter den großen Zwischenzellen erkennt man einzelne Mitosen.

direkt teilen. Der Teilung des Kernes folgt nicht immer gleich diejenige des Plasmaleibes, infolgedessen sieht man häufig Zwischenzellen mit zwei und mehr Kernen. Solche Teilungen haben schon MAXIMOW (1899), DÜRCK (1907), HERXHEIMER und HOFFMANN (1908) und besonders CLARA (1928) beobachtet. KITAHARA hält sie für außergewöhnliche Erscheinungen und auch andere Forscher, darunter ich selbst, haben früher angenommen, daß sich die voll entwickelten Zwischenzellen nicht mehr teilen können. Die Annahme ist nicht richtig, wie ich selbst (STIEVE 1927) beweisen konnte.

Diese starke Zwischenzellenvermehrung hält während des 3. und 4. Schwangerschaftsmonates an und erreicht gewöhnlich bei Keimlingen von 90—120 mm Scheite steißlänge insofern einen Höhepunkt, als bei ihnen die Gesamtmenge des Zwischengewebes diejenige der Kanälchen um ein erhebliches übertrifft

3*

(Abb. 18)[1]. Die Dicke der Keimstränge beträgt jetzt 35—55 μ, ist also geringer als früher, was wohl darauf zurückzuführen ist, daß die Zellen in den Keimsträngen etwas kleiner sind, und vor allem auch darauf, daß die Keimstränge, entsprechend der Vergrößerung des ganzen Hodens, sehr stark in die Länge gewachsen sind und dabei offenbar etwas an Dicke abnehmen. Vom 4. Monat an nimmt die Zwischenzellenmenge relativ wieder ab. Ich vermag jedoch nicht sicher anzugeben, ob diese Annahme nicht nur durch das nunmehr wieder stärkere Wachstum der Kanälchen vorgetäuscht ist, oder ob wirklich voll ausgebildte Zwischenzellen sich wieder in Histiocyten verwandeln oder zugrunde gehen. KITAHARA fand in der fraglichen Zeit zahlreiche Zwischenzellen, die sich

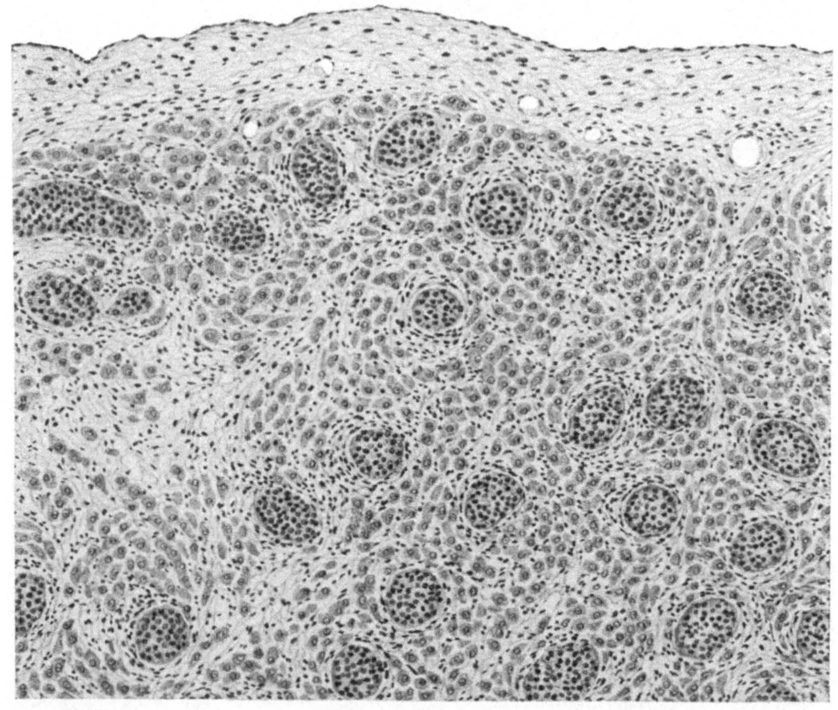

Abb. 18. Schnitt durch die Anlage des rechten Hodens eines Keimlings von 96 mm Scheitelsteißlänge. Fixiert in FLEMMING, starkes Gemisch-Paraffin, 3 μ Hämatoxylin-HEIDENHAIN-Chromotrop 2 R; Vergrößerung 150fach. Zeigt den Zustand der stärksten Entwicklung der Zwischenzellen.

zurückbilden. Tatsächlich beobachtet man in den Hoden von Keimlingen aus dem 5.—7. Schwangerschaftsmonat weniger Zwischenzellenteilungen, dagegen findet man reichliche Übergangsformen zwischen ihnen und den kleinen Wanderzellen des Bindegewebes (Histiocyten). Nach den im Schnitt beobachteten Bildern läßt sich natürlich nicht feststellen, ob es sich hier um Histiocyten handelt, die sich zu Zwischenzellen umgestalten oder ob sich der umgekehrte Vorgang abspielt. Die Tatsache aber, daß im Zwischengewebe zur Zeit der Geburt im ganzen nur relativ weniger voll ausgebildete Zwischenzellen vorhanden sind, vielfach der Gesamtmasse nach absolut weniger als in manchen Hoden vom 4. Schwangerschaftsmonat, zeigt, daß sich wenigstens bei vielen Keimlingen

[1] Die Abbildungen 18, 19, 21, 22, 23, 25, 27, 29, 30, 31, 33, 35, 37, 39, 56, 81, 87, durchwegs Übersichtsbilder vom Hoden sind bei der nämlichen Vergrößerung abgebildet und können unmittelbar miteinander verglichen werden.

Zwischenzellen in der zweiten Hälfte der Schwangerschaft wieder in Histiocyten verwandeln, eine Erscheinung, die wir dann nach der Geburt in sehr ausgiebigem Maße beobachten können.

Als Folge dieser Vorgänge erscheint das Bild des Hodens im 5. und 6. Schwangerschaftsmonate wieder anders (Abb. 19). Die Keimstränge entbehren hier noch immer eines Hohlraumes, sie enthalten alle Formen der unentwickelten Hodenzellen, die sich dauernd vermehren; zwischen ihnen erkennt man auch einzelne Spermatogonien (Abb. 20). Bei starker Vergrößerung kann man deutlich feststellen, daß es auch jetzt nicht möglich ist, im Innern der Keimstränge

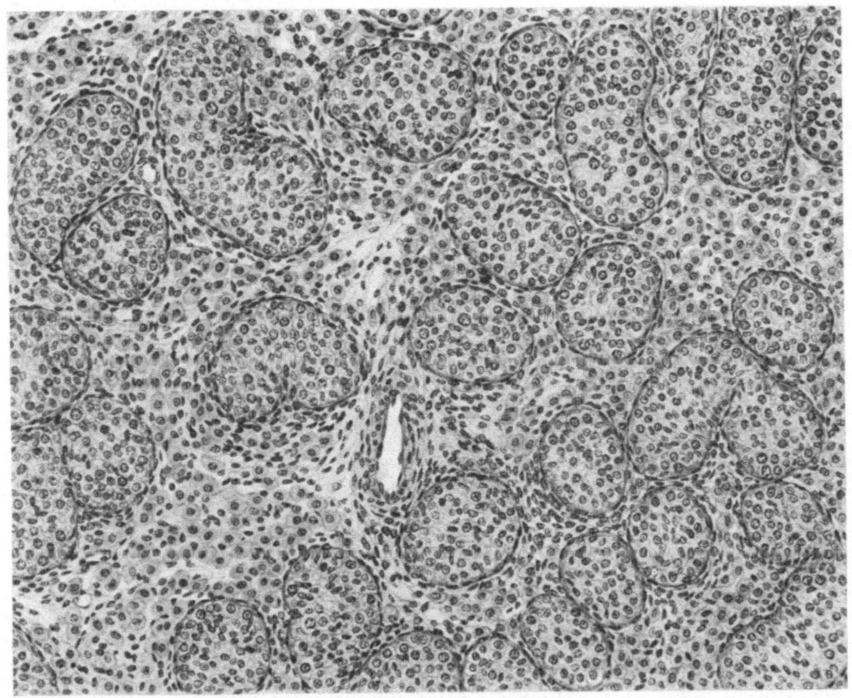

Abb. 19. Schnitt aus dem rechten Hoden eines Keimlings von 140 mm Scheitelsteißlänge. Fixiert in ZENKER, Methylbenzoat-Celloidin-Paraffin 7 μ, Hämatoxylin-HEIDENHAIN-Chromotrop 2 R; Vergrößerung 150fach.

zwei verschiedene Zellarten zu unterscheiden, da alle Formen durch zahlreiche Übergänge miteinander verbunden sind. Die Keimstränge haben einen Durchmesser von 80—120 μ; sie sind von einer deutlichen Eigenhaut umgeben, die etwa 4—5 μ dick ist und sich hinsichtlich ihres Baues nicht wesentlich verändert hat. Das Keimepithel an der Oberfläche der ganzen Anlage zeigt noch immer das früher schon geschilderte Verhalten. Die Albuginea bildet sich immer deutlicher aus und läßt schon jetzt zwei Schichten erkennen. Die äußere enthält wenig Blutgefäße und mehr leimgebende Fasern, während die innere reicher an Blutgefäßen, aber ärmer an Fasern ist. In beiden Schichten findet man auch jetzt häufig einzelne Inseln von Zwischenzellen. Das Zwischengewebe besteht aus der amorphen Grundsubstanz, die von zahlreichen, feinsten leimgebenden Fasern durchzogen wird. Zwischen ihnen liegen massenhaft gut ausgebildete Zwischenzellen, deren größte die nämliche Ausbildung wie früher besitzen. Sie sind durch zahlreiche Übergangsformen mit den Histiocyten verbunden.

Im Innern der Keimstränge (Abb. 20)[1] finden sich, wie schon erwähnt, unentwickelte Hodenzellen. Ihre Kerne sind teils rund, teils länglich walzenförmig; die runden halten 5—8 μ im Durchmesser, während die länglichen 4 : 9 μ groß sein können. Sie besitzen sehr feines Häutchen und ein äußerst zartes Liningerüst, dem das Chromatin in Form staubförmiger kleinster Teile angelagert ist; meist enthalten sie ein oder zwei Kernkörperchen. Der Plasmaleib ist sehr schmal, er hält kaum 10 μ im Durchmesser. Seine Grenzen sind bei geeigneter Färbung deutlich zu erkennen, er erscheint wabig bis schaumig gebaut und enthält stäbchenförmige oder körnige Mitochondrien, häufig genug beide Formen gemischt. Gewöhnlich sind die Plastosomen so klein, daß es schwer ist, ihre Form sicher zu erkennen. In den größeren der Zellen hält der kugelrunde Kern meist zwischen 7—9 μ im Durchmesser. Sein Gerüst ist deutlicher, die Chromatinbrocken, die sich ihm anlagern, sind größer; häufig fehlt in solchen Zellen das Kernkörperchen. Der Plasmaleib kann bis zu 15 μ im Durchmesser halten, er erscheint heller, die Mitochondrien sind größer, deutlich zu erkennen und in der Hauptsache körnig.

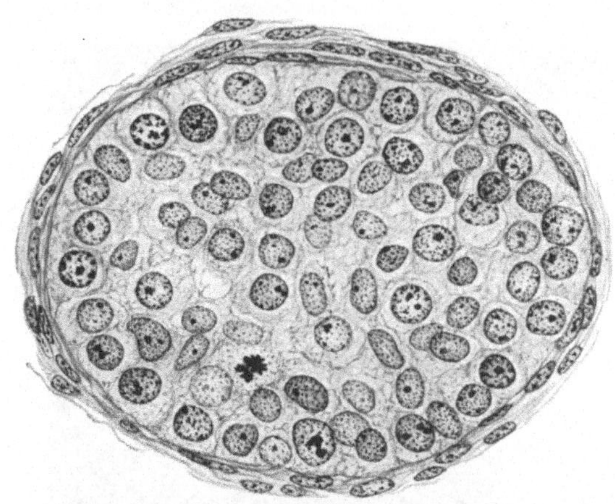

Abb. 20. Querschnitt durch einen Keimstrang aus dem in Abb. 19 dargestellten Hoden des Keimlings von 140 mm Scheitelsteißlänge. Fixierung usw. wie dort, 5 μ; Vergrößerung 550fach. Die Keimstränge enthalten nur eine Zellart, welche die verschiedensten Formen zeigen kann.

In den letzten Monaten der Schwangerschaft verändert der Hoden seinen Bau nur wenig, er nimmt weiterhin an Größe zu, die Keimstränge wachsen in die Länge; im Zwischengewebe bilden sich immer mehr Zwischenzellen zurück, sie verwandeln sich in Histiocyten oder gehen wohl auch zugrunde.

Bei Frühgeburten aus dem 8. und 9. Schwangerschaftsmonat zeigen die Hoden gewöhnlich das Bild, wie es auf Abb. 21 dargestellt ist. Die Keimstränge sind meist etwas dünner als in den vorhergehenden Monaten, sie halten nur 50—80 μ im Durchmesser. Es mag sein, daß es sich hier um Unterschiede handelt, die im Verhalten des Einzelwesens begründet sind. Vielleicht sind aber alle die Bilder, die wir am Hoden von Frühgeburten beobachten, — gesunde Früchte aus den letzten Monaten der Schwangerschaft bekommt der Anatom aus begreiflichen Gründen nur äußerst selten, — auch bedingt oder wenigstens beeinflußt durch die Schädigungen, welche die frühzeitige Geburt des betreffenden Knaben veranlaßt haben. Die Wandung der Keimstränge zeigt nach wie vor das nämliche Verhalten wie früher. Der Inhalt besteht immer noch in der Hauptsache aus unentwickelten Hodenzellen, von denen sich einige teilen. Die Vermehrung scheint aber weniger lebhaft zu sein als früher. Dagegen finden sich jetzt mehr Spermatogonien, große runde Zellen von 12—16 μ Durchmesser

[1] Die Abb. 20, 26, 28, 32, 34, 36, 38, 57, 58, 60, 61, 62, 74, 76, 77, 78, 79, 80, 82, 83 und 88 sind bei gleicher Vergrößerung wiedergegeben und können unmittelbar miteinander verglichen werden um die Veränderungen der einzelnen Zellen zu zeigen.

mit kugelförmigem, 6—7 μ großem Kern. Der Plasmaleib ist hell und hebt sich deshalb gut von der Umgebung ab. Diese Zellen entstehen, wie die zahlreichen Übergangsformen klar beweisen, aus den unentwickelten Hodenzellen, einige von ihnen zeigen deutliche Zeichen der beginnenden oder weiter fortgeschrittenen Rückbildung. Ein Hohlraum ist in den Keimsträngen noch nirgends zu erkennen. Deshalb ist auch jetzt die Bezeichnung „Kanälchen" noch unangebracht. Nur hier und da liegen in einzelnen Strängen die Kerne der Hodenzellen mehr an den äußeren Teilen, die helleren Plasmaleiber der innersten Zellschicht sind größer und liegen hauptsächlich in der Mitte, so daß

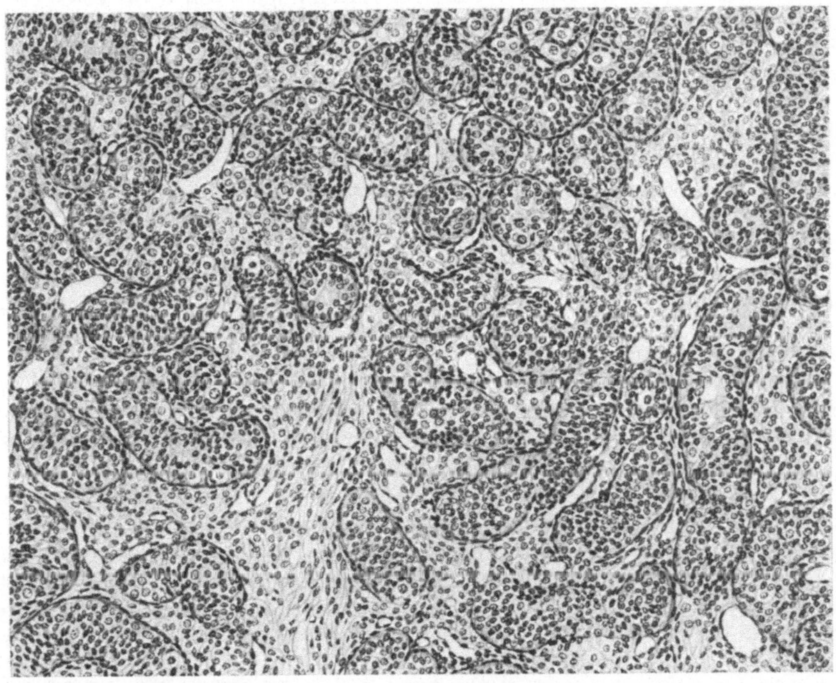

Abb. 21. Schnitt durch den rechten Hoden einer Frühgeburt von 42 cm Gesamtlänge, die durch Kaiserschnitt gewonnen war. Fixiert in Sublimat-Formalin-Eisessig, Methylbenzoat-Celloidin-Paraffin 10 μ, Hämatoxylin-HEIDENHAIN-Chromotrop 2 R; Vergrößerung 150fach. Im Zwischengewebe wenig Zwischenzellen.

hier zwei Schichten unterschieden werden können, dadurch wird die Bildung eines Hohlraumes vorbereitet. Das Zwischengewebe verändert sich mehr und mehr, es nimmt im Verhältnis zu den Kanälchen an Menge ab, weil sich die Mehrzahl der Zwischenzellen in Histiocyten verwandeln oder vielleicht auch zugrunde gehen.

Den eben geschilderten Bau behält der Hoden, ungeachtet seiner Größenzunahme, bis zur Zeit der Geburt bei. Sehr häufig verändert sich das histologische Bild aber während der letzten Zeit der Schwangerschaft noch weiter, und zwar in der Art und Weise, daß sich immer mehr Zwischenzellen in Histiocyten verwandeln, so daß das Zwischengewebe zur Zeit der Geburt nur noch ganz vereinzelte voll entwickelte Zwischenzellen enthält. Die Unterschiede im Verhalten des Einzelwesens, die wir im geschlechtsreifen Alter an den Hoden finden, machen sich sehr sinnfällig, zum Teil schon in den letzten Schwangerschaftsmonaten und zur Zeit der Geburt geltend. Sie betreffen zunächst in der

Hauptsache das Zwischengewebe und nicht so sehr das Verhalten der Kanälchen, bzw. sie wirken sich in dem gegenseitigen Mengenverhältnis der beiden Hodenanteile aus. Im großen und ganzen zeigen bei gut entwickelten Hoden die Kanälchen bis zum 12. Lebensjahre das oben geschilderte Verhalten, das auch in Abb. 19 dargestellt ist.

In der Keimesentwicklung der menschlichen Hoden lassen sich also deutlich einzelne Abschnitte unterscheiden, die durch das verschiedene Verhalten der beiden Gewebsanteile gekennzeichnet sind, aber selbstverständlich ohne scharfe Grenzen ineinander übergehen.

In der ersten Zeit der Entwicklung, bei Keimlingen von 5 bis etwa 20 mm Scheitelsteißlänge, wuchern in erster Linie die Abkömmlinge des Keimepithels; sie bilden die Keimzapfen, aus denen sich die Keimstränge entwickeln, als Grundlage der späteren gewundenen Kanälchen, während das Mesenchym nur wenig wächst.

Bei Keimlingen von 20—30 mm Scheitelsteißlänge entwickelt sich das Mesenchym stärker als die Abkömmlinge des Keimepithels; die Grundlage des Zwischengewebes bildet sich aus, Mesenchym trennt dann die Keimstränge vom Keimepithel ab und so entsteht die Anlage der Albuginea.

Bei Keimlingen von 30 bis etwa 100 mm Scheitelsteißlänge wächst das Zwischengewebe weit stärker als die Keimstränge; die bezeichnenden Zwischenzellen entwickeln sich in großen Massen aus jungen Mesenchymzellen, so daß am Ende dieses Abschnittes die Menge des Zwischengewebes diejenige der Keimstränge bei weitem übertrifft.

Bei Keimlingen von 100—180 mm Scheitelsteißlänge entwickeln sich dann die Keimstränge wieder stärker, das Zwischengewebe hält damit nicht gleichen Schritt, so daß am Ende dieses Abschnittes die Menge der Keimstränge diejenige des Zwischengewebes wieder überholt hat.

In der letzten Zeit vor der Geburt entwickeln sich die Hoden nur noch langsam weiter. Im Zwischengewebe bilden sich viele der vollausgebildeten Zwischenzellen zurück, sie verwandeln sich in Histiocyten, gehen vielleicht auch ganz zugrunde; in den Keimsträngen vermehren sich die unentwickelten Hodenzellen nur noch langsam, gleichzeitig entstehen vereinzelte große Spermatogonien, einige von ihnen, vielleicht alle, gehen auch wieder zugrunde.

4. Der Hoden des Neugeborenen.

Den Hoden des Neugeborenen hat zuerst SPANGARO (1902) genauer geschildert. Nach seinen Angaben besteht die Albuginea aus zwei Schichten, einer äußeren, der eigentlichen Albuginea, die von derben, parallel gelagerten Bindegewebsfasern gebildet ist, und einer inneren Lage, der Tunica vasculosa, deren Grundlage lockeres Bindegewebe ist, das von zahlreichen Blutgefäßen durchsetzt wird. Die Samenkanälchen halten 60—80 μ im Durchmesser, die Eigenhaut ist 5—7 μ dick; im Innern der Kanälchen finden sich „Follikelzellen und vereinzelte Spermatogonien". Das gegenseitige Verhältnis der beiden Zellanteile wird auf 1 : 35 bis 1 : 200 angegeben. Die Hoden des Neugeborenen enthalten reichlich Zwischengewebe, in dem zahlreiche Blutgefäße ziehen, doch findet man nur wenig große Zwischenzellen, deren Kerne 9—13 μ im Durchmesser halten, während der dunkle Plasmahof eine Größe von 15—16 μ besitzt. SPANGARO vermag aber nicht zu entscheiden, ob diese Gebilde wirklich Zwischenzellen sind, „jedoch ist es sicher, daß man keine solchen trifft, die, wie bei den Erwachsenen, das charakteristische Aussehen und die vereinigte Anordnung der Zwischenzellen besitzen". Die nächste Schilderung vom Hoden des Neugeborenen gibt KYRLE (1920), auf dessen ausführliche, in vieler Hinsicht grundlegende

Angaben ich noch öfters zurückkommen werde. Er hat eine große Anzahl von kindlichen Hoden untersucht. Den normalen Hoden des Neugeborenen, — er hat nur wenige beobachtet, — beschreibt er folgendermaßen: Die Kanälchen sind überaus gleichmäßig ausgebildet, zeigen teilweise schon einen deutlichen Hohlraum und liegen sehr nahe aneinander, so daß „ein Tubulus unmittelbar oder fast unmittelbar, nur durch ganz wenig Zwischengewebe getrennt[1], neben den benachbarten zu liegen kommt.“ Im Zwischengewebe finden sich sowohl spindelförmige Bindegewebszellen als auch Gebilde, „die mit den Zwischenzellen des erwachsenen Hodens vollkommen identisch sind“. Im ganzen hat KYRLE Hoden von 110 Kindern untersucht und fand, daß sie in 86 Fällen hochgradig unterentwickelt waren, auch von den übrigen 24 Fällen zeigte noch mehr als die Hälfte deutliche Zeichen der Unterentwicklung. Diese kennzeichneten sich vor allem dadurch, daß relativ viel Zwischengewebe vorhanden ist, während die Kanälchen nur einen kleinen Teil des Gewebes ausmachen. Auf Grund dieser überaus wichtigen Angaben kommt KYRLE zu dem Schluß, daß die Mehrzahl der Kinder, die im jugendlichen Alter sterben, unterentwickelte Hoden haben und glaubt, daß es sich bei ihnen um minderwertige Menschen handelt, die frühzeitig durch Krankheit ausgemerzt werden. Er hat dabei nicht genügend berücksichtigt, daß fast alle die Kinder, die er untersucht hat, krank waren, andernfalls wären sie, abgesehen von den wenigen Verunglückten, nicht gestorben. Wie ich nun in einer großen Reihe von früheren Arbeiten [STIEVE (1922, 1923, 1924, 1925, 1926, 1928)] zeigen konnte, sind die Keimdrüsen ganz ungemein empfindlich gegenüber allen Schädigungen, die den Gesamtkörper treffen. Sie verändern sich, darauf ist auch von anderer Seite hingewiesen worden, vor allem auch dann, wenn der Körper an Infektionskrankheiten leidet. Die überwiegende Mehrzahl der von KYRLE beschriebenen Hoden sind als Folge schwerer Allgemeinerkrankungen zurückgebildet; normale Keimdrüsen fand er eigentlich nur bei den Kindern, die an Unglücksfällen zugrunde gingen. Auf der Abbildung, die er 1910 vom normalen Hoden des neugeborenen Kindes gibt, ist die Menge des Zwischengewebes etwa ebenso groß wie diejenige der Kanälchen; der Hoden des Neugeborenen, den KYRLE 1915 abbildet, enthält weniger Zwischengewebe.

Die Angaben KYRLEs wurden von VOSS (1913) bestätigt, aber dann von anderer Seite angegriffen und teilweise berichtigt, so besonders durch MITA (1914). Dieser untersuchte zunächst die Hoden von menschlichen Keimlingen. Seine Angaben über die frühere Entwicklung sind zum größten Teil unrichtig, wie KYRLE (1915) gezeigt hat. Ich brauche auf sie nicht weiter einzugehen. Wichtig ist aber die Angabe MITAs, daß fast bei jedem Hoden eines Neugeborenen, gleichgültig ob er am Ende der Schwangerschaft oder schon im 6.—7. Monat geboren wird, Blutaustritte im Zwischengewebe beobachtet werden, ohne daß die Kanälchen irgendwelche krankhaften Veränderungen zeigen. Auch PETER (1927) fand im Zwischengewebe bei Neugeborenen Blutaustritte, betont aber ausdrücklich, daß man den Begriff des normalen Hodens beim Neugeborenen nicht so eng fassen dürfe wie KYRLE dies tue. Dieser Auffassung kann auch ich mich anschließen, ohne dabei die große Bedeutung der KYRLEschen Beobachtungen, auf die ich noch zurückkommen werde, herabsetzen zu wollen.

Ich habe eine sehr große Anzahl Hoden von Neugeborenen untersucht und unter ihnen nicht zwei gefunden, die einander vollkommen gleich sind. Das eine kann ich aber feststellen: hat die Geburt sehr lange gedauert, ist das Kind infolge davon oder aus anderen Gründen erstickt, so ist die Haut des Hodensackes blau gefärbt und ödematös geschwellt. Die Hoden selbst erscheinen

[1] Im Urtext gesperrt gedruckt.

dann dunkelblaurot und zeigen auf dem Schnitt ganz besonderes Verhalten. Das Zwischengewebe ist nämlich bei den leichteren Fällen ödematös durchtränkt, meistens aber vollkommen von Blut durchsetzt. Offenbar staut sich bei Sauerstoffmangel oder auch rein mechanisch während der Geburt das Blut in den Gefäßen des Hodens sehr stark, die roten Blutkörperchen treten dann durch die ungemein dünnen Wandungen der Venen durch. Diese Blutungen erstrecken sich gewöhnlich nur auf das Zwischengewebe selbst (Abb. 22), nicht aber auf

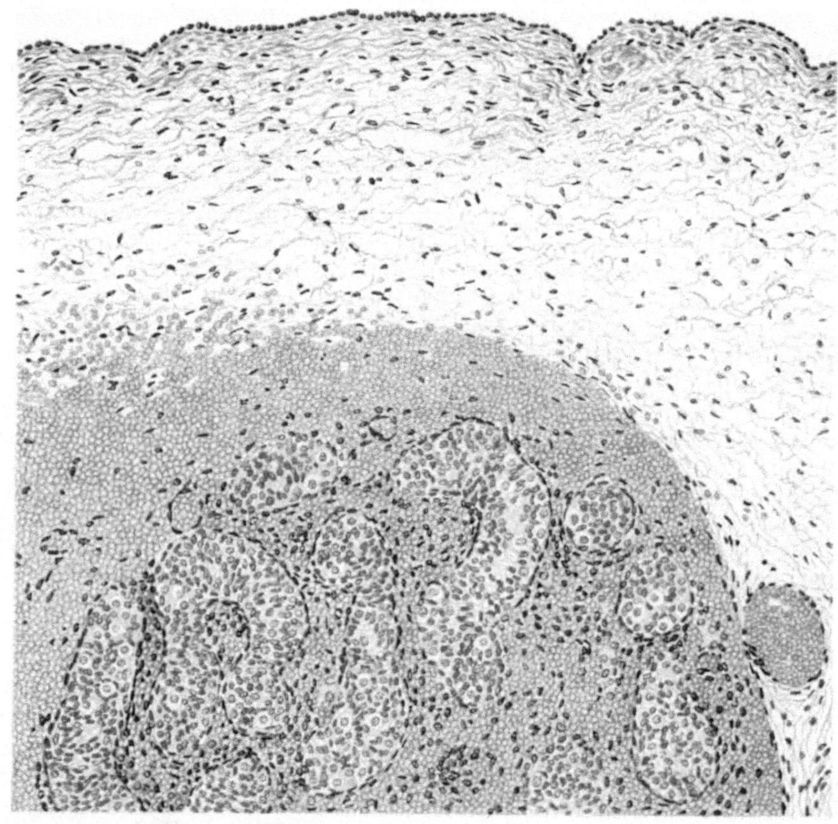

Abb. 22. Schnitt durch die oberflächlichen Teile des rechten Hodens eines neugeborenen Knaben von 50 cm Gesamtlänge, der während der Geburt erstickt war. Fixiert in Sublimat-Formalin-Eisessig, Methylbenzoat-Celloidin-Paraffin, 10 μ, Hämatoxylin-Eosin; Vergrößerung 150fach. Zeigt die erheblichen Blutaustritte ins Zwischengewebe, die Albuginea ist, wie stets in solchen Fällen frei von ausgetretenem Blut.

das Bindegewebe des Nebenhodens und auf die Albuginea. In ihr zeigt die äußere Lage immer das gewöhnliche Verhalten, wohingegen die innere Schicht ödematös aufgelockert erscheint. Nur in ganz seltenen Fällen findet man auch in der inneren Lage der Albuginea Blutaustritte. Alle Gefäße, auch im Bereiche des Mediastinum, sind prall gefüllt, sehr weit; sehr schön lassen sich dann die zahlreichen Lymphgefäße an ihrem Inhalt von den Venen unterscheiden, denn der Bau der Wandungen ist bei beiden gleich. Ich muß aber mit Mita betonen, daß durch diese Blutungen die Hodenkanälchen und ihr Inhalt nicht in schwerer Weise verändert werden. Sie werden nur manchmal etwas zusammengedrückt, so daß ihr Durchmesser geringer ist als sonst.

Hoden von Neugeborenen, die kein Ödem oder wenigstens leichtere Blutaustritte im Zwischengewebe zeigen, fand ich bei einigen Kindern, die in der Gebärmutter zerstückelt werden mußten, bevor der Kopf ins kleine Becken eingetreten war. Sie zeigen folgendes Verhalten: Das Keimepithel besteht aus kubischen Zellen (Abb. 23), deren Kerne meist kugelig, zum Teil auch gleichgerichtet zur Hodenoberfläche abgeplattet sind. Sie halten 6—7 μ im Durchmesser, die Plasmaleiber sind sehr schmal, die Zellgrenzen kaum zu erkennen; nur gegen das darunter gelegene Bindegewebe setzen sie sich sehr deutlich ab. Manchmal findet man auch jetzt im Keimepithel noch eine große Zelle vom Bau einer Spermatogonie.

Die Albuginea (Abb. 23) ist 180—240 μ dick (nach PETER 140—160 μ) und läßt meistens eine mehr oder weniger deutliche Einteilung in zwei Schichten zu.

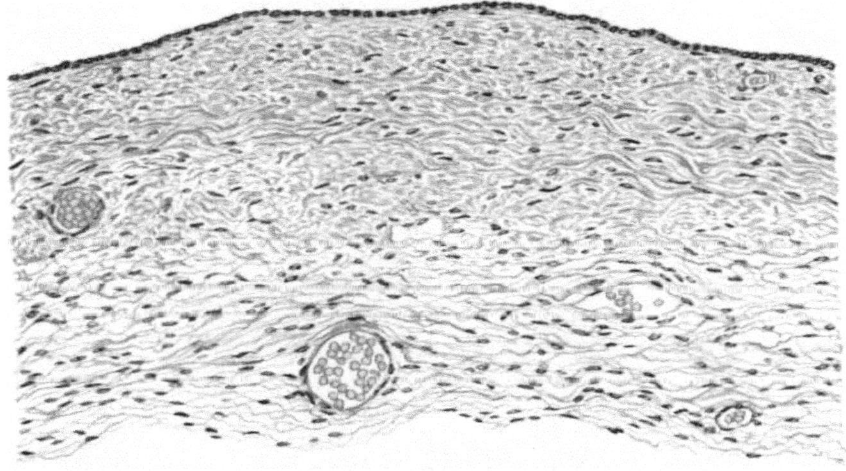

Abb. 23. Albuginea des rechten Hodens eines Neugeborenen von 50 cm Gesamtlänge. Fixierung usw. wie bei Abb. 22; Vergrößerung 150fach. Der Hoden war nicht ödematös. Die beiden Schichten der Albuginea sind deutlich zu erkennen.

In der äußeren Lage verflechten sich die derben leimgebenden Fasern sehr innig, so daß nur ganz schmale Spalten zwischen ihnen zu erkennen sind. In der inneren Schicht ziehen die Fasern lockerer und lassen weite Lücken zwischen sich. In beiden Schichten findet man einzelne große Gefäße, Arterien sowohl als auch besonders Venen und wenige Kapillaren. In der inneren Schicht finden sich nicht mehr Gefäße als in der äußeren, wohl aber sind sie hier weiter. Ich kann also die Bezeichnungen, die SPANGARO anwendet, nicht billigen. In seltenen Fällen erkennt man schon jetzt einzelne ganz feine elastische Fasern, besonders in der äußeren Schicht der Albuginea. Häufig genug fehlen sie aber beim Neugeborenen auch ganz, wie die verschiedenen Angaben der einzelnen Untersucher zeigen. Zwischen den Fasern liegen kleine Fibrocyten mit ganz platten, gleichsinnig zur Oberfläche ausgebreiteten Kernen, daneben auch einzelne Histiocyten und zwar besonders in der Umgebung der Gefäße, ganz vereinzelte Mastzellen und manchmal, zumeist in der inneren Schicht, kleine Gruppen von Zwischenzellen.

Im Hoden selbst sind die einzelnen Läppchen sehr deutlich durch breite Scheidewände getrennt (Abb. 24). Diese bestehen aus lockerem Bindegewebe, es enthält nur leimgebende, zum Teil ziemlich derbe Fasern, die zwischen sich weite Maschen frei lassen. In ihnen ziehen zahlreiche, meist äußerst dünnwandige

Blutgefäße und wenige Arterien, die sich schon jetzt durch die dickere Muskellage deutlich unterscheiden lassen. Die Zellen dieses Gewebes sind hauptsächlich Fibrocyten (Abb. 25) mit länglichen Kernen und ganz langen dünnen Plasmaleibern, wenige Histiocyten, ganz vereinzelte Mastzellen und sehr kleine Zwischenzellen, deren Verhalten ich noch besonders schildern werde.

In den Läppchen zwischen den Kanälchen zeigt das Zwischengewebe im Grunde genommen den nämlichen Bau wie in den Scheidewänden, es ist aber wesentlich zellreicher und gerade hinsichtlich seines Verhaltens finden sich auch bei vollkommen ausgetragenen Kindern von 48—54 cm Gesamtlänge

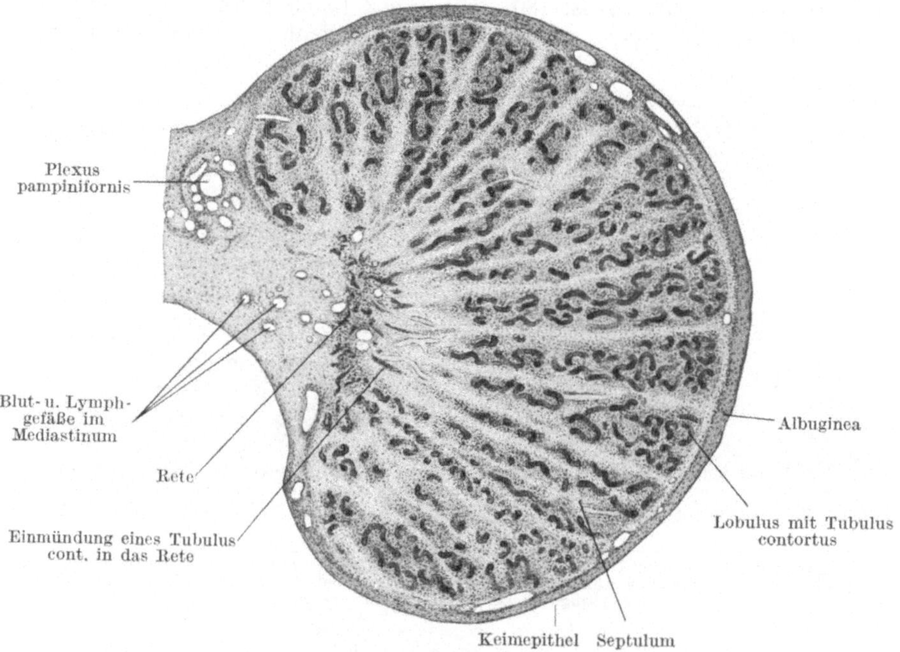

Abb. 24. Sagittalschnitt durch den linken Hoden eines Neugeborenen. Fixiert in Sublimat-Eisessig, Paraffin 10 μ, Hämatoxylin-HEIDENHAIN-Chromotrop 2 R; Vergrößerung 15fach.

und 3000—4800 g Gewicht sehr erhebliche Unterschiede, die nach meiner Ansicht innerhalb der physiologischen Grenzen liegen. Im allgemeinen läßt sich sagen, daß um so mehr Zwischengewebe vorhanden ist, je kleiner das Kind ist. Bei Frühgeburten ist es meist reichlich vorhanden. Neben den Fibrocyten, Histiocyten und vereinzelten Mastzellen, die keinerlei Besonderheiten zeigen, findet man oft auch sehr gut ausgebildete Zwischenzellen mit großen (8—11 μ) kugeligen Kernen vom bezeichnenden Bau und großen Plasmaleibern, einige von ihnen teilen sich auch jetzt noch auf direktem Wege (Abb. 52). Häufig und zwar eigentlich stets bei den Keimlingen mit wenig Zwischengewebe, also denjenigen, die KYRLE als normal bezeichnet, sind aber die Zellen im Zwischengewebe durchweg sehr klein. Die Plasmaleiber umgeben die Kerne nur mit einem ganz schmalen Saum, in dem sich keine Sudan III. färbbaren Körnchen nachweisen lassen. Die Kerne dieser Zellen sind dann meist längsoval, sehr häufig auch an einer Stelle eingedellt, bohnen- oder wurstförmig, häufig erscheint ihre ganze Oberfläche unregelmäßig höckerig. Das Kerngerüst ist fein, das Kernkörperchen oft nur klein, ja es kann sogar ganz fehlen. Wie die weiteren

Befunde an älteren Kindern deutlich zeigen, bilden sich solche Zellen wieder zu Histiocyten um; ob wir dies als Rückbildung oder aber als Degeneration bezeichnen, wie KITAHARA dies tut, ist schließlich Geschmacksache. Blutbildungsherde finden sich niemals im Zwischengewebe; sie wurden bisher auch nur von MITA beschrieben, aber auch diese Angabe beruht offenbar auf Irrtum.

Die Keimstränge verlaufen, wie dies auch Abb. 24 zeigt, leicht gewunden. Sie halten 80—100 μ im Durchmesser. Bei Hoden mit sehr starkem Ödem oder ausgedehnten Blutaustritten im Zwischengewebe sind sie etwas dünner und halten oft nur 60—80 μ; offenbar sind sie dann etwas zusammengedrückt,

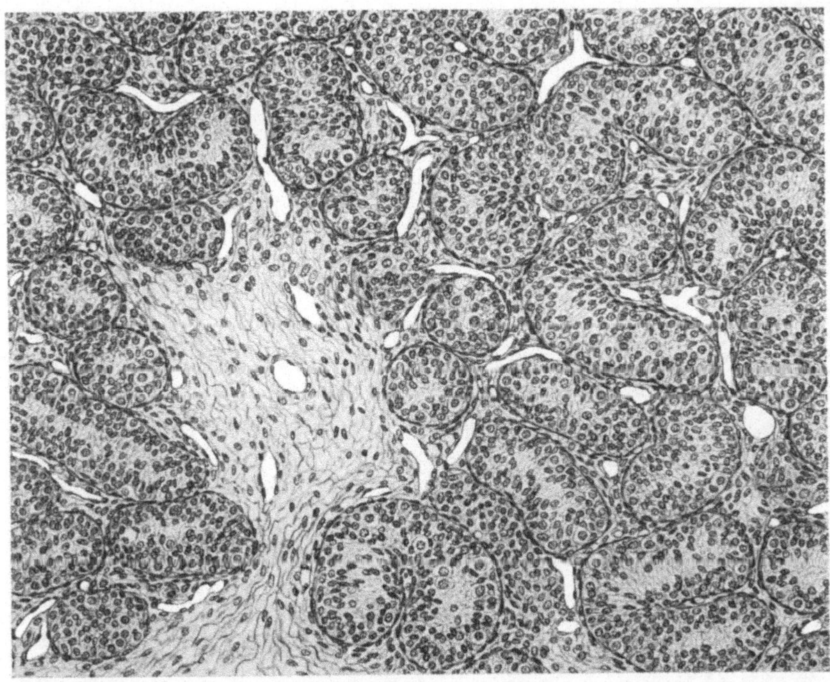

Abb. 25. Schnitt aus dem rechten Hoden eines ausgetragenen, vollkommen gesunden Knaben von 50 cm Gesamtlänge. Das Kind mußte wegen des engen Beckens der Mutter zerstückelt werden. Fixiert in ZENKER, durch Injektion von der A. spermatica aus, daher die weiten Gefäße, Methylbenzoat-Celloidin-Paraffin, 8 μ, Molybdän-Hämatoxylin-HELD; Vergrößerung 150fach. Der Hoden enthält sehr wenig Zwischengewebe.

vielleicht handelt es sich aber auch hier nur um Unterschiede, die im besonderen Verhalten des Einzelwesens begründet sind. Die Eigenhaut ist deutlich, sie zeigt den oben für den Keimling geschilderten Bau und enthält noch keine elastischen Fasern. Im ganzen zeigen die Zellen noch das nämliche Verhalten wie früher (Abb. 25, 26). Man erkennt massenhaft unentwickelte Hodenzellen, einige von ihnen befinden sich in Teilung. Daneben findet man bei den einzelnen Hoden, ja sogar in den verschiedenen Abschnitten der Kanälchen eines Hodens, ganz verschiedene Mengen von großen Spermatogonien. Auch beim Neugeborenen erkennt man aber alle Übergänge zwischen den beiden Formen der Zellen im Innern der Kanälchen. Ein Hohlraum, der nur mit heller Flüssigkeit gefüllt ist, ist nirgends zu erkennen. Manchmal liegen aber in der Mitte der Kanälchen nur die Plasmaleiber der Zellen und ganz wenige oder gar keine Kerne. Infolgedessen erscheint die Mitte hier heller als die Randteile, in denen die Zellkerne dicht gedrängt liegen. Ein eigentlicher Hohlraum ist auch hier nicht zu erkennen. Fast stets findet man beim Neugeborenen auch Spermatogonien, die sich durch ihre besondere Größe auszeichnen und einen Durchmesser von 30 bis zu 40 μ haben können. Besonders fällt in ihnen auch der große Kern auf; daneben findet man auch einzelne Spermatogonien mit zwei und mehr Kernen.

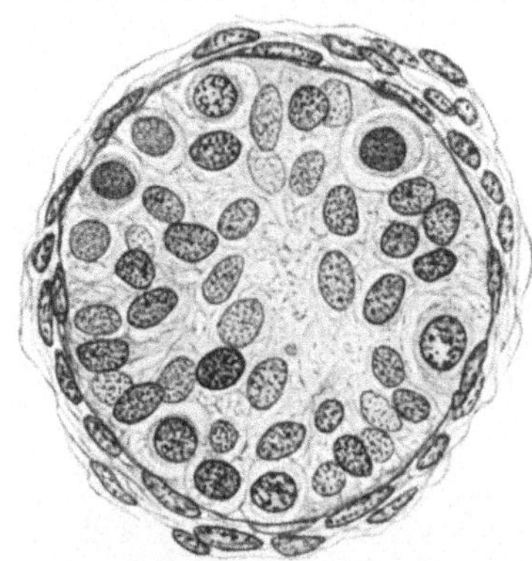

Abb. 26. Querschnitt durch einen Keimstrang aus dem Hoden eines ausgetragenen Kindes, dessen Übersichtsbild Abb. 25 zeigt. Fixierung usw. wie dort: Vergrößerung 550fach.

Die einzelnen neugeborenen Knaben zeigen hinsichtlich des Verhaltens der Hoden zum Teil recht große Unterschiede, und zwar betreffen diese die Dicke der Keimstränge, die Menge des Zwischengewebes und auch die Größe der Zellen. Im allgemeinen läßt sich sagen, daß die Zellen um so kleiner sind, je stärker die Blutung im Zwischengewebe ist. Auffallend kleine Zellen, und zwar sowohl in den Kanälchen selbst, als auch im Zwischengewebe fand ich bei einem Knaben, der als Zwillingsbruder eines Mädchens durch Kaiserschnitt geboren

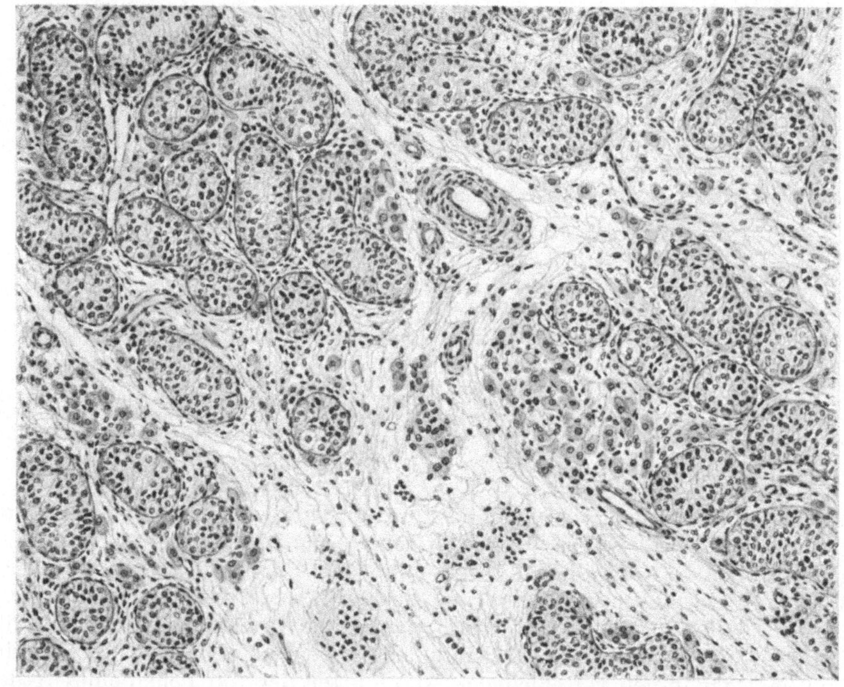

Abb. 27. Schnitt aus dem rechten Hoden eines ausgetragenen Knaben von 47 cm Gesamtlänge, des Zwillingsbruders einer Schwester. Beide wurden durch Kaiserschnitt gewonnen; der Knabe starb unmittelbar nach dem Eingriff. Fixiert in Sublimat-Formalin-Eisessig, Methylbenzoat-Celloidin-Paraffin, 10 μ, Hämatoxylin-HEIDENHAIN-Chromotrop 2 R; Vergrößerung 150fach. Der Hoden enthält ungemein viel gut ausgebildete Zwischenzellen.

wurde. Die Mutter war an Eklampsie erkrankt. Das Kind ist 47 cm lang und 2890 g schwer; es starb während des Eingriffs an der Mutter. In seinen

Hoden (Abb. 27, 28) sind alle Zellen wesentlich kleiner als sonst bei einem 45 cm langen Keimling; im übrigen zeigt die Drüse den gewöhnlichen Bau, jedoch auffallend viel Zwischengewebe. Es ist schwer zu entscheiden, ob diese geringe Zellgröße auf die Zwillingsschwangerschaft oder vielleicht auch auf die Eklampsie der Mutter zurückzuführen ist.

Alles in allem läßt sich also sagen, daß das histologische Bild des Hodens beim Neugeborenen nicht in allen Fällen gleich ist. Damit erklären sich auch die oft entgegengesetzten Angaben im Schrifttum. So findet Popoff (1909) keine Zwischenzellen, Romeis (1926) beobachtet sie in reichlicher Menge. Beide Forscher sind als gründlich bekannt, jeder von ihnen hat recht; es handelt sich eben um Unterschiede, die im Verhalten des Einzelwesens bedingt sind. Auch bei vollkommen gesunden, kräftigen Kindern finden sich oft größere, oft aber auch geringere Mengen von Zwischengewebe und es ist nicht möglich, den einen oder den anderen Zustand als krankhaft zu bezeichnen.

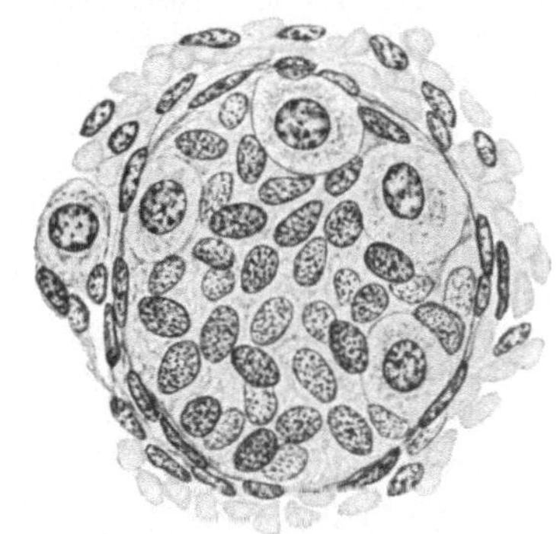

Abb. 28. Querschnitt durch einen Keimstrang aus dem Hoden des nämlichen Knaben, dessen Übersichtsbild in Abb. 27 zu erkennen ist. Fixierung usw. wie bei Abb. 27; Vergrößerung 550fach. In dem Querschnitt sind neben den unentwickelten Hodenzellen zahlreiche Spermatogonien zu erkennen.

Im allgemeinen konnte ich feststellen, daß im Hoden des Neugeborenen um so weniger Zwischengewebe vorhanden ist, je stärker und besser ausgebildet die Keimstränge sind. Die Zahl und Größe der voll entwickelten Zwischenzellen geht mit der Ausbildung des Zwischengewebes im ganzen Hand in Hand. Sind die Keimstränge sehr dick (80—120 μ), so liegen sie nahe aneinander und lassen stellenweise nur kleine, drei- und viereckige, von Zwischengewebe erfüllte Räume zwischen sich, die wenige und oft in weiten Strecken überhaupt keine vollentwickelten Zwischenzellen enthalten. Sind die Keimstränge aber sehr dünn (50—60 μ), so werden sie, auch wenn kein Blut aus den Gefäßen ausgetreten ist, durch weite Züge von Zwischengewebe getrennt (Abb. 27), das dann regelmäßig auch reichliche Mengen voll entwickelter Zwischenzellen birgt. Auch im Verhalten der Kanälchen selbst findet man Unterschiede. In den Hoden mit vielem Keimgewebe enthalten die dicken Keimstränge fast ausschließlich unentwickelte Hodenzellen und nur ganz wenige kleine Spermatogonien (Abb. 26). In den Hoden dagegen, die viel Zwischengewebe enthalten, bergen die dünnen Keimstränge neben den kleinen unentwickelten Hodenzellen verhältnismäßig viele Spermatogonien, die zum Teil recht groß sind und von denen viele deutliche Zeichen des beginnenden oder weiter fortgeschrittenen Zerfalles aufweisen (Abb. 27, 28).

5. Der Hoden des Kindes.

Während der Kindheit, bis zum 12. oder 13. Lebensjahre, ändert sich das histologische Bild des Hodens unter gewöhnlichen Verhältnissen so gut wie garnicht, doch nimmt die Drüse im ganzen, besonders im ersten Lebensjahre, recht erheblich an Größe zu (Stieve 1923, Peter 1927). Bei der Geburt beträgt das Gewicht eines Hodens etwa 0,2 g, am Ende des ersten Jahres 0,7—1 g, am Ende des 12.—13. Jahres 1,3—1,6 g und am Ende des 18. Jahres 20—25 g; von da ab vergrößern sich die Hoden nur noch wenig. Demnach nimmt der menschliche Hoden im ersten Lebensjahre um das Vier- bis Fünffache seines

Gewichtes zu, in den nächsten 11—12 Jahren aber nur um das Eineinhalbfache. Vom 13., häufig erst vom 14. Lebensjahre an wächst er sehr rasch und vergrößert sein Gewicht von dieser Zeit bis zum Ende der Reife um das zehn- bis fünfzehnfache. Ich habe dieses Verhalten schon früher [STIEVE (1923)] in Kurvenform dargestellt und gezeigt, welche Beziehungen zum Körperwachstum vorhanden sind. Diesen im äußeren Verhalten erkennbaren Veränderungen entsprechen auch Umgestaltungen im Feinbau der Drüse. Unter den vielen kindlichen Hoden, die ich untersucht habe, beschreibe ich nur das Verhalten derjenigen, deren Träger durch Unglücksfälle oder nach ganz kurzer Krankheit gestorben sind. Sie stammen durchweg von kräftigen, gut entwickelten Kindern.

In der ersten Zeit nach der Geburt geht das Ödem der Hoden offenbar sehr schnell zurück. Auch die Blutmassen im Zwischengewebe werden offenbar rasch aufgesaugt, ohne irgendwelche Schädigungen zu hinterlassen. Jedenfalls fand ich bei Kindern, die 2—3 Wochen alt waren, niemals mehr größere Überreste von solchen Geburtsschädigungen. Die Hoden zeigen im angegebenen Alter im großen und ganzen das nämliche Bild, das ich oben für den nicht veränderten Hoden des Neugeborenen geschildert habe (Abb. 25). Die Keimstränge zeigen das gleiche Verhalten wie früher, das Zwischengewebe ist bald reicher bald ärmer an Zwischenzellen; im allgemeinen finden sich jetzt aber nur noch wenige der bezeichnenden Zwischenzellen, die meisten von ihnen verwandeln sich in Histiocyten.

Während der Kindheit verändert sich auch die Albuginea hinsichtlich ihres Baues. Beim 8 Wochen alten Knaben hat sie noch eine Dicke von 180—240 μ, ist also nicht wesentlich stärker als zur Zeit der Geburt, doch ist sie im ganzen fester gebaut, d. h. die leimgebenden Fasern haben sich in ihr verdickt, und zwar auch in der inneren Lage. Die Unterschiede zwischen den beiden Schichten verschwinden jetzt mehr und mehr. Im zweiten Lebensjahre, manchmal auch schon früher, flachen sich die Zellen des Keimepithels noch stärker ab, ihre Kerne sind dann ganz flach und erscheinen auf dem Schnitt senkrecht zur Oberfläche länglich spindelig. Manchmal, jedoch keineswegs immer, bildet sich an einzelnen Stellen gegen das Ende der Reifezeit (15.—17. Lebensjahr) eine ganz dünne Schicht feinfaserigen Bindegewebes unter dem Keimepithel aus. Sie ist manchmal auch beim Erwachsenen noch an einzelnen Stellen der Hodenoberfläche nachzuweisen.

Schon im Verlaufe des ersten Lebensjahres entstehen in der Albuginea einzelne ganz feine elastische Fasern. Sie vermehren und verändern sich in zunehmendem Grade, zunächst langsam, während der Reifezeit aber viel rascher. Daneben nimmt die ganze Albuginea an Dicke zu. Schon beim zweijährigen Knaben hält sie 300—350 μ; sie verändert sich dann kaum mehr, entsprechend der geringen Größenzunahme der Drüse bis zum 12. Lebensjahre. Dann aber wird sie wesentlich stärker und beim 16jährigen Jüngling hält sie 350—400μ, beim Erwachsenen ist sie noch stärker; ihr Verhalten bei ihm wird später noch zu schildern sein.

Bei 6—10 Wochen alten Knaben zeigen die Keimstränge noch den nämlichen Bau wie zur Zeit der Geburt. Bei einem von mir untersuchten 8 Wochen alten Knaben (Abb. 29) fand sich ziemlich viel Zwischengewebe. Es besteht in der Hauptsache aus leimgebenden Fasern, die zum Teil ziemlich derb erscheinen und sich in der schon geschilderten Weise verflechten. Zwischen ihnen liegen zahlreiche längliche Fibrocyten und, hauptsächlich in der Umgebung der Gefäße, reichlich Histiocyten, daneben noch bald einzeln, bald in Klumpen vereinigt, größere Zellen, deren runde Kerne 6—8 μ Durchmesser haben. Die Kerne sind kugelig bis längsoval, manchmal auch bohnenförmig gestaltet, haben feines Häutchen und zartes Gerüst, hie und da erkennt man einen kleinen Nucleolus.

Der umgebende Plasmaleib ist sehr schmal und setzt sich manchmal recht deutlich ab, häufig finden sich zwei und mehr Kerne in einem Plasmabezirk. Zweifellos handelt es sich hier um Zwischenzellen, manche von ihnen verwandeln sich in Histiocyten. Ich habe sie deshalb ausführlich geschildert, weil sie bei älteren Knaben bis zur Zeit der Reife fast vollkommen fehlen. Sie sind aber schon jetzt noch kleiner als beim Neugeborenen.

Die Keimstränge zeigen noch immer das nämliche Verhalten wie zur Zeit der Geburt. Sie sind 70—80 μ dick, ihre Wandung hat sich nicht verändert. In ihrem Innern finden sich massenhaft unentwickelte Hodenzellen; viele davon teilen sich; daneben bemerkt man auch einzelne große Spermatogonien. Ein

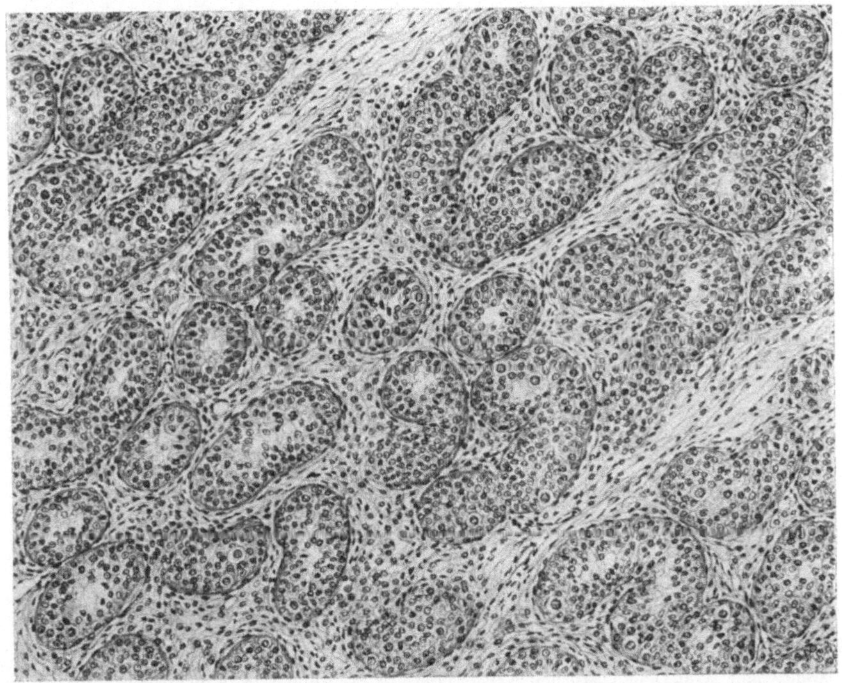

Abb. 29. Schnitt aus dem linken Hoden eines 8 Wochen alten gesunden Knaben, der bei einem Unglücksfall zugrunde ging. Fixiert in Sublimat-Formalin-Eisessig, Methylbenzoat-Celloidin-Paraffin, 10 μ, Hämatoxylin-HEIDENHAIN-Chromotrop 2 R; Vergrößerung 150fach.

Hohlraum ist in den Keimsträngen nirgends zu erkennen, wohl aber erscheinen die mittleren Teile auch jetzt an einzelnen Stellen heller, da in ihnen nur die Cytoplasmaleiber der Hodenzellen, aber keine Kerne liegen. Auf Grund der Beobachtungen, die ich an zahlreichen Knaben im Alter von 5—15 Tagen ausführen konnte, muß ich feststellen, daß das Ödem und selbst die starken Blutungen, die während der Geburt im Hoden entstehen, innerhalb weniger Wochen, wenn nicht Tage, vollkommen verschwinden, ohne irgendwelche schädlichen Folgen zu hinterlassen. Ähnliche Beobachtungen habe ich auch an einzelnen Tierarten, besonders an Mäusen und Kaninchen machen können; auch bei ihnen erscheint unmittelbar nach der Geburt das Bindegewebe der Hoden ödematös durchtränkt. Es enthält noch reichlich Zwischenzellen. Blutungen konnte ich allerdings bei Tieren niemals beobachten. Wenige Tage nach der Geburt sind diese Erscheinungen wieder verschwunden; die Zellen verwandeln sich dann großenteils zu Histiocyten. Die Befunde SALLERs (1930) an Mäusen lassen sich wohl in gleichem Sinne deuten.

Wie schon erwähnt, verändert sich der menschliche Hoden hinsichtlich seines Feinbaues von der Zeit ab, wo die letzten Geburtsschädigungen verschwunden sind bis zum 12. oder 13. Lebensjahre gar nicht. Die Angabe SPANGAROs (1902), daß die Dicke der Keimstränge in dieser Zeit ständig zunähme, kann ich, in Übereinstimmung mit PETER (1927) nicht bestätigen. Beim 10—12jährigen Knaben messen die Keimstränge — es ist falsch, hier von Kanälchen zu reden, da noch kein Hohlraum vorhanden ist — 60—100 μ, manchmal auch 110 μ in der Dicke. Die Unterschiede, die man beobachtet, sind einesteils in dem verschiedenen Verhalten der einzelnen untersuchten Knaben bedingt, andernteils aber auch durch die verschiedenen äußeren Umstände, in denen sich der Betreffende vor seinem Tode befindet. Bei schlecht genährten oder schwerkranken Kindern sind die Keimstränge viel dünner und enthalten weit weniger Zellen, während sie bei kräftigen, gesunden Knaben dicht mit Zellen gefüllt und dick sind.

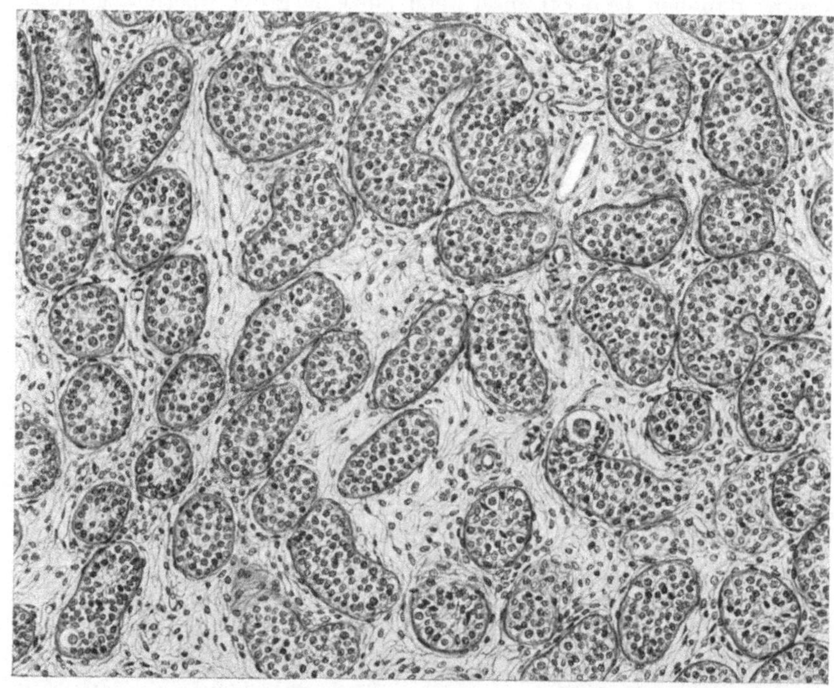

Abb. 30. Schnitt aus dem linken Hoden eines 11jährigen Knaben, der an Blinddarmentzündung nach zweitägiger Krankheit gestorben war. Fixiert in Sublimat-Formalin-Eisessig, Methylbenzoat-Celloidin-Paraffin, 10 μ, Hämatoxylin-HEIDENHAIN-Lichtgrün; Vergrößerung 150fach. In den Keimsträngen findet man vereinzelte, zugrundegehende Zellen, vielleicht als Folge der Erkrankung. Das Zwischengewebe enthält fast keine Zwischenzellen.

Im Hoden eines Elfjährigen, der nach dreitägiger Krankheit an Blinddarmentzündung starb, fand ich zahlreiche Keimstränge, die nur 50 μ dick waren (Abb. 30), während die stärksten 80 μ im Durchmesser hielten. Im übrigen zeigen sie das gewöhnliche Verhalten. Ihre Eigenhaut ist nicht verdickt, im Innern finden sich massenhaft unentwickelte Hodenzellen und vereinzelte Spermatogonien; unter diesen allerdings eine sehr große Anzahl von vielkernigen. Daneben erkennt man aber einzelne Zellen mit ganz kleinen, zum Teil etwas geschrumpften Kernen, auch fällt auf, daß sehr wenige Teilungen zu beobachten sind; deutliche Zeichen dafür, daß die Entwicklung der Keimstränge nicht nur nicht vorwärts ging, sondern gehemmt war. Damit in Zusammenhang mag es auch stehen, daß in diesem Fall viel Zwischengewebe vorhanden ist. Es besteht durchweg aus sehr locker verflochtenen, zum Teil aber recht derben Fasern, zwischen denen sich Fibrocyten, Histiocyten, Mastzellen und nur verschwindend wenige voll entwickelte Zwischenzellen nachweisen lassen.

Ich habe an die Schilderung des Hodens vom acht Wochen alten Kinde gleich diese Beschreibung angeschlossen, da in den zwischenliegenden Jahren keine wesentlichen Veränderungen an den Hoden vor sich gehen. Die Drüsen vergrößern sich im ganzen, die Keimstränge wachsen entsprechend dieser Vergrößerung, ohne an Dicke zu- oder abzunehmen; im Zwischengewebe bilden sich die meisten Zwischenzellen zu Histiocyten um.

6. Der Hoden des Jünglings in der Entwicklungszeit.

Vom 12. Lebensjahre (Abb. 31), also von dem Zeitpunkt an, in dem sich die ganze Drüse rasch vergrößert, ändert sich auch der Feinbau sehr auffällig. Die Albuginea wird noch fester, sie besteht aus dicken, eng verfilzten, leimgebenden Fasern, zwischen denen einzelne elastische Fasern zu erkennen sind.

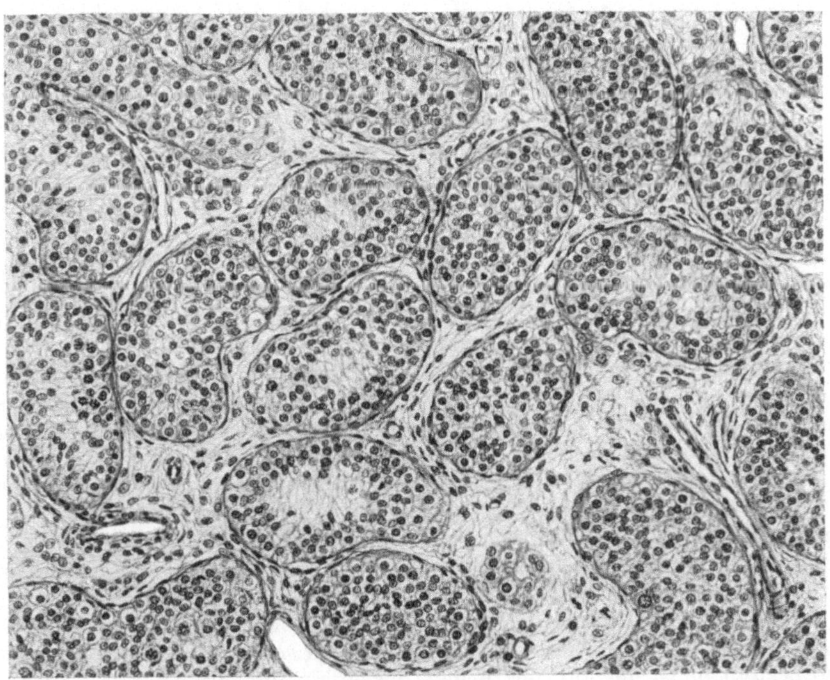

Abb. 31. Schnitt aus dem rechten Hoden eines 12jährigen gesunden, verunglückten Knaben. Fixiert in Sublimat-Formalin-Eisessig, Methylbenzoat-Celloidin-Paraffin, 10 μ, Hämatoxylin-HEIDENHAIN-Lichtgrün; Vergrößerung 150fach.

Im Gegensatz dazu enthalten die meist sehr schmalen Scheidewände im Innern des Hodens nur feine leimgebende Fasern, die ein ganz lockeres Geflecht bilden. Dieses wird von größeren und kleineren Arterien und Venen durchsetzt und enthält auch zahlreiche Haargefäße. In den weiten Maschen des Netzwerkes finden sich vereinzelte Fibrocyten vom gewöhnlichen Bau, mit langen band-. auch sternförmigen Plasmaleibern, wenige Mastzellen und Histiocyten; Zwischenzellen entdeckt man nach längerem Suchen nur an wenigen Stellen, und zwar gewöhnlich in den drei- oder viereckigen Räumen zwischen mehreren Keimsträngen. Ihre Kerne halten 6—7 μ im Durchmesser und zeigen den gewöhnlichen Bau, manchmal enthalten sie ein kleines Kernkörperchen; der schmale Plasmaleib setzt sich gut ab und birgt jetzt manchmal einige Sudan III färbbare und durch Osmium schwärzbare Körnchen. Die Keimstränge halten jetzt 90—100 μ im Durchmesser, sie entbehren aber noch immer des Hohlraums. Manchmal, wie auch Abb. 32 zeigt, liegen zuinnerst in den Keimsträngen die Zellen weniger dicht, hier findet man dann nur die Cytoplasmaleiber der innersten Hodenzellen; ihre Grenzen sind undeutlich, kaum zu erkennen. Die Eigenhaut ist ebenso gebaut wie früher; im Innern der Keimstränge finden sich hauptsächlich unentwickelte Hodenzellen, die sich sehr lebhaft vermehren. Zwischen ihnen ganz vereinzelte Spermatogonien; unter ihnen bemerkt man nur ganz selten Teilungen, dagegen wieder einzelne, die sich durch besondere Größe auszeichnen. In ganz seltenen Fällen findet man schon beim 12jährigen einzelne Spermatocyten.

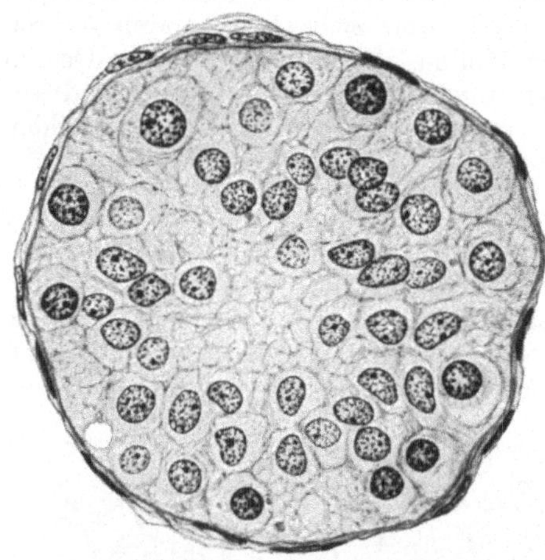

Abb. 32. Querschnitt durch einen Keimstrang aus dem Hoden eines 12jährigen Knaben, dessen Übersichtsbild Abb. 31 zeigt. Fixierung usw. wie dort; Vergrößerung 550fach. In diesem einen Querschnittsbild erkennt man fast alle Übergänge zwischen den unentwickelten Hodenzellen und den Spermatogonien.

Vergleicht man das Bild des Hodens, das von einem gesunden, kräftigen 12jährigen Knaben stammt, der durch einen Unglücksfall umkam (Abb. 31), mit demjenigen eines 14 cm langen Keimlings (Abb. 19), so erkennt man, daß sich in der ganzen Zeit eigentlich nur das Verhalten des Zwischengewebes geändert hat. Abgesehen von der Längenzunahme haben sich die Keimstränge kaum verändert. Diese Tatsache legt den Gedanken nahe, daß die im großen und ganzen recht geringen Unterschiede, die wir an den Hoden von Frühgeburten, Neugeborenen und von Kindern nachweisen können, ohne größere Bedeutung und sicher zum Teil durch äußere Umstände hervorgerufen sind. In den folgenden Entwicklungsjahren verändert sich das Bild des Hodens grundlegend.

Beim Dreizehnjährigen (Abb. 33) haben sich die Hoden im ganzen stark vergrößert und enthalten jetzt sehr wenig Zwischengewebe. In diesem fällt vor allem die große Zahl der Blutgefäße auf. Man erkennt einzelne Arterien mit gut ausgebildeter Muskelwand und vor allem sehr viele weite Venen; deren Wand besteht meist nur aus der Intima, der einige Muskelzellen und Histiocyten angelagert sind. Einzelne solcher Venen haben 40—50 μ im Durchmesser, außerdem sieht man auch zahlreiche Haargefäße. Im übrigen hat das Zwischengewebe seinen Bau nicht verändert, es enthält noch immer äußerst wenige, sehr kleine Zwischenzellen. In den Keimsträngen haben sich die Zellen stark vermehrt und vermehren sich noch immer ungemein lebhaft, man findet sehr viele Teilungen.

Die überwiegende Mehrzahl der Zellen sind unentwickelte Hodenzellen, auf 800—1000 von ihnen kommt eine Spermatogonie. Auch ist noch kein

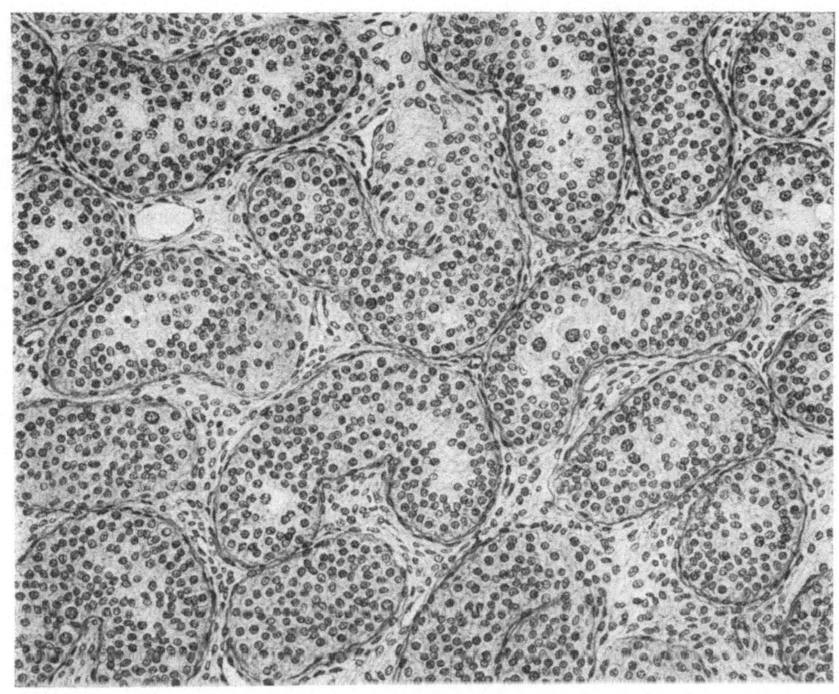

Abb. 33. Schnitt aus dem rechten Hoden eines 13jährigen gesunden verunglückten Knaben. Fixiert in Sublimat-Formalin-Eisessig, Methylbenzoat-Celloidin-Paraffin, 10 μ, Hämatoxylin-HEIDENHAIN-Eosin; Vergrößerung 150fach. In einzelnen der Keimstränge erkennt man die ersten Spermatocyten.

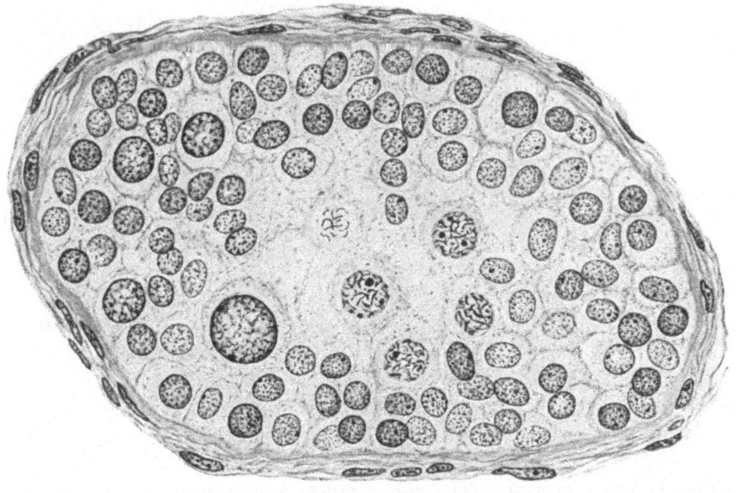

Abb. 34. Querschnitt durch einen Keimstrang aus dem Hoden eines 13jährigen Knaben, dessen Übersichtsbild Abb. 33 zeigt. Fixierung usw. wie dort; Vergrößerung 550fach. In der Mitte des Stranges beginnt sich der Hohlraum auszubilden. Der Strang enthält unentwickelte Hodenzellen, vereinzelte Spermatogonien und Spermatocyten und mehrere Riesenspermatocyten („männliche Eier").

deutlicher Kanälchenhohlraum zu erkennen, nur an ganz wenigen Stellen beginnt sich ein solcher zu entwickeln. Hier erkennt man stets vereinzelte

Spermatocyten im Zustande des Wachstums, die ganz innen in den Kanälchen liegen. In den kleinsten Spermatocyten ist das Chromatin netzförmig angeordnet, in den größeren, die bis zu 17 μ im Durchmesser halten, ist es in Form eines einzigen Fadens angeordnet, der knäuelförmig gewunden ist und dessen Züge gegen die Sphäre zu ziehen. Die Zellgrenzen sind sehr deutlich.

Zwischen diesen Gebilden vom gewöhnlichen Bau findet man jetzt aber an einzelnen Stellen noch ganz große, meist kugelförmige Zellen (Abb. 34), deren Kerne 16—19 μ und darüber im Durchmesser halten, während der deutlich begrenzte, meist kugelrunde Plasmaleib bis zu 25 μ mißt. Der Kern zeigt feinstes

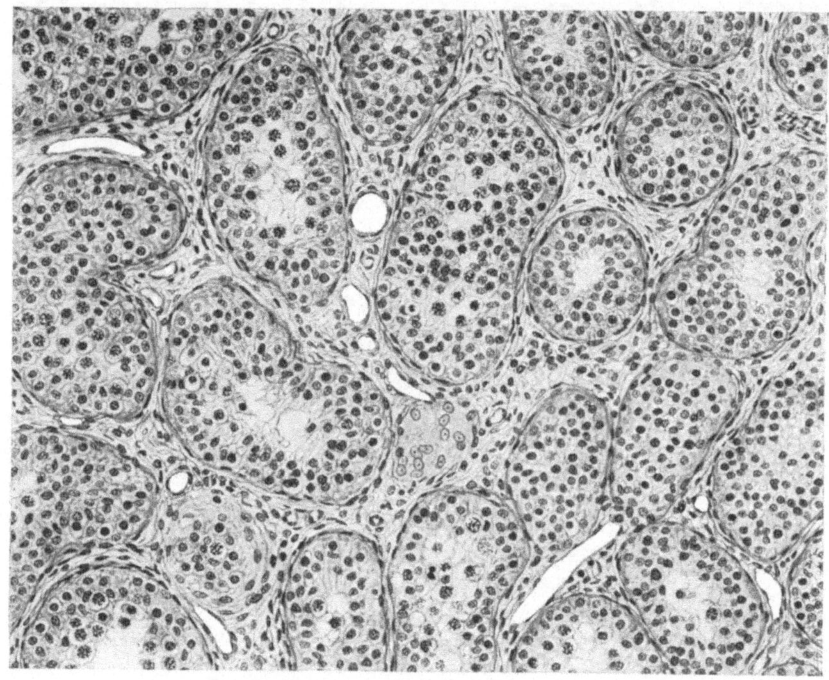

Abb. 35. Schnitt aus dem linken Hoden eines 14jährigen gesunden, verunglückten Knaben. Fixiert in Sublimat-Formalin-Eisessig, Methylbenzoat-Celloidin-Paraffin, 7 μ, Hämatoxylin-HEIDENHAIN-Chromotrop 2 R; Vergrößerung 150fach. In allen Keimsträngen bildet sich ein Hohlraum aus, die meisten enthalten Spermatocyten.

Liningerüst, das vollkommen übersät ist von staubförmigen, kleinen Chromatinteilchen; der Kernsaft ist hell, häufig finden sich 1, 2 oder auch mehr kleine Kernkörperchen, der Plasmaleib erscheint schaumig wabig. Ich werde auf diese Zellformen im Zusammenhang eingehen.

Im Hoden des Vierzehnjährigen zeigt die Albuginea und das Zwischengewebe noch das nämliche Verhalten wie eben beschrieben. Noch immer finden sich nur äußerst wenig gut entwickelte Zwischenzellen (Abb. 35). Im ganzen ist hier überhaupt sehr wenig Zwischengewebe vorhanden; die wesentlichsten Veränderungen spielen sich in den Keimsträngen ab, die sich jetzt zu Kanälchen umbilden (Abb. 36). Sie haben 120—150 μ im Durchmesser, ihre Eigenhaut ist etwas dicker geworden, sie besteht aus platten Fibrocyten und einem Netzwerk feinster leimgebender Fasern. Im Innern der Kanälchen haben sich die unentwickelten Hodenzellen weiterhin sehr erheblich vermehrt, allenthalben erkennt man auch jetzt noch bei ihnen Teilungen. In vielen Abschnitten, keineswegs aber überall, trifft man jetzt auf wachsende Spermatocyten, die an der bezeichnenden Anordnung des Chromatins und der Größe deutlich zu erkennen

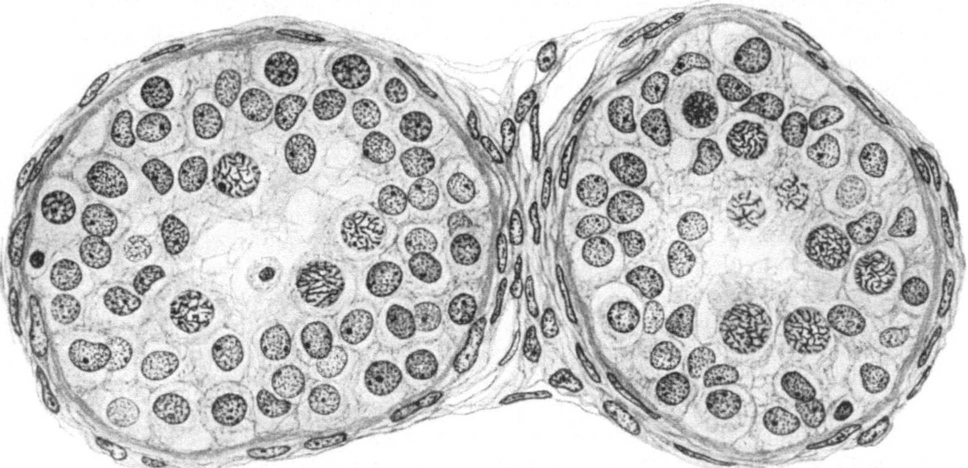

Abb. 36. Querschnitt durch zwei Keimstränge aus dem Hoden des 14jährigen Knaben, dessen Übersichtsbild Abb. 35 zeigt. Fixierung usw. wie dort; Vergrößerung 550fach.

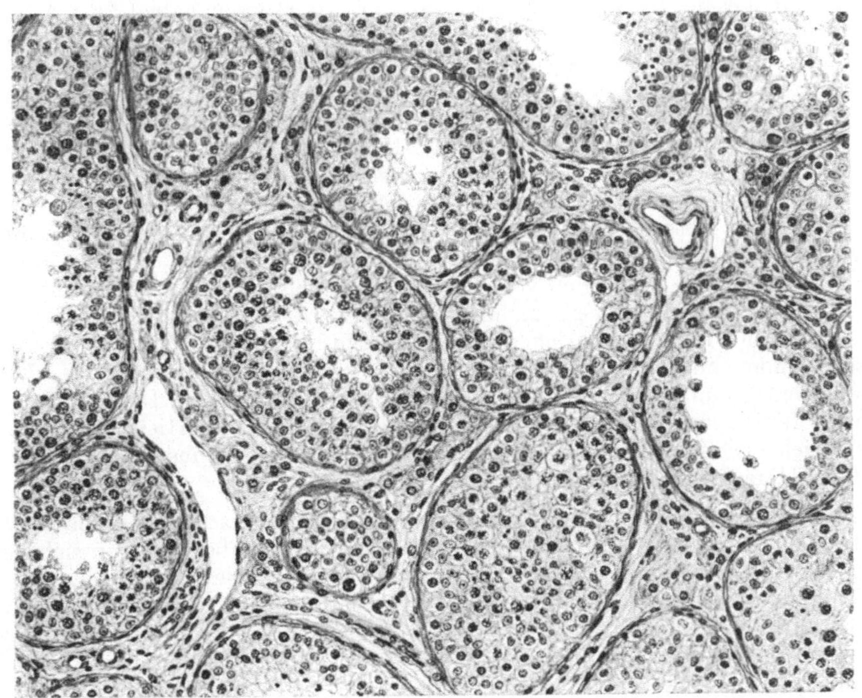

Abb. 37. Schnitt aus dem rechten Hoden eines 16jährigen gesunden, verunglückten Jünglings. Fixiert in Sublimat-Formalin-Eisessig Methylbenzoat-Celloidin-Paraffin 10 μ Hämatoxylin-HEIDENHAIN-Lichtgrün; Vergrößerung 550fach. Die meisten der Kanälchen zeigen einen Hohlraum; im Zwischengewebe sind gut ausgebildete Zwischenzellen zu erkennen.

sind. An solchen Stellen ist jetzt stets im Innern der Kanälchen ein Abschnitt zu erkennen, der nur aus feinen wabigen Plasmazügen besteht, vielleicht auch mit körnigem, durch die Fixierung ausgefälltem Gerinnsel erfüllt ist; manchmal ist auch ein kleiner, runder Hohlraum zu erkennen, der sich überhaupt nicht färbt, er enthält höchstens vereinzelte zugrunde gehende Zellen. Besonders hervorheben muß ich noch, daß sich in diesem Zeitabschnitt noch keine voll ausgebildeten Fußzellen nachweisen lassen, sie entwickeln sich erst dann, wenn die ersten Spermatiden auftreten.

Im 15. Lebensjahre entstehen immer mehr Spermatocyten aus den Spermatogonien, die unentwickelten Hodenzellen teilen sich noch sehr lebhaft und entwickeln sich weiter zu Spermatogonien. Offenbar benötigen die Spermatocyten sehr lange Zeit, um ganz auszureifen, jedenfalls beobachtete ich die erste Reifeteilungen erst in den Hoden des Sechzehnjährigen (Abb. 37). Sie nähern sich hinsichtlich ihrer Größe und auch hinsichtlich des Baues schon den Zuständen, die wir beim Erwachsenen finden. Die Albuginea zeigt ganz ähnlichen Bau wie dort. Es ist wenig Zwischengewebe vorhanden, in ihm finden sich leimgebende Fasern, die äußerst dünn sind und ein feines Netzwerk bilden, das nach wie vor von den Gefäßen durchsetzt wird. Die Arterien sind an der Muskellage zu erkennen. Die Venen fallen noch immer durch ihre Weite und die gering entwickelte Muskulatur auf; sie sind nur nach dem Inhalt von den weiten Lymphgefäßen zu unterscheiden, die in großer Menge gleichfalls das Zwischengewebe durchsetzen. Dieses enthält nur noch wenige Fibrocyten, ganz vereinzelte Mastzellen, aber mehr Histiocyten und vor allem auch viele Zwischenzellen vom bezeichnenden Bau. Die größten unter ihnen haben 16—20 μ im Durchmesser, sind also noch nicht ganz so groß wie im vierten Keimlingsmonat und beim Erwachsenen und entwickeln sich allenthalben aus den Histiocyten. Auch jetzt findet man hier und da noch Teilungen in den voll entwickelten Zwischenzellen und im Anschluß daran Zwischenzellen mit zwei und mehr Kernen. Die dünnsten der Hodenkanälchen halten 120 μ im Durchmesser, sie sind noch ganz mit Zellen gefüllt und lassen stellenweise keinen Hohlraum erkennen. Die Mehrzahl der Querschnitte zeigt aber einen deutlichen Hohlraum, die Kanälchen messen hier 200—230 μ und darüber (Abb. 38), viele von ihnen zeigen schon das nämliche Bild wie einzelne Kanälchenabschnitte des Erwachsenen. Die Eigenhaut der Kanälchen ist bei 15—16jährigen auffallend dick. Sie mißt 6—12 μ und besteht aus einem feinsten Netzwerk leimgebender Fasern, dem die schon mehrfach beschriebenen Fibrocyten eingelagert sind. Elastische Fasern findet man in geringer Menge in der Albuginea; in der Wand der Kanälchen und im Zwischengewebe fehlen sie noch vollkommen. In der äußersten Schicht finden sich zahlreiche kleinere Zellen vom Bau der Histiocyten, unter denen sich viele in Zwischenzellen umwandeln, ihre Plasmaleiber enthalten dann Sudan III färbbare Körnchen.

An den Stellen der Kanälchen, an denen ein Hohlraum zu erkenenn ist, besteht der Wandbelag aus 5—6 Zellreihen (Abb. 38) Zuäußerst finden sich noch immer die unentwickelten Hodenzellen und alle Übergänge zwischen ihnen und den Spermatogonien. Beide Formen teilen sich lebhaft, einzelne der unentwickelten Hodenzellen verwandeln sich in Fußzellen. Auf diese äußerste Lage folgen dann Spermatocyten; an einzelnen Stellen sind Reifeteilungen zu erkennen, hie und da auch Präspermatiden und an recht vielen Stellen Spermatiden in allen Stufen der Umwandlung zu Samenfäden. Reife Samenfäden fand ich bei dem hier geschilderten 16jährigen in nur geringer Zahl, auch die Nebenhoden enthielten nur wenige von ihnen. Der Hohlraum der Kanälchen ist 20—40 μ weit; er erscheint meist ganz hell, enthält aber manchmal auch feine Krümel, die sich mit Plasmafarben tränken, und abgestoßene, zugrundegehende Zellen, nicht allzu selten auch Plasmaklumpen mit mehreren Kernen, die deutliche

Zeichen des Zerfalls zeigen. Schon beim Siebzehnjährigen fand ich das nämliche Verhalten der Hoden wie beim Erwachsenen.

Die bisher geschilderten normalen Entwicklungsvorgänge werden regelmäßig unterbrochen, gehemmt, wenn die Knaben erkranken oder für längere Zeit unter sehr ungünstigen äußeren Verhältnissen leben müssen. Dauern die äußeren ungünstigen Verhältnisse an, dann bilden sich die Hoden, selbst bei älteren

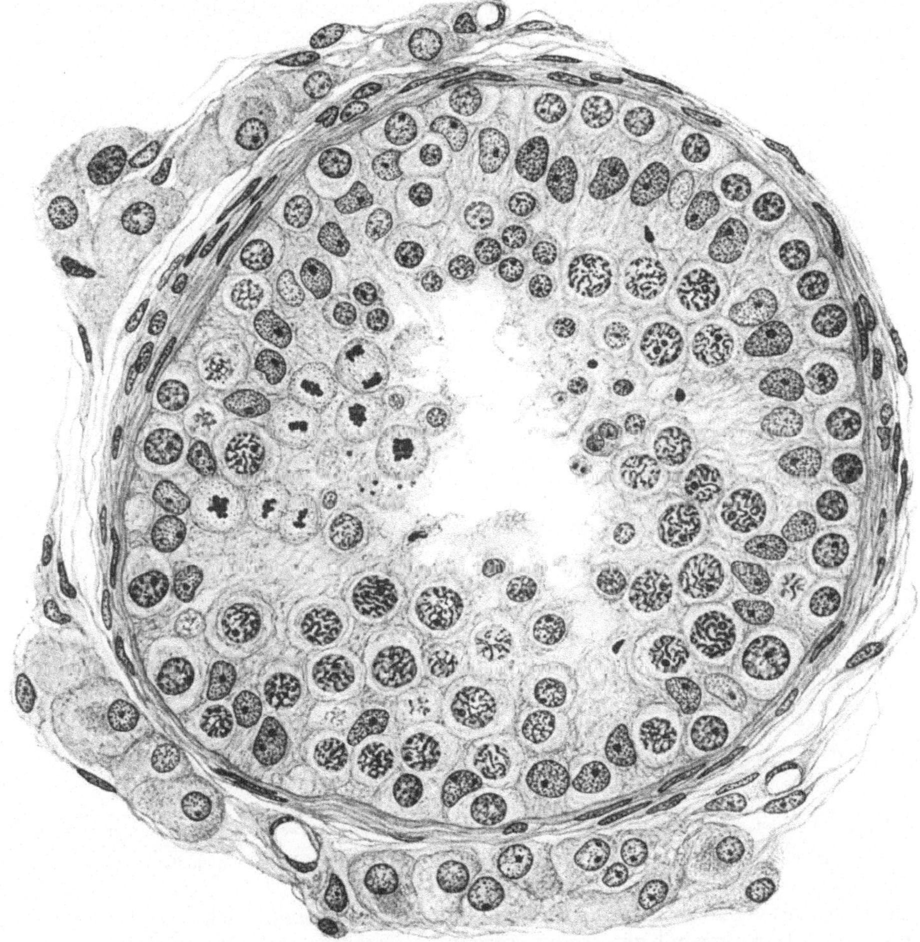

Abb. 38. Querschnitt durch ein Hodenkanälchen aus dem Hoden eines gesunden 16jährigen Jünglings, dessen Übersichtsbild Abb. 37 zeigt; Fixierung usw. wie dort; Vergrößerung 550fach. Der Querschnitt zeigt Spermatocytenteilungen (1. und 2. Reifeteilungen).

Jünglingen wieder auf den kindlichen Zustand, zum Teil sogar noch stärker zurück. Gerade mit Rücksicht auf die Annahme von Kyrle (1910, 1915), Schultze (1913) und Mita (1914) muß ich kurz auf diese Erscheinungen eingehen; ich will mich aber darauf beschränken, hier nur die schwächeren Grade der Schädigungen zu beschreiben, wie wir sie nach jeder schweren Infektionskrankheit finden. Da solche Krankheiten im Kindesalter ungemein häufig sind und die Befunde, die man dabei erhebt, auch mit dazu dienen, die Frage nach der Bedeutung der einzelnen Zellformen im Innern der Kanälchen zu klären, so erscheint es mir besonders berechtigt, sie auch in dem Handbuch der normalen Histologie zu erwähnen. Bei Knaben und Jünglingen bis zum 17. Lebensjahre, die nach etwas längerer Krankheit verstarben, sind die Hoden gewöhnlich etwas kleiner als dies dem Alter entspräche. Die Albuginea ist derb, zeigt aber keinerlei Veränderungen, die Keimstränge sind dagegen stets etwas dünner als sonst. Bei dem in Abb. 39 gezeichneten Hoden eines 16jährigen Knaben, der ohne weiteres mit dem in Abb. 37 dargestellten eines gleichalterigen Knaben verglichen werden kann, er ist an septischer Diphtherie nach zehntägigem Krankenlager gestorben, halten die Keimstränge nur 50—70 μ in der Dicke. Ihre Eigenhaut zeigt den gewöhnlichen Bau und ist dünner als

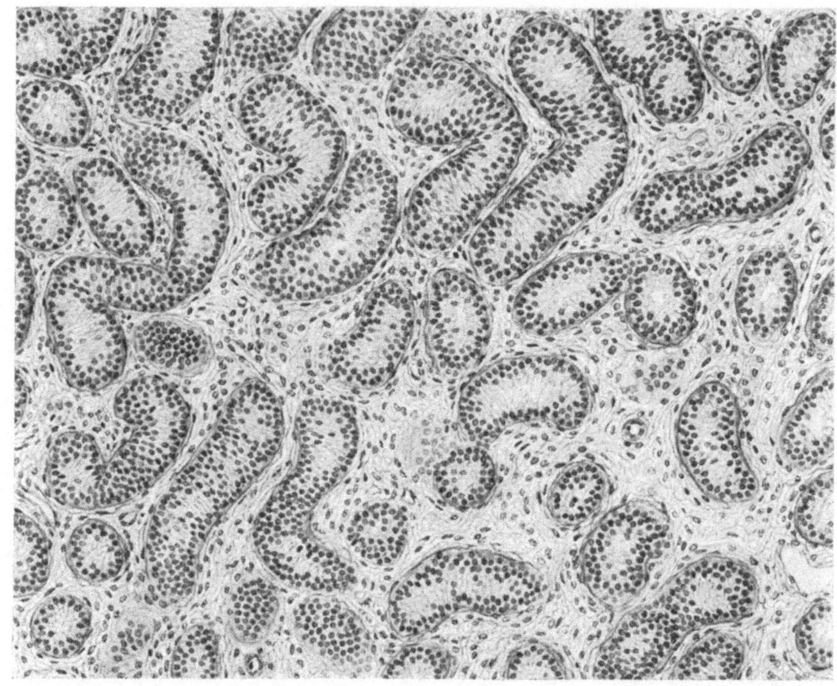

Abb. 39. Querschnitt durch den rechten Hoden eines 16jährigen Jünglings, der nach längerer Krankheit gestorben ist. Fixiert in Sublimat-Formalin Eisessig Methylbenzoat-Celloidin-Paraffin, 10 μ, Hämatoxylin-HEIDENHAIN-Lichtgrün; Vergrößerung 150fach. Die Hodenkanälchen sind zurückgebildet; das Zwischengewebe enthält kaum ausgebildete Zwischenzellen.

sonst in diesem Alter. Im Innern finden sich nur unentwickelte Hodenzellen, die sich nicht vermehren, denn nirgends erkennt man Teilungen, nirgends findet man auch Spermatocyten; dagegen erkennt man in solchen Hoden häufig Zellen, die zugrunde gehen. An vielen Stellen sind die Kanälchen nur von 1—2 Zellagen ausgekleidet, deren kleine kugelrunde Kerne ganz außen der Eigenhaut unmittelbar anliegen. Die langen, schmalen Plasmaleiber sehen gegen die Mitte der Kanälchen zu. Diese erscheint dadurch wesentlich heller als die Randteile, nirgends beobachtet man aber einen Hohlraum.

Hand in Hand mit dieser Rückbildung der Kanälchen gehen Veränderungen am Zwischengewebe, das im Vergleich zu den Kanälchen stark vermehrt erscheint. Es besteht aus einem lockeren Netzwerk leimgebender Fasern, in dessen weiten Maschen wenige Fibrocyten, Histiocyten und vereinzelte Mastzellen liegen. Bei Neugeborenen und Kindern im ersten Lebensjahre findet man in ähnlichen Fällen häufig noch Zwischenzellen in wechselnder Zahl. Setzt die Rückbildung erst während der Reifezeit ein, dann findet man manchmal auch bei 15—16-jährigen Jünglingen mehr oder weniger große Mengen von Zwischenzellen. Diese sind gegenüber äußeren Schädigungen offenbar viel widerstandsfähiger als die Keimzellen. Hoden vom eben geschilderten Bau bezeichnet KYRLE als unterentwickelt. Die Bezeichnung ist nicht gut, denn es handelt sich um Keimdrüsen, die durch eine, oft nur kurzdauernde Erkrankung des Gesamtkörpers geschädigt sind. Die Veränderungen sind um so tiefgreifender, je schwerer die Schädigungen waren; sie verschwinden aber sehr rasch wieder und machen normalen Verhältnissen Platz, wenn das Kind gesund wird. Unter Umständen, wenn die Krankheitsschädigungen sehr lange dauern, können sie auch sehr erhebliche Folgen haben. Dies zeigen am deutlichsten die Beobachtungen von STEFKO (1924) der Russenkinder untersuchte, die unter dem Einfluß der Revolution jahrelang schwer gehungert hatten. Auf diese tiefgreifenden Krankheitsveränderungen kann ich hier nicht eingehen.

B. Der Hoden des Erwachsenen.

Beim geschlechtsreifen gesunden Mann im Alter von 17 bis etwa zum 50. Lebensjahre zeigt der Hoden denjenigen Bau, der gewöhnlich als Grundlage für die Schilderungen in Lehrbüchern genommen wird, und den auch ich hier als bezeichnend beschreiben werde, ungeachtet der zum Teil recht erheblichen Unterschiede, die ich bei den einzelnen untersuchten Männern fand. Ich beschreibe dabei nur die Hoden von vollkommen gesunden, kräftigen Männern, die durch Unglücksfälle umgekommen sind, außerdem diejenigen Abschnitte in den Hoden von Hingerichteten, die nicht krankhaft verändert waren. Schaltstücke und Hodennetz werde ich erst bei den samenleitenden Wegen ausführlicher schildern, da sie ja zu diesen gehören.

1. Die Kapsel (Tunica albuginea testis).

Die Albuginea überzieht als gleichmäßige Hülle den ganzen Hoden und besitzt beim Erwachsenen eine Dicke von 400—600 μ. V. EBNER (1902) gibt die nämlichen Maße an, SPANGARO (1902) mißt 350—450 μ. Die Angaben von PETER (1927), daß die Faserhaut nur 240 μ stark sei, bedarf also der Verbesserung. Auch beim Erwachsenen lassen sich in der Faserhülle mehrere Lagen unterscheiden, die aber nicht gleichbedeutend mit denen des kindlichen Hodens sind, auch nicht aus ihnen entstehen. Unmittelbar unter dem Keimepithel findet sich manchmal, jedoch keineswegs immer, eine ganz dünne Schicht von feinsten leimgebenden Fasern, in der niemals elastische Fasern nachzuweisen sind; häufig fehlt sie ganz (Abb. 240), häufig ist sie nur an einzelnen Stellen zu erkennen, so z. B. bei dem Hoden, der Abb. 40 zugrunde liegt. Angesichts dieser ungleichen Entwicklung ist es nicht möglich, ihre Dicke anzugeben. SPANGARO schreibt, sie mißt 30—50 μ.

Auf diese Lage bzw. unmittelbar auf das Keimepithel folgen verschiedene Schichten derben verfilzten Bindegewebes, und zwar meist im Äquator des Hodens besonders gut ausgebildet, eine oberflächliche Lage von 50—80 μ Dicke, die aus ganz derben plumpen Faserbündeln besteht. Diese ziehen in einem feineren Flechtwerk lockerer leimgebender und elastischer Fäserchen. In den mehr nach innen zu gelegenen Schichten verflechten sich die dünneren Faserbündel nach allen Richtungen hin; sie ziehen zum Teil schräg, ja manchmal fast senkrecht zur Oberfläche. Ganz zu innerst wird das Geflecht wieder lockerer, doch ist es nicht möglich, so wie beim Neugeborenen zwei deutliche Schichten zu unterscheiden. SPANGARO (1902) gibt an, daß die Fasern der inneren Schicht vom

Mediastinum aus radial nach allen Richtungen hin ziehen und sich der Oberfläche des Hodens gleichmäßig anschließen; auch die Fasern der äußeren Lage ziehen nach allen Richtungen. Ich kann vor allem feststellen, dies ist auch aus der Abb. 40 deutlich zu erkennen, daß die Faserbündel um so dünner werden und um so lockerer verflochten sind, je weiter innen man untersucht. Die elastischen Fasern sind meist nur dünn und fein, bei Männern bis zum 30. Lebensjahre fehlen sie oft ganz, ihre Menge und Stärke nimmt in höherem Alter erheblich zu.

In allen Schichten der Albuginea findet man vereinzelte kleine Arterien mit gut ausgebildeter Muskelwand und Venen, die meist für kürzere Strecken

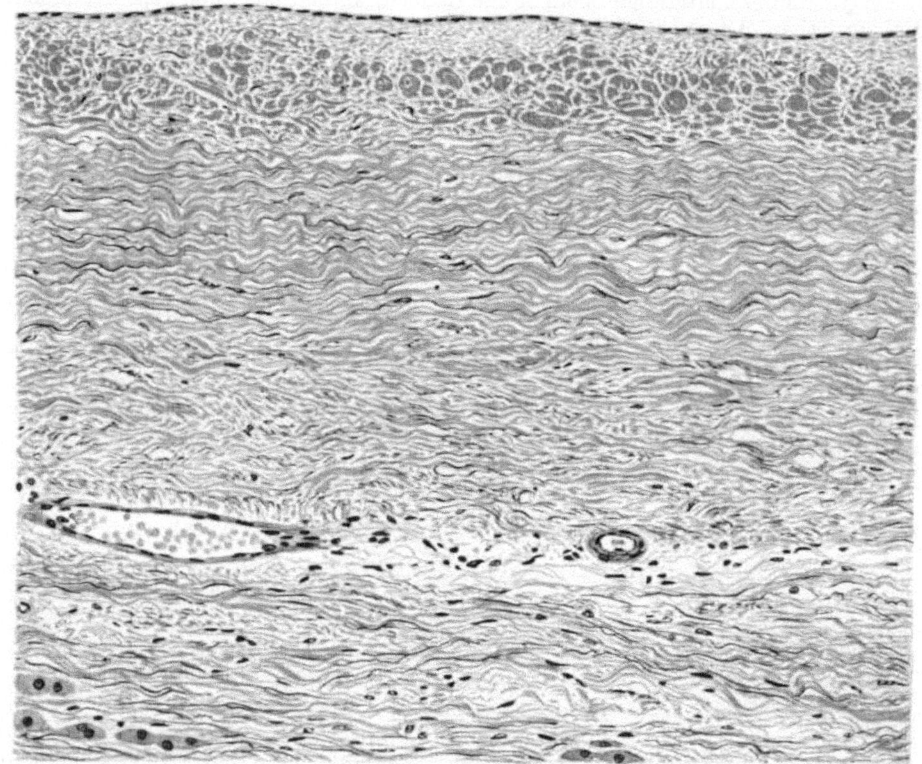

Abb. 40. Schnitt senkrecht zur Oberfläche durch die Albuginea in der Gegend des Äquators des Hodens eines 23jährigen gesunden Mannes. Fixiert in Sublimat-Formalin-Eisessig, Methylbenzoat-Celloidin-Paraffin, 15 μ, Hämatoxylin-HEIDENHAIN-Chromotrop 2 R; Vergrößerung 200fach.

gleichsinnig zur Oberfläche ziehen und von einer dünnen Hülle lockeren Bindegewebes umgeben sind; Kapillaren und Lymphgefäße sind in verhältnismäßig geringer Zahl vorhanden. Die Zellen der Albuginea sind in der Hauptsache Fibrocyten, deren Kerne gleichgerichtet zur Oberfläche abgeplattet sind. Auf dem Schnitt senkrecht zur Oberfläche erscheinen sie deshalb als 8—14 μ lange und 1—1,7 μ dicke Stäbchen, von der Fläche gesehen sind sie längsoval und messen im Höchstfall 8 : 14 μ. Die Plasmaleiber sind sehr fein und dünn, sie laufen in einzelne Zipfel aus, die zwischen den Fasern verdämmern; es läßt sich nicht zeigen, daß sie untereinander zusammenhängen. Histiocyten erkennt man eigentlich nur in dem lockeren Gewebe in der Umgebung der Gefäße und auch in den innersten Schichten. Hier findet man auch beim Erwachsenen nicht allzuselten kleinere Gruppen von Zwischenzellen (Abb. 49). Muskelzellen fand ich in der Albuginea selbst nur in der nächsten Umgebung des Mediastinum testis und stimme in dieser Feststellung mit wohl allen anderen Untersuchern überein. Nach innen zu geht die Albuginea ohne deutliche Grenze in das Gewebe der Hodenscheidewände über.

Das Keimepithel besteht beim Erwachsenen aus großen platten Zellen, deren Plasmaleib vieleckig ist, während der Kern von der Fläche gesehen rund oder oval erscheint. Auf dem Schnitt sind die Zellen 1,5—2 μ dick, die Zellgrenzen sind meist deutlich zu erkennen (Abb. 240). Das Verhalten soll bei den Hodenhüllen nochmals ausführlicher geschildert werden.

2. Das Zwischengewebe (Interstitium testis).

Die Scheidewände zwischen den Hodenläppchen sind beim Erwachsenen nur sehr dünn und zeigen, ebenso wie die Grundlage des Mediastinum, den nämlichen Bau wie die innersten Schichten der Albuginea, doch enthalten sie weit mehr Zellen. Das eigentliche Zwischengewebe ist das Bindegewebe, das innerhalb der Hodenläppchen die einzelnen Kanälchen zusammenhält. Seine Grundlage bildet ein Geflecht von feinsten, ungemein dünnen Fasern, die sich deutlich nur mittels der Silberfärbung darstellen lassen. Zwischen ihnen ziehen einzelne gröbere leimgebende Fasern, die auch mit den Gebilden der Kanälchen-eigenhaut in Verbindung stehen. Im Zwischengewebe ziehen, ebenso wie in den Scheidewänden, zahlreiche größere und kleinere Gefäße, vor allem viele ungemein dünnwandige weite Venen und Lymphgefäße, auch vereinzelte Arterien und weite Haargefäße. An Zellen finden sich im Zwischengewebe zunächst einzelne Fibrocyten mit 10—12 μ langen und 2—3 μ dicken, walzenförmigen Kernen, deren Plasmaleiber ganz dünn, fadenförmig erscheinen, außerdem einzelne Mastzellen und besonders in der Umgebung der Gefäße Histiocyten, schließlich noch die eigentlichen Zwischenzellen. Ihren Bau muß ich ausführlich beschreiben; auf ihre Bedeutung werde ich nicht näher eingehen, obwohl sich in den letzten beiden Jahrzehnten eine Unsumme von Arbeiten mit ihr beschäftigt haben. Leider muß ich bekennen, daß auch ich dazu beigetragen habe, die Masse dieser Schriften zu vermehren; ich habe mich auch öfters über die Bedeutung der Zwischenzellen geäußert [Stieve (1919, 1920, 1926)] und werde auf diese Arbeiten, vor allem aber auch auf die neueren Zusammenstellungen von Schinz und Slotopolsky (1924), Romeis (1922, 1926) und Harms (1926) hinweisen.

Als voll ausgebildete Zwischenzellen, die zuerst von Leydig (1850) geschildert wurden, bezeichnet man Gebilde, die im Zwischengewebe des Hodens liegen und sich durch ihren besonderen Bau und die Größe auszeichnen. In voll entwickeltem Zustande findet man sie bald einzeln, meist aber zu kleineren oder größeren Gruppen vereinigt, in dem lockeren Faserwerk des Zwischengewebes (Abb. 41)[1]. Häufig sind zwei, drei oder noch mehr Zellen von feinen leimgebenden Fasern umsponnen; manchmal sieht man auch, daß in einer Gruppe jede einzelne Zwischenzelle ihre besondere Hülle aus argyrophilen Fasern hat (Abb. 46). Das Bild mutet dann ähnlich an wie das Gitterfasernetz der Leber. Sehr oft lagern sich ganze Reihen von Zwischenzellen den Gefäßen an, so daß kleine Arterien oft auf kürzere oder längere Strecken wie in Zwischenzellen eingebettet erscheinen (Abb. 42). Berücksichtigt man, daß die Zwischenzellen sich aus Histiocyten entwickeln und daß diese hauptsächlich in der nächsten Umgebung der Gefäße liegen, dann ist diese Anordnung ohne weiteres zu verstehen. Vielfach findet man sie auch der Eigenhaut der Kanälchen

[1] Die Abbildungen 41—46, 47—51 und 53—55, die das Verhalten der Zwischenzellen zeigen, sind durchweg bei 800facher Vergrößerung wiedergegeben, sie können also unmittelbar miteinander verglichen werden.

angelagert, was nicht wunder nehmen kann, da sie zum Teil ja aus den Zellen dieser Eigenhaut entstehen. Auch zwischen den Fasern der Albuginea, besonders in der inneren Schicht, findet man sie nicht allzu selten.

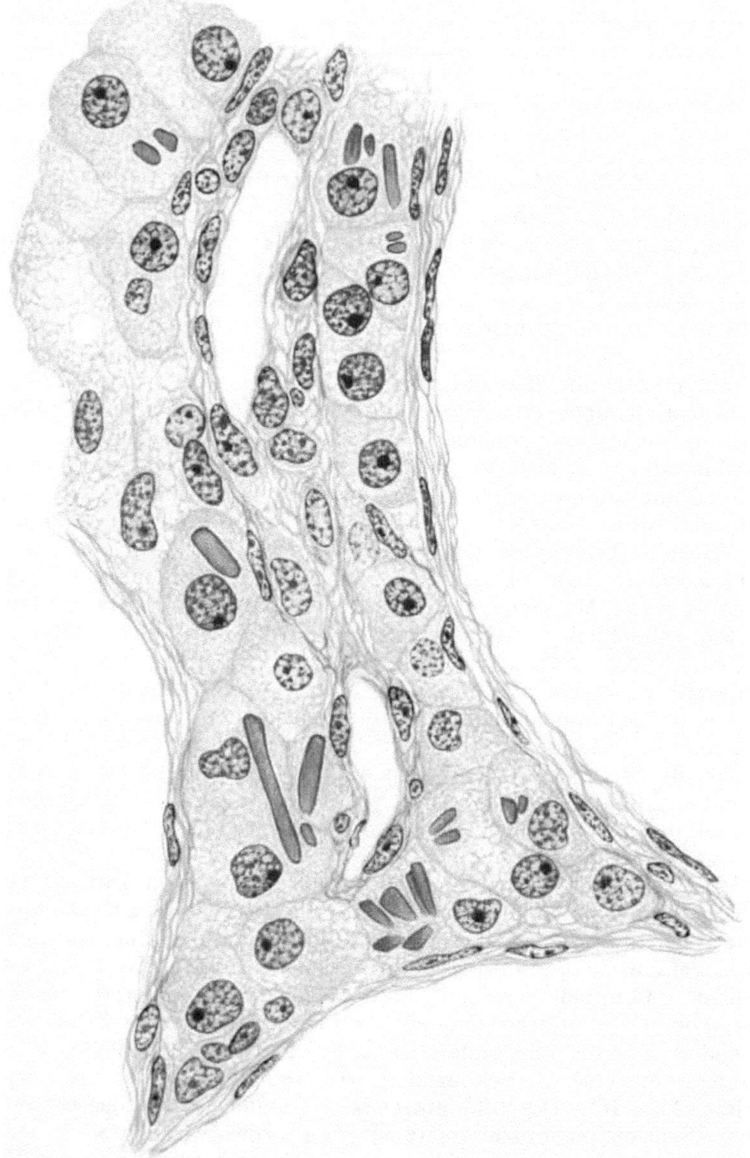

Abb. 41. Zwischenzellen aus dem Hoden eines 21jährigen gesunden Mannes. Fixiert in Sublimat-Formalin-Eisessig, Methylbenzoat-Celloidin-Paraffin, 7 μ, Azanfärbung; Vergrößerung 800fach. In der Mitte der gezeichneten Stelle ist teilweise ein Gefäß getroffen; die Zwischenzellen enthalten reichlich Kristalloide.

In voll entwickeltem Zustande haben die Zwischenzellen meist vieleckige Gestalt, sie passen sich in ihrer Form ganz dem zur Verfügung stehenden Raum an (Abb. 41). Ihr Kern ist annähernd kugelrund, selten leicht ellipsoid; er hat 6—11 μ im Durchmesser. V. EBNER (1902) gibt an, daß die Zwischenzellen 14—21 μ groß seien, die Kerne haben einen Durchmesser von 7—10 μ. Ungemein gründliche und wertvolle Untersuchungen über die Zwischenzellenkerne hat CLARA (1928) ausgeführt. Er stellte fest, daß beim erwachsenen normalen Mann die Kerne der Zwischenzellen 6,143—9,945 μ Durchmesser halten; die meisten besitzen 7,605 μ. Die meisten Zellen haben einen Durchmesser von 14,625 bzw. 18,62 μ. Seine Angaben stimmen in bester Weise mit denen von v. EBNER überein, die wohl auf KOELLIKER zurückgehen; meine eigenen Untersuchungen bestätigen das Nämliche. Der Kern besitzt sehr deutliches Häutchen, feines Liningerüst, dem das Chromatin in Form gröberer Schollen, hauptsächlich an den Kreuzungsstellen der feinen Lininfäden, angelagert ist. Bezeichnenderweise findet sich häufig, bei geschlechtsreifen Männern fast immer, ein kugelrundes Kernkörperchen von 1—2 μ Durchmesser, selten erkennt man deren zwei oder noch mehr; der Cytoplasmaleib besitzt ganz unregelmäßige Gestalt und Größe. Bei geschlechtsreifen Männern mit vollkommen gesunden Hoden kann er 25—30 μ im Durchmesser haben; da wo er sich anderen Zellen, Blutgefäßen oder den Kanälchen anlagert, erscheint er abgeplattet. Wenn die Zellen einzeln oder weit entfernt voneinander liegen, sind sie ganz rund, meist aber erscheinen sie vieleckig und zeigen dann die verschiedensten Formen. Sehr häufig findet man zwei und mehr Kerne in einem Plasmabezirk beieinander liegen. Bei den gewöhnlich angewendeten Fixierungs- und Färbungsarten, besonders nach Einbettung in Paraffin, erscheint der Cytoplasmaleib schaumig wabig und zwar um so grobschaumiger, je größer die ganze Zelle ist. In der Nähe des Kernes liegt vielfach ein etwas dunklerer Bezirk, die Sphäre. Der Kern liegt meist nicht ganz in der Mitte, sondern mehr nach einer Seite der Zelle zu. Die Angabe von STEINACH (1920), daß im Hoden homosexueller Männer besonders große Zwischenzellen, die sog. F-Zellen, zu beobachten seien, deren inkretorische Tätigkeit für die außergewöhnliche

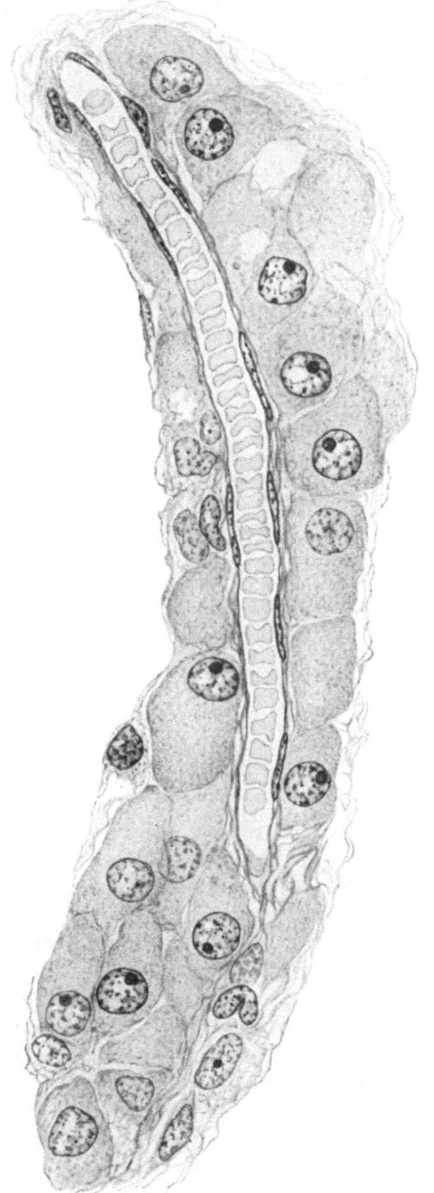

Abb. 42. Zwischenzellen aus dem Hoden eines 74jährigen Mannes, entlang einem Haargefäß angeordnet. Fixiert in ZENKER, Methylbenzoat-Celloidin-Paraffin, 10 μ, Hämatoxylin-DELAFIELD-Eosin; Vergrößerung 800fach.

Veranlagung der Betreffenden verantwortlich sei, beruht auf Irrtum. Zellen von der Form und Größe, wie sie STEINACH als F-Zellen schildert, finden sich im Hoden fast jedes normal empfindenden geschlechtsreifen Mannes. BENDA (1921) und später besonders SCHINZ und SLOTOPOLSKY (1925) haben in sehr schönen Untersuchungen gezeigt, daß die Hoden homosexueller Männer sich nicht durch ein einziges der von STEINACH geschilderten Merkmale von denen normal empfindender Männer unterscheiden.

In dem dunkleren Bezirk des Cytoplasmas, der Sphäre, erkennt man besonders an Präparaten, die mit Eisenhämatoxylin gefärbt sind, häufig die Centriolen. Sie sind sehr klein, kugelig oder auch stäbchenförmig und ungemein fein. Häufig finden sich nicht nur zwei, sondern drei und vier, selten noch mehr solcher kleiner Centriolen innerhalb der Sphäre. Diese lagert sich dem Kern manchmal halbmondförmig an; wenn die Zelle zwei oder mehr Kerne enthält, liegt die Sphäre in der Mitte und erscheint dann kugelförmig. V. WINIWARTER (1912), der diese Erscheinungen zuerst beschrieben hat, gibt an, daß

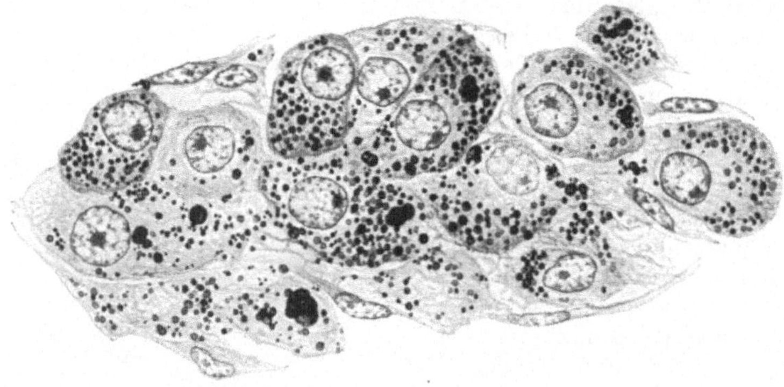

Abb. 43. Gruppe von Zwischenzellen aus dem Hoden eines 34jährigen Mannes. Fixiert in FLEMMING starkes Gemisch, Natriumsulfid-Paraffin, 7 μ, Safranin; Vergrößerung 800fach. Zeigt die Einlagerung osmierbarer Körnchen.

die Centriolen in der überwiegenden Mehrzahl der Fälle paarweise vorkommen, und zwar entspricht gewöhnlich die Zahl der Paare der Zahl der Kerne, die in einem Cytoplasmabezirk liegen.

In frischem überlebenden Zustande ist der Cytoplasmaleib der Zellen meist vollgepfropft mit größeren und kleineren, stark einfach lichtbrechenden Körnern, die größtenteils kugelrund, höchstens bei sehr dichter Lagerung durch die gegenseitige Berührung etwas abgeplattet sind. Sie bräunen sich mit Osmiumsäure und schwärzen sich bei nachfolgender Behandlung mit Alkohol (Abb. 43). Mit Sudan III und Scharlachrot tränken sie sich eindringlich (Abb. 44), bei der Nilblaumethode erscheinen sie violett, auch färben sie sich nach der von SMITH angegebenen Methode. Doppellichtbrechende Kugeln treten in größerer Menge erst im Hoden des Erwachsenen auf; beim Keimling sind die Kugeln in weit geringerer Zahl nachzuweisen und erscheinen bei ihm einfach lichtbrechend.

Diese Einlagerung osmierbarer Kugeln findet sich in allen Zwischenzellen und muß als besonderes Kennzeichen dieser Zellform bezeichnet werden. Sie sind auch sehr gut zu beobachten, wenn sich die Histiocyten in Zwischenzellen verwandeln oder wenn diese sich zu Bindegewebszellen zurückbilden. Manche von den Zellen sind mit solchen Körnchen ganz vollgepfropft (Abb. 43 und 44), andere enthalten nur wenige der Tropfen. Nach den verschiedenen Angaben im Schrifttum bestehen die lichtbrechenden Tropfen aus einem Gemisch verschiedener Lipoide, besonders aus Neutralfett und Lipoiden im engeren Sinne, in erster Linie dem Cephalin. Die Zusammensetzung ist bei den verschiedenen Tierarten verschieden. Nach KUNZE (1922) enthalten die Zwischenzellen beim Menschen auch größere Mengen von Cholestearinestern, wie besonders die Untersuchungen im polarisierten Licht zeigen. LOTZ und JAFFÉ (1924) fanden beim Menschen solche Cholestearinester und Gemische von ihnen regelmäßig

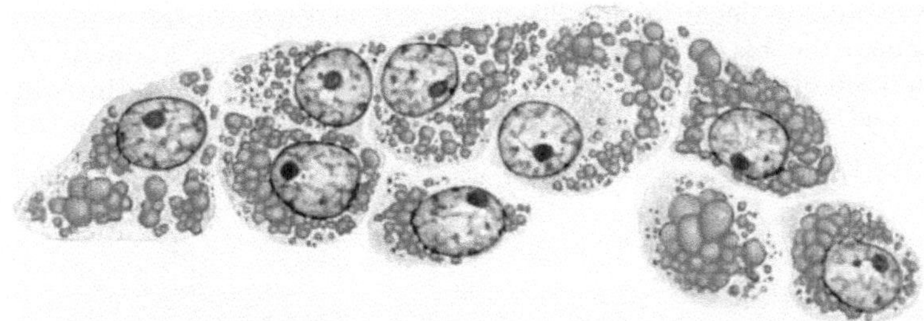

Abb. 44. Zwischenzellen eines 27jährigen Mannes. Fixiert in Formol, Gelatine, 15 μ, Sudan III. Hämalaun; Vergrößerung 800fach. Zeigt die Einlagerung Sudan III färbbarer Körner.

in den Zwischenzellen, wohingegen Phosphatide und Cerebroside nur in ganz geringer Menge nachzuweisen sind; sie können auch ganz fehlen.

Einige der Zwischenzellen, bei manchen Männern mehr, bei manchen weniger, jedoch stets nur in der Zeit der Pubertät und bei geschlechtsreifen Männern, enthalten in ihren Cytoplasmaleibern auch Eiweißkristalloide (Abb. 41, 45). Sie wurden erstmalig von REINKE (1896) beschrieben und sind dann allgemein

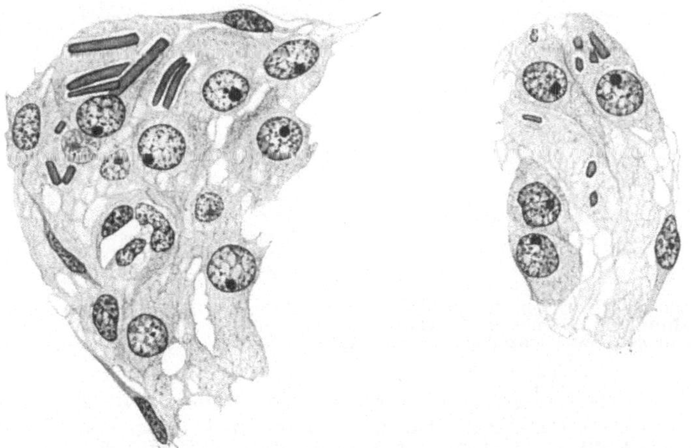

Abb. 45. Zwischenzellen aus dem Hoden eines 36jährigen Mannes. Fixiert in ZENKER, Methylbenzoat-Celloidin-Paraffin, 5 μ, Hämatoxylin-HEIDENHAIN-Lichtgrün; Vergrößerung 800fach. Zeigt Einlagerungen von Krystalloiden links und reisförmigen Körpern rechts.

nachgewiesen worden, fehlen jedoch bei allen Tieren, mit Ausnahme des Hundes. Nach dem Tode zersetzen sie sich sehr rasch und sind deshalb in Hoden, die erst einige Stunden nach dem Ableben des Trägers fixiert wurden, kaum mehr nachzuweisen. Sonst finden sie sich regelmäßig schon bei Siebzehnjährigen, bei allen Männern, auch noch beim Greis, desgleichen in krankhaft zurückgebildeten oder unterentwickelten, kryptorchen Hoden des Mannes. Ihre Zahl und Größe ist sehr verschieden (Abb. 41 und 45). Sie sind nach ROMEIS (1926) einfach lichtbrechend, lösen sich nicht in Chromsäure, zehnprozentiger Salpetersäure,

Salzsäure, Essigsäure, Formalin, Alkohol, Chloroform, Äther oder Balsam. Sie lösen sich dagegen sehr rasch in Pepsinsalzsäure, quellen und verändern sich in Natronlauge, Kalilauge und Trichloressigsäure; am deutlichsten sind sie erhalten in Hoden, die mit Sublimat-Formalin-Eisessig oder der ZENKERschen Flüssigkeit fixiert wurden. Auch bei reiner Formalin-Fixierung sind sie meist gut erhalten.

Die Kristalloide liegen in den Plasmaleibern der Zwischenzellen und erscheinen als Stäbchen, die bis zu 25 μ lang und 3—4 μ dick sein können. An beiden Enden sind sie oft zugespitzt, häufig findet man auch kurze keilförmige Gebilde (Abb. 41 und 45). Mit Eisenhämatoxylin HEIDENHAIN tränken sie sich, geben

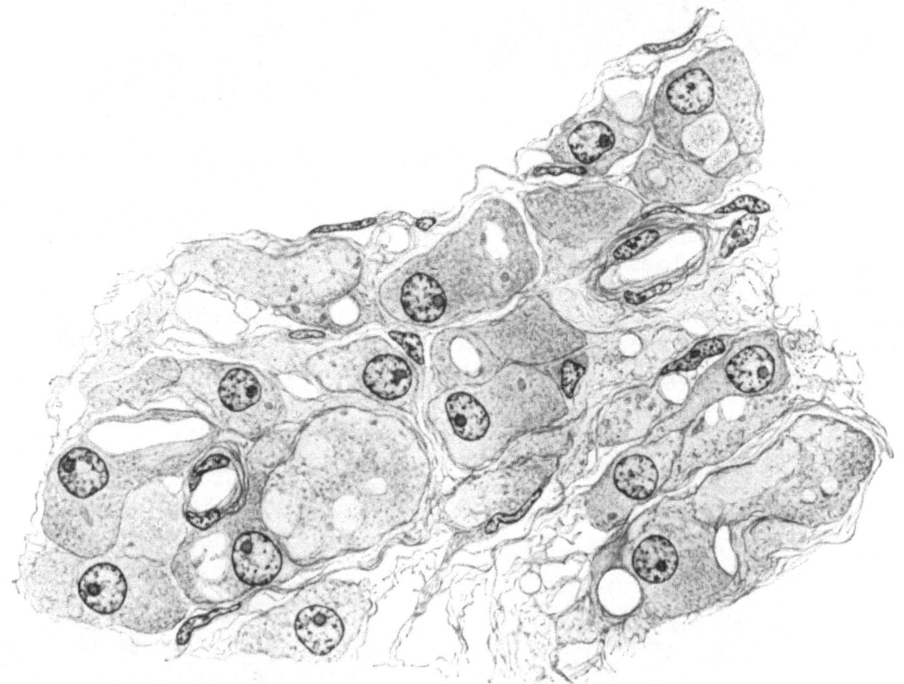

Abb. 46. Zwischenzellen aus dem Hoden eines 34jährigen Mannes. Fixiert in ZENKER, Methylbenzoat, Celloidin-Paraffin, 10 μ, Hämatoxylin-HEIDENHAIN-Chromotrop 2 R; Vergrößerung 800fach. Zeigt die Vakuolen in den Zwischenzellen und das Geflecht bindegewebiger Fasern, das sie umspinnt.

aber die Farbniederschläge rascher ab als die Kerne. Sehr gut lassen sie sich mit Azokarmin G darstellen. Im gewöhnlichen Hämatoxylin-Eosin-Präparat sind sie meist farblos, glashell. Manchmal enthalten die Zwischenzellen auch eine große Menge ganz kleiner Kristalloide, die kaum 1—2 μ lang und ½—1 μ dick sind (Abb. 45). v. WINIWARTER (1922) hat diese kleinen Gebilde als reiskornähnliche Einschlüsse geschildert. Sie unterscheiden sich hinsichtlich ihres chemischen und physikalischen Verhaltens nicht von den großen Kristalloiden, doch sind sie öfter in großer Zahl vorhanden und füllen unter Umständen den ganzen Zelleib aus oder sie lagern sich dem Kern nur an einer Seite an.

In einzelnen Zwischenzellen im Hoden des Erwachsenen findet man manchmal noch ganz scharf begrenzte, kugelförmige Hohlräume (Abb. 46), die sich weit deutlicher absetzen und oft auch größer sind als die von lipoiden Substanzen erfüllten Gebilde. Ihr Inhalt soll nach ROMEIS (1926) u. a. auch aus lichtbrechenden Kugeln bestehen, sich aber weder mit Osmiumsäure bräunen, noch mit Sudan III und ähnlichen Fettfarbstoffen tränken. Diese Gebilde sind zuerst von BOUIN und ANCEL (1903—1905) geschildert, später dann von MAZZETTI (1911) genau beschrieben worden. WAGNER (1923) glaubt, daß sie bei der *Maus* aus Mitochondrien entstehen und gibt an, sie besäßen Calotten von Lipoiden. Er erblickt in ihrem Vorkommen einen Beweis für die drüsige Natur der Zwischenzellen. Diese Annahme ist nicht zutreffend. Beim Menschen habe ich die von WAGNER beschriebenen Calotten von Lipoiden nicht nachweisen können, ebensowenig habe ich irgendwelchen Zusammenhang zwischen diesen großen Hohlräumen und den Mitochondrien erkannt. GEIPEL (1925) fand im Zwischengewebe beim Kind, Knaben und beim Erwachsenen, auch noch beim Greis regelmäßig Glykogen in den Zwischenzellen. Der Befund ist von großer Bedeutung, da ja nach den neuen Untersuchungen von NÜRNBERGER (1929, 1930) weitgehende Beziehungen zwischen Glykogen und Fettbildung bestehen.

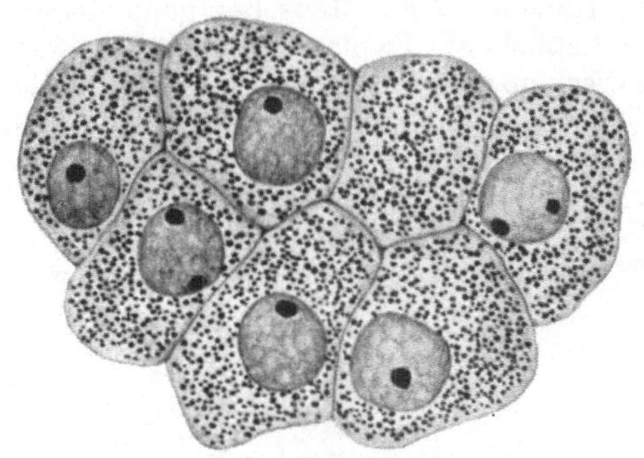

Abb. 47. Schnitt durch eine Gruppe von Zwischenzellen aus der linken Hodenanlage eines menschlichen Keimlings von 118 mm Scheitelsteißlänge, fixiert nach REGAUD, eingebettet nach WATANABE, 3 μ, Molybdän-Hämatoxylin-HELD; Vergrößerung 1200fach. Zeigt die bezeichnenden grobkörnigen Mitochondrien.

Die Mitochondrien in den Zwischenzellen zeigen verschiedenes Verhalten. Meist sind sie gleichmäßig in der ganzen Zelle verteilt und besitzen die Form kleiner Körner (Abb. 47), doch beobachtet man, besonders bei alten Leuten auch stäbchenförmige Mitochondrien [ROMEIS (1926)]. Bei geschlechtsreifen Männern vom 18. Lebensjahre an erscheinen die Zwischenzellen häufig pigmentiert,

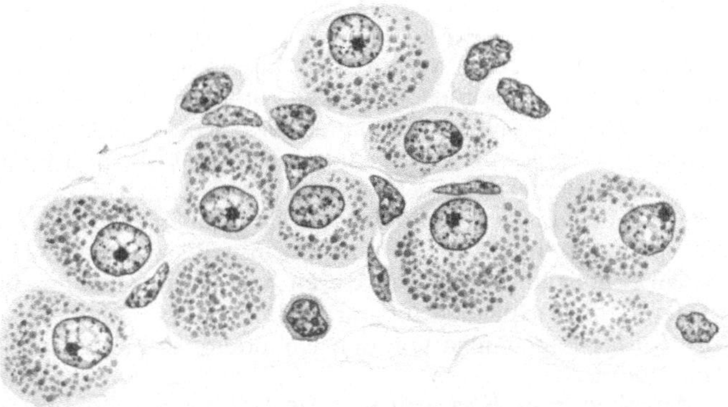

Abb. 48. Zwischenzellen aus dem Hoden eines 34jährigen Mannes. Fixiert in ZENKER, Methylbenzoat-Celloidin-Paraffin, 5 μ, Hämatoxylin-DELAFIELD; Vergrößerung 800fach. Zeigt Einlagerungen von Pigmentkörnchen in den Zwischenzellen, die in diesem Fall besonders deutlich und in sehr großer Menge zu erkennen sind.

bei alten Männern oft stärker als bei jüngeren. Die Menge des Pigmentes ist ganz verschieden groß. Oft sind schon bei 18—20jährigen die ganzen Plasmaleiber mit bräunlichen Körnchen angefüllt, die hinsichtlich der Form und Anordnung vollkommen den Mitochondrien gleichen (Abb. 48). Oft findet man bei älteren Leuten, ja selbst beim Greis, kaum eine Spur von Pigment. Was für eine Bedeutung es besitzt, ist bis jetzt noch unbekannt, ich glaube aber nicht, daß es durch Abnützung bedingt ist, da es sich eben auch im Hoden ganz junger Männer nachweisen läßt, es sei denn, daß die Abnützung nur eine vorübergehende, durch starke geschlechtliche Betätigung bedingte wäre.

Die Angaben über das Verhalten der Zwischenzellen den Vitalfarben gegenüber gehen auseinander. Naturgemäß liegen hier bis jetzt noch keine Beobachtungen, die am Menschen gemacht wurden, vor, doch ließe sich das Verhalten schließlich an Explantaten prüfen. GOLDMANN (1909) erwähnt, daß sich die Zwischenzellen nach Pyrrolblaueinspritzungen eindringlich blau färben. Im Gegensatz dazu stellt ISHIBASHI (1919) fest, daß im Hodenzwischengewebe nur die lebenden Histiocyten und Fibrocyten Pyrrol, Trypanblau und Carmin vital aufspeichern, während die eigentlichen Zwischenzellen ungefärbt bleiben. Wie ich gleich zeigen werde, ist es ungemein schwer, ja unmöglich, manche Formen der Histiocyten und der Zwischenzellen wirklich immer auseinander

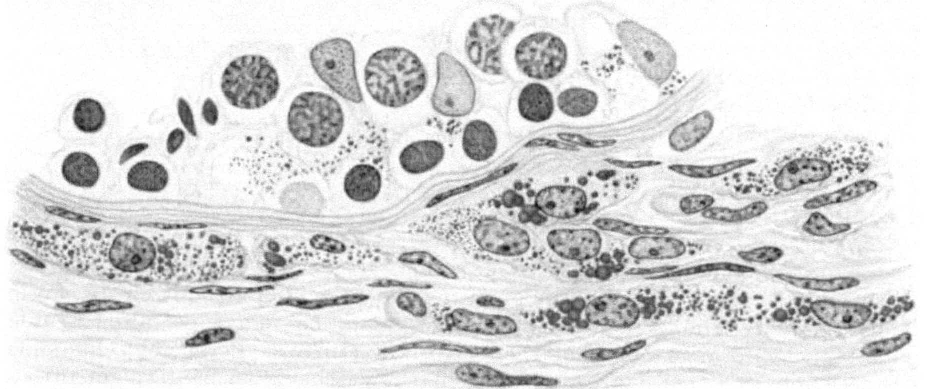

Abb. 49. Zwischenzellen in der Albuginea des Hodens eines 21jährigen Mannes. Fixiert in Formalin-Gelatine, 15 μ, Sudan III-Hämalaun; Vergrößerung 800fach.

zu halten, da die beiden Formen auseinander hervorgehen. Aus diesem Grunde kann auch nicht sicher unterschieden werden, ob die speichernden Zellen noch Histiocyten oder schon Zwischenzellen sind. WAGNER (1923, 1925) scheint die Arbeit ISHIBASHIs nicht gekannt zu haben, doch gibt er an, daß junge Zwischenzellen Vitalfarbstoffe speichern können. ESAKI (1928) zeigte in ausgedehnten Versuchen, daß die Zwischenzellen weder im normalen noch im kryptorchen Hoden Vitalfarbstoffe speichern können, „in mit Carmin-Plasma bereiteten Kulturen offenbaren die Zwischenzellen in den späteren Stadien des Lebens in vitro einen sehr geringen Grad von Speicherung. Die Einschlüsse bleiben sehr spärlich und klein.“ Im übrigen speichern von den Gebilden des Hodenzwischengewebes nur die Histiocyten.

Nach den Angaben von KATSUNUMA (1924) fällt am Hoden von Kindern und von Erwachsenen manchmal die Oxydasereaktion mit Indophenolblau in den Zwischenzellen positiv aus. Dagegen erkennt man im Hoden von Keimlingen und solchen von 13—15jährigen Knaben im Cytoplasma der Zwischenzellen eine kleine Menge sehr feiner, gleichmäßig verteilter Körnchen, welche die erwähnte Reaktion ergeben.

Voll ausgebildete Zwischenzellen finden sich nicht nur im Zwischengewebe selbst, also zwischen den Kanälchen, sondern in größerer Menge auch im Bereiche des Bindegewebskörpers des Hodens, des weiteren fast regelmäßig in den inneren Lagen der Albuginea (Abb. 49). Hier liegen sie als zum Teil recht große spindelige, wurst- und scheibenförmige Gebilde langgestreckt zwischen den leimgebenden

Faserzügen. Oft enthält ein einziger 40—60 μ langer Cytoplasmaleib zwei oder drei Kerne, die ihrerseits auch walzenförmig oder abgeplattet sind, im übrigen aber hinsichtlich des Baues vollkommen den Kernen in gut ausgebildeten Zwischenzellen gleichen. Die Plasmaleiber enthalten massenhaft Sudan III, färbbare Körner, manchmal, allerdings nur sehr selten, auch Kristalloide.

Die Entwicklung der Zwischenzellen habe ich in großen Zügen oben schon geschildert, hier muß ich auf die Einzelheiten eingehen. Wir müssen es heute als sicher bezeichnen, daß sie aus unentwickelten Bindegewebszellen (jungen Mesenchymzellen und Histiocyten) entstehen. Auch FISCHEL (1929) betont,

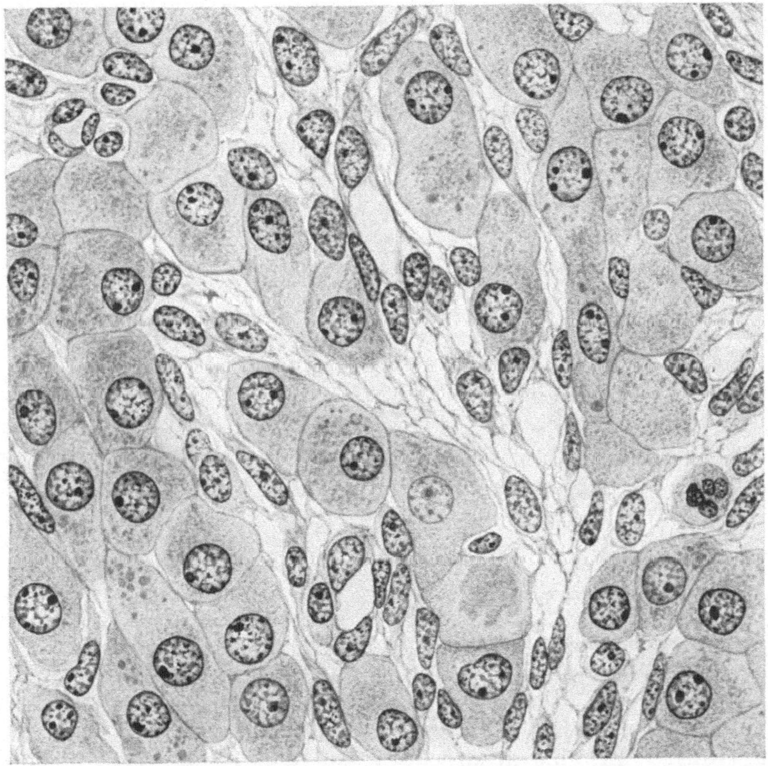

Abb. 50. Zwischenzellen aus der Anlage des Hodens eines Keimlings von 82 mm Scheitelsteißlänge. Fixiert in ZENKER, Methylbenzoat-Celloidin-Paraffin, 5 μ, Azanfärbung; Vergrößerung 800fach.

daß die Zwischenzellen sich aus den zwischen den Keimsträngen liegenden Bindegewebszellen entwickeln. Die früheren Angaben von RUBASCHKIN (1912), KITAHARA (1923) u. a., nach denen die Zwischenzellen, zum Teil wenigstens, auf Gebilde des Keimepithels zurückzuführen sind, sind durch die neueren Versuche widerlegt, es sei denn, daß sich einzelne Zellen des Keimepithels in Mesenchymzellen verwandeln können, was aber nicht wahrscheinlich ist. Die Zwischenzellen entwickeln sich nur in der unmittelbaren Umgebung der Keimstränge und später der Kanälchen des Hodens, zum Teil auch in der Albuginea und, allerdings nur sehr selten, auch im Bindegewebe des Nebenhodens. Diese bezeichnende Lage spricht dafür, daß die Entwicklung durch die Samenbildungszellen beeinflußt wird und nur in einer gewissen Beziehung zu ihnen erfolgen kann.

Beim Menschen — auf das Verhalten bei den Tieren mit periodischer Brunst kann ich hier nicht eingehen — beobachten wir zwei Schübe von Zwischenzellen. Sie entwickeln sich zuerst nach dem Erscheinen im 2. und 3. Keimlingsmonat und dann wieder in der Reifezeit beim 13—17jährigen. Während des 4. Monats bei Keimlingen von 80—120 mm Scheitelsteißlänge erreichen sie einen gewissen Höhepunkt in der Ausbildung. Relativ, d. h. bezogen auf die Masse der Kanälchen sind dann im Hoden die meisten Zwischenzellen vorhanden (Abb. 18). Die Gesamtmenge der beiden Hodenanteile und damit die tatsächliche Masse der Zwischenzellen habe ich beim Menschen nicht bestimmt. Beim Keimling sind in dieser Zeit der Höchstentwicklung die Zwischenzellen ziemlich ebensogroß wie beim erwachsenen Menschen (Abb. 50). Der Kern hat nach den sehr genauen Messungen von CLARA (1928) bei einem Keimling von 14 cm Scheitelsteißlänge einen Durchmesser von 6,728—9,945 μ der Plasmaleib besitzt die verschiedenste Form und hält selten über 20 μ, im übrigen ist der Bau des Kernes der gleiche wie später, doch findet man häufig mehrere Kernkörperchen. Der Cytoplasmaleib enthält beim Keimling weniger Lipoide und niemals Kristalloide.

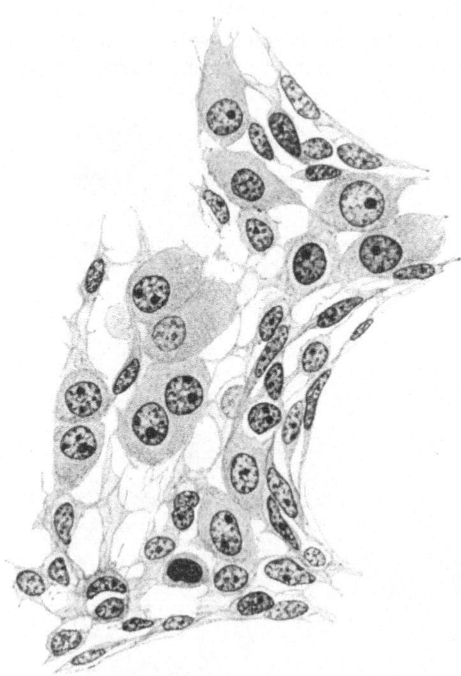

Abb. 51. Zwischenzellen aus dem rechten Hoden eines 47 cm langen neugeborenen Knaben, dessen Übersichtsbild Abb. 27 zeigt. Fixiert in Sublimat-Formalin-Eisessig, Methylbenzoat-Celloidin-Paraffin, 10 μ, Hämatoxylin-HEIDENHAIN-Chromotrop 2 R; Vergrößerung 800fach.

Die Zwischenzellen vermehren sich einerseits dadurch, daß immer wieder neue Histiocyten sich in bezeichnende Zwischenzellen verwandeln, andererseits aber auch dadurch, daß voll ausgebildete Zwischenzellen sich teilen (Abb. 52), ein Vorgang, der von manchen Seiten bestritten wurde, so besonders von v. WINIWARTER (1912). Er gibt ausdrücklich an, daß in den Hoden eines 6 cm langen Keimlings viele der spindelförmigen Bindegewebszellen sich teilen, daß aber an den großen Zwischenzellen niemals Mitosen nachzuweisen seien. Ich selbst habe früher den nämlichen Standpunkt vertreten, habe aber (STIEVE 1927) Mitosen in Zwischenzellen geschildert und auch abgebildet (Abb. 52)[1]. Auch CLARA (1928) fand solche Teilungen bei Keimlingen und bringt ein sehr gutes Bild, das seine Angaben belegt. Ob während der Reifezeit die Zwischenzellen auch noch imstande sind, sich zu teilen, oder hier durchwegs neu aus Histiocyten entstehen, vermag ich nicht zu entscheiden.

Vom 5.—6. Keimlingsmonat an bilden sich die Zwischenzellen teilweise wieder zurück, genaue Untersuchungen müssen aber erst ergeben, ob in diesem Zeitpunkt die Gesamtmenge schon absolut und nicht bloß im Verhältnis zu der Masse der Keimstränge abnimmt. Ein Teil der Zwischenzellen verwandelt sich in Histiocyten, einzelne von ihnen mögen dabei auch zugrunde gehen

[1] Abbildung 52, 64—68 und 84—86 habe ich selbst gezeichnet.

(KITAHARA 1923). Zur Zeit der Geburt enthält der Hoden immer noch mehr oder weniger große Mengen von bezeichnenden Zwischenzellen, wie auch die Angaben von POPOFF (1909) zeigen. Diese besitzen ganz verschiedene Größe und sind oft kleiner als beim Erwachsenen (Abb. 51), sie bilden sich in den beiden ersten Lebensjahren mehr oder weniger vollkommen zurück. Manchmal findet man auch im Hoden Neugeborener so gut wie gar keine voll entwickelten Zwischenzellen (ROMEIS 1926). Wodurch die Unterschiede bedingt sind, vermag ich nicht anzugeben. Vielleicht sind sie in dem verschiedenen Reifezustand der Kinder begründet. Jedenfalls vermehren sich beim Keimling in den letzten Schwangerschaftsmonaten die Zwischenzellen immer noch, wie vereinzelte

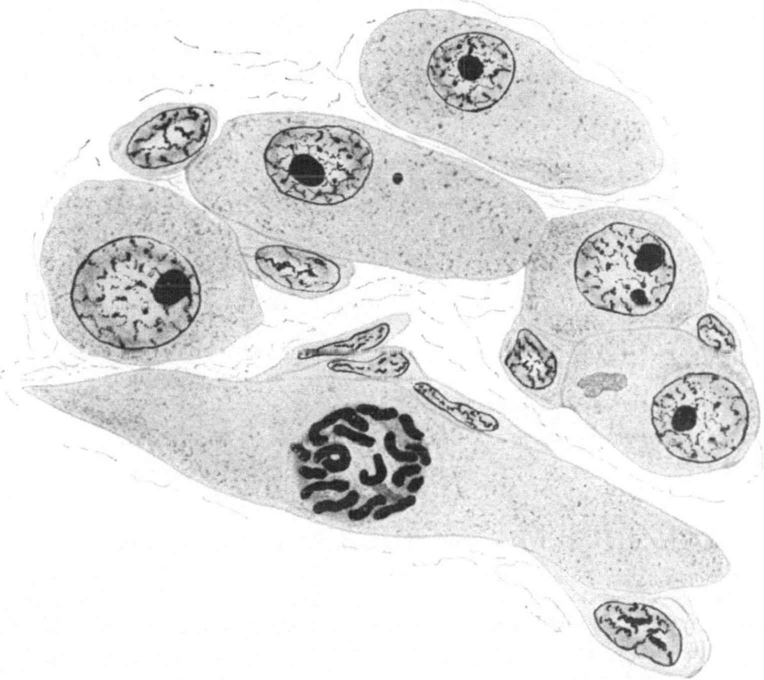

Abb. 52. Gruppe von Zwischenzellen aus dem rechten Hoden eines neugeborenen Knaben von 45 cm Gesamtlänge (Zwilling). Fixiert in ZENKER, Celloidin-Paraffin, 5 μ, Hämatoxylin-HEIDENHAIN-Chromotrop 2 R; Vergrößerung 1800fach. Unten eine Zwischenzelle in direkter Teilung. Es sind 18–19 Kernschleifen zu zählen.

Teilungen deutlich lehren, die man in den Zwischenzellen des Neugeborenen feststellen kann (Abb. 52). ESAKI (1928) hat solche Teilungen von voll ausgebildeten Zwischenzellen im Explantat feststellen können und dadurch sind die früheren Angaben, daß diese Art der Vermehrung nicht vorkomme, widerlegt.

Nach der Geburt bilden sich dann die Zwischenzellen mehr oder weniger vollständig zurück, sie verwandeln sich in Histiocyten, gehen vielleicht auch ganz zugrunde. Jedenfalls findet man auch im nichtgeschädigten Hoden des Knaben bis zum 1. Lebensjahre sehr häufig überhaupt keine Zwischenzellen vom bezeichnenden Bau. Die einzelnen Hodenkanälchen liegen dann, so wie dies KYRLE (1915) für die „normalen Fälle" beschreibt, ganz dicht aneinander; Bindegewebe findet sich nur in den kleinen drei- und viereckigen Lücken zwischen mehreren Kanälchen. Dieses Gewebe enthält (Abb. 53) dann neben einzelnen Fibrocyten nur kleinere Histiocyten, zum Teil in der Form von

Adventitialzellen den Gefäßen angelagert, zum Teil in Form ruhender Wanderzellen im Gewebe selbst. Die kleinsten dieser Histiocyten gleichen nach Form und Aussehen vollkommen den Lymphocyten.

Vom 12. Lebensjahre an, also etwa mit der Zeit, in der sich die Zellen in den Keimsträngen sehr lebhaft vermehren, ändert auch das Zwischengewebe sein Verhalten. Die Histiocyten werden größer, ihr Kern rund und bläschenförmig, der Cytoplasmaleib wächst und in seinem Innern entstehen die bezeichnenden Sudan III färbbaren Körnchen. Jetzt erst treten die ersten Kristalloide auf. Ich fand sie frühestens bei einem 13jährigen Knaben (Abb. 54) in der Umgebung derjenigen Kanälchen, in denen die ersten Spermatocyten gebildet wurden. Demnach entwickeln sich beim Menschen — viele Tiere verhalten sich ganz anders — gleichzeitig mit der Samenbildung auch die Zwischenzellen. In Hoden, in denen reife Samenfäden zu erkennen sind, findet man auch stets voll ausgebildete große Zwischenzellen (Abb. 37, 38).

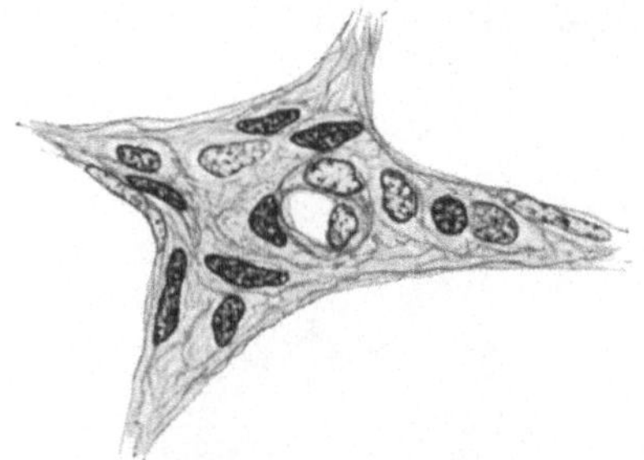

Abb. 53. Zwischengewebe aus dem linken Hoden eines $4^1/_2$ Jahre alten verunglückten Knaben. Fixiert in Sublimat-Formalin-Eisessig, Methylbenzoat-Celloidin-Paraffin, 10 μ, Hämatoxylin-HEIDENHAIN-Lichtgrün; Vergrößerung 800fach.

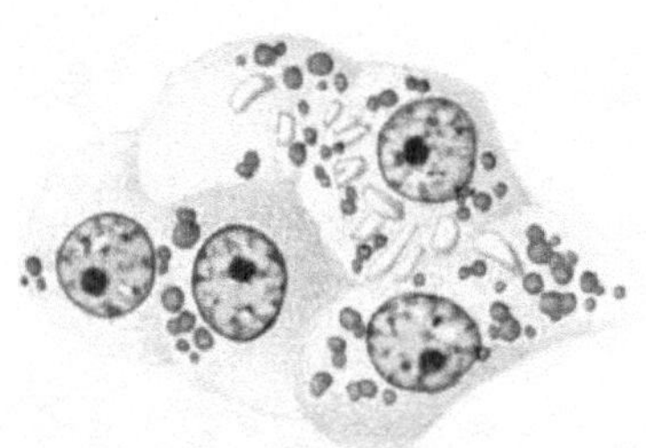

Abb. 54. Zwischenzellen aus dem rechten Hoden eines 13jährig. gesunden, verunglückten Knaben. Fixiert in Formol-Gelatine, 15 μ, Sudan III-Hämalaun; Vergrößerung 800fach. Die Zwischenzellen enthalten Sudan III färbbare Körnchen und Kristalloide.

Wenn die Hoden beim Knaben durch schwere Erkrankungen des Gesamtkörpers so sehr geschädigt werden, daß die Samenbildung überhaupt nicht in Gang kommt, dann entwickeln sich im allgemeinen auch keine Zwischenzellen. Ganz anders, wenn die Hoden durch ihre außergewöhnliche Lage im Leistenkanal oder in der Bauchhöhle in ihrer Entwicklung behindert sind. Dann bleiben die Samenkanälchen im allgemeinen eng. Die Samenbildung kommt nicht in Gang, aber die Zwischenzellen entwickeln sich in der gewöhnlichen Weise, manchmal sogar zu besonderer Größe. In einigen Fällen, so besonders in dem von LUNDH (1927) ungemein genau untersuchten, kann dann die Gesamtmenge der Zwischenzellen in solchen Leistenhoden wesentlich größer sein als beim normalen geschlechtsreifen Mann (Abb. 55).

Die Vergrößerung betrifft nicht so sehr den Kern, der selten mehr als 11 μ Durchmesser besitzt. CLARA (1928) gibt einen Mittelwert von 6,874 μ an; die meisten Zwischenzellenkerne in einem von ihm untersuchten Leistenhoden hatten 6,728 μ bzw. 7,02 μ Durchmesser. Sehr stark vergrößert ist dagegen der Cytoplasmaleib; er enthält nur selten kleine Kristalloide, ist aber ganz vollgepfropft mit zum Teil sehr großen Sudan III färbbaren Tropfen und erscheint in den gewöhnlichen Präparaten ganz locker, grobschaumig gebaut. Auch hier lagern sich die großen Zwischenzellen häufig um die kleineren Gefäße.

Bei alten Männern enthält der Hoden manchmal relativ mehr Zwischenzellen als beim jüngeren geschlechtsreifen Mann. Die Vermehrung ist zum Teil durch die Rückbildung der Samenkanälchen vorgetäuscht. Die Form der Zwischenzellen ist die gleiche (Abb. 42). Die Angaben mancher Forscher, daß die Zwischenzellen im

Alter absolut vermehrt seien, beruht meistens auf Irrtum; sie ist nur auf Grund der Beobachtung im Einzelschnitt gebildet. Dagegen zeigen die genauen Messungen von CLARA (1928), daß im Hoden des älteren Mannes mehr Zwischenzellen mit kleinen Kernen zu finden sind als früher. Wenn wir genaue Angaben

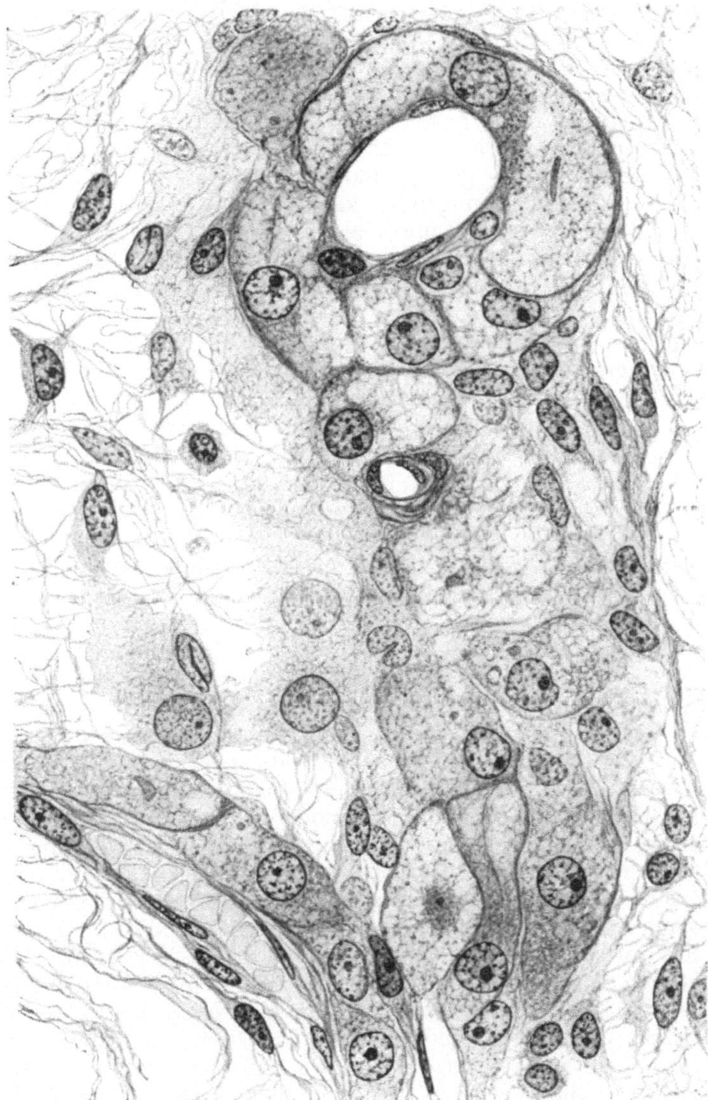

Abb. 55. Zwischengewebe aus dem kryptorchen Hoden eines 24jährigen Mannes. Fixiert in ZENKER, Methylbenzoat-Celloidin-Paraffin, 10 μ, Molybdän-Hämatoxylin-HELD; Vergrößerung 800fach.

über die Gesamtmenge des Gewebes machen wollen, dürfen wir unser Urteil niemals auf das im Einzelschnitt erkennbare Verhalten stützen, sondern müssen stets die Gesamtgröße der Hoden berücksichtigen. Darauf habe ich zuerst (STIEVE 1919) hingewiesen und habe auch angegeben, wie man die Gesamtmenge des Zwischengewebes und des Keimanteils in einem Hoden bestimmen kann. Stets muß man dabei berücksichtigen, daß das gegenseitige Mengenverhältnis der beiden Hodenanteile nicht in allen Abschnitten einer Drüse gleich ist. Meist findet sich auf Schnitten in der Gegend der Hodenpole mehr Zwischengewebe als in der Gegend des Äquators. Deshalb habe ich meinen Untersuchungen stets die Mengenverhältnisse mehrerer Schnitte aus den verschiedensten Teilen des Hodens zugrunde gelegt und den Durchschnitt aus diesen Zahlen als Mittelwert für die Berechnung der Gesamtmenge genommen. SALLER (1928) hat angegeben, meine Mengenbestimmungen seien falsch, da er in den meinen Arbeiten beigegebenen Bildern mittels des Planimeters die Menge des Zwischengewebes bestimmte[1] und teilweise zu etwas anderen Ergebnissen gekommen ist als ich. Ganz abgesehen davon, daß die von SALLER ermittelten Unterschiede so gering sind, daß sie das Ergebnis meiner Beobachtungen und Schlußfolgerungen in keiner Weise ändern, muß ich darauf folgendes betonen: SALLERs Einwände gegen mich sind von SCHINZ und SLOTOPOLSKY (1927) in gründlichster Weise einwandfrei widerlegt worden. SALLER hat vollkommen übersehen, daß ich von jedem Hoden mehrere Schnitte ausgewertet habe. Auf den meiner Arbeit (STIEVE 1923) beigegebenen Abbildungen ist stets ein Schnitt durch den Äquator des Hodens dargestellt und es ist wohl selbstverständlich, daß das auf diesem einen Schnitt erkennbare Mengenverhältnis, ganz abgesehen davon, daß, wie SCHINZ und SLOTOPOLSKY gezeigt haben, SALLER teilweise falsch planimetriert hat, nicht immer genau dem aus mehreren Schnitten gewonnenen Mittelwert entspricht.

SCHINZ und SLOTOPOLSKY haben in der von mir angegebenen Art und Weise die Menge des Zwischengewebes beim erwachsenen Menschen bestimmt. Auf die Kanälchen entfallen bei ihnen etwa 66% der gesamten Hodenmasse, also 34% auf das Zwischengewebe. Die Zwischenzellen betragen 8—28%, im Durchschnitt 12%, das Bindegewebe $13{,}5$—30%, im Durchschnitt 22% des gesamten Hodengewebes.

Die Zwischenzellen sind also, ungeachtet ihrer besonderen Form und ihres sonstigen Verhaltens besondere Formen der Mesenchymzellen; sie entwickeln sich aus undifferenzierten Zellen des Mesenchymgewebes. Diese finden sich im Bindegewebe des Erwachsenen in der Form der Histiocyten und Adventitialzellen. Daß die Zwischenzellen auf diese Gebilde zurückzuführen sind und auch beim erwachsenen Tier noch aus ihnen entstehen, haben HUMPHREY (1921), GUILERA und KRONFELD (1921) und besonders ich selbst (1922) zeigen können. Die Angaben der bisher genannten Untersucher stützen sich allerdings durchweg nur auf Beobachtungen an Einzelschnitten und besitzen nach der Ansicht mancher Pathologen deshalb keine Beweiskraft. Bedenken dieser Art werden aber vollkommen zerstreut durch die Untersuchungen, die unter der Leitung von MAXIMOW durch ESAKI (1928) ausgeführt wurden. Er konnte in Gewebskulturen deutlich zeigen, daß die Zwischenzellen aus indifferenten Mesenchymzellen entstehen. Zu diesen gehören auch die platten Zellen in der Wand der Samenkanälchen und die Gebilde in der nächsten Umgebung der Gefäße, wie auch aus der hier beigegebenen Abb. 42 deutlich zu erkennen ist. Durch diese Feststellung erklärt sich meine oben mitgeteilte Beobachtung, daß in der Zeit der Reife besonders viele Zwischenzellen unmittelbar den Kanälchen anlagern und daß in dieser Zeit die Wände der Kanälchen besonders dick sind (Abb. 38).

[1] SALLER weist sehr richtig darauf hin, daß das im einzelnen Schnitt ermittelte Mengenverhältnis der verschiedenen Gewebe in gleicher Weise durch Ausschneiden und Wiegen, als auch durch Planimetrierung bestimmt werden kann. Die Werte müssen gleich sein, wenn genau gearbeitet wird. Nach meiner Erfahrung ergeben sich bei dem viel umständlicheren Planimetrieren aber leichter Fehler.

Aus den neuesten Untersuchungen von Maximow (1927, 1928, 1928a, 1929) und Bloom (1928, 1929), auch aus meinen eigenen Beobachtungen an der menschlichen Gebärmutter (1929) wissen wir genau, daß die undifferenzierten Mesenchymzellen sich nicht nur im Gewebe finden, sondern auch in der Form von Lymphocyten im Blut kreisen. Diese Lymphocyten wandern allenthalben aus den Gefäßen aus, gelangen ins Gewebe und verwandeln sich dort in Histiocyten. Im Hoden können aus Lymphocyten auf dem Wege über die Histiocyten Zwischenzellen entstehen und dadurch erklären sich in bester Weise die Angaben von Bouin und Ancel (1905), daß beim Pferd die Zwischenzellen aus einkernigen weißen Blutzellen entstehen; des weiteren die Angaben von Regaud (1900), daß das nämliche bei der Ratte der Fall ist und die Beobachtungen von Champy (1913), der die gleichen Feststellungen beim *Frosch* machte. Die Angaben von Benoit (1929), die Zwischenzellen seien Fußzellen, die aus dem Innern der Hodenkanälchen auswandern und sich dann im Zwischengewebe entsprechend umgestalten, beruhen sicher auf Irrtum. Sie erinnern in gewisser Hinsicht an die Angaben v. Bardelebens (1897), daß Zellen aus dem Zwischengewebe in die Hodenkanälchen einwandern. Die Wandung der Kanälchen ist viel zu fest, als daß sie von ganzen Zellen durchwandert werden könnte.

Über die Bedeutung der Zwischenzellen kann ich mich kurz fassen. Ich verweise auf die oben schon erwähnten zusammenfassenden Darstellungen, besonders diejenige von Harms (1926) und Romeis (1926). Ich selbst stehe nach wie vor auf dem Standpunkt, daß die Zwischenzellen das ernährende Hilfsgewebe des Hodens sind, und mit dieser Deutung lassen sich alle Erscheinungen in Einklang bringen, die bisher an dem Zwischengewebe beobachtet wurden. Die von Bouin und Ancel und besonders von Steinach und seiner Schule vertretene Anschauung, daß die Zwischenzellen das geschlechts-spezifische Inkret absondern, entbehrt jeder tatsächlichen Grundlage. Auch Kitahara (1923) setzt sehr klar auseinander, daß die Zwischenzellen keine Drüse mit innerer Sekretion darstellen können. Er erblickt in ihnen eine „Art von Schutzeinrichtung für den generativen Anteil der Keimdrüse“, sie sollen schädigende, im Körper kreisende Stoffe verarbeiten, die aus den Keimdrüsen kommen. Daß die Zwischenzellen eine solche Nebenaufgabe erfüllen können, läßt sich nicht ohne weiteres bestreiten, aber so anziehend die Kolmer-Kitaharasche Anschauung an sich ist, so habe ich doch 1924 zeigen müssen, daß sie sich mit vielen Erscheinungen, die wir an den Zwischenzellen der verschiedensten Tierarten beobachten, nicht in Einklang bringen läßt. Andere Forscher geben an, die Zwischenzellen nehmen die von den Keimzellen abgesonderten Hormone auf und speichern sie. Hier ist besonders die letzte Arbeit von Heberer (1930) zu erwähnen, der an den Hoden eines *Varanus comodoensis* (Ouwens) folgenden Befund erheben konnte: Der Hoden zeigt lebhafte Samenbildung, massenhaft reife Samenfäden. Das Zwischengewebe zeigt besonderen Bau, es ist sehr stark ausgebildet, die Zellen enthalten reichliche Mengen von „lipoidartigen Körpern“; diese finden sich auch in den Gefäßen des Hodens. Daraus schließt Heberer, daß die Zwischenzellen bei diesem Tier ein geformtes Hormon bilden und in die Blutbahn abgeben. Über die Bedeutung dieses Hormons kann nichts gesagt werden. „Mit dem geschlechtsspezifischen Hormon dürfte es nichts zu tun haben“. Gegen diese, an und für sich gründlichen und sicher wertvollen Beobachtungen erheben sich sofort folgende Bedenken: Es handelt sich um einen einzigen Fall bei einer Art, von der nur ganz wenige Tiere bekannt sind, über die Fortpflanzungstätigkeit des Tieres weiß man noch gar nichts. Die beschriebenen Bilder lassen sich ebensogut umgekehrt deuten, daß die beobachteten Lipoide aus dem Blut in die Zwischenzellen gelangen. Endlich ist aus den Präparaten in keiner Weise zu erkennen, daß die Stoffe Hormone sind, sie können ebensogut Nährstoffe oder Abfallstoffe des Hodens sein. Wieder andere sehen in den Zwischenzellen nur eine Art von Füllgewebe, so besonders Koch (1910) und Oslund (1924); auch Schweizer (1925, 1929), der die Blutgefäßverteilung im Hoden untersucht hat, vertritt eine ähnliche Anschauung und glaubt, die Zwischenzellen dienen dazu, den Blutstrom in den Hoden zu regeln. Ich habe (Stieve 1926) schon früher gezeigt, daß diese Anschauung nicht richtig sein kann, und Romeis (1926) bezeichnet sie mit Recht als „gänzlich unhaltbar". Für meine Auffassung, daß die Zwischenzellen das ernährende Hilfsorgan des Hodens darstellen, sprechen auch meine Beobachtungen an den verschiedensten Tierarten, daß ihre Größe bei starker Ernährung zu- und bei schlechter Ernährung abnimmt. Ähnliche Untersuchungen, die unter der Leitung von Romeis durch Saller (1928) ausgeführt wurden, lieferten zum Teil in einzelnen Punkten etwas andere Ergebnisse. Okuneff (1923) zeigte am *Kaninchen,* daß sich während des Hungers der morphologisch nachweisbare Lipoidgehalt in den Zwischenzellen nicht ändert; auch die Beobachtungen, die Stefko (1924) an der hungernden Bevölkerung Rußlands ausführte, zeigen das Nämliche. Nach Leupold (1920) sind die Zwischenzellen hinsichtlich ihres Fettgehaltes von den Nebennieren abhängig; doch sollen beim Menschen keine Wechselbeziehungen bestehen zwischen der Menge des in ihnen enthaltenen Fettes und dem Funktionszustand des Hodens oder dem allgemeinen Ernährungszustand des Körpers und seiner einzelnen Organe, wie der Niere, des Herzmuskels und der Leber. Diesen Angaben liegen aber keine genauen Mengenbestimmungen zugrunde, sie können infolgedessen nicht weiter verwertet werden.

Im Zwischengewebe ziehen auch die Gefäße und Nerven, die den Hoden versorgen. Die Arterien sind größtenteils Äste der Arteria spermatica interna, doch gehen auch einzelne Äste von der Arteria deferentialis und den Arteriae scrotales anteriores und posteriores in den Hoden. Die Mehrzahl der Arterien tritt vom Bindegewebskörper aus in das Zwischengewebe ein, vereinzelte, zum Teil ziemlich starke Äste durchbohren aber die Albuginea an verschiedenen Stellen, und zwar meistens in schräger Richtung. Während ihres Durchtritts geben sie Äste zur Versorgung der Albuginea ab. Im Innern des Hodens ziehen die größeren Äste in den Scheidewänden der Läppchen und treten in das übrige Zwischengewebe ein. In ihm verästeln sie sich in ein feines Netz von Haargefäßen, das die Hodenkanälchen umspinnt. Das Blut aus diesem Netz sammelt sich in kleinen Venen, welche dem Verlauf der Schlagadern folgen. Die überwiegende Mehrzahl der Venen tritt wieder im Bereiche des Bindegewebskörpers aus. Sie vereinigen sich zu starken Venen, die sich im Geflecht des Plexus pampiniformis verlieren oder unmittelbar in die Vena testis einmünden. Nur wenige Venen treten durch die Albuginea durch und nehmen dabei die Venen aus den Hodenhüllen auf.

Das Zwischengewebe des Hodens ist ungemein reich an Lymphgefäßen. Ihr Verhalten haben Gerster (1877), Most (1899) u. a. beschrieben. Sie bilden feine, von Endothel bekleidete Spalten, sammeln sich zu größeren Ästen, die auch wieder hauptsächlich durch den Bindegewebskörper austreten. In seinem Bereich findet man ungemein viele, zum Teil sehr weite Lymphgefäße, die sehr zahlreiche Klappen enthalten.

Im Zwischengewebe findet man auch Nerven. Ihr Verhalten hat Stöhr (1928) in diesem Handbuch geschildert. Er stützt sich vor allem auf die früheren Angaben von Retzius (1893) und Timofejew (1894). Die beiden Forscher fanden Nerven, welche die Gefäße im Zwischengewebe mit feinen Geflechten umspinnen. Von diesen Geflechten gehen einzelne Fäserchen ab, sie ziehen zur Wand der Kanälchen und lagern sich dort der Eigenhaut unmittelbar an. In das Innere der Kanälchen dringen die Nerven nicht ein; Ganglienzellen fehlen im Zwischengewebe. Nachdem die STÖHRsche Zusammenfassung erschienen ist, haben PINES und MAIMANN (1928) ihre ausführlichen Beobachtungen über das Verhalten der Nerven im Hoden einiger Säuger geschildert. Sie bestätigen in vieler Hinsicht die früheren Angaben und stellen folgendes fest: Nach ihrem Eintritt in das Zwischengewbe ziehen die Nerven im Hoden zunächst zusammen mit den Gefäßen, erst nach längerem gemeinschaftlichen Verlauf teilen sie sich und bilden einerseits Geflechte um die Gefäße, andererseits ziehen sie zu den Zwischenzellen und zur Wand der Kanälchen. Die Gefäßnerven umspinnen als feine Geflechte die Wand der Arterien und Venen. Die „Parenchymnerven" sind ungemein dünn, auch sie bilden feinste Geflechte; zarte Nervenbündelchen ziehen zu den gewundenen Kanälchen und enden in ihrer Wand, ohne jemals die Eigenhaut zu durchdringen, also ins Innere zu gelangen. Sie bilden zahlreiche, zum Teil in Reihen angeordnete Endverdickungen oder Endknöpfchen. Auch in den Gruppen der Zwischenzellen enden feinste marklose Nervenfasern, die mit kleinen Endknöpfchen besetzt sind; sie dringen aber niemals in die Zellen selbst ein. PINES und MAIMANN halten sie für sekretorische Fasern. Die beiden Forscher fanden andererseits auch zahlreiche Nervenfasern, die mit platten, keulen- oder kolbenförmigen Verdickungen im Bindegewebe selbst endigen. Wahrscheinlich handelt es sich bei ihnen um sensible Fasern.

3. Die Eigenhaut der Kanälchen.

Im Hoden des geschlechtsreifen Mannes zeigen die Kanälchen ganz bestimmtes Verhalten. Sie besitzen durchweg einen mehr oder weniger weiten Hohlraum und halten 200—300 μ im Durchmesser. Gerade hier finden sich auch wieder Unterschiede im Verhalten der einzelnen Männer, die nach meinen Beobachtungen nicht ohne weiteres mit dem verschiedenen Alter erklärt werden können. In frischen Hoden lassen sich die Kanälchen leicht ausziehen, da sie durch das Zwischengewebe nur ganz lose zusammengehalten werden. SAPPEY (1889) hat sich der mühsamen Arbeit unterzogen, die Gesamtlänge der Kanälchen in einem Hoden zu bestimmen. Er ermittelte, daß 250—300 Läppchen vorhanden sind, deren jedes mehrere, durchschnittlich 70—80 cm lange Kanälchen enthält, die untereinander durch Brücken verbunden sein können. Rechnen wir im ganzen 400—450 Kanälchen, so ergibt sich eine Gesamtlänge von 280—300 Metern. Zu ähnlichen Zahlen kommen auch BASCOM und OSTERUD (1925), die die Gesamtlänge der Kanälchen eines Hodens auf 250 m angeben. Ich selbst habe die einzelnen Hodenkanälchen mehrfach ausgezogen. Es gelingt am besten an den Hoden geschlechtsreifer Männer, die nach dem Tode etwas gelegen sind, so daß das Bindegewebe die ersten Leichenerscheinungen zeigt. Ich konnte die Kanälchen aber immer nur bis zu einer Länge von 30—50 cm ausziehen. In der Anatomischen Anstalt in Halle befindet sich ein wunderschönes Präparat, das noch MECKEL angefertigt hat. An ihm sind die gewundenen Kanälchen ausgezogen, aber auch nur 35 cm lang und im ganzen sind etwa 420 von ihnen vorhanden; ihre Gesamtlänge betrüge demnach nur 150 m. Auch die hier angegebenen Unterschiede mögen zum Teil im Verhalten des Einzelwesens begründet sein. Bei der neugeborenen *Maus* haben DE BURLET und DE RUITER (1921) das Verhalten der Hodenkanälchen sehr genau durch Rekonstruktion klargelegt. Beim Menschen sind solche überaus mühsamen und verdienstvollen Untersuchungen noch nicht durchgeführt, und ich will deshalb auch keine Schlüsse von Mäusehoden auf jene des Menschen ziehen. Gerade so, wie hinsichtlich der Länge, bestehen auch hinsichtlich der Dicke der Kanälchen Unterschiede, die aber auch zum Teil im Verhalten des Einzelwesens bedingt sind, zum Teil aber auch durch andere Umstände beeinflußt werden. Ich werde darauf noch ausführlich zurückkommen.

Das Verhalten des Hodens, das ich beim geschlechtsreifen, vollkommen gesunden Mann im Alter von 20—40 Jahren feststellen konnte, zeigt Abb. 56. Jedes Kanälchen wird von einer Bindegewebshülle, der Eigenhaut (Tunica propria) umgeben. Deutlich lassen sich an ihr meist zwei Schichten unterscheiden (Abb. 57); zuinnerst, den Spermatogonien und Fußzellen unmittelbar

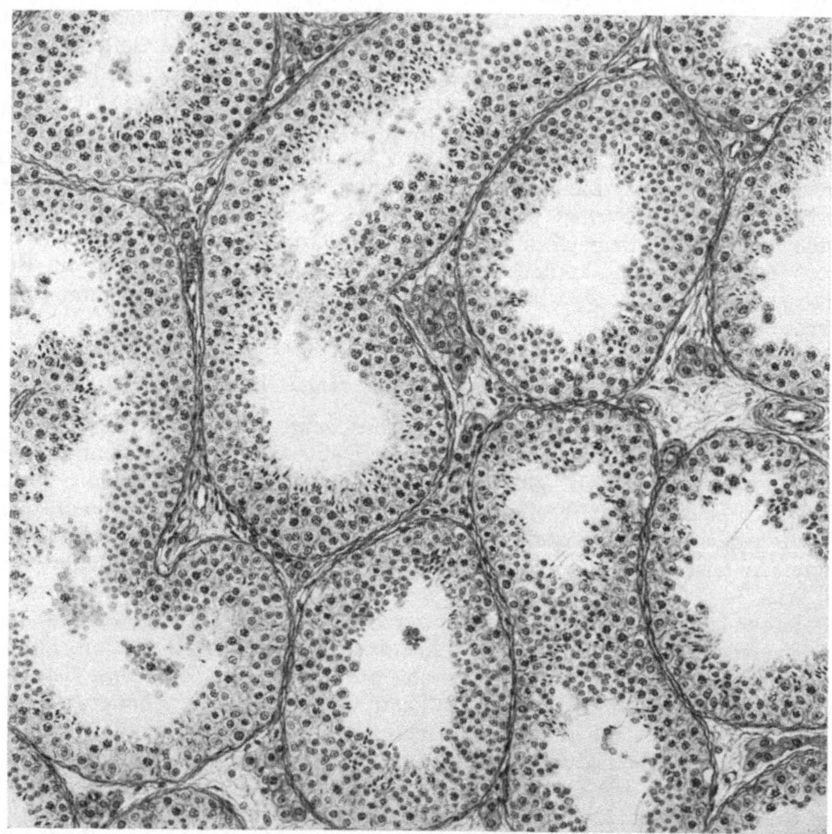

Abb. 56. Schnitt durch den rechten Hoden eines 34 Jahre alten gesunden Mannes. Fixiert in Sublimat-Formalin-Eisessig, Methylbenzoat-Celloidin-Paraffin, 10 μ, Hämatoxylin-Heidenhain-Chromotrop 2 R; Vergrößerung 150fach.

angelagert, findet man eine ganz feine und bei alten Leuten stark lichtbrechende Membran, die sich auch am frischen Präparat besonders gut abhebt. Bei jungen Männern bis zum 40. und 45. Lebensjahre kann sie vollkommen fehlen (Abb. 74). Schaffer (1927) faßt diese Haut als eine cuticulare Ausscheidung auf. „Als eine solche müssen wir auch die glänzenden Fußsäume auffassen, welche an manchen isolierten Epithelzellen, wie z. B. an den Sertolischen Zellen der Samenkanälchen, deren Gesamtheit eine Glaslamelle bildet, vorhanden sind". Ich vermag mich dieser Auffassung nicht anzuschließen, und zwar deshalb, weil die Haut, wie schon erwähnt, bei jungen Männern vollkommen fehlen kann, bei älteren aber ungemein deutlich ist, besonders deutlich in zurückgebildeten oder kryptorchen Hoden. Sie färbt sich sehr eindringlich mit allen den Farbstoffen, die für die elastischen Fasern bezeichnend sind. Träfe die SCHAFFERsche Auffassung zu, so hätten wir es also mit einer elastischen Haut zu tun, die von den Samenbildungszellen im Innern der Hodenkanälchen abgesondert wird, denn sie lagert sich nicht nur den Fußzellen, sondern auch den unentwickelten Hodenzellen und Spermatogonien an.

Nach außen auf diese Haut, bei jüngeren Männern unmittelbar auf die Hodenzellen folgt eine Lage von Bindegewebsfasern, die 5—15 μ dick ist. Sie

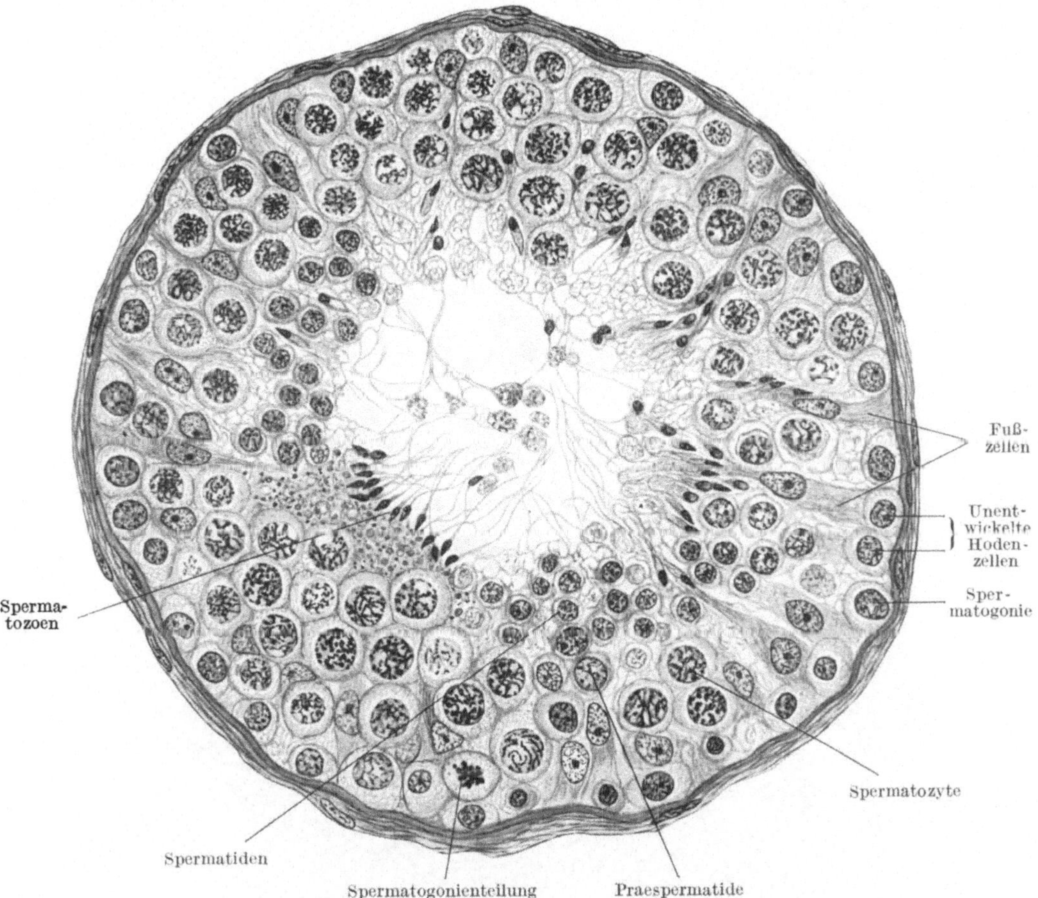

Abb. 57. Schnitt durch ein Hodenkanälchen eines 19jährigen gesunden Mannes. Fixiert in Sublimat-Formalin-Eisessig, Methylbenzoat-Celloidin-Paraffin, 5 μ, Hämatoxylin-HEIDEHHAIN-Lichtgrün; Vergrößerung 550fach.

besteht aus einem dichten Geflecht leimgebender und argyrophiler Fasern, die ungemein fein verflochten sind. Bei älteren Männern finden sich auch zwischen ihnen noch elastische Fasern (Abb. 58), beim Greis besteht oft das ganze Netzwerk nur aus elastischen Fasern. Nach PLENK (1927) bleibt die innerste Lamelle der Eigenhaut in MALLORY-Präparaten fast farblos, während sich die innerste Lamelle des Bindegewebes besonders eindringlich färben soll. Gerade diese Schicht wird in HORTEGA-Präparaten tiefschwarz, während die folgenden Schichten, namentlich bei jüngeren Individuen, weniger eindringliche Färbung zeigen. Auf Flachschnitten durch die Kanälchenwand (Abb. 59) erkennt man, daß alle diese Lagen aus Fasergeflechten bestehen; in der innersten Schicht liegen die Fasern nicht besonders dicht. Eigentliche Häute, welche die Kanälchen gleichmäßig umgeben, lassen sich nur im zurückgebildeten Hoden oder auch beim Greis nachweisen. KERVILY (1924) beobachtete schon beim Neugeborenen

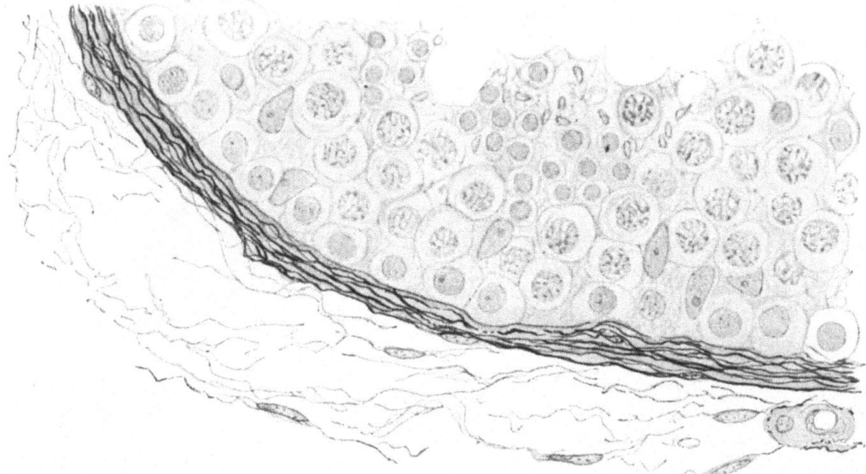

Abb. 58. Schnitt aus dem Hoden eines 40jährigen gesunden Mannes. Fixiert in ZENKER, Methylbenzoat-Celloidin-Paraffin, 15 μ, Resorcin-Fuchsin; Vergrößerung 550fach. Zeigt das Verhalten der elastischen Fasern in der Eigenhaut des Kanälchens. Das Zwischengewebe enthält keine elastischen Fasern.

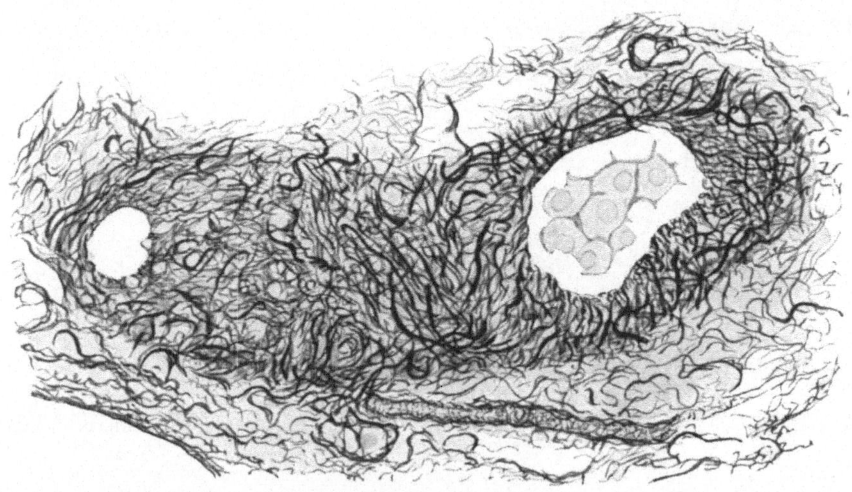

Abb. 59. Flachschnitt durch die Wand eines Hodenkanälchens aus dem Hoden eines 24jährigen Mannes. Fixiert in ZENKER, Methylbenzoat-Celloidin-Paraffin, 10 μ, Bindegewebsfärbung nach BIELSCHOWSKY-MARESCH. Zeigt das Verhalten der argentophilen Fasern in der Wand des Kanälchens. Vergr. 550fach.

in der innersten Lamelle der Kanälcheneigenhaut elastische Fasern, eine Angabe, die ich nicht bestätigen kann. Dagegen stimme ich mit PLENK (1927) in der Auffassung überein, daß beim erwachsenen Menschen nach Orzeinfärbung in der innersten Schicht der Eigenhaut sehr häufig allerfeinste Fäserchen zu erkennen sind.

Zwischen den Maschen dieses Geflechtes der Eigenhaut finden sich nun sehr zahlreiche Zellen. Ihre Kerne sind ähnlich denen der Fibrocyten gebaut; nur in den äußersten Lagen finden sich unentwickelte Mesenchymzellen vom bezeichnenden Bau der Histiocyten. Auf Querschnitten durch die Kanälchen sind die Zellen 1—1,5 μ dick und 8—15 μ lang bzw. breit. Ihre eigentliche Form erkennt man auf Flachschnitten durch die Kanälchenwand (Abb. 60). Hier sieht man, daß die Mehrzahl der Kerne scheibenförmig, allerdings entsprechend der Wandkrümmung gebogen sind und kreisrunde bis ovale Gestalt besitzen. Sie halten 10—12 μ, gegebenenfalls bis 6 : 15 μ im Durchmesser, oft erscheinen sie aber auch noch länger gestreckt. Neben diesen Formen finden sich auch hakenförmig gekrümmte, bogenförmige oder achterförmig gestaltete Kerne, solche, die einen kleinen knopfartigen Vorsprung besitzen und fast wie Hefepilze aussehen; kurz die verschiedensten Gestalten, die zum Teil an direkte

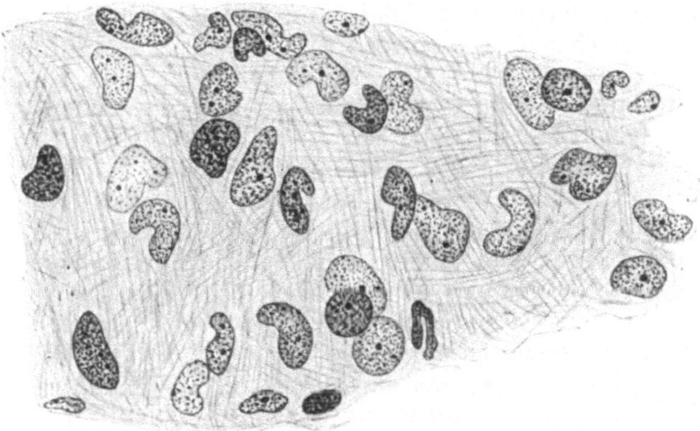

Abb. 60. Tangentialschnitt durch die Wand eines gewundenen Kanälchens aus dem Hoden eines 24jährigen Mannes. Fixiert in ZENKER, Methylbenzoat-Celloidin-Paraffin, 5 μ, Molybdän-Hämatoxylin-HELD; Vergrößerung 550fach. Zeigt das Verhalten der Bindegewebskerne in der Eigenhaut der Kanälchen.

Teilungsvorgänge erinnern. Ich glaube aber kaum, daß es sich um solche handelt, da die eben geschilderten Formen ebenso beim Kinde und Jüngling wie beim voll entwickelten Mann zu beobachten sind, und zwar in sehr großer Zahl. Es ist nicht wahrscheinlich, daß sich die Zellen in der Eigenhaut der Kanälchen dauernd vermehren, obwohl die Kanälchen beim erwachsenen Mann ja nicht mehr an Länge und Dicke zunehmen. In den äußeren Lagen sind die Kerne besonders beim Jüngling kürzer, dicker, oft auch rund und gleichen vollkommen denen der Histiocyten. Im übrigen besitzen alle Kerne der Eigenhaut ein ganz feines Häutchen und ein ungemein feines Liningerüst, das vollkommen besetzt ist mit staubförmigen Chromatinkörnchen und den Kern ganz gleichmäßig durchzieht. Nucleolen habe ich nirgends gefunden. Die Cytoplasmaleiber der Fibrocyten lassen sich nicht gesondert darstellen, auch nicht mittels der neueren Methoden von v. MÖLLENDORFF. Im Schrifttum fand ich auch keine Angaben darüber, wie sie beschaffen sind.

4. Der Inhalt der Kanälchen.

Beim geschlechtsreifen Mann beträgt der Durchmesser der Hodenkanälchen nach meinen eigenen Messungen 180—300 μ, selten bis zu 350 μ (Abb. 57, 74). In ein und demselben Hoden finden sich meist keine sehr großen Unterschiede. Schwankungen von über 50 μ beim nämlichen Menschen deuten gewöhnlich schon auf krankhafte Veränderungen hin. SPANGARO (1902) gibt 200—260 μ an, ROMEIS (1926) 180—300 μ. Der Durchmesser hängt zum Teil von der Weite des Hohlraumes ab, der in dickeren Kanälchen 80—150 μ, in dünneren oft nur 30—70 μ hält. Die Wandbekleidung besteht ausschließlich aus Zellen, die in 5—10 Lagen übereinander geschichtet sind. Alle Zellen im Innern der Hodenkanälchen stammen von einer Zellart, den unentwickelten Hodenzellen, ab: sie zeigen aber das verschiedenste Verhalten. Nur ein Teil von ihnen beteiligt sich jeweils an der Samenbildung. Diese werden von vielen Forschern als Samenzellen oder Samenbildungszellen bezeichnet. Ein anderer Teil der Zellen verharrt für einige Zeit im Ruhezustande und erfüllt vielleicht dabei besondere Aufgaben. Diese Zellen werden vielfach zu der großen Gruppe der Fußzellen und nach ihrem Entdecker SERTOLI-Zellen zusammengefaßt. Gerade mit diesem Namen werden aber die verschiedensten Gebilde bezeichnet, zum Teil in recht gedankenloser Weise.

An den Samenzellen unterscheidet man die kleineren Formen als Spermatogonien. Sie vermehren sich während der Reifezeit und während des ganzen Lebens, von bestimmten Zuständen abgesehen, ungemein lebhaft, und zwar stets auf indirektem Wege. Eine Anzahl von ihnen bilden sich immer zu Spermatocyten um. Diese haben zunächst die Fähigkeit sich zu teilen verloren, sind aber mit besonders starker Wachstumsenergie begabt. Während des Wachstums spielen sich an ihren Kernbestandteilen ganz bestimmte Veränderungen ab, sie führen zur Reife. Das Wachstum und die Reife ziehen sich über einen sehr langen Zeitabschnitt hin, dann teilen sich die Spermatocyten rasch nacheinander zweimal. Die beiden Teilungen heißen die Reifeteilungen. Sie führen dazu, daß die Zahl der Chromosomen auf die Hälfte der gewöhnlichen Zahl zurückgeführt wird, gleichzeitig werden auch die wichtigen Substanzen im Cytoplasmaleib halbiert. Nach der ersten Reifeteilung stellt sich für kurze Zeit wieder ein Ruhekern her. Dadurch unterscheidet sich die Samenreifung von der Eireifung, bei der die beiden Reifeteilungen im allgemeinen ohne Ruhezustand unmittelbar aufeinander folgen. Die Zellen nach der ersten Reifeteilung bezeichnet man als Präspermatiden (auch als Spermatocyten zweiter Ordnung), sie teilen sich sehr rasch wieder, die zweite Reifeteilung, dadurch entstehen die Spermatiden.

Während der beiden Reifeteilungen wachsen die Zellen nicht weiter, infolgedessen ist jede der zwei Präspermatiden nur halb so groß wie die reife Spermatocyte, aus der sie entstehen, und jede der vier Spermatiden nur halb so groß wie jede der Präspermatiden, also ein Viertel so groß wie die Spermatocyte, von der sie abstammen. Die Spermatiden verwandeln sich dann in die Samenfäden (Spermatozoen); diese verlassen, sobald sie ausgereift sind, den Hoden und gelangen in den Nebenhoden, wo sie in großen Mengen gespeichert werden.

Ich verwende dabei im folgenden immer die Bezeichnungen Spermatogonien, Spermatocyten usw., weil diese sprachlich richtiger sind als die Bezeichnungen Spermiogonien und Spermiocyten.

WALDEYER (1906) gibt für die Entwicklung der Samenzellen folgende, im Grunde genommen sehr gute Einteilung:

1. Die Spermatophylogenese, die Stammesentwicklung der Spermien bis zum ersten Auftreten eines besonderen männlichen Keimlagers (Hoden) mit den Ursamenzellen.

2. Die Spermatocytogenese, die weitere Entwicklung der Ursamenzellen bis zum Endstadium der zelligen Entwicklungsformen oder Vorformen der Spermien, den Spermatiden.

3. Die Spermatohistogenese, die Umwandlung der zelligen Vorformen in die endgültige Fadenform.

Bei diesen Bezeichnungen ist nur der Name Phylogenese nicht im üblichen Sinne gebraucht, da man sonst unter der Stammesgeschichte irgendeines Lebewesens oder auch eines Organes, seine Entwicklung bei der Vorfahrenreihe versteht. Die Stammesentwicklung der Samenzellen wäre also ihre Entwicklung bei den mutmaßlichen Vorfahren des Menschen und ihre Umgestaltung bis zu den Formen, die wir jetzt bei ihm erblicken. Richtiger müßte es heißen Spermatoontogenese, da es sich um die Keimesentwicklung der Samenbildungszellen handelt. WALDEYER gibt des weiteren an, die Spermiohistogenese (Spermatohistogenese) sei das nämliche wie die Spermiogenese (Spermatogenese).

In den Jahren, nachdem seine Arbeit erschienen ist, haben sich diese Begriffe vollkommen verwischt. Man versteht jetzt unter Spermatogenese ganz allgemein die Spermatocytogenese, vor allem die Art und Weise, in der sich die Reifeteilungen vorbereiten und abwickeln.

Ich verwende für die Zellen im Innern der Hodenkanälchen in der folgenden Beschreibung stets die oben angeführten Bezeichnungen, die ich hier noch kurz zusammenstelle. Die Bedeutung und Zusammengehörigkeit der einzelnen Zellformen ist aus dieser Zusammenstellung und auch aus Abb. 64 und 65 zu erkennen.

Unentwickelte Hodenzellen
/ \
Spermatogonien — Fußzellen
|
Spermatocyten
I. Reifeteilung
Präspermatiden
II. Reifeteilung
Spermatiden
|
Spermatozoen.

Entsprechend der verschieden langen Dauer der Entwicklung findet man in den Hodenkanälchen unter gewöhnlichen Verhältnissen am häufigsten diejenigen Entwicklungszustände, in denen die Zellen am längsten verweilen. Man erkennt demnach sehr viele unentwickelte Hodenzellen, Fußzellen und Spermatocyten, weniger Spermatogonien, von denen sich einzelne teilen, und nur ganz wenige Reifeteilungen und Präspermatiden. Dagegen findet man massenhaft Spermatiden in allen Zuständen der Umbildung zu reifen Samenfäden. Auch in einem und demselben Hoden zeigen nicht alle Kanälchenquerschnitte beim Menschen das nämliche Verhalten, vielmehr erkennt man an den einzelnen Stellen verschiedene Zellformen. Es scheint, daß die einzelnen Abschnitte der Kanälchen den Samen nicht gleichzeitig erzeugen. Beim periodisch brünstigen Tier liegen die Verhältnisse anders, bei ihm zeigen gewöhnlich alle Kanälchenquerschnitte bis in Einzelheiten das nämliche Verhalten — eine Tatsache, auf die schon BRANCA (1911) hingewiesen hat. Beim chronisch brünstigen Tier, solche finden wir nur unter den Haustieren, erkennen wir das nämliche Verhalten wie beim Menschen.

In den meisten Hoden erwachsener Männer findet man auch größere oder geringere Mengen von Kanälchenquerschnitten, in denen die Samenbildung mehr oder weniger vollkommen ruht; sie sind offenbar zurückgebildet. KYRLE (1920) fand bei 1000 Männern nicht in einem einzigen Fall Hoden, die in allen Teilen als „normal" bezeichnet werden konnten. SLOTOPOLSKY und SCHINZ geben an, daß in jedem menschlichen Hoden vereinzelte atrophische Kanälchen und solche mit Lücken im Samenbelag vorkommen. Auch ROMEIS (1926) hat noch keinen menschlichen Hoden beobachtet, in dem bei eingehender

Durchsicht nicht einzelne atrophische Kanälchen oder Bezirke mit herabgesetzter Tätigkeit zu finden sind. Er glaubt, daß solche Vorkommnisse zum normalen Bild des Hodens gehören. BRANCA (1911) hatte schon früher auf diese Erscheinungen aufmerksam gemacht und sie besonders in Zusammenhang mit den großen individuellen Unterschieden im Hoden gebracht, die man beim Menschen im Gegensatz zum Tier beobachten kann.

Ich selbst kann diese Angaben im großen und ganzen bestätigen, allerdings hauptsächlich an Hoden, die anläßlich von Sektionen entnommen wurden, ebenso an denjenigen von Hingerichteten. In ihnen fand ich eigentlich stets mehr oder weniger schwere Rückbildungen an vereinzelten oder zahlreichen Kanälchenquerschnitten, besonders in der Gegend des Mediastinum. Außerdem habe ich aber einige Hoden von jungen Männern im Alter von 16—25 Jahren untersucht, die plötzlich in voller Gesundheit durch Unglücksfälle umkamen. In mehreren von ihnen habe ich trotz langen Suchens auch in der Nähe des Hodennetzes nicht einen einzigen Hodenkanälchenquerschnitt gefunden, in dem Rückbildungen zu erkennen waren. Allerdings war auch bei diesen Männern die Samenbildung nicht in allen Kanälchen gleich lebhaft.

Die Beobachtungen von BRANCA, KYRLE, ROMEIS, SCHINZ und SLOTOPOLSKY stützen sich auf Untersuchungen an Menschen, die nach irgendeiner Krankheit gestorben waren oder aber hingerichtet wurden. Durch jede Krankheit, selbst wenn sie nur sehr kurze Zeit dauert, können aber die Hoden in mehr oder weniger tiefgreifender Weise geschädigt werden; desgleichen zeigen auch die Hoden von Hingerichteten, wie ich durch ausgedehnte Untersuchungen zeigen konnte [STIEVE (1924)], fast immer mehr oder weniger starke Veränderungen. Sie sind durch die Angst und Aufregung bedingt, in denen der Verbrecher häufig vor seinem Ende schwebt. Die Untersuchungen der letzten Zeit haben deutlich genug gezeigt, daß die Hoden — das nämliche gilt für die Eierstöcke — ungemein empfindlich sind gegenüber jeder Veränderung im Zustand des Gesamtkörpers. Sie werden sehr leicht geschädigt, und zwar von solchen Veränderungen des Gesamtkörpers, die an den übrigen Organen keine nachweisbaren Rückbildungen oder überhaupt Veränderungen erzeugen. Die Samenbildung kommt dann entweder im ganzen Hoden oder wenigstens in einem Teil der Kanälchen zum Stillstand.

Schädigungen, die in dieser Weise wirken können, sind von SCHINZ und SLOTOPOLSKY (1924) in sehr ausführlicher Weise zusammengestellt. Ein Teil von ihnen kommt für meine Untersuchungen nicht in Frage, so besonders die genotypisch bedingten, des weiteren auch diejenigen, die durch schwere Allgemeinerkrankungen oder Verletzungen hervorgerufen sind. Solche äußere Schädigungen können chemischer oder termischer Art sein oder auch besonders häufig durch Röntgen- und Radiumstrahlen bedingt werden.

Für meine Ausführungen sind aber unter den Schädigungen, welche die Keimdrüsen auf dem Wege über den Gesamtkörper beeinflussen können, diejenigen wichtig, denen der Mensch eigentlich dauernd ausgesetzt ist, denn sie fallen, wenigstens beim Kulturmenschen, noch fast in das Bereich des Physiologischen. Es handelt sich um folgende Einflüsse:

1. Störungen in der Nahrungszufuhr, Hunger, Mast [STIEVE (1922, 1923—1926, STEFKO 1924) SALLER (1928)]; Störungen im Stoffwechsel, Avitaminose [ABDERHALDEN (1919)], [SCHINZ und SLOTOPOLSKY (1921), YAMASAKI (1923)]; Störungen im Cholesterinstoffwechsel [LEUPOLD (1920)]; Genußgifte: Alkohol [BERTHOLET (1909), SIMMONDS (1911), WEICHSELBAUM (1910), KYRLE und SCHOPPER (1913), STIEVE (1922, 1923)]; Nicotin [HOFSTETTER (1923)]; Coffein [VACCA (1926), STIEVE (1928, 1929)].

2. Klimatische Einflüsse [STEINACH und KAMMERER (1920), HARDT (1922), STIEVE (1923, (1924) GRORSKY (1930)].

3. Psychische Einflüsse [LUBARSCH (1896), BRANCA (1903), STIEVE (1919, 1924, 1925, 1926), GOETTE (1921)].

Alle diese Schädigungen, teilweise noch verstärkt durch Erkrankungen, können auf die Hoden einwirken und an ihnen mehr oder weniger schwere Rückbildungen hervorrufen. Diese müssen aber nicht immer alle Kanälchenquerschnitte gleichmäßig betreffen, sondern ihre Wirkung macht sich beim Menschen offenbar manchmal nur an einzelnen der Kanälchen geltend, und zwar nach meiner Erfahrung besonders in der nächsten Umgebung des Hodennetzes. Da eigentlich jeder Mensch, sicher jeder Kulturmensch, wenigstens zeitweise einer oder mehreren der erwähnten Schädigungen ausgesetzt ist, so kann es nicht verwundern, daß man nur äußerst selten, und zwar nur bei jugendlichen Männern, Hoden findet, in denen keinerlei Rückbildungen zu erkennen sind. Für mich hat dies zur Folge, daß ich in diesem Abschnitt auch der Rückbildungen gedenken muß, was nebenher von Vorteil ist, da dies die Schilderung der einzelnen Zellformen in den Kanälchen erleichtert.

Bevor ich die einzelnen Zellformen, die im vorhergehenden kurz erklärt wurden, ausführlicher schildere, muß ich den Bau der Hodenkanälchen im ganzen und das Verhalten der Samenzellen beschreiben. Zunächst sei dabei erwähnt, daß auch in denjenigen Abschnitten der Hoden vollkommen gesunder Männer, die keinerlei Rückbildungserscheinungen erkennen lassen, die einzelnen Kanälchenquerschnitte ganz verschiedenes Verhalten zeigen. Die Unterschiede sind, wie schon v. EBNER (1902 und in seinen früheren Arbeiten) betont hat, hauptsächlich dadurch bedingt, daß die einzelnen Abschnitte der Kanälchen nicht immer gleichmäßig arbeiten; sie wechseln in der Samenbildung miteinander ab. Vielleicht durchläuft sie eine ganz bestimmte Samenbildungswelle. Nur äußerst selten findet man Abschnitte der Kanälchen, in denen alle Formen der Samenbildungszellen auf einem Schnitt zu erkennen sind, so wie dies Abb. 57 darstellt. Äußerst selten, und nur in Hoden, die unmittelbar nach dem Tode eingelegt wurden, findet man Teilungen.

Zuäußerst, unmittelbar der Eigenhaut angelagert, erkennt man fast immer eine gleichmäßige Lage von unentwickelten Hodenzellen, zwischen ihnen reichlich Gebilde, die man als kleine Spermatogonien, besser als unentwickelte Hodenzellen bezeichnen kann. Von diesen äußersten Zellen teilen sich vereinzelte (Abb. 57, 74); auch einzelne Fußzellen findet man in der äußersten Lage. Sie sitzen mit breitem Fuß der Eigenhaut auf und reichen mit den Cytoplasmaleibern bis gegen den Hohlraum hinein. In den weiter nach innen zu gelegenen Schichten erkennt man immer mehr oder weniger zahlreiche größere Spermatogonien und solche Gebilde, von denen man nicht entscheiden kann, ob sie noch als Spermatogonien oder schon als Spermatocyten zu bezeichnen sind. Dann folgt eine Schicht größerer Spermatocyten mit bezeichnender Anordnung des Chromatins in den Kernen. In ihr liegen 2—4 und manchmal noch mehr Spermatocytenlagen übereinander. Weiter einwärts findet man häufig mehrere Lagen von Spermatiden, die an der geringen Größe leicht zu erkennen sind. Viele von ihnen verwandeln sich in Samenfäden und stehen dann in Berührung mit den innersten Teilen der Fußzellen. Präspermatiden beobachtet man nur sehr selten und immer nur in geringer Zahl.

Einzelne reife oder fast reife Samenfäden sieht man sehr häufig, aber auch keineswegs in allen Kanälchenquerschnitten. Größere Gruppen von Samenfäden findet man im Gegensatz dazu nur selten (Abb. 57). Die einzelnen Spermatozoen sind stets so gestellt, daß ihr Kopf nach außen zu sieht und entweder mit den inneren Teilen einer Fußzelle oder mit einer krümeligen Masse in Verbindung steht, die sich mit Plasmafarben tränkt und kleine osmierbare Körner enthält. Der Schwanz der Samenfäden ragt frei in den Hohlraum, dieser selbst erscheint für gewöhnlich ganz klar und nimmt keinerlei Farbstoffe auf. Er enthält kleine Klumpen krümeliger Massen, die sich mit Plasmafarbstoffen tränken, besonders deutlich nach FLEMMING-Fixierung und nachfolgender Dreifachfärbung zu erkennen sind (Abb. 74) und hie und da auch vereinzelte Sudan III färbbare Körnchen enthalten. Nur selten findet man im Kanälchenhohlraum einzelne reife Samenfäden, ganz selten, aber bei längerem Suchen wohl in jedem Hoden unreif abgestoßene, zugrundegehende Samenbildungszellen.

Das gegenseitige Mengenverhältnis der einzelnen Zellformen in den verschiedenen Kanälchenquerschnitten ist ganz verschieden. Regelmäßig beobachtet man die äußere Lage von unentwickelten Zellen, Spermatogonien und

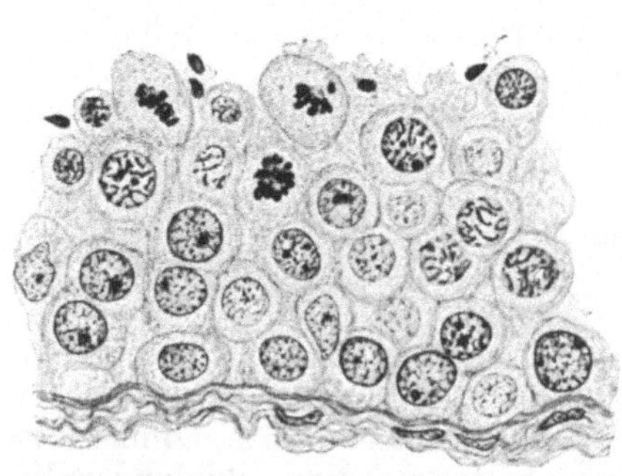

Abb. 61. Schnitt aus dem Hoden eines 62jährig. Mannes. Fixiert in Sublimat-Formalin-Eisessig. Methylbenzoat-Celloidin-Paraffin, 10 μ, Hämatoxylin-HEIDENHAIN-Lichtgrün; Vergrößerung 550fach. Zeigt erste Reifeteilungen. Die eine Zelle in der Mitte oben zeigt ein außerhalb der Spindel gelegenes Chromosom.

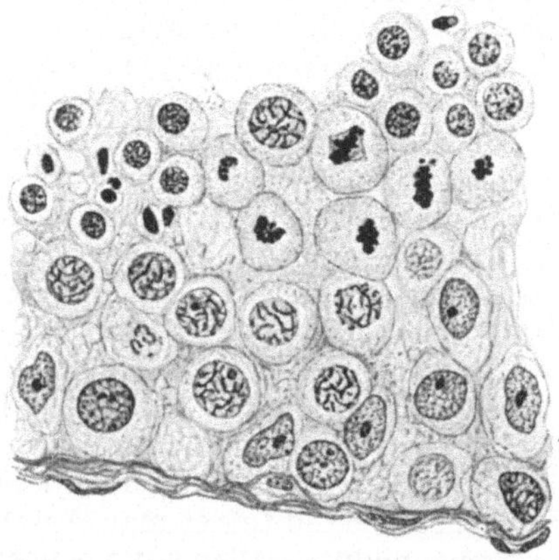

Abb. 62. Schnitt durch die Kanälchenwand des nämlichen Hodens wie in Abb. 61. Fixierung usw. wie dort; Vergrößerung 550fach. Zeigt zweite Reifeteilungen.

Fußzellen, auf sie folgen dann Spermatocyten und schließlich meistens Spermatiden in mehr oder weniger großer Zahl.

Die Zahl der Zellagen, die aufeinander folgen, ist ganz verschieden. Zuweilen beobachtet man 6—8 Schichten, manchmal aber auch nur deren 2—3, ohne daß man dies als krankhaft oder auch nur als ein Zeichen beginnender Rückbildung oder stattgehabter Schädigung bezeichnen könnte. Gerade an Stellen, an denen sehr viele Spermatiden, die sich zu Samenfäden umbilden, liegen, bemerkt man oft nur wenige Spermatocyten (Abb. 74 unten), offenbar deshalb, weil hier die Spermatocyten sich geteilt und in Spermatiden verwandelt haben und erst wieder ersetzt werden, wenn der Samen ausgestoßen ist. Teilungen findet man, wie schon erwähnt, nur in wenigen Kanälchenquerschnitten, und es ist oft schwer zu unterscheiden, ob es sich um erste oder zweite Reifeteilungen handelt. Spermatogonienteilungen findet man bei längerem Suchen in jedem Hoden, der keine starken Rückbildungserscheinungen oder Leichenveränderungen zeigt (Abb. 57). Erste Reifeteilungen zeigt Abb. 61. Die Wand des betreffenden Abschnittes ist zuäußerst von 3—4 Lagen unentwickelter Hodenzellen gebildet, einwärts von ihnen sieht man die sich teilenden Spermatocyten; an einer von ihnen erkennt man das von GUTHERZ (1912) geschilderte Verhalten, daß eine Tetrade noch außerhalb der Spindel liegt, während die übrigen Tetraden sich schon zum Mutterstern angeordnet haben.

Die zweite Reifeteilung beobachtet man etwas häufiger, was nicht wundernehmen kann, da zwei von ihnen auf eine erste Teilung treffen (Abb. 62). Bezeichnenderweise findet man aber eigentlich niemals nur eine einzelne solcher Teilungen, sondern immer ganze Gruppen von Spermatocyten oder Präspermatiden, die sich teilen und unmittelbar beieinander liegen, sehr häufig in nächster Nähe von ersten Reifeteilungen auch zweite Teilungen. Auch dies ist ein Beweis dafür, daß die einzelnen Abschnitte der Kanälchen sich bei der Bildung der Samenfäden ablösen und füreinander eintreten. Verhältnismäßig viele Teilungen findet man in den Hoden von Jünglingen während der Entwicklungsjahre, auch auf Abb. 38 sind solche dargestellt.

5. Die Samenbildung.

a) Die unentwickelten Hodenzellen.

In jedem Hoden des Menschen, besonders zahlreich in dem des Keimlings und Kindes, findet sich eine besondere Form der Zellen, die unentwickelten Hodenzellen. Sie machen beim Keimling (Abb. 20) und Kind (Abb. 26, 32, 34, 36) die Hauptmasse der Zellen in den Kanälchen überhaupt aus. Es sind kleine Gebilde mit rundem oder eiförmig gestaltetem, seltener walzenförmigem Kern (Abb. 63), der 5—7 μ im Durchmesser hat (beim Keimling oft nur 4—6 μ, wenn er walzenförmig ist, aber 4 : 9 μ hält; beim Neugeborenen sind die Zellen oft noch etwas kleiner, am kleinsten in zurückgebildeten, geschädigten Hoden). Der Kern besitzt ein äußerst feines Häutchen und ein ungemein zartes Liningerüst, das vollkommen mit allerfeinsten Chromatinbrocken bestäubt ist. Der Kernsaft ist hell und enthält 1—3 Kernkörperchen von 0,25—0,5 μ Durchmesser. Die Plasmaleiber dieser Zellen setzen sich oft undeutlich gegeneinander ab, nach bestimmten Fixierungen, besonders nach der von FLEMMING angegebenen, sind die Grenzen aber immer gut zu erkennen. Durch die gegenseitige Aneinanderlagerung sind die Cytoplasmaleiber abgeplattet; sie erscheinen deshalb vieleckig und halten 10—12 μ, manche bis zu 14 μ im Durchmesser. Die Cytoplasmaleiber erscheinen ziemlich dunkel, körnig, sie enthalten keine Einschlüsse, doch ist die Sphäre mit den punktförmigen Zentralkörperchen gut zu erkennen. Bei entsprechender Behandlung erkennt man, daß die Cytoplasmaleiber mit feinsten stäbchenförmigen, bei älteren Kindern und beim Erwachsenen auch mit körnchenförmigen Mitochondrien gefüllt sind (Abb. 14). Hinsichtlich ihres Baues gleichen die Zellen der Mehrzahl derjenigen Gebilde, aus denen beim Keimling das Keimepithel besteht, und es wurde auch meines Wissens noch von keiner Seite bestritten, daß sie sich aus diesen entwickeln. Diese Zellen sind indifferente, kleine Ursamenzellen oder besser unentwickelte Hodenzellen, die sich in verschiedener Richtung entwickeln können. Aus ihnen entstehen später alle die Zellen, die wir überhaupt im Innern der Hodenkanälchen des Menschen finden, also sowohl die Spermatogonien und die Gebilde, die aus ihnen hervorgehen, als auch die Fußzellen. Spermatogonien und ihre Tochterzellen sind tätige Gebilde, sie vermehren sich lebhaft und liefern den Samen. Die Fußzellen ruhen, vielleicht spielen sie beim Stoffwechsel im Innern der Kanälchen eine Rolle. Die unentwickelten Hodenzellen werden mit den verschiedensten Namen belegt. Als erster beschrieb sie wohl LA VALETTE ST. GEORGE (1878). Er bezeichnet sie in Anlehnung an seine Beobachtungen am Eierstock als Follikelzellen. HERMANN (1889) schloß sich ihm an, BENDA (1889) gebrauchte den Ausdruck vegetative Hodenzellen, FELIX (1911) spricht von indifferenten Hodenzellen, BÉNOIT (1897) und andere französische Forscher sprechen von petites cellules, cellules épithéliales, cellules couche commune, épithéliaux cylindriques. v. EBNER (1902) nennt sie SERTOLIsche Epithelzellen. Mit dieser Bezeichnung, die in viele Lehrbücher eingegangen ist, wurde eine unheilvolle Verwicklung hervorgerufen, denn die beschriebenen Gebilde sind keine SERTOLIzellen. Ich selbst habe sie 1919 als indifferente, kleine Ursamenzellen bezeichnet, während SCHINZ und SLOTOPOLSKY (1924) sie einfach indifferente Samenzellen nennen und ROMEIS (1926) den von FELIX (1911) vorgeschlagenen Ausdruck indifferente oder unentwickelte Hodenzellen gebraucht. Nach reiflicher Überlegung halte ich nunmehr auch die Bezeichnung indifferente oder unentwickelte Hodenzellen für die beste; ich wende sie in diesem ganzen Beitrag an. Sie besagt, daß die Zellen im Hoden liegen und noch unentwickelt sind. Sie müssen sich also erst in bestimmter Richtung hin ausgestalten.

Dies tun sie in mancher Hinsicht schon im kindlichen Hoden, und zwar hauptsächlich, wenn sie sich teilen. Dann verändert sich der Kern, ohne zunächst wesentlich an Größe zuzunehmen, er wird regelmäßig, soweit er dies nicht schon ist, kugelrund, hat 7—8 μ im Durchmesser, die Nucleolen zerfallen, das Chromatin ordnet sich in Form größerer Brocken, hauptsächlich an den Kreuzungspunkten der Lininfäden an und ist dann deutlicher zu erkennen. Der ganze Kern erscheint als Folge davon wesentlich heller; der Cytoplasmaleib nimmt gleichfalls etwas an Größe zu und nähert sich, soweit dies die angrenzenden Zellen gestatten, etwas der Kugelform, sein Durchmesser beträgt 14—16 μ. Auch er erscheint jetzt wesentlich heller, schaumig wabig gebaut, nur die halbmondförmig dem Kern angelagerte Zone hebt sich durch ihre dunkle Färbung ab, in ihr liegen die kleinen kugeligen Centriolen. Die Mitochondrien sind jetzt größer als vorher, sie erscheinen stets körnig und liegen fast ausschließlich in der unmittelbaren Umgebung des Kernes; auch dies trägt mit dazu bei, daß der Cytoplasmaleib heller erscheint als früher. Solche Zellen werden vielfach als Spermatogonien bezeichnet, sie sind nichts anderes als besondere Formen der unentwickelten Hodenzellen, die sich zur Teilung anschicken. Sie gleichen allerdings vollkommen den Spermatogonien, die wir im Hoden des Jünglings und des Erwachsenen finden und werden deshalb von manchen Forschern als die eigentlichen Spermatogonien bezeichnet. Die Anhänger der Keimbahnlehre führen diese Gebilde unmittelbar auf die entodermalen Wanderzellen zurück und bezeichnen sie teilweise als „primäre Geschlechtszellen".

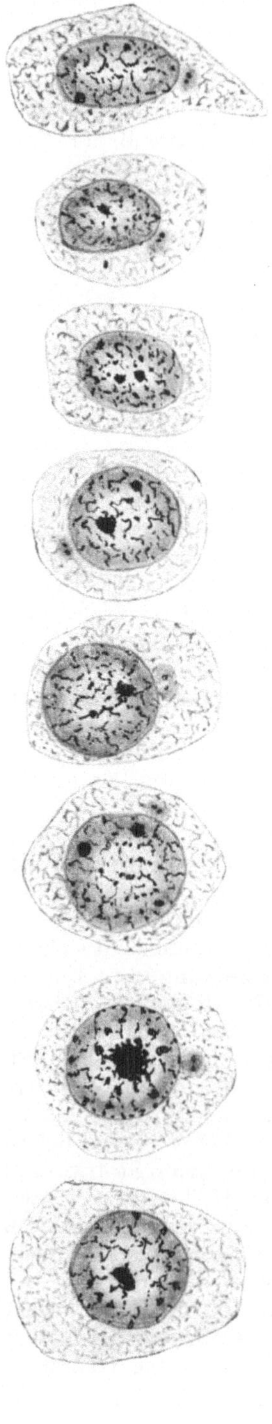

Abb. 63. Zellen aus dem Hoden eines 21jährigen Mannes. Fixiert in Sublimat-Formalin-Eisessig, Methylbenzoat-Celloidin-Paraffin, 10 μ, Hämatoxylin-HEIDENHAIN-Lichtgrün; Vergrößerung 1350fach. Zeigt verschiedene Formen der unentwickelten Hodenzellen und ihre Umwandlung in Spermatogonien.

In jedem Hoden eines Keimlings oder eines Knaben bis zum 12. Lebensjahre läßt sich aber deutlich zeigen, daß diese großen Zellen aus den kleinen unentwickelten Hodenzellen entstehen und sich nach der Teilung wieder zu solchen umgestalten (Abb. 63). Manchmal werden diese Gebilde wegen ihrer Ähnlichkeit mit den entsprechenden Zellen des Eierstocks auch Ureier, ovules primordiaux, ovules mâles, spermatogonies oviformes und ähnlich bezeichnet. Alle diese Namen werden aber in ganz verschiedener Weise angewendet, zum Teil auf die eben geschilderten Zellen, die nach Form, Bau und Größe vollkommen den Spermatogonien gleich sind, zum Teil aber auch auf andere Gebilde, die hauptsächlich in den Hoden urodeler Amphibien (besonders deutlich beim Olm, [Stieve 1920]) zu erkennen sind und die man auch manchmal beim Menschen beobachten kann. Ich fand sie am schönsten bei Knaben von 10—13 Jahren (Abb. 34), weit seltener beim Jüngling oder beim geschlechtsreifen Mann. Es handelt sich um folgende Erscheinungen: Zwischen den unentwickelten Hodenzellen vom eben geschilderten Bau finden sich Gebilde, deren meist kugelrunder Kern 10—12 μ, in manchen Fällen aber bis zu 18 μ im Durchmesser hält. Der Kern besitzt ganz zartes Häutchen, feinstes Gerüst, dem das Chromatin in Form feinster staubartiger Körnchen angelagert ist. Der Kernsaft ist hell, häufig erkennt man ein oder zwei, manchmal sogar noch mehr echte Kernkörperchen. Der Cytoplasmaleib umsäumt den Kern ziemlich gleichmäßig; durch die anliegenden Zellen ist er abgeplattet und deshalb vielkantig, im ganzen nähert sich seine Form aber der Kugel. Er kann bis 30 μ und darüber im Durchmesser halten, ist feinst schaumig gebaut; die Sphäre ist gut zu erkennen und enthält, ebenso wie in den Spermatogonien, kleine punktförmige Centriolen. Im großen und ganzen zeigen diese Zellen demnach den nämlichen Bau wie die kleinen unentwickelten Hodenzellen, nur sind sie eben viel größer und gleichen in dieser Beziehung den Eizellen. Alle diese Gebilde gehen wohl später zugrunde. Ihr Kern wird erst unregelmäßig, seine Oberfläche rauh und höckerig; später scheint der Kern zu zerfließen, er wird lappenförmig und zerfällt dann in mehrere Stücke. Schließlich löst sich das ganze Gebilde auf, gelangt ins Innere der Kanälchen und geht dort zugrunde. In den Anfangszuständen des Zerfalls erkennt man häufig solche großen Zellen, die in ihrer Form an direkte Teilungen erinnern, doch handelt es sich dabei stets um zugrundegehende Zellen, denn im Innern der Hodenkanälchen vermehren sich alle Zellen ausschließlich durch indirekte Teilung. Nicht allzu selten erkennt man auch größere Plasmaleiber vom Bau derjenigen der Spermatogonien, die zwei, drei oder noch mehr Kerne vom gewöhnlichen Bau enthalten. Ich vermag nicht zu entscheiden, was aus diesen Gebilden wird. Es ist möglich, daß sich ihre Plasmaleiber später noch teilen. Andererseits muß aber mit der Möglichkeit gerechnet werden, daß aus diesen Zellen die eben geschilderten großen Gebilde im Innern der Hodenkanälchen dadurch entstehen, daß die Kerne miteinander verschmelzen. Jedenfalls findet man niemals vielkernige Spermatocyten, sondern nur solche Riesenspermatocyten. In den Spermatogonien findet man vielfach kleine Kristalloide und Tropfen osmierbarer Massen, auf die ich später noch zurückkommen werde.

b) Die Spermatogonien.

In der Zeit der Reife, beginnend mit dem 12.—14. Lebensjahre, ändert sich das Bild im Innern der Hodenkanälchen vollkommen. Nur ein kleiner Teil der Zellen verharrt jetzt noch in dem Zustande der unentwickelten Hodenzellen und vermehrt sich dauernd durch Teilung. Die Mehrzahl der Zellen verwandelt sich jetzt in Spermatogonien, aus diesen entstehen die Spermatocyten und schließlich nach den beiden Reifeteilungen die Spermatiden und Samenfäden.

Ein weiterer Teil der Zellen verwandelt sich in die zuerst von SERTOLI (1865) geschilderten und vielfach nach ihm benannten Fußzellen, die sich nicht mehr vermehren, aber besondere Formen annehmen und besondere Aufgaben erfüllen, auf die ich noch zu sprechen kommen werde.

Wie schon mehrfach betont, kann ich hier nicht auf Einzelheiten der Samenreifung eingehen, sondern ich werde die Veränderungen an den Samenbildungszellen nur in großen Zügen schildern. Vor allem ist es mir auch unmöglich, das ganze Schrifttum über diese Frage zu besprechen, das in den letzten Jahren gewaltig angewachsen ist. Die Befunde, die an der Samenreifung der einzelnen Arten erhoben wurden, sind in weitgehendem Maße verschieden. Der ganze Vorgang ist besonders verwirrt worden dadurch, daß die Vererbungsforscher versuchten, alle möglichen Erscheinungen, die sie in ihren Versuchen fanden, durch das Verhalten der Chromosomen zu erklären und die Vorgänge an den Zellen einfach so schilderten, wie es zur Erklärung eines bestimmten Versuches notwendig ist.

Während der Zeit der Reife teilen sich die unentwickelten Hodenzellen und die Spermatogonien sehr lebhaft auf indirektem Wege. Da die unentwickelten Hodenzellen, bevor sie sich teilen, jeweils die Form der Spermatogonien annehmen, kann man schon im Stadium der Prophase nicht mehr unterschieden, welche der beiden Zellarten man im Einzelfall untersucht. Man bezeichnet im allgemeinen die nämliche Zellform vor, während und nach der Teilung als Spermatogonien, im Ruhezustande aber als unentwickelte Hodenzellen. Die Teilung dieser Gebilde verläuft in der gewöhnlichen Weise wie bei einer Körperzelle. Im Kern grenzen sich die Chromosomen ab, gleichzeitig wird im Plasmaleib die Spindel deutlich, die Centriolen rücken auseinander. Dann zerfällt die Kernmembran und eine kurze Zeit lang liegen die Chromosomen dann weit voneinander; sie ordnen sich aber sehr bald zur Äquatorialplatte an, dann verläuft die Teilung in der gewöhnlichen Weise.

Während der Prophase und der Äquatorialplatte gelingt es manchmal, besonders dann, wenn die Achse der Spindel senkrecht zur Schnittrichtung steht, mit einiger Sicherheit die Zahl der Kernschleifen festzustellen (Abb. 64 b). Vollkommen genau ist dies niemals möglich, auch nicht an Präparaten, die in starker FLEMMINGscher Lösung fixiert wurden. Die einzelnen Kernschleifen sind zu klein und liegen auch im günstigsten Fall so dicht, daß in jeder Zelle eine oder mehrere Stellen verbleiben, die nicht ganz geklärt werden können. Mir ist es jedenfalls niemals gelungen, die Zahl genau festzustellen. Die Angaben im Schrifttum gehen weit auseinander und deshalb hat es auch nicht viel Sinn, die Samenreifung des Menschen hinsichtlich des Verhaltens der ganzen Kernschleifen genau zu verfolgen. Bisher ist es noch niemals gelungen, ihre Zahl in den Körperzellen des Menschen sicher zu ermitteln. Von neueren Untersuchungen sei hier besonders die gründliche Arbeit von RAPPEPORT (1922) erwähnt, der sich für berechtigt hält, „die Chromosomenzahl für den Menschen bei den untersuchten Geweben mit Sicherheit zwischen 40 und 44 und mit großer Wahrscheinlichkeit zwischen 40 und 42 anzunehmen". Ein ganz sicheres Urteil vermag er aber nicht zu fällen und auch nicht anzugeben, ob Unterschiede im Verhalten der beiden Geschlechter vorhanden sind. Diese Berechnungen sind insofern von Bedeutung, als die Chromosomenzahl für den Menschen früher im allgemeinen auf 24 angegeben wurde, und zwar gestützt auf Untersuchungen von FLEMMING (1882, 1898) an der Hornhaut. FLEMMING fand 22—28 Kernschleifen und schloß daraus, daß durchschnittlich 24 vorhanden seien. HANSEMANN (1891) beobachtete 18—40 Kernschleifen. FICK (1905), der als erster sehr eindringlich vor einer starken Überschätzung der Chromosomen warnte, konnte die Zahl dieser Gebilde nicht sicher ermitteln und zählte ungefähr 32.

MOORE und ARNOLD (1906) kommen ebenfalls auf 32 Kernschleifen. DUESBERG (1906), BRANCA (1910—24), GUTHERZ (1912), MONTGOMERY (1912) und auch JORDAN (1914) fanden 24 Kernschleifen. Ein Teil der eben Genannten erschließt diese Zahl aber nur deshalb, weil sie in den Spermatiden die reduzierte Zahl von 12 Chromosomen fanden. GUYER (1916) nimmt nur 22 Chromosomen an, BARDELEBEN (1892, 1897) sogar nur 8. WIEMANN (1913, 1917) fand 33—38 bzw. 24 Kernschleifen. Sehr gründlich hat dann wieder GROSSER (1921) sich mit der Frage beschäftigt. Er fand in den Amnien zweier Keimlinge 45—54 Chromosomen, bei einem dritten Keimling aber nur 30—36. Die hohen Zahlen in den beiden ersten Fällen können vielleicht damit erklärt werden, daß hier die Tochterkernschleifen sich schon früh getrennt haben und deshalb als einzelliegende Gebilde gezählt wurden. KEMP (1929) hat die Chromosomen in Kulturen von Geweben menschlicher Keimlinge untersucht und hat dabei sehr schöne, klare Bilder erhalten, in denen deutlich 48 Kernschleifen zu erkennen sind; nie fand er Zellen, die um mehr als 1 oder 2 von 48 abwichen.

Sehr gründlich sind alle diese Angaben von WASSERMANN (1929) zusammengestellt worden, die neueste Arbeit von EVANS und SWEZY (1929) konnte er allerdings noch nicht berücksichtigen.

In den Spermatogonien wurden die Chromosomen von v. WINIWARTER (1921), von v. WINIWARTER und OGUMA (1926) und schließlich von PAINTER (1921, 1922, 1923) untersucht. V. WINIWARTER und OGUMA zählen in den Spermatogonien 47 Kernschleifen, die sie zu 23 Paaren und einem X-Chromosom zusammenstellen. Dieses X-Chromosom soll hakenförmig gebogen und leicht zu erkennen sein. Auf Grund ihrer am Hoden erhobenen Befunde schließen sie, daß beim Weib 48 Chromosomen vorhanden seien. PAINTER fand im Gegensatz dazu in den Spermatogonien 48 Kernschleifen. Auch er ordnete sie zu Paaren zusammen und findet ein X- und ein Y-Chromosom, die durch eine feine Brücke miteinander verbunden sein sollen. Er zeigt sehr deutlich, daß man die von v. WINIWARTER zusammengestellten Paare auch trennen und ebensogut anders anordnen kann als dieser es tut. Wichtig ist jedenfalls der Nachweis, daß das von v. WINIWARTER besonders hervorgehobene Gebilde sicher nicht das X-Chromosom ist, sondern einen genau ebenso gestalteten Partner hat. EVANS und SWEZY (1929) kamen auf Grund ihrer sehr sorgfältigen Untersuchungen dazu, folgendes festzustellen: Die Normalzahl der Chromosomen beträgt beim Manne und beim Weibe 48, unter diesen soll sich beim Mann ein X- und ein Y-Chromosom befinden.

Ich selbst habe die Kernschleifen in mehreren Spermatogonien ausgezählt und kam durchschnittlich auf Zahlen zwischen 40 und 55. Dies nähert sich den Feststellungen der eben genannten fünf Forscher; ich konnte aber niemals die Zahlen mit völliger Sicherheit ermitteln und muß auch betonen, daß es bei der geringen Größe der Kernschleifen vollkommen ausgeschlossen ist, die einzelnen Formen so genau wiederzuerkennen wie PAINTER, v. WINIWARTER und OGUMA, EVANS und SWEZY dies tun. Ein besonderes Geschlechtschromosom oder ein Paar solcher Gebilde, die sich regelmäßig durch ihr besonderes Verhalten auszeichnen, läßt sich nicht nachweisen, wenngleich man in einzelnen Zellen fraglos solche Gebilde findet, wie v. WINIWARTER und OGUMA, PAINTER, EVANS und SWEZY sie schildern. Es ist aber unmöglich, dies in irgendein Verhältnis zu der Geschlechtsbestimmung zu bringen. Auf das besondere Gebilde, das GUTHERZ beschrieben hat, werde ich noch zurückkommen.

Ich darf zum Schluß noch betonen, daß die größeren Formen der ruhenden Hodenzellen ihrer Form nach nicht von den kleineren Formen der Spermatogonien zu unterscheiden sind. Die Unterschiede sind lediglich darin begründet, daß die unentwickelten Hodenzellen, wie eben ihr Name besagt, noch ganz

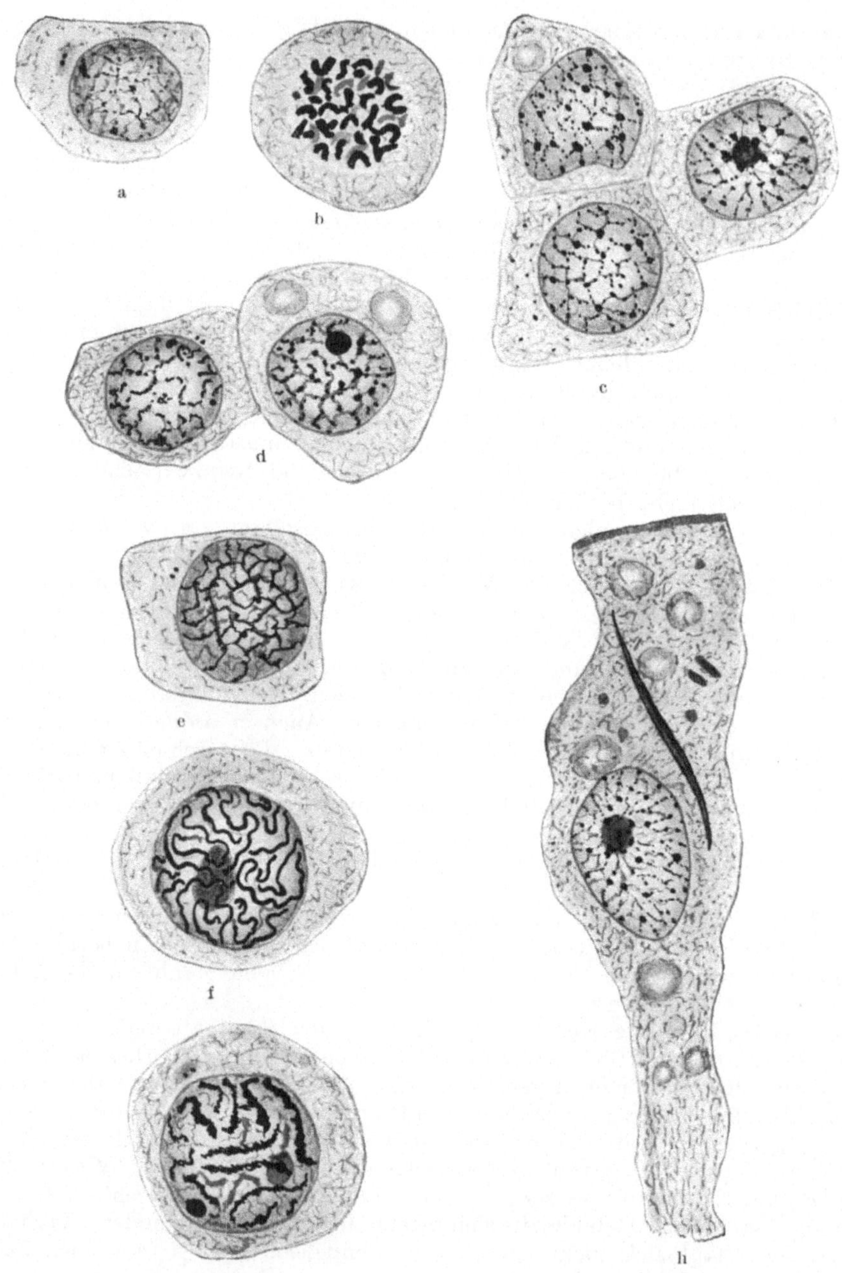

Abb. 64 a—h. Einzelne Zellen aus dem Hoden eines 21jährigen gesunden Mannes. Fixiert in Sublimat-Formalin-Eisessig, Methylbenzoat-Celloidin-Paraffin, 7 μ, Hämatoxylin-HEIDENHAIN-Lichtgrün; Vergrößerung 1350 fach. a Unentwickelte Hodenzelle, b Spermatogonienteilung, c Gruppe von Spermatogonien, d zwei Zellen, die wahrscheinlich Spermatocyten sind, e wachsende Spermatocyte, f Spermatocyte im Zustande des lockeren Knäuels, g Spermatocyte mit isolierten Chromosomen, h Fußzelle mit verschiedenen Einlagerungen im Cytoplasmaleib.

unentwickelt sind und sich entweder zu Spermatogonien oder zu Fußzellen umbilden können. Die Spermatogonien aber können sich zwar noch durch

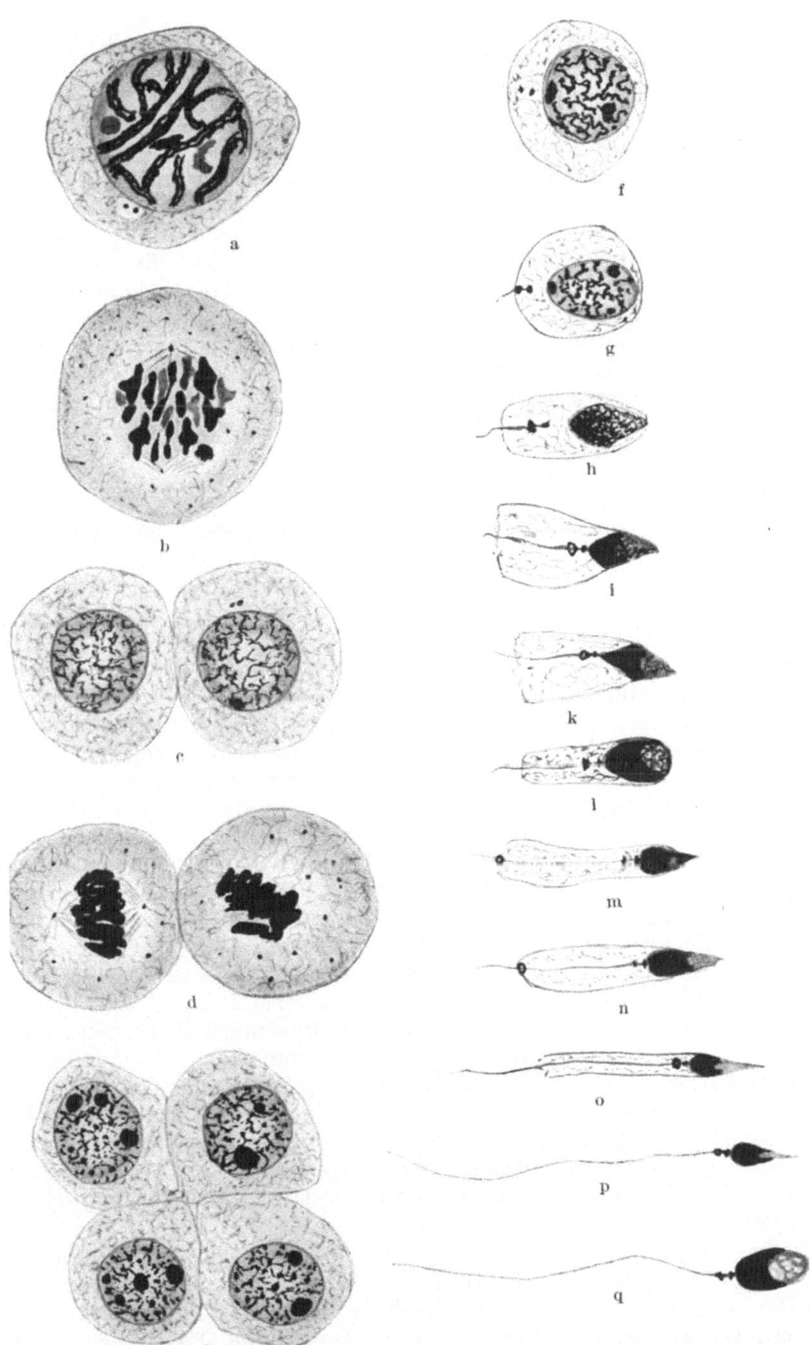

Abb. 65 a—q. Verschiedene Zellen aus dem nämlichen Hoden, aus dem Abb. 64 gezeichnet ist. Fixierung usw. wie dort; Vergrößerung 1350fach. a Spermatocyte mit Tetraden, b 1. Reifeteilung, c Präspermatiden, d 2. Reifeteilung, e Spermatiden. In der rechten Seite der Abbildung f—q ist die Umwandlung der Spermatiden in Samenfäden dargestellt.

indirekte Teilung vermehren, aber nicht mehr in Fußzellen umgestalten. Entweder entwickeln sie sich zu Spermatocyten oder sie gehen zugrunde. In den unentwickelten Hodenzellen und den Spermatogonien findet man auch Kristalloide, die weiter unten ausführlich geschildert werden. Die Unterschiede zwischen den unentwickelten Hodenzellen und den Spermatogonien sind also nicht ohne weiteres aus dem Bau der Zellen zu erkennen; sie zeigen sich erst dann, wenn die beiden Formen sich weiter entwickeln.

Bei der einzelnen Zelle läßt sich oft auch nicht entscheiden, ob man sie als Spermatogonie oder als Spermatocyte zu bezeichnen hat (Abb. 64 c, d). Der Unterschied zwischen beiden ist auch wieder zunächst ein physiologischer. Er besteht darin, daß die Spermatogonien, ebenso wie die unentwickelten Hodenzellen, sich immer wieder durch Teilung vermehren können, während die Spermatocyten diese Fähigkeit verloren haben. Sie sind aber mit besonders starker Wachstumsfähigkeit begabt und entwickeln sich rasch zu recht erheblicher Größe; dabei gehen in ihrem Kern Veränderungen vor sich, welche die beiden Reifungsteilungen vorbereiten. Diese selbst spielen sich rasch nacheinander ab.

c) Die Spermatocyten.

Die jüngsten Spermatocyten sind von gleicher Größe und gleichem Bau wie die Spermatogonien. (Abb. 64 d) Sie besitzen meist kugelrunde Kerne, die 7—8 μ im Durchmesser halten, der Cytoplasmaleib ist vieleckig und hat einen Durchmesser von 10—14 μ, selten mehr. Er zeigt feinschaumigen Bau und enthält manchmal noch kleine Kristalloide oder auch Sudan III färbbare Tröpfchen. Die Mitochondrien sind deutlich zu erkennen, die Mehrzahl von ihnen liegt in der unmittelbarsten Nähe des Kernes, einzelne finden sich aber immer in der ganzen Zelle verstreut. Bei günstiger Schnittrichtung ist die Sphäre sehr deutlich zu erkennen. Sie liegt nahe dem Kern, hat 2—3 μ im Durchmesser, sie ist jetzt meist eiförmig, mit der längeren Achse senkrecht zum Durchmesser des Kernes gestellt und fällt durch ihre dunklere Färbung auf. Die Centriolen sind kreisrunde, deutlich erkennbare Gebilde. Eine Sphärenmembran, wie sie Heidenhain (1900) beschreibt, konnte ich beim Menschen nicht nachweisen, ebensowenig feine Fäden, die den Plasmaleib durchsetzen und mit der Sphäre in Verbindung stehen, abgesehen natürlich von den Fasern der Spindel, die aber erst später, wenn die Kernmembran zerfällt, auftreten. Der Kern ist immer kreisrund, er besitzt eine ganz feine, aber deutlich sichtbare Haut; sein Saft ist ganz hell und wird von einem feinsten Liningerüst durchsetzt, dem das Chromatin gleichmäßig in Gestalt staubförmiger Körnchen angelagert ist (Abb. 64 e). Häufig, jedoch nicht immer, findet man einen, manchmal auch zwei und im Höchstfall fünf echte oxyphile Kernkörperchen, die sich durch ihr besonderes Verhalten den Farbstoffen gegenüber vom Chromatin unterscheiden. Gerade mit Rücksicht auf die noch zu besprechenden Angaben von Gutherz (1912) muß ich aber betonen, daß ich in den Zellen vom eben beschriebenen Bau niemals ein Gebilde gefunden habe, das dem von Gutherz entdeckten gleich ist. Dieses tritt erst später auf.

Offenbar wachsen die Spermatocyten sehr rasch zu ihrer endgültigen Größe heran, und zwar vergrößern sich Kern und Plasmaleib gleichmäßig, dieser ohne seinen Bau wesentlich zu verändern. Im Kern dagegen spielen sich tiefgreifende Veränderungen ab. Er behält dauernd seine kugelrunde Gestalt, sein Häutchen bleibt deutlich erhalten, der Kernsaft ist stets ganz hell und dadurch treten die Veränderungen im Innern besonders deutlich hervor. Offensichtlich vermehrt sich das Chromatin, es lagert sich gleichmäßig den Lininfäden an, so daß das Netzwerk immer sinnfälliger zu erkennen ist. Im gleichen Maße, wie dessen Balken dicker und deutlicher werden, werden seine Maschen weiter. Nach und nach verschwinden die Verbindungen zwischen den einzelnen Fäden des Netzes. Dann hat der Kern ungefähr 10 μ im Durchmesser, der Plasmaleib ist jetzt annähernd kreisrund und mißt 13—15 μ. Während dieser Veränderungen wird die wachsende Spermatocyte immer weiter gegen das Innere der Kanälchen zu gedrängt. Der Zusammenhang zwischen den einzelnen Zellen wird lockerer, infolgedessen nähert sich ihre Form mehr oder weniger derjenigen der Kugel. Wenn das Wachstum beendet ist, halten die Spermatocyten 17—19 μ im Durchmesser. Der kugelrunde Kern mißt 11—12 μ (Abb. 64 f).

Das Netzwerk der Lininfäden löst sich dabei auf, und bald durchsetzt den ganzen Kern nur ein zusammenhängender, gleichmäßiger, dünner Faden. Er besitzt eine Grundlage von Linin, der das Chromatin in Form feinster Körnchen gleichmäßig eingelagert ist, so daß die Oberfläche des Gebildes glatt erscheint. Irgendeine besondere Richtung im Verlauf der Windungen dieses Knäuels ist beim Menschen nicht zu erkennen. Stets findet man jetzt 1—3 echte Kernkörperchen und daneben manchmal das große, oft der Kernmembran unmittelbar angelagerte Gebilde, das GUTHERZ beschrieben hat, das seinem Verhalten nach dem Chromatin gleichgestellt werden muß. Den eben beschriebenen Zustand bezeichnet man als den dünnen richtungslosen Knäuel. Manchmal erkennt man jetzt in der Mitte der Zellen ein einziges großes Kernkörperchen, das sich durch sein besonderes färberisches Verhalten (Oxyphylie) deutlich von dem Faden unterscheidet; es ist meist längsoval, 4—5 μ lang und 2—3 μ dick (Abb. 64 f).

In diesem Zustand der Entwicklung sind die Spermatocyten besonders empfindlich gegenüber der Einwirkung von Fixierungsmitteln. Nur bei ganz sorgfältiger Behandlung gelingt es, sie einwandfrei zu erhalten, aber auch da nur in den oberflächlichsten Schichten der Gewebsstückchen, in welche die Fixierungsflüssigkeit sehr rasch eindringt. In den tieferen Lagen sieht man häufig genug Spermatocyten, deren Plasmaleiber zwar den gewöhnlichen Bau zeigen, in deren Kernen aber das Chromatin zusammengeballt ist. Der feine Faden, der sonst das ganze Kerninnere gleichmäßig durchzieht, bildet dann einen dunklen, meist einer Stelle der Kernmembran angeschmiegten Klumpen, aus dem nur wenige Schleifen des Knäuels hervorragen. Der Zustand ist in manchen Zellen stärker, in manchen Zellen weniger stark ausgebildet. Lange Zeit hindurch hat man diesen Zustand für physiologisch gehalten und als „Synapsis" bezeichnet. Man nahm an, daß während dieser Zusammenballung die Chromosomen sich paarweise vereinigen, also konjugieren. Die Auffassung stützte sich hauptsächlich auf Befunde, die v. WINIWARTER und SAINMONT (1909) an Oocyten des Menschen und der Katze erhoben hatten und des weiteren auf verschiedene Arbeiten des Ehepaares K. und E. SCHREINER (1904—1908). WASSERMANN (1912, 1913) hat aber sehr deutlich zeigen können, daß der als Synapsis bezeichnete Zustand ausschließlich durch ungeeignete Fixierung bedingt ist. Das nämliche konnte ich später (1920, 1921) belegen. Damit sind alle die vielen Angaben, die sich auf die Synapsis aufbauten, zusammengebrochen. BRANCA (1924), der den Bau des menschlichen Hodens und das Verhalten der einzelnen Zellen genau beschreibt, zeigt gleichfalls, daß die Synapsis eine Folge der schlechten Fixierung ist. Heute gebrauchen viele Vererbungsforscher die Bezeichnung Synapsis oder synaptische Phänomene vielfach in ganz anderem Sinne. Sie bezeichnen nämlich mit diesem Ausdruck ganz allgemein die Tatsache, daß während der Reifung der Oocyten und Spermatocyten sich jeweils 2 Chromosomen zu einem Paar vereinigen.

In der Folgezeit verändert sich der Chromatinfaden im Innern des Oocytenkernes nur sehr langsam. Die Vorgänge dehnen sich über viele Tage, wenn nicht Wochen aus, was ohne weiteres aus der Tatsache zu erkennen ist, daß die Hauptmasse der Spermatocyten im Innern der Kanälchen sich im Zustande des lockeren Knäuels befinden. Es ist klar, daß unter sonst gleichen Bedingungen diejenigen Entwicklungszustände der Samenzellen am häufigsten beobachtet werden, in denen sie am längsten verharren. Die Spermatocyten verändern dabei ihre Größe nicht mehr; im Innern des Kernes gestaltet sich aber der chromatische Faden um, er wird etwas kürzer und dicker, zieht aber beim Menschen immer vielfach gewunden, vollkommen regellos durch den hellen Kernsaft. Eine polare Orientierung [Stieve (1920, 1921)] bzw. ein Bukettstadium, wie es in sehr schöner Ausbildung besonders bei Amphibien zu beobachten ist, konnte ich in den Spermatocyten des Menschen niemals erkennen. Branca (1924) beobachtete sie hie und da und beschreibt sie als besondere Form der Synapsis. Er betont aber ausdrücklich, daß sie lange nicht so häufig vorkomme wie v. Winiwarter und Saimont angeben und bezeichnet sie als „dispositiv accidentel, sans importance", womit er wohl sicher das Richtige trifft.

In den älteren Spermatocyten ist in dem Knäuel ein deutlicher Längsspalt zu erkennen, der die kommende Teilung vorbereitet. Gleichzeitig wird die Oberfläche des Fadens aber rauher. Sie erscheint gezackt, es entstehen an ihr feine Ausläufer, die in den Kernsaft ziehen. Der ganze Faden gleicht jetzt mehr einem Stacheldraht, an dem ein Längsspalt zu erkennen ist, d. h. er zeigt andeutungsweise die Bildung, die Rückert (1892) am Selachierei zuerst geschildert und als Lampenzylinderputzerform der Chromosomen bezeichnet hat. In den Spermatocyten entwickelt sich diese Form aber niemals auch nur annähernd bis zu dem Grade wie in den Oocyten, vielmehr ist stets noch der Faden als solcher zu erkennen. Nach und nach verlieren sich die Zacken an seiner Oberfläche wieder, gleichzeitig zerfällt er in einzelne Stücke und zwar bei den meisten Arten, bei denen es möglich ist, genaue Zahlen zu erhalten, in die Hälfte der Normalzahl der Chromosomen (Abb. 64 g).

Während ursprünglich einzelne Forscher annahmen, daß aus dem Oocytenkern überhaupt nur die halbe Zahl der Chromosomen hervorgehe, wissen wir heute auf Grund der Arbeiten von Boveri, Rückert, Haecker u. a., daß die Vorgänge sich anders abwickeln. Während der Oocytenreifung vereinigen sich jeweils zwei Chromosomen paarweise. Die Gebilde, die wir in der ersten Reifeteilung beobachten, sind also keine einzelnen Kernschleifen, sondern Kernschleifenpaare, die einen deutlichen Längs- und Querspalt erkennen lassen, da die beiden vereinigten Chromosomen in der Längsrichtung geteilt sind. Es handelt sich also um Vierergruppen (Tetraden), deren einzelne Bestandteile in den beiden Reifeteilungen auf die vier Spermatiden verteilt werden.

Der lockere Chromatinknäuel in den Spermatocyten zerfällt also in der Art und Weise, daß je zwei längsgespaltene Chromosomen mit ihren Enden vereinigt bleiben und zusammen jeweils eine Gruppe bilden, an der die Vereinigungsstelle bei manchen Arten deutlich zu erkennen ist. Nach anderer Auffassung legen sich im Zustande des Spiremes je zwei Chromosomen nicht endweise, sondern seitweise aneinander. Die bestehende Streitfrage läßt sich an der Samenreifung des Menschen nicht entscheiden, und ich will deshalb nicht auf sie eingehen. Ich muß nur betonen, daß eine Parallelkonjugation der Chromosomen bisher noch in keinem einzigen Fall sicher erwiesen und deshalb auch für den Menschen nicht wahrscheinlich ist. Sicher ist nur, daß auch beim Menschen die Vierergruppen bei der ersten Reifeteilung die nämlichen Formen zeigen wie bei anderen Arten [Proteus, Stieve (1920)], bei denen sich die Vorgänge deutlich und klar beobachten lassen. Es handelt sich um plumpe Gebilde, die vielfach kreuzförmig oder hakenförmig aussehen. Ihre Form verändert sich im Verlaufe der Teilung während des Auseinanderrückens der Chromosomenspalthälften sehr erheblich (Abb. 65 a, b). Bisher ist es auch noch nie sicher gelungen, die Zahl der Vierergruppen beim Menschen genau zu ermitteln. In den günstigsten Fällen zählte ich 20—24 Tetraden, eine Tatsache, die in keinem Gegensatz zu den von mir in den Spermatogonien festgestellten Verhältnissen steht. Anderen Forschern ist es nicht besser ergangen. Abgesehen von v. BARDELEBEN (1892), der nur 8 Vierergruppen fand, zählten DUESBERG (1906), BRANCA (1910), GUYER (1910, 1916), MONTGOMERY (1912), GUTHERZ (1912), WIEMAN (1917), JORDAN (1913, 1914) auch nur 12 oder wenigstens ungefähr 12. MOORE und ARNOLD (1906) ermittelten 16 Gruppen, v. WINIWARTER und OGUMA (1926) gaben die Zahl mit Sicherheit auf 24 und 23 an, d. h. sie unterscheiden zwei Arten von Präspermatiden, deren eine das X-Chromosom enthält, während es in der anderen Art fehlt. Die beigegebenen Abbildungen sind aber nicht ganz überzeugend. PAINTER (1923) fand auch 24 Tetraden bei der ersten Reifeteilung, ebenso EVANS und SWEZY. Nach allem Vorhergesagten ist es schwer oder besser gesagt unmöglich, die bestehenden Gegensätze hinsichtlich des X- und Y-Chromosom zu erklären, doch darf die Zahl der Tetraden beim Menschen wohl mit 24 angenommen werden.

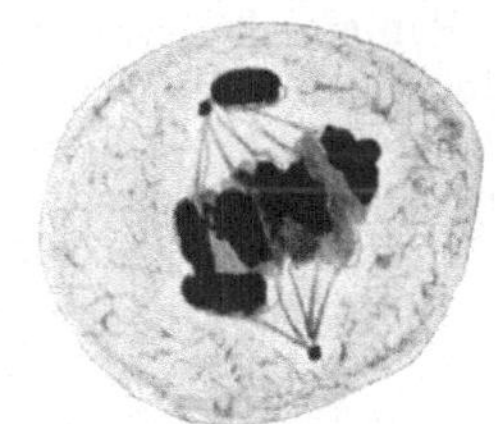

Abb. 66. Spermatocyt im Zustand der ersten Reifeteilung aus dem Hoden eines 21jährigen Mannes. Fixiert in Sublimat-Formalin-Eisessig, Methylbenzoat-Celloidin-Paraffin, 10 μ, Hämatoxylin-HEIDENHAIN-Lichtgrün; Vergrösserung 1350fach. Eine Tetrade liegt außerhalb der Spindel in der Art und Weise, wie dies GUTHERZ beschrieben hat; siehe S. 97.

Wie schon erwähnt, verändert sich die Form der Tetraden während der ersten Reifeteilung sehr erheblich und aus diesem Grunde ist es unmöglich, eine einzelne Gruppe während der ganzen Teilung zu beobachten. PAINTER (1923) beschreibt aber, daß die von ihm als Geschlechtschromosomen bezeichneten Gebilde stets besonderes Verhalten zeigen und deshalb gut zu erkennen seien. In manchen Fällen kann man auch wirklich Chromosomen erkennen, die das von PAINTER geschilderte Verhalten erkennen lassen. Es handelt sich dabei um zwei kleine Chromatinklumpen, die durch ihre geringe Größe auffallen und oft nur aus zwei ungleichen Gebilden zu bestehen scheinen. Manchmal findet man mehrere solcher Gebilde in einer Spindel. Häufig vermißt man sie vollkommen und jedenfalls ist es nicht möglich, bestimmte Angaben über sie zu machen. Die Zentralkörper und die Fasern der Spindel sind stets sehr deutlich und schön zu erkennen.

GUTHERZ (1912) fand in den Spermatocyten des Menschen regelmäßig 1—3 oxyphile Nucleolen, daneben einen basophilen, der sich durch besondere Größe auszeichnet. Er hält das Eisenhämatoxylin sehr fest und erscheint häufig als Doppelstäbchen, manchmal, wenn der Kern das Bild des lockeren Knäuels zeigt, besitzt er die Form einer Tetrade. Sehr häufig liegt dieser Körper der Kernmembran an. GUTHERZ hält ihn für ein Heterochromosom, das sich auch während der ersten Reifeteilung durch sein besonderes Verhalten auszeichnet. Auch ich fand manchmal während der Spermatocytenteilung eine Tetrade, die außerhalb der Spindel liegt, selbst in einem Zeitpunkt, in dem die übrigen Kernschleifen in der Äquatorialplatte angeordnet sind (Abb. 66). In vielen Fällen vermißte ich dieses Gebilde aber vollkommen und schon aus diesem Grunde vermag ich ihm keine größere Bedeutung beizumessen. Auch MONTGOMERY (1912) schildert ähnliche Gebilde, allerdings nur in den Spermatogonien, von denen er drei Generationen annimmt. In den Kernen der ersten Generation fand er neben den echten Nucleolen auch einen basophilen Körper, den er vielleicht als Heterochromosom bezeichnen zu können glaubt. Offenbar handelt es sich um das nämliche Gebilde, das GUTHERZ beschreibt. Die Anschauung MONTGOMERYs über die Spermatogonien ist nicht richtig.

d) Die Präspermatiden.

Nach der ersten Reifeteilung stellt sich in den Präspermatiden (Spermatocyten zweiter Ordnung) ein Ruhekern her, und zwar in der gleichen Weise wie wir dies nach jeder Teilung einer Körperzelle beobachten können. Die Chromosomenpaare rücken an die beiden Zellpole auseinander, meist ist die Spindel und der Zwischenkörper sehr deutlich zu erkennen, oft noch lange, nachdem die Tochterzellen sich voneinander abgegrenzt haben. Dann rücken die Kernschleifen sehr nahe aneinander, so daß sie vielfach nur wie ein großer Chromatinklumpen erscheinen; aus diesem Gebilde entwickelt sich dann der Ruhekern. Diese Tatsache ist wichtig, denn durch sie unterscheidet sich der Reifungsvorgang der Samenzellen von demjenigen der Eizellen. Bei ihm folgen die beiden Reifeteilungen unmittelbar aufeinander, ohne daß sich ein Ruhekern ausbildet. Zahlreiche Forscher haben, besonders früher, versucht, den Vorgang der Chromatinreduktion damit zu erklären, daß die beiden Reifeteilungen unmittelbar, ohne zwischengelegenes Ruhestadium aufeinanderfolgen, obwohl schon v. Ebner (1871) auf die fraglichen Zellformen im Hoden der *Ratte* aufmerksam gemacht hat. Ich selbst habe (Stieve 1919—1920) ausführlich gezeigt, daß bei allen Arten, die genau darauf untersucht wurden, auch solche Ruheformen der Präspermatiden gefunden wurden. Die Zellen verweilen in diesem Zustande aber besonders bei Säugern nur sehr kurze Zeit und diese Tatsache mag wohl der Grund dafür sein, warum sie oft übersehen worden sind. Außerdem sind die Präspermatiden oft schwer von Spermatogonien und Spermatiden zu unterscheiden. Gewöhnlich liegen die Präspermatiden entsprechend ihrer Entstehung paarweise beieinander, häufig findet man sie in der Nähe von Spermatocyten im Zustande der ersten Reifeteilung. Sie sind meist annähernd kugelig (Abb. 65 c) und halten 12—15 μ im Durchmesser; der Plasmaleib zeigt den gewöhnlichen schaumig wabigen Bau. Er birgt, mit Ausnahme der Sphäre und der kugeligen Centriolen, keine Einlagerungen. Der Kern ist stets kugelrund und hat 7—8,5 μ im Durchmesser; er besitzt sehr feines Häutchen und ganz zartes netzförmiges Liningerüst, dem das Chromatin gleichmäßig in Form feinster Staubteilchen angelagert ist. Häufig, jedoch keineswegs immer, findet man ein oder auch zwei Kernkörperchen, die 0,75—1,5 μ im Durchmesser halten und meist als eiförmige Gebilde ganz am Rande der Kernmembran angelagert sind.

Wie schon erwähnt, verharren die Präspermatiden nur sehr kurze Zeit in diesem Ruhezustande. Sie treten sehr rasch in die zweite Reifeteilung ein, die offenbar auch sehr schnell abläuft (Abb. 62, 65 d). In der Prophase ist kein zusammenhängender Faden zu erkennen. Die einzelnen meist recht kurzen und plumpen Kernschleifen entwickeln sich unmittelbar aus dem Netzwerk des Kernes; sie liegen von allem Anfang an in der Mitte der Zelle sehr dicht beieinander und rücken, gezogen durch die Fasern der deutlich ausgebildeten Spindel, nach beiden Polen auseinander. Die Chromosomen sind kurze plumpe, größtenteils gerade Stäbchen, die zwei- bis dreimal so lang als breit sind. Einige von ihnen sind nur kleine kugelige Gebilde, selten erkennt man in einer Zelle eine oder mehrere hakenförmige Kernschleifen. Ein besonderes Geschlechtschromosom läßt sich auch in der zweiten Reifeteilung nicht nachweisen, ebensowenig läßt sich zeigen, daß die beiden aus einer Präspermatide entstehenden Spermatiden sich durch das Verhalten der Chromosomen unterscheiden, so daß wir berechtigt wären nach der Zahl oder Form der Kernschleifen zwei Arten von Spermatiden zu unterscheiden. Die Tochterkerne bilden sich in der Telophase in der gewöhnlichen Weise aus; die Spindel verschwindet dabei sehr rasch, auch die Sphäre wird undeutlich. Das Centriol jeder Zelle teilt sich schon während der Telophase, in der Zeit, in der sich die Zellen abschnüren.

An günstigen Schnitten gelingt es manchmal, während der Metaphase die Chromosomen zu zählen, allerdings bleiben auch hier eigentlich in jeder Zelle Stellen übrig, die nicht ganz geklärt werden können. Meist beobachtet man 20—25 Chromosomen. Man findet aber auch Zellen, in denen zweifellos eine geringere Zahl vorhanden ist. Meine Beobachtungen stehen dabei in Einklang mit den Angaben aller Forscher, welche die reduzierte Chromosomenzahl auf 24 angeben. Auch PAINTER (1923) teilt mit, daß in den Präspermatiden (Spermatocyten zweiter Ordnung) 24 Kernschleifen zu finden seien und bezeichnet dies als die reduzierte Zahl. Während der zweiten Reifeteilung konnte er die Chromosomen nicht zählen. v. WINIWARTER und OGUMA (1926) unterscheiden zwei Arten von Spermatiden, solche mit einem X-Chromosom, die im ganzen 24 Kernschleifen enthalten, und solche ohne X-Chromosom, sie sollen nur 23 Kernschleifen bergen. Diese Angabe vermag ich nicht zu bestätigen. Zwar ist es manchmal möglich, in den Spermatiden Kernschleifen aufzufinden, welche die von v. WINIWARTER und OGUMA für das X-Chromosom bezeichnete Gestalt besitzen. Diese Gebilde unterschieden sich jedoch in keiner Weise grundlegend von den anderen Kernschleifen und häufig findet man Zellen, in denen zwei oder drei solcher Gebilde vom bezeichnenden Bau eines X-Chromosom liegen. Angesichts aller dieser Gegensätze und der Tatsache, daß es überhaupt niemals mit voller Sicherheit möglich ist, die Zahl der Kernschleifen ganz genau zu bestimmen, ist es eben untunlich, zwei Arten von Spermatiden zu unterscheiden. Übrigens geben v. WINIWARTER und OGUMA in ihrer letzten Arbeit (1926) zu, daß vielleicht in einigen Fällen auch ein Y-Chromosom in der Art und Weise, wie es PAINTER beschreibt, vorkommen könne. Ich darf wohl noch einmal betonen, daß die Frage nach der Zahl und der Bedeutung der Chromosomen und ihrem Verhalten während der Samenreifung in keiner Weise geklärt ist. Die Bedenken, die ursprünglich von FICK (1905, 1907, 1920, 1924) geäußert wurden, bestehen auch heute noch vollkommen zu Recht. Ich selbst habe (STIEVE 1923) u. a. O. darauf hingewiesen, daß die verschiedenen Annahmen, die die Vererbungslehrer heute auf das Verhalten der Chromosomen aufbauen, durchweg eben nur Annahmen sind, die der tatsächlichen Grundlagen entbehren und daß wir heute noch nicht imstande sind, irgendwie auch nur einen einzigen Vererbungsvorgang aus dem Verhalten der Ei- und Samenzellen zu erklären. Dieser Ansicht treten auch die vorsichtigen der Forscher neuerdings immer mehr bei; ich erinnere hier nur an die Zusammenstellung, die DÜRKEN (1928) gegeben hat. Wahrscheinlich spielen die Mitochondrien bei der Vererbung eine ebenso große Rolle wie die Chromosomen, die grundlegenden Untersuchungen von HELD (1916) haben dies deutlich gezeigt.

e) Die Spermatiden.

Die Anaphase der zweiten Reifeteilung verläuft in der gewöhnlichen Weise. Dabei bildet sich wieder ein Ruhekern aus. Spermatiden vom bezeichnenden Bau findet man in manchen Kanälchenquerschnitten in großer Menge. Sie liegen ziemlich locker, begrenzen gewöhnlich den Hohlraum und sind vielfach kugelrund oder aber an den einander zugekehrten Seiten abgeplattet, also vielkantig. Während der Ausbildung des Ruhekernes nehmen die Zellen offenbar etwas an Größe zu (Abb. 57, 65 e). Sie halten dann 9,5—11 μ im Durchmesser, der stets kugelrunde Kern mißt 5—6,5 μ; er zeigt ganz feines Häutchen, hellen Kernsaft und wird von einem derben Netzwerk durchzogen, dessen Fasern aus Lininfäden bestehen, die ganz gleichmäßig mit Chromatin besetzt sind. Außerdem finden sich aber zwei bis vier, selten mehr, große kugelförmige Kernkörperchen, die bis zu 1,5 μ im Durchmesser halten, sie sind basichromatisch. Der Cytoplasmaleib ist schaumigwabig, gleichmäßig gebaut, ohne Einschlüsse[1]. Bei günstiger Schnittrichtung findet man in ihm auch die beiden Zentralkörper. Sie liegen, ohne von einer besonderen Sphäre umgeben zu sein, im Cytoplasmaleib und zeigen insofern besonderes Verhalten, als ihre Lage eine außergewöhnliche ist. Verbindet man nämlich die beiden Zentralkörper durch eine Linie, so trifft diese in ihrer Verlängerung den Kern, und zwar gewöhnlich seinen Mittelpunkt. An der Stelle, wo diese Linie die Kernmembran schneidet, liegt im Innern meist ein großer chromatischer Nucleolus (Abb. 65 f). Dem Vorschlag von MEVES (1897) folgend, bezeichnet man die beiden Centriolen nach ihrer Lage zum Kern und unterscheidet demnach ein distales und ein proximales.

Aus der großen Zahl der Spermatiden, die man in den Hodenkanälchen findet, dürfen wir wohl schließen, daß sie längere Zeit in dem eben beschriebenen Zustande verharren können und sich dann erst zu Samenfäden entwickeln. Die Veränderungen, welche sich dabei am Kern, Cytoplasmaleib und Sphäre bzw. den Centriolen abspielen, sind erstmalig von FLEMMING (1880) beschrieben worden, dann ausführlich von MEVES (1897, 1898) und zuletzt gerade für den Menschen von BRANCA (1924). BENDA hat in mehreren gründlichen Untersuchungen das Verhalten der Mitochondrien beobachtet, HELD (1916) und MEVES haben gleichfalls wertvolle Angaben über die Bedeutung dieser Gebilde gemacht.

Von den einzelnen Teilen des Samenfadens entsteht der Kopf aus dem Kern der Spermatide, der Halsteil aus den Centriolen, das Zwischenstück und der Schwanz aus dem Cytoplasmaleib, der Endteil des Schwanzes (der Endspieß) aus einem besonderen Gebilde, das sich auch aus dem Cytoplasmaleib entwickelt. Ein Perforatorium oder eine Kopfkappe, wie sie bei Amphibien oder anderen Arten deutlich zu erkennen sind, sind beim Menschen nicht zu beobachten. Die Mitochondrien gestalten sich nicht zu anderen Gebilden um.

MEVES unterscheidet bei der Samenfadenentwicklung drei Abschnitte, BENDA deren fünf und v. BARDELEBEN sogar sieben. Mit WALDEYER (1906) glaube ich aber von einer solchen Einteilung absehen zu können, da keine scharfen Grenzen zwischen den einzelnen Abschnitten bestehen.

Die ersten Veränderungen, die an den Spermatiden zu erkennen sind, betreffen die ganze Form der Zellen (Abb. 65 g—q). Diese wird längsoval, ebenso der Kern, der nach einem Pol des Protoplasmaleibes rückt. Dabei fällt seine längere Achse mit der längeren Achse der ganzen Zelle zusammen. Der Kern nähert sich mit seinem äußeren Pol immer mehr der Zelloberfläche, sein innerer Pol ist gegen die Centriolen zu gerichtet, deren Verbindungslinie mit der längeren Zellachse zusammenfällt. Auch die Centriolen nähern sich jetzt mehr der Zelloberfläche, so daß das distale von ihnen bald ganz am Rande gelegen ist, und zwar gegenüber von der Stelle, an der der äußere Pol des Kernes die Oberfläche der Zelle erreicht (Abb. 65 g). Vom distalen Centriol aus entwickelt sich nunmehr ein feiner Faden, die Grundlage des späteren Achsenfadens, der wie eine Geißel aus der Zelle herausragt, also außerhalb des Cytoplasmaleibes gelegen ist und, gerade auch hinsichtlich seines Verhaltens zu dem distalen der Centriolen, an das ähnliche Verhalten echter Geißeln erinnert.

In der Folgezeit scheint es fast, als wenn der Kern aus dem Plasmaleib auswandern will und dabei eine feine Plasmahülle, die auch am reifen Samenfaden immer noch vorhanden ist, vor sich herdrängt. Der Kern verändert dabei seine Form, er wird immer kleiner und nimmt zunächst die Gestalt einer

[1] Bei entsprechender Färbung erkennt man sowohl an den Präspermatiden als auch an den Spermatiden, daß der ganze Cytoplasmaleib von Mitochondrien (Chondriosomen) erfüllt ist.

Raute an, deren längere Achse mit der Längsachse des nunmehr auch stark in die Länge gestreckten Cytoplasmaleibes zusammenfällt. Hand in Hand damit verändert sich das Chromatingerüst; es löst sich auf oder besser gesagt es versintert. Die einzelnen Fäden des Gerüstes lagern sich dabei näher aneinander, in den inneren Abschnitten des Kernes stärker als in den äußeren, und deshalb erscheint der innere Teil jetzt dunkler. Die großen Chromatinbrocken verteilen sich dabei gleichmäßig, und zwar in der Hauptsache in dem inneren Teile des Kernes, in dem von allem Anfang an fast stets ein großer basichromatischer Nucleolus gelegen war (Abb. 65 h—k).

Die beiden Centriolen verlassen nunmehr, ich folge den Angaben von Meves (1898), den Platz an der Zelloberfläche wieder und nähern sich, stets ihren gegenseitigen Abstand wahrend, dem Kern. Dabei zieht das distale Centriol den Plasmafaden, dessen Fortsetzung über die Zelloberfläche ich als Geißel bezeichnet habe, mit sich durch den Protoplasmaleib. Dieser Faden durchbohrt bald das distale Centriol und reicht bis zum proximalen, dem Kern nähergelegenen Centriol.

In der Folgezeit dringt der Kern immer mehr vor und erscheint bald nur noch in seinen inneren Teilen von einem deutlichen Plasmasaum umgeben (Abb. 65 k); der Plasmaüberzug in den äußeren Teilen ist so dünn, daß er mit den gewöhnlichen Färbungsarten nicht mehr zu erkennen ist. Gleichzeitig wird der Kern immer kleiner; er besitzt nach wie vor rautenförmige Gestalt. Das Chromatin in seinem Innern versintert immer mehr und mehr. In den äußeren Abschnitten ist der Kern heller und hier ist vielfach auch noch eine Andeutung des Netzwerkes, manchmal auch eine größere Vakuole zu erkennen. In dem inneren, noch von einem deutlichen Plasmasaum umgebenen Abschnitt färbt sich der Kern jetzt gleichmäßig dunkel und läßt keine Einzelheiten im Bau mehr erkennen (Abb. 65 i—l).

Der Cytoplasmaleib selbst besitzt jetzt annähernd die Form eines gleichschenkeligen Dreiecks, dessen Spitze der Kern einnimmt. Im Bereiche der Schenkel ist die Begrenzung deutlich zu erkennen. An der Basis, also an der dem Kern abgewendeten Seite, ist der Cytoplasmaleib unregelmäßig und oft nicht deutlich begrenzt; er erscheint hier gezähnt oder zerfetzt. Deutlich ist aber immer der aus ihm vorstehende Geißelfaden und seine Fortsetzung bis zu den Centriolen zu erkennen. Im ganzen hat sich dabei der Feinbau des Cytoplasmaleibes kaum verändert, doch treten in seinem Innern jetzt feinste Sudan III färbbare Körnchen auf, die allgemein als Zeichen des fettigen Zerfalls betrachtet werden.

Die Centriolen rücken nunmehr bis gegen den Kern zu vor und nach Meves (1898) sendet der Kern dem proximalen Centriol einen Fortsatz entgegen. An ihn heftet sich das proximale Centriol an, dann wird der Fortsatz eingezogen und dadurch das Centriol selbst dem Kern ganz nahe angelagert. Es verändert dabei seine Gestalt und wird schalenförmig mit einem gegen den Centralfaden gerichteten knopfartigen Fortsatz. Auch das distale Centriol verändert seine Form. Es nimmt die Gestalt eines Kegels an, dessen Spitze nach dem Kern zu steht, während die Basis von ihm abgewendet ist. Später zerfällt dieses Centriol in zwei Teile, einen proximalen, vom Centralfaden durchbohrten kleinen Ring und einen distalen, der auch deutlich die Gestalt eines Ringes besitzt. Durch diesen distalen Ring zieht der Centralfaden. Später nähert sich der proximale Teil des distalen Centriols dem proximalen Centriol wieder, während der äußere Ring an das distale Ende des Cytoplasmaleibes rückt und dort schließlich verschwindet.

Während aller dieser Vorgänge verliert der Kern seine rautenförmige Gestalt, er wird kleiner und kleiner und zu einem platten, eiförmigen Gebilde, dessen nach innen zu gelegener Teil sich eindringlichst mit Eisenhämatoxylin und anderen Kernfarbstoffen tränkt, während der äußere Abschnitt heller gefärbt ist, vielfach wolkig getrübt erscheint und manchmal eine oder mehrere Blasen enthält. Gleichzeitig streckt sich der Cytoplasmaleib immer mehr in die Länge, entsprechend dem Längenwachstum des Centralfadens, dessen innere Teile er überzieht. Auch die Geißel außerhalb des Protoplasmaleibes wird länger und länger. Nach und nach wird der Cytoplasmaleib im ganzen immer dünner, der Kern verändert seine Form noch mehr und bildet sich endgültig zum Kopf des Samenfadens um (Abb. 65 l—n).

Nach MEVES (1898) entstehen um den Ursprung des Achsenfadens herum feine Fäden im Cytoplasma, die schließlich einen sanduhrförmigen Faserkorb bilden. Dann verschmelzen die Fäden untereinander, dadurch wird der Faserkorb zu einem hyalinen Rohr, das MEVES als Schwanzmanschette bezeichnet. Sie umgibt die Centriolen mit Ausnahme des oben geschilderten Ringes, den Anfangsteil des Achsenfadens und auch die hintere chromatinreiche Hälfte des Kernes. Gegen Ende der Entwicklung zieht die Manschette sich aber vollkommen vom Kern zurück und umgibt dann nur noch den Hals und das Verbindungsstück des Samenfadens, soll aber nach MEVES vollkommen verschwinden, bevor der Samenfaden ganz ausgereift ist. Über ihre Bedeutung wissen wir noch nichts auszusagen.

Der Achsenfaden entwickelt sich aus der zuerst geschilderten Geißel, und wir können an ihm dementsprechend einen extracellulären und einen intracellulären Teil unterscheiden. WALDEYER (1906) legt auf diesen Gegensatz großes Gewicht, weil nach den Untersuchungen von MEVES und BENDA das Cytoplasma der Spermatide bei den Säugetieren den Achsenfaden nur bis zu dem inneren ringförmigen, aus dem distalen Centriol entstandenen Gebilde überzieht. Der Ring bezeichnet aber die distale Grenze des Verbindungsstückes und demnach auch die spätere Grenze zwischen Verbindungsstück und dem Hauptteil des Schwanzes.

v. BARDELEBEN (1891) hat noch eine Bildung entdeckt, die MEVES (1898) ausführlich schildert, nämlich eine um den intracellulären Abschnitt des Achsenfadens gelagerte spindelförmige Blase, die mit dem schon beschriebenen Ring während des Wachstums des Zelleibes an die Oberfläche rückt und später verschwindet. Ich habe dieses Gebilde nicht darstellen können.

Der Achsenfaden durchbohrt nach HELD (1916) das distale Centriol und verbindet sich mit dem proximalen; um ihn bilden sich dann verschiedene Hüllen aus. WALDEYER (1906) unterscheidet mit MEVES (1898) eine innere Hülle (Involucrum internum), sie überzieht das Verbindungsstück und das Hauptstück des Schwanzfadens, und außerdem eine äußere Hülle (Involucrum externum), sie entsteht aus dem Cytoplasmaleib und enthält die Mitochondrien. Die innere Hülle ist bei den gewöhnlichen Färbungen nicht deutlich zu erkennen, die äußere werde ich noch ausführlich schildern. Ihre Entwicklung läßt sich beim Menschen nicht in den Einzelheiten verfolgen wie bei manchen Amphibien.

Während der Spermatohistogenese treten die Spermatiden in nähere Lagebeziehungen zu den Fußzellen, die ich bei der Beschreibung dieser Zellform schildern werde. Die Samenfäden treten dann aus dem Verbande der Zellen aus, sie gelangen in das Innere der Hodenkanälchen und durch Eigenbewegung [v. LANZ (1929)] in den Nebenhoden. Erst dort reifen sie vollkommen aus, was vor allem am Verhalten der Plasmahülle des Verbindungsstückes zu erkennen ist. Dieses ist, solange die Samenfäden sich noch im Hoden befinden, manchmal auch noch im Nebenhoden spindelförmig verdickt, da es von einer größeren Plasmamenge umgeben wird. An den reifen Samenfäden im Ejaculat ist diese Verdickung nicht mehr zu erkennen, sie geht also im Nebenhoden verloren.

f) Die reifen Samenfäden. (Spermatozoen.)

Der reife Samenfaden des Menschen ist 58—67 μ lang. Der Kopf ist in einer Richtung abgeplattet und erscheint in der Ansicht von der Fläche elliptisch; er ist 4,3—5,2 μ lang und 3—3,5 μ breit. Von der Kante gesehen erscheint er birnenförmig, sein stärkerer Teil liegt gegen den Schwanzfaden zu und ist etwa 1 μ dick, nach vorn zu verjüngt er sich sehr stark und ist kaum $^1/_{30}$ μ stark. Der Protoplasmaüberzug ist bei gewöhnlicher Färbung nicht zu erkennen (Abb. 67). Im frischen, lebenden oder überlebenden Zustand erscheint der Kopf ganz gleichmäßig gebaut. Er bricht das Licht sehr stark, so daß er an das Verhalten von Fetttropfen erinnert. In der Ansicht von der Fläche erscheint der vordere dickere Teil des Kopfes bei mittlerer Einstellung der Mikrometerschraube matt und läßt häufig eine kleine hellere runde Einlagerung, die Kopf-Vakuole, erkennen. Der hintere dickere Teil erscheint stark lichtbrechend. Die Grenze zwischen beiden Abschnitten ist manchmal deutlich zu erkennen; sie fällt mit dem Rande der Becherhülle zusammen, die den hinteren Teil überzieht.

Der Hals ist im ungefärbten Samenfaden nicht besonders zu erkennen, höchstens daran, daß sich bei den Bewegungen der Schwanz gegen den Kopf

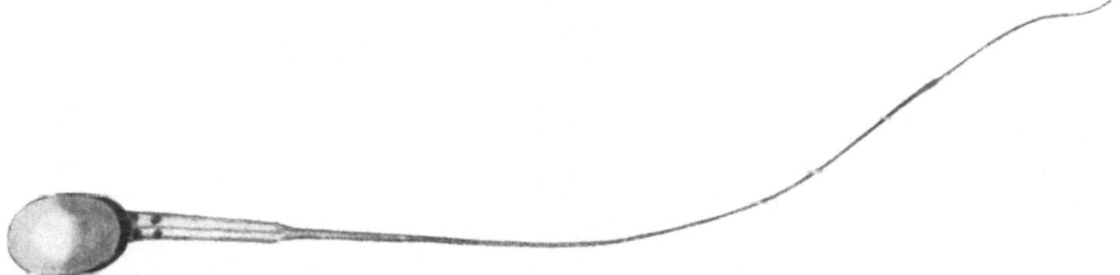

Abb. 67. Reifer Samenfaden aus dem Ejaculat eines 37jährigen Mannes. Fixiert in Sublimat-Formalin, Hämatoxylin-HEIDENHAIN; Vergrößerung 3000fach.

im Bereiche des Halses wie in einem Scharnier bewegt, ein Vorgang, auf dessen Bedeutung von vielen Seiten hingewiesen ist. Auch das Verbindungsstück setzt sich am frischen Samenfaden nicht deutlich gegen den Schwanz zu ab; es ist in der Nähe des Halses, so wie dieser selbst etwa 1 μ dick. Der Schwanz ist in seinem Anfangsteil ebenso dick und läuft in eine unmeßbar feine Spitze aus. Dem Vorgehen von RETZIUS (1881) folgend, rechnet man das Verbindungsstück zum Schwanzteil, obwohl dieses Stück eigentlich ein Verbindungsstück zwischen Hals und Schwanz darstellt und entwicklungsgeschichtlich besondere Herkunft zeigt.

Am fixierten und gefärbten Samenfaden lassen sich dann Einzelheiten des Baues erkennen. Da es bisher jedoch noch nicht gelungen ist, alle die vielen Besonderheiten, die schon beobachtet wurden, an einem einzelnen Samenfaden zu zeigen, sie sind großenteils nur nach ganz besonderen Fixierungs- und Färbungsarten zu erkennen, so habe ich versucht, hier eine vereinfachte Zeichnung eines Samenfadenkopfes, nebst Halsteil, Zwischenstück und Anfang des Schwanzhauptstückes wiederzugeben und in ihr alle die Besonderheiten einzutragen, die bisher geschildert wurden (Abb. 68).

Der Kopf besitzt, wie schon erwähnt, in der Ansicht von der Kante birnenförmige Gestalt, in der Flächenansicht erscheint er eiförmig. Im Gegensatz zu der früheren Anschauung besteht er nicht ausschließlich aus Bestandteilen des Spermatidenkernes, sondern er ist von einer feinsten Plasmahülle umgeben, der offenbar besondere Bedeutung zukommt. Eine Kopfkappe oder gar ein Perforatorium, wie es früher manchmal geschildert wurde und bei den

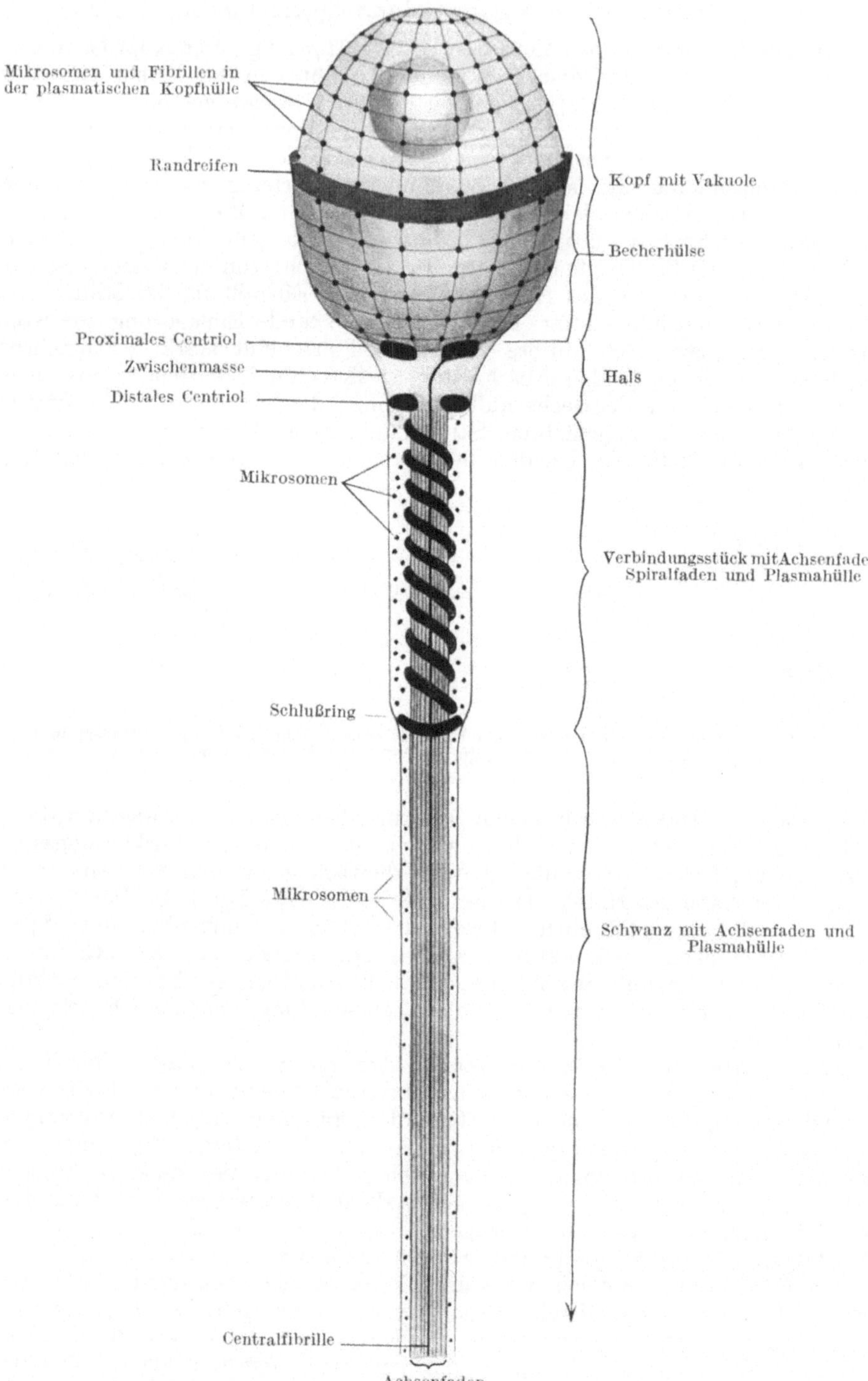

Abb. 68. Schema des Baues eines Samenfadens; zusammengestellt nach den verschiedenen Angaben im Schrifttum; Vergrößerung ungefähr 10000 fach.

Samenfäden niederer Arten häufig vorkommt, ist beim Menschen nicht vorhanden. Bei den gewöhnlichen Färbungen mit Hämatoxylin-Eosin, Boraxcarmin, Methylenblau oder Safranin erscheinen in der Seitenansicht die vorderen Teile des Kopfes ebenso dunkel wie die hinteren, betrachtet man ihn aber von der Fläche, so sind die vorderen Teile, ganz abgesehen von der hellen Vakuole, nicht so dunkel wie die hinteren Abschnitte, was offenbar mit den Dickenunterschieden zusammenhängt. Nach Färbung mit Eisen-Hämatoxylin erkennt man aber, wie schon v. EBNER (1902) hervorhebt, oft, daß der vordere Teil des Kopfes dunkler erscheint, während der hintere Teil in der Flächenansicht heller ist. In der Seitenansicht aber erscheint der hintere Abschnitt ganz hell und nur von einem dunklen Mantel überzogen. Vielleicht färbt sich in diesem Fall nur die noch zu schildernde Becherhülse im Bereiche des hinteren Abschnittes (Abb. 67). Bisweilen erkennt man aber nach Eisen-Hämatoxylinfärbung auch Samenfadenköpfe, die im vorderen Abschnitt ganz hell und im hinteren dunkel erscheinen. Wodurch diese Unterschiede bedingt sind, vermag ich nicht anzugeben; zum Teil beruhen sie sicher auf der Unzuverlässigkeit, die der Eisen-Hämatoxylinfärbung, eben wie jeder Färbung, anhaftet. Nach Färbung mit Molybdän-Hämatoxylin nach HELD sieht man stets, daß der vordere Teil des Samenfadenkopfes heller ist; der hintere erscheint dunkler und bei mittlerer Einstellung der Mikrometerschraube erkennt man, daß dieser hintere Abschnitt in einer dunkel gefärbten Hülle steckt wie die Eichel in ihrem Becher. Diese Hülle setzt nach vorn zu mit einem sehr deutlich erkennbaren Ring, dem Randreifen von HELD (1917) ab. Er ist nach Versilberung meist deutlich zu erkennen. MARCUS (1921) hat den Becher sehr schön bei der Untersuchung im ultravioletten Licht darstellen können. Im übrigen erscheint die Grundmasse des Kopfes bei allen Färbungen ganz gleichmäßig gebaut und läßt nicht die geringsten Einzelheiten erkennen, mit Ausnahme der schon erwähnten Vakuole. Sie findet sich oft, aber nicht immer, liegt stets im Bereiche des vorderen Kopfabschnittes und hat 1—1,5 μ im Durchmesser. Sie ist nur in der Flächenansicht zu erkennen und erscheint da meist kreisrund; gewöhnlich liegt sie etwas nach der Seite zu verschoben. In der Ansicht von der Kante habe ich sie nie beobachten können. Meist ist ihr Inneres ganz gleichmäßig gebaut, manchmal erscheint sie aber auch schaumig, also aus mehreren kleineren Vakuolen zusammengesetzt. Bei der Beobachtung im ultravioletten Licht erscheint nach MARCUS der Kern heller als die Becherhülse, aber ungleichmäßig, was durch seine verschiedene Dicke bedingt ist. Die Vakuole ist als gleichmäßig helle Scheibe, ohne besondere Struktur zu erkennen; sie ist offenbar mit einem Flüssigkeitstropfen gefüllt. Außerdem beobachtete MARCUS einen dunkleren Längsstreifen, der nahe der Spitze des Kopfes beginnt und in der Richtung zum Schwanz zu verfolgen ist, deutlich bis zum Beginn der Becherhülle, undeutlicher auch noch in ihrem Bereiche. MARCUS bezeichnet dieses Gebilde als Kopffaden; es zeigt keinen geraden Verlauf, sondern ist leicht gekrümmt. MARCUS nimmt an, daß dieser Kopffaden sich in die Centralgeißel des Halsteiles fortsetzt. Ob er am hinteren Halsknötchen, also an der vorderen Grenze des Verbindungsstückes befestigt ist, vermag er nicht anzugeben. Vielleicht hat MARCUS hier einen der gleich zu beschreibenden Längsfibrillenstreifen, die in der Plasmahülle des Kopfes ziehen, beobachtet.

Wie HELD (1917) deutlich zeigen konnte, ist der ganze, dem Kern entstammende Teil des Kopfes von einer plasmatischen Hülle überzogen. Zu ihr gehört auch der Kopfreifen, der das hintere Stück des Kopfes umschließt. Es handelt sich um die nämliche Bildung, die MARCUS als Becherhülse bezeichnet. Nach vorn zu hört diese Hülse mit einem scharfen Rand auf, der manchmal wie ein schmaler Ring allein gefärbt werden kann und deutlich über die Masse der vorderen Teile vorsteht. Nach hinten, gegen den Hals zu, hört die Becherhülse unbestimmbar auf, d. h. sie setzt sich unmittelbar in die Hülle des Halsteiles fort. Manchmal folgen auf den Kopfreifen noch zwei weitere dunkel gefärbte Ringe. Vielleicht handelt es sich bei ihnen um die nämlichen Bildungen, die v. BARDELEBEN (1898) als Querstreifen geschildert hat. Auch MARCUS beobachtete solche Ringe im Bereiche des vorderen Kopfabschnittes.

In der Kopfhülle sind nach HELD feinste Fäden und Mikrosomen eingelagert. Beide zeigen weitgehende Beziehungen zueinander. Die Fäden sind hauptsächlich Längsfäden, die in der Richtung des längeren Kopfdurchmessers in der Plasmahülle ziehen und gegen den Hals hin zusammenlaufen. MARCUS schildert auch solche Längsreifen, aber nur an den Seitenrändern des Kopfes, und bezeichnet sie als Randreifen. Die Arbeit von HELD war ihm offenbar nicht bekannt. Die Bezeichnung Randreifen wird gewöhnlich für den verdickten Rand der Becherhülse gebraucht. Gelegentlich gelang es HELD auch, Querfibrillen darzustellen, dann ist der ganze Kopf des Samenfadens von einem in der Plasmahülle ziehenden Fibrillengitter eingeschlossen, dessen Fasern sich fast rechtwinklig überkreuzen. Außer diesen Fibrillen findet man in der Plasmahülle reichlich Mikrosomen, kleine Gebilde, die nur mittels Versilberung dargestellt werden können. Oft sind sie in deutliche, längs verlaufende Reihen angeordnet, die gegen den Hals des Samenfadens hin zusammenlaufen. Doch findet man auch Spermatozoenköpfe, in denen die Mikrosomen anscheinend regellos verteilt sind. Auch bei ihnen erkennt man aber im hinteren Abschnitt kurze Längsreihen, die gegen den Hals hin zusammenlaufen. Die einzelnen Samenfäden bei einem und demselben Menschen unterscheiden sich hinsichtlich der Menge der Mikrosomen nicht unwesentlich. Auch sind in einem und demselben Samenfaden die Mikrosomen nicht gleich groß; meist findet sich ein Gemisch von größeren und kleineren Körnchen, die größeren können den Rand der Kopfhülle ausbuckeln. Die Plasmahülle des Kopfes enthält aber noch andere Bildungen, auf die besonders LOEB (1909) und H. VOSS (1922) aufmerksam gemacht haben. VOSS konnte nämlich mittels der Indophenolblaufärbung in der Plasmahülle des Kopfes oxydative Fermente nachweisen; KATSUNUMA (1924) gibt an, daß Samenfäden, die aus dem Hoden stammen, diese Reaktion nicht geben, wohl aber Samenfäden, die dem Nebenhoden entnommen sind. Das Auftreten dieser Oxydasegranula wäre demnach eine Reifeerscheinung, die sich erst in den samenleitenden Wegen ausbildet. LOEB nahm schon früher an, daß der Samenfaden im Ei die Oxydationsvorgänge entweder anrege oder doch wenigstens beschleunige.

Der Hals des Samenfadens besteht aus den beiden Centralkörpern, der sie verbindenden Zwischenmasse — in ihr zieht der Anfangsteil der Centralfibrille — und einer besonderen Halshülle. Der Hals ist etwa 1 μ breit und ungefähr ebensolang, doch findet man hier nicht unerhebliche Unterschiede; bei einigen Samenfäden kann der Hals auch doppelt so lang sein als breit. Im Gegensatz zu WALDEYER, der besonders hervorhebt, daß der Hals nicht vom Achsenfaden durchzogen wird, muß hier also betont werden, daß ein Teil des Achsenfadens, nämlich die Centralfibrille, durch ihn hindurchgeht.

Das vordere proximale Centriol erscheint bei Eisen-Hämatoxylinfärbung scheiben- oder schalenförmig und ist etwas in die Plasmahülle des Kopfes eingelagert. MEVES gibt an, daß das vordere Centriol in die Masse des Kopfes selbst eingelassen sei. Dies ist nur insofern richtig, als es der chromatischen Masse des Kopfes dicht anliegt, also in die Cytoplasmahülle eingedrückt ist. MEVES unterscheidet noch nicht zwischen den beiden Anteilen des Kopfes, damit ist seine Anschauung begründet. Bei Silberfärbung erkennt man an der

Grenze zwischen Kopf und Hals ein kleines Doppelkorn, zu dem die Fibrillen des Kopfes hinziehen. Die beiden Teile des Doppelkornes liegen entsprechend der Fläche des Samenfadenkopfes nebeneinander. Von einem der Körner beginnt die Centralfibrille des Samenfadens. Demnach scheint also das proximale Centriol aus zwei Körnern zu bestehen. Dies habe ich, anschließend an ROMEIS (1926), auch auf Abb. 68 dargestellt.

Das distale (hintere) Centriol erscheint bei gewöhnlichen Färbungen auch scheibenförmig. Es besitzt in seiner Mitte aber eine feine Öffnung, durch die die Centralfibrille zieht. Die Masse, welche die beiden Centriolen verbindet, läßt keine Einzelheiten im Bau erkennen; sie entwickelt sich aus den Resten der Spermatidensphäre. Der Hals ist von einer besonderen Plasmahülle umgeben, die mit der Plasmahülle des Kopfes in Verbindung steht und manchmal Mikrosomen enthält. Die Fibrillen der Kopfplasmahülle endigen im Bereiche des vorderen (proximalen) Centriols (HELD).

Das Verbindungsstück ist etwa so lang wie der Kopf, kann aber unter Umständen auch größer sein. Nach meinen Messungen beträgt seine Länge 5—9 μ, sie schwankt also innerhalb weiter Grenzen; die Dicke ist gleich der des Halses, etwa 1 μ. Seine Grundlage ist der Centralfaden, der nach MEVES feine fibrilläre Längsstreifen zeigt. In seiner Mitte zieht die Centralfibrille. Nur sie beginnt vom proximalen Centriol, die übrigen Teile des Schwanzfadens nehmen vom vorderen Teil des distalen Centriols ihren Ausgang und ziehen mit der Centralfibrille bis zum Schwanzende.

Das hintere (distale) Ende des Verbindungsstückes wird von dem ringförmigen Teil des distalen Centriols gebildet, das sich während der Entwicklung von dem proximalen Teil dieses Centriols abgelöst hat. Wie oben bei der Entwicklung des Samenfadens geschildert wurde, ist dieser Ring zeitweise, besonders anfangs, sehr deutlich zu erkennen; er verschwindet aber schließlich vollkommen und ist auch im reifen Samenfaden nicht deutlich zu erkennen; da von manchen Forschern aber angegeben wird, daß er noch an reifen Samenfaden nachzuweisen sei, habe ich ihn auf Abb. 68 mitangegeben. Doch ist die Grenze zwischen Verbindungsstück und dem Hauptstück des Schwanzes manchmal scharf abgesetzt. Der Achsenfaden soll nach MEVES eine doppelte Umhüllung besitzen, doch ist die innere Hülle sehr fein und läßt sich nicht besonders darstellen. Ich bezweifle überhaupt, ob es sich bei ihr um eine besondere Membran oder Hülle handelt oder einfach um die Grenze zwischen Achsenfaden und Cytoplasmahülle, also zwischen zwei verschiedenen Massen.

Die äußere Hülle entwickelt sich aus dem Cytoplasmaleib der Spermatide. Sie ist besonders deutlich zu erkennen und enthält zahlreiche Einschlüsse. Der wichtigste unter diesen ist der Spiralfaden (Spiralhülle), den BENDA (1887 bis 1901), JENSEN (1887), BALLOWITZ (1890), MEVES (1897, 1898) u. a. bei den verschiedensten Tierarten nachgewiesen und genau beschrieben haben. Dieser Spiralfaden beginnt am vorderen Teil des distalen Centriols und zieht in 8—9 engen Windungen spiralig um den Achsenfaden bis zum hinteren Ende des Zwischenstückes und dem dort gelegenen hinteren Teil des distalen Centriols. V. BRUNN (1884) hat als erster gezeigt, daß dieser Spiralfaden nicht ganz gleichmäßig gebaut ist, sondern aus dunklen, glänzenden Körnchen besteht, die vorher im Cytoplasma der Spermatide liegen. BENDA (1898, 1899) hat diesen Befund dann in ungemein sorgfältigen Untersuchungen bestätigt und erweitert. Er konnte zeigen, daß die feinen Körner, die den Spiralfaden bilden, Mitochondrien der Spermatiden sind. Bei den meisten Säugern und auch beim Menschen verschmelzen diese Körnchen miteinander oder liegen wenigstens so nahe aneinander, daß der Spiralfaden gleichmäßig gebaut erscheint.

Der Spiralfaden liegt also in der äußeren cytoplasmatischen Hülle des Verbindungsstückes. Bei reifen Samenfäden im Ejaculat ist diese Hülle ganz fein, gleichmäßig röhrenförmig, sie geht einerseits unmittelbar in die Hülle des Halsteils und Kopfes, andererseits aber, dies muß besonders betont werden, in die Hülle des Schwanzhauptstückes über. In dieser Hülle liegen, wie wieder die Beobachtungen von HELD (1917) gelehrt haben, mehr oder weniger große Mengen von Mikrosomen. Bei Samenfäden, die noch nicht ausgereift sind, also hauptsächlich bei solchen, die in den Hodenkanälchen, im Hodennetz oder in den Anfangsteilen des Nebenhodens gefunden werden, erkennt man häufig am Verbindungsstück eine mehr oder weniger starke Auftreibung; die Cytoplasmahülle erscheint spindelförmig oder auch nur nach einer Seite zu knotenförmig verdickt. In diesem Fall hat sich der Cytoplasmaleib der Spermatide noch nicht ganz zu seiner endgültigen Form umgestaltet. Samenfäden, welche die eben beschriebenen Bildungen zeigen, sind noch nicht ganz reif. Wie ich oben schon erwähnt habe, reifen die Samenfäden erst in den samenleitenden Wegen vollkommen aus. Im Ejaculat findet man nur ausnahmsweise Spermatozoen, welche plasmatische Verdickungen im Bereiche des Halses oder Verbindungsstückes erkennen lassen. BRAUS und REDENZ (1924) geben an, der Plasmatropfen liege bei Samenfäden im Kopfe des Nebenhodens dicht hinter dem Samenfadenkopf, im Schwanz des Nebenhodens aber am distalen Ende des Verbindungsstückes. Diese Angaben konnte ich ebensowenig bestätigen wie ROMEIS (1926).

Das Hauptstück des Schwanzes besteht aus dem Achsenfaden und seiner Hülle. In seinem Bereich erscheint der Achsenfaden manchmal etwas dicker und jedenfalls niemals dünner als im Verbindungsstück. Er besitzt im übrigen den nämlichen Bau wie dort und verjüngt sich gegen den Endabschnitt zu gar nicht oder ganz unbedeutend. Bei entsprechender Färbung ist die Achsenfibrille deutlich zu erkennen. Eine innere Hülle, die dem gleichen Gebilde im Bereiche des Verbindungsstückes entspräche, läßt sich im Bereiche des Schwanzhauptstückes nicht nachweisen, wohl aber setzt sich die äußere plasmatische Hülle des Verbindungsstückes, teilweise unterbrochen durch den Schlußring, auf das Hauptstück fort. MEVES hat früher angenommen, daß diese Hülle des Hauptstückes der inneren Hülle des Schaltstückes entspricht und vom Achsenfaden selbst abgesondert wird. Jedenfalls könne sie nicht aus dem Cytoplasmaleib der Spermatide entstanden sein, da dessen hinteres Ende durch den Verschlußring deutlich begrenzt sei. Dieser Anschauung schloß sich auch WALDEYER (1906) an, wenigstens hinsichtlich der Säugersamenfäden. Schon v. BRUNN (1884) hat aber angegeben, daß die Hülle des Schwanzhauptstückes, wenigstens beim Vogel, aus dem Cytoplasmaleib der Spermatide entstehe. Dieser Ansicht muß auch ich mich für den menschlichen Samenfaden anschließen. MEVES hat vollkommen recht, wenn er angibt, daß der Schlußring in gewissen Zuständen der Samenbildung ganz am hinteren Rand der Spermatide liegt. In diesem Zeitabschnitt ist der Schwanzfaden aber noch sehr kurz und besteht nur aus dem Teil der Geißel, der später das Endstück bildet und auch im reifen Zustand der Cytoplasmahülle entbehrt. Wir müssen dabei auch bedenken, daß es noch nicht gelungen ist, den Grenzring zwischen Verbindungsstück und Hauptstück vollkommen sicher unmittelbar auf den Schlußring zurückzuführen, der Schlußring wird vielmehr gegen Ende der Samenreifung undeutlich und kann eine Zeitlang überhaupt nicht mehr dargestellt werden. Gerade da entwickelt sich aber das Hauptstück des Samenfadenschwanzes. In dieser Zeit ist jedenfalls die Möglichkeit gegeben, daß der Cytoplasmaleib, zusammen mit dem

Hauptstück des Schwanzfadens, das sich dann entwickelt, auswächst. Diese Anschauung wird bewiesen durch die Angaben von HELD (1917), der in der Hülle des Hauptstückes Mikrosomen, allerdings nur in ganz geringer Menge, nachweisen konnte, also Gebilde, die nur im Cytoplasmaleib entstehen und in ihm liegen.

Das Endstück des Schwanzes entbehrt einer Plasmahülle. Es besteht nur aus dem Achsenfaden mit der Achsenfibrille und ist nichts anderes als die ursprünglich an den Spermatiden zu beobachtende Geißel. Es ist 6—10 μ lang, also sehr verschieden groß. An und für sich ist es schwer, seine Ausmaße genau zu bestimmen, da es in eine unmeßbar feinen Spitze ausläuft und außerdem auch nicht immer gut gegen das Hauptstück zu abgesetzt ist. Die Cytoplasmahülle des Hauptstückes verjüngt sich nämlich an ihrem hinteren Ende konisch, infolgedessen ist die Grenze keine scharfe. Manchmal ist aber bei abgestorbenen Samenfäden das Endstück gegen das Hauptstück zu winkelig abgeknickt und dann ist die Grenze zwischen beiden deutlich zu erkennen.

Der reife Samenfaden birgt also in der chromatischen Grundlage des Kopfes diejenigen Massen, die im Kern der Spermatide enthalten sind und in ihm während der Teilung die Chromosomen bilden, daneben wohl auch in irgendeiner Form das Liningerüst und Teile des Kernsaftes. Im Halsteil liegen Reste der Sphäre mit den Centriolen, von denen vor allem das vordere (proximale) bei der Befruchtung von Bedeutung ist. Die Bedeutung des Achsenfadens und der Centralfibrille liegt wohl darin, daß diese Gebilde den Samenfaden bewegen. Neben den genannten beiden Zellbestandteilen enthält der Samenfaden aber in der Hülle des Kopfes, des Halses, des Verbindungsstückes und des Schwanzhauptstückes Teile des Cytoplasmaleibes mit seinen Einschlüssen, den Mitochondrien und Mikrosomen. Beide sind im Samenfaden viel deutlicher in ihrer gewöhnlichen Form zu erkennen als die Chromosomen, von denen nicht die Spur der früher und später erkennbaren Einzelheiten zu beobachten ist. Bei der Befruchtung dringt der Samenfaden ganz in das Ei ein, dann entwickelt sich die chromatische Grundlage des Kopfes zum männlichen Vorkern. Die beiden Körner des vorderen Centriols werden zu den Centriolen des Spermoviums, was besonders wichtig ist, da das Ei nach der zweiten Reifeteilung der Centriolen und Sphäre entbehrt. Die Veränderungen, die sich während der Reifeteilungen an den Kernschleifen abspielen, sind bei allen Arten deutlich zu erkennen; sie werden aus diesem Grunde von der Mehrzahl der Vererbungsforscher gewaltig überschätzt. Diese Tatsache hat in erster Linie zu der vollkommen unbewiesenen Annahme geführt, daß die Kernschleifen die alleinigen Träger der Erbmasse seien. HELD (1916) hat aber in einer Arbeit, die in vieler Hinsicht als grundlegend bezeichnet werden muß, den Nachweis erbracht, daß beim Pferdespulwurm auch die Mitochondrien und Mikrosomen des Samenfadens in die Eizelle gelangen, sich dort verteilen und neben den gleichen Gebilden des Reifeies, ja selbst noch lange während der folgenden Teilungen getrennt als selbständige Gebilde zu beobachten sind. MEVES (1918) hat ganz ähnliches an verschiedenen anderen Tierarten feststellen können. Diese Tatsachen allein — näher darauf einzugehen, verbietet mir leider der Zweck der Zusammenstellung — beweisen deutlich, daß den Kernschleifen bei der Vererbung sicher nicht die überragende Bedeutung zukommt, die ihnen die Mehrzahl der Vererbungsforscher beizulegen versucht; größtenteils an Hand unbewiesener Annahmen und künstlich zusammengestellter Schlußfolgerungen, die oft in schärfstem Gegensatz zu den beobachteten Erscheinungen stehen und niemals das Verhalten des Cytoplasmaleibes berücksichtigen. Sicher kommt dem Zelleib und seinen Bestandteilen auch bei der Vererbung eine sehr große Bedeutung zu. In welcher Weise die einzelnen Teile der Zelle, Chromosomen einerseits, Mitochondrien und Mikrosomen andererseits, tatsächlich die Erbmasse übertragen, läßt sich heute überhaupt nicht angeben[1].

Beim geschlechtsreifen Manne werden dauernd neue Samenfäden gebildet, allerdings ist die Hodentätigkeit nie ganz gleichmäßig. Sie wird vielmehr durch die verschiedensten äußeren Umstände beeinflußt. Gute, aber nicht überreichliche Ernährung und ebenso geschlechtliche Betätigung fördert sie, während sie durch Krankheiten, schlechte Ernährung und dem Körper einverleibte Gifte gehemmt wird. Sehr wesentlich sind dabei auch die Eindrücke, die vom weiblichen Geschlecht ausgelöst werden, und zwar spielt, wie ich in Versuchen beim *Kaninchen* (STIEVE 1928) zeigen konnte, vor allem der Geruchssinn eine große Rolle. Beim Menschen wirken daneben auch Tast- und Gesichtssinn mit.

Die Samenfäden lösen sich in fast reifem Zustande von der Wand der Kanälchen ab und wandern fortdauernd, d. h. in dem Maße, wie sie neu entstehen, durch Eigenbewegung [v. LANZ (1926, 1929)] in den Nebenhoden. Dort sammeln sie sich an und verlieren, wie gerade die neuen Untersuchungen von v. LANZ gezeigt haben, ihre Beweglichkeit. Sie reifen ganz aus und zwar dadurch, daß „der Puffer des Nebenhodensekrets auf ihr Protoplasmakolloid übergeht." Erst während der Paarung wird die Bewegungsfähigkeit wieder ausgelöst durch die Alkalescenz des Prostatasekrets. Offenbar regt die Entleerung des Samens die Samenbildung an, denn wie zahlreiche Beobachtungen gezeigt haben, füllt sich der Nebenhoden sehr rasch wieder.

Durchschnittlich sollen in 1 cmm des ausgeschleuderten Samens 60 000 Samenfäden zu finden sein, im ganzen Ejaculat 200—300 Millionen. Erfolgt auf eine Ejaculation sehr rasch eine zweite, so kann zwar die Menge der entleerten Flüssigkeit größer sein als vorher, doch nimmt die Gesamtzahl der Samenfäden ab. Dies haben vor allem die Untersuchungen von LODE (1891) gezeigt. Bei einem Geschlechtsakt, der sechs Tage nach dem letzten Beischlaf vollzogen wurde, waren 133 Millionen Samenfäden ausgeschleudert worden. Als der nämliche Mann wenige Stunden danach wieder verkehrte, enthielt der Samen kaum die Hälfte der Spermatozoen; bei einem dritten, in derselben Nacht ausgeführten Beischlaf wurden überhaupt keine Samenfäden mehr entleert. Zwei Tage später enthielt das Ejaculat des nämlichen Mannes 333 Millionen Samenfäden; die Samenbildung war also zweifellos lebhafter als früher.

Im Anschluß an verschiedene Untersuchungen über die Geschlechtschromosomen haben einige Forscher bei niedrigen Tieren, besonders Insekten, sehr schön zeigen können, daß es bei bestimmten Arten zwei verschiedene Formen von Samenfäden gibt, solche mit einem X-Chromosom und solche ohne dieses Gebilde. Auch andere Verschiedenheiten im Verhalten der Chromosomen, auf die ich hier nicht näher eingehen kann, wurden mitgeteilt. Bei Säugern ist ein ähnlicher Befund noch niemals mit Sicherheit erhoben worden. Trotzdem glauben manche Vererbungsforscher, sie können auch beim Menschen zwei Arten von Samenfäden annehmen, ja sie bauen sogar auf diese Annahme die gewagtesten Schlußfolgerungen auf. LENZ (1911) z. B. meint, daß die weibchenbestimmenden Samenfäden des Menschen durch ein X-Chromosom so „belastet" seien, daß sie sich nur langsam vorwärtsbewegen könnten, während die nicht durch ein X-Chromosom beschwerten Männchenbestimmer viel rascher vorwärtskommen. Dadurch erkläre sich der bei den meisten Menschenrassen festgestellte Überschuß an männlichen Erstgeborenen. Dieser angenommene Spermatozoendimorphismus schien durch Messungen an reifen Samenfäden bestätigt zu werden. WODSEDALEK

[1] In der letzten Zeit geben übrigens auch bekannte Vererbungsforscher (E. BAUR) zu, daß der Cytoplasmaleib der Geschlechtszellen und die in ihnen enthaltenen Gebilde eine Rolle bei der Vererbung spielen.

(1913) hat in Schnitten von Schweinehoden die Längen der Samenfadenköpfe gemessen und die gefundenen Werte in Kurven zusammengestellt. Die Kurve zeigt deutlich zwei Gipfel; die Mehrzahl der Samenfäden finden sich in der Klasse 11,5—12 μ, die zweite Häufung in der Klasse 14—14,5 μ. Diese größeren Samenfäden sollen ein akzessorisches Chromosom enthalten. ZELENY und FAUST (1915) untersuchten in der gleichen Weise im ganzen 15 Tierarten, darunter *Schaf, Rind* und *Hund*. Die Samenfäden wurden in fixierten Ausstrichen gemessen. Die Beobachtungen erstrecken sich auch hier nur auf die Kopflänge und nur beim *Stier* wurde auch die Kopfbreite ermittelt. Bei fast allen untersuchten Arten zeigte die Variationskurve der Samenfadenkopflängen zwei deutliche Gipfel. Daraus schlossen die beiden Amerikaner, daß es bei allen Arten, bei denen ein X-Chromosom vorhanden ist, auch zwei Arten von Samenfäden gebe, die sich durch den Besitz oder das Fehlen dieses Gebildes unterscheiden. Die Unterschiede sollen in der verschiedenen Länge der Samenfadenköpfe deutlich zum Ausdruck kommen. Von einigen Vererbungsforschern wurden diese Ergebnisse mit Begeisterung aufgenommen, obwohl sie in ihren Schlußfolgerungen falsch sind. Schon KRALLINGER (1927) kam zu anderen Ergebnissen. Er untersuchte Hoden vom *Stier,* maß in ihnen die Samenfäden und stellte die gefundenen Zahlen in der gleichen Weise wie seine Vorgänger zusammen, bekam aber nur eine eingipflige Kurve. Er glaubt zwar, daß es zwei verschiedene Arten von Samenfäden gibt, weist aber sehr richtig darauf hin, daß das X-Chromosom viel zu klein sei, als daß es Unterschiede in der Länge der Samenfadenköpfe bedingen könne, die wirklich bei den ausgeführten Messungen deutlich in Erscheinung treten sollten; die Unterschiede könnten höchstens 0,57 μ betragen.

In neuester Zeit hat dann VOSS (1930) ähnliche Untersuchungen ausgeführt und nicht nur die Länge der Samenfadenköpfe gemessen, sondern mit dem Planimeter ihre Fläche bestimmt. Als er die gefundenen Werte zusammenstellte, bekam er ganz deutlich eingipflige Kurven. Beim Menschen hat PARKES (1923) die Kopflänge der Samenfäden gemessen; sie ergaben zweigipflige Kurven. Auch er sucht diese Erscheinung mit dem Verhalten des X- und Y-Chromosom zu erklären. Seine Angaben, die sich auch wieder nur auf die Kopflänge beziehen, sind in neuester Zeit von MOENCH und HOLT (1929) widerlegt worden. Wirklich genauen Aufschluß über die Größe der Samenfadenköpfe könnten nur Untersuchungen ergeben, welche nicht nur die Länge oder die Fläche, sondern die ganze Masse berücksichtigen. Solche Untersuchungen sind bisher noch nicht ausgeführt worden und werden auch nur sehr schwer durchzuführen sein, da die Form der Samenfadenköpfe nicht gestattet, aus ein oder zwei in einer Fläche gelegenen Messungen den Inhalt zu bestimmen, so wie dies bei den kugelförmigen Zellkernen möglich ist. Die Beobachtungen von KRALLINGER, VOSS, MOENCH und HOLT zeigen aber deutlich genug, daß wir bisher keinen Grund haben, beim Menschen zwei verschiedene Formen von Samenfäden anzunehmen, die sich nach der Größe ihres Kopfes unterscheiden.

g) Die außergewöhnlichen Formen der Samenfäden.

Außer den Samenfäden, die den oben geschilderten Bau und die gewöhnliche Größe besitzen, findet man im Samen jedes Menschen bald in größerer, bald in geringerer Menge auch Spermatozoen von außergewöhnlichem Bau, deren Verhalten wir aus den Mitteilungen von v. BARDELEBEN (1891), BALLOWITZ (1888—1902), FÜRBRINGER (1895), BERTACCHINI (1890) und vor allem aus den gründlichen Arbeiten von BROMAN (1902) kennen. In ihnen ist das Schrifttum ausführlich angegeben. Seine Angaben sind in neuerer Zeit durch BRANCA (1910—1924) bestätigt worden.

Nach BROMAN haben wir folgende Formen außergewöhnlich gestalteter Samenfäden beim Menschen zu unterscheiden:

1. Riesen- und Zwergformen.
2. Samenfäden mit gewöhnlich gebautem Kopf, die zwei, drei oder vier Schwänze haben.
3. Samenfäden mit zwei oder mehr Köpfen.
4. Samenfäden, welche gewöhnliche Größe, einen Kopf und einen Schwanz besitzen, aber sonstige Besonderheiten im Bau zeigen.

Bei den Riesenspermatozoen sind die Köpfe bis zu 10 μ lang, bei den Zwergformen messen sie manchmal nur 2,5 μ. Beide Bildungen entstehen aus Präspermatiden, deren Chromosomen ungleich auf die beiden Spermatiden verteilt werden. Dieser Umstand erklärt auch die Tatsache, daß die Vorstadien der Riesensamenfäden fast immer in unmittelbarer Nähe der Vorstadien zu Zwergformen gefunden werden. Sie erklärt auch den Umstand, daß die Schwänze bei beiden Formen gewöhnliche Größe zeigen. Nur das Verbindungsstück ist bei den Riesensamenfäden manchmal etwas dicker. Auf 1000—2000 gewöhnliche Samenfäden soll eine Zwerg- oder Riesenform kommen.

Die mehrschwänzigen Samenfäden entstehen aus zwei- bzw. drei- oder vierpoligen Präspermatidenteilungen; ihre Köpfe besitzen häufig die gewöhnliche Form und Größe. Bei den außergewöhnlichen Teilungen entstehen häufig auch schwanzlose Kerne oder solche, die nur Protoplasmareste besitzen; dann entwickeln sich Samenfäden ohne oder mit nur sehr kurzen Schwänzen. Die Verbindungsstücke der zweischwänzigen Samenfäden können entweder nur eine für beide Fäden gemeinsame Spiralhülle oder deren zwei haben; auch bei den drei- und vierschwänzigen Samenfäden können sich die Spiralhüllen verschieden verhalten.

Zwei-, drei- und vierköpfige Samenfäden entstehen aus Präspermatidenteilungen, bei denen nach der Abschnürung der Kerne die Cytoplasmamassen sich nicht trennen. Solche Bildungen sind sehr selten. Manchmal findet sich dann ein Schwanzfaden an zwei Köpfen, wie auch auf Abb. 69 links oben zu erkennen ist. Daneben kommen aber auch zweiköpfige Samenfäden mit zwei Schwänzen, dreiköpfige mit zwei oder drei Schwänzen, vierköpfige mit zwei, drei oder vier Schwänzen vor. Im allgemeinen hat dann jeder Schwanz seine besondere Spiralhülle.

MOENCH und HOLT (1929) haben die physikalischen Eigenschaften der Samenfäden geprüft, indem sie mikrochirurgische Eingriffe an ihnen vornahmen. Die beiden Forscher stellten dabei zunächst fest, daß die verschiedenen Doppelformen der Samenfäden nicht künstliche Bildungen sind, die beim Fixieren oder Eintrocknen entstehen, wie dies von manchen Seiten angenommen wird. Es handelt sich vielmehr wirklich um zwei fest miteinander verbundene Zellen. Weiterhin konnten sich MOENCH und HOLT davon überzeugen, daß Samenfäden „mit gekrümmten Mittelstücken nicht Kunstprodukte waren, sondern ihre Entstehung einer wirklichen Störung an diesen Stellen verdanken müßten, da solche Zellen, nachdem wir sie mit den Mikromanipularnadeln gerade gebogen hatten, wieder ihre ursprüngliche Form annahmen sowie wir sie wieder losließen". Samenfäden mit hinten zugespitzten Köpfen lösen sich leichter von ihrem Mittelstück los als andere, ältere Samenfäden trennen sich an dieser Stelle leichter als frische. Es ist möglich, daß diese Tatsache mit zur Erklärung der Erscheinung herangezogen werden kann, daß Samenfäden ihre Beweglichkeit viel länger behalten als die Fähigkeit zu befruchten. Die Köpfe der Samenfäden sind sehr elastisch; sie lassen sich in ihrer Gestalt weitgehend verändern, kehren aber immer wieder auf die ursprüngliche Form zurück, besonders ältere tote Samenfäden lassen sich sehr stark in die Länge ausziehen. Außergewöhnlich geformte

Samenfadenköpfe kehren immer wieder in ihre ursprüngliche Gestalt zurück, ein Beweis dafür, daß die verschiedene Form nicht durch äußere Einflüsse bedingt sein kann. Destilliertes Wasser soll nach der Angabe der beiden Forscher die Samenfäden selbst nicht angreifen und jedenfalls am Kopfe keine nachweisbaren Veränderungen hervorrufen, doch erscheinen die Schwänze sehr rasch mehr oder weniger stark geschlängelt.

Die bisher geschilderten außergewöhnlich gebauten Samenfadenformen entstehen durchweg durch außergewöhnliche Vorgänge bei der Präspermatidenteilung, also der zweiten Reifeteilung. Für die vielen sonst noch zu beobachtenden außergewöhnlichen Bildungen kann zur Zeit noch keine Erklärung gegeben werden. Es handelt sich bei ihnen meist um Samenfäden, die besondere Kopfformen zeigen. Dem Kopf kann ein Plasmaklümpchen gerade oder schräg, wie eine Kappe, aufsitzen. Solche Bildungen haben insofern eine Bedeutung, als sie zu der Annahme geführt haben, der menschliche Samenfaden besitze eine Kopfkappe oder ein Perforatorium. Der Kopf kann außergewöhnlich schmal, unregelmäßig gestaltet sein, er kann mehrere Vakuolen enthalten, welche die verschiedenste Lage zeigen und auch dadurch die Form des Kopfes beeinträchtigen. Auch das Zwischenstück kann sich außergewöhnlich entwickeln. Es erscheint manchmal sehr dick aufgetrieben, wulstig oder dünn, manchmal auch ganz außergewöhnlich gestaltet. Die einzelnen Bildungen sind eingehend in den schon erwähnten Arbeiten von BROMAN und BRANCA beschrieben; hier sei nur betont, daß alle diese außergewöhnlichen Formen im Samen des vollkommen gesunden, geschlechtsreifen Mannes nachgewiesen werden können also nicht als Beweis für eine krankhafte Hodentätigkeit aufzufassen sind[1] Wie und wodurch sie entstehen, was sie zu bedeuten haben, ist heute noch ganz unbekannt.

h) Der Samen. (Sperma, Ejaculat.)

Hier ist wohl auch der Ort, das mikroskopische Verhalten des Samens (Sperma, Ejaculat) zu beschreiben. Der menschliche Samen ist ein Gemisch von Absonderungen der verschiedensten Drüsen. Er enthält außer den Samenfäden die Absonderungen des Nebenhodens, der Bläschendrüsen, Prostata, Bulbourethral- und Paraurethraldrüsen. Ob der Hoden selbst Sekret absondert, das in das Ejaculat gelangt, erscheint äußerst fraglich; jedenfalls enthalten die Hodenkanälchen in ihrem Hohlraum eine Flüssigkeit, die nach MIHALKOWICS (1895) zäh und eiweißhaltig sein soll. Sie ermöglicht es den Samenfäden, durch ihre Eigenbewegung in das Hodennetz und den Nebenhoden zu gelangen. V. LANZ (1929) macht nähere Angaben über ihr chemisches Verhalten. Das eine kann jedenfalls sicher angenommen werden, daß im Hoden keine größeren Flüssigkeitsmengen abgesondert und dann im Nebenhoden resorbiert werden.

Unmittelbar nach der Entleerung ist der Samen eine weißlichtrübe, gelatinöse Masse von bezeichnendem Geruch, die schwerer ist als Wasser. Nach ganz kurzer Zeit wird er dünnflüssig und trocknet beim Erkalten rasch ein. Abgesehen von Wasser und anderen chemischen Bestandteilen enthält er eine ganze Reihe von Einschlüssen, die im Mikroskop zu erkennen sind (Abb. 69). Zunächst die Samenfäden, deren Bau ich schon geschildert habe. Sie sind beim gesunden Mann in sehr großer Menge vorhanden und bewegen sich sehr lebhaft; sie

[1] MOENCH (1927) hat die Zahl der außergewöhnlich gestalteten Samenfäden im Ejaculat bestimmt. Bei zwei fruchtbaren Männern fand er 31% bzw. 22% abnorm gestaltete Spermatozoen, bei zwei unfruchtbaren Männern aber 40% bzw. 60%. Aus diesen wenigen Fällen können natürlich keine weittragenden Schlüsse gezogen werden, immerhin lassen es die mitgeteilten Ergebnisse wünschenswert erscheinen, daß solche Untersuchungen in größerem Maße durchgeführt werden.

schwimmen stets mit dem Kopfe voran gegen den Strom und sollen in der Sekunde 0,06 mm zurücklegen. Beim Schwimmen führen die Schwänze schlängelnde Bewegungen aus, vielfach setzen sie sich dabei scharf gegen den Kopf ab und scheinen mit ihm wie durch ein Kugelgelenk verbunden zu sein, d. h. sie biegen sich im Bereiche des Halsteils stärker ab. Wenn der Samen erkaltet, werden die Bewegungen langsamer und kommen, während die Flüssigkeit sich eindickt oder eintrocknet, ganz zum Stillstand. Die abgestorbenen oder bewegungslosen Samenfäden liegen gestreckt oder mit leicht gewundenem

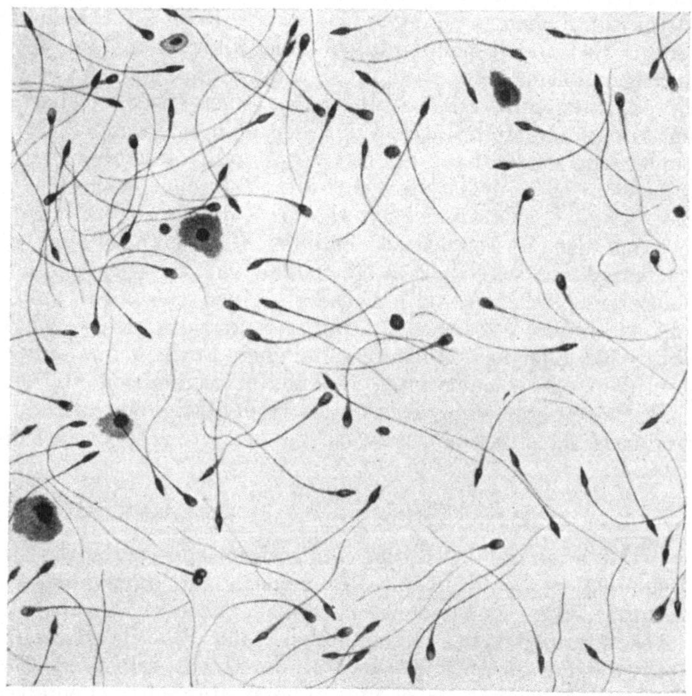

Abb. 69. Samen (Ejaculat) eines 24jährigen Mannes. Fixiert in FLEMMING, Hämatoxylin-HEIDENHAIN; Vergrößerung 500fach.

Schwanz. Oft erscheint der Schwanz auch stärker gewunden, so daß er Ösenform bildet.

In den weiblichen Geschlechtsorganen bleiben die Samenfäden lange beweglich. Selbst im Brutofen bei Körperwärme können sie acht Tage und darüber ihre Beweglichkeit erhalten, in den weiblichen Geschlechtsorganen teilweise noch länger. So fand NÜRNBERGER (1920) noch vierzehn Tage nach dem letzten Beischlaf im Eileiter einer Frau bewegliche Samenfäden. Dabei muß aber betont werden, daß die Bewegungen allein nicht beweisen, daß die Samenfäden auch befruchten können, vielmehr sprechen gerade die Beobachtungen an Haustieren dafür, daß die Samenfäden im Körper des weiblichen Tieres die Fähigkeit, zu befruchten, sehr rasch, schon wenige Tage, wenn nicht Stunden nach der Paarung verlieren. Es sei überhaupt betont, daß wir nicht imstande sind, aus dem mikroskopisch erkennbaren Verhalten der Samenfäden bindende Schlüsse auf ihre physiologischen Fähigkeiten zu ziehen. Zwar ist es selbstverständlich, daß Samen, der überhaupt keine oder nur sehr wenige ganz unbewegliche oder schwach bewegliche Samenfäden enthält, nicht befruchten kann. Andererseits aber beweist die Tatsache, daß im Samen eines Mannes viele lebhaft bewegliche Samenfäden gefunden werden, noch in keiner Weise, daß dieser Mann auch imstande ist, zu befruchten. Darüber kann nur das physiologische Verhalten selbst aufklären. Um nur ein Beispiel zu erwähnen sei darauf hingewiesen, daß Samenfäden, die lange Zeit mit Röntgenstrahlen behandelt wurden, den gewöhnlichen Bau und lebhafte Beweglichkeit zeigen, aber nicht befruchten können.

Außer den Samenfäden enthält der Samen regelmäßig größere und kleinere Zellen, die man ganz allgemein als Hodenzellen bezeichnet, obwohl sie nicht alle aus dem Hoden selbst stammen. Die größten von ihnen haben 10—15 μ im Durchmesser, alle erscheinen an der Oberfläche unregelmäßig gelappt und zerfetzt und besitzen die verschiedensten Formen. Der Cytoplasmaleib erscheint dunkel, oft fein gekörnt enthält er manchmal Vakuolen. Ein Kern ist nicht immer nachzuweisen. Wenn er zu erkennen ist, erscheint er rund oder oval, manchmal auch ganz unregelmäßig gestaltet; obwohl meist deutlich gegen den Cytoplasmaleib zu abgesetzt, läßt er gewöhnlich keinerlei Feinbau mehr erkennen, sondern färbt sich gleichmäßig dunkel. Vielfach findet man an Stelle des Kernes nur einzelne kleinere Chromatinbrocken, manche der geschilderten Gebilde enthalten überhaupt keinen Kern. Es mag sein, daß einzelne dieser Zelleichen aus dem Hoden stammen, die Mehrzahl von ihnen sind abgestoßene Epithelzellen aus der Harnröhre und der Fossa navicularis; sie lassen manchmal noch deutlich die Zylinderform erkennen. Häufig zeigen sie aber die verschiedenste Gestalt und nur die großen platten Zellen der Fossa navicularis sind gut erhalten. Schließlich finden sich noch vereinzelte Lymphocyten, die auch mehr oder weniger deutliche Rückbildungen zeigen, außerdem kleine hyaline, kugelige Gebilde, sog. Lecithinkörper, die aus der Prostata stammen sollen. Einige von ihnen zeigen deutliche konzentrische Schichtung und sind nichts anderes als Prostatakörper. Die Lecithinkörper stellen nach Fürbringer kleine Kügelchen von 3—4 μ Durchmesser dar. Ihre chemische Zusammensetzung weist auf nahe Verwandtschaft zum Lecithin hin und Fürbringer konnte aus ihnen das bezeichnende Oleindoppelsalz des Neurins darstellen.

Endlich enthält der Samen auch noch Gebilde, die man als Sympexionkörper bezeichnet. Robin (1871) konnte sie in den Samenblasen nachweisen und schildert sie als rundlich längliche Körperchen von wachsartiger Beschaffenheit.

Wenn der Samen eintrocknet, entstehen in ihm Kristalle, die gewöhnlich nach ihrem Entdecker Böttcher bezeichnet werden. Fürbringer (1881, 1896), Cohn (1899, dortselbst Schrifttum) haben ihre Formen ausführlich geschildert. Sie gehören dem monoklinen octaedrischen System an, sind unlöslich in Alkohol und Äther, schwer löslich in Wasser, dagegen leicht löslich in Säuren und Alkalien. Sie bilden die verschiedensten Formen (Abb. 70, 71), gewöhnlich Prismen in Doppelpyramidenform, Prismen mit Stutzflächen in langen und kurzen Stückchen, daneben Rosettenform und Drusen. Schreiner (1898) konnte zeigen, daß sie das phosphorsaure Salz der von ihm entdeckten Base Spermin darstellen. Mit den Kristalloiden im Innern der Hodenkanälchen und der Fußzellen haben die Spermakristalle nichts zu tun.

Die Größe der Spermakristalle ist ganz verschieden; trocknet der Samen sehr rasch ein, so bilden sich meist nur kleine spindelförmige, an beiden Enden zugespitzte Doppelprismen von 10—100 μ Länge und bis zu 2 μ Dicke, daneben kleine Drusen, Kreuze und ähnliche Formen, auch ganz kleine Körnchen kann man dann häufig unterscheiden. Je langsamer der Samen eintrocknet, desto größer werden die einzelnen Kristalle und desto ausgedehnter die Drusen.

Manchmal findet man Einzelkristalle von 2 mm Länge und darüber, die schon mit freiem Auge als glitzernde Nadeln zu erkennen sind.

Wird dem frischen oder dem älteren, schon eingetrockneten Samen Jodkali zugesetzt, so sollen sich kleine bräunlich-rötliche, rhombische Täfelchen bilden, die zuerst von FLORENCE (1897) geschilderten Kristalle. Ursprünglich nahm man an, daß diese Bildungen nur im Samen des Menschen entstehen, doch ist diese Anschauung später widerlegt worden. EBERTH (1902), dessen Ausführungen ich zunächst folge, gibt an, daß diese Kristalle in Grundform und Ausbildung den Häminkristallen gleichen. Ursprünglich war es FLORENCE

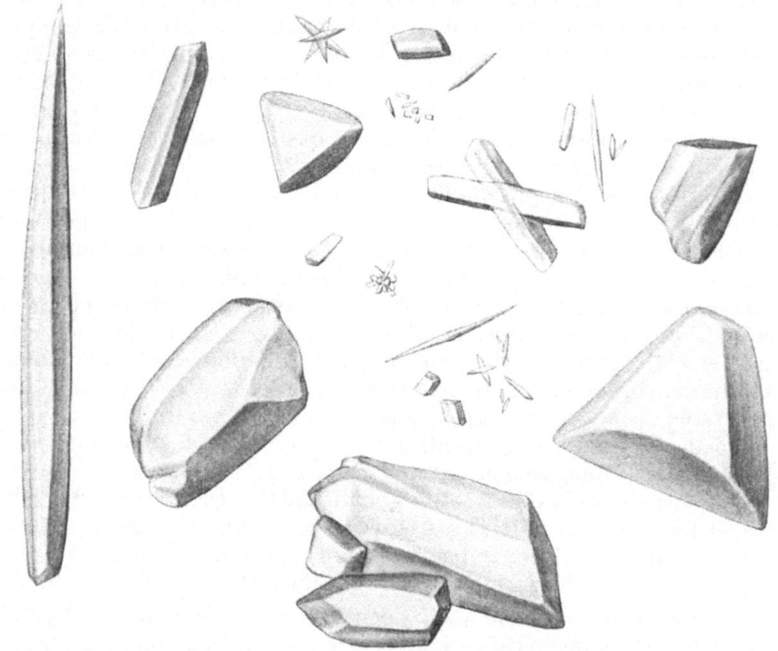

Abb. 70. Spermakristalle; zusammengestellt aus dem Samen eines 24jährigen Mannes; Vergrößerung 200fach.

nicht gelungen, die Kristalle aus dem Samen anderer Tiere und aus anderen Flüssigkeiten zu gewinnen. Es lag deshalb die Annahme nahe, daß sie etwa so wie die Zwischenzellenkristalloide für den Menschen bezeichnend seien. Später zeigte sich jedoch, daß die Jodkristalle auch im Schleim der Scheide und der Gebärmutter auftreten. FÜRBRINGER gewann sie aus dem Prostatasekret, andere Forscher aus Eiweiß und Fett. GUMPRECHT (1898) wies darauf hin, daß die FLORENCEsche Probe schon aus dem Grunde nicht bezeichnend sei, weil sie auch mit dem Samen des Menschen keineswegs immer gelinge. RICHTER (1897) stellte die Kristalle bei der Zersetzung des Lecithins dar. Trotzdem glaubt aber EBERTH, daß die Probe wertvoll sei, da sie beim Menschen leichter gelinge als bei Tieren; ihr Fehlen weist mit großer Wahrscheinlichkeit darauf hin, daß es sich bei der untersuchten Flüssigkeit nicht um menschlichen Samen handelt.

In den einschlägigen Lehr- und Handbüchern findet man vielfach die bekannten Bilder der Spermakristalle, die FÜRBRINGER (1881) gebracht hat, aber eigentlich niemals solche von Jod- oder besser gesagt Jod-Jodkalikristallen. Ich selbst muß zunächst betonen, daß keineswegs in jedem Samen, wenn er mit der Jod-Jodkalilösung (Jodkali 1,65 g, Jod pur. 2,54 g, Aqu. dest. 30 g nach EBERTH) zusammengebracht wird, Kristallbildung auftritt, daß dagegen Hühnereiweiß, besonders solches von faulen Eiern, die schönsten Formen liefert. Am leichtesten und schönsten erhält man die Kristalle; wenn man einen großen Tropfen Samenflüssigkeit mit einem kleinen Tropfen der

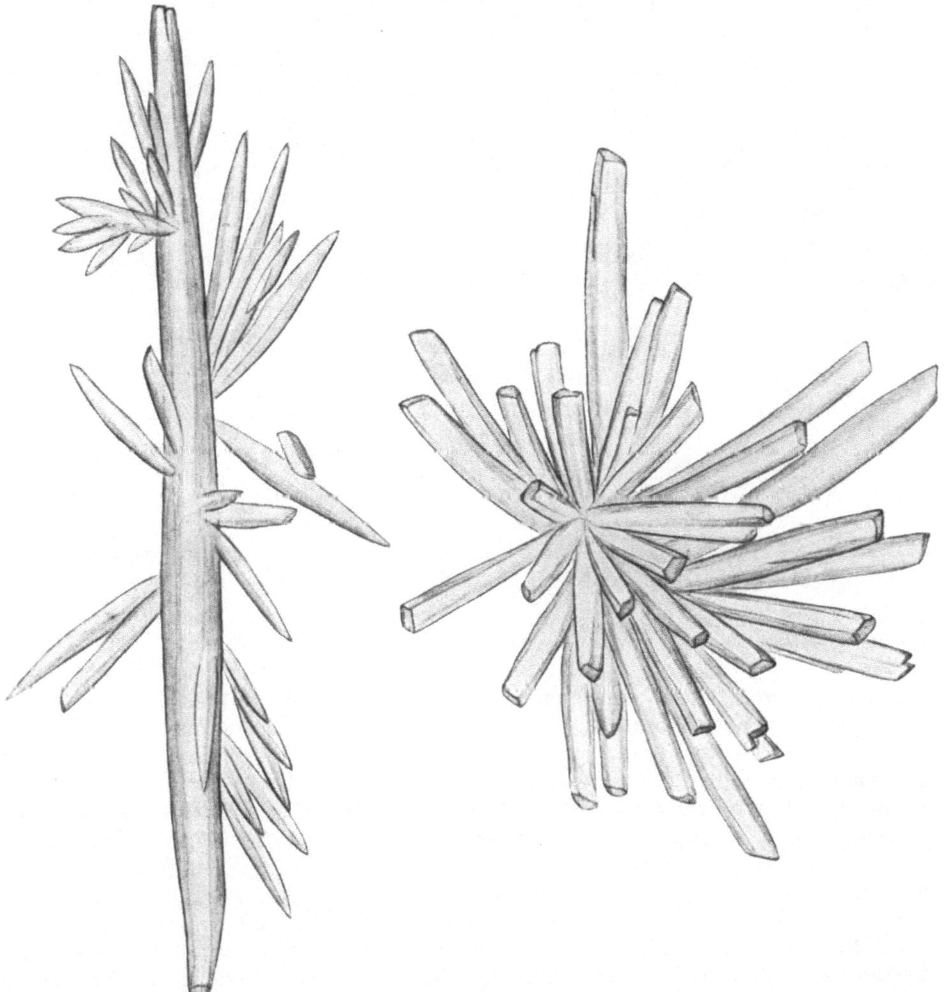

Abb. 71. Große Spermakristalle und Drusenformen der Spermakristalle; Vergrößerung 50fach.

Jod-Jodkalilösung auf dem Tragglas mischt und dann unter dem Mikroskop beobachtet. Nach ganz kurzer Zeit treten dann manchmal zahlreiche Kristalle auf. Ein Teil von ihnen zerfällt aber rasch wieder zu kleinen braunen Kugeln, ein Teil bleibt erhalten. Sie sind dunkelkaffeebraun (Abb. 72), 20—100 μ lang und 10—20 μ dick, also eben so groß wie die kleineren Formen der Spermakristalle, die beim ersten Eintrocknen des Samens entstehen. Ein Teil der Jod-Jodkalikristalle ist länglich rhombisch, einige auch rein rhombisch, andere sind ganz dünn, nadelförmig. Zwillingsbildungen sind auch hier häufig. Sie zeigen oft die Form eines Kreuzes, manchmal auch die einer Gabel. Daneben finden sich aber auch kleinere, ganz unregelmäßig gestaltete Gebilde, die keine bestimmte Form besitzen; die kleineren Kristalle können auch die Form eines Rechteckes haben. Wie GUMPRECHT (1898) gezeigt hat, besitzen die Bildungen in optischer Hinsicht die Eigenschaften echter Kristalle, d. h. „sie löschen das polarisierte Licht in der Längsrichtung aus, in der Querrichtung lassen sie es durch". In Alkohol, Äther und Chloroform lösen sie sich, ebenso in dünnen Säuren. Dies mag der Grund dafür sein, daß ich sie in Samen, der aus der Scheide entnommen war, nicht nachweisen konnte. GUMPRECHT folgert, daß die Kristallreaktion durch eine gewisse Stufe des Lecithinzerfalls bedingt sei, auf welcher Cholin-Neurin oder ein anderer nahestehender Körper auftritt. Im Samen, auch im frisch entleerten, findet sich dieser Zersetzungszustand physiologischerweise, denn es läßt sich in ihm Cholin nachweisen. Die Eiweißarmut des Spermas unterstützt anscheinend das Eintreten der Jodreaktion, während in anderen Flüssigkeiten, wie Eiter, Sputum und Milch, die Höhe des Eiweißgehaltes ihre Entstehung eher zurückhält.

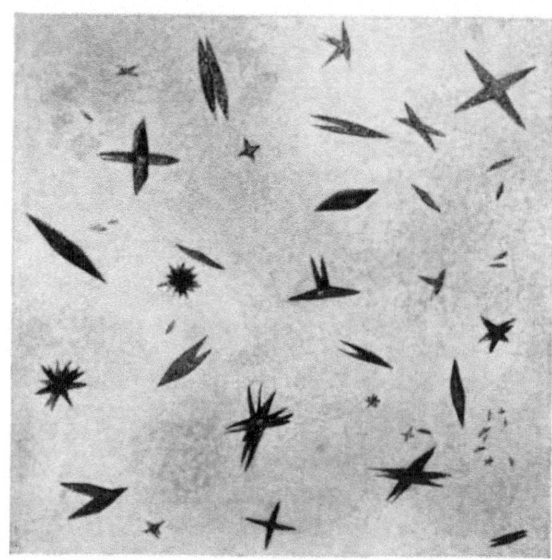

Abb. 72. Jod-Jodkali-Spermakristalle aus dem Samen eines 30jährigen Mannes; Vergrößerung 200fach.

Außer den geschilderten sind in der letzten Zeit auch noch andere Kristallformen beschrieben worden, die im menschlichen Samen unter bestimmten Bedingungen entstehen können. Setzt man dem frischen Samen oder auch einem Tropfen von samenhaltiger Flüssigkeit gesättigte Pikrinsäurelösung oder warm gesättigte Pikrinsäure in Glycerin, die nach dem Erkalten mit soviel absolutem Alkohol versetzt wird, daß die ausgefallene Pikrinsäure wieder in Lösung geht, zu, so bildet sich an der Berührungsfläche der beiden Flüssigkeiten zunächst ein hellgelber Niederschlag. In ihm treten dann bald ungemein kleine gelbe Kristalle auf (Abb. 73). Sie sind anfangs sehr klein, wachsen dann aber rasch heran. Sie erscheinen hellgelb, sind doppellichtbrechend und, wie GÜNTSCH (1911) festgestellt hat, pleochroitisch. Einige von ihnen sind wetzsteinförmig, die Mehrzahl aber besitzt abgeschrägte oder gestumpfte Enden; sie sind nur 2—24 μ lang und bis zu 5 μ dick. Nach GÜNTSCH gehören sie dem hexagonalen System an. In der gerichtlichen Medizin werden sie gewöhnlich nach ihrem Entdecker als BARBERIOsche Kristalle (1911) bezeichnet. FRAENCKEL (1914) gibt an, daß sie heute überwiegend als eine Pikrinsäureverbindung des „Sperminphosphats" angesehen werden, doch sei der chemische Beweis für diese Anschauung noch nicht sicher erbracht. Soweit bis jetzt bekannt ist, liefert weder der Samen irgendeiner Tierart noch auch die Absonderung irgendeiner anderen Drüse jemals die nämlichen Bildungen, wenn sie mit Pikrinsäure zusammengebracht wird, doch soll „die Reaktion nicht auf den menschlichen Samen allein beschränkt sein". An frischem Samen, auch wenn er mit Absonderungen der Scheide vermischt ist, gelingt die Probe nach meiner Erfahrung regelmäßig, sie ist in dieser Hinsicht sicherer als die Jod-Jodkaliumprobe.

Menschlicher Samen gibt auch mit zahlreichen anderen Alkaloidlösungen kristallinische Niederschläge. Die verschiedenen Proben, die hier beschrieben sind, sollen aber praktisch nicht die nämliche Bedeutung besitzen wie die beiden schon besprochenen; ich brauche deshalb hier nicht näher auf sie einzugehen.

Der menschliche Samen enthält also folgende Gebilde:

1. Samenfäden.
2. Hodenzellen: Unreif abgestoßene, zugrundegehende Spermatogonien, Spermatocyten, Spermatiden und auch Fußzellen, in manchen Fällen auch kleine Spermagglutinate.
3. Zugrundegehende Epithelzellen aus dem Hodennetz, Nebenhoden, Samenleiter, Bläschendrüsen, Prostata und Harnröhre.
4. Lecithinkörper: Kleine kugelige Bestandteile des Prostatasaftes.
5. Geschichtete Prostatakörper.
6. Hyaline Kugeln, allerdings nur sehr selten, wahrscheinlich Endzustände von zugrundegehenden Zellen.
7. Sympexionkörper: Rundliche oder länglich rundliche kleine Gebilde von wachsartiger Beschaffenheit, die sich reichlich im Inneren der Bläschendrüsen nachweisen lassen. Näheres über sie ist nicht bekannt (Waldeyer), und auch ich konnte weder im Schrifttum noch durch eigene Beobachtung Näheres über sie erforschen.

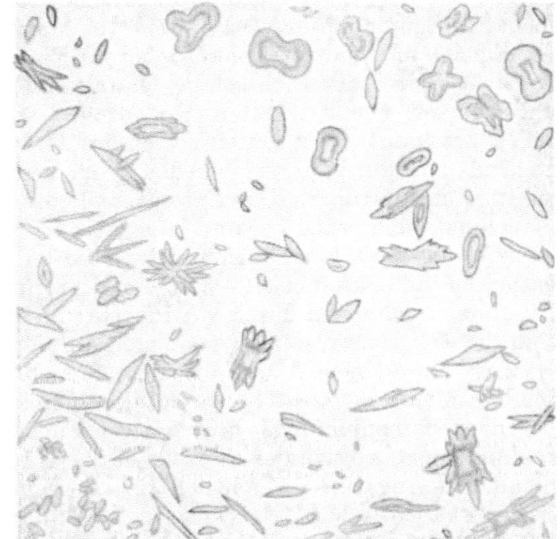

Abb. 73. Pikrinsäure-Spermakristalle aus dem Samen eines 30jährigen Mannes; Vergrößerung 400fach.

8. Leukocyten, Lymphocyten und Wanderzellen. Alle diese Gebilde finden sich nur in sehr geringer Zahl und tragen häufig mehr oder weniger deutliche Zeichen des Zerfalls.
9. Hellgelbe Pigmentkörner, teils frei in einzelnen Schollen, meist aber in einigen der zugrunde gehenden Zellen, die wahrscheinlich aus den Ampullen der Samenleiter und den Bläschendrüsen stammen. Bei alten oder kranken Männern soll das Pigment in großer Menge auftreten (Fürbringer).
10. Schleimtropfen, kleine runde Gebilde, welche die für Schleim bezeichnenden Farben aufnehmen.
11. Beim Eintrocknen Spermakristalle (Böttcher).
12. Nach Jod-Jodkalizusatz manchmal Jod-Jodkali-Spermakristalle (Florence), nach Pikrinsäurezusatz Pikrinsäure-Spermakristalle (Barberio).

i) Die Fußzellen.

Ich habe im Vorhergehenden das Verhalten derjenigen Gebilde im Innern der Hodenkanälchen ausführlich beschrieben, die aus den unentwickelten Hodenzellen entstehen und sich in Spermatogonien, Spermatocyten und schließlich Samenfäden verwandeln. Eine große Anzahl der Kanälchenzellen verhält sich aber anders. Sie entwickeln sich während der Reifezeit zu Gebilden von besonderer Form, den Fußzellen, die zuerst von SERTOLI (1865) geschildert wurden und häufig nach ihm benannt werden. Daß sie aus den unentwickelten Hodenzellen entstehen, ist meines Wissens noch nicht bestritten worden. Sie können sich aber selbst wieder in weitgehender Weise umgestalten und, was besonders wichtig ist, auch wieder zu Zellen vom gleichen Bau und gleichem Verhalten wie die unentwickelten Hodenzellen umwandeln, aus denen dann Spermatogonien und Spermatocyten hervorgehen.

Ich schildere zunächst die vollentwickelten Fußzellen in den Kanälchen mit lebhafter Samenbildung (Abb. 57). In ihnen sitzt die Mehrzahl der Fußzellen der Eigenhaut unmittelbar auf, daher ihr Name. Der Cytoplasmaleib zeigt in der Aufsicht fünf- oder sechseckige Gestalt, die Form des Fußes wird durch die angelagerten unentwickelten Hodenzellen, Spermatogonien und andere Fußzellen bestimmt. Der Durchmesser des Fußes ist je nach dem zur Verfügung stehenden Raum ganz verschieden groß, manchmal nur 1—2 μ, manchmal bis zu 12 μ und darüber. Der Cytoplasmaleib der Zellen zieht gewöhnlich gerade, manchmal auch stark gewunden gegen den Kanälchenhohlraum zu. Die ganze Zelle ist 60—80 μ lang, gewöhnlich ist sie in den mittleren Teilen, die den Kern enthalten, am dicksten (12—16 μ), und verjüngt sich nach innen zu (Abb. 64h). An dünnen Schnitten durch gut fixierte und sorgfältig gefärbte Hodenkanälchen sind die Zellgrenzen gut zu erkennen, am deutlichsten gegen die Eigenhaut zu. Hier ist häufig eine dünne dunklere Schicht zu beobachten, die wie eine besondere Membran aussieht; recht deutlich ist die Grenze auch gegen die anliegenden Samenbildungs- und anderen Fußzellen hin, und am undeutlichsten nach innen zu, wo sich der Fußzelle meistens reifende Spermatiden anlagern. Die nämlichen Angaben hinsichtlich der Begrenzung der Fußzellen machen auch SERTOLI (1865) selbst, E. NEUMANN (1875), v. EBNER (1902), v. WINIWARTER (1912) u. a., während REGAUD (1910), MONTGOMERY (1911) und in neuester Zeit auch v. MÖLLENDORFF (1928) behaupten, die Fußzellen hängen in den Kanälchen mit ihren Cytoplasmaleibern zusammen, bilden also einen einzigen großen Zellverband. Diese Angabe beruht auf der Tatsache, daß die Grenzen der Fußzellen oft nur schwer zu erkennen sind. An Präparaten, die nicht unmittelbar nach dem Tode fixiert wurden, verwischen sie sich mehr und mehr[1], an gut erhaltenen Schnitten sind sie aber, wie schon erwähnt, deutlich zu erkennen. Der Kern der Fußzellen ist meist eiförmig, mit seiner längeren Achse senkrecht zu der Kanälchenwand gestellt. Er mißt 10—13 μ in der Länge bei 7—8 μ Breite, doch beobachtet man auch kreisrunde, dreieckige und anders gestaltete Kerne. Die Kernhaut ist fein, aber gewöhnlich ungemein deutlich zu erkennen, was ich im Gegensatz zu v. WINIWARTER betonen muß. Der Kern erscheint eigentlich bei allen Färbungen heller als der Cytoplasmaleib und auch heller als in den unentwickelten Hodenzellen und Samenbildungszellen. Dies rührt daher, daß er ein feines weitmaschiges Netz besitzt, das in dem ganz hellen Kernsaft sehr deutlich hervortritt. Gewöhnlich ist die Oberfläche des Kernes ganz glatt, zeigt keinerlei Rauhigkeiten, Höcker oder Einbuchtungen. Annähernd in der Mitte des Kernes liegt ein großer Körper von 2—3 μ Durchmesser, der sich aus verschiedenen Massen zusammensetzt. Die Grundlage bildet ein meist kreisrundes, echtes oxyphiles Kernkörperchen, das bei Eisen-Hämatoxylin- und Molybdän-Hämatoxylinfärbungen den Farbstoff früher

[1] Jeder Anatom weiß, daß in Geweben, die nicht unmittelbar nach dem Tode fixiert werden, die Zellgrenzen vielfach undeutlich werden und dann schwer dargestellt werden können. In vielen Gewebsarten sind die Zellgrenzen nur nach besonderer Behandlung, Versilberung usw. zu erkennen; ich erinnere an die serösen Häute und manche Epithelien. Natürlich ist es verfehlt, auf solche Erscheinungen weitgehende Schlußfolgerungen über den Zusammenhang und die Bedeutung der Zellen aufzubauen.

abgibt als das Chromatin. Ihm sind mehrere, meist 2—3 kleinere oder größere halbkugelige Chromatinbrocken schalenförmig angelagert. HERMANN (1889) hat als erster auf diese Zusammensetzung des Kernkörperchens hingewiesen und gezeigt, daß die zentrale Kugel sich nicht mit Safranin färbt, während die angelagerten Körperchen diesen Farbstoff aufnehmen. BOUIN (1899) hat sie als „Juxtanucleolarkörperchen" bezeichnet, v. WINIWARTER (1912) konnte zeigen, daß bei der FLEMMING-Färbung die Kernkörperchen leuchtend rot erscheinen, die angelagerten Brocken aber gelb. Bei anderen Färbungen tritt der Gegensatz im Verhalten nicht so schön in Erscheinung. Ganz selten findet man Fußzellen, die zwei, in diesem Fall kleinere Kernkörperchen mit Anlagerungen enthalten.

Der ganze Kern ist durchsetzt von einem feinen Gerüst, dessen Fasern, ein Netzwerk bildend, in der Hauptsache radspeichenförmig gegen das Kernkörperchen zu ziehen. Die Fasern bestehen aus Linin und sind mit feinen Chromatinkörnchen besetzt. An den Kreuzungsstellen zweier Fäden findet man gewöhnlich größere kreisrunde Chromatinklümpchen. Bei Fixierung mit FLEMMINGscher Flüssigkeit findet man vielfach in den Kernen der Fußzellen nur den zentralen Nucleolus mit den diesem angelagerten Körpern dunkel gefärbt, während der übrige Kern gleichmäßig (heller) getönt ist, ohne Einzelheiten erkennen zu lassen. Wie ich früher zeigen konnte, zerstört die FLEMMINGsche Flüssigkeit in den oberflächlich gelegenen Schichten der Präparate die feineren Kernstrukturen. Darauf ist auch das Verhalten der Fußzellenkerne, das v. WINIWARTER irrtümlicherweise als bezeichnend schildert, zurückzuführen.

Der Cytoplasmaleib der Zellen erscheint, wie schon erwähnt, bei den gewöhnlichen Färbungen dunkler als der Kern. Er besitzt feinwabig-schaumigen Bau, die Sphäre mit den beiden Centriolen ist bei günstiger Schnittrichtung deutlich zu erkennen. Die Centriolen sind kugelförmig und sehr klein. Bei Zellen, die in der gewöhnlichen Weise fixiert sind, erkennt man im Cytoplasmaleib zahlreiche kugelförmige Hohlräume, deren größte fast die Größe des Kernes erreichen können, während die kleinsten von den Waben des übrigen Cytoplasmaleibes kaum zu unterscheiden sind. Bei besonderer Behandlungsweise läßt sich zeigen, daß diese Hohlräume von Tropfen ausgefüllt sind, die sich mit Sudan III leuchtend rot färben, bei Osmiumsäurebehandlung bräunen und bei nachfolgender Alkoholbehandlung schwärzen (Abb. 74). Es handelt sich also um Fett oder fettähnliche Massen, die teilweise das nämliche Verhalten zeigen wie die tropfenförmigen Einschlüsse in den Zwischenzellen; doch sei gleich hier betont, daß solche Einschlüsse auch in den unentwickelten Hodenzellen, den Spermatogonien und den Spermatiden während der Umwandlung zu Samenfäden zu beobachten sind; Spermatocyten enthalten sie nicht oder nur ganz selten.

Am ungefärbten Schnitt erkennt man, daß die osmierbaren Tropfen das Licht einfach brechen. JAFFÉ und seine Schüler LOTZ (1924) und OPPERMANN (1924) haben in sehr schönen Untersuchungen gezeigt, daß die Tropfen in den Fußzellen hauptsächlich aus Phosphatiden und Cerebrosiden bestehen und beim Menschen nur ganz wenig Cholesterinester und Gemische von diesen mit Glycerinestern und Fettsäuren enthalten. KUNZE (1922) stellt fest, daß die Hauptmasse der Tropfen wahrscheinlich aus Cephalin und Neutralfett bestehen. Bei Kindern und Knaben findet man im Innern der Hodenkanälchen meist keine osmierbaren Einlagerungen; sie treten erst während der Reifezeit auf und können beim Greis nach der Angabe von JAFFÉ (1924) ganz verschwinden.

An Präparaten, die in der gewöhnlichen Weise behandelt wurden, erscheinen die Fetttropfen in der Form verschieden großer Bläschen und lassen oft den ungefärbten helleren inneren Teil, der dem ausgefallenen Fett entspricht, erkennen. Er ist von einer Rinde oder Kapsel überzogen, die sich mit Molybdän-Hämatoxylin oder nach der WEIGERTschen Hämatoxylinfärbung manchmal sehr deutlich darstellen läßt.

Neben den Fetttropfen findet man auch Körnchen im Cytoplasmaleib der Fußzellen, und zwar in geringerer Menge in den Teilen, die zwischen Kern und Eigenhaut liegen, in weit größerer Menge in den Abschnitten einwärts des Kernes. Wie man bei entsprechender Färbung feststellen kann, handelt

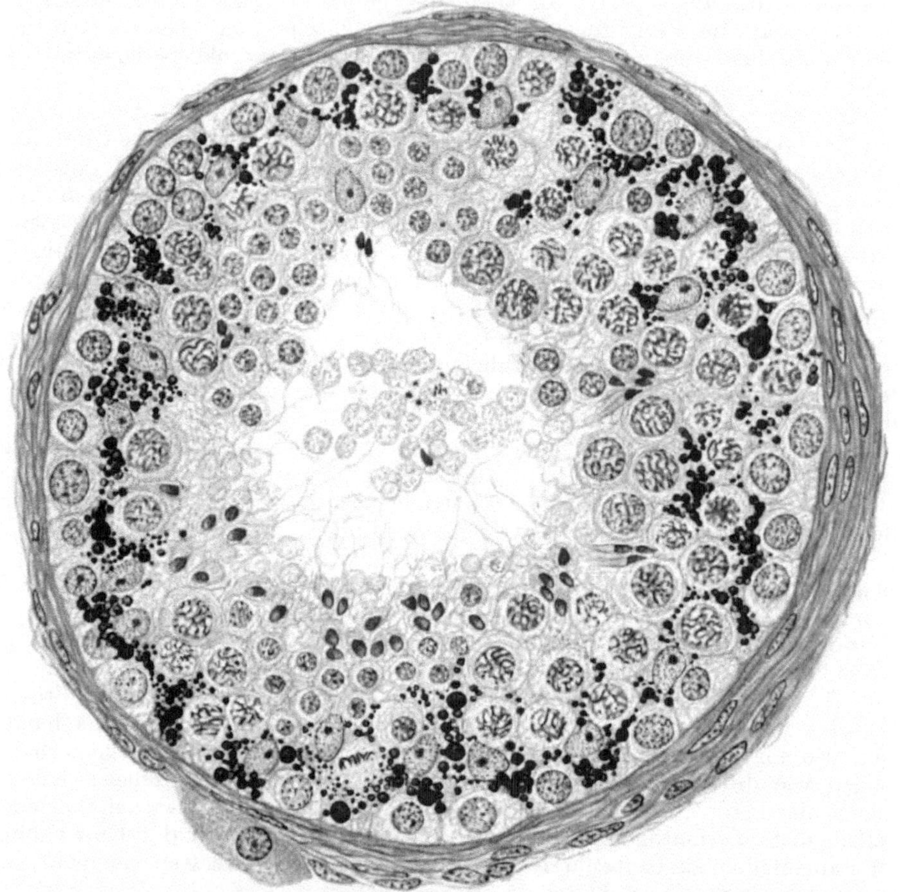

Abb. 74. Querschnitt durch ein gewundenes Kanälchen aus dem Hoden eines 32jährigen Mannes. Fixiert in FLEMMING, starkes Gemisch, Natriumsulfid; Methylbenzoat-Celloidin-Paraffin, 5 μ, Dreifachfärbung nach FLEMMING; Vergrößerung 550fach. Zeigt die Lagerung der osmierbaren Körnchen im Innern der Kanälchen; links unten eine Spermatogonienteilung.

es sich um Mitochondrien. Von ihnen sind einige so klein, daß sie gerade an der Grenze dessen liegen, was man mit stärkster Vergrößerung noch erkennen kann. Sie sind punktförmig und oft in den inneren Teilen der Zellen zu Längsreihen angeordnet. Daneben finden sich aber auch Stäbchen und hantelförmige Gebilde; die Mehrzahl der Mitochondrien sind, wie auch v. WINIWARTER (1912) angibt, kugelförmig, ziemlich groß und gleichmäßig im ganzen Cytoplasmaleib verteilt; nur die von osmierbaren Massen gefüllten Hohlräume sind frei von ihnen. Diese Mitochondrien unterscheiden sich also nur der Lage nach, aber weder in der Form und Größe von den gleichen Gebilden in den Spermatogonien und Spermatocyten. Sie entwickeln sich aus den meist stäbchenförmigen Mitochondrien der unentwickelten Hodenzellen. Dies muß besonders betont werden; die Gegensätze, die RAUH (1929) bei der Ratte gefunden haben will, sind also beim Menschen sicher nicht vorhanden.

Die inneren Abschnitte der Fußzellen erscheinen vielfach leicht in der Längsrichtung gestreift. Hier finden sich feine lange, fadenförmige Gebilde, die wahrscheinlich nicht aus den Mitochondrien zusammengesetzt sind.

Des weiteren enthalten die Fußzellen auch verschiedene Formen von Kristalloiden. Fast regelmäßig findet man 15—25 μ lange nadelförmige Gebilde, die in ihrer Mitte 2—3 μ dick sind und gegen die Enden hin in unmeßbar feine Spitzen auslaufen (Abb. 75). Manchmal erscheinen die nadelförmigen Gebilde gestreckt, häufig sind sie leicht gebogen, auch fein S-förmig geschwungen, vielfach ist die eine Seite gerade, die andere geschwungen, manchmal die eine Seite konkav, die andere konvex. Im frischen Hoden sind die Gebilde als stark lichtbrechende Nadeln eigentlich immer zu erkennen, auch im zerzupften Präparat sind sie deutlich zu sehen. Sie lassen sich durch die verschiedensten Mittel erhalten, lösen sich aber wahrscheinlich in sehr vielen der gebräuchlichsten Fixierungsflussigkeiten auf. Mit Molybdän-Hämatoxylin nach HELD und Eisen-Hämatoxylin HEIDENHAIN färben sie sich gut, doch erkennt man dann, daß die Kristalloide an der Oberfläche stärker gefärbt sind; sie erscheinen also wie von einer dünnen Hülle überzogen, während ihr Inneres sich nur schwach färbt und hell bleibt. Nach LUBARSCH (1896), der diese Gebilde zuerst geschildert hat, finden sie sich in den Hoden des Kindes überhaupt nicht, sondern treten erst während der Entwicklungsjahre auf und sind beim geschlechtsreifen Mann stets nachzuweisen. SPANGARO (1902) fand sie aber schon im Hoden des Kindes. Sie sind in Hoden, in denen die Samenbildung zum Stillstand gekommen ist, meist noch deutlich nachzuweisen. Die Kristalloide lösen sich in Essigsäure, aber nicht in Alkalien. LUBARSCH (1896) hat sie zuerst als CHARCOTsche oder BÖTTCHERsche Kristalle bezeichnet. Ich komme darauf noch zurück. Daneben fand er noch andere Kristalloide und zwar ausschließlich in den Spermatogonien. Dem damaligen Brauche folgend bezeichnet er als solche auch die unentwickelten Hodenzellen. Nach seinen Angaben sind die Kristalloide in den Spermatogonien erheblich kleiner als die in den Fußzellen und niemals von ausgesprochen octaedrischer Form wie diese, sondern sie sind dünne, an den Enden zugespitzte Nadeln, lösen sich in Essigsäure, quellen in Kalilauge, auch färben sie sich schwer und unvollkommen. SPANGARO (1902) hat noch andere Formen der Kristalloide in den Fußzellen gefunden; seine Angaben wurden von MONTGOMERY (1911) u. a. bestätigt. Es handelt sich um kleine 2—5 μ lange Stäbchen, die selten einzeln, meist paarweise oder zu dritt beieinander liegen. Sie sind

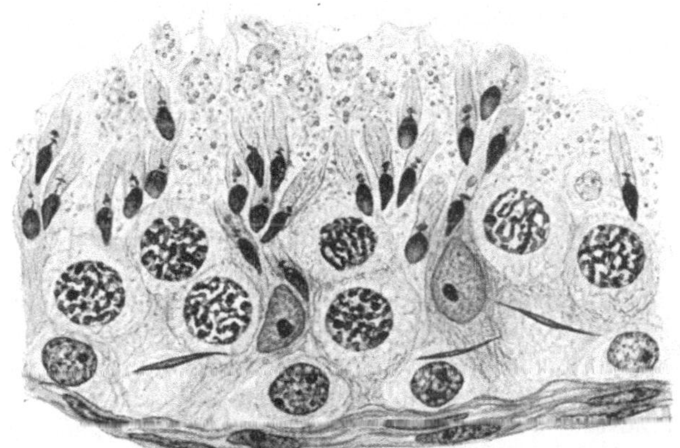

Abb. 75. Ausschnitt aus der Kanälchenwandung des Hodens eines 42jährigen Hingerichteten. Fixiert in Sublimat-Formalin-Eisessig, Methylbenzoat-Celloidin-Paraffin, 5 μ, Molybdän-Hämatoxylin-HELD; Vergrößerung 800fach. In den unentwickelten Hodenzellen und Fußzellen sind große Kristalloide zu erkennen.

teilweise sehr dünn, halten kaum 1 μ im Durchmesser, manchmal sind sie aber auch dicker. In Alkalien sollen sie quellen, in Essigsäure unlöslich sein.

Eine gewisse Verwicklung in der Bezeichnung der Fußzellen-Kristalloide besteht insofern, als die großen oktaedrischen Nadeln meist nach LUBARSCH benannt werden, die kleinen nach SPANGARO. LUBARSCH selbst hat aber die Kristalloide in den Fußzellen als CHARCOTsche oder BÖTTCHERsche geschildert, hingegen als seine Kristalloide nur die Gebilde bezeichnet, die in den Spermatogonien liegen.

Man kann sich leicht davon überzeugen, daß beim geschlechtsreifen Mann sowohl in den unentwickelten Hodenzellen und Spermatogonien als auch in den Fußzellen Kristalloide liegen (Abb. 75), bald in größerer, bald in geringerer Menge. Frei von solchen Einschlüssen sind die Cytoplasmaleiber der Spermatocyten, Präspermatiden, Spermatiden und Samenfäden. Manche der Kristalloide sind sehr groß und scheinen sich über mehrere Zellen hin zu erstrecken. Oft ist es schwer zu sagen, in welcher Zelle sie liegen. Gewöhnlich enthält jede Zelle aber nur ein großes Kristalloid, die Fußzellen daneben noch kleinere stäbchenförmige Gebilde, die vielleicht eine gewisse Sonderstellung einnehmen. Im übrigen glaube ich aber nicht, daß wir berechtigt sind, überhaupt nach dem chemischen Verhalten verschiedene Kristalloidformen in den Zellen der Hodenkanälchen zu unterscheiden. Es handelt sich vielmehr, wie schon LUBARSCH annahm, wahrscheinlich nur um eine Art von Kristalloiden, die je nach ihrer Lage und Größe etwas verschiedenes Verhalten zeigen. Es gelingt auch sehr leicht, der Form nach alle Übergänge zwischen den einzelnen Kristalloiden herzustellen, während es unmöglich ist, irgend etwas über ihre Bedeutung auszusagen. Soviel läßt sich heute wohl feststellen, daß die Kristalloide im Innern der Hodenkanälchen etwas anderes sind als die Gebilde in den Zwischenzellen einerseits, im Samen andererseits.

Teilungen in den vollentwickelten Fußzellen habe ich niemals auffinden können; v. WINIWARTER (1912) hat solche beobachtet. Ich muß hier ganz kurz auf die Bedeutung der Fußzellen eingehen. Im voll ausgebildeten Zustand liegen sie, wie ich schon erwähnt habe, mit ihrem äußeren Ende der Kanälcheneigenhaut an, ihr inneres Ende ragt bis in den Hohlraum, ihm lagern sich fast regelmäßig reifende Spermatiden an. V. EBNER (1902) und WALDEYER (1906) bezeichnen eine Fußzelle mit den angelagerten Spermatiden als eine Einheit, als Spermatoblasten. Sie wollen durch diesen Namen ausdrücken, daß es sich um eine zusammengehörige Einheit handelt. Ich halte den Namen nicht für gut. Man nimmt heute ziemlich allgemein an, daß die Fußzellen alle Zellen im Innern der Kanälchen, jedenfalls aber die reifenden Spermatiden ernähren und gleichzeitig die bei der Reifung entstehenden Abfallstoffe aufnehmen und abbefördern; sie dienen also dem Stoffwechsel. Dafür sprechen nicht nur die deutlich erkennbaren Zusammenhänge, sondern vor allem auch die Tatsache, daß in den Spermatiden während der Reifung Tropfen osmierbarer Massen auftreten und wieder verschwinden, wahrscheinlich an die Fußzellen abgegeben werden, und daß die inneren Abschnitte der Fußzellen gewöhnlich eine deutliche, in der Längsrichtung ziehende Streifung aufweisen. An Stellen in den Kanälchen, an denen viele Samenfäden liegen, die fast ausgereift sind, also in nächster Zeit abgestoßen werden, findet man häufig ein feines krümeliges Gerinnsel, das einen Bau zeigt wie die inneren Teile der Fußzellen und oft auch reichlich Tropfen osmierbarer Massen enthält.

Ich selbst habe früher stets die Anschauung vertreten, daß die Fußzellen der Ernährung dienen und dabei betont, daß mit dem Namen Fußzellen nur diejenigen Gebilde zu bezeichnen seien, welche die Aufgabe haben, die reifenden Samenfäden zu ernähren und zu diesem Zweck weitgehende Gestaltsveränderungen durchgemacht haben. Gegen diese Auffassung haben einige Forscher Bedenken geltend gemacht, denen ich mich nicht verschließen kann. JAFFÉ und BERBERICH (1926) weisen sehr richtig darauf hin, daß wir aus dem Bau und dem Verhalten einer Zelle nicht erkennen können, was sie für Aufgaben erfüllt, sondern daß wir nur „ihr morphologisches Bild fixieren müssen". Sie betonen im Anschluß daran, daß es zunächst eine völlig unbewiesene Annahme sei, „wenn immer wieder den SERTOLI-Zellen eine Bedeutung für die Ernährung der Samenzellen zugesprochen wird". SCHINZ und SLOTOPOLSKY (1924) weisen darauf hin, daß man als Fußzellen nicht nur die Gebilde bezeichnen müsse, welche mit reifenden Spermatiden in Verbindung stehen, sondern zweifellos auch solche, welche früher mit ihnen in Verbindung gestanden sind. Das lehrt die Untersuchung von Hoden, die sich zurückbilden und, wie ich jetzt mitteilen kann, auch die Beobachtung kryptorcher Hoden, also solcher, die in ihrer Entwicklung gehemmt sind. Auf die Einzelheiten dieser Tatsachen werde ich weiter unten noch einzugehen haben, wenn ich die Rückbildungen in den Hodenkanälchen ausführlich schildere.

6. Die Kristalle und Kristalloide in Hoden und Samen.

Zum Schluß dieser Ausführungen will ich eine kurze Zusammenstellung der verschiedenen Kristalloide geben, die zeigen soll, was man unter den einzelnen Formen versteht. Ich betone dabei ausdrücklich, daß fast bei jeder dieser Formen anfangs der Versuch gemacht wurde, sie den den CHARCOT-LEYDENschen Asthmakristallen gleichzustellen.

I. Im Hoden.
  A. Im Innern der Kanälchen.
    a) In den Fußzellen.
      α) große Fußzellen-Kristalloide, entdeckt von LUBARSCH (1896) und von ihm als CHARCOT-BÖTTCHERsche Kristalle bezeichnet, bis 10—25 μ lang, 2—3 μ dick, oktaedrisch.
      β) kleine Fußzellen-Kristalloide, entdeckt von SPANGARO (1902), 1—5 μ lang, etwa 1 μ dick, meist paarweise oder zu dritt beieinanderliegend.
    b) In unentwickelten Hodenzellen und Spermatogonien: Spermatogonien-Kristalloide, entdeckt von LUBARSCH (1896), bis zu 20 μ lang, 1,5—3 μ dick, spindel- oder nadelförmig.
  B. Im Zwischengewebe, in den Zwischenzellen.
    a) Zwischenzellen-Kristalloide, entdeckt von REINKE (1896), bis zu 30 μ lang und 4 μ dick, plump, mit abgestumpften oder zugespitzten Enden.
    b) Reisförmige Körperchen, erstmalig geschildert von v. WINIWARTER (1922), 1—2 μ lang und ½—1 μ dick, reiskornähnliche Eiweißgebilde, wahrscheinlich kleine Zwischenzellen-Kristalloide.

II. Im Samen.
  A. Sperma-Kristalle, entdeckt von BÖTTCHER (1865), entstehen beim Erkalten und Eintrocknen; oktaedrisch, einzeln, verzweigt oder in Drusen beieinanderliegend, 10—3000 μ lang, bis zu 200 μ dick.
  B. Jod-Jodkalium-Kristalle, entdeckt von FLORENCE (1896), entstehen nach Zusatz von Jod-Jodkalium als kleine kaffeebraune, rhombische Täfelchen und Kristalle von 20—100 μ Länge und 5—20 μ Dicke.
  C. Pikrinsäure-Kristalle, entdeckt von BARBERIO (1911), entstehen nach Zusatz von Pikrinsäure als ganz kleine, hellgelbe, oft wetzsteinförmige Nadeln von 2—25 μ Länge und bis zu 5 μ Dicke.

Im Anschluß an diese Zusammenstellung muß ich noch darauf hinweisen, daß vielleicht doch gewisse Zusammenhänge zwischen den einzelnen Kristalloiden bestehen; die einschlägigen Tatsachen sind in den letzten Jahren von MÜNZER (1910), BUKOFZER (1924) und besonders übersichtlich von JAFFÉ und BERBERICH (1926) zusammengestellt worden. MÜNZER weist zunächst darauf hin, daß für gewöhnlich die Kristalloide im Innern der Hodenkanälchen nur in sehr geringer Zahl vorkommen, wie aus der Tatsache zu ersehen sei, daß sie in den Abbildungen von Hodenkanälchen, die in Lehrbüchern zu finden sind, fast niemals dargestellt werden. Damit hat er recht, doch glaube ich diese Tatsache so erklären zu können, daß die Kristalloide zum Teil von der Fixierungsflüssigkeit aufgelöst werden, zum Teil aber beim Zeichnen der Abbildungen übersehen worden sind. Im frischen Hoden sind die Bildungen, wie schon erwähnt, eigentlich immer nachzuweisen, wenigstens beim geschlechtsreifen Mann und auch in Hodenkanälchen, die sich zurückbilden (Abb. 76, 78). Sehr genau hat BUKOFZER (1924) alle Kristalloide untersucht und glaubt, daß die BÖTTCHERschen Kristalloide, die auch im Prostatasekret entstehen, die nämlichen Gebilde seien wie die von LUBARSCH im Innern der Kanälchen beschriebenen. Das, was LUBARSCH als CHARCOTsche Kristalle bezeichnet, seien besonders große Gebilde, die nur sehr selten vorkommen. Sie sollen aus Leukocyten entstehen und bei manchen Krankheiten sowohl in den Kanälchen als auch im Zwischengewebe gefunden werden. Hier kann ich nicht zustimmen, auch nicht in der Anschauung, daß die LUBARSCHschen Kristalle nur bei intakter Spermatogenese gefunden werden, denn ich fand sie in vielen Fällen sehr zahlreich in Hodenkanälchen, in denen die Samenbildung ruhte (Abb. 76 u. 78). Ich gebe aber zu, daß Zusammenhänge zwischen der Ausbildung der Kristalloide einerseits, dem Alter des Mannes, der Weite der Samenkanälchen andererseits bestehen können. Welcher Art sie sind, ist noch nicht erforscht. BUKOFZER gibt vor allem an, daß solche Wechselbeziehungen zwischen den REINKEschen Kristalloiden der Zwischenzellen einerseits, den SPANGAROschen Kristalloiden der Fußzellen andererseits insofern bestehen, als je mehr Gebilde der einen Art sich finden, desto weniger der anderen zu beobachten sind. In diesem Punkte kann ich zustimmen.

7. Die Rückbildungen im Hoden.

Wie ich schon oben erwähnt habe, findet man bei den meisten Männern, besonders in höherem Alter, neben den volltätigen Hodenkanälchen auch solche, in denen die Samenbildung ganz oder fast ganz ruht. Alle möglichen äußeren Einflüsse können die Samenbildung hemmen, und wir erkennen dann in den einzelnen Kanälchenabschnitten mehr oder weniger schwere Rückbildungen. SCHINZ und SLOTOPOLSKY haben die Vorgänge in vorzüglicher Weise eingeteilt und unterscheiden fünf Grade der Rückbildung, die ich hier anführe, da sie auch im Hoden gesunder Männer beobachtet werden, also keinesfalls als vollkommen krankhaft bezeichnet werden müssen. Die einzelnen Rückbildungszustände sind folgende:

1. Der Frühzustand. Die Mehrzahl der Zellen im Innern der Kanälchen sind unverändert, nur die Spermatiden entwickeln sich nicht zu Samenfäden, sie gehen zugrunde und bilden dabei große vielkernige Riesenzellen, wie sie zuerst MAXIMOW (1899) geschildert hat (Abb. 76).

2. Erster Zwischenzustand. Alle Spermatiden sind aus dem Wandbelag verschwunden, dieser besteht nur noch aus unentwickelten Hodenzellen, Spermatogonien, Spermatocyten und Fußzellen (Abb. 88).

3. Zweiter Zwischenzustand. Auch die Spermatocyten sind verschwunden, der Wandbelag besteht nur noch aus unentwickelten Hodenzellen, Spermatogonien und zurückgebildeten Fußzellen (Abb. 77, 78).

4. Dauerzustand, der manchmal ein Endzustand sein kann. Der Wandbelag besteht nur noch aus unentwickelten Hodenzellen und zurückgebildeten Fußzellen (Abb. 79).

5. Spätzustand. Alle Zellen sind verschwunden. Die Kanälchenwand entartet hyalin, wird dick, der Hohlraum verschwindet und schließlich das ganze Kanälchen (Abb. 80).

Die einzelnen Zustände sind selbstverständlich durch alle möglichen Zwischenformen verbunden. Meine vorhergehenden Angaben weichen hinsichtlich der Bezeichnung, aber nur in dieser Beziehung, etwas von den Angaben der beiden

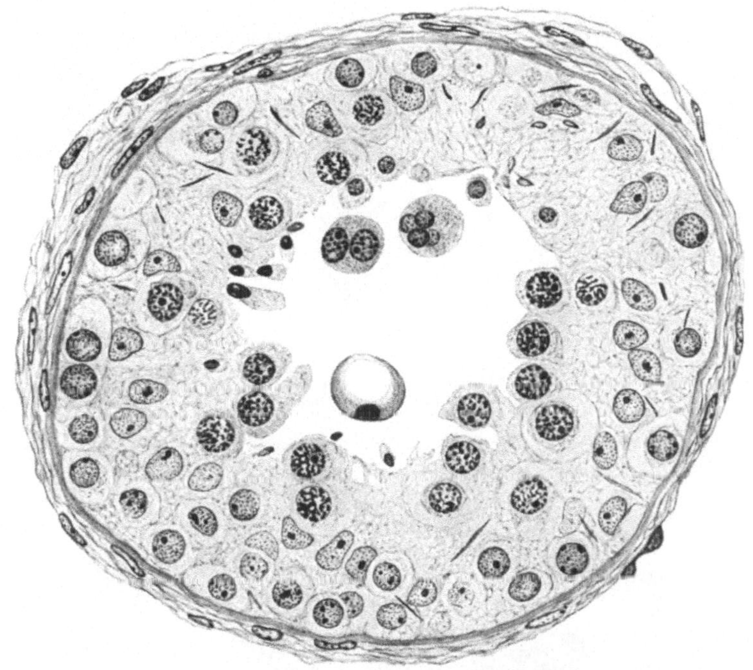

Abb. 76. Querschnitt durch ein Hodenkanälchen aus dem Hoden eines 24jährigen Mannes. Fixiert in Sublimat-Formalin-Eisessig, Methylbenzoat-Celloidin-Paraffin, 10 μ, Hämatoxylin-HEIDENHAIN-Chromotrop 2 R; Vergrößerung 550fach. Zeigt den Frühzustand der Rückbildung, im Innern kleine Spermagglutinate; in Fußzellen und unentwickelten Hodenzellen reichlich Kristalloide.

Schweizer ab, warum wird im folgenden geschildert. Im ersten bis dritten Zustand decken sich unsere Angaben vollkommen. Hier zeigen die Zellen im Innern der Kanälchen im großen und ganzen noch den nämlichen Bau wie bei voller Samenbildung, nur bezeichne ich einzelne der von SCHINZ und SLOTOPOLSKY als Spermatogonien benannten Gebilde als unentwickelte Hodenzellen, da es nicht immer möglich ist, die beiden Formen ganz genau gegeneinander abzugrenzen.

Kanälchenquerschnitte, die Frühzustände der Rückbildung zeigen, findet man in jedem Hoden in größerer Menge. In sehr vielen Fällen können wir solche Bilder überhaupt nicht ohne weiteres als Rückbildungserscheinungen bezeichnen, sondern als Abschnitte der Kanälchen, in denen eine große Menge von Samenfäden ausgestoßen worden sind; der Ausfall wird durch reichliche Neubildung von Spermatocyten ersetzt. Als Zeichen einer Schädigung ist es aber stets aufzufassen, wenn zahlreiche Zellen unreif abgestoßen werden und, so wie dies in Abb. 76—78 zu sehen ist, und im Innern der Kanälchen verklumpen.

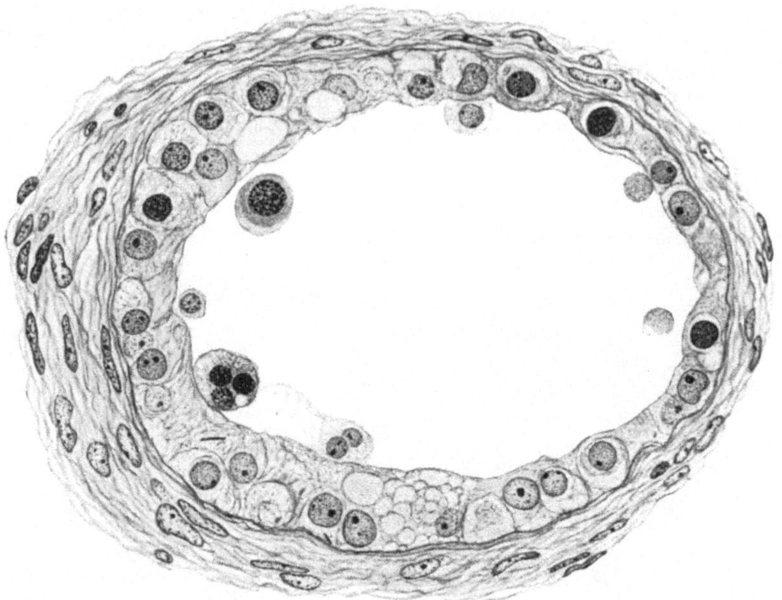

Abb. 77. Querschnitt durch ein Hodenkanälchen aus dem nämlichen Hoden wie Abb. 75. Fixierung usw. wie dort; Vergrößerung 550fach. Zeigt den zweiten Zwischenzustand (SCHINZ und SLOTOPOLSKY) der Rückbildung. Die Wandbekleidung des Kanälchens besteht nur aus unentwickelten Hodenzellen und Spermatogonien.

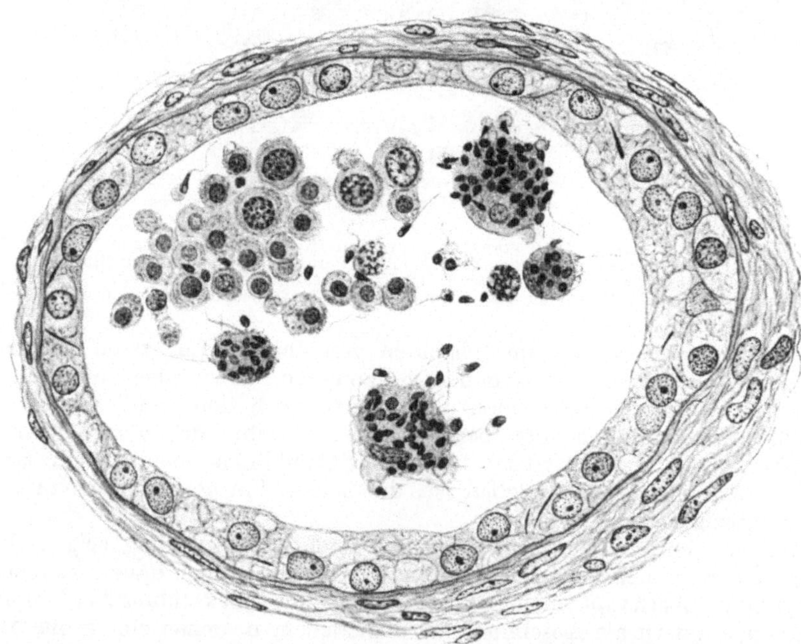

Abb. 78. Querschnitt durch ein Kanälchen aus dem Hoden eines 24jährigen Mannes. Fixiert in Sublimat-Formalin-Eisessig, Methylbenzoat-Celloidin-Paraffin, 10 μ, Hämatoxylin-HEIDENHAIN-Lichtgrün; Vergrößerung 550fach. Das Kanälchen stammt aus der Gegend des Bindegewebskörpers. Es zeigt den zweiten Zwischenzustand der Rückbildung und enthält massenhaft Spermagglutinate. Die Wand ist nur von unentwickelten Hodenzellen ausgekleidet; in ihren Cytoplasmaleibern zahlreiche Kristalloide.

Wenn die Schädigung stärker ist, so werden auch die Spermatocyten abgestoßen, man findet beim Menschen nur sehr selten Kanälchenquerschnitte, die das von SCHINZ und SLOTOPOLSKY als ersten Zwischenzustand bezeichnete Verhalten zeigen; beim Menschen halte ich es für richtiger, überhaupt nur von einem Zwischenzustand zu reden, in dem die Spermatocyten unreif abgestoßen werden (Abb. 77, 78). Gleichzeitig bildet sich die Mehrzahl der Fußzellen auf die Form der unentwickelten Hodenzellen zurück.

Die bisher geschilderten Veränderungen finden sich, wie schon erwähnt, in fast allen Hoden von Männern, die über 25 Jahre alt sind und besonders bei älteren Männern in mehr oder weniger vielen Kanälchenquerschnitten. Sie können zum Teil dadurch bedingt sein, daß die Spermatocyten, welche die Wand auskleiden, ausreifen, sich teilen; ihre Tochterzellen werden dann schließlich zu Samenfäden, ohne daß ein neuer Ersatz erfolgt. Gleichzeitig bilden sich die Fußzellen in unentwickelte Hodenzellen zurück. Nach einiger Zeit besteht dann der Wandbelag nur noch aus Zellen, die den Bau eben dieser unentwickelten Hodenzellen zeigen. Ihre Kerne sind rund bis oval, halten 6—8 μ im Durchmesser und besitzen ein deutliches Häutchen, sehr feines Liningerüst, dem das Chromatin in Gestalt allerfeinster Körnchen staubartig angelagert ist. Meist enthalten die Kerne 1—3 Nucleolen. In einigen von ihnen ist das Gerüst derber, die eingelagerten Chromatinschollen sind gröber. Die Cytoplasmaleiber sind verschieden groß, meist ist der ganze Belag von einem gleichmäßigen Cytoplasmasaum, der die Reste zugrunde gegangener Zellen enthält und 10—20 μ breit ist, ausgekleidet. Die Zellgrenzen sind sehr undeutlich, an vielen Stellen überhaupt nicht zu erkennen. Die Cytoplasmamasse erscheint gleichmäßig netzig-schaumig gebaut. Sie enthält größere und kleinere Bläschen, die mit osmierbaren Massen gefüllt sind, außerdem meist reichlich Kristalloide. Manchmal grenzt sich auch der zu einem Kern gehörende Plasmabezirk deutlich ab, er erscheint dann meist hell, grobschaumig; die Kerne in solchem helleren Bezirk zeigen kein besonderes Verhalten. Bis zu diesem Zustand der Rückbildung hat sich der Kanälchendurchmesser nur wenig, oft auch gar nicht verringert, er kann noch 150—220 μ betragen; die Eigenhaut zeigt das gewöhnliche Verhalten. Der Hohlraum in solchen Kanälchen ist dementsprechend sehr weit.

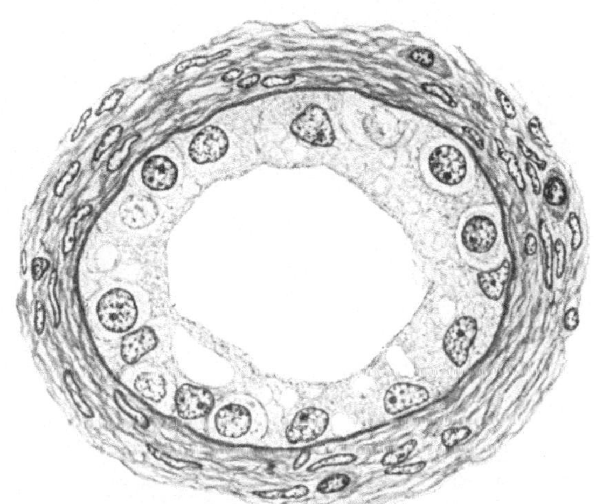

Abb. 79. Querschnitt durch ein Hodenkanälchen aus der Nähe des Hodennetzes aus dem Hoden eines 41jährigen Mannes. Fixiert in Sublimat - Formalin - Eisessig, Methylbenzoat-Celloidin-Paraffin, 5 μ, Cochenille-Alaun-Resorcin-Fuchsin; Vergrößerung 550 fach. Das Kanälchen befindet sich im Dauerzustand der Rückbildung.

Falls die Samenbildung in solchen Abschnitten nicht von neuem in Gang kommt, gehen die Rückbildungserscheinungen weiter. Immer mehr Zellen des Wandbelages gehen zugrunde (Abb. 78); ihr Kern wird unregelmäßig gestaltet, eckig und höckerig, seine Oberfläche wird rauh, das Chromatin in seinem Innern verklumpt. Einzelne der Zellen bleiben aber zunächst noch gut erhalten und zeigen den gewöhnlichen Bau der unentwickelten Hodenzellen. Als Folge des fortschreitenden Zellunterganges werden die Kanälchen immer enger. Sie halten bald nur noch 60—100 μ im Durchmesser (Abb. 79). Die innerste Schicht der Eigenhaut wird dicker und tritt dann sehr deutlich in Erscheinung. Die Fasern der äußeren Lage der Eigenhaut werden auch derber, zwischen ihnen erkennt man nicht nur Fibrocyten, sondern in zunehmender Zahl Histiocyten. Derart veränderte Kanälchen beobachtet man am häufigsten im Bereiche des Bindegewebskörpers des Hodens, also in der unmittelbarsten Nähe des Hodennetzes. Hier findet man sie bei alten Leuten fast regelmäßig. Früher hat man sie vielfach für die Übergänge zwischen den gewundenen Kanälchen und dem Hodennetz bezeichnet und als gerade Kanälchen (Tubuli recti) geschildert. Die Untersuchungen von MAY (1923) und LOHMÜLLER (1925), deren Ergebnisse ich vollkommen bestätigen konnte, haben aber gelehrt, daß diese Anschauung nicht richtig ist. Es gibt im Hoden keine geraden Kanälchen, wie ich weiter unten beim Hodennetz noch zeigen werde, die gewundenen Kanälchen münden vielmehr unmittelbar in das Hodennetz ein.

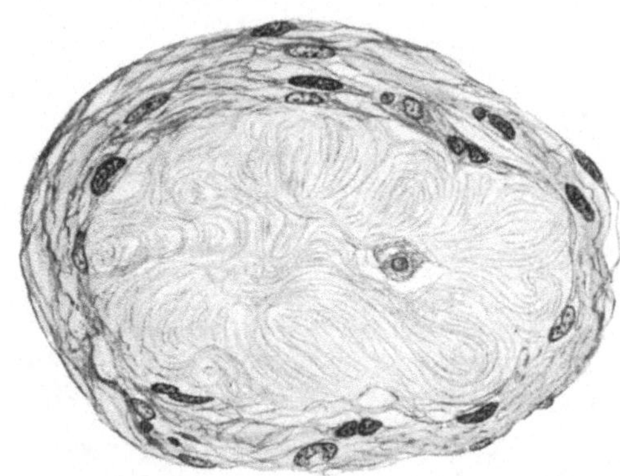

Abb. 80. Querschnitt durch ein Hodenkanälchen aus dem Hoden eines 36jährigen Mannes. Fixiert in Sublimat-Formalin-Eisessig, Methylbenzoat-Celloidin-Paraffin, 10 μ, Hämatoxylin-HEIDENHAIN-Lichtgrün; Vergrößerung 550fach. Zeigt den Spätzustand der Rückbildung.

Wenn die Rückbildungen noch weiter fortschreiten, was beim gesunden Mann nur äußerst selten der Fall ist, so vermindert sich der Durchmesser der Kanälchen zunächst nicht mehr, der Zellbelag in ihrem Innern geht aber ganz zugrunde, er wird abgestoßen (Abb. 80). Im Anschluß daran quillt die innere Lage der Eigenhaut auf und füllt als lockere, gequollene, lockige Masse das ganze Kanälchen aus. Die Masse besteht aus leimgebenden Fasern, die durch eine Zwischensubstanz zusammengehalten werden; beide färben sich bei der Azanmethode hellblau. In der äußeren Lage der Eigenhaut gehen leimgebende und elastische Fasern zugrunde, ebenso die Fibrocyten, immer mehr Histiocyten wandern ein und verwandeln sich zum Teil in Abraumzellen. Nach und nach quellen die Fasern im Innern immer mehr, der Hohlraum verschwindet ganz, und schließlich geht das Kanälchen vollkommen zugrunde; seine Reste bilden eine strähnige Narbe, die dann schließlich im Zwischengewebe aufgelöst wird.

Wie schon erwähnt, findet man in fast jedem Hoden eines älteren Mannes Kanälchen, welche die ersten Formen der Rückbildung bis zum Dauerzustand zeigen. Sie sind offenkundig der Erfolg aller der vielen Schädigungen, welche die Keimdrüsen während des Lebens auf dem Wege über den Gesamtkörper treffen. Wird der Gesamtkörper aber sehr tiefgreifend geschädigt, wie z. B. durch eine schwere Krankheit, oder auch durch starke seelische Erregung, dann wirkt dies auf den ganzen Hoden in sehr eindringlicher Weise ein; die Samenbildung kommt mit einem Schlage zum Stillstand und an allen Kanälchen stellen sich Rückbildungen ein. Sie verlaufen oft sehr rasch und etwas anders als ich dies oben beschrieben habe. Als Grundlage für meine Schilderung nehme ich die Hoden (Abb. 81) eines vollkommen gesunden 32jährigen Verbrechers. Er war verheiratet und hatte nach Angabe seiner Frau bis zu dem Tage, an dem sein Verbrechen entdeckt wurde, regelmäßig geschlechtlich verkehrt.

Er hatte Geld unterschlagen und wurde von der Polizei 16 Tage lang gesucht. Während dieser Zeit führte er ein ungemein unruhiges Leben. Er nächtigte immer im Freien und irrte unter Tags rastlos umher, bis er schließlich seinem Leben dadurch ein Ende machte, daß er sich vor einen Zug warf. Die Hoden besaßen die gewöhnliche Größe, das Zwischengewebe zeigte den gewöhnlichen Bau. Im Nebenhoden und in vielen Hodenkanälchen fand ich auffallend viele

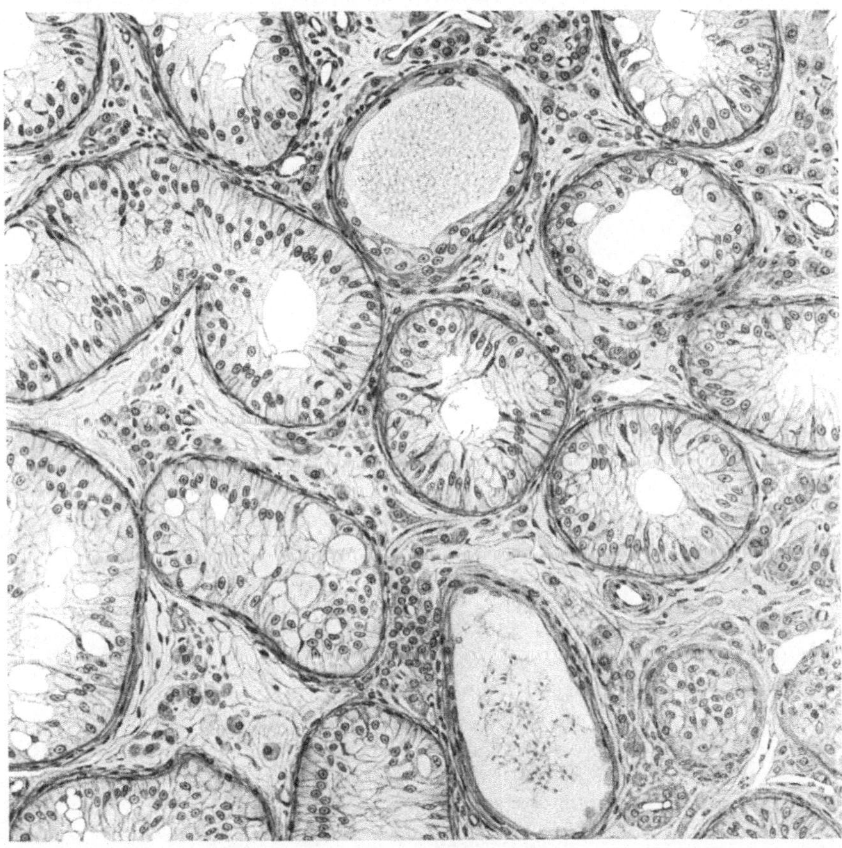

Abb. 81. Schnitt durch den rechten Hoden eines 32jährigen Verbrechers, der nach zweiwöchentlicher aufregender Verfolgung durch die Polizei Selbstmord verübte. Die Hodenkanälchen sind eng, die Samenbildung ist zum Stillstand gekommen, überall finden sich schwere Rückbildungen. Als Zeichen dafür, daß die Hodentätigkeit erst seit kurzer Zeit erloschen ist, können vielfach noch Samenfäden nachgewiesen werden. ZENKER, Methylbenzoat-Celloidin-Paraffin, 10 μ; Vergrößerung 150 fach.

reife Samenfäden und abgestoßene, zugrunde gehende verklumpte Samenbildungszellen, ein deutliches Zeichen dafür, daß die Rückbildung erst sehr kurze Zeit gewährt hatte. Die Kanälchen haben einen Durchmesser von 180 bis 250 μ, sind also fast ebenso dick wie im Hoden eines gesunden Mannes; die Eigenhaut zeigt keinerlei krankhafte Veränderungen. Einige der Kanälchen sind nur von einer gleichmäßigen Lage unentwickelter Hodenzellen ausgekleidet. Sie befinden sich also schon im Dauerzustand der Rückbildung und zeigen ein Verhalten, wie es Abb. 78 darstellt, sie enthalten ungemein viele, zum Teil verklumpte Samenfäden.

Die überwiegende Mehrzahl der Kanälchen zeigt aber anderes Verhalten (Abb. 82), wohl als Folge der Tatsache, daß sich in ihnen sehr rasch starke

Rückbildungen abgespielt haben. Der Kanälchendurchmesser hat sich wenig oder gar nicht verringert, ein deutlicher, allerdings nur kleiner Hohlraum ist zu erkennen. Der Wandbelag besteht aus 1—2 Lagen von Zellen, unter denen deutlich zwei Formen zu erkennen sind. In erster Linie die Fußzellen, die sehr scharf hervortreten. Sie sitzen mit breiter Basis der Eigenhaut auf und reichen als lange dünne Gebilde bis gegen den Hohlraum zu. In den Randteilen sind sie meist deutlich begrenzt, im Innern löst sich ihr Zelleib in einzelne Cytoplasmafäden auf, die mit den gleichen Fäden anderer Fußzellen in Verbindung

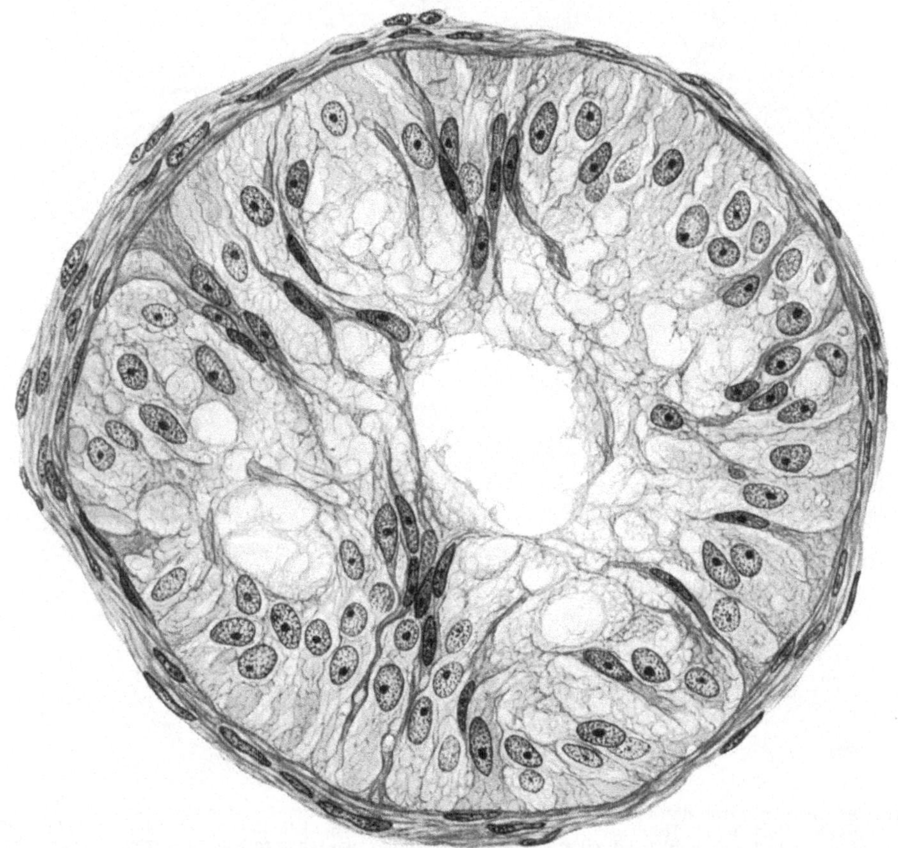

Abb. 82. Querschnitt durch ein einzelnes Kanälchen aus dem Hoden des 32jährigen Mannes, dessen Übersichtsbild in Abb. 81 dargestellt ist. Fixierung usw. wie dort; Vergrößerung 550fach. Zeigt deutlich den vierten Zustand der Rückbildung, die sehr rasch vor sich gegangen ist.

stehen. Der Cytoplasmaleib erscheint in allen seinen Teilen fein in der Längsrichtung der Zellen gestreift, er enthält weit weniger osmierbare Körner als sonst und in diesem Falle keine Kristalloide[1]. Der Kern zeigt den gewöhnlichen Bau, einzelne der Fußzellen sind zu ganz dünnen, langen, fadenförmigen Gebilden umgestaltet, die sehr deutlich längsgestreift sind und nur 5 μ und weniger im Durchmesser halten. Sie durchsetzen den ganzen Wandbelag und sind oft

[1] Auf diese Tatsache darf kein besonderer Wert gelegt werden. Die Hoden wurden in ZENKERsche Lösung eingelegt. Durch sie werden offenbar die Kristalloide in den Zellen leicht aufgelöst. Ich konnte wenigstens in ebenso behandelten Hoden oft keine Kristalloide nachweisen.

50—60 μ lang; auch bei ihnen liegen die Kerne in der Mitte. Sie sind 10—14 μ lang, 2,5—3,5 μ breit. Das in der Mitte gelegene Kernkörperchen ist klein, unregelmäßig gestaltet. Der ganze Kern färbt sich dunkler, läßt aber ein deutliches Gerüst erkennen. Offenbar gehen diese Zellen zugrunde, denn man findet auch Gebilde, die kaum 3 μ breit sind und bei denen der Kern bei 12—15 μ Länge nur 1,5 μ und darunter breit ist. Er stellt also ein Stäbchen dar, das sich mit Kernfarben dunkel tränkt und keine Einzelheiten im Bau erkennen läßt. Daneben finden sich aber auch zahlreiche Zellen, deren Kerne zum Teil noch den bezeichnenden Bau der Fußzellenkerne zeigen. Viele von ihnen sind kleiner und bei glatter Oberfläche mehr rundlich gestaltet, sie halten 6—9 μ im Durchmesser. In den meisten von ihnen ist ein Kernkörperchen zu erkennen, das sich dunkel färbt und keine der sonst für Fußzellen bezeichnenden Juxtanucleolarkörper erkennen läßt. Das Korngerüst zeigt den gleichen Bau wie in den unentwickelten Hodenzellen; an einzelnen Stellen sieht man Kerne vom nämlichen Bau, die kein Kernkörperchen enthalten. Der Cytoplasmaleib dieser Zellen ist nicht länglich, sondern nähert sich mehr oder weniger der Kugelgestalt. Die Zellgrenzen sind bei dem vorliegenden Präparat, das erst einige Stunden nach dem Tode eingelegt wurde, undeutlich, doch kann man feststellen, daß die Cytoplasmaleiber 10—18 μ im Durchmesser halten, also ganz verschieden groß sind. Der Cytoplasmaleib ist schaumig wabig gebaut, er enthält einige kugelförmige Hohlräume, die mit osmierbaren Massen gefüllt sind. Die kleinsten der eben geschilderten Zellen zeigen den Bau unentwickelter Hodenzellen. Solche Bilder lehren besonders deutlich, daß unter der Wirkung schwerer Schädigungen in den Hodenkanälchen innerhalb von kurzer Zeit alle Spermatocyten, Spermatiden und Spermatozoen zugrunde gehen können, nur die unentwickelten Hodenzellen bleiben zum Teil erhalten, ebenso ein Teil der Fußzellen.

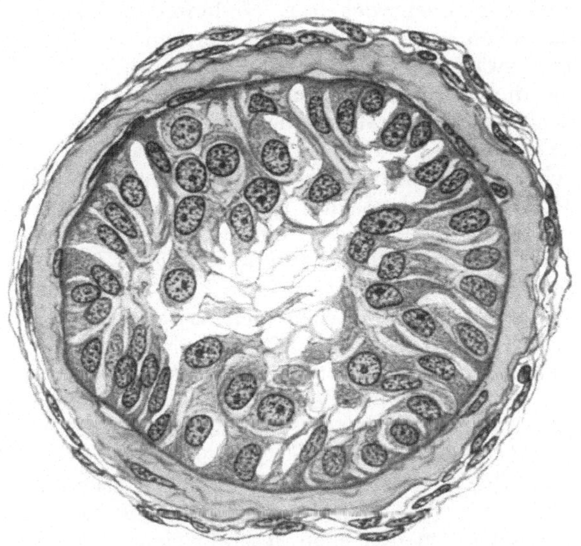

Abb. 83. Querschnitt durch ein gewundenes Kanälchen aus dem kryptorchen Hoden eines 24jährigen Mannes. Fixiert in ZENKER, Methylbenzoat-Celloidin-Paraffin, 10 μ, Molybdän-Hämatoxylin-HELD: Vergrößerung 550fach. Zeigt die starke Verdickung der Eigenhaut; im Innern des Kanälchens nur unentwickelte Hodenzellen.

Aus den verschiedenen Zwischenformen zwischen diesen Gebilden, den Fußzellen einerseits, den unentwickelten Hodenzellen andererseits, erkennt man deutlich, daß die Fußzellen sich wieder in unentwickelte Hodenzellen umgestalten können. Dies lehrt auch deutlich der weitere Fortgang der Rückbildungen, denn im vierten Zustand ist auch in solchen rasch verlaufenden Fällen die Wand der Kanälchen nur von einer Lage kleiner, deutlich erkennbar abgesetzter Zellen ausgekleidet, die in jeder Hinsicht ganz den Bau unentwickelter Hodenzellen zeigen (Abb. 79). Zwischen den Zellen findet sich eine feinfädig krümelige Masse, die auch vereinzelte große Blasen enthält, diese sind mit Sudan III färbbaren Massen gefüllt. Schreitet die Rückbildung weiter, so gehen auch diese Zellen zugrunde und dann zeigt das Kanälchen, das schließlich selbst ganz verschwindet, einen Bau, wie ihn Abb. 80 darstellt.

Nach allem vorher Gesagten, ich befinde mich in vollster Übereinstimmung mit SCHINZ und SLOTOPOLSKY, kann es keinem Zweifel unterliegen, daß die Fußzellen sich wieder zu unentwickelten Hodenzellen umbilden können. Diese sind wieder imstande, sich in Samenbildungszellen oder Fußzellen zu verwandeln. Es ist also nicht möglich, genaue Grenzen zwischen unentwickelten Hodenzellen einerseits und Fußzellen andererseits zu ziehen, wie ich noch ganz deutlich an einem weiteren Beispiel erörtern kann, und zwar an Hand eines Schnittes aus einem Leistenhoden, obwohl ich sonst auf diese an und für sich krankhafte Bildung hier nicht eingehen kann. Abb. 83 zeigt einen Kanälchenquerschnitt, in dem die Samenbildung nicht in Gang gekommen ist. Das Kanälchen enthält die verschiedensten Zellen und unterscheidet sich sehr wesentlich von einem Kanälchenquerschnitt eines kindlichen Hodens. Ein deutlicher Hohlraum ist auch hier nicht zu erkennen. Das Innere des Kanälchens ist von einer fädig schmierigen Masse gefüllt, der Wandbelag besteht zum größten Teil aus langen Zellen, die der sehr dicken Eigenhaut mit breiter Grundlage aufsitzen. Die 12—15 μ breiten Cytoplasmaleiber enthalten weder osmierbare Körner noch Kristalloide[1], sie sind 20—40 μ lang und reichen zum Teil bis gegen die Mitte der Kanälchen, zeigen aber keine Längsstreifung. Der Kern liegt in der Nähe der Eigenhaut, er ist 10—12 μ lang und 5—7 μ breit, besitzt deutliches Häutchen, sehr feines gleichmäßiges Gerüst, dem das Chromatin in Form feinster Körnchen angelagert ist. In den meisten der Kerne findet sich kein Kernkörperchen, nur wenige von ihnen enthalten ein solches ohne Juxtanucleolarkörper. Daneben erkennt man auch runde und vieleckige Zellen von 12—17 μ Durchmesser, die sich hinsichtlich des Cytoplasmaleibes in nichts von den eben geschilderten Zellen unterscheiden. Einige von ihnen haben kugelige Kerne mit deutlichem Häutchen und feinem Gerüst; in der Mitte findet sich ein größerer Chromatinbrocken. Sie zeigen also den bezeichnenden Bau der unentwickelten Hodenzellen oder Spermatogonien. Die meisten Forscher bezeichnen in solchen Kanälchen die langen Zellen, ebenso wie die ganz kleinen Zellen in den stark zurückgebildeten Kanälchen des vierten Zustandes als SERTOLI-Zellen, obwohl sie sich im Bau recht erheblich von den voll entwickelten Fußzellen unterscheiden. Ich halte in diesem Fall die Bezeichnung unentwickelte Hodenzellen für besser, vor allem deshalb, weil man es eben den Gebilden nicht ansehen kann, ob sie später zu Fußzellen oder Samenbildungszellen werden. Ich glaube, daß sich dadurch die Bezeichnungen von SCHINZ und SLOTOPOLSKY und diejenigen, die ich selbst früher angewendet habe, vereinigen lassen; wobei gleichzeitig die Einwände von JAFFÉ und BERBERICH berücksichtigt werden, daß wir als Fußzellen nur diejenigen Gebilde im Hoden benennen dürfen, die den bezeichnenden oben geschilderten Bau besitzen und entweder mit reifenden Spermatiden in Verbindung stehen oder durch ihre Gestalt einwandfrei erkennen lassen, daß sie mit Spermatiden in Verbindung gestanden haben. Alle anderen Zellen, besonders auch solche, die des bezeichnenden Kernkörperchens mit Juxtanucleolarkörpern entbehren, dürfen nicht als Fußzellen bezeichnet werden, sondern besser als unentwickelte Hodenzellen, wenigstens solange wie ihre Gesamtform und ihr Bau nicht deutlich erkennen lassen, in welcher Richtung sie sich weiter entwickeln werden. Die Grenze zwischen unentwickelten Hodenzellen einerseits, den Fußzellen andererseits, ist selbstverständlich keine scharfe.

---

[1] Siehe die Anmerkung auf Seite 132.

8. Die Samenverklumpung (Spermagglutination).

Wie ich schon mehrfach betont habe, findet man in den Hoden fast jedes älteren Mannes einzelne Kanälchen, in denen die Samenbildung mehr oder weniger vollkommen ruht, und auch solche Querschnitte, die sich im dritten oder vierten Zustand der Rückbildung befinden, seltener solche, die den Spätzustand zeigen. Am häufigsten begegnet man allen diesen Rückbildungsvorgängen in der Nähe des Hodennetzes. Betreffen diese Veränderungen nur einzelne Kanälchenquerschnitte, so können sie nicht als krankhaft bezeichnet werden. Fast in jedem Hoden sieht man auch, daß nicht nur reife Samenfäden, sondern auch andere Zellen in das Innere der Kanälchen abgestoßen werden, schon beim Kind und Knaben einzelne Spermatogonien, beim Erwachsenen hauptsächlich Spermatiden, aber auch Spermatocyten. Sie bilden sich dann im Hoden und Nebenhoden zurück, entarten zum Teil auch fettig, die Kerne zerfallen und ein Teil von ihnen wird mit dem Samen ausgeschleudert und bildet die Hauptmasse der schon erwähnten Hodenzellen. Schon seit langem ist bekannt, daß alle diese abgestoßenen Zellen im Hoden selbst oder spätestens im Nebenhoden untereinander und mit Samenfäden verklumpen.

Wenn irgendeine schwere Schädigung den Gesamtkörper trifft, dann kann dies, wie schon erwähnt, zur Folge haben, daß gleichzeitig in allen oder wenigstens in fast allen Kanälchen mehr oder weniger schwere Schädigungen einsetzen. Dabei werden oft massenhaft Zellen aller Art, Spermatiden, Spermatocyten, ja sogar Spermatogonien und Fußzellen abgestoßen und bilden im Innern der Kanälchen große Zellklumpen. Am häufigsten fand ich solche Veränderungen in den Hoden von Hingerichteten [STIEVE (1925)]. Sie sind offenbar durch die starke Aufregung bedingt, in der sich der Mörder vor seinem Tode befand, und können selbstverständlich nicht mehr als in das Bereich des Physiologischen gehörig bezeichnet werden. Wohl aber müssen wir alle die Vorgänge, die wir, wie schon erwähnt, fast an jedem Hoden beobachten können, bei älteren Leuten häufiger als bei jüngeren, noch als physiologisch bezeichnen und deshalb hier schildern.

Schon KOELLIKER (1847) hat in Zupfpräparaten von menschlichen Hoden große, vielkernige Protoplasmaklumpen gesehen, die er für normale Bildungen hielt. MAXIMOW (1899) hat sie bei verschiedenen Tierarten nach Hodenverletzungen beobachtet und ausführlich geschildert. Er konnte zeigen, daß sie in der Hauptsache aus jungen Spermatiden bestehen, die unreif abgestoßen werden, miteinander verschmelzen und schließlich zugrunde gehen, indem ihr Kern pyknotisch wird. Auch Spermatocyten können das nämliche Schicksal erleiden, ebenso werden manchmal einzelne Fußzellen abgestoßen, vergrößern sich, ihre Kerne werden chromatinreicher. Vielfach nehmen solche Gebilde andere abgestoßene Zellen in sich auf. BUGNION (1906) beobachtete gleichfalls vielkernige Plasmaklumpen im Innern der Hodenkanälchen und bezeichnete sie als Spermatogemmen. Sie enthalten 4, 8 oder 16 Kerne und bestehen aus Spermatocyten oder Spermatiden; sie sollen sich schließlich in Spermioblasten umbilden und dann in Samenfäden verwandeln, eine Angabe, die nicht richtig ist, da die Gebilde immer zugrunde gehen. V. EBNER (1902) hatte schon sehr richtig gezeigt, daß alle Samenbildungszellen ungemein leicht aus dem Verband der Kanälchenwandung losgerissen werden, dann im Innern der Kanälchen zusammenfließen und große Klumpen bilden, die man auch sehr gut in normalen Hoden nachweisen kann, besonders in der Nähe der Schnittflächen, wenn kleine Stückchen zum Zweck einer besseren Erhaltung ausgeschnitten werden. SPANGARO (1902) weist darauf hin, daß beim Greis häufig im Nebenhoden große Mengen von Samenfäden durch Protoplasmamassen zusammengehalten werden und oft Klumpen von 40—50 μ Durchmesser bilden. WEGELIN (1921) hat die nämlichen Bildungen im Nebenhoden beobachtet, und zwar auch hauptsächlich beim Greise. Er nahm an, daß Zellen aus dem Epithel des Nebenhodens auswandern, zu Freßzellen werden und erkrankte Samenfäden verzehren. Diese, wie er sich ausdrückt, „Spermiophagen" fand er bei Männern „auf der Höhe des Lebens" nur selten, nach dem 50. Jahre werden sie immer häufiger, nach dem 70. Jahre sind sie regelmäßig vorhanden, ebenso bei jüngeren Männern, die an schleichenden, die Hodentätigkeit schädigenden Krankheiten starben. V. LANZ (1924) zeigte, daß die von WEGELIN beobachteten Bildungen zum Teil schon im Hoden entstehen, und zwar aus abgestoßenen Präspermatiden, deren

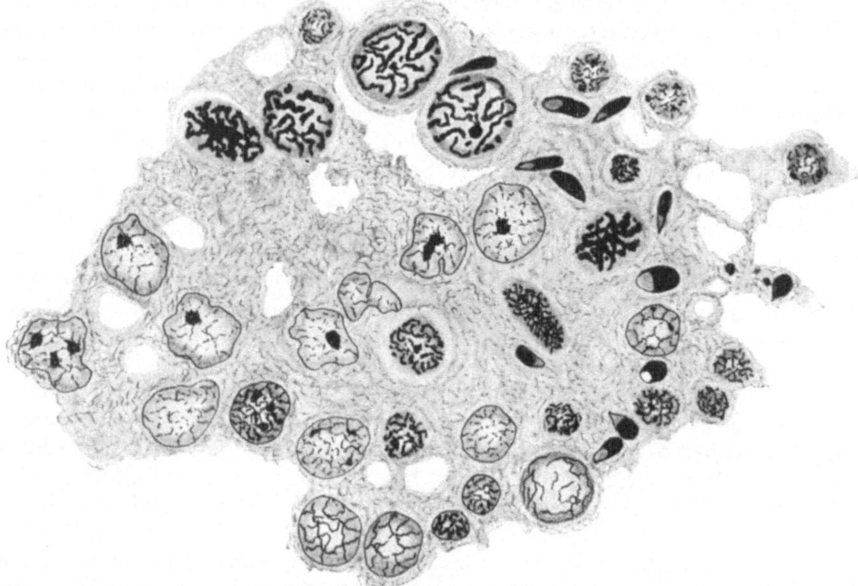

Abb. 84. Zellklumpen (Spermagglutinat) aus einem geschädigten Hodenkanälchen eines 35jährigen Mannes. Fixiert in ZENKER, Paraffin, 7 μ, Hämatoxylin-HEIDENHAIN-Chromotrop 2 R; Vergrößerung etwa 1000fach.

Kerne sich zum zweitenmal geteilt haben. LEHNER (1924) hat die ganze Erscheinung genauer untersucht. Er beobachtete im Nebenhoden geschlechtsreifer Männer Zellklumpen, die geschwänzte Samenfäden enthielten und zeigte, daß in den Hodenkanälchen selbst Fußzellen abgestoßen werden und Samenfäden aufnehmen. Ich habe den Vorgang (STIEVE, 1925) beim Menschen, bei der *Hausmaus* und anderen Tierarten untersucht und konnte zeigen, daß alle unreif aus dem Wandbelag abgestoßenen Zellen im Innern der Hodenkanälchen miteinander verklumpen und auch Samenfäden aufnehmen können. Solche Bildungen fand ich in Übereinstimmung mit WEGELIN bei Männern unter 50 Jahren nur selten, nach dem 50. Lebensjahre häufiger und regelmäßig nach dem 65. Jahre und nach längerer Krankheit; am reichlichsten bei Männern, bei denen, wie bei einigen Hingerichteten, volltätige Hoden sehr rasch verlaufende Rückbildungen zeigten. Regelmäßig oder wenigstens fast regelmäßig findet man solche Bildungen in den Abschnitten der Kanälchen, die sich im 1.—4. Zustande der Rückbildung befinden; sie sind auch auf Abb. 76, 77 und 78 zu erkennen. Ich beobachtete die Bildungen sowohl in den Hodenkanälchen selbst als auch im Nebenhoden. Sie bestehen häufig (Abb. 84) aus allen möglichen Zellarten,

Spermatogonien, Spermatocyten, Spermatiden und Fußzellen, deren Kerne noch deutlich zu erkennen sind. Sie liegen in einer gemeinsamen Cytoplasmamasse, in der stellenweise die Zellgrenzen noch angedeutet sind, sie ist im ganzen schaumig, krümelig und enthält oft größere und kleinere Fetttropfen. Oft liegen in den Massen auch zahlreiche Samenfadenköpfe, die mehr oder weniger stark verändert sind und sehr häufig deutliche Zeichen des Zerfalls zeigen. Oft findet man auch kleine Zellklumpen (Abb. 85), die einen mehr oder weniger stark veränderten, meist wurstförmig gekrümmten Kern enthalten und ganz vollgepfropft mit Samenfadenköpfen sind. Nicht allzu selten erkennt man dabei, wie einzelne Samenfäden in diese Zellen eindringen. Im Nebenhoden beobachtete ich bei den erwähnten Männern häufig ganz große Cytoplasmaklumpen (Abb. 86), die neben zugrunde gehenden Kernen massenhaft, bis zu mehreren hundert Samenfadenköpfe enthielten. Manchmal fand ich auch große Klumpen, die nur aus Samenfadenköpfen bestanden, ein deutlicher Beleg dafür, daß es sich nicht um Spermiophagie handeln kann. Die Tatsachen liegen vielmehr anders. Im geschädigten Hoden nicht nur des Greises, sondern

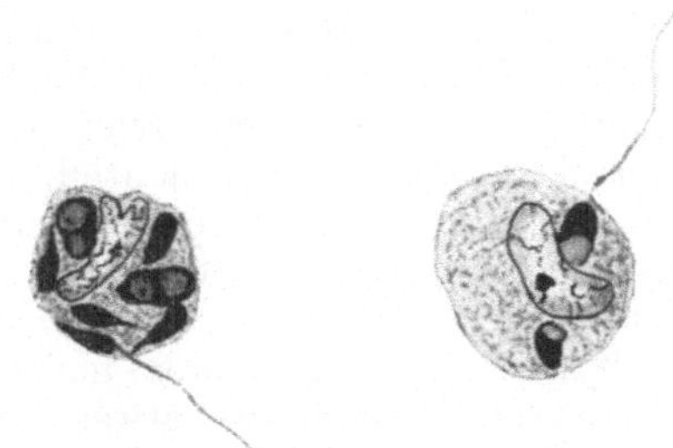

Abb. 85. Zellen aus den Vasa efferentia des Nebenhodens eines 35jährigen Mannes. Fixierung usw. wie bei Abb. 84; Vergrößerung etwa 1000 fach.

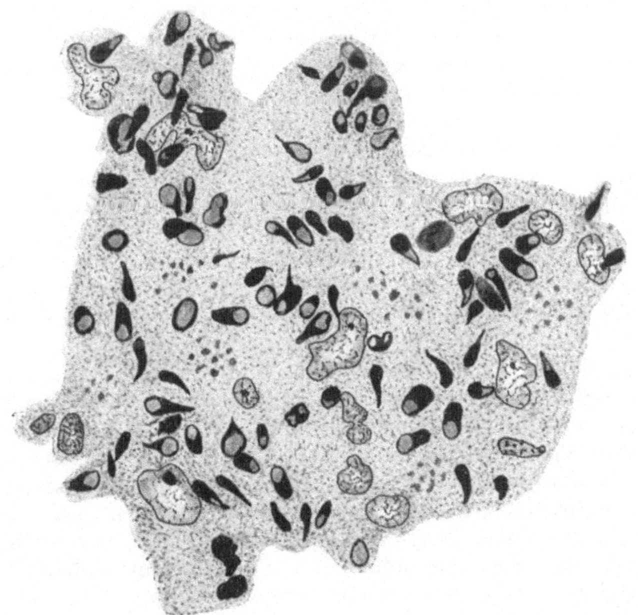

Abb. 86. Zellklumpen aus dem Nebenhodenkopf eines 35jährigen Mannes. Fixierung usw. wie bei Abb. 84; Vergrößerung etwa 1000fach.

vereinzelt fast bei jedem Mann, werden unreife Samenbildungszellen aller Art abgestoßen, und auch unreife Samenfäden verlassen den Verband der Kanälchenzellen; vielleicht werden auch durch irgendwelche äußeren Einflüsse die reifen Samenfäden selbst geschädigt. Solche geschädigten, krankhaft veränderten

Zellen zeigen das Bestreben, untereinander zu verklumpen, in der Art und Weise wie geschädigte Bakterien auch nicht mehr einzeln im Serum liegen bleiben, sondern sich zusammenballen. Die Bezeichnung, die WEGELIN geprägt hat, ist, wie schon erwähnt, falsch. Es handelt sich nicht um einzelne Zellen —, davon, daß sie aus dem Nebenhoden stammen, kann keine Rede sein, — die abgestoßen sind und die Samenfäden auffressen, sondern es handelt sich um Samenverklumpung, Spermagglutination. Die unreifen Zellen und die geschädigten Samenfäden ballen sich zusammen. Der Vorgang läßt sich im Mikroskop deutlich beobachten. Untersucht man nämlich den Samen eines Mannes unmittelbar nach der Entleerung, so erkennt man, wie jeder Samenfaden einzeln sich lebhaft bewegt und vorwärts strebt. Stößt er dabei mit dem Kopf an irgendeinen Gegenstand an, z. B. an eine Hodenzelle, so versucht er in diese einzudringen, was meist nicht gelingt. Wenn der Samen langsam erkaltet oder wenn ihm etwas Säure oder Sekret aus der Scheide zugesetzt wird, so sieht man wie dadurch die Bewegungen der Samenfäden langsamer werden, nach und nach ganz zum Stillstand kommen. Dabei lagern sich die Samenfäden in größeren Klumpen aneinander, gerade so wie wir dies bei der Agglutination der Bakterien auch im Mikroskop beobachten können. Sehr häufig enthält ein solcher Samenfadenklumpen in seiner Mitte eine größere oder kleinere Hodenzelle.

In letzter Zeit hat OIYE (1928) Bildungen besonderer Art im Innern von Hodenkanälchen bei Japanern geschildert, die in vieler Hinsicht den Prostatakörpern gleichen; OIYE bezeichnet sie als Hodensteinchen. Es handelt sich um kugelrunde Körperchen, die 100—300 μ im Durchmesser halten. Sie erscheinen konzentrisch geschichtet und färben sich mit Hämatoxylin dunkelviolett. Wenn die konzentrische Schichtung deutlich ist, färbt sich der äußere Rand jeder einzelnen Lamelle schwarzviolett, die übrigen Teile hingegen bläulichviolett. Auch mit Eisen-Hämatoxylin färben sich die Gebilde, und zwar eindringlich schwarz, oder der äußere Rand jeder Lamelle kann auch hier schwarz erscheinen, während der innere Rand hell ist. Die Körperchen enthalten weder Fett noch Lipoide. Diejenigen Teile, die sich mit Hämatoxylin schwarzviolett färben, geben deutliche Berlinerblau-Reaktion, ebenso die Kalkreaktion nach KOSSA. Nach Zusatz von Schwefelsäure bilden sich Gipskristalle aus. Behandelt man die Körperchen mit 2%iger Oxalsäure, so fällt schon nach 30 Minuten die Berlinerblau-Reaktion negativ aus, nicht aber die KOSSAsche. Werden die Gebilde mit 5%iger Salzsäure 30 Minuten lang behandelt, so verhalten sich die beiden Proben umgekehrt. Die Steinchen verändern sich nicht in Äther, Alkohol und Chloroform; sie quellen etwas in Schwefelsäure, Salpetersäure und Oxalsäure, auch in konzentrierter Kalilauge. Sie geben keine Amyloidreaktion, enthalten auch kein Cholesterin. Nach den Angaben OIYEs treten sie nur innerhalb der Kanälchen auf, hauptsächlich in den gewundenen Kanälchen, seltener in den Spalten des Hodennetzes; zuweilen sollen „sie sekundär in das Zwischengewebe gelangen“, auf welche Art und Weise wird nicht geschildert. Wahrscheinlich entstehen sie aus abgestoßenen Samenzellen, die zugrunde gehen, vielleicht auch „aus der geronnenen Flüssigkeit“ im Innern der Kanälchen. OIYE fand die Bildungen bei 6 von 300 untersuchten Japanern, durchwegs „Muskelarbeitern“ im Alter von 22—25 Jahren. Einer von diesen war durch Selbstmord, die anderen an den Folgen schwerer chronischer Krankheiten gestorben. Bei 4 Männern waren zahlreiche Samenkanälchen verändert, in einem Fall fehlten solche Erscheinungen vollkommen. Bei dem letzten, einem 22jährigen Mann, fanden sich Veränderungen an einzelnen Hodengefäßen. OIYE glaubte zunächst, daß es sich bei den Steinchen um Besonderheiten handle, die nur im Japanerhoden vorkommen, doch hat in letzter Zeit BLUMENSAAT

(1929) die nämlichen Gebilde in den Hoden von 2½—12 Jahre alten Europäerknaben festgestellt, aber nur bei Kindern, die an schweren Krankheiten gestorben waren. Er nimmt an, daß sie aus abgestoßenen Spermatogonien entstehen, denen sich „Hyalinringe" schichtenweise anlagern. SALLER (1930) fand bei einem 35jährigen Hingerichteten in den Hoden, die ähnliche Rückbildungen erkennen ließen, wie ich sie bei verschiedenen Verbrechern festgestellt habe (STIEVE 1924), ebensolche Bildungen, zum Teil frei im Innern der Kanälchen, zum Teil innerhalb des Wandbelages. Die im Innern gelegenen Steinchen sind vollkommen von abgestoßenen zugrundegehenden Samenbildungszellen umgeben. Diese Tatsache rechtfertigt wohl die Annahme, daß die Gebilde aus abgestoßenen zugrundegehenden Zellen entstehen. Ich habe sie in den von mir untersuchten Hoden niemals beobachtet, auch nicht in solchen, in denen ich stärkere Rückbildungen feststellen konnte. Dies soll natürlich in keiner Weise den Wert und die Zuverlässigkeit der erwähnten drei Beobachtungen einschränken.

C. Der Hoden des Greises.

Dem üblichen Brauche folgend, schildere ich hier noch das Verhalten des Greisenhodens und knüpfe an die ausführlichen Arbeiten von SPANGARO (1902) und OIYE (1928) an. SPANGARO unterscheidet zwei Formen des senilen Hodens, den normalen, der auch im vorgeschrittenen Alter keine wesentlichen Veränderungen zeigt, und den atrophisch senilen Hoden, bei dem das Verschwinden eines oder mehrerer morphologischer Bestandteile des normalen Hodens von mehr oder weniger wichtigen Strukturveränderungen begleitet ist. Dazu muß ich betonen, daß alle die Veränderungen, die SPANGARO am atrophisch senilen Hoden schildert, auch bei jüngeren Männern zu beobachten sind, wenn der Hoden durch irgendeine Erkrankung des Gesamtkörpers geschädigt wird. Es handelt sich bei ihnen um keine physiologischen, sondern krankhafte Vorgänge, die durch die Krankheit bedingt sind, an der eben der betreffende Greis gestorben war. Der gesunde Greis besitzt gesunde, normal arbeitende Hoden, und es ist ja auch allgemein bekannt, daß der Mann im Gegensatz zur Frau bis ins höchste Alter imstande ist, den Beischlaf auszuüben und zu befruchten. Dies beweist an und für sich schon, daß die Hodentätigkeit beim Greis nicht wesentlich anders sein kann als in jüngeren Jahren. Ich lege deshalb meiner Schilderung nur solche Greisenhoden zugrunde, deren Träger ganz plötzlich aus vollkommener Gesundheit heraus durch ein Unglück oder einen Schlaganfall zugrunde gingen. Dabei muß ich betonen, daß das histologische Bild des Hodens im großen und ganzen unabhängig davon ist, ob der Betreffende noch geschlechtlich verkehrt hat oder nicht. So bekam ich den Hoden eines 68jährigen Mannes, er wurde anläßlich einer Bruchoperation entfernt; sein Träger war im übrigen vollkommen gesund, gab aber an, daß er seit mindestens zehn Jahren nicht mehr verkehrt hatte. Als Gegenstück untersuchte ich die Hoden eines sehr rüstigen Vierundsiebzigjährigen, der einem Schlaganfall erlegen war und bis zu seinem Tode regelmäßig mehrmals in der Woche geschlechtlich verkehrte. In beiden Fällen war das histologische Bild das nämliche (Abb. 87).

Ich muß SPANGARO vollkommen darin zustimmen, daß der Bau des Hodens sich im Alter kaum verändert. Im großen und ganzen bleiben die Kanälchen gleich weit und man findet bei gesunden älteren Männern auch oft nicht mehr Querschnitte mit Rückbildungen als bei jüngeren Männern. Öfters sah ich aber, daß die Kanälchen auf den Querschnitten nicht rund, sondern vieleckig erschienen, die einander zugekehrten Seiten waren abgeplattet. Dies rührt zum Teil von dem Verhalten des Zwischengewebes her. Auch fand ich mehr unreif abgestoßene Samenbildungszellen und zum Teil größere Mengen von mehrkernigen Plasmaklumpen als bei jüngeren Leuten. Ich konnte aber nicht feststellen, daß sehr große Mengen von Samenbildungszellen abgestoßen werden und das Innere der Kanälchen ausfüllen. Wenn dies zu beobachten war, so handelte es sich stets um Greise, die an längeren schweren Krankheiten gestorben waren. Häufig dagegen findet man Kanälchenabschnitte, die ein Bild zeigen, wie es etwa der 2. Rückbildungsstufe entspricht. Auf die äußere Lage von unentwickelten Hodenzellen folgen nur Spermatocyten, aber

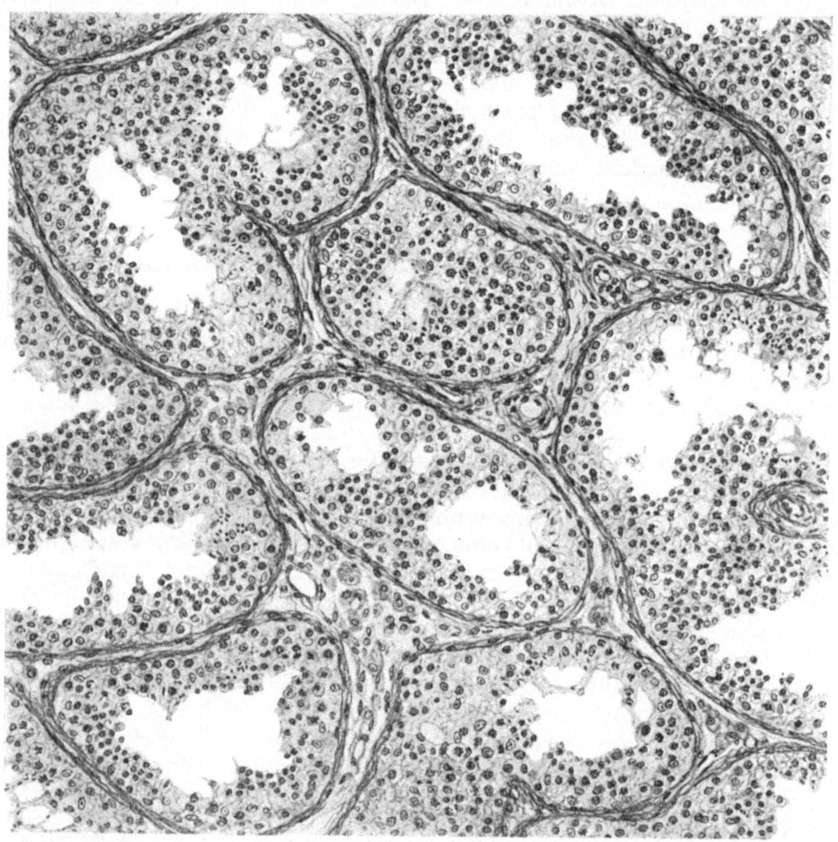

Abb. 87. Schnitt aus dem Hoden eines 74jährigen Mannes (Greisenhoden). Fixiert in ZENKER, Methylbenzoat-Celloidin-Paraffin, 10 μ, Hämatoxylin-HEIDENHAIN-Chromotrop 2 R; Vergrößerung 150fach.

keine Teilungen und Spermatiden. Vielleicht handelt es sich hier um weitgehende Erschöpfungszustände einzelner Abschnitte. Im ganzen ist die Samenbildung beim Greis weniger lebhaft, man begegnet weniger Teilungen und findet auch nicht soviel Spermatiden, die sich in Samenfäden umwandeln. Auch scheint mir, als wenn jenseits des 60. Lebensjahres mehr außergewöhnlich gebaute Samenfäden gebildet werden als früher.

Die einzige Veränderung, die ich regelmäßig nachweisen konnte, zeigt die Eigenhaut der Kanälchen; sie ist beim alten Mann dicker als früher, meist 10—17 μ und darüber. Die Verdickung ist bedingt durch die Verdickung und Vermehrung der elastischen Fasern. Gewöhnlich findet man eine sehr deutliche, scharf abgesetzte Basalhaut, die 2 μ und darüber stark sein kann; auch die übrigen Lagen der Eigenhaut sind ganz durchsetzt von elastischen Fasern, oft sind nur ganz wenige, manchmal gar keine leimgebenden Fasern zu erkennen. Das nämliche Verhalten zeigt auch das Bindegewebe im Bereiche des Hodennetzes und in der Albuginea; in beiden sind die elastischen Fasern sehr wesentlich vermehrt, und zwar auf Kosten der leimgebenden.

SPANGARO führt als Besonderheit des Greisenhodens noch Divertikel oder Hernien der Kanälchen an. Auch ich fand manchmal solche Stellen, in denen die Eigenhaut in einem kleinen Bezirk vorgetrieben und sehr dünn ist; dadurch

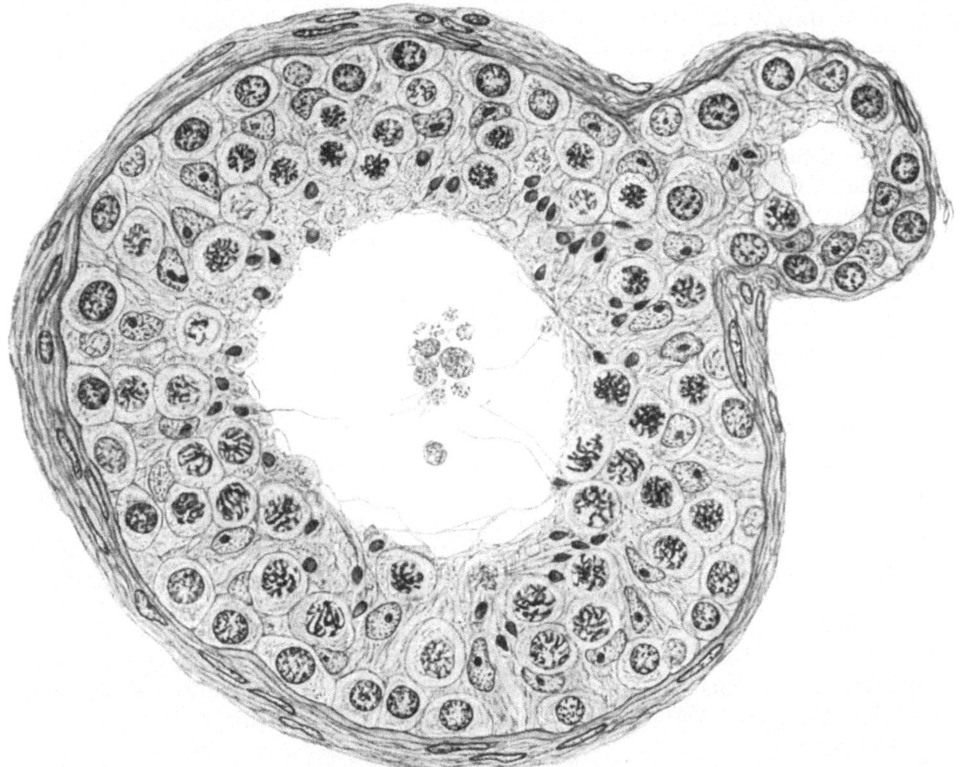

Abb. 88. Querschnitt durch ein gewundenes Kanälchen mit gut ausgebildeter Kanälchenhernie (SPANGARO) aus dem Hoden eines 34jährigen Mannes. Fixiert in Sublimat-Formalin-Eisessig, Methylbenzoat-Celloidin-Paraffin, 10 μ, Hämatoxylin-HEIDENHAIN-Chromotrop 2 R; Vergrößerung 550fach.

entstehen knopfförmige Ausbuchtungen, die nur von einer ganz dünnen Eigenhaut überzogen sind (Abb. 88). Das betreffende Kanälchen zeigt Zeichen der Rückbildung, die Wand ist nur von unentwickelten Hodenzellen, Spermatogonien und Spermatocyten ausgekleidet, zuinnerst liegen einzelne reife Samenfäden; es handelt sich nach der Bezeichnung von SCHINZ und SLOTOPOLSKY um die erste Zwischenstufe der Rückbildung.

Im Innern dieser Ausbuchtungen finden sich Samenbildungszellen aller Art und Fußzellen, nicht allzu selten auch ein kleiner kugelförmiger Hohlraum. Die ganze Bildung erweckt den Eindruck, als ob wirklich die Eigenhaut hier gedehnt sei, und zwar dadurch, daß die Zellen sich aus dem Innern des Kanälchens vorgedrängt haben. Ich muß aber betonen, daß solche Bildungen zwar im Greisenhoden vorkommen, aber auch bei jüngeren Leuten zu beobachten sind, manchmal schon in den zwanziger Jahren. Sie stellen also keine

Besonderheit des Greisenhodens dar, sondern finden sich auch schon in der Zeit, in der noch gar keine elastischen Fasern in der Eigenhaut der Kanälchen zu erkennen sind. Andererseits fehlen diese Bildungen in manchen Greisenhoden vollkommen.

Das Zwischengewebe zeigt beim Greis ebenso große Unterschiede im Verhalten des Einzelwesens wie bei jüngeren Männern. Man findet Greisenhoden mit viel und solche mit wenig Zwischengewebe und Zwischenzellen. Von manchen Seiten, besonders von der STEINACH-Schule, wurde früher behauptet, die Zwischenzellen seien im Greisenhoden vermehrt, und man versuchte damit den Umstand zu erklären, daß im Alter der Geschlechtstrieb manchmal krankhaft gesteigert ist. In einigen Fällen, besonders dann, wenn die Kanälchen sehr stark zurückgebildet und eng sind, gewinnt man bei der Betrachtung eines Einzelschnittes den Eindruck, als sei sehr viel Zwischengewebe vorhanden. Gewöhnlich handelt es sich dann um Hoden, die im ganzen sehr klein, also stark zurückgebildet waren. Erfahrungsgemäß betrifft diese Rückbildung in erster Linie die Kanälchen, während das Zwischengewebe in unveränderter Menge erhalten bleibt und deshalb im einzelnen Schnitt eine relative Vermehrung vortäuscht. Auch OIYE (1928) konnte bei Japanern im Greisenhoden keine Vermehrung des Zwischengewebes feststellen. Die Angaben, welche eine solche Vermehrung feststellen zu können glauben, gehen hauptsächlich auf TANDLER und GROSS (1911) zurück und sind, wie ich schon (1919) gefunden habe, falsch. Häufig aber, und zwar gerade bei Greisen, die nach längerer Krankheit starben, findet man auch nur sehr wenig Zwischengewebe und auffallend wenige und kleine Zwischenzellen. Auch bei gesunden Greisen konnte ich diesen Befund erheben. Abb. 87 zeigt einen solchen zwischenzellarmen Hoden. Die Zwischenzellen selbst zeigen im großen und ganzen den nämlichen Bau und die nämliche Größe wie sonst, doch enthalten sie gewöhnlich mehr Pigment als früher, eine Tatsache, die manchmal schon im Schnitt durch den frischen Hoden mit freiem Auge zu erkennen ist; das Gewebe erscheint im ganzen bräunlich, dunkler als sonst.

CEJKA (1923) hat die Hoden zweier Greise sehr genau untersucht und dabei ebenso wie SPANGARO auch auf die Sklerose und hyaline Entartung der Gefäße hingewiesen. Er glaubt, daß die Zwischenzellen beim Greis sich vermehren und betont vollkommen richtig, daß sie aus Histiocyten entstehen; vor allem fällt aber der ungeheure Pigmentreichtum auf, manchmal sind die Zellen ganz mit Pigmentkörner vollgestopft. Die leimgebenden Fibrillen im Zwischengewebe entarten hyalin.

D. Das Hodennetz und der Bindegewebskörper.

(Rete testis, Mediastinum testis.)

1. Die Entwicklung.

Das Hodennetz entwickelt sich, wie die Untersuchungen von COERT (1898) gezeigt haben, aus dem Reteblastem, das nach ALLEN (1904) aus den kranialen Teilen der Keimleiste gebildet und später in die Tiefe der Keimdrüsenanlage verlagert wird. Es läßt sich jedoch nicht ganz sicher feststellen, ob beim Menschen das Rete nicht wenigstens teilweise aus den in der Keimdrüsenanlage am weitesten vorgedrungenen Abschnitten der Keimstränge gebildet wird. Leider hat mir die Zeit gefehlt, diese Vorgänge genauer zu verfolgen. Bei Keimlingen von 20 mm Scheitelsteißlänge ist noch keine deutliche Reteanlage zu erkennen, bei älteren Keimlingen wachsen nach den Angaben von FELIX (1906) die zentralen Enden der Keimstränge zu den Retesträngen aus und treten durch sie mit den Urnierenkanälchen in Verbindung. Bei Keimlingen von 100—120 mm Scheitelsteißlänge kann man gewöhnlich ein deutliches Hodennetz erkennen. Es besteht aus netzartigen Strängen, die von dicht gelagerten Zellen mit langen walzenförmigen Kernen gebildet werden und noch keinen Hohlraum erkennen lassen. In der zweiten Hälfte der Schwangerschaft entwickelt sich dann ein Hohlraum, wenigstens in einzelnen Abschnitten der Stränge. Beim 140 mm langen Keimling (Abb. 89) erkennt man, wie die Keimstränge sich gegen das Hodennetz zu verjüngen. Sie halten im ganzen einen Durchmesser von 80—100 μ und gehen meist konisch in Stränge über, die nur 20—30 μ

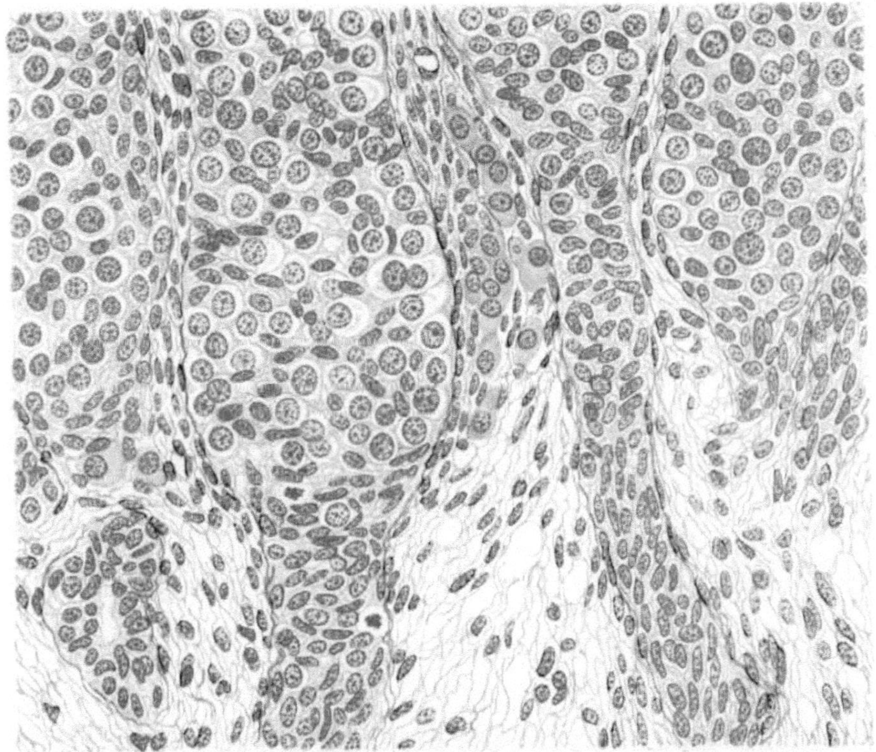

Abb. 89. Übergang der Keimstränge in das Hodennetz bei einem menschlichen Keimling von 140 mm Scheitelsteißlänge. Fixiert in ZENKER, Methylbenzoat-Celloidin-Paraffin, 5 μ, Azanfärbung; Vergrößerung 400fach.

dick sind und durchweg aus sehr dicht gelagerten kleinen spindelförmigen Zellen mit länglich walzenförmigen Kernen gebildet werden. Nur selten erkennt man zwischen diesen Zellen, aber nur in den gegen die Hodenkanälchen zu gelegenen Abschnitten, noch größere Gebilde, die jungen Spermatogonien im Bau gleichen. Die Stränge gehen unmittelbar in die Stränge über, die das Netz bilden. Sie besitzen eine bindegewebige Hülle. Im Netz selbst ist diese Hülle nicht so deutlich, hier bestehen die Stränge aus zwei Reihen länglicher Zellen, deren walzenförmige Kerne mit der Längsachse in der Richtung des Verlaufs der Stränge angeordnet sind; stellenweise ist ein spaltförmiger Hohlraum zu erkennen (in Abb. 89 links unten). Diese Stränge liegen im jugendlichen Bindegewebe des Mediastinum testis, in dem vereinzelte, gegen den Hoden zu sogar sehr viele Zwischenzellen zu erkennen sind.

Beim Neugeborenen (Abb. 90) nimmt das Mediastinum testis noch einen verhältnismäßig größeren Raum ein als später und beginnt fast in der Mitte des Hodens, wie schon SPANGARO (1902) festgestellt hat. Ein Teil der gewundenen Hodenkanälchen verjüngt sich gegen das Hodennetz zu mehr und mehr und geht in enge Kanälchen über, in denen fast stets ein spaltförmiger, manchmal auch ein weiterer Hohlraum zu erkennen ist. Er wird von einer gleichmäßigen Lage unentwickelter Samenbildungszellen ausgekleidet. Diese Stränge stellen die Verbindung mit dem Hodennetz her. Dieses selbst besteht aus dünnen Zellsträngen, die von zwei Zellreihen gebildet werden. Die einzelnen

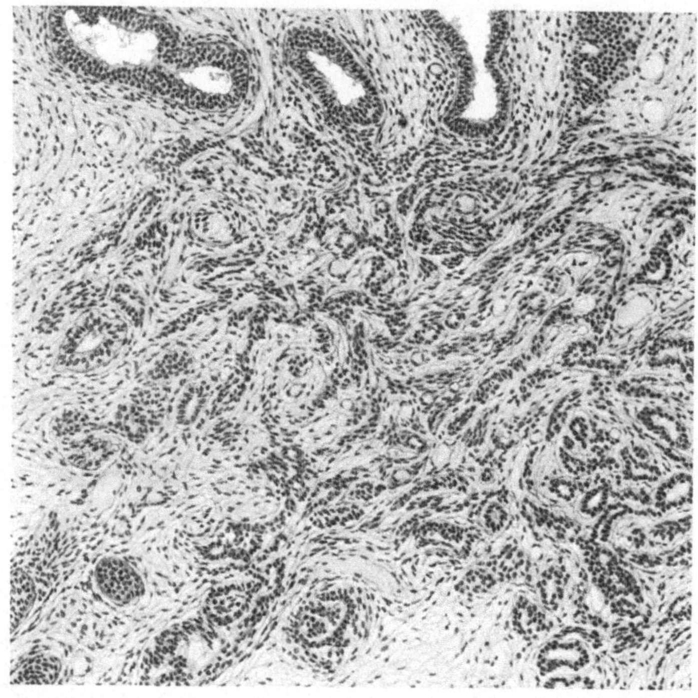

Abb. 90. Rete testis eines Neugeborenen. Fixiert in Sublimat-Formalin-Eisessig, Methylbenzoat-Celloidin-Paraffin, 10 μ, Hämatoxylin-DELAFIELD-Eosin; Vergrößerung 120fach. (Nach PFEIFFER 1928.)

Zellen sind flach, der Kern länglich walzenförmig, mit der Längsachse gleichsinnig zur Verlaufsrichtung der Netzstränge selbst angeordnet. Überall kann man auch hier einen spaltförmigen, teilweise sogar einen etwas weiteren Hohlraum erkennen. PETER (1927) fand allerdings beim Neugeborenen noch keinen Hohlraum in den Retesträngen, ein Befund, den ich nicht bestätigen kann. Teilweise stehen die Keimstränge unmittelbar mit dem Hodennetz in Verbindung, ein Befund, der mir wichtig erscheint, und zwar aus folgenden Gründen:

Bisher haben viele Forscher angegeben, daß beim erwachsenen Menschen die gewundenen Hodenkanälchen durch die sog. geraden Hodenkanälchen (Tubuli recti) mit dem Hodennetz verbunden sind. Schon v. EBNER (1902) hat sehr richtig darauf hingewiesen, daß vielfach die gewundenen Kanälchen unmittelbar in das Hodennetz einmünden und daß beim Erwachsenen der Bau der sog. geraden Kanälchen mit demjenigen der Stränge des Hodennetzes übereinstimmt. Ich kann diese Angaben bestätigen und muß dazu folgendes betonen. Beim Erwachsenen findet man nur äußerst selten sog. „gerade Kanälchen“ als Verbindungsstücke zwischen den gewundenen Kanälchen und den Anfängen des Hodennetzes, die nur von unentwickelten Samenbildungszellen ausgekleidet sind. Manchmal, jedoch keineswegs regelmäßig, ist nur ein kleines derartiges Verbindungsstück vorhanden. Dagegen findet man bei einigen der Samenkanälchen lange, eigentlich schon zum Hodennetz gehörige Gänge, die ich im Anschluß an den Vorschlag von PFEIFFER (1928) als Schaltstücke bezeichnen werde. Ich muß dabei betonen, daß LOHMÜLLER (1925) diese Bezeichnung in anderem Sinne gebraucht, worauf ich noch zurückkommen werde.

Beim acht Wochen alten Knaben ist das Netz vollkommen durchgängig und weist zum Teil sehr weite Lücken auf. Die Schaltstücke sind hier deutlich

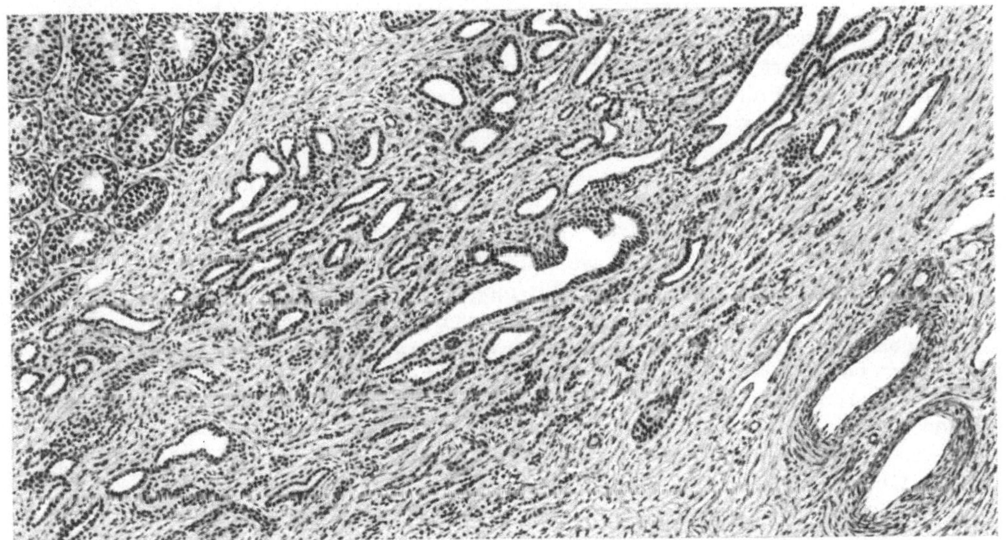

Abb. 91. Rete testis eines $1^1/_4$ Jahre alten Knaben. Fixiert in Sublimat-Formalin-Eisessig, Methylbenzoat-Celloidin-Paraffin, 10 μ, Hämatoxylin-HEIDENHAIN-Chromotrop 2 R; Vergrößerung 120fach. (Nach PFEIFFER 1928.)

zu erkennen, sie verjüngen sich manchmal gegen die gewundenen Kanälchen zu etwas, so daß an der Grenze zwischen beiden eine Einschnürung zu erkennen ist. Schon beim einjährigen Knaben zeigen manchmal die Schaltstücke die nämliche Ausbildung wie beim Erwachsenen, an der Grenze gegen die gewundenen Kanälchen erscheinen sie oft eingeschnürt. Sie sind ebenso wie die Spalten des Netzes von hohem zylindrischen Epithel ausgekleidet. Im übrigen zeigt das Rete viele große und weite Hohlräume, die von kubischen bis zylindrischen Zellen ausgekleidet werden. In den folgenden Jahren bis zum Beginn der Geschlechtsreife ändert sich der Bau des Hodennetzes nur wenig, zeigt aber bei den einzelnen Knaben verschiedenes Verhalten (Abb. 91). Bald findet man noch einen Bau ähnlich dem beim Neugeborenen, bald Zustände, die vollkommen denjenigen beim Erwachsenen gleichen. Nach PFEIFFER (1928) entstehen zur Zeit der Geschlechtsreife — er beobachtete diese Vorgänge bei einem 12- und einem 15jährigen Jüngling — im Hodennetz aus den vorhandenen epithelialen Zellauskleidungen der Stränge breite Epithelbänder und Epithelhaufen, die keinen Hohlraum erkennen lassen. In der späteren Zeit zerfallen dann die Zellen im Innern dieser

Stränge, nur die ganz am Rande gelegenen bleiben erhalten; auf diese Art und Weise entstehen die weiten Hohlräume, die wir beim Erwachsenen finden. Diese entwickeln sich offenbar nur zum Teil unmittelbar aus den Spalten, die schon beim Neugeborenen vorhanden sind, zum Teil entstehen sie erst während der Geschlechtsreife neu aus selbständigen Zellsträngen, die wuchern und dann erst in ihrem Innern Hohlräume bilden; in ähnlicher Weise wie die Hohlräume im Innern der Prostataschläuche auftreten. Es kann aber keinem Zweifel unterliegen, daß das Hodennetz auch beim Neugeborenen durchgängig ist.

2. Das Hodennetz des Erwachsenen.

Beim erwachsenen Menschen liegt der Bindegewebskörper an der Oberfläche des Hodens. Bei vielen Tierarten findet er sich in der Mitte der Drüse. [Näheres darüber bei Messing (1877) und Benoit (1925)]. Beim Neugeborenen beginnt das Hodennetz, wie schon erwähnt, vielfach im Innern, fast in der Mitte des Hodens, erinnert also an das bei manchen Tieren vorhandene zentrale Mediastinum. Gewöhnlich ist der Bindegewebskörper beim Erwachsenenhoden sehr klein und legt sich im Bereiche der kranialen Abschnitte des Hodens der dem Nebenhodenkopf zugekehrten Seite der Drüse an. Im allgemeinen kann man zwei Formen des Mediastinums unterscheiden, ein ganz oberflächlich gelegenes, das auf dem Querschnitt ganz flach erscheint (Abb. 92), und ein stumpf-keilförmiges (Abb. 93), das mehr an die Verhältnisse beim Neugeborenen erinnert, d. h. schon weit im Innern des Hodens beginnt. Zwischen den beiden Formen finden sich alle möglichen Übergänge. Im Bereiche des Mediastinums findet sich mehr Bindegewebe als in den übrigen Teilen des Hodens. Es ist locker gebaut und besteht aus verflochtenen leimgebenden Fasern, bei älteren Leuten ist es von elastischen Fasern durchsetzt. Zwischen den Fasern finden sich Fibrocyten, Histiocyten, auch vereinzelte Mastzellen und Lymphocyten und meist sehr zahlreiche Zwischenzellen.

Das Hodennetz (Abb. 92) selbst durchsetzt als eine Fülle von gleichgerichtet zur Oberfläche verlaufenden Spalten und Hohlräumen, die untereinander in Verbindung stehen, die Albuginea. Sie ist an dieser Stelle meist etwas dicker als in den übrigen Teilen der Hodenoberfläche. Gewöhnlich sind die Räume des Hodennetzes in der Richtung senkrecht zur Oberfläche des Hodens abgeplattet. In dieser Richtung findet man 4—9 Spalten übereinander liegend. Sie sind manchmal ganz eng und lassen nur einen ganz schmalen Hohlraum erkennen. Manchmal aber, besonders wenn der Nebenhoden stark mit Samenfäden gefüllt ist, erscheinen sie weit (Abb. 93). Die einzelnen Spalten ziehen niemals durch die ganze Breite des Netzes, so daß man etwa das ganze Gebilde in einzelne Lagen aufblättern könnte, sondern es handelt sich bei ihnen um einzelne kleine Lücken, die nur durch enge Öffnungen miteinander verbunden sind. Man kann sie am besten mit den Hohlräumen eines Schwammes vergleichen, der zwischen zwei Platten breitgepreßt ist (Abb. 92). Sind die Lücken sehr stark gefüllt und infolgedessen weit, dann erscheint die Albuginea im Bereiche des Hodennetzes wirklich schwammartig (Abb. 93).

Die Grundlage des Hodennetzes bildet die Albuginea. Sie besteht auch hier aus derb verfilztem Bindegewebe, dessen Fasern sich nach allen Richtungen des Raumes, hauptsächlich aber gleichgerichtet zur Oberfläche des Hodens verflechten. Bei jüngeren Männern findet man fast ausschließlich derbe, leimgebende Fasern; mit zunehmendem Alter treten elastische Fasern im gleichen Maße wie in den anderen Teilen der Albuginea auf. Die Epithelzellen der Spalten sind von dem Bindegewebe nur durch eine ganz dünne Basalhaut getrennt, eine Eigenhaut wie bei den Hodenkanälchen ist nicht vorhanden.

Im Bereiche des Hodennetzes treten auch zahlreiche Blut- und Lymphgefäße in den Hoden ein und aus ihm heraus, einzelne Arterien mit stärkerer Wandung, daneben sehr zahlreiche weite Venen, die teilweise kaum Muskulatur in der Wandung erkennen lassen, daneben besonders zahlreiche Lymphgefäße, in deren Innern sich auffallend viele Klappen finden.

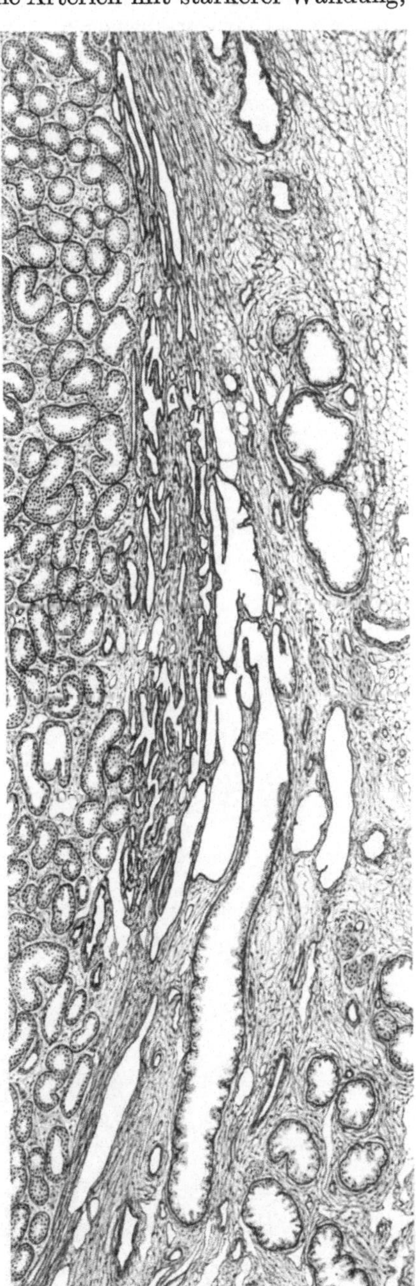

Abb. 92. Schnitt in der Richtung der Längsachse des Hodens durch das Hodennetz eines 34 jährigen Mannes. Fixiert in Sublimat-Formalin-Eisessig, Methylbenzoat-Celloidin-Paraffin, 10 μ, Hämatoxylin-HEIDENHAIN-Lichtgrün; Vergrößerung 20fach. Zeigt besonders schön den Abgang eines Ductulus efferens aus dem Hodennetz.

Physiologisch ist das Hodennetz die Verbindung zwischen den gewundenen Kanälchen und den Ausführungsgängen des Nebenhodens. Eine Erklärung dafür, warum zwischen die beiden Gänge ein so verwickeltes Spaltennetz eingeschaltet ist, habe ich nirgends finden können und mich deshalb bemühen müssen, selbst eine Deutung zu finden. Ich glaube sie folgendermaßen geben zu können: Schneidet man beim lebenden Menschen oder Tier oder auch unmittelbar nach dem Tode die Albuginea an irgendeiner Stelle durch, so quillt das Hodengewebe aus der Wunde hervor. Wie diese Tatsache und auch die pralle Beschaffenheit deutlich lehrt, steht der Inhalt des Hodens unter einem gewissen Druck. Er mag gleich dem Blutdruck, vielleicht auch etwas stärker sein und lastet gleichmäßig auf der Albuginea. Dies ist auch deutlich aus der Tatsache zu ersehen, daß diese selbst Aussehen und Bau einer flächenhaft verfilzten Sehne zeigt. Wie wir aus den verschiedenen Arbeiten von ROUX wissen, entwickeln sich die leimgebenden Fasern stets in dem Maße, wie sie funktionell beansprucht werden; schon ausgebildete leimgebende Fasern, Sehnen, Binden und Bänder zeigen aus der Stärke und dem Verlauf ihrer Fasern deutlich an, in welcher Richtung sie durch Zug beansprucht werden. Kommt dieser Zug in Wegfall, so gehen die Fasern zugrunde. Bei Hohlorganen verflechten sich die Fasern der Kapsel, ich verweise auf die ähnlichen Verhältnisse im Auge, nach allen Richtungen hin hauptsächlich gleichsinnig zur Oberfläche, also genau entsprechend der Art wie sie beansprucht werden. Der Druck im Innern des Hodens wird erstens bedingt durch die Füllung der Blutgefäße und zweitens durch die in den Kanälchen enthaltene

Flüssigkeit. Diese muß auch unter Druck stehen, sie ist für die Vorwärtsbewegung der Samenfäden von größter Bedeutung, da sich diese ja durch Eigenbewegungen schwimmend vorwärtsbewegen. Ständen die gewundenen Kanälchen unmittelbar mit den ausführenden Gängen des Nebenhodens in Verbindung, dann müßte

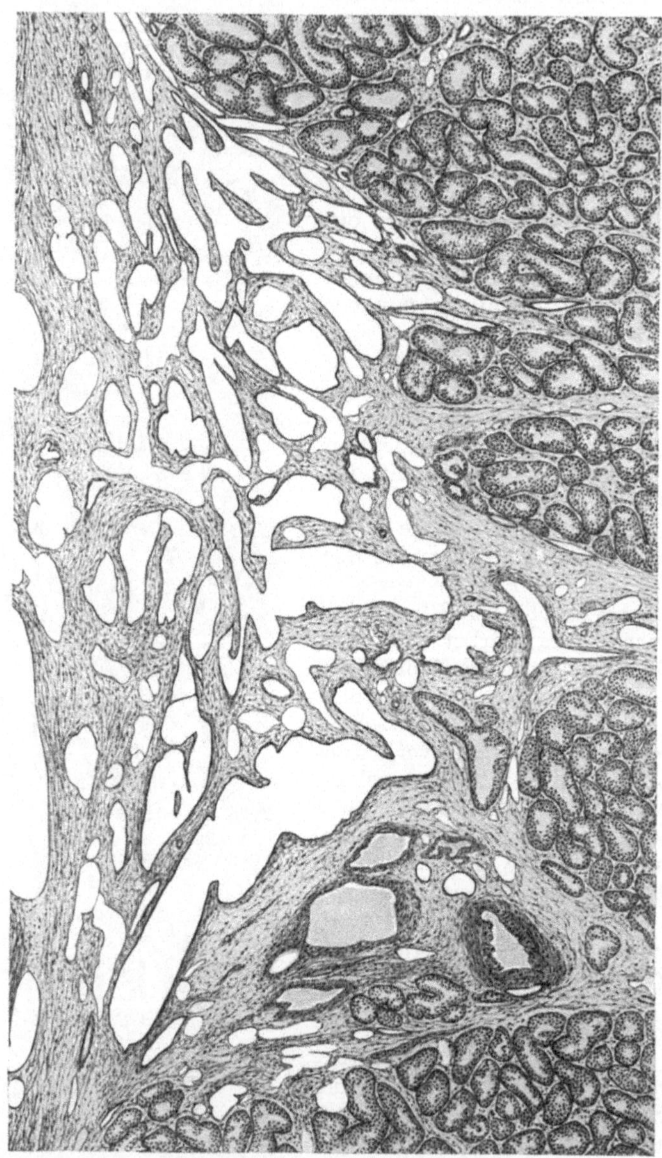

Abb. 93. Querschnitt durch das Hodennetz mit sehr weiten Lücken eines 21jährigen Mannes. Fixierung usw. wie bei Abb. 91; Vergrößerung 20fach.

die Flüssigkeit aus dem Innern der Hodenkanälchen abfließen, es könnte, wenn man sich so ausdrücken darf, kein Überdruck im Hoden bestehen. Durch das verwickelte Spaltennetz, das die Albuginea durchsetzt, wird aber eine Verbindung zwischen Hoden und Nebenhoden hergestellt, in der das Druckgefälle ganz langsam absinkt und das gleichzeitig verhindert, daß die Flüssigkeit aus dem Innern der Hodenkanälchen abfließt. Es bedingt auch, daß beim Durchtritt durch die Albuginea keine größere Öffnung in ihr besteht. Offenbar hat die Flüssigkeit im Innern des Hodennetzes noch die gleiche chemische Beschaffenheit wie in den Kanälchen, d. h. sie fördert die Bewegungen der Samenfäden, wie auch deutlich aus der Tatsache hervorgeht, daß man in den Spalträumen eigentlich nie Samenfäden findet. Erst wenn die Spermatozoen in den Kopf des Nebenhodens gelangen, wird ihre Bewegung, wie die schönen Arbeiten von v. LANZ (1929) gezeigt haben, gehemmt. Die Grenze zwischen den beiden Abschnitten liegt im Bereiche der Ductuli efferentes. Hier geht der bewegungsfördernde Einfluß fließend in den bewegungshemmenden über und hier werden, wie das Verhalten des Epithels deutlich zeigt, die Samenfäden durch Flimmerung weiterbefördert. Erst im Nebenhodengang bleiben sie dann liegen. Somit verhindert das Hodennetz also, daß die Flüssigkeit aus dem Innern der Hodenkanälchen abfließt, es bedingt, daß

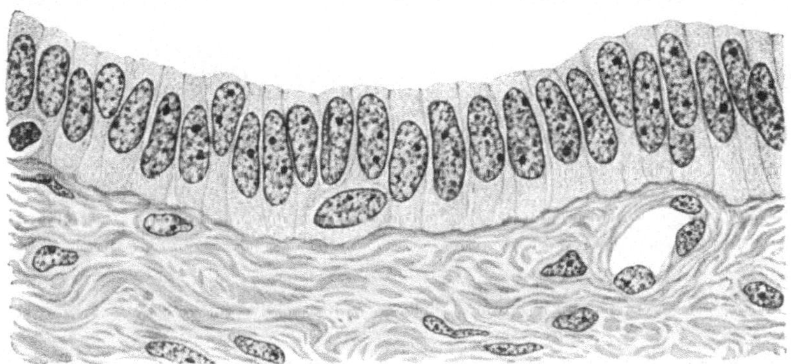

Abb. 94. Epithel aus dem Hodennetz eines 32jährigen Mannes. Fixiert in Sublimat-Formalin Eisessig, Paraffin, 10 μ, Hämatoxylin-HEIDENHAIN-Lichtgrün; Vergrößerung 800fach. Ganz links ein Histiocyt, der die Deckschicht durchwandert.

die Albuginea an allen Stellen der Oberfläche unter gleicher Spannung steht, gestattet aber doch gleichzeitig, daß dauernd die neu entstehenden Samenfäden gleichmäßig durch ihre Eigenbewegung in den Nebenhoden gelangen.

Wie schon erwähnt, erscheinen die Spalten und Räume des Hodennetzes beim Erwachsenen gewöhnlich leer. Sie enthalten eine klare Flüssigkeit, die keine Farbstoffe aufnimmt. Nur selten findet man kleine Eiweißgerinnsel, ganz vereinzelte abgestoßene Hodenzellen und einzelne Samenfäden. Die Spalten sind von einem einschichtigen Epithel ausgekleidet, das durch eine ganz dünne Fußhaut (Basalmembran) von dem Bindegewebe getrennt wird. Die einzelnen Zellen dieser Deckschicht zeigen ganz verschiedene Form. Im Durchschnitt ist, wie auch v. EBNER (1902) betont, das Epithel zylindrisch. Man findet eine gleichmäßige Lage sehr schöner hoher Zellen, die sich sehr scharf gegeneinander absetzen und ein feinstes Schlußleistennetz erkennen lassen (Abb. 94[1]). Auf Querschnitten zeigen sie die bekannte, gewöhnlich sechseckig prismatische Gestalt. In der schönsten Ausbildung sind sie bis zu 23 μ lang (hoch), 4—5 μ dick und erscheinen auf dem Schnitt senkrecht zur Oberfläche genau zylindrisch. Der Cytoplasmaleib ist feinst gekörnt, die beiden sehr kleinen punktförmigen Centriolen liegen nahe der freien Oberfläche. Der walzenförmige, an beiden

[1] Alle Epithelien, die im Folgenden abgebildet sind, sind genau 800fach vergrößert.

Enden abgestumpfte Kern liegt der freien Oberfläche etwas näher als der Fußhaut; er ist 13—15 μ lang, 4—5 μ dick, zeigt ganz feines glattes Häutchen, gleichmäßig feines Gerüst und hellen Kernsaft, meist finden sich zwei, seltener drei oxyphile Kernkörperchen. Manchmal erkennt man auch Stellen, an denen eine einzelne Zelle vom eben geschilderten Bau mit der Längsachse senkrecht zur Längsachse der übrigen Zellen der Fußhaut angelagert ist, so daß hier das Epithel zweischichtig erscheint. Hier und da beobachtet man Histiocyten, die das Epithel durchwandern. (Abb. 94 links.) Daneben findet man aber auch ganz andere Zellformen. Sehr häufig ist das Epithel viel niedriger, nur 12—15 μ hoch (Abb. 95), manchmal aber auch kubisch oder aber es besteht nur aus abgeplatteten Zellen, die 2—3 μ dick sind; die Kerne sind 7—8 μ lang, 1,5—2 μ dick und ganz abgeplattet der Fußhaut angelagert. V. EBNER (1902) gibt die Dicke des Epithels auf 2—18 μ an. Meist findet man im Hodennetz eines und desselben Mannes alle diese Formen vor, es lassen sich aber, wie schon von anderer Seite gezeigt worden ist (HERMES 1897), keine Beziehungen zwischen der Weite der Lücken und der Form des Epithels aufstellen, in der

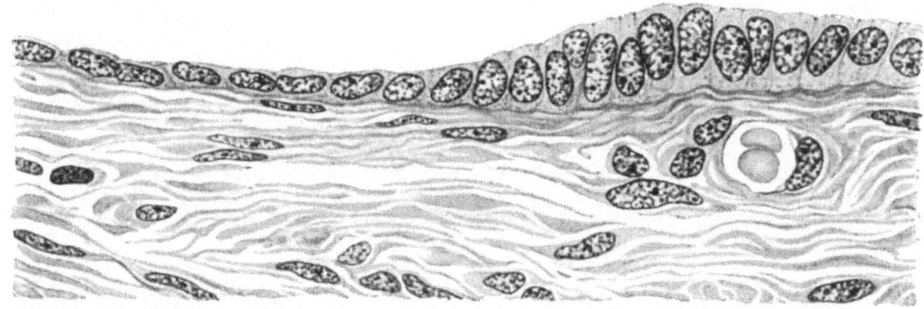

Abb. 95. Epithel aus dem nämlichen Hodennetz, dem Abb. 93 entnommen ist. Fixierung usw. wie dort; Vergrößerung 800fach. Zeigt die Unterschiede im Verhalten der Zellen.

Art und Weise wie dies bei der Prostata möglich ist. Ob das Epithel Flüssigkeit absondert, vermag ich nicht sicher zu entscheiden, es erscheint mir aber nicht unwahrscheinlich.

Sehr genau hat K. ALVERDES (1927) die Epithelzellen des Hodennetzes untersucht, auch er weist auf ihre verschiedene Gestalt und Größe hin; hier und da hat er direkte Kernteilungen, niemals aber Mitosen beobachtet. In dem letzten Punkt kann ich zustimmen, ich selbst habe aber auch niemals mit Sicherheit direkte Teilungen beobachtet, wohl aber vereinzelte zugrunde gehende Zellen mit lappig zerfließendem Kerne. ALVERDES beobachtete weiter, daß sich bei der Mehrzahl der Zellen das Cytoplasma kuppelförmig über die Schlußleisten vorwölbt. In dieser Vorwölbung liegt das Centriol, entweder unmittelbar an der Oberfläche oder nur wenig von ihr entfernt. Die beiden Centriolen sind gewöhnlich so gestaltet, daß eine sie verbindende Linie annähernd senkrecht zur Zelloberfläche zieht, also in ihrer Fortsetzung den Kern trifft, obwohl sie fast nie vollständig mit der Zellachse zusammenfällt. Mit dem äußeren Centriol ist häufig eine Geißel verbunden, welche 2—7,5 μ, im Durchschnitt 4—5 μ lang ist. Sie ragt in den Hohlraum der Retespalte; ein Innenfaden ist nicht nachzuweisen. Die beiden Centriolen sind in der gewöhnlichen Weise durch Centrodesmose verbunden. Vom tiefer gelegenen Centriol geht häufig ein Gebilde ab, das ALVERDES als Innenbüschel bezeichnet. Es besteht aus einem strahligen Büschel stark färbbarer Fäden, das sich anfangs gut abgrenzt, sich aber dann im Cytoplasmaleib verliert. Es reicht nie weiter als bis zum inneren Drittel der Zellen. ALVERDES fand auch Zellen, in denen die Mikrozentren drei, ja sogar vier Centriolen enthielten, in seltenen Fällen beobachtete er Zellen, die zwei Geißeln trugen.

Neben den geschilderten Zellen findet man, wenn auch selten, solche mit ganz unregelmäßig gestaltetem, oft auch gelapptem Kern. Ob diese Zeichen der Rückbildung sind und ob die Zellen schließlich ganz zugrunde gehen, vermag ich nicht zu sagen. Im Cytoplasmaleib der Zellen sind bei jüngeren Männern keine Einschlüsse zu erkennen. Bei alten Leuten findet man manchmal etwas körniges hellbraunes Pigment, das besonders deutlich nach Fixierung mit ZENKERscher Flüssigkeit zu beobachten ist. PRIESEL (1924) fand bei angeborenem Fehlen des Samenstranges die Epithelzellen des Hodennetzes mit braunem Lipoidpigment vollgestopft und faßt dies als Zeichen dafür auf, daß die gestauten Samenmassen, denen der Abfluß verwehrt ist und die infolgedessen zugrundegehen, von den einzelnen Zellen des Hodennetzes aufgesaugt werden. Bei gesunden Männern fand ich, selbst in vielen Fällen, in denen die Spalten des Hodennetzes sehr weit waren, niemals nennenswerte Mengen von Samenfäden in seinen Spalten, sondern nur immer klare, farblose Flüssigkeit und auch niemals Anzeichen dafür, daß das Epithel resorbiert. Auch ALVERDES (1927) machte die nämliche Beobachtung.

3. Die Verbindung mit den gewundenen Kanälchen.

Das Hodennetz steht mit den gewundenen Kanälchen des Hodens einerseits, mit den Ausführungsgängen des Nebenhodens andererseits in Verbindung. Der Übergang gegen den Hoden zeigt verwickelte Verhältnisse, die ich hier zunächst schildern werde. Ich muß dabei betonen, daß nicht alle gewundenen Kanälchen einzeln in das Hodennetz einmünden, sondern mehrere von ihnen vereinigen sich spitzwinklig in den Hodenläppchen oder im Bereiche des Bindegewebskörpers miteinander, dies kann man an Zupfpräparaten deutlich beobachten. Der Übergang in das Netz wird von den einzelnen Forschern ganz verschieden geschildert. In den Lehrbüchern wird meist angegeben, „die Tubuli contorti gehen in die Tubuli recti über, die nur von einem einfachen Zylinderepithel, von „SERTOLI-Zellen“, ausgekleidet“ seien. Dies kann man manchmal, aber nur sehr selten, beobachten. Man erkennt dann, daß in der Nähe des Hodennetzes die Samenbildung in den gewundenen Kanälchen abklingt und schließlich ganz zum Stillstand kommt. Auf Querschnitten sind die Kanälchen dann anfangs nur von Fußzellen, Spermatogonien und unentwickelten Hodenzellen ausgekleidet, schließlich nur noch von den unentwickelten Hodenzellen selbst und einzelnen Spermatogonien. Man findet dann Kanälchen, wie sie Abb. 79 darstellt, die den 4. Zustand der Rückbildung zeigen. Auf eine dicke Eigenhaut mit gut entwickelter Fußhaut folgt eine einfache Lage, die aus unentwickelten Hodenzellen und einzelnen Spermatogonien besteht. Fußzellen vom bezeichnenden Bau findet man niemals mehr. Die Spermatogonien sind meist sehr deutlich begrenzt, die unentwickelten Samenzellen setzen sich nur unscharf gegeneinander ab, sehr scharf aber gegen den deutlichen Hohlraum zu. Solche Bilder werden meist als bezeichnende „Tubuli recti“ geschildert; sie stellen aber Ausnahmen dar, dies sei besonders betont. Für gewöhnlich sind gar keine Tubuli recti vorhanden, und wenn wirklich Abschnitte der Kanälchen, die nur von einer Zellage ausgekleidet sind, vorhanden sind, verlaufen sie nicht gerade, sondern geschlängelt. Sie finden sich beim Erwachsenen und beim Greis öfter als beim jungen Mann im Anfang der 20er Jahre, bei ihm fehlen sie oft ganz. Ich habe schon oben darauf hingewiesen, daß in der Nähe des Hodennetzes am häufigsten Rückbildungen an den Hodenkanälchen zu beobachten sind, diese Stelle wird offenbar zuerst und am stärksten geschädigt. Alles das, was bisher als gerade Hodenkanälchen geschildert wurde, ist nur die Folge einer Rückbildung vierten Grades, die einzelne Kanälchenabschnitte betrifft. Die überwiegende Mehrzahl, bei vielen Hoden alle gewundenen Kanälchen, münden unmittelbar in das Hodennetz ein; sie sind mit seinen schmalen Spalten häufig durch lange Gänge verbunden, deren Auskleidung deutlich zeigt, daß sie zum Hodennetz und nicht zu den gewundenen Kanälchen gehören. Ich bezeichne diese Gänge mit PFEIFFER als Schaltstücke. Die hier vorgetragene Auffassung entspricht auch der Schilderung, die v. EBNER (1902) gab, auch SPANGARO macht ähnliche Feststellungen. Er gibt an, daß die Samenkanälchen sich gegen das Hodennetz zu verjüngen und dann nur noch von einer einzigen Zellart ausgekleidet werden. Er bezeichnet als gerade Kanälchen aber die Anfangsteile

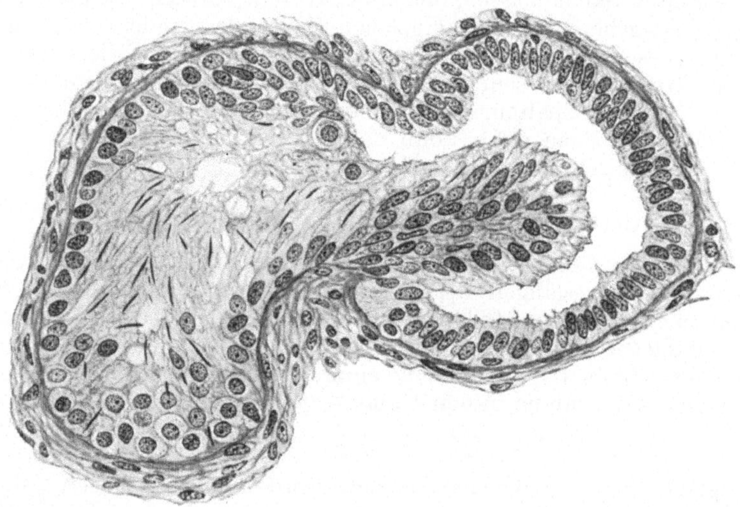

Abb. 96. Übergang eines gewundenen Kanälchens in das Schaltstück des Hodennetzes mit schön ausgebildetem Pfropf. 34jähriger Mann. Fixiert in Sublimat-Formalin-Eisessig, Methylbenzoat-Celloidin-Paraffin, 10 μ; Eisenhämatoxylin-HEIDENHAIN-Lichtgrün; Vergrößerung 300fach.

des Hodennetzes, also nicht die Abschnitte, die sonst so bezeichnet werden. SPANGARO gibt an, die bindegewebige Wand des Samenkanälchens setze sich unmittelbar in die Bindegewebshülle des geraden Kanälchens fort; das Epithel verhalte sich anders. Das Hodenkanälchen bilde nämlich einen kleinen Trichter, der in einem weiteren, von dem geraden Kanälchen gebildeten Trichter stecke. Dabei werde ein gewisser Verschluß erzielt, durch den der Abfluß des Samens geregelt werde. Bei bestimmter Schnittrichtung kann man solche Erscheinungen beobachten. Nach meiner Anschauung sind sie meistens durch eine ganz bestimmte Lage des Schnittes bedingt.

Gewöhnlich ist, was schon v. EBNER (1902) angedeutet hat, nach ihm MAY (1923) kurz erwähnte und LOHMÜLLER (1925) ausführlich und gründlich schilderte, die Verbindung zwischen gewundenen Kanälchen und Hodennetz eine andere. Ich möchte zunächst bemerken, daß LOHMÜLLER den letzten Abschnitt der gewundenen Hodenkanälchen als Schaltstück bezeichnet; in diesem Punkte vermag ich ihm nicht zuzustimmen, im übrigen folge ich jetzt seiner Schilderung. Wie auch aus den beigegebenen Abbildungen (Abb. 96, 97) zu ersehen ist, zieht die Mehrzahl der Samenkanälchen in ihrer gewöhnlichen Dicke und mit ihrer gewöhnlichen Wandbekleidung bis unmittelbar an das Hodennetz heran.

Diejenigen Kanälchen, die aus den mittleren Teilen des Hodens kommen, münden unmittelbar in die Spalten des Netzes ein, diejenigen, die aus dem Bereiche der Pole kommen, besonders aus dem kaudalen Teile des Hodens, münden in die Schaltstücke. Die Eigenhaut der Kanälchen geht unmittelbar in das Bindegewebe über, das die nächstgelegenen Stücke des Netzes umgibt, also in die Fasern der Albuginea, da die Spalten des Hodennetzes einer besonderen Eigenhaut entbehren. An der Grenze zwischen gewundenem Kanälchen und Schaltstück findet man oft eine Einschnürung. In ihrem Bereich ist noch eine deutliche Eigenhaut vorhanden, die besonders bei älteren Männern und beim Greise zahlreiche elastische Fasern enthält.

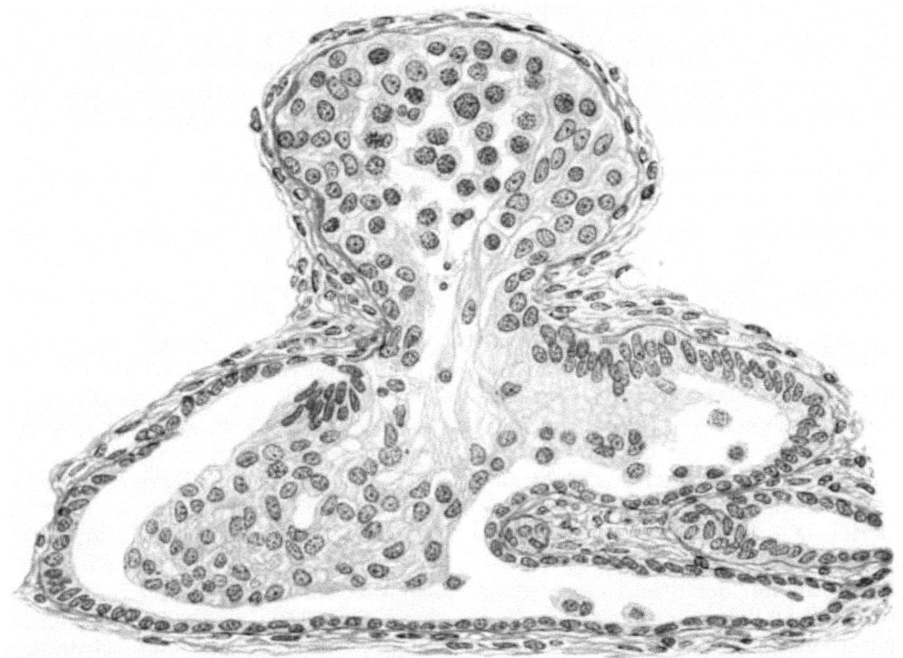

Abb. 97. Übergang eines gewundenen Kanälchens in das Hodennetz mit gut ausgebildetem Pfropf bei einem 23jährigen Mann. Fixiert in ZENKER, Methylbenzoat-Celloidin-Paraffin, 7 μ, Azanfärbung; Vergrößerung 300fach.

Durch sehr gründliche Rekonstruktionen konnte LOHMÜLLER feststellen, daß die gewundenen Kanälchen sich mit den Gängen des Hodens keineswegs immer End an End vereinigen, wie dies der Schilderung SPANGAROs entsprechen würde, sondern weit häufiger Seit zu End oder auch Seite zu Seite. Als Folge davon findet man sowohl blind endigende Ausbuchtungen der gewundenen Kanälchen als auch sich stärker verjüngende, manchmal spitz auslaufende blinde Enden. Diese können selbst noch durch solide Zellstränge oder sehr enge Kanälchen mit weiteren kleinen Hohlräumen in Verbindung stehen, d. h. mit anderen Spalten des Hodennetzes. In ein und dasselbe Schaltstück eines Hodens können oft dicht hintereinander mehrere gewundene Kanälchen einmünden. LOHMÜLLER gibt nun weiter an, daß der Zellbelag der gewundenen Kanälchen vor der Einmündung in das Hodennetz sich verändert, d. h. die Samenbildungszellen verschwinden, die Kanälchen sind dann für ein kurzes Stück nur von zylindrischen Zellen ausgekleidet. Er bezeichnet sie als SERTOLI-Zellen, weist aber selbst darauf hin, daß die Bezeichnung nicht zutreffend ist. Wichtig ist aber, daß diese Zellen lange haubenartige Plasmaausläufer bilden, die mit den gleich noch zu schildernden Pfröpfen im Innern des Hodennetzes in Verbindung stehen. Ich muß dazu erwähnen, daß ich besonders bei jungen Leuten oft ein anderes Verhalten feststellen konnte. Die weiteren Verhältnisse schildert MAY (1923) in seiner Arbeit folgendermaßen: „Nahe den Übergangsstellen der Tubuli recti[1] in die Tubuli contorti hört die aus platten bzw. kubischen Zellen bestehende Wandauskleidung der Tubuli recti auf einer Seite plötzlich auf; sie wird durch eine Schicht von Zellen ersetzt, die längliche Kerne in palisadenförmiger Anordnung haben und deren oberem Teil eine Haube aufsitzt. Diese ist fein bis mittel grobkörnig granuliert und färbt sich mit Sudan III intensiv rot. In manchen Präparaten fand ich auch Bilder, in denen diese Zellkomplexe mit ihrem Fettkörncheninhalt zapfenförmig gebildet sind. Die Kerne sind hier radiär angeordnet, und die Zapfen springen knospenartig in die geraden Kanälchen vor. Das Epithel des Tubulus rectus[1] schließt ohne Übergang an die Zapfen an, zum Teil ist das gerade Kanälchen gegen die Knospen zu eingeschnürt."

Ein solcher Pfropf ist in Abb. 96 dargestellt. Man sieht auch, daß große Vakuolen in den Cytoplasmaleibern der Zellen des Wandbelages liegen. Sie waren im Leben mit Fett ausgefüllt. An anderen Stellen fand ich aber solche Pfröpfe, die ganz aus unentwickelten Hodenzellen bestehen, die vieleckig oder annähernd rund gestaltet sind (Abb. 97). LOHMÜLLER beschreibt die einzelnen Bildungen im allgemeinen sehr gut und gibt an, daß in den gegen den Hoden zu gelegenen Teilen des Netzes oft ovoiode oder spitzhaubenähnliche Gebilde zu finden sind, die ein kurzer, häufig sehr dünner Stiel mit der Wandung des Hodenkanälchens verbindet. Der Stiel soll aus Bindegewebe mit eingelagerten Zellen bestehen. Gewöhnlich kann man an dem Pfropf also einen Stiel unterscheiden, der die Verbindung mit der Wand herstellt; ihm sitzt ein weiterer Kopfteil auf, der gegen das Rete zu gerichtet ist und in den Körper übergeht, der seinerseits in den dünnen Schwanz ausläuft. Dieser stellt die Verbindung mit dem Epithel des gewundenen Kanälchens her (s. Abb. 96, 97). Soweit ich die Schilderung von LOHMÜLLER verstehe, gibt er an, daß die Grundlage des Pfropfes immer der Stiel ist, der aus Bindegewebe mit Kapillaren gebildet wird, das von reichlichen interstitiellen Zellen durchsetzt ist. Ich fand im Gegensatz dazu (Abb. 96), daß die Pfröpfe gewöhnlich keine bindegewebige Grundlage haben, sondern nur aus Epithelzellen bestehen, die selbst manchmal einen Stiel bilden. In dessen Innern findet man reichlich Zellen, die in ihrer Form und auch dem Fettgehalt nach den Zwischenzellen gleichen; es handelt sich aber ausschließlich um Epithezellen, denn mit der Azanfärbung kann man deutlich zeigen, daß der Pfropf regelmäßig nach außen durch die Basalmembran abgesetzt ist, der Stiel enthält auch keine Kapillaren. Pfröpfe, die eine bindegewebige Grundlage besitzen, wie dies LOHMÜLLER schildert, habe ich niemals finden können. Aus den Abbildungen, die LOHMÜLLER seiner schönen Arbeit beigibt, ist auch nicht zu erkennen, daß wirklich eine bindegewebige Grundlage in den Pfröpfen vorhanden ist. Man sieht vielmehr nur, daß die mehr gegen den Hohlraum des Kanälchens zu gelegenen Zellen reichlich Fett enthalten, während die nach außen zu liegenden Zellen, die die Grundlage des Pfropfes bilden, fettfrei sind. Die ganze Pfropfbildung kommt dadurch zustande, daß das hohe mehrschichtige Epithel der gewundenen Hodenkanälchen sich scharf gegen das einschichtige Epithel des Hodennetzes absetzt. Dabei ragt das Epithel der Kanälchen knopfförmig in die Spalten des Netzes hinein vor.

[1] MAY gebraucht diese Bezeichnung in dem früher allgemein üblichen Sinne für die letzten Abschnitte der gewundenen Kanälchen.

Kurz zusammengefaßt läßt sich also sagen, daß vom Epithel des gewundenen Kanälchens aus ein aus länglich zylindrischen oder vieleckigen Zellen gebildeter Strang in den nächstgelegenen Teil des Hodennetzes hineinzieht. Er bleibt dauernd mit der Wand in Verbindung und bildet im Hodennetz selbst ein dickes wulstförmiges Gebilde, das der Wand des Schaltstückes an einer schmalen Stelle anliegt und als breiter dicker Wulst in den Hohlraum vorspringt, ja sogar noch einen Kopf entsendet, der nicht mehr mit der Wand in Verbindung steht. Die Zellen, die diesen Pfropf bilden, sind mit osmierbaren Tropfen vollgepfropft. LOHMÜLLER fand im Gegensatz zu MAY diesen Pfropf schon beim 16jährigen Knaben und bei allen untersuchten Männern, sogar noch bei einem 90jährigen. Auch ich habe sie beim geschlechtsreifen Mann niemals vermißt, sie sind aber ganz verschieden ausgebildet. In Leistenhoden oder in der Nähe hyalin entarteter Läppchen fehlen sie vollkommen; ihre Ausbildung ist also davon abhängig, ob in den einmündenden Kanälchen Samen gebildet wird oder nicht.

Zusammenfassend kann ich also feststellen, daß die gewundenen Hodenkanälchen unmittelbar in das Hodennetz einmünden. Die Kanälchen, die von den beiden Polen des Hodens kommen, eröffnen sich in lange kanalartige Ausläufer des Hodennetzes, die Schaltstücke. Diese gehören zum Hodennetz, sie sind von dem gleichen Epithel ausgekleidet wie dieses selbst. Gerade Kanälchen im Sinne der früheren Bezeichnung gibt es nicht.

Die Verbindung des Hodennetzes mit den ausführenden Kanälchen wird beim Nebenhoden besprochen werden.

IV. Der Nebenhoden.

(Epididymis.)

Äußerlich unterscheidet man am Nebenhoden einen Kopf-, Körper- und Schwanzabschnitt. Im Kopfabschnitt liegen die ausführenden Kanälchen (Ductuli efferentes), 8—15 an der Zahl. Sie kommen aus dem Hodennetz, ziehen zunächst gerade, legen sich dann aber mehr und mehr in die Windungen einer Raumspirale; das kranialste der Kanälchen geht unmittelbar in den Nebenhodengang (Ductus epididymidis) über, die weiter caudal gelegenen münden endzuseitweise in ihn ein. Jedes der ausführenden Kanälchen ist 12—20 cm lang und von einer besonderen Bindegewebshülle umgeben, mit ihr bildet es ein besonderes kegelförmiges Läppchen, den Conus vasculosus oder Samenkegel, der mit seiner Spitze dem Hoden angelagert, mit der Basis gegen den Nebenhoden zu steht. Im Schrifttum wird die Bezeichnung Conus vasculosus häufig falsch gebraucht, nämlich für den Ductulus efferens selbst. Dies ist auf KOELLIKER zurückzuführen, der erwähnt (1863), daß die Coni vasculosi von Flimmerepithel ausgekleidet seien. Viele andere Forscher haben dann den Anfangsteil des ausführenden Kanälchens als Ductulus efferens bezeichnet, den Endteil aber als Conus vasculosus. Die beiden Abschnitte gehen ineinander über und unterscheiden sich in mancher Hinsicht voneinander. Ich folge deshalb dem Vorschlag von PFEIFFER (1928) und unterscheide am ausführenden Kanälchen eine Pars testicularis und eine Pars epididymidis ductuli efferentis, d. h. einen Hodenteil und einen Nebenhodenteil. Die Coni vasculosi selbst sind, wie ich nochmals betonen muß, Gebilde, die mit freiem Auge erkannt werden; sie enthalten in ihrem Innern je einen Ductulus efferens mit dem umgehenden Bindegewebe.

A. Die Entwicklung.

Auf die erste Entwicklung des Nebenhodens brauche ich nicht so ausführlich einzugehen, da ihre Kenntnis zum Verständnis der beim erwachsenen Menschen vorhandenen Verhältnisse nicht so notwendig ist wie beim Hoden. Bekanntlich entwickelt sich der Nebenhoden aus dem Sexualteil der Urniere. Die kranial von diesem Abschnitt gelegenen Quergänge der Urniere gehen gewöhnlich zugrunde. Manchmal bleibt einer oder zwei von ihnen teilweise erhalten und entwickelt sich dann zur gestielten Hydatide des Nebenhodenkopfes. Aus den 8—15 Gängen des Sexualteiles der Urniere entstehen die Ductuli efferentes. Sie verlaufen während des 3. Keimlingsmonates nur leicht geschlängelt. Im 4.—5. Monat wachsen sie sehr stark in die Länge und legen sich dabei in Raumspiralwindungen. Die zu ihnen gehörigen Glomeruli gehen schon früh zugrunde, dadurch erhalten die Kanälchen selbst in allen Abschnitten annähernd die nämliche Weite. Abgesehen vom kranialsten, das unmittelbar in den Urnierengang übergeht, münden sie endzuseitweise in diesen Gang ein. Dieser selbst wächst sehr stark in die Länge und entwickelt sich zum Nebenhodengang und Samenleiter. Die caudal vom Sexualteil gelegenen Urnierenkanälchen gehen meist vollkommen zugrunde; manchmal bleiben einige von ihnen teilweise erhalten, sie verlieren dann die Verbindung mit dem Urnierengang und bilden beim Kind und Erwachsenen den Beihoden (Paradidymis); in ihm können in seltenen Fällen noch Urnierenglomeruli erhalten bleiben. In einzelnen Fällen kann auch eines der caudalen Urnierenkanälchen in Verbindung mit dem Urnierengang erhalten bleiben, dann entsteht ein sog. Ductus aberrans. Wie schon erwähnt, will ich auf Einzelheiten in der Entwicklung hier nicht eingehen.

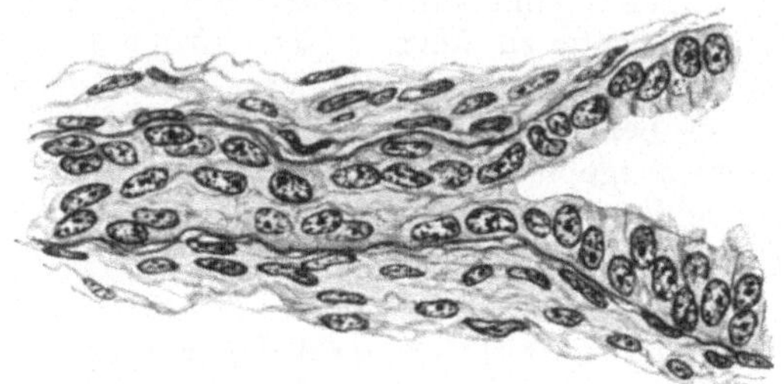

Abb. 98. Übergang eines Retekanälchens in den Hodenteil eines Ductulus efferens beim Neugeborenen. Fixiert in Sublimat - Formalin - Eisessig, Methylbenzoat - Celloidin-Paraffin, 7 μ, Azanfärbung; Vergrößerung 400fach. (Nach PFEIFFER 1928.)

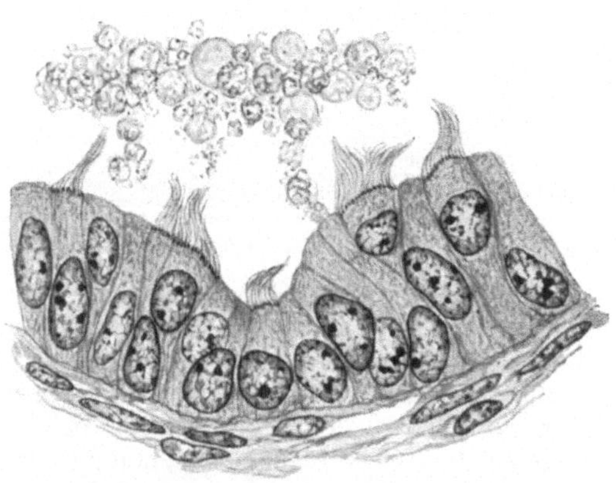

Abb. 99. Epithelgrübchen im Ductulus efferens eines Neugeborenen. Fixiert in Sublimat-Formalin-Eisessig, Methylbenzoat-Celloidin-Paraffin, 10 μ, Hämatoxylin-HEIDENHAIN-Chromotrop 2 R; Vergrößerung 800 fach. (Nach PFEIFFER 1928.)

Beim Keimling sind die ausführenden Kanälchen des Nebenhodens im allgemeinen schon vom 4.—5. Monat ab von gleichmäßigem, einschichtigen Zylinderepithel ausgekleidet, dessen Zellen 12—18 μ und manchmal noch höher sind. Schon im 7. Keimlingsmonat trägt ein Teil von ihnen deutlichen Flimmerbesatz, während andere mit glatter Oberfläche gegen den Hohlraum abschneiden und offenbar absondern. Beim Neugeborenen sind die unmittelbar aus dem Hodennetz hervorgehenden Teile der Ductuli efferentes weit; sie verlaufen anfangs fast gerade (Abb. 98), dann leicht geschlängelt, im Nebenhodenteil sind sie enger und stärker gewunden. Die Wand ist in beiden Abschnitten zunächst gleich gebaut. Zuäußerst ist eine Schicht von jungen Muskelzellen zu erkennen, die in zwei- dreifacher Lage ringförmig angeordnet sind. Das Epithel zeigt eine ganz dünne, oft nur schwer erkennbare Fußhaut, es besteht aus einer einfachen Lage von Zylinderzellen. Diese sind 20—25 μ hoch und 4—5 μ breit. Die Kerne zeigen verschiedene Form und Größe, bald sind sie länglich walzenförmig, 10—12 μ lang und 3—5 μ breit, bald annähernd rund, kugelig halten sie 4—5 μ, manchmal auch 6 μ im Durchmesser. Sie liegen häufig an einem spindelförmig aufgetriebenen Teil der ganzen Zelle. Der Cytoplasmaleib erscheint allenthalben gleichmäßig gekörnt und färbt sich ziemlich dunkel. Ein Teil

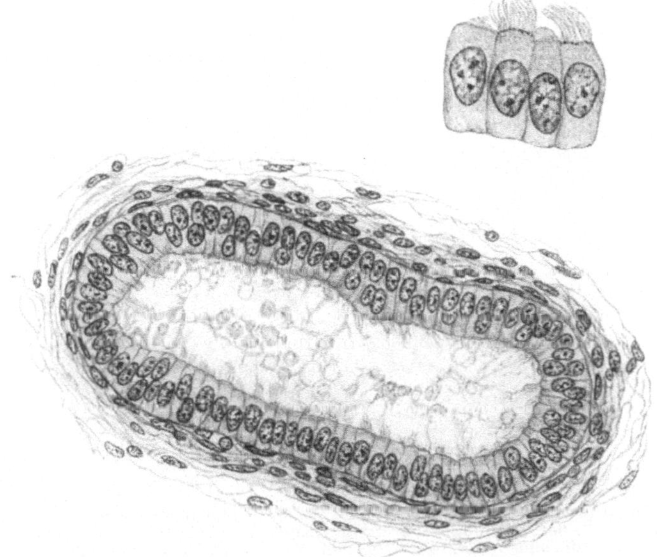

Abb. 100. Epithel in der Pars epididymidica eines Ductulus efferens (ohne Grübchenbildung) beim Neugeborenen. Fixiert in Sublimat-Formalin-Eisessig, Methylbenzoat-Celloidin-Paraffin, 10 μ, Hämatoxylin-HEIDENHAIN-Chromotrop 2 R; Vergrößerung 400fach, Epithelzellen 800fach. (Nach PFEIFFER 1928.)

der Zellen zeigt, wie schon erwähnt, einen deutlichen Flimmerbesatz, andere entbehren eines solchen und schneiden glatt gegen den Hohlraum zu ab. An einzelnen Stellen sind schon jetzt kleine Epithelgrübchen zu erkennen (Abb. 99). In ihrem Bereich sind die Zellen etwas breiter, aber nur 12—18 μ hoch, immer länger werdende Zellen stellen die Verbindung mit der übrigen Deckschicht her; auch in den Grübchen findet man zahlreiche flimmerbesetzte Zellen neben solchen mit glatter Oberfläche (Abb. 100). Im Innern der Kanälchen findet man eine ganz klare Flüssigkeit, die zahlreiche Tropfen und Körnchen enthält, die sich mit Plasmafarbstoffen tränken. An manchen Stellen der Kanälchen fehlen die Grübchen beim Neugeborenen noch vollkommen, ja man findet manchmal sogar Nebenhoden, in denen überhaupt noch keine Anlagen von Grübchen zu erkennen sind, vielmehr sind dann die Kanälchen von einem ganz gleichmäßig hohen einschichtigen Flimmerepithel ausgekleidet. Sie gleichen dann im Bau dem Nebenhodengang.

Dieser selbst besitzt eine wesentlich stärkere Muskellage, die von 4—5 Schichten durchwegs ringförmig angeordneter Muskelzellen gebildet ist. An einzelnen Stellen scheint die Muskulatur zusammengezogen zu sein. Hier ist die Wandung des Ganges etwas eingebuchtet, sonst erscheint er auf dem Querschnitt kreisrund oder oval mit glatter Oberfläche (Abb. 101). Das Epithel ist 18—22 μ hoch, ein einschichtiges Zylinderepithel. Es läßt eine ganz deutliche Fußhaut und gut ausgebildetes Schlußleistennetz erkennen. Die einzelnen Zellen sind 4—5 μ breit, ihre Kerne sind durchweg walzenförmig, mit abgestumpften Enden, 10—13 μ lang, fast ebenso breit wie die Zelle selbst liegen sie in verschiedener Höhe, meist nahe an der Fußhaut, zum Teil aber schon nahe an der Innenfläche. Gegen den Hohlraum zu setzen sie sich scharf und gerade ab und lassen manchmal eine feine Verschlußmembran erkennen. Häufig lagert sich dieser ein feiner pfropfartiger Fortsatz an. Der Cytoplasmaleib ist gleichmäßig fein gekörnt und läßt mit Ausnahme der kleinen punktförmigen Centriolen keine Einlagerungen erkennen. Basalzellen sind beim

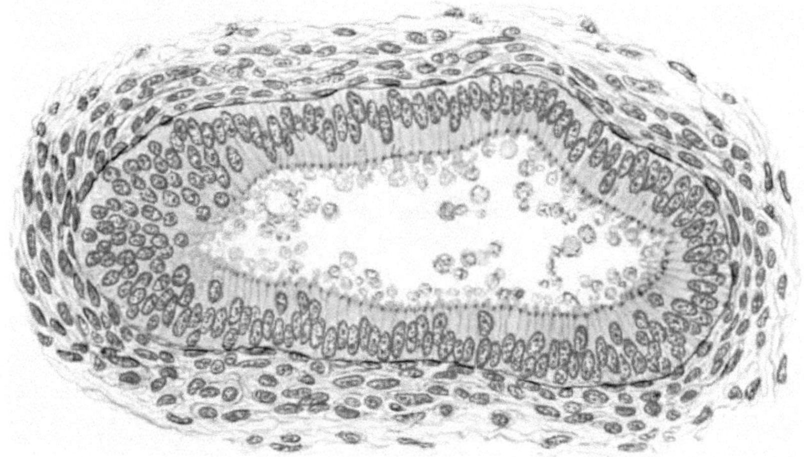

Abb. 101. Die Abbildung zeigt glatte Muskelzellen in der Wand des Ductus epididymidis (Kopfteil) eines Neugeborenen. Fixiert in Sublimat-Formalin-Eisessig, Methylbenzoat-Celloidin-Paraffin, 7 μ, Azanfärbung; Vergrößerung 400fach. (Nach PFEIFFER 1928.)

Neugeborenen entweder überhaupt nicht oder nur in ganz geringer Menge zu beobachten.

Das Gewebe zwischen den ausführenden Kanälchen und den Windungen des Nebenhodenganges besteht beim Neugeborenen aus jungem Bindegewebe. Es enthält zahlreiche leimgebende Fasern, die in der Umgebung des Nebenhodenganges stärker und dichter gelagert sind als zwischen den Windungen der Ductuli efferentes. An der Oberfläche der einzelnen Samenkegel sind die Bindegewebsfasern etwas dichter gelagert. Allenthalben finden sich zwischen den Fasern junge Fibrocyten und Histiocyten und sehr zahlreiche Blutgefäße.

In den ersten Monaten nach der Geburt verändert der Nebenhoden sein Verhalten recht erheblich. An den Nebenhodenkanälchen bildet sich eine mehr oder weniger deutliche Muskellage aus. Ich darf dazu betonen, daß von verschiedenen Seiten, so auch von v. EBNER (1902) u. a. bestritten wurde, daß die Ductuli efferentes eine Muskellage haben. Ich konnte in allen Fällen, die ich untersuchte, Muskelzellen in der Wand der ausführenden Kanälchen finden. Die Muskellage ist sicher vorhanden, aber nicht so dick wie im Nebenhodengang. Die Basalmembran, die beim Neugeborenen oft kaum zu erkennen ist, wird deutlicher, die Epithelzellen vermehren sich sehr erheblich, und zwar stärker als dies dem Dickenwachstum der Kanälchen entspricht. Schon beim acht Wochen alten Knaben fand PFEIFFER, daß der Querschnitt der Kanälchen in vieler Hinsicht fast den nämlichen Bau besitzt wie beim erwachsenen geschlechtsreifen Mann (Abb. 102). Die einzelnen Epithelzellen sind 15—37 μ lang, also ganz verschieden groß, 4—7 μ breit; sie zeigen nur im Bereiche der Grübchen noch das nämliche Verhalten wie früher. Zwischen den Grübchen springt das Epithel in Form von Leisten und ringförmigen Falten vor; hier liegen die Zellen sehr dicht, oft stellenweise in mehreren Schichten übereinander, während an anderen Stellen einzelne der Zellen auch hier die ganze Dicke des Wandbelages durchsetzen. Die Kerne sind teils walzen- und spindelförmig, zum Teil auch rund; einige von ihnen tragen schönen Flimmerbesatz, auch in den Tiefen der Grübchen, andere entbehren ihn vollkommen. Offenbar sondern sie lebhaft ab, wie die zahlreichen, im Innern der Kanälchen gelegenen Sekrettropfen zeigen.

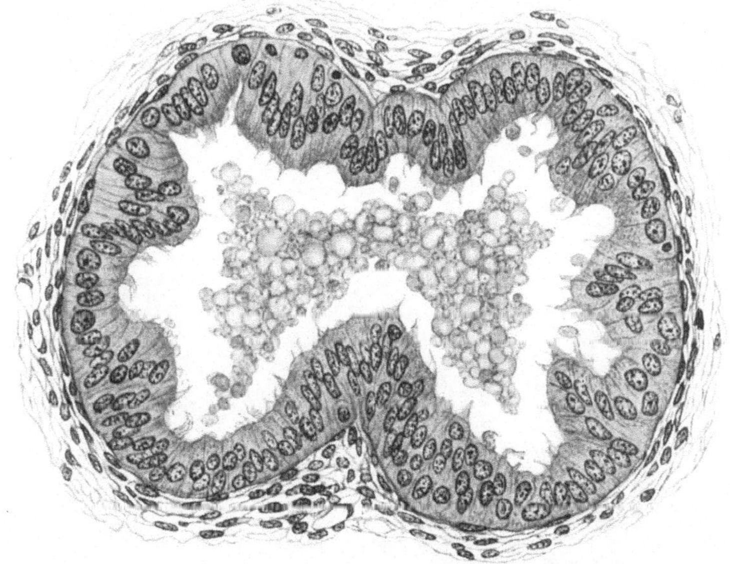

Abb. 102. Epithelfalten im Ductulus efferens eines 8 Wochen alten Knaben. Fixiert in Sublimat-Formalin-Eisessig, Methylbenzoat-Celloidin-Paraffin, 10 μ, Hämatoxylin-HEIDENHAIN-Chromotrop 2 R; Vergrößerung 400fach. (Nach PFEIFFER 1928.)

Nach BENOIT (1925) soll ein Teil der Nebenhodenkanälchen eines drei Monate alten Knaben keinen Flimmerbesatz, sondern einen deutlichen Bürstenbesatz zeigen, eine Beobachtung, die ich nicht bestätigen kann. Auch PFEIFFER hat nichts Derartiges beobachtet.

Im Nebenhodengang wird die Muskulatur in den ersten Monaten nach der Geburt stärker, die Basalhaut wird immer deutlicher. Das Epithel wird sehr hoch und zeigt schon beim 8 Wochen alten Knaben ganz ähnliches Verhalten wie beim Erwachsenen, d. h. es ist ein gleichmäßiges Zylinderepithel, dessen Zellen 30—40 μ lang, 4—5 μ breit sind; auf Querschnitten erscheinen sie fünf- bis sechskantig; das Verschlußleistennetz ist deutlich, die Zellen sind scharf, häufig durch ein feinstes Häutchen vom Hohlraum abgesetzt, ein Teil von ihnen zeigt aber schon jetzt deutliche Protoplasmapinsel, ein Beweis dafür, daß der Gang jetzt schon absondert. In den meisten der Zellen ist der Kern länglich walzenförmig mit abgestumpften Enden und meist 14—18 μ lang und etwa 4 μ dick. Er liegt bald ganz tief, nahe der Basalhaut, bald ganz hoch, bald auch in der Mitte; häufig begegnet man auch hier Zellen, die sich teilen. Einige der neu entstandenen Zellen bleiben dabei in den tiefsten Schichten des Epithels liegen und entwickeln sich zu kleinen dreieckigen Pyramiden, deren Basis der Fußhaut angelagert ist (Abb. 103). Ihre Kerne sind rund und halten etwa 5 μ im Durchmesser, sonst zeigen sie den nämlichen Bau wie die Kerne in den zylindrischen Zellen, d. h. sie haben feines Häutchen, gleichmäßiges Gerüst und 2—3, manchmal auch mehr oxychromatische Nucleolen. NEMILOFF (1925) gibt an, diese Basalzellen seien Lymphocyten, die aus dem Bindegewebe auswandern und sich in Polyblasten umgestalten. PFEIFFER u. a. haben gezeigt, daß dies nicht zutrifft, vielmehr sind die Basalzellen Epithelzellen, die bei der raschen Vermehrung von der Oberfläche ab und ganz in die Tiefe gedrängt werden. Daneben

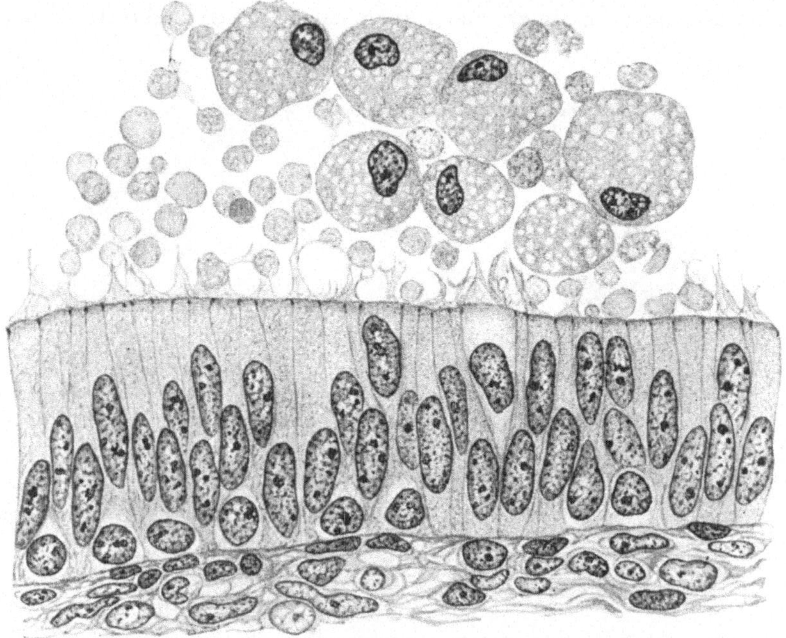

Abb. 103. Bildung von Basal- und Kegelzellen im Ductus epididymidis (Körperabschnitt) eines 8 Wochen alten Knaben. In der Ganglichtung liegen ausgestoßene, zugrunde gehende Zellen. Fixiert in Sublimat-Formalin-Eisessig, Methylbenzoat-Celloidin-Paraffin, 10 μ, Hämatoxylin-HEIDENHAIN-Lichtgrün. Vergrößerung 800fach. (Nach PFEIFFER 1928.)

sieht man auch Zellen, die in den Hohlraum hinein aus dem Epithelverband austreten. Sie erscheinen als länglich kegelförmige Gebilde, deren Spitze gegen die Fußhaut zu sieht, während die breite Basis häufig halbkugelförmig vorgewölbt, gegen den Hohlraum zu gerichtet ist. Der Cytoplasmaleib färbt sich meist nur schwach. Diese Gebilde wandern dann aus dem Epithel aus oder werden aus ihm ausgestoßen. Im Innern der Kanälchen findet man dementsprechend auch zahlreiche solcher Zellen, die kugelförmige Gestalt angenommen haben (Abb. 103). Ihr Cytoplasmaleib wird schaumig, von Bläschen durchsetzt, der Kern schrumpft und zerfällt schließlich; dann geht das ganze Gebilde zugrunde. Schon vom 3.—4. Monat nach der Geburt an erscheint der Querschnitt des Ductus epididymidis kreisrund. Vom Ende des ersten Lebensjahres an verändert sich das Bild des Nebenhodens bis zum geschlechtsreifen Alter nur wenig, doch findet man auch hier nicht unerhebliche Unterschiede im Verhalten des einzelnen Knaben und Jünglings, auf die ich nicht näher einzugehen brauche.

Schon beim einjährigen Knaben sind die Ductuli efferentes sehr weit, besonders in ihren gegen den Hoden zu gelegenen Teilen. Sie sind häufig mit krümeligen Absonderungen gefüllt, die sich mit Plasmafarben tränken. Das Epithel zeigt schon jetzt sehr deutliche Leistenbildung; die einzelnen Leisten sind häufig so hoch, wenn auch nicht so breit wie zu Beginn der Geschlechtsreife (Abb. 104). Auch einzelne Epithelfalten sind in dieser Zeit zu erkennen. Ich möchte gleich hier betonen, daß ich als Epithelfalte einen Vorsprung in den Hohlraum verstehe, in dessen Innern sich Bindegewebe befindet, während die Leiste ganz aus Epithelzellen gebildet wird. An der Faltenbildung beteiligt sich also die Eigenhaut, an der Leistenbildung nicht. Auch in den gegen den Nebenhoden zu gelegenen Abschnitten der Ductuli efferentes findet man beim

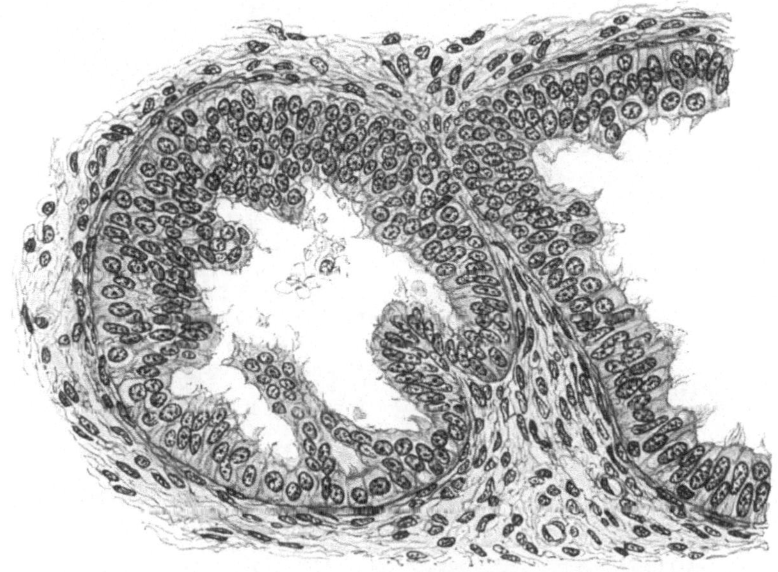

Abb. 104. Hohe Epithelfalten und Leisten in den Ductuli efferentes eines $1^1/_4$ Jahre alten Knaben. Fixiert in Sublimat-Formalin-Eisessig, Methylbenzoat-Celloidin-Paraffin, 10 μ, Hämatoxylin-HEIDENHAIN-Chromotrop 2 R; Vergrößerung 400fach. (Nach PFEIFFER 1928.)

Neugeborenen zahlreiche Epithelleisten, und auch hier sondern die Zellen reichlich ab. Der Flimmerbesatz ist an manchen Stellen sehr schön entwickelt. Der Nebenhodengang hat sich gegenüber dem Zustand beim Neugeborenen nicht verändert.

Das eben geschilderte Bild findet man dann im großen und ganzen bei allen Knaben bis zur Zeit der Geschlechtsreife. Während des 12.—16. Lebensjahres bilden sich die Formen aus, die wir beim Erwachsenen beobachten. Hinsichtlich der Einzelheiten der Befunde verweise ich auf die Arbeit von PFEIFFER (1928). Schon bei 14—15jährigen Knaben zeigt das Hodennetz gewöhnlich das nämliche Bild wie beim Erwachsenen, doch findet man immer noch dicke Zellstränge, die aus 6—8 Zellagen bestehen und eines Hohlraumes entbehren. Die Spalten des Hodennetzes, die in dieser Zeit noch neu entstehen, werden also zunächst in der Form solider Zellstränge angelegt. In ihnen gehen dann die innersten Zellagen zugrunde und werden abgestoßen; nur die äußersten, der Eigenhaut angelagerten Zellen bleiben erhalten. Auf diese Weise bildet sich der von einer einfachen Zellschicht bekleidete Hohlraum aus. Die abgestoßenen Zellen finden sich in großer Menge im Nebenhoden. Hauptsächlich liegen sie zunächst in den Ductuli efferentes (Abb. 105); diese selbst sind auffallend weit, zum Teil viel weiter als beim Erwachsenen. In den Anfangsabschnitten, d. h. in denjenigen Teilen, die aus dem Hodennetz hervorgehen, erkennt man meist noch keine Epithelfalten und Leisten, erst einige Millimeter vom Hodennetz entfernt kann man

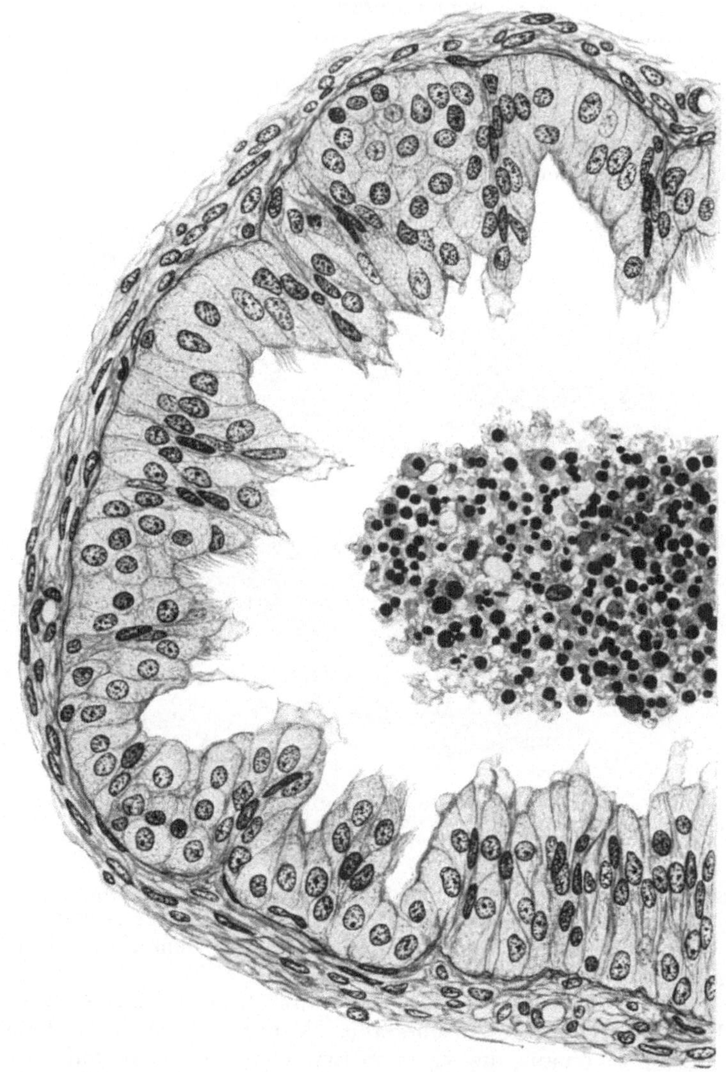

Abb. 105. Sehr hohe Epithelfalten im Ductulus efferens eines 15 Jahre alten Knaben. Fixiert in ZENKER, Methylbenzoat-Celloidin-Paraffin, 10 μ, Hämatoxylin-DELAFIELD-Eosin; Vergrößerung 400fach. (Nach PFEIFFER 1928.)

diese Bildungen beobachten, und zwar in schöner Ausbildung. Das Epithel ist an den meisten Stellen mehrschichtig, die einzelnen Zellen zeigen die verschiedensten Formen; bald sind sie mehr würfelförmig oder auch flach, bald länglich-zylindrisch, an einzelnen Stellen, besonders im Bereiche der Grübchen, ist das Epithel einschichtig, und ein Teil der Zellen trägt gut ausgebildeten Flimmerbesatz. Gegen das umgebende Bindegewebe zu sind die Kanälchen durch eine deutliche Fußhaut abgesetzt, auf sie folgt die Eigenhaut, in der zahlreiche junge Muskelzellen liegen.

Der Nebenhodengang zeigt gewöhnlich schon beim 12—13jährigen Knaben ganz ähnlichen Bau wie beim Erwachsenen, nur ist die Muskelschicht noch nicht so gut entwickelt (Abb. 106). Die Eigenhaut, von der Deckschicht durch eine deutliche Basalhaut getrennt, besteht aus einem Geflecht feinster leimgebender Fasern, zwischen denen ganz vereinzelte Fibrocyten und sehr viele junge Muskelzellen liegen. Wenn diese Muskelzellen sich unter dem Einfluß der Fixierung zusammenziehen, erscheint der Hohlraum des Ganges sternförmig, sonst gleichmäßig rund oder je nach der Schnittrichtung auch oval.

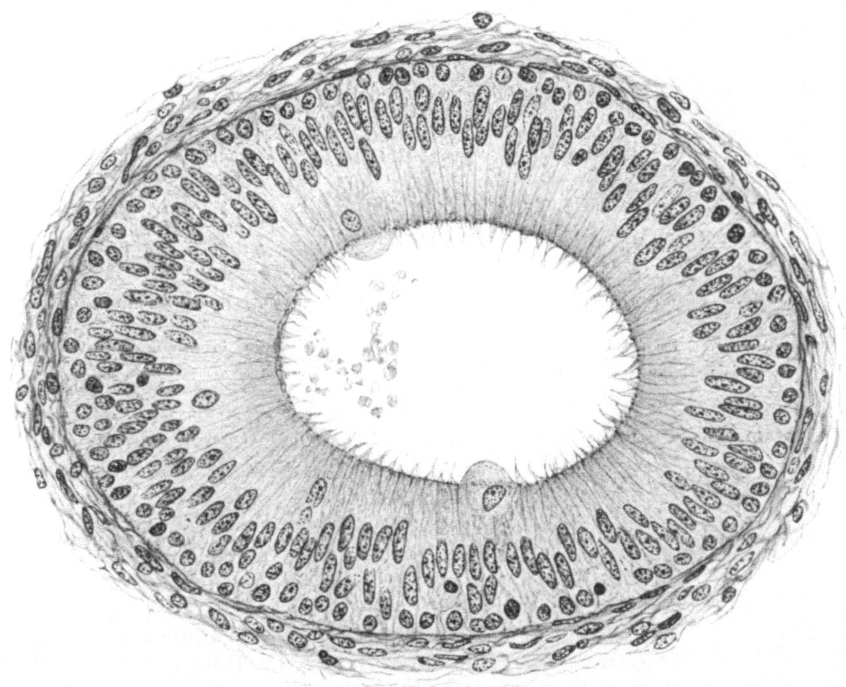

Abb. 106. Querschnitt durch den Nebenhodengang (Körperabschnitt) eines 13 Jahre alten Knaben. Fixiert in Sublimat-Formalin-Eisessig, Methylbenzoat-Celloidin-Paraffin, 10 μ, Hämatoxylin-HEIDENHAIN-Lichtgrün; Vergrößerung 400fach. (Nach PFEIFFER 1928.)

Wie schon erwähnt, zeigt auch die Auskleidung im großen und ganzen schon das nämliche Verhalten wie beim Erwachsenen. Die Zylinderzellen sind 40—70 μ lang und 6—10 μ breit, die länglich walzenförmigen Kerne liegen fast ausschließlich in der äußeren Hälfte der Zellen, so daß nach innen zu ein langer Protoplasmaabschnitt zu erkennen ist, in dem hie und da vereinzelte Prosekretkörnchen liegen. Auch Sezernenten sind schon gut ausgebildet, als lange Büschel ragen sie in den Hohlraum des Kanälchens. Die Basalzellen bilden gewöhnlich eine ganz gleichmäßige Lage, zeigen also auch schon das Verhalten, das wir beim Erwachsenen in den wenig gefüllten Kanälchenabschnitten beobachten. Einige der Basalzellen wandeln sich in Gebilde um, die HAMMAR (1897) als Körnchenballen schildert. Hie und da findet man auch noch Zellen, die aus dem Verbande des Epithels ausgestoßen werden, auch auf Abb. 106 sind zwei solche dargestellt. Es sind große kugelförmige Gebilde, welche die Oberfläche des Epithels halbkugelförmig überragen und gegen die Basalhaut zu zipfelförmig ausgezogen sind. Die hellen Kerne sind meist klein und zeigen vielfach deutliche Zeichen des Zerfalls. Im Innern des Ganges findet man einzelne solcher abgestoßenen Zellen und kleine krümelige Sekretmassen. Im Gegensatz zu den Nebenhodenkanälchen ist der Nebenhodengang beim Knaben aber meist leer.

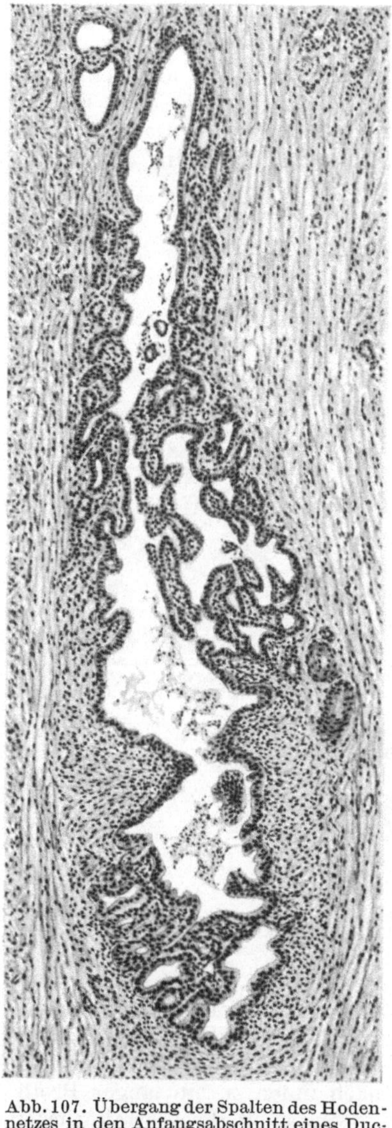

Abb. 107. Übergang der Spalten des Hodennetzes in den Anfangsabschnitt eines Ductulus efferens. Schnitt gleichsinnig zur Oberfläche des Hodens eines 32jährigen Mannes. Fixiert in Sublimat-Formalin-Eisessig, Methylbenzoat-Celloidin-Paraffin, 10 μ, Hämatoxylin-HEIDENHAIN-Chromotrop 2 R; Vergrößerung 80fach.

B. Der Nebenhoden des Erwachsenen.

1. Die Verbindungen mit dem Hodennetz.

Aus den Spalten des Nebenhodennetzes gehen einzelne Kanälchen hervor, deren Zahl derjenigen der Ductuli efferentes entspricht, also 8—15 beträgt. Sie gehen endzuendweise in die Ductuli efferentes über (Abb. 92). Vorrichtungen, wie an der Grenze zwischen den gewundenen Kanälchen des Hodens und den Schaltstücken des Hodennetzes finden wir hier nicht. Selbst wenn im übrigen die Spalten des Nebenhodennetzes ganz eng sind und nur als flache Spalten erscheinen, erkennt man an dem Verbindungsstück mit den Hodenkanälchen weite Hohlräume, die 1—2, manchmal sogar 3 mm im Durchmesser halten. Diese Verbindungsstücke sind an ihrer dem Hoden zugekehrten Seite siebartig durchlöchert (Abb. 107), d. h. sie stehen hier mit zahlreichen Spalten des Nebenhodennetzes in Verbindung, gehen dann in kurze Röhren über, man könnte sie fast mit Drainageröhren vergleichen, in die die Flüssigkeit auch durch zahlreiche Öffnungen ein und durch die Röhre selbst abfließt. Das Epithel dieser Verbindungsstücke zeigt den nämlichen Bau wie im Bereiche des Hodennetzes. Es besteht aus einer einfachen Lage zylindrischer oder kubischer Zellen; platte Zellen fand ich hier nie. Sie besitzen eine deutliche Fußhaut, das angrenzende Bindegewebe ist reich an leimgebenden Fasern, es enthält Fibrocyten und stets auffallend viele Lymphocyten und Histiocyten (Abb. 109). Hie und da findet man auch einzelne kleine glatte Muskelzellen[1], die meist in der Längsrichtung des Kanals ziehen, aber niemals eine zusammenhängende Lage bilden. Die Kanälchen gehen unmittelbar in den Hodenteil der Ductuli efferentes über, der gleichfalls sehr weit ist und zunächst gerade, dann geschlängelt verläuft, schließlich geht er ohne

[1] Ich wende die Bezeichnung Muskelzelle immer nur dann an, wenn ich in den Cytoplasmaleibern der fraglichen Gebilde deutliche Fibrillen nachweisen kann.

deutliche Grenze in die raumspiraligen Windungen des Nebenhodenteils über. Im Anfangsabschnitt zeigt das Bindegewebe der Wand noch den nämlichen Bau wie in der Umgebung der Verbindungsstücke des Netzes. Es enthält neben den leimgebenden Fasern einzelne Fibrocyten, viele Lymphocyten und Histiocyten und regelmäßig einzelne Muskelzellen, die in der Hauptsache in der Längsrichtung ziehen und noch keine zusammenhängende Lage bilden. Erst wenn der Kanal gewunden erscheint, findet man zunächst einzelne, dann immer mehr ringförmig angeordnete Muskelzellen, die gewöhnlich eine dünne zusammenhängende Muskellage bilden. Der bindegewebige Anteil der Wand zeigt also fließende Übergänge zwischen den Verbindungsstücken des Hodennetzes und dem Hodenteil der Ductuli efferentes.

Im Gegensatz dazu ändert das Epithel sein Verhalten wie mit einem Schlag an einer ganz bestimmten Stelle, nur die ungemein dünne Basalhaut zeigt keine Gegensätze. Während im Verbindungsgang des Netzes die Zellen nur

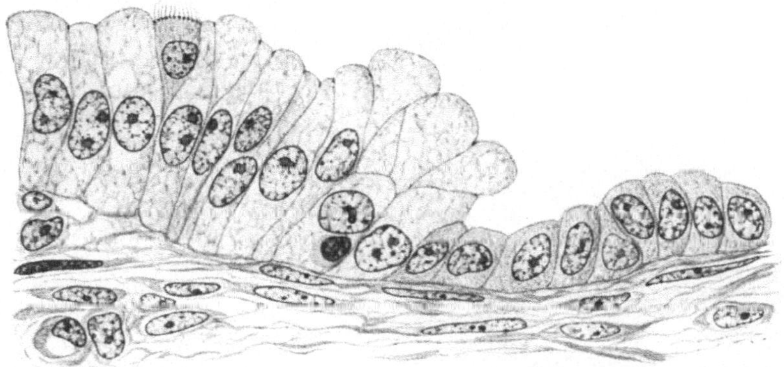

Abb. 108. Grenze zwischen dem Epithel des Hodennetzes und eines ausführenden Kanälchens aus dem Nebenhoden eines 24jährigen Mannes. Fixiert in ZENKER, Methylbenzoat-Celloidin-Paraffin. 5 μ, Hämatoxylin-HEIDENHAIN-Chromotrop 2 R; Vergrößerung 800fach. Zeigt eine ganz scharfe Grenze zwischen den beiden Abschnitten. Im Epithel des ausführenden Kanälchens eine Wanderzelle.

10—15 μ hoch sind und meist eine ziemlich gleichmäßige Lage bilden, so daß die Innenfläche dieses Abschnittes ganz glatt erscheint, zeigen die Zellen im ausführenden Kanälchen ganz anderes Verhalten (Abb. 108, 109). Sie sind wesentlich höher, 30—45 μ lang, so daß das Kanälchen mit einem ringförmigen Epithelwulst beginnt. Die einzelnen Zellen in ihm sind aber nicht gleich hoch; neben den ganz großen finden sich auch kleinere, die nur 15—20 μ lang sind, sie kleiden die Gruben der Schleimhaut aus und werden durch alle Übergänge mit den ganz großen Zellen verbunden. Ein Teil der Zellen besitzt Flimmerbesatz. Die Flimmerfortsätze sind 5—12 μ lang und lassen sehr schöne Basalkörperchen erkennen. Einige der Zellen entbehren aber der Flimmern vollkommen, sie sondern offenbar ab. Irgendwelche Angaben über das gegenseitige Mengenverhältnis der beiden Zellformen zu machen, ist unmöglich, um so mehr als die einzelnen daraufhin untersuchten Nebenhoden große Unterschiede zeigen. Ja selbst im Verhalten der verschiedenen Kanälchenabschnitte bei einem und demselben Hoden findet man nicht unerhebliche Gegensätze. Ich muß aber betonen, daß manchmal gerade im Hodenteil der ableitenden Kanälchen fast keine Flimmerzellen zu erkennen sind (Abb. 108). Einen Bürstenbesatz, wie ihn BENOIT beim Kinde fand, konnte ich niemals erkennen. Nur in ganz seltenen Fällen ist die Grenze zwischen der Deckschicht der Verbindungsstücke und der ausführenden Kanälchen nicht so scharf (Abb. 109), dann sind in den äußersten Teilen der Verbindungsstücke große Zylinderzellen zu erkennen, die 20 μ und darüber hoch und 5—8 μ breit sind. Ihre Kerne zeigen das gewöhnliche Verhalten, die Cytoplasmaleiber sind feinschaumig, wabig und setzen scharf gegen den Hohlraum zu ab, häufig leicht kuppelförmig vorgewölbt. Niemals tragen diese Zellen Flimmern, manchmal ist die Zentralgeißel zu erkennen. Innerhalb einer kurzen Strecke von 18—20 μ Breite wird dann das Epithel auch hier wesentlich höher, seine Dicke beträgt dann 30—40 μ, die Zellen tragen zum Teil deutlichen Flimmerbesatz; ihre Cytoplasmaleiber erscheinen dann gleichmäßig dunkel; fehlt der Flimmerbesatz, so erscheint die Zelle viel heller. Sehr häufig findet man in solchen Fällen, daß die Grenze zwischen den beiden Abschnitten durch eine deutliche Furche hergestellt wird; sie ist auf Abb. 109 gut zu erkennen und trennt die niedrigen flimmerlosen Zellen von den höheren, mit Flimmerbesatz versehenen ab.

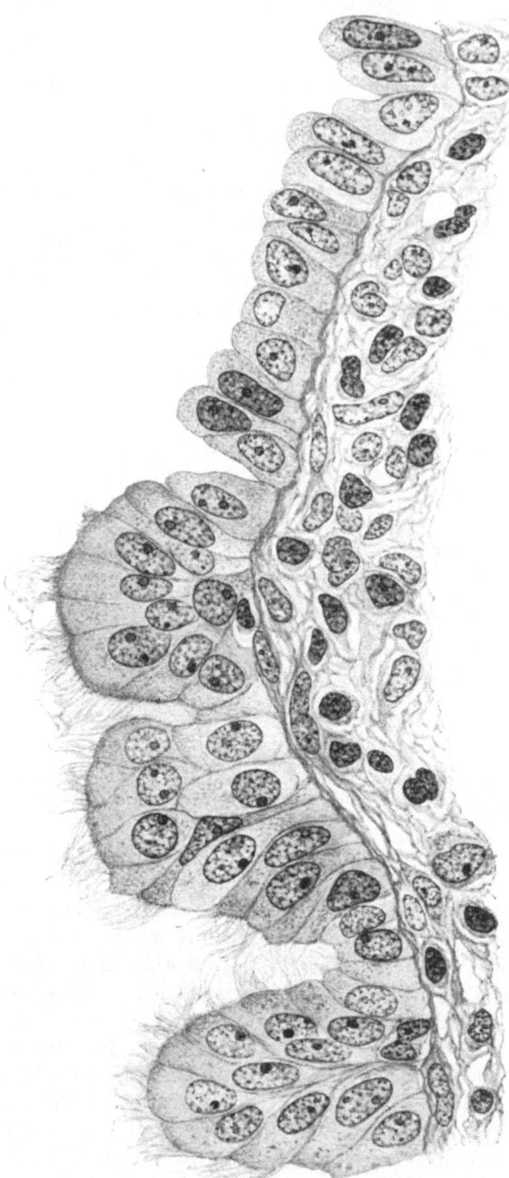

Abb. 109. Übergang des Epithels des Hodennetzes in das Epithel eines ausführenden Kanälchens; 32jähriger Mann. Fixiert in Sublimat-Formalin-Eisessig, Methylbenzoat-Celloidin-Paraffin, 10 μ Hämatoxylin-HEIDENHAIN-Chromotrop 2 R; Vergrößerung 800fach. Die Grenze ist hier nicht so scharf, die beiden Epithelarten gehen mehr allmählich ineinander über.

2. Die ausführenden Kanälchen. (Ductuli efferentes.)

Die ausführenden Kanälchen treten dann in die bindegewebige Grundlage der Samenkegel (Coni vasculosi) ein; in ihnen verlaufen sie spiralig gewunden bis zum Nebenhodengang. Bei günstiger Schnittrichtung lassen sich einige der Samenkegel auch im histologischen Schnitt gut abgrenzen (Abb. 110). Die einzelnen Abschnitte der Ductuli efferentes sind auch im Bereich eines solchen Samenkegels ganz verschieden weit. Regelmäßig ist der dem Hoden näherliegende Teil weiter und zieht in größeren Spiralwindungen (Abb. 110 links). Gegen den Nebenhodengang zu werden die Windungen immer enger und im gleichen Maße verringert sich der Durchmesser des Kanälchens. Auf die

Veränderungen, die dabei am Epithel zu beobachten sind, werde ich noch eingehen.

Das Verhalten des Epithels im Anfangsteil habe ich oben geschildert. Während die Kanälchen mehr und mehr geschlängelt und schließlich gewunden verlaufen, werden sie etwas enger; im Bereiche des Hodenteiles der Coni vasculosi beträgt ihr Durchmesser meist nur noch 1—1,5 mm. Sie besitzen überall eine deutliche Basalhaut, die sich sehr scharf abhebt, nach außen folgt auf sie eine Lage von lamellösem Bindegewebe, in der einzelne ringförmig angeordnete Muskelzellen liegen. Sie bilden gewöhnlich eine zusammenhängende Schicht, manchmal findet man an einer Stelle 2—3 Muskelzellen übereinander. Die Angaben über die Muskelzellen sind verschieden. V. EBNER (1902) vergleicht die Hülle der Nebenhodenkanälchen mit der Eigenhaut der gewundenen Hodenkanälchen und gibt

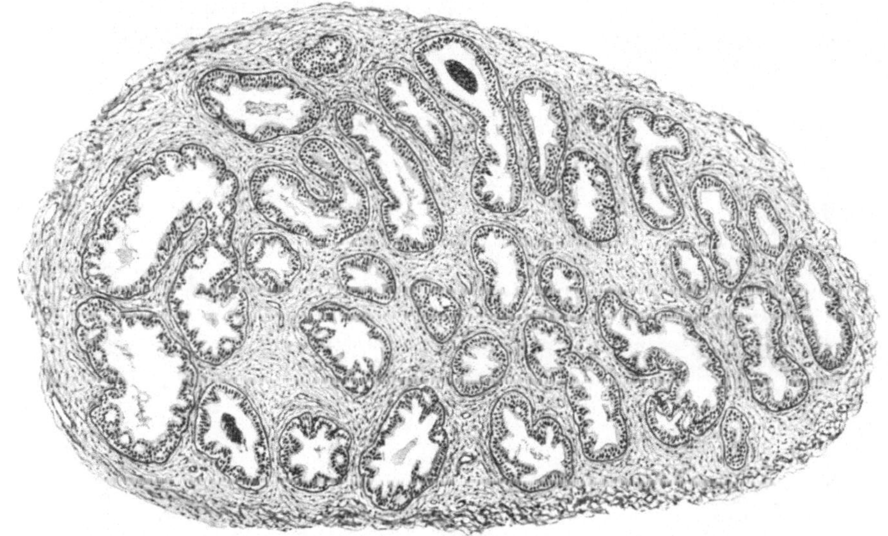

Abb. 110. Schnitt durch den dritten Conus vasculosus aus dem Nebenhoden eines 24jährigen Mannes. Fixiert in ZENKER. Methylbenzoat-Celloidin-Paraffin, 8 μ, Hämatoxylin-DELAFIELD-Eosin; Vergrößerung 40fach.

an, es seien keine Muskelzellen vorhanden. HEIDENHAIN und WERNER (1924) dagegen weisen auch darauf hin, daß die Zellen vielfach den Bau und die Form von Muskelzellen haben, also auch als solche zu bezeichnen sind. Zweifellos finden sich zwischen den einzelnen Zügen von leimgebenden Bindegewebsfasern, welche die Kanälchen des Nebenhodens umgeben, einzelne Zellen, die den bezeichnenden Bau von Fibrocyten zeigen. Bei anderen zeigt der Kern aber das Verhalten von Muskelzellenkernen. Der Cytoplasmaleib ist groß, er färbt sich etwas dunkler und läßt in seinem Innern feinste Fibrillen erkennen. Meist sind diese Zellen länglich spindelförmig, gleichgerichtet zur Oberfläche ringförmig um das Kanälchen gelegt. Wie schon erwähnt, halte ich diese Zellen für Muskelzellen, muß aber betonen, daß es vielfach schwer ist, sicher zu entscheiden, ob die Gebilde schon als solche oder noch als Fibrocyten zu bezeichnen sind. In manchen Nebenhoden konnte es aber keinem Zweifel unterliegen, daß es sich um Muskelzellen handelt. Immer ist diese Muskellage an den Ductuli efferentes aber sehr dünn, stellenweise kaum nachzuweisen. In der unmittelbaren Umgebung der Eigenhaut liegen zahlreiche Haargefäße (Abb. 111), vereinzelte Histiocyten und Lymphocyten, im übrigen besteht die Grundlage der Samenkegel aus locker verfilztem Bindegewebe, das hauptsächlich leimgebende und nur beim älteren Manne auch elastische Fasern enthält. Zwischen den Fasern liegen Fibrocyten und Histiocyten, vereinzelte Mastzellen, auch Eosinophile; hie und da beobachtet man auch Gebilde vom bezeichnenden Bau der Hodenzwischenzellen. Nach PRIESEL (1924) sollen sich besonders bei

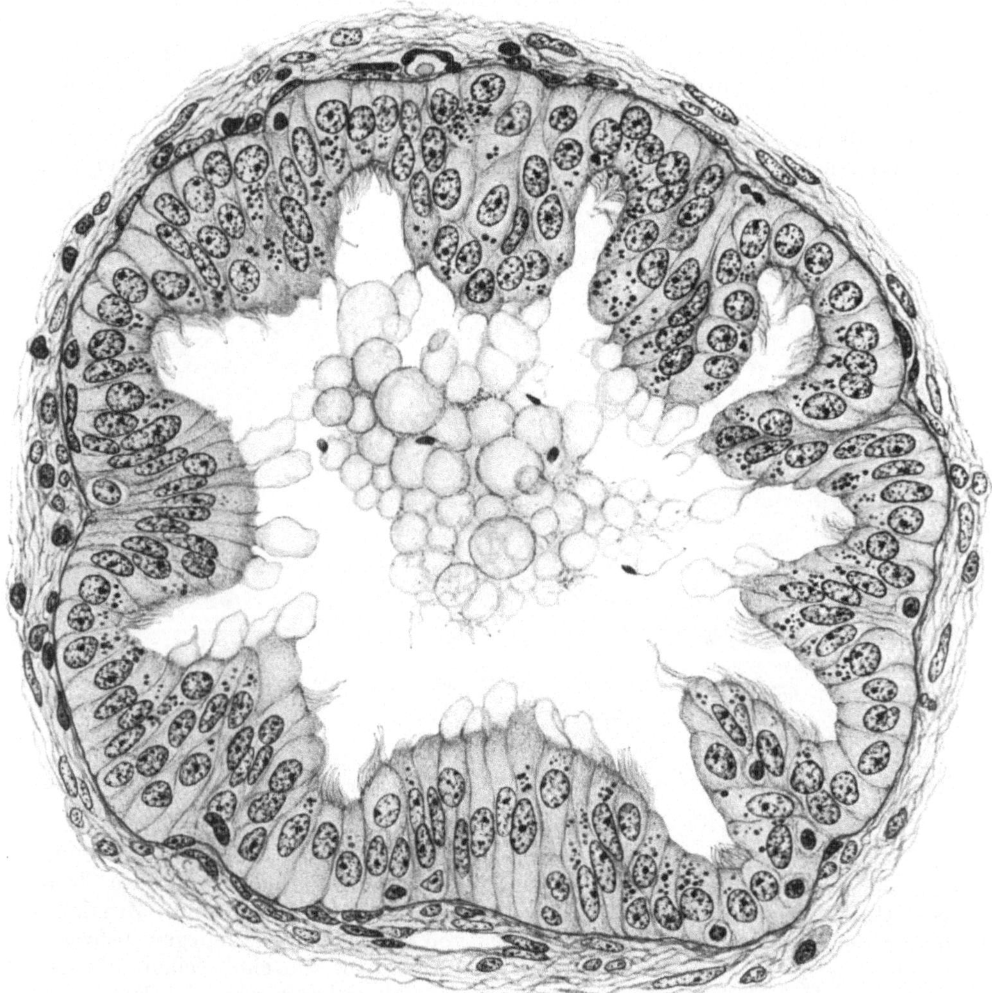

Abb. 111. Querschnitt durch den Hodenteil des vierten ausführenden Nebenhodenkanälchens aus dem Nebenhoden eines 35jährigen Mannes. Fixiert in Sublimat-Formalin-Eisessig, Methylbenzoat-Celloidin-Paraffin, 10 μ, Hämatoxylin-HEIDENHAIN-Lichtgrün; Vergrößerung 550fach. In den Zellen des Epithels zahlreiche Eisenhämatoxylinkörperchen.

starker Hodenatrophie diese Zwischenzellen im Bereiche des Nebenhodens vermehren und zum Teil auch REINKEsche Kristalloide enthalten. Wenn der Hoden volltätig ist, findet man Zwischenzellen im Nebenhoden nur äußerst selten. Das Gewebe der Coni vasculosi ist auch sehr reich an Gefäßen und enthält besonders viele dünnwandige Venen und Lymphgefäße. Die einzelnen Samenkegel sind an der Oberfläche durch eine Hülle mehr oder weniger scharf abgesetzt, in der sich mehr leimgebende Fasern finden als im Innern.

Das Epithel der Ductuli efferentes ist in der Hauptsache ein einschichtiges Zylinderepithel. Die einzelnen Zellen zeigen gruppenweise ganz verschiedene Länge. Die größten der Gruppen springen auf dem Schnitt zapfen- oder leistenförmig vor, während die kleineren Grübchen auskleiden. Von der Fläche gesehen und ausgebreitet zeigt das Epithel ein ähnliches Bild wie die Schleimhaut des Magens. Es ist also wohl nicht ganz richtig, von Leisten zu sprechen, die vorspringen, da sich mit dieser Bezeichnung die Vorstellung verbindet, daß es sich um Falten handle, die in der Längsrichtung der Kanälchen ziehen. Die einzelnen Grübchen sind 15—20 μ tief und 20—30 μ breit; besonders schön sind sie auf Flachschnitten zu erkennen. Wie PFEIFFER (1928) und andere gezeigt haben, entstehen sie dadurch, daß Gruppen der ursprünglich gleich hohen Epithelzellen verschieden stark wachsen. BENOIT (1925) gibt an, daß beim geschlechtsreifen Mann im Epithel des Nebenhodens noch auf andere Weise Grübchen entstehen können. An manchen Stellen teilen sich die Basalzellen in umschriebenen Bezirken sehr lebhaft, sie bilden dann einen Zellklumpen, in dem ein Hohlraum entsteht, der schließlich in den Hohlraum des Kanälchens durchbricht. Ich habe solche Vorgänge an den Ductuli efferentes nicht beobachtet, wohl aber am Nebenhodengang und werde dort auf sie zurückkommen.

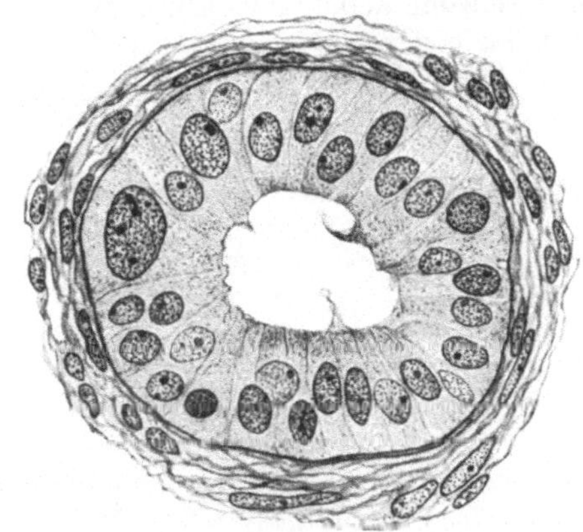

Abb. 112. Querschnitt durch den Nebenhodenteil des nämlichen gewundenen Kanälchens, das in Abb. 111 dargestellt ist, unmittelbar vor der Einmündung in den Nebenhodengang. Fixierung usw. wie dort; Vergrößerung 550fach.

Die einzelnen Epithelzellen sind, wie schon erwähnt, ganz verschieden groß (Abb. 111, 113). Viele von ihnen reichen von der Fußhaut bis zum Hohlraum, andere durchsetzen nicht die ganze Dicke der Auskleidung; die größten von ihnen sind 45 μ lang, 6—8 μ breit und in allen Abschnitten oft gleichmäßig dick. Die kleinsten sind nur 10—15 μ lang, aber meistens dicker, bis zu 10, ja 20 μ breit. Daneben findet man auch Gebilde, die nur mit einem langen fadenförmigen Cytoplasmafortsatz von der Fußhaut ausgehen und erst gegen den Hohlraum zu einen, auf dem Schnitt dreieckig erscheinenden Leib zeigen, in dem der meist runde Kern liegt. Mehrere solcher Zellen liegen häufig in Gruppen beieinander und bilden die leistenartigen Vorsprünge, die auf dem Schnitt oft kegelförmig, mit nach außen gerichteter Spitze erscheinen. Viele der Zellen eines solchen Kegels stehen überhaupt in keiner Verbindung mit der Basalhaut. Andererseits findet man auch kleine Zellen von 6—8 μ Durchmesser, die sich der Fußhaut unmittelbar anlagern und die freie Oberfläche der Kanälchen nicht erreichen. Es handelt sich also um bezeichnende Basalzellen. Ihr Kern ist meist klein, kugelförmig und hält oft nur 3—4 μ im Durchmesser. Er zeigt feines Häutchen und ein dichtes Gerüst, dem sich sehr große Chromatinschollen anlagern. Die Kerne der übrigen Zellen zeigen ganz verschiedene Größe. Sie sind gewöhnlich walzenförmig; mit der längeren Achse senkrecht zur Oberfläche des Kanälchens gerichtet messen sie 10—15 in der Länge bei 4—5 μ Dicke und zeigen sehr deutliches Häutchen, feines gleichmäßiges Gerüst, dem staubförmige Chromatinteilchen angelagert sind, daneben enthält er 1—3 oxyphile Kernkörperchen. Der Cytoplasmaleib erscheint, je nach der angewandten Färbung, heller oder dunkler, fein schaumigwabig, gleichmäßig gebaut; die kleinen punktförmigen Centriolen sind deutlich zu erkennen. Sie liegen nahe der Innenfläche, sehr häufig findet man (Abb. 111), besonders nach ZENKER-Fixierung in den Zelleibern kleine Körnchen von etwa 1 μ Durchmesser und dicker, die sich mit Eisen-Hämatoxylin sehr eindringlich färben [v. LANZ (1924) bezeichnet sie als Eisen-Haematoxylinkörper]. Ich halte sie für Prosekrettropfen. Ein Teil der Zellen zeigt auch im Nebenhodenabschnitt schön ausgebildeten Flimmerbesatz, der 5—12 μ lang ist und deutliche Basalkörner erkennen läßt. Ein solcher Besatz findet sich sowohl auf der Höhe der Falten als auch in der Tiefe der Grübchen. Manchmal ist er an sehr vielen manchmal nur an wenigen Zellen zu erkennen. SCHAFFER (1892) weist sehr richtig darauf hin, daß die Grübchen nichts anderes sind als intraepitheliale Drüsen. Er gibt aber an, daß in ihnen keine flimmernden Zellen vorkommen, sondern nur solche, die absondern. Dies kann man hie und da beobachten, jedoch niemals als Regel bezeichnen. Im allgemeinen muß ich betonen, daß sich sowohl Zellen mit Flimmerbesatz als auch absondernde ebenso häufig in der Tiefe der Grübchen als an den Leisten nachweisen lassen. Auf der Höhe

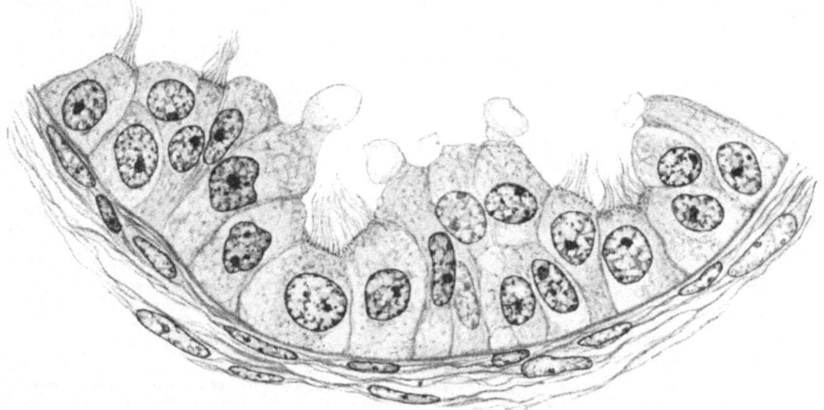

Abb. 113. Epithel aus dem Nebenhodenkanälchen eines 28jährigen Mannes. Sublimat-Formalin-Eisessig, Celloidin-Paraffin, 5 μ, Hämatoxylin-HEIDENHAIN-Chromotrop 2 R; Vergrößerung 800fach.

der Falten allerdings findet man meistens Flimmerzellen. Das gegenseitige Mengenverhältnis ist in den einzelnen Abschnitten eines Kanälchens ganz verschieden, wechselt vielleicht auch je nach der geschlechtlichen Inanspruchnahme. In der gleichen Weise wie im Eileiter sind die verschiedenen Formen der Zellen sicher nicht Vertreter zweier ganz verschiedener Zellarten, sondern nur verschiedene Funktionszustände ein und derselben Zellart, die entweder den Flimmerbesatz besitzen kann oder absondert. Beim geschlechtsreifen Mann sind die absondernden Zellen gegen den Hohlraum des Kanälchens zu meist nicht scharf begrenzt, sondern ihre Innenfläche erscheint rauh und unregelmäßig, manchmal wie zerfetzt; hie und da erinnert ihr Verhalten an einen Bürstensaum. Sehr häufig sieht man, daß dem freien Ende der Zelle ein größerer oder kleinerer Sekrettropfen von unregelmäßiger Gestalt aufsitzt, der ganz hell erscheint, sich nur schwach mit Plasmafarben tränkt, aber von einer deutlichen Hülle umgeben ist (Abb. 113), die manchmal noch mit den Seitenteilen der Zelle in Verbindung steht. Man gewinnt vielfach den Eindruck, daß sich im Innern der Zelle eine große Blase bildet, die sich dann in den Hohlraum zu vorwölbt und nur von einem ganz feinen Plasmahäutchen überzogen ist. Schließlich platzt die Blase und das Sekret fließt ab.

Von einigen Seiten ist die SCHAFFERsche Angabe, daß die Grübchen intraepitheliale Drüsen seien, angezweifelt worden, und zwar auf Grund der Tatsache, daß sich im Gegensatz zu den SCHAFFERschen Angaben auch in ihrem Bereich Flimmerzellen nachweisen lassen. Diese Einwände sind nicht stichhaltig; wir finden auch sonst im Körper — ich erwähne nur die Drüsen des Körpers und des Halsteils der Gebärmutter — sehr häufig Drüsenschläuche, in denen zwischen den absondernden Zellen solche mit Flimmerbesatz liegen. Ich selbst glaube, daß dieser Flimmerbesatz dazu dient, durch seine Bewegungen die abgesonderten Stoffe nach außen zu befördern.

Der Hohlraum der ausführenden Nebenhodenkanälchen erscheint meist hell und färbt sich weder mit Kern- noch mit Cytoplasmafarbstoffen, er enthält aber gewöhnlich viele, zum Teil recht große Tropfen, die sich mit den Plasmafarbstoffen (Abb. 111) tränken und an ihrer Oberfläche oft kleine Körnchen erkennen lassen, die sich mit Eisen-Hämatoxylin tränken. Oft findet man

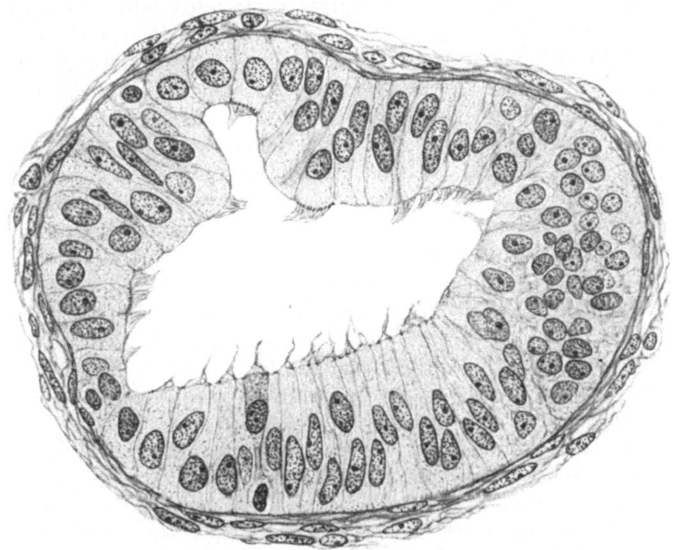

Abb. 114. Übergang des 1. Ductulus efferens in den Ductus epididymidis aus dem Nebenhoden eines 34jährigen Mannes. Fixiert in Sublimat-Formalin-Eisessig, Methylbenzoat-Zelloidin-Paraffin, 5 μ, Hämatoxylin-HEIDENHAIN-Lichtgrün; Vergrößerung 550fach. In der einen Hälfte des Ganges zeigen die Zellen noch das für den Ductulus efferens bezeichnende Verhalten, in der anderen den Bau wie im Ductus epididymidis.

größere schaumige Klumpen von solchen Bläschen und fast stets erkennt man, besonders im Hodenteil, auch einzelne Samenfäden und unreif abgestoßene Hodenzellen, dazwischen auch Lymphocyten oder Wanderzellen, die durch das Epithel selbst durchgewandert sind, ins Innere der Kanälchen gelangen und dort zugrunde gehen. Größere Mengen von Samenfäden oder anderen Zellen findet man niemals.

Gegen den Nebenhodengang zu werden die Ductuli efferentes immer enger; das Epithel wird höher und enthält weniger Grübchen. Das kranialste der Kanälchen geht unmittelbar in den Nebenhodengang über. Die Grenze zwischen beiden ist keine ganz scharfe; das Epithel ändert sein Verhalten hier nur allmählich. Das erste Nebenhodenkanälchen geht also endzuendweise in den Nebenhodengang über. An der Grenze zwischen beiden Abschnitten findet man auf längere Strecken Bilder, wie sie Abb. 114 zeigt. Der Durchmesser des ganzen Ganges, von Eigenhaut zu Eigenhaut gemessen, beträgt 200—400 μ, ist also niemals so eng wie im Bereiche der weiter distal gelegenen Nebenhodenkanälchen. Die Muskelschicht verdickt sich langsam, die Zahl ihrer Zellagen nimmt zu. Das Epithel zeigt oft auf Strecken von mehreren Millimetern Länge an einer Seite das bezeichnende Verhalten, wie wir es im Ductus epididymidis finden, hohe Zylinderzellen mit deutlich entwickelten Präparanten und Sezernenten, aber nur auffallend wenige, häufig gar keine Basalzellen. Das Epithel ist hier ausgesprochen einschichtig, die Kerne der Zellen liegen aber in verschiedener Höhe. Die ganzen Zellen sind 30—40 μ lang. An der gegenüberliegenden Seite liegen zahlreiche kleine vieleckige Zellen übereinander; die zuinnerst gelegene Schicht ist entweder scharf gegen den Hohlraum zu begrenzt oder die einzelnen Zellen tragen auch hier noch kleine Sezernenten. Wieder an anderen Stellen findet man das bezeichnende Verhalten wie im Nebenhodengang. Die Zellen besitzen zum Teil deutlichen Flimmerbesatz, zum Teil sondern sie ab. Auch kleine Grübchen, intraepitheliale Drüsen, sind zu erkennen.

Im Gegensatz dazu münden die weiter distal gelegenen Ductuli efferentes endzuseitweise in den Nebenhodengang ein, also so wie der Dünndarm in den Dickdarm. Schon in den äußeren Abschnitten der Samenkegel zeigen aber die Nebenhodenkanälchen besonderes Verhalten, das mit dazu berechtigt, an ihnen einen besonderen Nebenhodenteil zu unterscheiden. Im Gegensatz zum Hodenteil (Abb. 111, 112) sind die Kanälchen im Nebenhodenteil viel dünner; von Eigenhaut zu Eigenhaut messen sie nur 70—120 μ, der Hohlraum ist sehr eng. Auch diese Abschnitte sind von einer bindegewebigen Hülle umgeben, in der sich Muskelzellen, meist ringförmig angeordnet, finden. Nach innen zu folgt die gut erkennbare Basalhaut. Das Epithel besteht aus einer gleichmäßigen Lage 20—30 μ hoher und 8—12 μ breiter Zylinderzellen, Grübchen fehlen in diesen Teilen regelmäßig. Die Zellen eines bestimmten Abschnittes sind immer gleich lang, oft aber ganz verschieden dick. Manchmal findet man sehr große, 20—30 μ breite Gebilde mit großen Kernen. Im übrigen sind die Kerne eiförmig, etwa 7 μ lang und 4 μ breit und zeigen den gewöhnlichen Bau. Die Cytoplasmaleiber sind feinstens gekörnt, sie setzen sich scharf gegen den Hohlraum zu ab und lassen ein feines Verschlußleistennetz erkennen. An einzelnen von ihnen findet man auch hier schon kleine, in den Hohlraum zu vorspringende Büschel, die ebenso gebaut sind wie die Sezernenten im Nebenhodengang. Flimmern beobachtet man in diesen letzten Abschnitten nur äußerst selten, die Endabschnitte der Ductuli efferentes gleichen also im Bau des Epithels in mancher Hinsicht schon mehr dem Nebenhodengang als den Kanälchen.

3. Der Nebenhodengang. (Ductus epididymidis.)

Der Nebenhodengang verläuft vielfach gewunden und geschlängelt durch Kopf-, Körper- und Schwanzteil des Nebenhodens und geht schließlich ohne deutliche Grenze in den Samenleiter über. Aus den Untersuchungen der letzten Jahre, ich erwähne H. Reichel (1921), v. Lanz (1924—29), Lehner (1924), Redenz (1924, 1925) wissen wir, daß der Nebenhodengang als Samenspeicher dient. In ihm bleiben die dauernd aus dem Hoden auswandernden Samenfäden liegen und sammeln sich unter Umständen in sehr großen Mengen an. Sie verlieren dabei, wie v. Lanz (1929) gezeigt hat, ihre Beweglichkeit und werden erst während des Beischlafs durch die Peristaltik des Nebenhodenganges und Samenleiters ausgeschleudert. Als erster hat Disselhorst (1897, 1904) auf dieses besondere Verhalten des Nebenhodenganges hingewiesen. Er untersuchte *Maulwurf* und *Igel* und fand bei beiden Arten im Anfangsteil des Samenleiters, also noch im Bereiche des Nebenhodens, ein Receptaculum seminis. Rauther (1904) schildert Ähnliches bei der *Fledermaus*, Hammar (1897) beim *Hund*. Bei der *Maus* und einigen anderen Arten setzt sich der Kopfkörperteil des Nebenhodens deutlich vom Schwanzteil ab. V. LANZ (1924) bezeichnet die Grenze zwischen beiden als Isthmus. Ganz ähnliche Erscheinungen findet man beim *Stier* und *Hammel*. Bei ihnen sind Kopf und Körper des Nebenhodens bandartig abgeplattet, der Schwanzteil knopfartig verdickt. Der menschlichen Form näher kommt der Nebenhoden des *Schweines*. Bei ihm verwischt sich die Grenze zwischen Körper- und Schwanzteil. Beim Menschen ist die Grenze zwischen Körper und Schwanz niemals auch nur einigermaßen deutlich zu erkennen; im Vergleich zu anderen Arten ist der Nebenhoden-Schwanzteil nur wenig

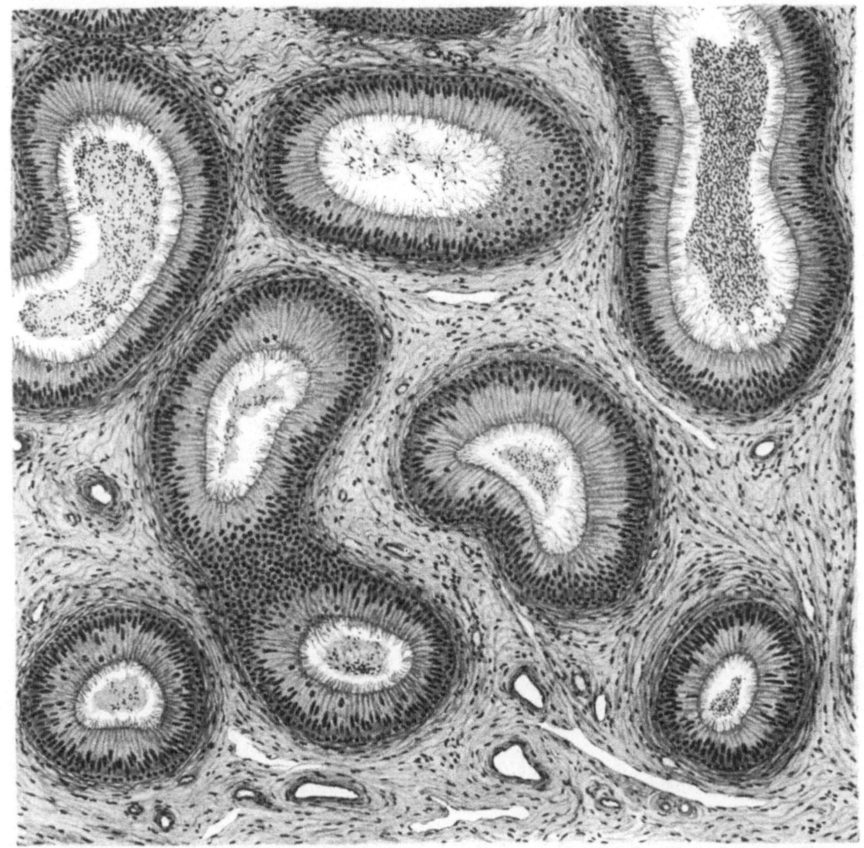

Abb. 115. Schnitt aus dem Nebenhodenkopf eines 32jährigen Mannes. Fixiert in Sublimat-Formalin-Eisessig, Methylbenzoat-Celloidin-Paraffin, 10 μ, Hämatoxylin-HEIDENHAIN-Chromotrop 2 R; Vergrößerung 90fach. Der Nebenhodengang ist schwach gefüllt.

entwickelt. Damit mag es wohl zusammenhängen, daß beim Menschen der Samen nicht nur im Schwanzteil, sondern auch im Körper- und Kopfabschnitt gespeichert wird. Bei Männern, die längere Zeit nicht geschlechtlich verkehrt hatten, findet man massenhaft Samenfäden in allen drei Abschnitten des Nebenhodens. Der Nebenhodengang zeigt in ihnen keine nennenswerten Unterschiede. Häufig sind Unterschiede dadurch bedingt, daß ein Teil des Nebenhodens gefüllt, ein anderer leer ist.

Je nach dem Füllungszustande ist das Bild des Nebenhodenganges verschieden. Auf jedem Schnitt, gleichgültig in welcher Richtung er gelegt ist, sind viele der Windungen des Ganges quer getroffen. Im Anfangsteil sind sie eng (Abb. 115), haben einen Durchmesser von 1,0—1,5 mm, dann werden sie weiter, am weitesten sind sie gewöhnlich im Bereiche des Körpers und Schwanzteiles. Bei mäßiger Füllung halten sie hier 2—3 mm, bei stärkerer Füllung 4—6 mm (Abb. 116) im Durchmesser. Die Querschnitte erscheinen manchmal kreisrund, manchmal oval und gebogen. Die Oberfläche ist glatt, das Epithel durch eine deutliche Fußhaut abgegrenzt. Auf diese folgt die Muskellage, in der 4—8 Schichten von kleinen Muskelzellen ringförmig angeordnet übereinander liegen. Sie zeigen den nämlichen Bau und die nämliche Größe wie die Muskelzellen im Bereiche der Nebenhodenkanälchen und unterscheiden

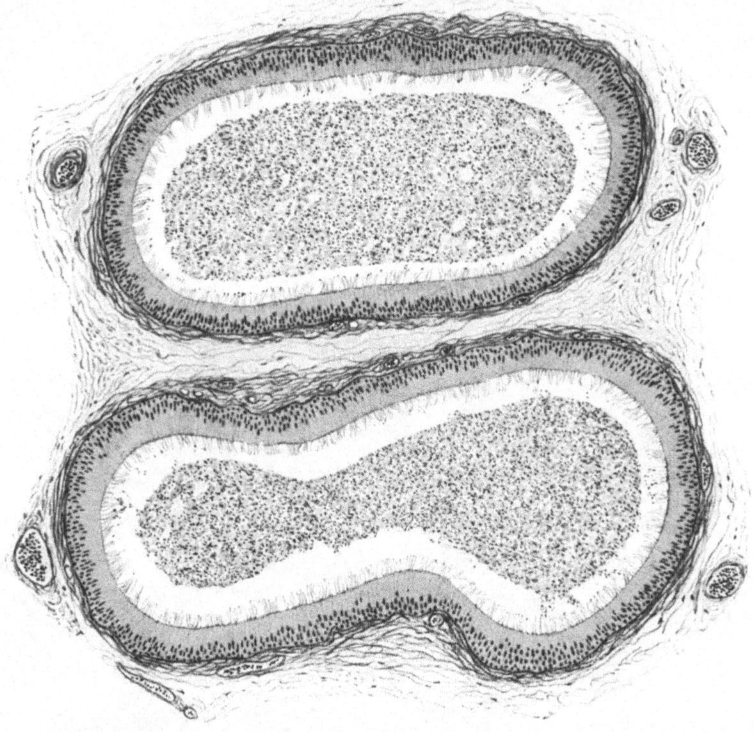

Abb. 116. Schnitt aus dem Körperabschnitt des Nebenhodens eines 34jährigen Mannes. Fixiert in ZENKER, Methylbenzoat-Celloidin Paraffin, 7 μ, Azanfärbung; Vergrößerung 90fach. Der Nebenhodengang ist stark gefüllt.

sich von diesen nur dadurch, daß sie in größerer Menge vorhanden sind. Gegen den Samenleiter zu wird die Muskelschicht immer dicker. Dann treten auch Längsfasern auf, die sich der Ringschicht von außen her anlagern. Zwischen den Muskelzellen finden sich reichlich leimgebende und vereinzelte feine elastische Fasern, die nach außen zu ohne sehr scharfe Grenze in das lockere Bindegewebe übergehen, das die Grundlage des ganzen Nebenhodens bildet. Es besteht aus einem Geflecht zarter leimgebender Fasern. Sie werden von zahlreichen Gefäßen durchzogen, unter denen auch viele fast muskellose Venen und Lymphgefäße auffallen. In den Maschen des Netzes liegen zahlreiche Fibrocyten und Histiocyten; Zwischenzellen konnte ich nur ganz vereinzelt im Kopfteil, niemals im Körper- und Schwanzabschnitt erkennen. Niemals habe ich im Bereiche des Nebenhodens selbst Fettzellen beobachtet.

Das Epithel des Nebenhodenganges ist hohes zweireihiges Zylinderepithel, sein Verhalten wechselt sehr stark, je nach dem Zustand der Absonderung, der seinerseits wieder von der mehr oder weniger starken Füllung des Ganges abhängt. In leeren oder fast leeren Teilen des Ganges zeigt es ein Verhalten, wie es auf Abb. 117 dargestellt ist. Der Fußhaut unmittelbar angelagert findet man kleine kegelförmige oder halbkugelige Zellen von 8—10 μ Durchmesser, die der Grundhaut selbst mit breiter Basis aufsitzen. Ihre Kerne sind annähernd kugelig, sie haben etwa 7 μ im Durchmesser, zeigen ziemlich grobes, gleichmäßiges Gerüst und enthalten ein, selten mehrere oxyphile Kernkörperchen. In den in der gewöhnlichen Weise behandelten Schnitten erscheint der Cytoplasmaleib dieser Zellen meist fein schaumig gebaut, heller als derjenige der angelagerten Zylinderzellen. Bei entsprechender Behandlung bemerkt man, daß er Lipoide

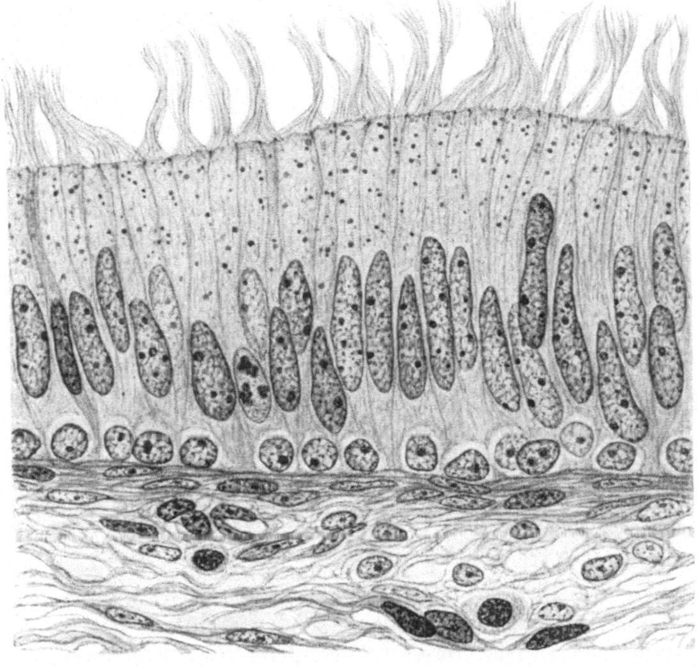

Abb. 117. Epithel aus einem fast leeren Nebenhodengang eines 43jährigen Mannes. Fixiert in Sublimat Formalin-Eisessig, Methylbenzoat-Celloidin-Paraffin, 10 μ, Hämatoxylin-HEIDENHAIN-Chromotrop 2 R; Vergrößerung 800fach.

enthält (ROMEIS 1926). Nicht allzu selten findet man in ihm auch kleine Körnchen und Klumpen, die sich bei der Azanfärbung mit Anilinblau tränken. Sie wurden zuerst von HAMMAR (1897) beim *Hunde* entdeckt, dann von FUCHS (1902, 1904) bei der *Maus* und schließlich von HEIDENHAIN und WERNER (1924) beim Menschen sehr ausführlich geschildert. Zunächst treten die Körnchen in der unmittelbaren Nähe des Kernes auf, sie vermehren sich dann und ballen sich zu großen Klumpen zusammen, die fein schaumig erscheinen. Unter Umständen können die Zellen sehr viele von diesen Einschlüssen enthalten, sie vergrößern sich dabei stark, halten dann manchmal 30—40 μ und darüber im Durchmesser und brechen schließlich in den Hohlraum durch. Es handelt sich also offenbar um Absonderungsvorgänge. Einige Forscher haben angenommen, daß die Basalzellen gewissermaßen ruhende Gebilde seien, die zum Ersatz für ausgestoßene oder zugrunde gehende Zylinderzellen dienen. Diese Anschauung läßt sich nicht beweisen, denn man erkennt niemals Zwischenformen zwischen den Basalzellen und Zylinderzellen. Andererseits aber beobachtet man, daß sich die Zylinderzellen teilen und man sieht während der Entwicklung des Nebenhodens in der Zeit der Geschlechtsreife deutlich, wie aus solchen Teilungen der Zylinderzellen die Basalzellen hervorgehen. Endlich erkennt man noch, ich werde darauf noch zurückkommen, daß bei sehr starker Absonderungstätigkeit des Nebenhodens die Basalzellen zum großen Teil in der eben angegebenen Art und Weise ausgestoßen werden.

Die Zylinderzellen sind 30—80 μ lang. In den einzelnen Abschnitten des Nebenhodenganges besitzen die Zylinderzellen gewöhnlich die gleiche Größe und auch gleiches Aussehen, dadurch erscheint das ganze Epithel ungemein gleichmäßig. Die angegebenen Größenunterschiede von 30—80 μ beziehen sich auf verschiedene Abschnitte des Ganges und verschiedene Zustände der Absonderung. Sie durchsetzen die ganze Dicke der Schleimhaut und lassen deutlich zwei verschiedene Abschnitte erkennen, einen längeren, der gegen die Fußhaut zu gelegen ist und den Kern enthält, und einen kürzeren, der in den Hohlraum des Ganges zu vorragt und meist leicht gewunden ist. Mit HEIDENHAIN und WERNER bezeichne ich den kernhaltigen äußeren Teil als Präparanten, den inneren als Sezernenten. Der Präparant ist größer, 30—60 μ lang; auf Querschnitten (Abb. 118) erscheint er sechs-, fünf- oder vierseitig prismatisch. Die Form der einzelnen Zellen wird durch die der zunächst angelagerten bedingt, der Durchmesser beträgt 3—12 μ, schwankt also innerhalb sehr weiter Grenzen. Auch in verschiedener Entfernung von der Basalhaut ist er bei einer und derselben Zelle verschieden groß. Auf den feineren Bau komme ich gleich zurück, hier muß ich nur erwähnen, daß, wie ZIMMERMANN (1898) zuerst zeigen konnte, die beiden feinen punktförmigen Centriolen nahe am inneren Ende des Präparanten liegen. Dieser setzt sich, begrenzt durch eine feine Haut, in den 10—30 μ langen, oft aber noch kürzeren Sezernenten fort, der aus dem Präparanten ebenso breit wie dieser selbst hervorgeht. An der Grenze zwischen beiden erkennt man ein deutliches Verschlußleistennetz und das eben schon erwähnte Häutchen, niemals aber Basalkörnchen. Der Sezernent verläuft dann leicht geschlängelt und gewunden in den Hohlraum des Ganges hinein, verjüngt sich dabei sehr stark, so daß die einzelnen Sezernenten mit ihren Nachbarn sich nicht mehr berühren. Das Bezeichnende an ihnen ist eine feine, in der Längsrichtung verlaufende Strichelung, die durch eingelagerte Fibrillen bedingt ist. Durch sie erscheint der innere Zellabschnitt wie ein dünner Pinsel, dessen allerfeinste Haare untereinander durch Cytoplasma verklebt sind. Vielfach wird der Sezernent deshalb auch als Schopf oder Büschel bezeichnet. Die feinen Längslinien der Cytoplasmaleiber beginnen außerhalb des Präparanten, manchmal allerdings in einem helleren, trichterförmig

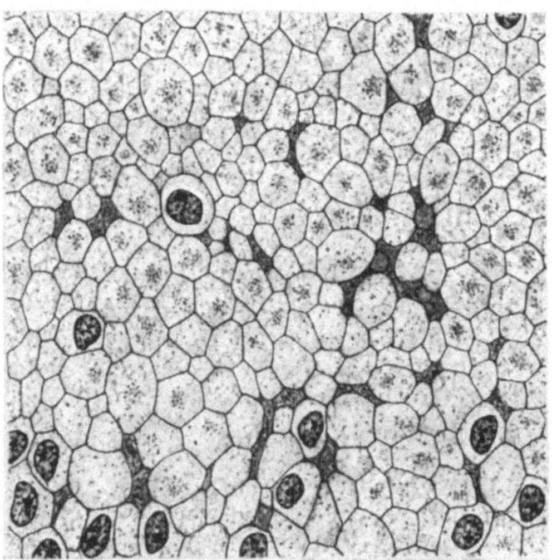

Abb. 118. Querschnitt durch die Präparanten des Epithels aus dem Nebenhodengange eines 34jährigen Mannes. Fixiert in Sublimat-Formalin-Eisessig, Methylbenzoat-Celloidin-Paraffin, 3 μ, Hämatoxylin-HEIDENHAIN-Chromotrop 2 R; Vergrößerung 800fach.

in diesen eingestülpten Abschnitt, auf den besonders GURWITSCH (1902) hingewiesen hat.

Die Kerne der Zylinderzellen wechseln hinsichtlich ihrer Größe, ebenso wie der ganze Zelleib. Gewöhnlich sind sie länglich walzenförmig, mit abgestumpften Enden messen sie 6—25 μ in der Länge bei etwa 5 μ Breite. Ihr Häutchen ist sehr deutlich und im Innern findet sich ein feinstes Gerüst, dem das Chromatin in der Form zartester Körnchen angelagert ist. Außerdem enthalten sie eine größere Anzahl von Kernkörperchen, die ½—1 μ im Durchmesser halten, manchmal aber noch größer sind. Ihre Zahl wechselt ungemein. Bald beobachtet man in einem Kern 2—3, manchmal aber 5—6 und noch mehr. Sie sind oxyphil, tränken sich aber mit Eisen-Hämatoxylin und Molybdän-Hämatoxylin und halten, wie HEIDENHAIN und WERNER gezeigt haben, das Azocarmin G, sehr fest. Häufig sind in einzelnen Kernen mehrere Nucleolen zu einem großen Klumpen zusammengeballt. Ganz abgesehen von dem Verhalten der Pars secretoria, das ich noch schildern werde, wechselt die Form und Größe der ganzen Zylinderzelle innerhalb sehr weiter Grenzen. Ist der Nebenhoden leer, die Muskulatur ganz zusammengezogen, dann sind die Zellen gewöhnlich sehr lang (80 μ, Abb. 115, 117). Ist der Nebenhoden prall gefüllt, die Muskulatur möglichst weitgestellt, dann sind die Zellen oft nur 30 μ lang (Abb. 116, 119). Die Unterschiede in der Größe lassen sich nicht nur rein mechanisch erklären, sie sind zum Teil sicher auch durch die verschiedenen Funktionszustände bedingt. Dabei fällt aber auf, daß man in den Fällen, in denen der Nebenhoden sehr stark gefüllt ist, nur sehr wenig Basalzellen erkennt und daß die Kerne der Zylinderzellen dann auffallend klein, oft kugelförmig sind. Sie halten oft nur 5—6 μ im Durchmesser und bergen nur 1—2 Kernkörperchen.

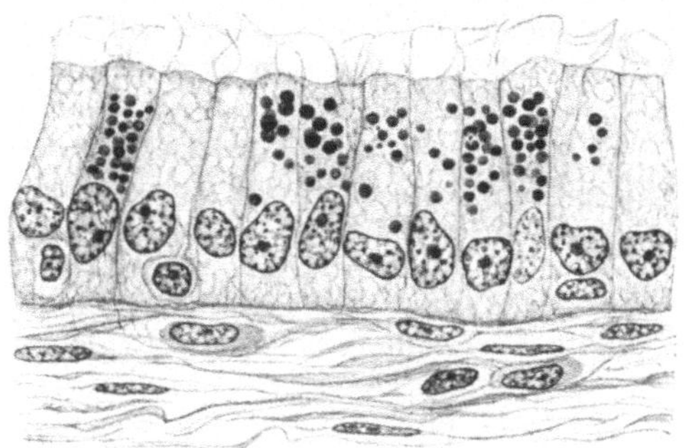

Abb. 119. Epithel aus dem Kopfteil des stark gefüllten Nebenhodenganges eines 34jährigen Mannes. Fixiert in ZENKER, Methylbenzoat Celloidin-Paraffin, 5 μ, Hämatoxylin-HEIDENHAIN-Lichtgrün; Vergrößerung 800fach. In den Präparaten zahlreiche Eisenhämatoxylin-Körperchen; die Sezernenten vollkommen verbraucht.

Im Gegensatz zu HEIDENHAIN und WERNER fand ich nur ganz ausnahmsweise Zellen, die zwei oder drei Kerne enthalten, sie sind besonders groß. Andere Zellen, die durch ihre Dicke auffallen, enthalten aber oft auch nur einen Kern; hier und da beobachtet man auch Zellen, die besonders groß und dick angeschwollen erscheinen. Ihr Cytoplasmaleib färbt sich heller und liegt nur in den oberen Abschnitten des Epithels; der Kern ist meist klein und färbt sich sehr dunkel. Offenbar handelt es sich um Gebilde, die in der Art und Weise ausgestoßen werden, wie ich dies beim kindlichen Nebenhoden geschildert habe. Außerdem beobachtet man aber regelmäßig auch Zellen, die offenbar in anderer Weise zugrunde gehen oder sich wenigstens sehr stark verändern. Sie erscheinen ungemein schmal, messen 2—3 μ in der Dicke (Abb. 117 links u. 118); ihr Kern ist ganz dünn, länglich stiftförmig und färbt sich sehr dunkel. Auch der Cytoplasmaleib fällt durch seine dunkle Färbung auf. An manchen Stellen erkennt man viele solcher Zellen und es erscheint mir fraglich, ob sie alle zugrunde gehen oder nur besondere Zustände der Tätigkeit oder Ruhe darstellen. Die Kerne der Zylinderzellen liegen nicht alle in gleicher Höhe, einige liegen näher an der Fußhaut, andere näher an dem Sezernenten. Infolgedessen erscheint das Epithel, wenn man nur das Verhalten der Kerne der Zylinderzellen berücksichtigt, als mehrzeilig.

Außer den großen aufgeblasenen, offenbar schleimig entarteten Zellen, die ausgestoßen werden, durchwandern das Epithel auch vereinzelte Histiocyten, auch sie werden schließlich in den Hohlraum ausgestoßen und gehen dort zugrunde. Dabei verklumpen sie mit anderen abgestoßenen Gebilden, auch mit zugrundegehenden Samenfäden; doch sind sie keine Freßzellen, wie Wegelin (1921) angegeben hat, sondern sie sind zugrunde gehende Gebilde, die, wie ich oben ausgeführt habe, mit anderen ähnlichen Gebilden verschmelzen. Daß Zellen aus dem Epithel des Nebenhodenganges ausgestoßen werden, haben schon die verschiedensten Forscher angegeben. Ich glaube, daß die großen verschleimten Zellen aus den Zylinderzellen entstehen. Heidenhain und Werner glauben im Gegensatz dazu, daß diese kugelförmigen Gebilde, die nicht mehr im Zusammenhang mit der Fußhaut stehen, einen „besonderen Typ von Zellen darstellen, welcher mit den Zylinder- und Basalzellen in eine Reihe zu setzen ist, weil ihr Cytoplasmaleib ganz gleichmäßig hell erscheint und niemals das für die anderen Zellen bezeichnende Verhalten erkennen läßt." Dies ist vollkommen richtig, es schließt aber nicht aus, daß die Zellen aus den Zylinderzellen entstehen, also nichts anderes sind als schleimig entartete, zugrunde gehende Zylinderzellen selbst.

Darüber, daß der Nebenhodengang einen Stoff absondert, der auf die Samenfäden einwirkt, kann heute kein Zweifel mehr bestehen. Heidenhain und Werner nehmen an, daß diese Absonderung hauptsächlich zwischen zwei Samenentleerungen geschehe, worin ich ihnen zustimmen kann. Jedoch glauben die beiden Forscher, daß die Absonderung hauptsächlich nach jeder Samenentleerung stattfindet, während meine Beobachtungen mehr dafür sprechen, daß die Zellen um so mehr Sekret liefern, je mehr Samen sich im Nebenhoden ansammelt. Dies erscheint auch aus dem Grunde wahrscheinlicher, weil das Sekret des Nebenhodens ja die Samenfäden in ganz bestimmter Weise beeinflußt, also um so reichlicher abgesondert werden muß, je mehr Samenfäden in den Nebenhoden gelangen. Aus den beiden angeführten Gründen ist es deshalb auch wahrscheinlich, daß die Sekretabsonderung durch die geschlechtliche Betätigung angeregt bzw. gesteigert wird.

Abgesehen von den schon geschilderten Veränderungen der Basalzellen, die wahrscheinlich auch als Sekretionsvorgänge zu deuten sind, erkennen wir die stärksten Veränderungen an den Zylinderzellen. Der Cytoplasmaleib des Präparanten besteht aus einer Grundmasse, die sich gleichmäßig hell färbt und keine Besonderheiten erkennen läßt. Er zeigt innerhalb und außerhalb des Kernes verschiedenes Verhalten. Außerhalb, also zwischen Kern und Fußhaut, erkennt man oft eine feine Längsstrichelung, die, wie auch Hammar (1897) betont, an die Basalfilamente der serösen Speicheldrüsenzellen erinnert. Im inneren Teil, also zwischen Kern und freier Oberfläche, erkennt man besonders deutlich auf Querschnitten (Abb. 117), daß in der Achse der Zellen ein Plasmazug liegt, der sich dunkler färbt, aus einzelnen feinen perlschnurartigen Zügen besteht und von einem helleren Mantel umgeben ist. Mit den Fäden des Sezernenten steht er nicht in Verbindung. Der Plasmamantel enthält drei verschiedene Arten von Einschlüssen, die ich hier, im großen und ganzen den Ausführungen von Heidenhain und Werner folgend, schildern werde:

1. Äußerst feine Körnchen, die den ganz hellen Plasmamantel des inneren Zellteils oft vollkommen ausfüllen; die kleinsten von ihnen liegen an der Grenze des Erkennbaren, die größten von ihnen haben bis zu $1/2\ \mu$ Durchmesser. Nach der Azanmethode sollen sich die kleinsten manchmal blau färben. Jedenfalls nehmen die größeren das Eisen-Hämatoxylin und Molybdän-Hämatoxylin

sehr eindringlich auf. HEIDENHAIN bezeichnet sie als Hämatoxylinkörper, v. LANZ als Eisen-Hämatoxylinkörper.

2. Finden sich rundliche Körperchen, die wesentlich größer sind, bis zu 4 μ im Durchmesser halten. Sie färben sich bei Eisen-Hämatoxylinfärbung meist hell, bei der Azanmethode nehmen sie die blaue Farbe sehr stark auf und erscheinen dann dunkel.

3. Finden sich große Blasen, die mit schleimigen Massen gefüllt sind, also bei der Azanmethode blau, aber weit heller als die unter 2 aufgeführten Körperchen erscheinen. Manchmal ist der ganze Cytoplasmaleib von solchen Blasen durchsetzt; sie sind, wie ihr Verhalten deutlich zeigt, mit mucoiden Stoffen gefüllt. Oft entsteht eine große schleimige Vakuole, die gerade an der Grenze gegen den Sezernenten zu liegt. HEIDENHAIN und WERNER nehmen an, daß aus den dunkelblau gefärbten Körnern die großen Schleimvakuolen entstehen, eine Annahme, der ich vollkommen zustimmen kann. Die kleinen Körnchen zeigen zum Teil besonderes Verhalten und werden mit ausgestoßen.

Die Frage, ob sich der Kern an der Absonderung beteiligt, ist vielumstritten. Das eine kann sicher gesagt werden, daß keine geformten Bestandteile unmittelbar aus ihm in das Cytoplasma übergehen, wie dies von manchen Seiten angenommen wurde. Andererseits fällt aber auf, daß in Zellen, die sehr lebhaft absondern (Abb. 119), die Kerne sehr klein sind. Offenbar werden sie, wenn man sich so ausdrücken darf, im Dienste der Zellen aufgebraucht, eine Erscheinung, die man ja auch an anderen Drüsen (Prostata, Cervicaldrüsen) beobachten kann. Ich glaube also in einer gewissen Übereinstimmung mit HAMMAR (1897), ZIMMERMANN (1898), FUCHS (1904) u. a. annehmen zu dürfen, daß Stoffe in gelöstem, im Mikroskop nicht nachweisbarem Zustande, aus dem Kern austreten und im Plasma mit zu Sekretstoffen verarbeitet werden. Während die Zelle sich erholt, wächst der Kern dann wieder zu seiner ursprünglichen Größe heran.

Im Präparanten entstehen also schleimige Massen aus kleinen Körnchen, die dann ganz an die Oberfläche des Präparanten bis unter die feine Grenzhaut gelangen, welche die beiden Zellabschnitte trennt. Nach GURWITSCH (1902), HEIDENHAIN und WERNER besteht der Sezernent im ersten Zustand seiner Entwicklung nur aus einer zentralen Geißel, die mit den Centriolen in Verbindung steht, aber an ihrem unteren Ende häufig zwei kleine Körnchen zeigt. Diese Geißel besitzt eine plasmatische Hülle, die jedoch nur bis zu ihrer Mitte deutlich zu erkennen ist. HEIDENHAIN und WERNER bezeichnen sie als Stammfibrille. Sie spaltet sich dann auf und so entsteht ein Fibrillenbüschel, das schließlich an seiner Basis den ganzen Raum zwischen dem Verschlußleistennetz einnimmt, also ebenso breit ist wie beim Präparanten. Ich habe diesen Vorgang selbst nicht beobachtet, sondern nur voll ausgebildete Sezernenten gesehen (Abb. 117). In manchen Zellen beginnen die Fibrillenbündel 4—6 μ tief im Innern des Präparanten, sind aber von ihm stets durch eine deutliche Grenzmembran getrennt. Wie HEIDENHAIN und WERNER angeben, erscheint diese Tiefenimplantation bei schwacher Vergrößerung nur als „unwesentliche Variation". Vielfach sieht es so aus, als ob die Fibrillenbündel in einer napfartigen Vertiefung des Präparanten stecken, wie schon GURWITSCH (1902) geschildert hat.

Während der Absonderung wird die Pars secretoria aufgepinselt, ihre Fibrillen werden weiter voneinander getrennt und dann von außen her eingeschmolzen und abgestoßen. Sie erscheinen dann wesentlich kürzer als sonst, oft nur 4—6 μ lang. Bei sehr lebhafter, lang andauernder Absonderung verschwinden die Pinsel selbst, oder besser gesagt, ihre Reste vollkommen und man erkennt an dem freien Rande der Sezernenten ein deutliches Grenzhäutchen, dem ein feiner Schleimtropfen aufsitzt (Abb. 119). Er zeigt noch einen ganz feinen Cytoplasmaüberzug, der sich etwas dunkler färbt. HEIDENHAIN und WERNER haben solche Zustände nicht beobachtet. Sie nehmen aber an, daß die Zellen des Nebenhodenganges unmittelbar nach der Samenentleerung am stärksten absondern. Wie schon erwähnt, habe ich in Übereinstimmung mit den beiden Forschern festgestellt, daß das Epithel um so niedriger ist, je stärker der Gang gefüllt ist. Die höchsten Zellen fand ich in einem Nebenhoden, der fast leer war (Abb. 117). Sie enthielten sehr viele Eisen-Hämatoxylin-Körperchen, aber nur ganz kleine schleimgefüllte Vakuolen im Präparanten, als Zeichen dafür, daß die Sekretion wieder beginnt; die Sezernenten sind schön ausgebildete breite Pinsel. In einem anderen Nebenhoden fand ich bei einem mäßig gefüllten Gang mittelhohes Epithel, im Präparanten fast keine Eisen-Hämatoxylin-Körperchen, aber viele kleine mucoidgefüllte Bläschen. Der Sezernent war aufgefasert, er zeigte also den Zustand mäßiger Absonderung. Bei einem ganz prall gefüllten Nebenhoden (Abb. 119) war das Epithel sehr niedrig, im Präparanten fanden sich massenhaft Eisen-Hämatoxylinkörper, einzelne Zellen waren vollkommen von Vakuolen ausgefüllt; der Sezernent war ganz abgestoßen, an seiner Stelle fanden sich einzelne Schleimtropfen. Außer dem Präparanten, der jetzt wesentlich kleiner ist als früher, fällt an solchen Zellen, die sehr stark absondern, auch die geringe Größe des Kernes auf. Er ist schwach längsoval oder rund, manchmal auch unregelmäßig gestaltet und hält kaum 5—6 μ im Durchmesser. Sein Chromatingerüst ist derber als früher, er enthält aber nur 1—2 kleine Nucleolen. Auffallend ist es, daß in solchen Fällen stets nur sehr wenige, ganz kleine Basalzellen mit ungemein kleinen Kernen zu erkennen sind. Dieses Verhalten kann entweder dadurch zustande kommen, daß die Zylinderzellen sich während der Füllung des Ganges stark vermehren, während die Basalzellen der Zahl nach gleich bleiben, zum Teil auch zugrunde gehen. Oder aber dadurch, daß die Basalzellen zum Teil zugrunde gehen, oder aber sich in Zylinderzellen verwandeln. Ich halte den zuerst angenommenen Fall für den wahrscheinlichsten.

Die Absonderung geht also offenbar in der Weise vor sich, daß im Präparanten feinste Körnchen und schleimige Massen gebildet werden. Während sich der Faden des Sezernenten in einzelne Fibrillen teilt, füllen sich die Spalten zwischen den Fibrillen mit Sekret, das massenhaft Körnchen enthält. Der ganze Sezernent schwillt an, er wird zuerst zylindrisch, dann keulenförmig und schließlich wird der Kopf der Keule als körniger Sekrettropfen mit einem Teil der Fibrillen ausgestoßen. Bei der weiteren Absonderung schmilzt der ganze Fibrillenapparat und das zwischen ihm gelegene Cytoplasma ein. Hand in Hand damit gibt der Präparant immer mehr von seiner Masse ab, er verwandelt sie in Sekret. Während der Präparant sich verkleinert, nimmt auch der Kern sehr erheblich an Größe ab. Nach meinen Beobachtungen sondert der Nebenhoden um so mehr ab, je mehr Samen in ihm gespeichert wird. Dies stimmt, wie schon erwähnt, auch insofern mit den Beobachtungen von HEIDENHAIN und WERNER überein, als auch sie annehmen, daß die stärkste Absonderung nach einer geschlechtlichen Betätigung erfolgt. Offenbar erholen sich die Zylinderzellen in der Zeit unmittelbar nach der Entleerung, während sich die Muskulatur zusammenzieht und der Nebenhodengang noch keine Samenfäden enthält.

Soweit ich ersehen konnte, ist das Binnengerüst in den Zellen des Nebenhodenganges beim Menschen noch nicht dargestellt worden. Ich selbst konnte es leider auch nicht untersuchen, da es mir an entsprechend fixierten Nebenhoden fehlte. Bei Tieren wurde es schon öfter beschrieben, zuerst von GOLGI (1900) beim *Hund,* später schilderte es FUCHS (1902) in den Zellen des Nebenhodenganges der *Maus* als einen einwärts des Kernes gelegenen besonderen

Knäuel und betonte, daß es für die Absonderung von Bedeutung sei. HOLMGREEN (1904) bezeichnet diesen Knäuel als Trophospongien; auch NASSONOW (1923) hat das Binnengerüst in den Zellen des Nebenhodenganges bei der Maus ausführlich untersucht und geschildert. Auch er zeigt, daß es Beziehungen zur Absonderung hat. Es liegt gewöhnlich in dem Abschnitt des Cytoplasmaleibes einwärts des Kernes und ist bei Zellen, die nicht oder nur schwach absondern, gut ausgebildet. Während der Absonderung löst sich das Binnengerüst auf und verwandelt sich in Sekrettropfen. Gleichzeitig wird der Kern pyknotisch. NASSONOW glaubt, daß schließlich die ganze Zelle zugrunde gehe. Ähnliche Beobachtungen beim Menschen sind, wie schon erwähnt, noch nicht ausgeführt.

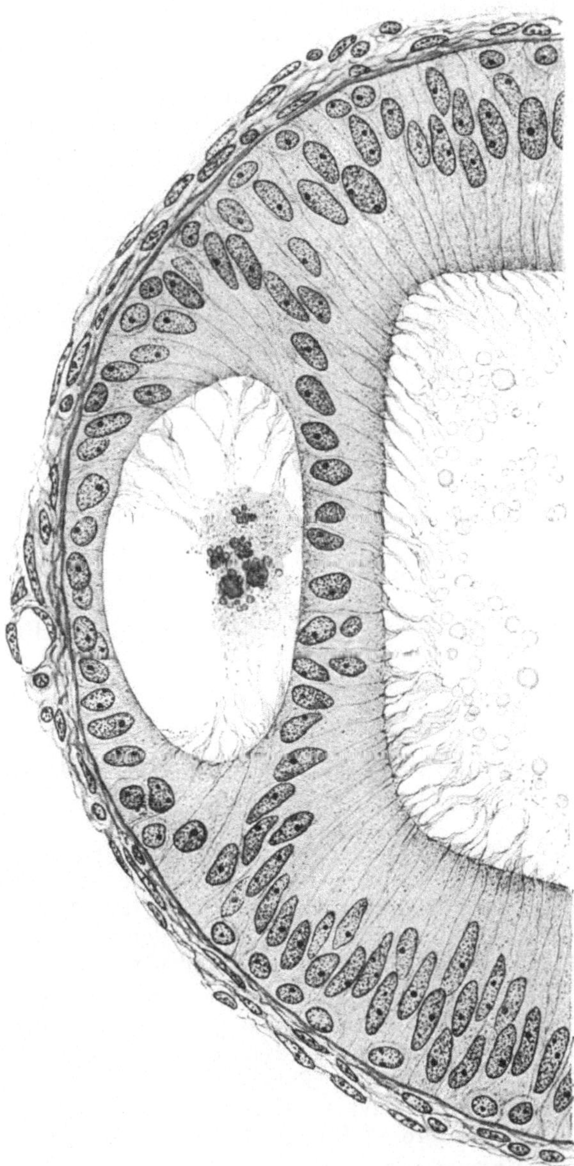

Abb. 120. Epithelcyste (intraepitheliale Drüse) aus dem Kopfteil des Nebenhodenganges eines 28jährigen Mannes. Fixiert in Sublimat-Formalin-Eisessig, Methylbenzoat-Celloidin-Paraffin, 7 μ, Eisenhämatoxylin-HEIDENHAIN-Chromotrop 2 R. Vergrößerung 550fach.

Besonders im Anfangsteil des Nebenhodenganges findet man auch vielfach Cysten, die in besonderer Weise entstehen. An einzelnen Stellen vermehren sich die Zellen in einem umschriebenen Bezirk stärker, dann entsteht im Innern dieses Bezirks ein Hohlraum, der schließlich in das Innere des Kanälchens durchbricht. Es handelt sich also um Vorgänge, wie sie BENOIT (1925) geschildert hat. Wenn solche Cysten vorhanden sind, erscheint der Hohlraum des Kanals nicht gleichmäßig rund oder oval, sondern im Bereich der Cyste, oder wenn mehrere vorhanden sind, der Bläschen ausgebuchtet, sternförmig und erinnert dann oft in dieser Hinsicht, nicht aber hinsichtlich des Verhaltens des Epithels, an die ausführenden Kanälchen. Die erwähnten Cysten stehen nach meinen Beobachtungen stets mit dem Hohlraum des Ganges in Verbindung, sie ziehen im Epithel oft auf kürzere Strecken gleichsinnig zum Hauptgang und sind von den gewöhnlichen zylindrischen Zellen ausgekleidet, an denen der Präparant häufig sehr kurz erscheint; vielleicht deshalb, weil er schräg zur Längsachse des Ganges zieht und deshalb auf Querschnitten quer oder schräg getroffen ist. Im Gegensatz dazu ist der Sezernent meist gut ausgebildet. Er ragt weit und lang in den Hohlraum des Ganges vor. An manchen Stellen, so auch in derjenigen, die der Abb. 120 zugrunde liegt, ist ein solches Bläschen nur durch eine ganz schmale Zellage vom Hauptgang getrennt. Viele Zellen ragen mit ihrem einen Ende in die Cyste, mit dem anderen in den Hohlraum des Ganges, ja man findet sogar Zellen, bei denen an beiden Seiten ein Sezernent ausgebildet ist. Die Cysten enthalten oft größere Mengen körnig schleimiger Absonderungen.

Andere solcher Cysten oder besser gesagt Ausbuchtungen des Nebenhodenganges können dadurch zustande kommen, daß sich die Muskulatur der Wand während der Fixierung stark zusammenzieht. Dann erscheint der Hohlraum des Ganges nicht kreisrund, sondern sternförmig und erinnert in seinem Verhalten an den Hohlraum des Samenleiters. Ganz kleine Cysten entstehen in der Wand schließlich noch durch die Veränderungen der Basalzellen, die ich weiter oben, anschließend an die Beobachtungen von Heidenhain und Werner, ausführlich geschildert habe. Hinsichtlich des Vorkommens aller dieser Bildungen verhalten sich die Nebenhoden der einzelnen Männer ganz verschieden. Die Unterschiede sind sicher im Verhalten des Einzelwesens und nicht in der verschiedenen Art der Absonderung bedingt, abgesehen natürlich von den Erscheinungen, die durch die stärkere oder schwächere Zusammenziehung der Muskulatur veranlaßt werden. Man findet manchmal sehr volle Nebenhodengänge mit vielen Cysten in der Wandung, manchmal auch ebensolche, die keine Cysten zeigen, andererseits ganz leere Nebenhodengänge, die entweder massenhaft Cysten oder überhaupt keine solchen Bildungen nachweisen lassen. Im allgemeinen beobachtet man aber alle diese Cysten im Kopfteil häufiger als im Schwanzabschnitt.

V. Die Anhänge des Hodens und des Nebenhodens.

(Appendices testis et epididymidis.)

Mit dem Sammelnamen Hodenanhänge (Appendices testis) bezeichnen wir eine Reihe von kleinen, übriggebliebenen embryonalen Gebilden, die nicht vollkommen geschwunden sind, aber doch beim Erwachsenen mehr oder weniger stark verändert und gegenüber dem Verhalten beim Kinde zurückgebildet sind. Seit Waldeyer (1899) teilen wir alle diese Gebilde folgendermaßen ein:

1. der Hodenanhang (Hodenhydatide), Appendix testis (Morgagnii);
2. der Nebenhodenanhang, Appendix epididymidis;
3. die Anhänge des Hodennetzes (Appendices rete testis);
4. der Beihoden (Paradidymis);
5. die abirrenden Nebenhodengänge (Ductuli aberrantes);
6. die serösen Hodenbläschen (Vesiculae serosae).

Eberth rechnet zu diesen Anhängen auch Nebennierenreste und chromaffine Körper, außerdem noch ektodermale Anhänge. Die Nebennierenreste werde ich hier nicht schildern; ich konnte sie in einzelnen Hoden und Nebenhoden, die ich untersucht habe, nachweisen, halte sie aber für außergewöhnliche Vorkommnisse, die zu beschreiben nicht meine Aufgabe ist. Sie müssen wohl in dem Abschnitt über die Nebennieren geschildert werden. Auch die ektodermalen Bläschen werde ich hier nicht schildern, da sie zweifellos nur ganz seltene, außergewöhnliche Vorkommnisse darstellen.

A. Der Hodenanhang.
(Appendix testis.)

Der Hodenanhang ist nach der Schilderung von MORGAGNI ein kleines Bläschen, das dem kranialen Pol des Hodens in der Nähe des Nebenhodenkörpers aufsitzt, mit dem Hoden selbst entweder durch eine breite Basis verbunden ist, ein Verhalten, das man beim Neugeborenen oft beobachtet, oder aber mit ihm durch einen Stiel zusammenhängt. Das ganze Gebilde ist vom Eingeweideblatt der Tunica vaginalis propria überkleidet, also von einer einfachen Lage platter Zellen. Es besteht aus ganz lockerem, ungemein gefäßreichem Bindegewebe. Beim Neugeborenen (Abb. 121) fand ich einmal einen gut ausgebildeten ungestielten Hodenanhang, der im Innern ein kleines, 0,5—0,6 mm

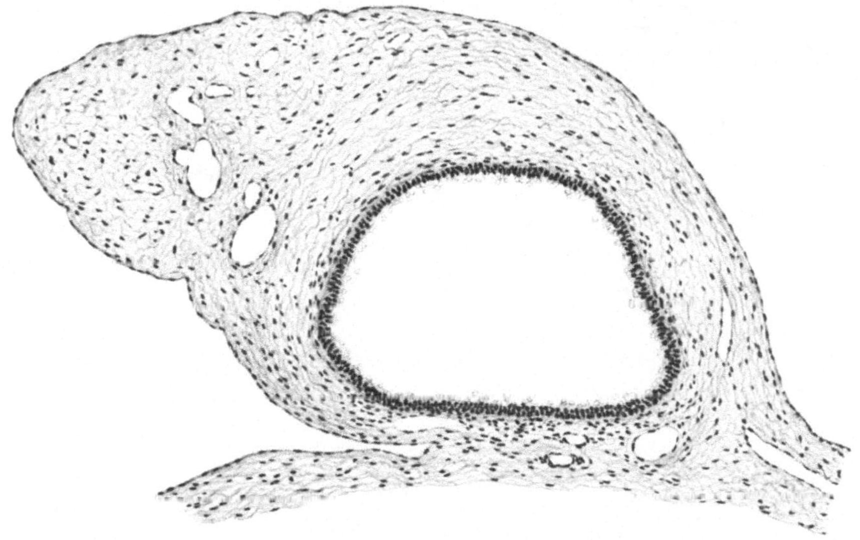

Abb. 121. Gestielter Hodenanhang vom Hoden eines Neugeborenen. Fixiert in ZENKER, Methylbenzoat-Celloidin-Paraffin, 10 μ, Hämatoxylin-HEIDENHAIN-Eosin; Vergrößerung 80fach.

weites und fast 1 mm langes Bläschen enthielt. Es ist von hohem, einschichtigen Zylinderepithel ausgekleidet, an einzelnen Stellen sind Basalzellen zu erkennen. Gegen den Hohlraum zu ragen die einzelnen Zellen kuppelförmig vor, ein Verschlußleistennetz ist nicht zu erkennen; zum Teil ist das Epithel hier mit kleinen Sekrettropfen bedeckt, die sich eindringlich mit Plasmafarben tränken. Im übrigen erscheint der ganze Hohlraum hell und nimmt keinerlei Farbstoffe an. In dem lockeren Bindegewebe, welches das Bläschen umgibt, finden sich auffallend viele, sehr weite Gefäße, die zum größten Teil der Muskellage vollkommen entbehren. Die nächste Umgebung des Bläschens ist dadurch gekennzeichnet, daß sich in ihr zahlreiche junge Bindegewebszellen nachweisen lassen.

Beim Erwachsenen findet man Hodenanhänge nicht allzu oft. Meistens sind sie gestielt und zeigen ganz verschiedene Größe (Abb. 122). Im Schnitt bieten sie ein furchtbar langweiliges Bild. Ihre Grundlage besteht aus ganz lockerem Bindegewebe, einem Geflecht von dünnsten leimgebenden Fasern mit sehr weiten Zwischenräumen, in denen man nur einzlene Fibrocyten und Histiocyten nachweisen kann. Nach außen zu wird das ganze Gebilde durch eine einfache Lage platter Zellen überkleidet, die den nämlichen Bau zeigen wie die Eingeweideschicht der Tunica propria. In dem lockeren Bindegewebe liegen massenhaft Blut- und Lymphgefäße, einige Arterien mit dünner Wandung, auffallend wenige Haargefäße, aber viele Venen, deren Wandung nur aus einer einfachen Endothellage besteht; die Muskelschicht fehlt vollkommen. Einzelne der Venen haben 1—2 mm lichte Weite. Daneben findet man sehr viele Lymphgefäße, die im Bereiche des Anhangs selbst, ebenso wie die Venen, keine Klappen besitzen. Manchmal ist die Oberfläche eines solchen Hodenanhangs nicht glatt, sondern unregelmäßig zerklüftet, der Überzug erscheint dann runzelig, gefaltet. In solchen Fällen sind die großen Venen und Lymphgefäße meist leer oder fast leer, ihre Wandungen sind zusammengedrückt; ihr Hohlraum ist sehr eng, spaltförmig. Ich glaube, daß diese Erscheinung einfach dadurch bedingt ist,

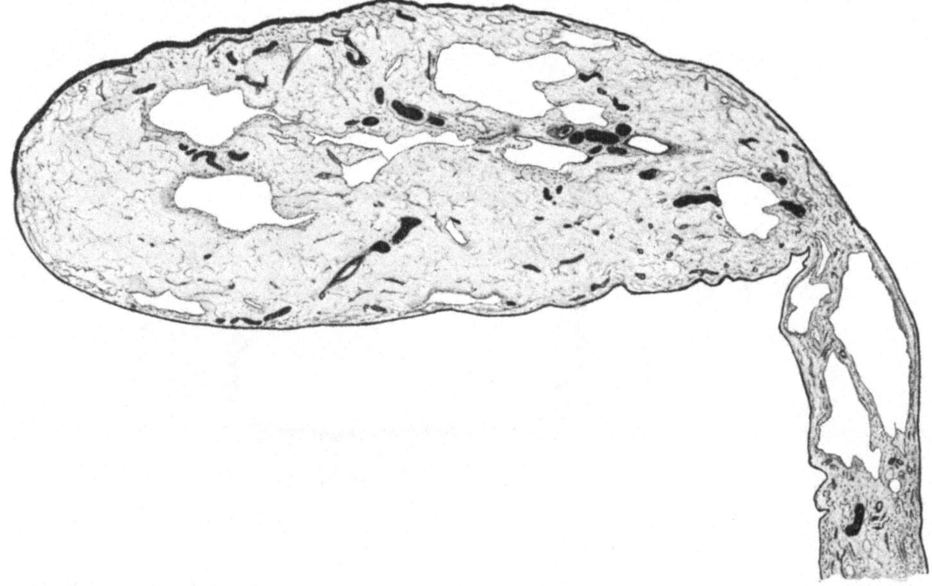

Abb. 122. Gestielter Hodenanhang eines 26jährigen Mannes. Fixiert in ZENKER, Methylbenzoat-Celloidin-Paraffin, 8 μ, Hämatoxylin-HEIDENHAIN-Chromotrop 2 R; Vergrößerung 18fach.

daß die Gefäße eben bei der Herausnahme des Hodens entleert werden und daß dadurch der ganze Inhalt des Anhangs zusammenschrumpft. Da der Überzug sich nicht in gleichem Maße zusammenziehen kann, erscheint er dann runzelig, wie ja auch der Anzug eines Menschen, der rasch abgemagert ist, Runzeln und Falten bildet. Seit den Untersuchungen von KOBELT (1857) fassen wir den gestielten Hodenanhang als einen Überrest des kranialen Endes des MÜLLERschen Ganges auf.

B. Der Nebenhodenanhang.
(Appendix epididymidis.)

Er verhält sich im Grunde genommen wie der Anhang des Hodens. Beim Keimling, Neugeborenen und Kind ist auch er anders gebaut als beim Erwachsenen. Er sitzt dem Nebenhoden entweder mit breiter Basis oder mit einem dünnen Stiel auf. Die Grundlage des ganzen Gebildes besteht auch hier aus lockerem Bindegewebe, das reich an Fasern ist. Der Überzug wird vom Peritonealepithel gebildet. Beim Neugeborenen besteht er häufig teilweise aus Zylinderzellen. Das ganze Gebilde ist gewöhnlich ein kleines Knöpfchen, der Überzug erscheint je nach dem Füllungszustande der Gefäße glatt oder gefaltet.

Im Innern findet man auch hier ganz lockeres Bindegewebe, in ihm einzelne Arterien, wenig Haargefäße, aber ungemein weite Venen und Lymphgefäße. Das ganze Knötchen ist von einem Kanal durchsetzt, der von einschichtigem bis mehrzeiligem Zylinderepithel ausgekleidet wird. Diese Auskleidung liegt in einigen Längsfalten, die leistenförmig gegen den Hohlraum zu vorspringen. Nach außen zu kann man eine ganz feine Fußhaut erkennen, auf sie folgt lockeres Bindegewebe, das besonders im Bereiche des dicken Knöpfchens nicht so sehr im Bereiche des Stieles, ungemein viele junge Histiocyten enthält (Abb. 123).

Beim Erwachsenen zeigt der Nebenhodenanhang gewöhnlich das nämliche Verhalten wie derjenige des Hodens. Er bildet einen kleinen gestielten oder ungestielten Knopf, in dessen Innern das von Epithel ausgekleidete Bläschen meistens verschwunden ist. Die Grundlage bildet auch hier nur noch lockeres,

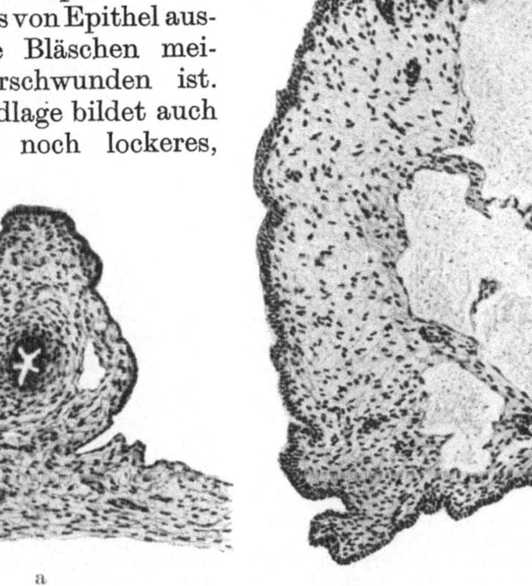

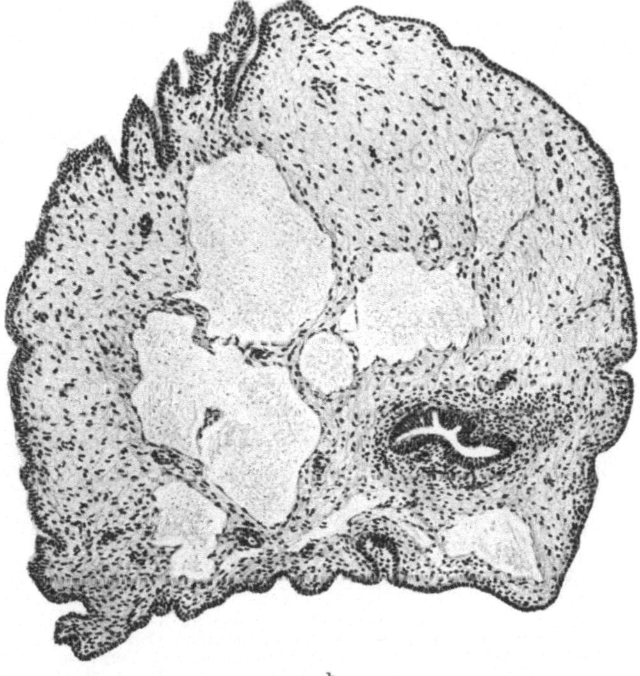

Abb. 123. Schnitt durch den Nebenhodenanhang eines Neugeborenen. Fixiert in ZENKER, Methylbenzoat-Celloidin-Paraffin, 10 μ, Hämatoxylin-HEIDENHAIN-Chromotrop 2 R; Vergrößerung 80fach. a zeigt einen Schnitt durch den Stiel des Gebildes, b einen Schnitt durch die knöpfchenförmige Verdickung.

ungemein gefäßreiches Bindegewebe. Über die Entstehung des Nebenhodenanhangs wissen wir nichts Sicheres. Die einen betrachten ihn im Anschluß an die Angaben von ROTH (1880—1882) als Reste multipler segmentaler Bildungen zwischen Urniere und Leibeshöhle, andere glauben mit TOLDT (1891), daß es sich um kegel- oder kolbenförmige Ausbuchtungen des Endtrichters des MÜLLERschen Ganges handle. Angesichts der Tatsache, daß die Anhänge des Nebenhodens histologisch ebenso gebaut sind wie diejenigen des Hodens, glaube ich, daß beide Gebilde auf den MÜLLERschen Gang zurückzuführen sind, genaue Untersuchungen darüber durchzuführen bin ich nicht in der Lage. Ich habe auch niemals im Innern solcher Bläschen Flimmerepithel nachweisen können, doch will ich damit nicht behaupten, daß solches nicht vorkommt, denn die Auskleidung des Hohlraums, der, wie schon erwähnt, gewöhnlich nu beim Kinde aber nicht mehr beim Erwachsenen zu beobachten ist, zeigt bei den einzelnen Fällen ganz verschiedenes Verhalten.

C. Die Anhänge des Hodennetzes. (Appendices rete testis.)

Die Anhänge des Hodennetzes entwickeln sich, wie ROTH (1882) zuerst vermutet hat, wohl sicher aus Sexualkanälchen der Urnieren, die den Anschluß an das Hodennetz erreicht, sich aber später vom Urnierengang abgelöst haben und infolgedessen blind endigen. Man findet sie im Bereiche des Hodennetzes, in der Albuginea (Abb. 124). Sie stehen mit den Räumen des Netzes in offener Verbindung und endigen blind, was für die von ROTH vertretene Anschauung spricht. Die Gänge sind von einschichtigem Zylinderepithel ausgekleidet, das in seinem Bau demjenigen der Ductuli efferentes gleicht, doch fand ich

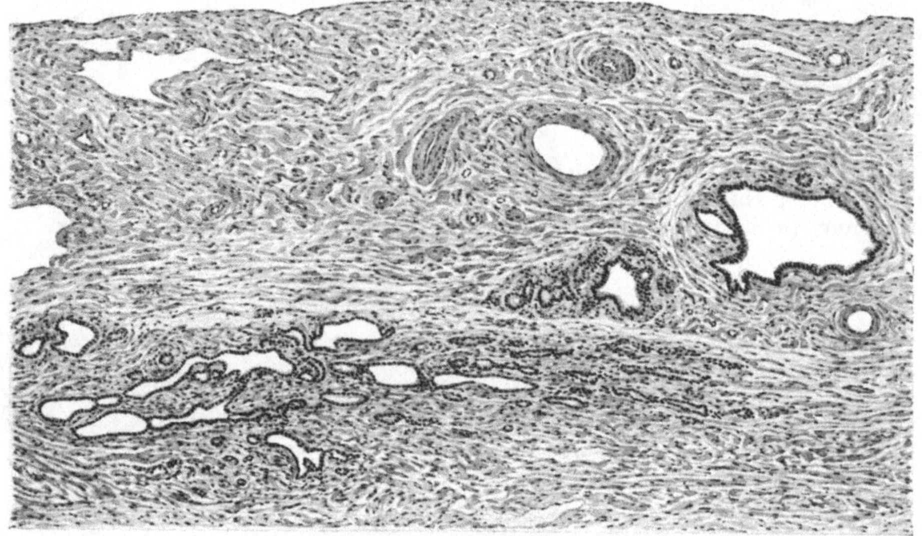

Abb. 124. Schnitt durch einen blind endigenden in der Albuginea liegenden Anhang des Hodennetzes eines 32jährigen Mannes. Fixiert in Sublimat-Formalin-Eisessig, Methylbenzoat-Celloidin-Paraffin, 10 μ, Hämatoxylin-HEIDENHAIN-Chromotrop 2 R; Vergrößerung 60fach. Links unten sind die Spalten des Hodennetzes zu erkennen, rechts der zum Teil stark erweiterte, geschlängelt verlaufende Gang.

niemals Flimmerzellen in ihnen. Die Deckschicht ist durch eine deutliche Basalhaut vom umgebenden Bindegewebe abgegrenzt. Dieses selbst ist reich an Histiocyten; Muskelzellen fand ich nicht. Im Innern des Kanälchens erkennt man krümelige, abgesonderte Massen und manchmal auch einzelne Samenfäden und auch zugrunde gehende, offenkundig aus dem Hoden stammende Zellen.

D. Der Beihoden. (Paradidymis.)

Die Paradidymis ist der „bedeutungslose Rest der Urniere“. Am genauesten hat ihr Verhalten TOLDT (1892) geschildert. Er unterscheidet an ihr zwei Teile. Der eine (proximale) findet sich häufig bei älteren Keimlingen und bei Kindern als rundliches oder längliches Gebilde an der ventralen Seite des Samenleiters, bald unmittelbar über dem Kopf des Nebenhodens, bald weiter kranial von ihm. Er entsteht aus einem vollkommen abgeschnürten Querkanälchen der Urniere und soll in späteren Jahren regelmäßig verschwinden, was ich, wie ich gleich hier bemerke, nicht bestätigen kann. Der zweite (distale) Teil findet sich auch im späteren Kindesalter und beim Erwachsenen, jedoch keineswegs regelmäßig. Er besteht aus einem vielfach gewundenen und gekrümmten Kanälchen, das zusammen mit seiner bindegewebigen Grundlage einen kleinen Knoten bildet. Dieser liegt an der Ventralseite des Plexus pampiniformis immer dorsal vom Nebenhodengang. Das Kanälchen kann an beiden Enden geschlossen sein oder es mündet mit seiner einen Seite in den Kanal des Nebenhodens ein, oder aber es mündet in das Hodennetz. In wieder anderen Fällen

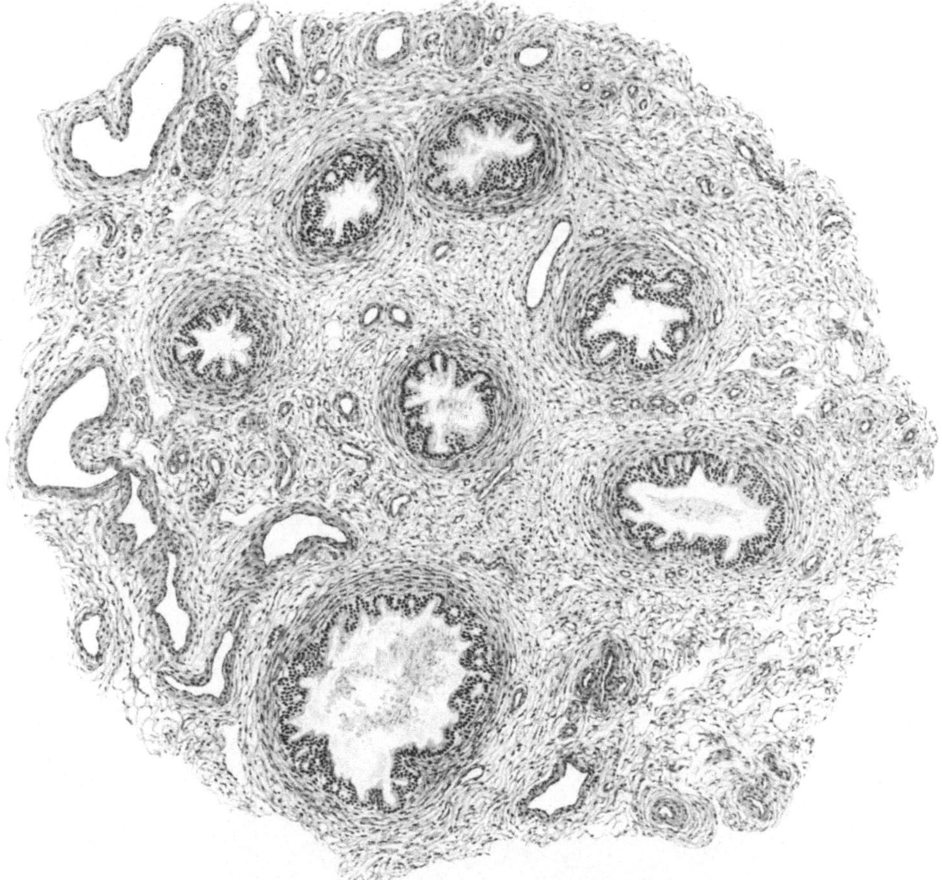

Abb. 125. Schnitt durch den Beihoden (Paradidymis) eines 21jährigen Mannes. Fixiert in Sublimat-Formalin-Eisessig, Methylbenzoat-Celloidin-Paraffin, 10 μ, Hämatoxylin-DELAFIELD-Erythrosin; Vergrößerung 60fach. Der Gang steht mit dem Nebenhodengang in Verbindung. Er stellt den Teil des Beihodens dar, den TOLDT als den distalen bezeichnet.

verbindet es das Hodennetz mit dem Nebenhodengang. TOLDT faßt das Gebilde als ein nachträglich vom Nebenhodengang abgelöstes Nebenhodenkanälchen auf, eine Anschauung, der ich auf Grund eigener Beobachtungen beipflichte.

Beim Neugeborenen und beim Kinde zeigt der Beihoden im allgemeinen folgendes Verhalten. Seine Grundlage besteht aus lockerem Bindegewebe, in dem ein vielfach gewundenes Kanälchen zieht. Sein Epithel zeigt den nämlichen Bau wie in den Ductuli efferentes. Beim Erwachsenen (Abb. 125) findet man verschiedenes Verhalten. Ich bespreche hier zunächst das von TOLDT als zweiten Teil des Beihodens bezeichnete Gebilde, das sich im Bereiche des Samenstranges findet. Die Grundlage dieses ganzen Körperchens besteht stets aus lockerem Bindegewebe. Es enthält hauptsächlich leimgebende und nur bei älteren Leuten auch elastische Fasern, die sich nach allen Richtungen hin durchflechten. In den weiten Maschen zwischen den Fasern finden sich sehr wenige Fibrocyten und Histiocyten, aber zahlreiche Blutgefäße, auch hier

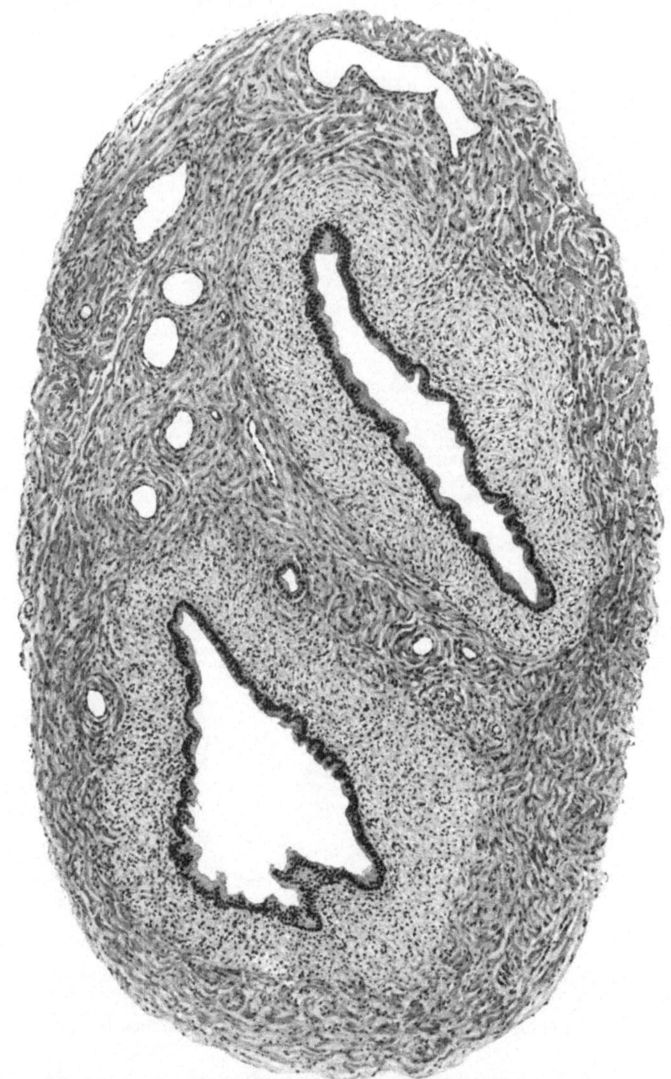

Abb. 126. Schnitt durch denjenigen Teil des Beihodens eines 27jährigen Mannes, den TOLDT als den proximalen bezeichnet. Fixiert in Sublimat-Formalin-Eisessig, Methylbenzoat-Celloidin-Paraffin, 10 μ, Hämatoxylin-DELAFIELD-Erythrosin; Vergrößerung 60fach.

fallen die ungemein weiten Venen auf. Sie sind an der Leiche meist prall gefüllt, daher rührt die graurötliche Farbe des Beihodens. Gegen die Oberfläche zu liegen die Bindegewebsfasern etwas dichter, so daß sich der ganze Körper meist gut im lockeren Gewebe des Samenstranges abgrenzen läßt. In manchen Fällen findet man bei älteren Leuten überhaupt keine Kanälchen oder Bläschen im Innern des Beihodens. Er zeigt dann den nämlichen Bau wie ein gestielter oder ungestielter Hodenanhang. Manchmal findet man aber alle möglichen Formen in der Ausbildung des Kanälchens; gut erhalten bleibt es nur dann, wenn es mit dem Nebenhodengang oder dem Hodennetz oder, was am seltensten ist, mit beiden in Verbindung steht (Abb. 125). Dann durchsetzt es den ganzen Beihoden vielfach geschlängelt und gewunden. Es ist von ein- bis zweischichtigem Zylinderepithel ausgekleidet, das ähnlichen Bau zeigt wie in den Ductuli efferentes. Die Schleimhaut liegt in zahlreichen Leisten und Falten, die teilweise in der Längsrichtung kammartig vorspringen; zum Teil finden sich auch kurze Schläuche, die mit Zylinderepithel ausgekleidet sind und wie röhrenförmige Drüsen in den Hauptgang einmünden. Häufig findet man auch kleine Schleimhautgrübchen. Einzelne der Zellen besitzen Flimmerbesatz, die meisten sondern ab, das Sekret erscheint schleimig und enthält einzelne Körnchen, die sich mit Eisenhämatoxylin tränken. Wie schon erwähnt, erinnert der Bau des Epithels immer stark an denjenigen in den Ductuli efferentes, in langen Strecken ist es ihm oft vollkommen gleich. Nach außen zu wird die Deckschicht von einer feinen Fußhaut begrenzt, auf diese folgt eine mehr oder weniger gut ausgebildete Ringmuskelschicht. Sie ist in vielen Fällen, in denen das Kanälchen in den Nebenhodengang mündet, sehr stark entwickelt, stärker als in der Wand der Nebenhodenkanälchen, ja sogar stärker als im Nebenhodengang selbst.

Die andere Bildung, die dem Paroophoron entspricht, findet man seltener, sie liegt an der oben genauer beschriebenen Stelle. Ich kann jedoch die TOLDTsche Beobachtung, daß dieses Gebilde nur beim Kinde vorkomme, insofern nicht bestätigen, als ich es zweimal auch beim geschlechtsreifen Manne festgestellt habe. Bei der Untersuchung mit freiem Auge und bei der Präparation wird es sicher vielfach übersehen, weil es nur sehr klein und ganz in das Bindegewebe des Nebenhodenkopfes eingeschlossen ist. Beim Erwachsenen findet man ein kurzes gewundenes Kanälchen, das von einschichtigem bis mehrzeiligem Zylinderepithel ausgekleidet ist. In den Fällen, die ich untersuchte, stand der Gang in keiner Verbindung mit dem Nebenhoden. Er ist eng, enthält nur wenig Sekret, die Schleimhaut bildet unregelmäßige Falten und Vorsprünge. Von dem engen Hohlraum führte in dem einen Fall (Abb. 126, Mitte) ein enges, von hohem Zylinderepithel ausgekleidetes Kanälchen weg. Ich konnte es auf mehreren Schnitten verfolgen, bis es blind endigte. Auf das Epithel folgt nach außen eine sehr derbe bindegewebige Hülle. Sie besteht aus dicht verflochtenen, groben, leimgebenden Fasern, zwischen ihnen finden sich reichlich Fibrocyten und besonders Histiocyten, aber keine Muskelzellen. Das ganze Gebilde ist durch eine deutliche bindegewebige Kapsel vom übrigen lockeren Bindegewebe des Nebenhodenkopfes abgesetzt, es bildet aber an seiner Oberfläche keinen besonderen Vorsprung.

E. Die abirrenden Nebenhodengänge.
(Ductuli aberrantes.)

WALDEYER bezeichnet als Ductuli aberrantes „größere gewundene, gangförmige Anhänge, welche blind endigend im Nebenhoden verlaufen". Der eine von ihnen, der Ductulus aberrans superior geht vom Hodennetz aus, läuft aber im Kopfe des Nebenhodens. Der andere, der Ductulus aberrans inferior ist größer und ist dasjenige Gebilde, das meistens einfach mit Ductulus aberrans bezeichnet wird. Er entspringt vom Nebenhodengang im Bereiche des Schwanzteils, steigt im Kopfe des Nebenhodens mehr oder weniger stark gewunden auf. Beide Gänge sind auch wieder Reste von Urnierenkanälchen. Den oberen der beiden habe ich nur einmal gefunden, in den anderen Fällen war es mir

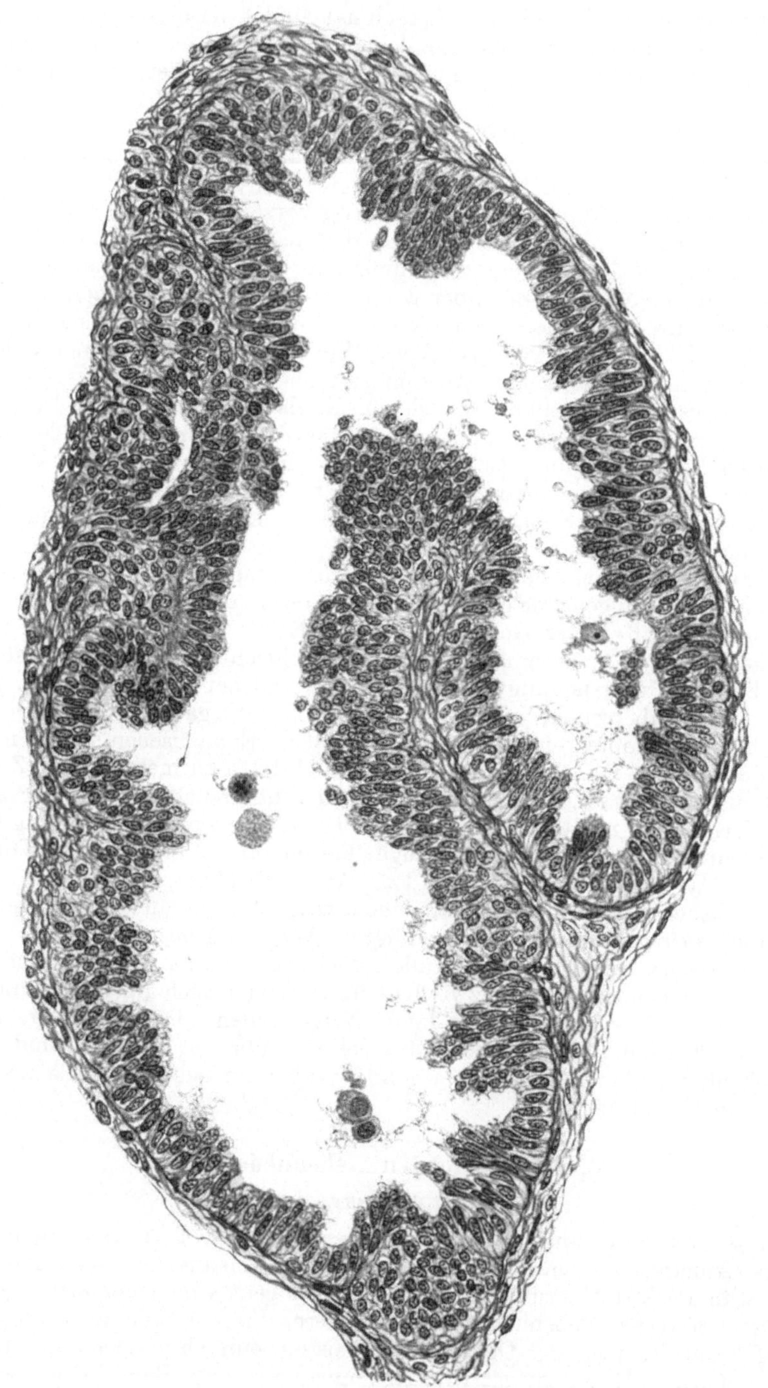

Abb. 127. Schnitt durch einen mit dem Hodennetz in Verbindung stehenden abirrenden Gang, (Ductulus aberrans superior), 37jähriger Mann, ZENKER, Methylbenzoat-Celloidin-Paraffin, 10 μ, Hämatoxylin-HEIDENHAIN-Chromotrop 2 R; Vergrößerung 300fach.

nicht möglich, ihn von anderen Anhängen, besonders von den Anhängen des Hodennetzes oder dem eben geschilderten proximalen Teil des Beihodens zu unterscheiden. Ich fand nämlich aus den Räumen des Hodennetzes abgehende blind endigende Gänge fast in jedem Hoden; sie zeigen ganz verschiedene Entwicklung, Ausbildung und Verhalten des Epithels und es ist im Einzelfall ganz unmöglich zu entscheiden, ob es sich um eines der Gebilde handelt, die einige Forscher als Ductulus aberrans superior bezeichnen oder um einen anderen Anhang des Rete testis. Abb. 127 zeigt einen solchen Gang, der von den kranialen Teilen des Hodennetzes abgeht, aber noch im Bereiche des Bindegewebskörpers des Hodens liegt. Er endigt blind, mündet aber andererseits auch in das Hodennetz ein. Er ist von ein- bis mehrschichtigem Epithel ausgekleidet, dessen Zellen zum Teil sehr schönen Flimmerbesatz zeigen, die meisten von ihnen sondern ab. Nach außen zu folgt eine sehr deutliche Fußhaut und dann ein Geflecht von leimgebenden Fasern, zwischen denen Fibrocyten und Histiocyten aber keine Muskelzellen liegen. Im Innern liegen vereinzelte abgestoßene Samenbildungszellen. Der äußere abirrende Gang ist leichter aufzufinden. Das ihn auskleidende Epithel zeigt den nämlichen Bau wie der Gang im distalen Abschnitt des Beihodens. Ich glaube sogar, daß beide das nämliche Gebilde sind. Wenn ein solcher Gang einseitig blind endigt und andererseits mit dem Ductus epididymidis in Verbindung steht, wird er als Ductus aberrans inferior bezeichnet. Er ist vom nämlichen Epithel ausgekleidet wie die Ductuli efferentes. Andererseits fand ich manchmal auch abirrende, in den Nebenhodengang einmündende, blind endigende Kanälchen, die vom nämlichen Epithel wie der Ductus epididymidis ausgekleidet sind. Sie ziehen manchmal auf längere Strecken hin in der Albuginea.

F. Die serösen Hodenbläschen.

(Vesiculae serosae tunicae albugineae.)

Was schließlich die serösen Hodenbläschen betrifft, so handelt es sich bei ihnen um größere oder kleinere Bläschen, die sich in der Albuginea unter der Serosa, und zwar am häufigsten an der seitlichen Hodenfläche in der Nähe des Nebenhodenkopfes und -Schwanzes finden. Nach den Angaben im Schrifttum sollen sie mit Plattenepithel ausgekleidet sein. In den von mir untersuchten Hoden von Erwachsenen habe ich solche Gebilde nicht gefunden, wohl aber bei Kindern. Hier fand ich mehrmals in der Nähe des Nebenhodenkopfes innerhalb der Albuginea ein kleines, vollkommen geschlossenes Bläschen, das von Zylinderepithel ausgekleidet war (Abb. 128). Der Inhalt ist klar, hell, er färbt sich nicht. Die äußere Hülle des Bläschens besteht aus verfilzten, groben Bindegewebsfasern vom gleichen Bau wie die Fasern der Albuginea. Auch hier liegen in der nächsten Umgebung des Epithels viele Histiocyten. Das Bläschen bildet an der Oberfläche eine kleine Erhebung. Es erscheint mir sehr wahrscheinlich, daß aus solchen Gebilden während der späteren Lebensjahre die großen serösen Bläschen entstehen.

Alle die geschilderten Hodenanhänge haben das Gemeinsame, daß sie aus einer bindegewebigen Grundlage bestehen, die ungemein gefäßreich ist. Beim Keimling und Kind findet sich in dieser Grundlage regelmäßig ein mehr oder weniger langer Kanal, der entweder mit dem Hodennetz oder dem Nebenhodengang in Verbindung steht oder aber beiderseits blind endigt. In diesem letzten Fall sammelt sich im Innern des Bläschens immer mehr der abgesonderten Flüssigkeit an, und so nimmt das Gebilde an Größe zu. Je größer es aber wird, desto mehr verändert sich seine Wandbekleidung. Anfangs besteht sie immer aus Zylinderzellen, die absondern. Wenn der Inhalt sich vermehrt, treten wahrscheinlich Flimmerzellen auf, in der gleichen Weise wie auch sonst in vielen Drüsen, wenn das Sekret sich in ihnen staut, die absondernden Zellen sich in Flimmerzellen verwandeln. Durch ihre Tätigkeit wird bei den Drüsen häufig das Sekret abbefördert. Staut sich sehr viel Sekret in den Bläschen an, dann platten sich die wandbekleidenden Zellen immer mehr ab und gehen schließlich zugrunde. Ein Teil der Absonderung tritt sicher durch die Wand des Bläschens aus und gelangt in das umgebende Bindegewebe. Dort wird es von den Histiocyten verarbeitet, wie aus der Tatsache zu erkennen ist, daß sich der Wandung solcher geschlossener Bläschen immer sehr viele Histiocyten anlagern. Schließlich verschwindet auch das ganze Bläschen und nur die bindegewebige Grundlage bleibt noch über. Dies sehen wir beim gestielten Anhang

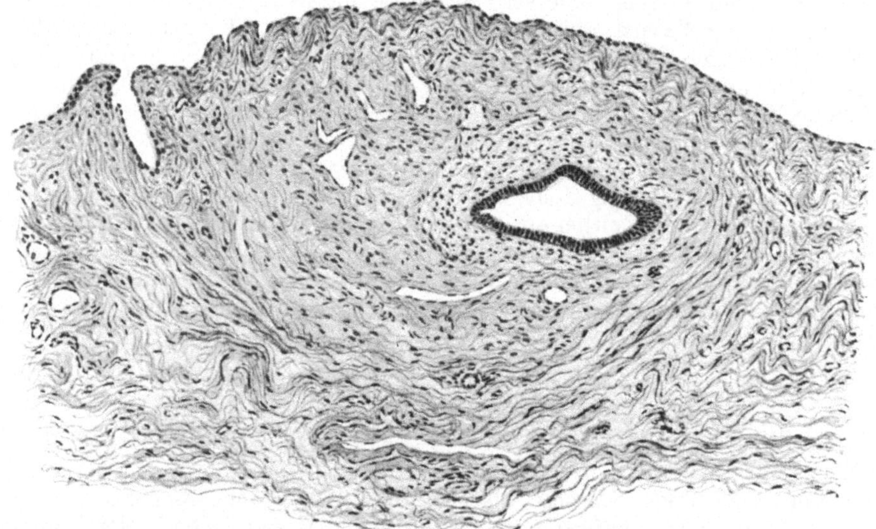

Abb. 128. Seröses Hodenbläschen in der Albuginea des Hodens eines Neugeborenen, nahe dem Nebenhodenkopfe. Fixiert in Sublimat-Formalin-Eisessig, Methylbenzoat-Celloidin-Paraffin, 10 μ, Hämatoxylin-HEIDENHAIN-Lichtgrün; Vergrößerung 80fach.

des Hodens, des Nebenhodens und bei der Paradidymis, ebenso bei den anderen geschilderten Anhängen. Steht der Kanal dagegen mit einem anderen Gang in offener Verbindung, dann kann das Sekret aus ihm abfließen und dann entwickelt sich der Gang regelmäßig in ganz ähnlicher Weise wie die Ductuli efferentes, abgesehen von den Hohlräumen im Hoden und Nebenhodengang. Die eben geschilderten Tatsachen weisen darauf hin, daß die Kanälchen in allen diesen Bildungen Überreste von Urnierenkanälchen sind; eine Ausnahme machen nur die Anhänge des Nebenhodenkopfes und des Hodens, die auf den MÜLLERschen Gang zurückgeführt werden.

Wie schon erwähnt, findet man hie und da versprengte Nebennierenteile, besonders im Bereiche des Samenstranges. R. MEYER (1902) fand bei älteren Keimlingen und bei Neugeborenen in seltenen Fällen im Samenstrang und im Nebenhoden von Bindegewebe umkapselte Epithelcysten „mit der unverkennbaren Schichtung der äußeren Haut ohne Drüsen und Haare“. Sie liegen stets nahe bei irgendwelchen Abkömmlingen der Urniere oder des Urnierenganges. Wie schon erwähnt, sind diese Gebilde als außergewöhnliche Vorkommnisse zu bezeichnen, die ich hier nicht zu schildern habe.

VI. Der Samenleiter und die Bläschendrüse.

(Ductus deferens, Glandula vesiculosa.)

A. Die Entwicklung.

Der Samenleiter entwickelt sich aus den caudalen Teilen des Urnierenganges, der ursprünglich in den Sinus urogenitalis einmündet. Bei Keimlingen von 4—6 cm Scheitelsteißlänge stülpt sich aus seinen caudalsten Abschnitten die Bläschendrüse aus, die sehr rasch in die Länge wächst, schneller als der ihr zur Verfügung stehende Raum es gestattet. Daher legt sie sich bald in Windungen; schon bei Keimlingen von 9—12 cm Scheitelsteißlänge entstehen die ersten muldenförmigen Ausbuchtungen in der Wand. Im 6. Keimlingsmonat

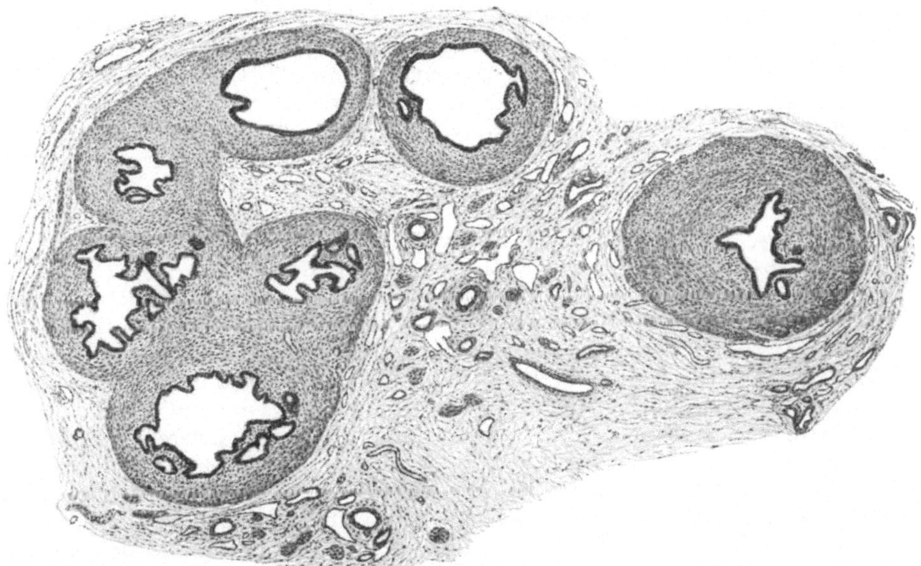

Abb. 129. Schnitt durch die Ampulle des linken Samenleiters und die linke Bläschendrüse eines Neugeborenen. Fixiert in Sublimat-Formalin-Eisessig, Methylbenzoat-Celloidin-Paraffin, 10 μ, Hämatoxylin-DELAFIELD-Erythrosin; Vergrößerung 25fach. Das dicke Gebilde rechts im Bilde ist die Ampulle des Samenleiters.

zeigen Samenleiter und Bläschendrüsen hinsichtlich ihrer Lage das nämliche Verhalten wie beim Erwachsenen. In dieser Zeit ist der Gang im ganzen von mehrzeiligem Zylinderepithel ausgekleidet und von einer Schicht junger Muskelzellen umgeben, die im Bereiche der späteren Ampulle fast dreimal so dick ist wie an den übrigen Abschnitten. Demnach unterscheidet sich die Ampulle also nicht hinsichtlich der Weite des Hohlraums, sondern schon in früher Zeit hinsichtlich der Stärke der Muskulatur von den übrigen Teilen. Beim Neugeborenen hat sich die Muskulatur des Ganges und der Bläschendrüsen noch besser ausgebildet; die einzelnen Muskelzellen sind noch sehr klein (Abb. 129). Die Bläschendrüsen sind, ebenso wie der Samenleiter selbst, nur von einer Lage zweireihigen Zylinderepithels ausgekleidet. Die Ampulle unterscheidet sich jetzt sehr deutlich durch die Dicke der Muskulatur von den übrigen Abschnitten, in ihr sind die ersten Schleimhautfalten zu erkennen. Auch im Innern des Bläschendrüsenschlauches sind beim Neugeborenen nur wenige in der Längsrichtung ziehende Falten zu erkennen, nur an wenigen Stellen erkennt man längere sackartige Ausbuchtungen. Der Hohlraum ist meist sehr weit, er enthält eine klare Absonderung, die sich weder mit Kern- noch Plasmafarben tränkt. Die Muskulatur ist sehr gut ausgebildet, verhältnismäßig viel stärker als beim Erwachsenen; ihre Fasern ziehen in der Hauptsache ringförmig um den Drüsenschlauch. Die Entwicklung der Bläschendrüsen und des Samenleiters im Kindesalter habe ich nicht verfolgt. Der endgültige Zustand bildet sich erst nach dem 13. Jahre, also während der Geschlechtsreife, aus.

B. Der Samenleiter.
(Ductus deferens.)

1. Die Einteilung.

Der Samenleiter beginnt im Bereiche des Nebenhodenkopfes, zieht dann entlang dem Nebenhoden, weiterhin im Samenstrang und mit ihm durch den Leistenkanal in das Becken. Hier gelangt er an die Mastdarmseite der Harnblase und geht schließlich in den Ausspritzungsgang (Ductus ejaculatorius) über, der gleichzeitig Ausspritzungsgang der Bläschendrüse (der Samenblase) ist. Der Ausspritzungsgang selbst durchsetzt das Gewebe der Prostata.

Dementsprechend haben wir beim Samenleiter folgende Abschnitte zu unterscheiden:

1. den Nebenhodenteil — Pars epididymica (Abb. 130);
2. den Abschnitt im freien Teil des Samenstranges — Pars libera (Abb. 131);
3. den Abschnitt im Leistenkanal — Pars inguinalis (Abb. 133);
4. den Beckenteil — Pars pelvina (Abb. 134);
5. die Ampulle — Ampulla (Abb. 138);
6. den Ausspritzungsgang — Ductus ejaculatorius (Abb. 140).

Waldeyer (1899) gibt, dem Vorschlag von Sappay folgend, eine etwas andere Einteilung, er bezeichnet nämlich die Pars libera als Pars funicularis. Dies kann verwirrend wirken, da der Samenstrang ja bis zum inneren Leistenring zieht, also selbst noch den Leistenkanal durchsetzt; die Pars inguinalis gehört also noch zur Pars funicularis. Die Pars pelvina teilt Waldeyer ein in eine Portio parietalis und Portio vesicalis, diese ist gleichbedeutend mit der Ampulle. Nach dem Verhalten des Epithels können wir die äußeren Teile des Samenleiters vom Nebenhodenteil bis zum Beckenteil gemeinsam besprechen und der Ampulle sowie dem Ausspritzungsgang gegenüberstellen. Dieses soll auch im folgenden geschehen.

Der Samenleiter ist die unmittelbare Fortsetzung des Nebenhodenganges, die Grenze zwischen beiden liegt im Nebenhodenschwanz; sie ist nicht scharf, die verschiedenen Abschnitte des Urnierenganges gehen ohne deutliche Grenzen ineinander über. Gewöhnlich bezeichnet man den Gang erst dann als Samenleiter, wenn er annähernd gerade verläuft. Er besteht aus der Schleimhaut mit ihrer Eigenhaut, der Muskelschicht und einer bindegewebigen Hülle, eine Submucosa[1] ist nicht vorhanden.

2. Die äußeren Abschnitte.

Im Nebenhodenteil ist der Samenleiter auf dem Querschnitt meistens oval, d. h. er ist in der Richtung gegen den Nebenhoden zu abgeplattet; er hat eine Dicke von 2—2,5 mm. Die äußere Faserhaut besteht aus lockerem Bindegewebe, das zahlreiche Gefäße und Nerven enthält und bei den gewöhnlichen

[1] Dem allgemeinen Brauche folgend, spreche ich nur dann von einer Submucosa, wenn diese deutlich von der Eigenhaut (Tunica propria) der Schleimhaut abgesetzt ist. Wie zum Beispiel im Darm durch die Muscularis mucosae. Fehlt eine solche Begrenzung, so sind wir nicht berechtigt, von einer Submucosa zu sprechen.

Färbungen ohne deutliche Grenze in das Bindegewebe übergeht, welches sich dem Nebenhoden anlagert. In ihm finden sich auch Fettzellen, in der vom Nebenhoden abgewendeten Seite in größerer Zahl als zwischen Samenstrang und Nebenhoden selbst. Die Faserhaut enthält sehr zahlreiche elastische Fasern, zwischen ihnen zahlreiche Fibrocyten. Die Muskelhaut ist nichts anderes als die Fortsetzung der Muskellage des Nebenhodenganges; während sie aber bei diesem nur aus ringförmig angeordneten Zellen, die kaum 60—80 μ lang sind,

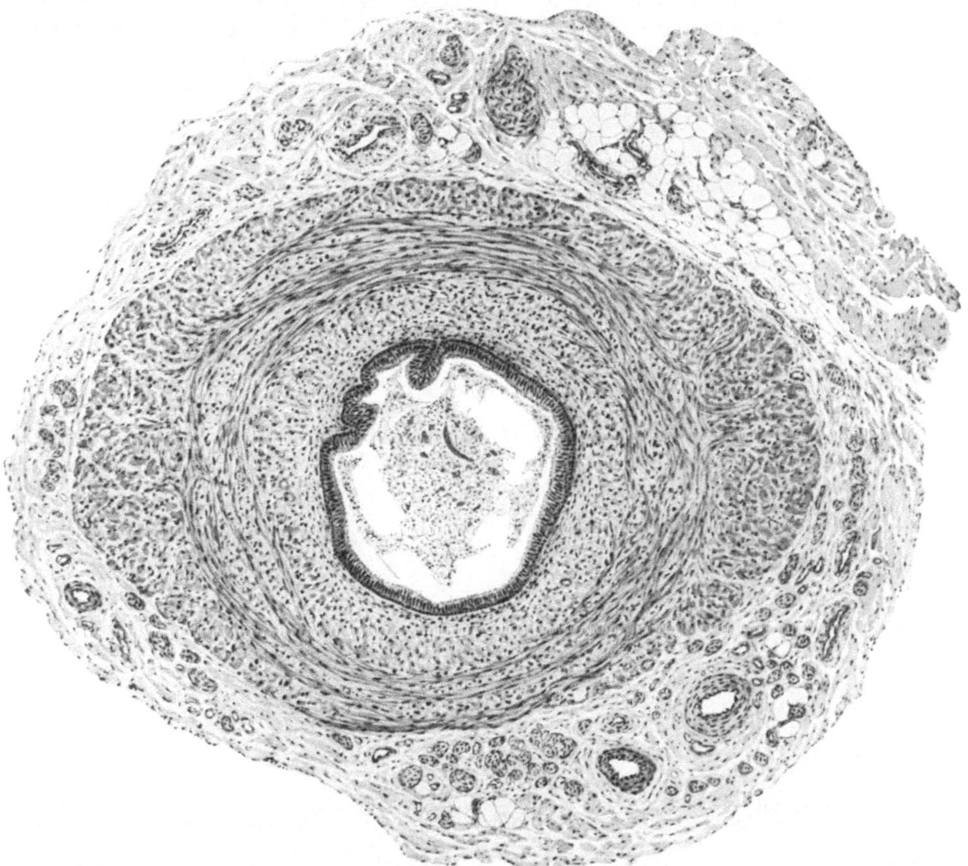

Abb. 130. Querschnitt durch den Nebenhodenteil des Samenleiters eines 21jährigens Mannes. Fixiert in Sublimat-Formalin-Eisessig, Methylbenzoat-Celloidin-Paraffin, 7 μ, Hämatoxylin-HEIDENHAIN-Eosin; Vergrößerung 40fach.

besteht, bildet sie in den Anfangsteilen des Samenleiters drei deutlich gegeneinander abgegrenzte Lagen, die in ihren ersten Anfängen allerdings schon in den Endabschnitten des Nebenhodenganges zu erkennen sind. In der äußersten Lage ziehen die Muskelfasern in der Längsrichtung (Abb. 130), in der mittleren Schicht sind sie kreisförmig und schräg angeordnet, diese Lage ist also die eigentliche Fortsetzung der Muskulatur des Nebenhodenganges, in der inneren Schicht verlaufen die Fasern in der Längsrichtung. Diese Anordnung behält die Muskulatur bis zum Beckenteil bei, die einzelnen Lagen sind aber niemals so scharf gegeneinander abgesetzt, wie z. B. in der Muskelwand des Darmes. Wir sehen vielmehr überall, wie die Faserzüge der mittleren Schicht in diejenigen der äußeren und inneren Lage übergehen und dabei ihre Verlaufsrichtung ändern. Auch in der mittleren Schicht selbst findet man immer einzelne Bündel, die in der Längsrichtung des Ganges verlaufen. Die Kerne der Muskelzellen sind 12—15 μ lang, walzenförmig und zeigen den gewöhnlichen Bau, den wir auch sonst in der glatten Muskulatur finden. Wie überall im Körper bilden auch hier die Cytoplasmaleiber, welche die einzelnen Kerne umgeben, eine einzige große zusammenhängende Masse, einen Zellverband, der aus langen Fasern, den Muskelzellen, besteht. Diese sind groß, walzenförmig, im Bereiche des Abschnittes, in dem der Kern liegt, spindelförmig verdickt, an den Stellen zwischen zwei Kernen aber sehr dünn; hier reißen sie beim Zerzupfen gewöhnlich ein. Die einzelnen zu einem Kern gehörigen Bezirke sind in der Muskellage

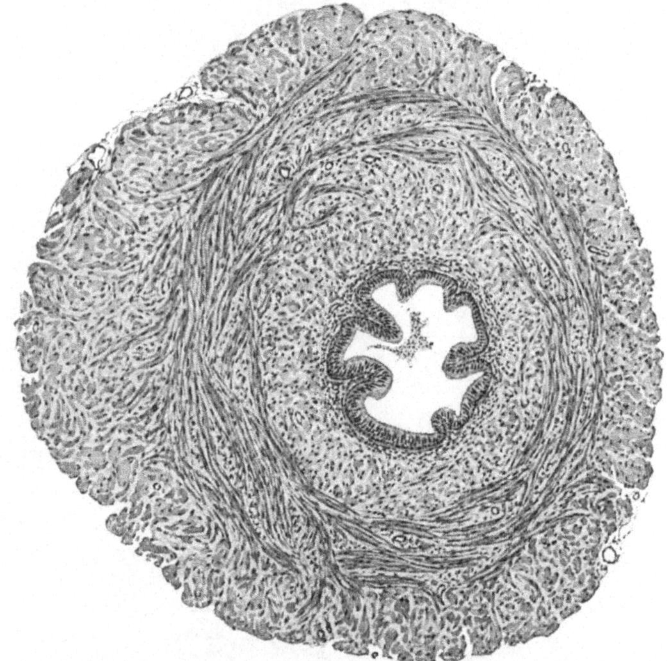

Abb. 131. Querschnitt durch den freien Abschnitt des Samenstrangteiles des nämlichen Samenleiters wie in Abb. 130. Fixierung usw. wie dort; Vergrößerung 40fach.

des Samenleiters besonders groß, wie schon KOELLIKER in seiner ersten Arbeit (1849) zeigen konnte. Besonders in der äußeren und inneren Schicht findet man Muskelzellen, die 200—300 μ lang und in den unmittelbar den Kern umgebenden Abschnitten teilweise 5—6 μ dick sind. Zwischen den Muskelfasern findet man nur sehr wenig Bindegewebe. Seine Fasern zeigen zum größten Teil, wenn nicht ausschließlich, das für elastische Fasern bezeichnende Verhalten. Sie bilden ein ganz feines Netz, das die einzelnen Muskelfasern und -züge umspinnt, nur wenige Haargefäße und ganz vereinzelte kleine Arterien und Venen enthält. Im Nebenhodenteil ist die Muskellage 500—800 μ dick, der ganze Samenleiter hat einen Durchmesser von 2—3 mm. Das besondere Verhalten der Muskulatur und des Bindegewebes, das im ganzen Verlauf des Samenleiters zu beobachten ist, dürfte auch der Grund dafür sein, daß sich der Samenstrang beim Lebenden und an der Leiche fast knorpelhart anfühlt. Je nachdem, ob die Muskulatur stärker oder schwächer zusammengezogen ist, zeigt der Hohlraum des Kanals verschiedenes Verhalten. Niemals habe ich gefunden, daß er nur spaltförmig ist, so daß die einzelnen Schleimhautfalten sich berühren. Im Nebenhodenteil erscheint der Hohlraum meist weit, er hält 500—800 μ im Durchmesser; die bekleidende Schleimhaut zeigt einzelne Falten, die mehr oder weniger weit vorspringen. Ich werde auf sie gleich noch zurückkommen.

Im Bereiche des freien Abschnittes des Samenstrangteiles zeigt die Muskellage (Abb. 131) im großen und ganzen das nämliche Verhalten wie im Nebenhodenteil, doch ist der Querschnitt des Samenstranges jetzt eigentlich immer kreisrund, der Hohlraum weit enger und zeigt eine große Zahl von vorspringenden Schleimhautfalten. Auf Längsschnitten und besonders auf Schnitten gleichsinnig zur Wand erkennt man, daß es sich nicht um Längsfalten handelt, sondern um ein Geflecht von Falten, die bald in der Längsrichtung, bald in der Querrichtung

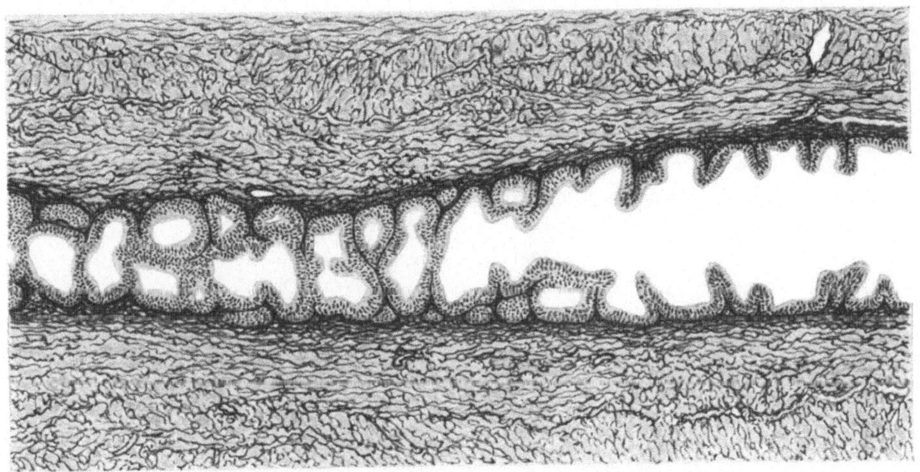

Abb. 132. Längsschnitt durch den freien Abschnitt des Samenstrangteiles des Samenleiters eines 21jährigen Mannes. Fixiert in FLEMMING, starkes Gemisch, Methylbenzoat-Celloidin-Paraffin, 5 μ, Molybdän-Hämatoxylin-HELD; Vergrößerung 40fach. Zeigt das Verhalten der Falten und die intraepithelialen Buchten.

verlaufen und zwischen sich tiefe Schleimhautbuchten frei lassen. Die einzelnen Schleimhautfalten sind etwa 100 μ dick und besitzen eine Grundlage aus Bindegewebe, die zur Eigenhaut der Schleimhaut gehört. Wenn die Muskulatur sehr stark zusammengezogen ist und der Gang nur wenig Flüssigkeit enthält, sind die Falten höher als dann, wenn der Gang prall gefüllt ist. Deutliche Längsfalten, wie sie in den Lehrbüchern meist geschildert werden, sind überhaupt nicht vorhanden. Ich habe sie nie beobachtet, auch nicht an kleinen ½—1 cm langen Stücken, die einzeln gleich nach dem Tode ausgeschnitten und in die Fixierungsflüssigkeit gelegt wurden. Dabei zieht sich die Muskulatur sehr stark zusammen. Wenn man beim Harnleiter in der gleichen Weise vorgeht, erkennt man stets, daß die Schleimhaut in Längsfalten gelagert ist, der Hohlraum ist dann enger, sternförmig; die einzelnen Schleimhautfalten berühren sich gegenseitig. Beim Samenleiter dagegen ist stets noch ein deutlicher Hohlraum vorhanden, was vielleicht auch damit zusammenhängt, daß seine Muskulatur bis zum Beckenabschnitt hauptsächlich in der Längsrichtung zieht (Abb. 132).

Im Leistenkanalabschnitt (Abb. 133) sind gewöhnlich weit weniger Schleimhautfalten zu erkennen, im Beginn des Beckenteils findet man oft lange Stücke, wo nur noch kleine Schleimhautwülste angedeutet sind. Doch schon 3—4 cm vom inneren Leistenring an treten wieder größere Schleimhautfalten auf, die teils kurze Strecken in der Längsrichtung, teils auch in der Querrichtung ziehen und dann höher und höher werden und schließlich unmittelbar in das Faltennetz im Innern der Ampulle übergehen.

Der Beckenabschnitt ist vor allem (Abb. 134) durch die starke Entwicklung der Muskulatur gekennzeichnet, sie kommt schon dadurch sinnfällig zum Ausdruck, daß der ganze Gang jetzt $2\frac{1}{2}$—$3\frac{1}{2}$ mm dick ist. Die Verdickung ist in der Hauptsache dadurch bedingt, daß die Ringschicht, also die mittlere Lage, sehr erheblich an Dicke zunimmt, ihre Faserzüge ziehen bald aber nicht mehr rein zirkulär, sondern schräg, sie verflechten sich untereinander und dringen in die innere und äußere Längslage ein; diese erscheinen deshalb lange nicht mehr so einheitlich wie früher. Auch die Schleimhaut verändert ihr Verhalten,

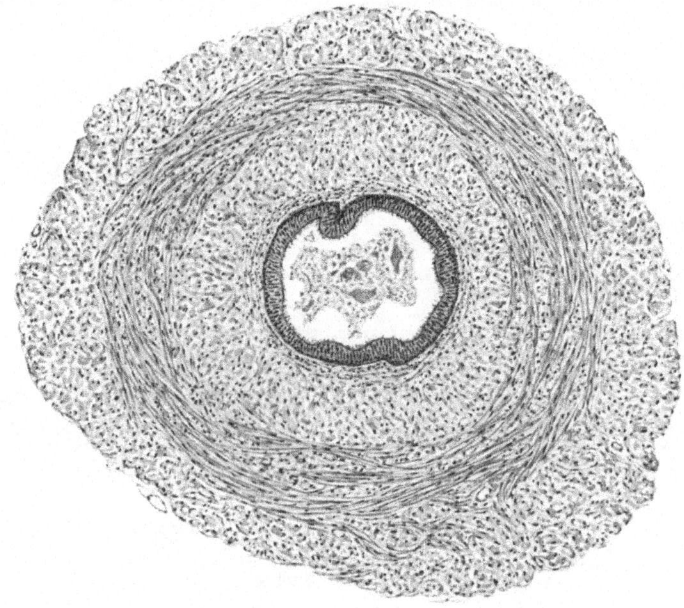

Abb .133. Querschnitt durch den Leistenkanal-Abschnitt des nämlichen Samenleiters wie in Abb. 130. Fixierung usw. wie dort; Vergrößerung 40fach.

ihre Falten werden immer höher, die Grübchen zwischen ihnen immer tiefer, schon jetzt bilden sie zum Teil einzelne Schläuche, die in die Eigenhaut, ja sogar in die Muskellage reichen. Die Falten ziehen nach wie vor in der Längs- und Querrichtung und bilden gewissermaßen ein Gitterwerk, das sich über die Schleimhaut erhebt.

Das Epithel des Samenleiters ist durch eine deutliche Fußhaut abgesetzt, auf sie folgt eine dünne Eigenhaut, die insofern ganz besonderes Verhalten zeigt, als sie ausschließlich oder fast ausschließlich von orceinophilen, demnach elastischen Fasern gebildet wird (Abb. 135). Diese umgeben das ganze Epithelrohr mit einem feinen gleichmäßigen Geflecht, dessen einzelne Fasern ungemein zart und dünn sind. Die Fasern bilden auch die bindegewebige Grundlage der Schleimhautfalten; in ihnen finden sich aber auch immer einzelne Fasern, welche sich chemisch anders verhalten, leimgebend sind. Nach außen zu geht das Netzgeflecht der Eigenhaut unmittelbar über in das ebenso feine Geflecht, welches die einzelnen Muskelfasern umspinnt. Dieses seinerseits setzt sich unmittelbar fort in das Fasernetz, welches die äußerste Hülle des Samenstranges bildet und auch hauptsächlich aus elastischen Fasern besteht. Zwischen den Fasern der Eigenhaut finden sich zahlreiche Fibrocyten, deren Kerne gleichgerichtet zur Oberfläche abgeplattet sind, sie sind 8—9 μ lang und kaum 1 μ dick. Auch zwischen den Muskelfasern findet man ganz vereinzelte solcher Fibrocyten.

Die Deckschicht (Abb. 136, 137) selbst ist ein zweireihiges Zylinderepithel, das im großen und ganzen den nämlichen Bau zeigt wie im Nebenhodengang, nur sind die Zellen, die es zusammensetzen, kleiner. Die Basalzellen sind kegel- oder zapfenförmig, sie sitzen der Fußhaut mit breiter Basis auf und haben etwa

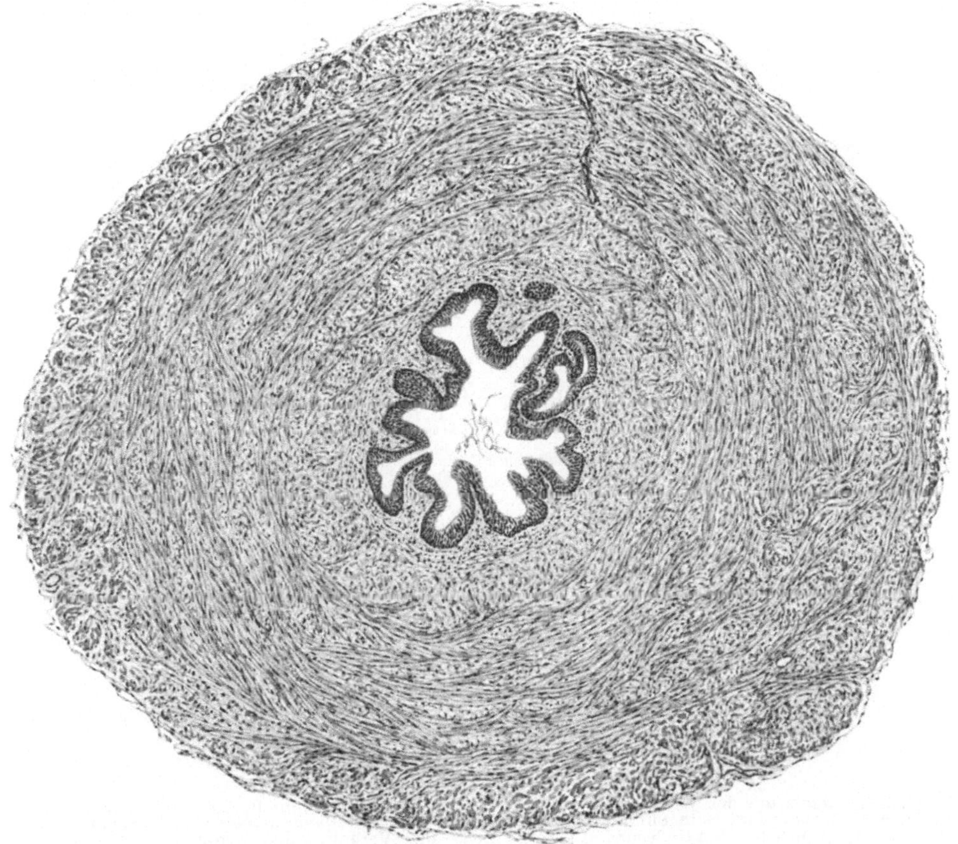

Abb. 134. Querschnitt durch den Beckenteil des nämlichen Samenleiters wie in Abb. 130. Fixierung usw. wie dort; Vergrößerung 40fach.

10 μ im Durchmesser. Ihre Kerne sind kugelig, 7—8 μ groß, sie zeigen ein feines Häutchen und zartes Gerüst, dem das Chromatin in Form gröberer Brocken angelagert ist. Der Cytoplasmaleib erscheint oft, aber keineswegs immer, hell, feinschaumig. Er enthält manchmal Einlagerungen schleimiger Körnchen, osmierbare Körnchen habe ich nicht beobachten können.

Die Zylinderzellen sind 30—45 μ lang; wegen der großen Menge der Basalzellen meist nur durch ganz schmale Cytoplasmafortsätze mit der Fußhaut verbunden, zeigt ihr Leib in den größeren Abschnitten eine Dicke von 7—8 μ und darüber. Die Kerne sind plump walzenförmig und liegen in verschiedener Höhe, so daß die Deckschicht häufig mehrreihig erscheint. Sie sind 10—18 μ

lang und 5—6 μ breit; ihr Häutchen setzt sich sehr deutlich ab, das Gerüst ist fein, mit feinen Chromatinschollen besetzt. Außerdem enthalten die Kerne 1—3 kleine oxychromatische Nucleolen. In der gleichen Weise wie an den Zylinderzellen des Nebenhodens läßt sich auch im Samenleiterepithel am Cytoplasmaleib der Zellen ein Präparant und ein Sezernent unterscheiden. An der Grenze zwischen beiden befindet sich ein feines Grenzhäutchen und ein deutliches Verschlußleistennetz. Im Präparanten erscheinen die zwischen Kern und Fußhaut gelegenen Teile feinstens in der Längsrichtung der Zelle gestrichelt,

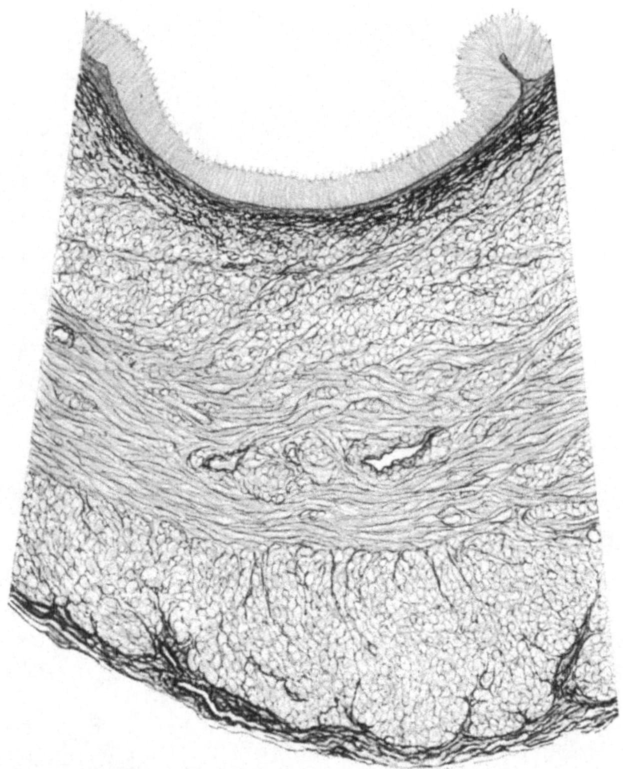

Abb. 135. Schnitt aus der Wand eines quer getroffenen Samenleiters im Bereiche der Pars libera: 21 jähriger Mann. Fixiert in Sublimat-Formalin-Eisessig, Methylbenzoat-Celloidin-Paraffin, 10 μ, Resorcin-Fuchsin; Vergrößerung 100fach. Zeigt das Verhalten der elastischen Fasern.

die inneren Abschnitte aber sind schaumig-wabig gebaut und enthalten allerfeinste Körnchen; Eisenhämatoxylin-Körnchen oder Schleimtropfen habe ich nie nachweisen können. Der Sezernent ist kürzer als im Nebenhodengang, meist nur 6—12 μ lang. An seiner Basis hat er die nämliche Breite wie der Präparant und läuft gewöhnlich in eine feine Spitze aus, so daß er im Innern auf dem Schnitt dreieckig erscheint. In seinem Innern sind feinste Längsfibrillen zu erkennen. Hie und da, aber nur sehr selten, findet man auch kolbenförmige Präparanten oder Zellen, an denen nur sehr kleine Schöpfe, dagegen große klare Sekrettropfen angelagert sind. Außerdem findet man manchmal auch hier die dritte Zellform, deren Cytoplasmaleib keine Zusammenhänge mit der Fußhaut mehr zeigt, sondern kegelförmig ist. Die Basis steht gegen den Hohlraum zu und buchtet sich hier meist etwas vor, die Spitze richtet sich gegen die Fußhaut.

Der Cytoplasmaleib dieser Zellen fällt dadurch auf, daß er sehr hell ist; offenbar handelt es sich auch hier um Gebilde, die ausgestoßen werden. Daneben beobachtet man immer vereinzelte Histiocyten, welche die Schleimhaut durchwandern. Über die Form der Deckschicht des Samenleiters findet man im Schrifttum der früheren Zeit die verschiedensten Angaben. Sie wurden von STEINER (1892) zusammengestellt. Dieser selbst fand bei einem Mann „ein mehrschichtiges, aus 3—4 Lagen zusammengesetztes Pflasterepithel von eigentümlichem Charakter". Nähere Angaben darüber werden nicht gemacht, nur wird angegeben, daß der Samenleiter von einem Mann stammt, dessen Nebenhoden wegen Tuberkulose entfernt wurde. Wahrscheinlich war der Samenleiter mit erkrankt und so ist das ungewöhnliche Verhalten des Epithels zu erklären.

Im Bereiche des Leistenkanalabschnittes, bei manchen Männern auch in anderen Teilen des Samenleiters, besitzen die Epithelien oft keinen Sezernenten, sie zeigen überhaupt, ebenso wie im Nebenhodengang, ganz verschiedenes Verhalten,

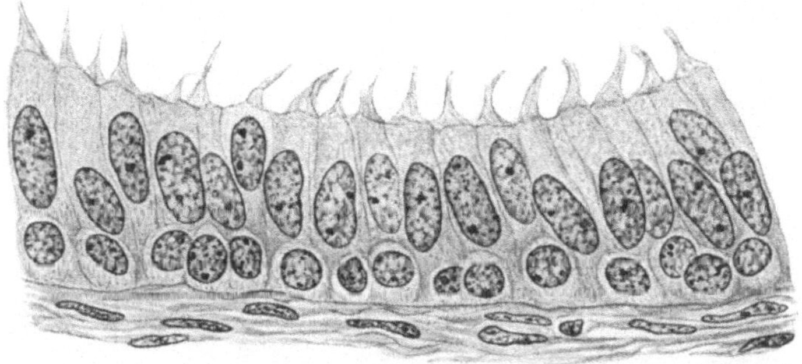

Abb. 136. Epithel aus dem freien Teil des Samenleiters eines 34jährigen Mannes. Fixiert in Sublimat-Formalin-Eisessig, Methylbenzoat-Celloidin-Paraffin, 5 μ, Hämatoxylin-HEIDENHAIN-Chromotrop 2 R; Vergrößerung 800fach.

je nach dem Absonderungszustande, in dem sie sich befinden. Das Grenzhäutchen ist dann besonders deutlich zu erkennen und bildet einen Cuticularsaum. Gewöhnlich wölbt sich dann jede einzelne Zelle kuppelförmig in den Hohlraum zu vor, das ganze Epithel wird niedriger und zeigt weniger Basalzellen.

Im Beckenteil, schon wenige Zentimeter vom inneren Leistenring entfernt, wird die Muskellage rasch dicker, 1000—1200 μ stark; der Durchmesser des ganzen Samenleiters beträgt jetzt bis zu 4 mm, die Verdickung ist hauptsächlich durch das Verhalten der mittleren Muskellage bedingt (Abb. 134). Die innerste Schicht ist zunächst noch als deutliche Längslage in unveränderter Stärke erhalten, wird allerdings von sehr zahlreichen ringförmig und schräg verlaufenden Bündeln durchsetzt, die äußere Längsschicht ist vollkommen durchwoben mit Zügen, die schräg und ringförmig verlaufen. Sie setzt sich lange nicht mehr so deutlich ab wie früher; mächtig verdickt ist, wie schon erwähnt, die mittlere Lage, in der sich die Fasern nach allen Richtungen hin, hauptsächlich zirkulär um den Kanal, verflechten. Die Epithelauskleidung zeigt aber im Beckenteil immer noch das nämliche Verhalten wie in den anderen Abschnitten; erst in der Ampulle verändert sie ihr Verhalten, die verschiedenen Zustände gehen ohne scharfe Grenze allmählich ineinander über.

Diese eben geschilderten Unterschiede im Bau der Muskulatur in den einzelnen Abschnitten des Samenleiters lassen sich auch an seinem Verhalten erkennen. Während der geschlechtlichen Erregung verkürzt sich der Samenstrang sehr stark. In seinem Bereich verkürzt sich gleichzeitig die Pars libera des Samenleiters, vielleicht auch noch der Leistenabschnitt. Im Beckenteil kann sich der Samenstrang nicht verkürzen, da er sich sonst zu stark gegen die Wand verschieben würde. Dementsprechend sind die Längsfasern der Muskulatur mit ihren ganz großen Zellen am deutlichsten innerhalb des Samenstranges ausgebildet, also in den Abschnitten, die sich am stärksten verkürzen können.

Auch die Schleimhaut verändert im Beckenabschnitt ihr Verhalten. Es treten wieder Falten auf, die rasch höher werden und an Zahl zunehmen, zum Teil finden sich einzelne tiefe Gruben, die bis in die innere Muskellage reichen. Das Epithel ist zweireihig, etwa 25—50 μ hoch und zeigt im Anfangsteil des

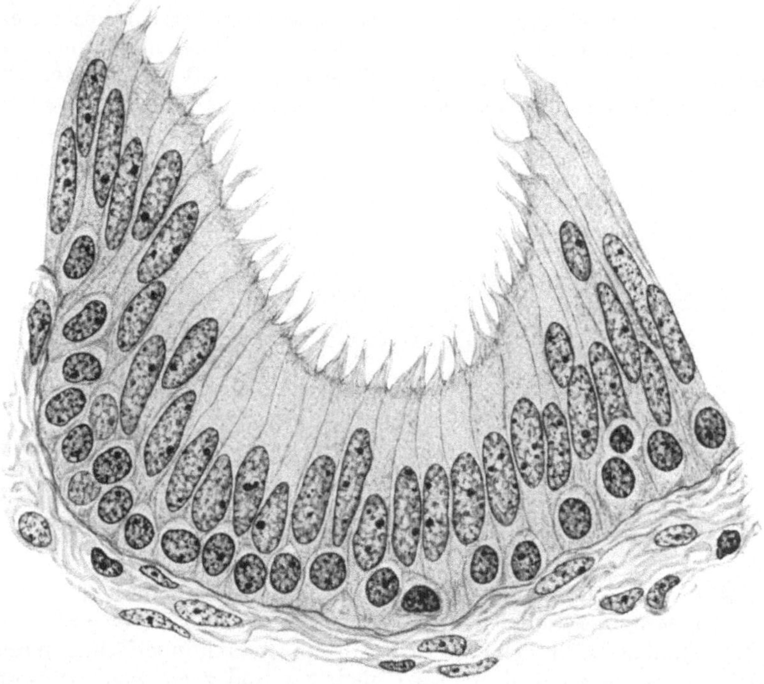

Abb. 137. Epithel aus dem Beckenabschnitt des Samenleiters eines 21jährigen Mannes. Fixiert in Sublimat-Formalin-Eisessig, Methylbenzoat-Celloidin-Paraffin, 5 μ, Hämatoxylin-HEIDENHAIN-Lichtgrün; Vergrößerung 800fach.

Beckenabschnitts noch das Verhalten wie im Leistenteil (Abb. 137). Es ist ein einschichtiges Zylinderepithel mit vielen Basalzellen. In Schnitten senkrecht zur Oberfläche trifft auf 1—2 Zylinderzellen etwa eine Basalzelle. Sie sind kegelförmig oder auch pyramidenförmig unmittelbar der Basalhaut angelagert, halten sie etwa 8—10 μ im Durchmesser. Der Kern ist annähernd kugelrund, nur 5—6 μ groß und zeigt den nämlichen Bau wie in den anderen Teilen, ebenso der Cytoplasmaleib. Die Zylinderzellen sind 25—50 μ lang und 8—10 μ breit, durchsetzen die ganze Dicke der Deckschicht. Sie sitzen der Fußhaut mit schmaler Basis auf, die Kerne liegen in gleicher Höhe, ungefähr in der Mitte des Zelleibs oder etwas näher an der Fußhaut, sie sind walzen- bis eiförmig, 10—17 μ lang und 5—7 μ dick; ihr Bau ist der nämliche wie in den distalen Abschnitten des Ganges. Der Cytoplasmaleib erscheint feinschaumig gebaut, läßt einzelne kleine Vakuolen und besonders bei älteren Männern, auch Pigmenteinlagerungen erkennen. Ein Sezernent ist oft gut ausgebildet, er verhält sich ebenso wie in den anderen Teilen. Das Verschlußleistennetz ist gut zu erkennen; bei entsprechender Färbung sieht man, daß die beiden punktförmigen Centriolen ganz nahe an der Oberfläche liegen.

3. Die Ampulle.
(Ampulla ductus deferentis.)

Im Bereiche der Ampulle lassen sich kaum mehr einzelne Muskelschichten erkennen, wie auch FELIX (1901) betont. Die innere Längsschicht ist ganz verschwunden, von der äußeren können noch einzelne Züge erhalten bleiben, die dann, ähnlich wie die Tänien des Dickdarmes, in der Längsrichtung ziehen. Die Muskellage ist jetzt 1200—1400 μ dick und wird von einem gleichmäßigen

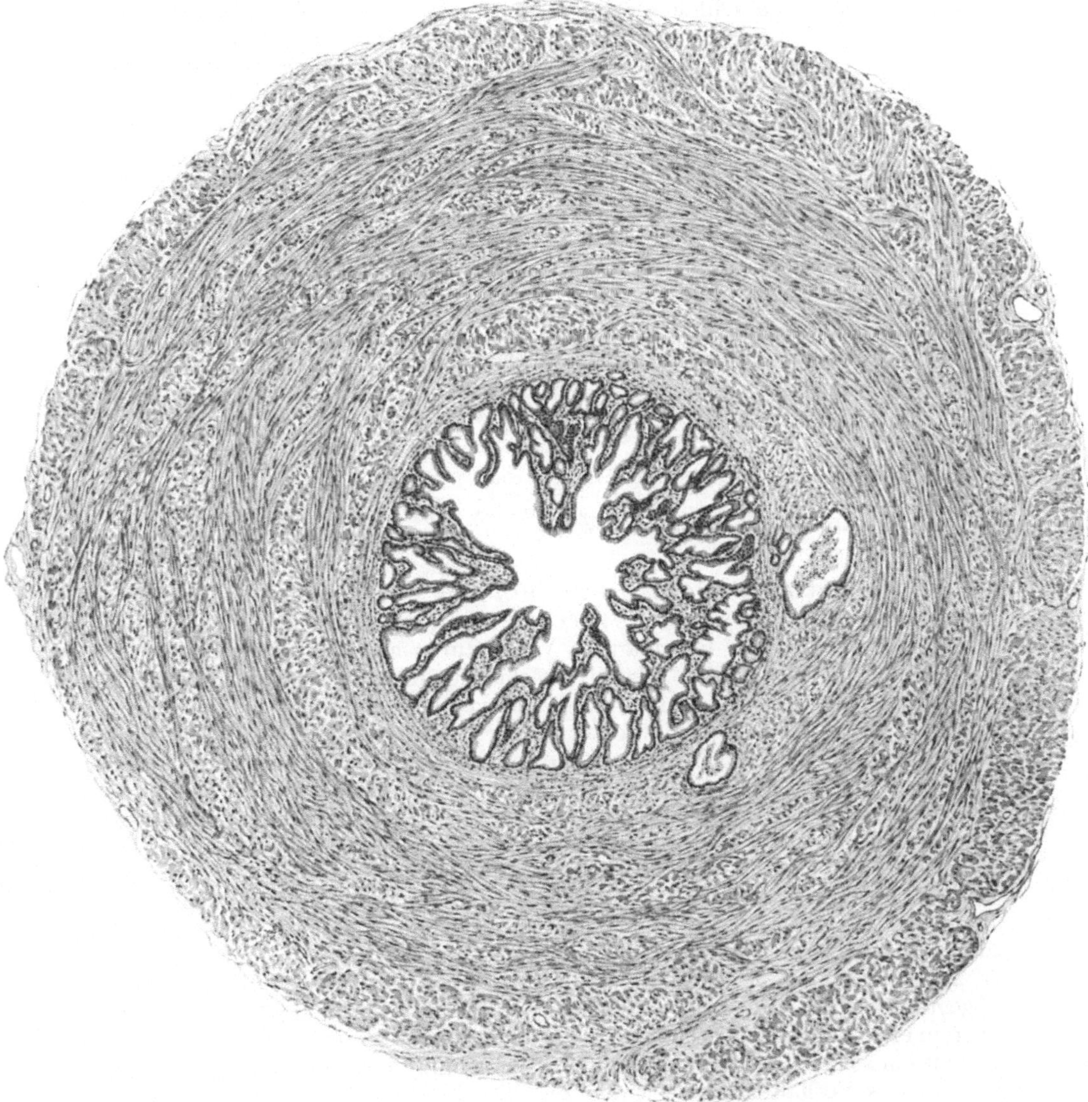

Abb. 138. Querschnitt durch die Ampulle des Samenleiters vom nämlichen Mann wie in Abb. 130. Fixierung usw. wie dort; Vergrößerung 40fach.

Geflecht gebildet, dessen Faserzüge sich nach allen Richtungen hin durchflechten, allerdings verlaufen die meisten der Züge schräg oder kreisförmig, nur ganz wenige in der Längsrichtung (Abb. 138). Hinsichtlich der Kerne zeigen die Muskelzellen noch das nämliche Verhalten wie in den äußeren Abschnitten. Sie sind jetzt aber nur noch 150—200 μ lang, die ganz großen Gebilde der Längsschicht fehlen jetzt. Zwischen den Muskelfasern findet sich noch immer ein feines Netz elastischer Fasern, einzelne Capillaren und ganz vereinzelte kleine Arterien und Venen. Das Fasernetz geht unmittelbar in die äußere Hülle und die Eigenhaut über, die auch vollkommen von feinsten elastischen Fasern gebildet wird. Die Schleimhaut zeigt viele tiefe Gruben, die sich verästeln und manchmal durch die ganze Dicke der Schleimhaut durchgehen, ja sogar wie schlauchförmige Drüsen bis in die Muskelschicht hinein reichen. Sie sind nur durch dünne Scheidewände getrennt. Nach innen zu teilen sich diese Scheidewände, so daß man Falten erster, zweiter und auch dritter Ordnung unterscheiden kann.

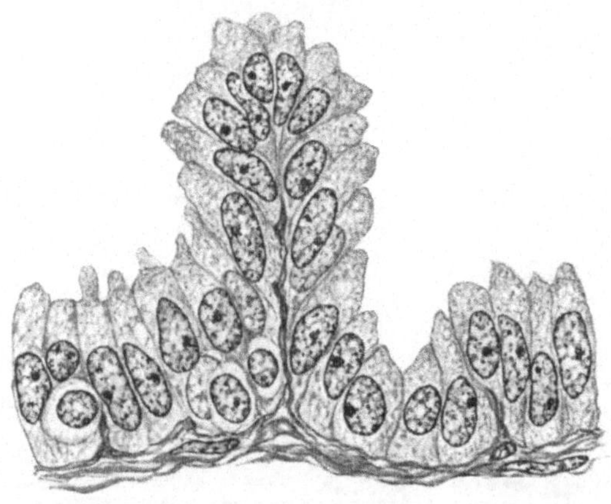

Abb. 139. Epithel aus der Ampulle des Samenleiters eines 23jährigen Mannes. Fixiert in Sublimat-Formalin-Eisessig, Methylbenzoat-Celloidin-Paraffin, 5 μ, Hämatoxylin-HEIDENHAIN-Eosin; Vergrößerung 800fach.

Die Eigenhaut besteht, wie schon erwähnt, aus einem feinsten Filz elastischer Fasern, zwischen denen einzelne Fibrocyten und Histiocyten liegen. Sie bildet auch mit breiteren und feineren Zügen die Grundlage der Scheidewände zwischen den einzelnen Gruben und Buchten. Das Epithel ist jetzt ein einschichtiges Zylinderepithel (Abb. 139). Die einzelnen Zellen zeigen recht verschiedene Form und Größe, sie sind 20—40 μ lang, 5—12 μ breit, einige erscheinen besonders lang und dünn, andere kurz, auf dem Schnitt fast kubisch. Sie stehen aber durchweg mit der Basalhaut in Verbindung, nur hier und da findet man auch einzelne kleine runde Gebilde, welche die Oberfläche nicht erreichen, also Basalzellen sind. Die Eigenhaut bildet dickere Scheidewände erster Ordnung und ganz feine kurze Scheidewände zweiter Ordnung, die oft nur 1—2 μ dick sind. Vielfach zieht auch nur ein ganz schmaler Streifen elastischer Fasern einige μ weit zwischen die Epithelzellen hinein und stellt so die Verbindung mit etwas weiter gegen den Hohlraum zu vorgedrängten Zellen her. Die Kerne der Epithelzellen sind teils walzenförmig, teils mehr zapfen- oder eiförmig; sie zeigen den gleichen Bau wie im Beckenabschnitt des Samenleiters. Den Falten zweiter Ordnung liegen die Zellen vielfach so an, wie die einzelnen Zweige einer Rispe am Hauptstamm; manchmal liegen die Kerne in der Mitte der Zelle, manchmal aber ganz nahe der Fußhaut. Der Cytoplasmaleib erscheint durchweg schaumig-wabig und ist gegen den Hohlraum durch ein feines Verschlußhäutchen abgegrenzt. Zum Teil wölbt er sich kuppelförmig vor, zum Teil verläuft er auch in einen längeren dreieckigen oder kolbenförmigen Fortsatz aus. Manchmal scheint ein solcher Fortsatz außerhalb der Verschlußmembran zu liegen, erinnert also an das Verhalten des Sezernenten. Die Zellen enthalten fast immer, bei älteren Leuten mehr, bei jüngeren weniger, Pigmentkörner, osmierbare Körnchen habe ich nicht nachweisen können.

4. Der Ausspritzungsgang.
(Ductus ejaculatorius.)

Das Verhalten des Ausspritzungsganges hat FELIX (1901) ausführlich geschildert. Er hat das Verhalten des Ganges bei einem Mann genau durch Rekonstruktion festgestellt. Ich kann seine Angaben im großen und ganzen bestätigen, doch muß ich betonen, daß ich bei den Fällen, die ich untersucht habe, was die Einzelheiten betrifft, zum Teil anderes Verhalten feststellen konnte als FELIX und vor allem auch feststellen mußte, daß der Ausspritzungsgang sehr große Unterschiede bei den einzelnen untersuchten Männern

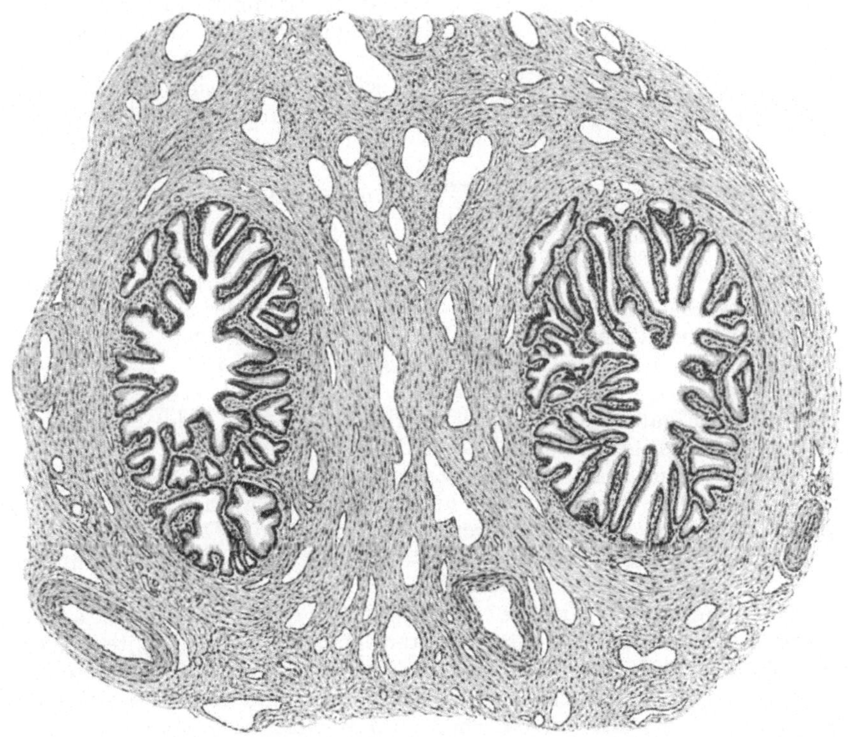

Abb. 140. Querschnitt durch die beiden Ausspritzungsgänge des nämlichen Mannes wie in Abb. 130. Fixierung usw. wie dort; Vergrößerung 40fach.

zeigt. Die Ampulle des Samenleiters verjüngt sich gegen die Vorsteherdrüse zu ganz allmählich, die Schleimhautfalten werden niedriger, die Muskulatur wird dünner und verschwindet schließlich in den ersten Abschnitten, die innerhalb der Drüse gelegen sind, vollkommen. Auch die Weite des Hohlraumes nimmt mehr und mehr ab; auf Querschnitten erscheint der Gang stets oval. An der Stelle, an der der Ausführungsgang der Bläschendrüse in ihn einmündet, die beiden Gänge verlaufen kurze Zeit gleichsinnig zueinander, biegt der Ausspritzungsgang stumpfwinklig gegen den Samenleiter um, er erscheint also eigentlich mehr als die unmittelbare Fortsetzung der Bläschendrüse. In seinem Anfangsteil besitzt er, wie schon erwähnt, eine geschlossene Ringmuskellage, die sich bald verliert; die innerhalb der Prostata gelegenen Abschnitte entbehren der eigentlichen Muskulatur (Abb. 140), sie sind aber, wie schon HENLE (1873) gezeigt hat, von einem röhrenförmigen

Schwellkörper umgeben, der für den Verschluß des Ganges und seine Entleerung von großer Bedeutung ist. Kurz bevor sich der Gang in die Harnröhre eröffnet, ist er manchmal etwas erweitert. FELIX (1901) bezeichnet diese Erweiterung als „Sinus ejaculatorius". Sehr häufig ist dieser Sinus dadurch bedingt, daß bei der Herausnahme der Drüse das Blut aus dem, den Gang umgebenden Schwellkörper abfließt. In dem einen von FELIX untersuchten Fall waren fünf Anhänge vorhanden, blindsackförmige Ausstülpungen, die wohl nichts anderes sind als größere zusammengesetzte schlauchförmige Drüsen. Sie zeigen, soweit ich beurteilen kann, bei den einzelnen Männern verschiedenes Verhalten. Neben diesen größeren beobachtet man noch zahlreiche kleinere Ausbuchtungen, die manchmal auf lange Strecken hin gleichsinnig zum Gang selbst verlaufen. Auf Querschnitten sind sie oval oder rund, in ihren Hohlraum münden verzweigte schlauchförmige Drüsen ein. Der Gang selbst ist von Zylinderepithel ausgekleidet, das sehr verschiedenes Verhalten zeigt, aber in der Hauptsache einschichtig ist. Seine Höhe beträgt 20—30 μ. An einzelnen Stellen findet man noch das nämliche Verhalten wie im Bereiche der Ampulle (Abb. 141), das ich oben geschildert habe. Die Schleimhaut bildet auch im Ausspritzungsgang noch zahlreiche Gruben; die Scheidewände zwischen diesen haben eine Grundlage von elastischem Bindegewebe. Auch FELIX bestätigt, daß das Epithel ganz verschiedenes Verhalten zeige. Bald beobachtete er einfaches Zylinderepithel, bald mehrschichtiges Zylinderepithel, zwischen beiden fand er alle Übergänge. Das einfache Zylinderepithel kann 30—40 μ hoch sein. Die Kerne der Zellen sind rund und meist ganz nahe an der Fußhaut gelegen. Das geschichtete Epithel zeigt gegen die Lichtung des Ganges zu eine Lage niedriger Zylinderzellen mit langen walzenförmigen Kernen. Nach außen zu liegen 1—2 Schichten vieleckiger Zellen. Das hohe einfache Zylinderepithel findet sich hauptsächlich in den Buchten der einzelnen Falten, an denen FELIX primäre, sekundäre und tertiäre unterscheidet. Das geschichtete Zylinderepithel liegt auf der Kuppe zwischen zwei Buchten und reicht in die primären Buchten hinein. In den Zellen findet man zahlreiche Pigmentkörnchen, die hauptsächlich auf den Leisten zwischen zwei Buchten angesammelt sind. Die größeren Zellen enthalten mehr Pigment als die kleineren. Nach FELIX erscheinen die sekundären und tertiären Falten dunkler als die primären Falten. Er konnte nicht unterscheiden, ob die Zellarten Flimmerbesatz tragen, da sein Präparat dazu nicht gut genug erhalten war. Ich konnte feststellen, daß sich die Zellen stets mit glattem Rand gegen den Hohlraum zu absetzen, sie zeigen deutliches Verschlußleistennetz, aber niemals Flimmerbesatz. Die einzelnen Drüsen, die in den Gang einmünden, sind von einem regelmäßigen, einfachen Zylinderepithel ausgekleidet, das verschiedene Höhe zeigen kann. FELIX unterscheidet zwischen kleineren submukösen und größeren intramuskulären Ventrikeln. Die zuletzt erwähnten können ganz weit ab von dem zugehörigen Gang gefunden werden. Sie sind also unter Umständen sehr lang und zeigen ganz verwickelte Form. Hinsichtlich der Einzelheiten im Bau der Anhänge muß ich auf die Arbeit von FELIX (1900) selbst verweisen.

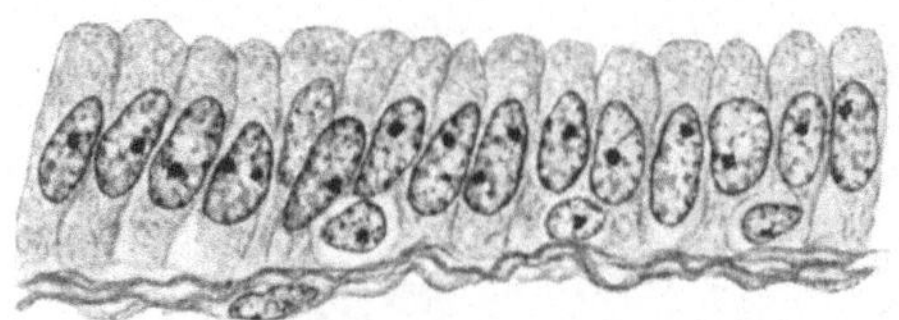

Abb. 141. Epithel aus dem Ductus ejaculatorius eines 23jährigen Mannes. Fixiert in Sublimat-Formalin-Eisessig, Methylbenzoat-Celloidin-Paraffin, 5 μ, Molybdän-Hämatoxylin-HELD; Vergrößerung 800fach.

In den letzten Teilen des Ausspritzungsganges findet man dann gewöhnlich, aber auch nicht immer, ein ganz gleichmäßiges einfaches Zylinderepithel, das durch die besondere Stellung der Kerne den Eindruck der Zweireihigkeit erweckt (Abb. 142). Es ist 20—30 μ hoch, in seinem Bereich fehlen die Basalzellen so gut wie ganz; die wenigen Gebilde, die diesen Namen noch verdienen, sind sehr klein und besitzen ganz hellen Cytoplasmaleib. Ihre Kerne sind klein, rund und färben sich dunkel. Die Zylinderzellen durchsetzen die ganze Dicke der Deckschicht, sie sind 6—7 μ breit und zeigen deutliches Verschlußleistennetz. Ihre Kerne zeigen verschiedene Lage, in der einen Hälfte der Zellen liegen sie nahe der Oberfläche, in der anderen Hälfte nahe der Fußhaut. Sie sind länglich walzenförmig mit abgestumpften Enden, 8—12 μ lang und 4—5 μ breit, mit der längeren Achse stets senkrecht zur Fußhaut gestellt. In ihrer Umgebung ist der Cytoplasmaleib etwas aufgetrieben. Da nun jeweils eine Zelle mit hochgelegenem Kern mit einer Zelle abwechselt, bei der der Kern tief sitzt, so erscheint das Epithel im ganzen nach der Lage der Kerne ungemein gleichmäßig zweireihig. Gegen die freie Oberfläche, also den Hohlraum des Ganges hin, sind die Zellen annähernd gleich breit und scharf begrenzt. Sie sind in bestimmten Bezirken gleich hoch, und gerade dadurch erscheint die Deckschicht so ungemein gleichmäßig.

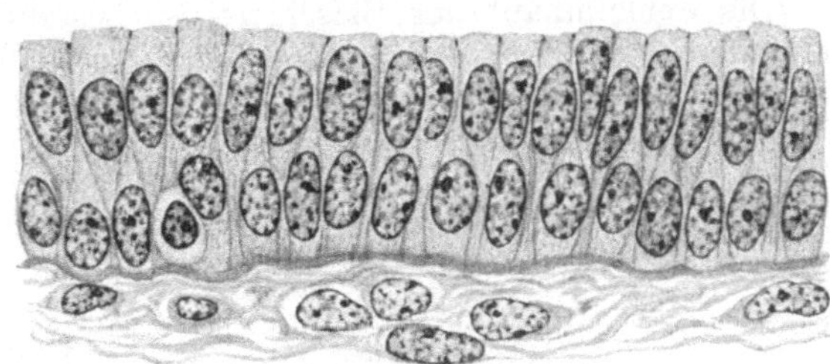

Abb. 142. Epithel aus dem Ductus ejaculatorius eines 34jährigen Mannes. Fixiert in Sublimat-Formalin-Eisessig, Methylbenzoat-Celloidin-Paraffin, 5 μ, Hämatoxylin-HEIDENHAIN-Chromotrop 2 R; Vergrößerung 800fach.

C. Die Bläschendrüse.
(Glandula vesiculosa.)

Jede der Bläschendrüsen (Glandulae vesiculosae)[1] wird von einem 12—20 cm langen Gang gebildet, der geschlängelt (nicht gewunden) zieht und in seiner Wandung, abgesehen von dem gleich noch zu beschreibenden Verhalten der Schleimhaut, zahlreiche große Ausstülpungen zeigt. Die Schlängelung ist beim geschlechtsreifen Mann so stark, daß auf einem Querschnitt der Hohlraum der Drüse eigentlich immer mehrmals getroffen ist (Abb. 143). Der ganze Gang ist von einer Lage glatter Muskelzellen überzogen, deren Fasern hauptsächlich ringförmig und schräg verlaufen, sie verflechten sich dabei nach allen Richtungen hin. Nach außen zu folgen dann einige breitere und schmalere Züge, die in der Längsrichtung der ganzen Drüse ziehen (nicht in der Längsrichtung des Ganges); sie gehen über die einzelnen Windungen des Hauptganges hinweg. Manchmal ist diese äußere Muskellage nur schwach und besteht nur aus einzelnen Zügen, manchmal ist sie stark und überzieht dann die ganze Drüse als gleichmäßige, zusammenhängende Lage. An manchen Drüsen ist sie kaum zu erkennen, wie überhaupt das Verhalten gerade der Muskellage große Unterschiede bei den einzelnen Männern zeigt. Von dieser äußeren Muskelschicht ziehen stets auch Züge zu der Muskellage der gegenüberliegenden Drüse, außerdem zur Blase, zur Prostata und zum Mastdarm. Die einzelnen Muskelzellen sind 150—200 μ lang und zeigen sonst kein besonderes Verhalten. Die ganze Drüse ist umgeben von einer dünnen bindegewebigen Hülle, die, ebenso wie die feinen

[1] Ich gebrauche hier stets den Ausdruck Bläschendrüse, da diese Bezeichnung durch den jetzt tagenden Namengebungsausschuß vorgeschlagen wird. Die Bezeichnung ist viel besser als der alte Name Samenblase (Vesicula seminalis), der sich auf die Vorstellung stützt, als handle es sich um einen Samenspeicher, dem Receptaculum seminis mancher Tiere vergleichbar. DISSELHORST (1904) wendet die Bezeichnung Glandula vesicularis an, d. h. bläschenförmige Drüse, noch besser ist Gl. vesiculosa, mit Bläschen besetzte Drüse.

Bindegewebszüge zwischen den Muskelzellen, fast ausschließlich aus elastischen Fasern besteht (Abb. 144) und nur in den äußersten Schichten einzelne leimgebende Fasern enthält, welche die Verbindung mit dem lockeren, von Fettzellen durchsetzten Gewebe herstellen, das die ganze Drüse umkleidet. Die Bindegewebsschicht enthält zahlreiche Gefäße und Nerven, auch einzelne Ganglien, in denen, wie die Untersuchungen von WATZKA (1928) erneut gezeigt haben, sehr häufig sympathische Ganglienzellen mit mehreren Kernen zu erkennen sind. In der Muskellage finden sich, ebenso wie in der Wand des Samenleiters, nur wenige Capillaren und ganz vereinzelte kleinere Arterien und Venen.

Die Schleimhaut der Bläschendrüse besteht aus der Deckschicht und der Eigenhaut, eine Submucosa fehlt auch hier. Die Eigenhaut wird von einem ganz dichten Filz elastischer Fasern (Abb. 144) gebildet, die als gröberes

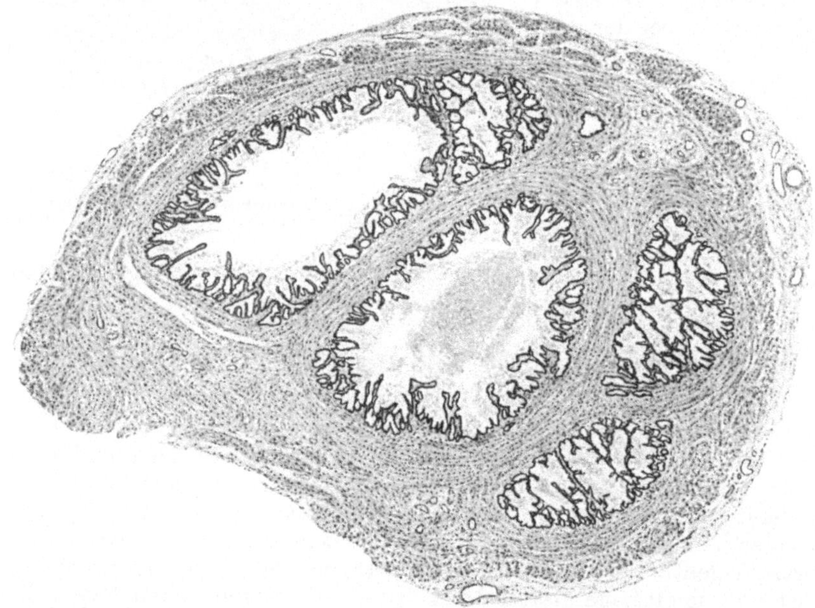

Abb. 143. Querschnitt durch die rechte Bläschendrüse eines 26jährigen Mannes. Fixiert in ZENKER, Methylbenzoat-Celloidin-Paraffin, 10 μ, Hämatoxylin-DELAFIELD-Eosin; Vergrößerung 13fach.

1—2 mm dickes und von derben Fasern gebildetes Geflecht den ganzen Gang umkleiden, während feine, aus äußerst zarten Fasern gebildete, flach ausgebreitete Züge die Grundlage der einzelnen Drüsenscheidewände bilden und leistenförmig nach innen zu vorspringen. Zwischen den Fasern finden sich zahlreiche Capillaren, vereinzelte Fibrocyten und auffallend viele Histiocyten. Die Schleimhaut ist eigentlich eine Ansammlung von sehr weiten, zusammengesetzten röhren- und bläschenförmigen Drüsen, die so nahe aneinander liegen, daß die sie trennenden Scheidewände nur äußerst dünn sind (Abb. 145). Sie zeigen bei den einzelnen Männern allerdings Unterschiede, die vielleicht auch mit dem Füllungszustande der Drüsen zusammenhängen. Manchmal halten sie nur 60—80 μ, manchmal 140—200 μ lichte Weite und darüber. Betrachtet man die aufgeschnittene Blase von innen her, so sieht man in die weiten Drüsenschläuche hinein, zwischen ihnen springen die Scheidewände als ganz schmale Leisten vor. Manche Forscher unterscheiden Leisten erster, zweiter und dritter Ordnung. Die Schleimhaut selbst fällt schon im frischen Zustande durch ihre bräunliche Färbung auf. Das Epithel zeigt wieder verschiedenes Verhalten. Es ist einschichtiges oder zweireihiges Zylinderepithel, sein Bau und seine Dicke wechselt aber sehr stark; er hängt offenbar ab von der Füllung der Drüse und vom Zustand der Absonderung. Das Epithel ist 10—25 μ dick, nach v. EBNER (1902) 5—20 μ, nach LANGERHANS (1874) 9—30 μ dick. Auch in den einzelnen Abschnitten der nämlichen Drüse, selbst in benachbarten Teilen, kann es ganz verschiedenes Aussehen zeigen. Die einzelnen Zellen setzen

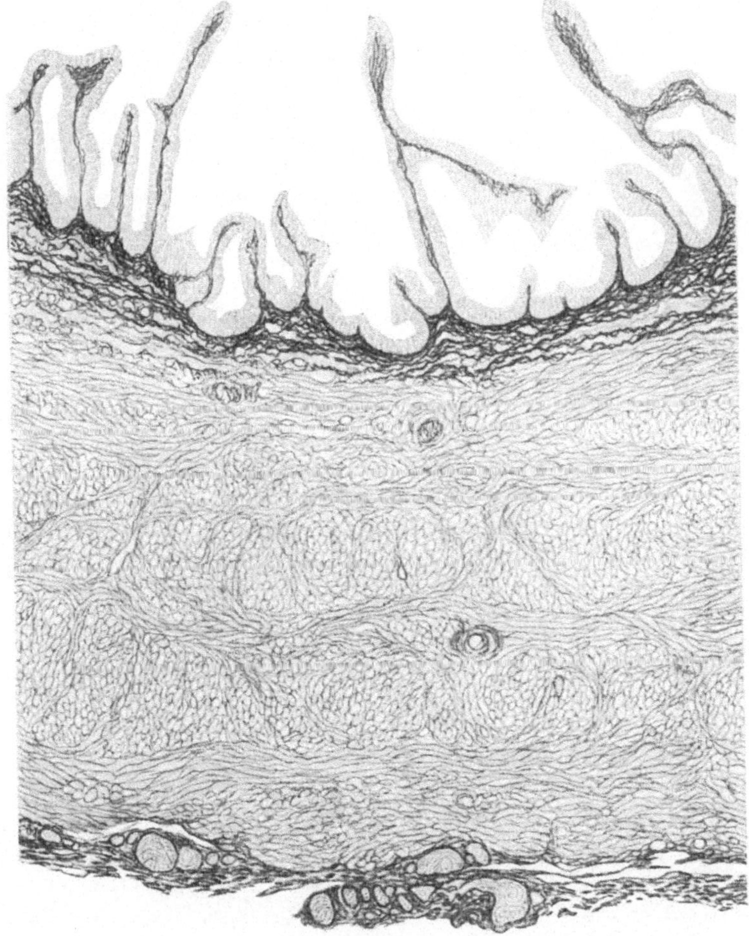

Abb. 144. Schnitt durch die Wand der Bläschendrüse eines 23jährigen Mannes. Fixiert in Sublimat-Formalin-Eisessig, Methylbenzoat-Celloidin-Paraffin, 7 μ, Resorcin-Fuchsin; Vergrößerung 100fach. Zeigt das Verhalten der elastischen Fasern.

sich sehr gut voneinander ab (Abb. 146), man kann an ihnen, ebenso wie im Samenleiter, zwei, vielleicht auch drei Formen unterscheiden, Basalzellen, Zylinderzellen und Zellen, die in keinem Zusammenhang mit der Fußhaut stehen und offenbar ausgestoßen werden. Die Basalzellen zeigen die verschiedenste Gestalt. In weiten Abschnitten fehlen sie bald vollkommen, bald sind sie zahlreich, bald nur in geringer Menge vorhanden, manchmal sind sie kegel- oder halbkugelförmig, halten dann 7—8 μ im Durchmesser und besitzen runde, 4—6 μ große Kerne. Sehr häufig sind sie aber ganz platt, nur 3—5 μ dicke Scheiben, die sich der Fußhaut breit anschmiegen; auch die Kerne sind dann platt, mit der Fläche gleichgerichtet zur Oberfläche der Schleimhaut und erscheinen auf Schnitten als liegende oder schräggestellte Stäbchen von 8—10 μ Länge und 2—3 μ Dicke. Die Zylinderzellen durchsetzen auch hier die ganze Dicke der Deckschicht; an Stellen, an denen sehr viele Fußzellen liegen, stehen sie mit der Basalhaut oft nur durch einen ganz schmalen Cytoplasmafortsatz in Verbindung. Ihre Höhe schwankt entsprechend der

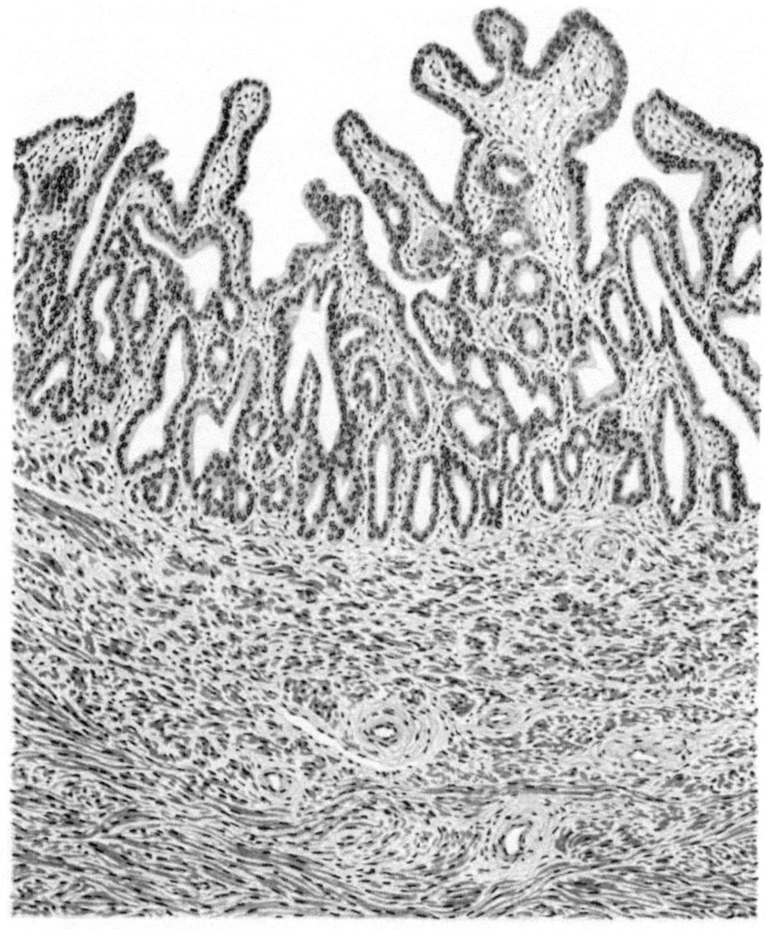

Abb. 145. Schnitt durch die Bläschendrüse eines 23jährigen Mannes. Fixiert in Sublimat-Formalin-Eisessig, Methylbenzoat-Celloidin-Paraffin, 8 μ, Hämatoxylin-HEIDENHAIN-Chromotrop 2 R; Vergrößerung 120fach. Die Muskellage ist nicht vollkommen mitgezeichnet.

Dicke der ganzen Deckschicht zwischen 10 und 25 μ, ihre Dicke beträgt 6 bis 10 μ, manchmal noch mehr, manchmal weniger. Die Kerne sind zum Teil kugelrund, zum Teil länglich eiförmig, mit der längeren Achse stets senkrecht zur Fußhaut gestellt und zeigen den gleichen Bau wie in den Fußzellen, feines Häutchen, feines Netzgerüst mit angelagerten Chromatinbrocken und gewöhnlich einem, seltener zwei oder drei oxychromatischen Kernkörperchen. Gegen die freie Oberfläche sind die Zellen scharf abgesetzt, das Verschlußleistennetz ist sehr zart und oft überhaupt nicht zu erkennen. Der Cytoplasmaleib ist schaumig-wabig, er enthält keine schleimigen Einschlüsse, aber regelmäßig mehr oder weniger, zum Teil recht große Pigmentkörner. Außerdem findet man auch noch größere kugelförmige oder kegelförmige Zellen, die nicht mit der Fußhaut in Verbindung stehen, leicht gewölbt oder sogar kegelförmig über die Oberfläche der Deckschicht vorstehen und oft 10 bis 12 μ breit sind; ihr Cytoplasmaleib ist hell, enthält aber auch Pigment, der Kern ist oft kugelförmig und sehr hell mit ganz zartem Gerüst.

ZIMMERMANN (1898) hat zeigen können, daß auch bei den Zellen der Bläschendrüsen die beiden Zentralkörper ganz nahe an der Innenseite der Zellen liegen, das mehr oberflächlich gelegene steht häufig in Verbindung mit einer ganz feinen Zentralgeißel, die 3—7 μ lang in den Hohlraum der Drüse ragt.

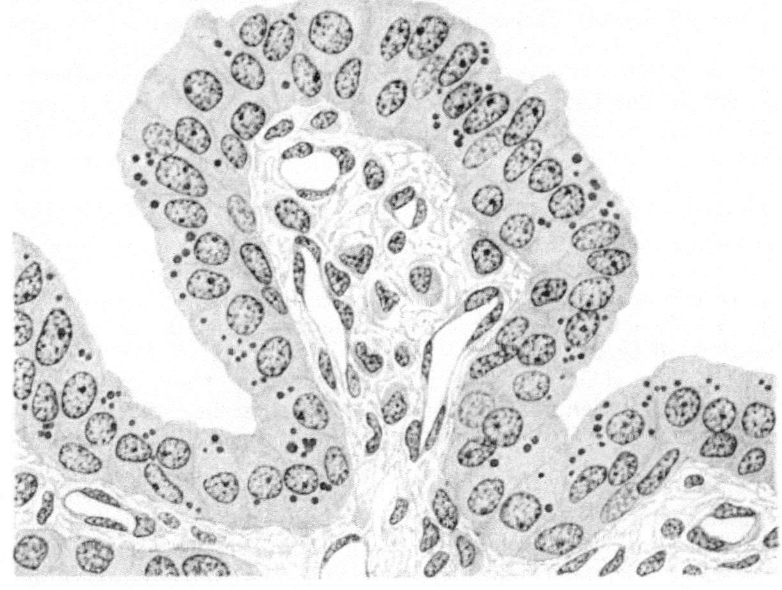

Abb. 146. Epithel aus der Bläschendrüse eines 34jährigen Mannes. Fixiert in Sublimat-Formalin-Eisessig, Methylbenzoat-Celloidin-Paraffin, 5 μ, Hämatoxylin-HEIDENHAIN-Eosin-Lichtgrün; Vergrößerung 800fach. Beim Druck sind die grün gefärbten Bindegewebsfasern grau wiedergegeben.

Die Bläschendrüsen sind regelmäßig mit Sekret gefüllt, das im frischen Zustande gelblich, zäh, fadenziehend ist. Es gerinnt rasch und färbt sich im Schnitt mit Protoplasmafarben; bei der Azanmethode erscheint es hellblau, es ist also als mucoid zu bezeichnen. Es enthält Pigmentkörner, regelmäßig auch abgestoßene Zellen, die größtenteils deutliche Zeichen der Rückbildung zeigen. In vielen Fällen beobachtet man auch Samenfäden, meist nur in geringer Zahl. Diese Tatsache hat zu der Annahme geführt, daß die Bläschendrüsen beim Menschen die Samenspeicher seien. Sie begründet auch die ältere Bezeichnung Samenblase, die im Gegensatz zu der bei Tieren angewendeten Bezeichnung Bläschendrüse steht. Über die Bedeutung der Drüsen wissen wir noch wenig. Bekannt ist nur, daß bei den Nagetieren das Sekret der Drüsen erst nach dem eigentlichen Samen ausgestoßen wird, und zwar in großer Menge. Es gerinnt dann in der Scheide des besprungenen Weibchens und bildet dort den sog. Vaginalpfropf, der die Scheide für kürzere oder längere Zeit verschließt und verhindert, daß der Samen abfließt. DISSELHORST (1904), der die akzessorischen Geschlechtsdrüsen sehr ausführlich und genau geschildert hat, weist, wie schon erwähnt, besonders darauf hin, daß die Bezeichnung Bläschendrüse oder Samenleiterdrüse die richtige sei. BROESIKE (1911) gibt an, daß auch beim Menschen die Absonderung der Bläschendrüsen ganz am Schluß der Ejaculation ausgestoßen werde und dazu diene, die letzten Reste des Samens aus der Harnröhre zu entfernen, also gewissermaßen die Harnröhre auszuwischen. Er glaubt, daß die Samenfäden, die in den Drüsen zu finden sind, erst nach dem Tode durch die Zusammenziehung der Samenleitermuskulatur in die Bläschendrüsen getrieben werden, was aber, wie auch ROMEIS (1926) betont, nicht sehr wahrscheinlich erscheint, außerdem durch die weiter unten noch zu erwähnenden Untersuchungen widerlegt wird. Andere Forscher, so vor allem EXNER (1904), nahmen an, daß der Samen in die Bläschendrüsen zurückströmt und vom Epithel resorbiert wird; die in den Zellen liegenden Pigmentkörner seien die letzten Reste der aufgenommenen Massen. Für diese Auffassung spricht die Beobachtung von BRACK (1921) und PRIESEL (1924), die bei Eunuchen oder bei Leuten, denen der Samenleiter angeborenerweise fehlt, kein Pigment in der Deckschicht der Bläschendrüsen auffinden konnten. Es muß noch hervorgehoben werden, daß die Bläschendrüsen bei vielen Arten fehlen. Beim Frosch sind die Gebilde, die so bezeichnet werden, nur ampullenförmige Erweiterungen des Harn-Samenleiters und können deshalb, wie auch DISSELHORST betont, den Bläschendrüsen des Menschen nicht gegenübergestellt werden, sondern eher der Ampulle des Ductus deferens. Bei Sauropsiden fehlen sie vollkommen, aber auch bei anderen Säugergruppen, so bei Monotremen, Beutlern, Insektenfressern und Fleischfressern sind sie nicht vorhanden. Am stärksten ausgebildet sind sie bei den Nagetieren, bei denen sie die schon geschilderte Bedeutung haben.

Beim Menschen geht ihre endgültige Entwicklung Hand in Hand mit der Entwicklung der Hoden während der Geschlechtsreife. Nach FÜRBRINGER (1895) enthalten sie bei 80% der Leichen Samenfäden, C. BUSCH (1896) fand sie nur bei 73% und EBERTH (1902) gibt an, sie seien in 89% der Fälle mit Samenfäden gefüllt, die übrigen fänden ihre Erklärung „in der nicht so selten vorkommenden Azoospermie". Daß der Samen erst nach dem Tode in die Bläschendrüsen einwandert, ist durch die Untersuchungen von REHFISCH (1896) widerlegt, denn er konnte bei lebenden, gesunden Männern im Alter von 20—40 Jahren das Sekret der Drüsen auspressen und fand unter 50 so behandelten Männern nur bei dreien, die aber an chronischer Gonorrhöe litten, also gar nicht gesund waren, keine Samenfäden. In den Lehrbüchern der Urologie und der Haut- und Geschlechtskrankheiten wird auch angegeben, man könne sich von der Anwesenheit der Samenfäden überzeugen dadurch, daß man die Bläschendrüsen auspresse und ihr Sekret untersuche.

Meines Erachtens liegen die Dinge folgendermaßen: Es kann keinem Zweifel unterliegen, daß beim Menschen, wie bei allen Säugetieren, der Nebenhoden als Samenspeicher dient. Die oben angeführten Untersuchungen, die durchweg sehr genau sind, haben dies deutlich bewiesen. Über das Verhalten der Bläschendrüsen gibt am besten der folgende Versuch Aufschluß. Hält man *Kaninchen*böcke fern von den Weibchen für sich allein, so findet man in ihren Bläschendrüsen gar keine oder nur sehr wenige Samenfäden; auch Böcke, die vorher oft zum Decken verwendet wurden, liefern den nämlichen Befund. Hält man aber einen *Kaninchen*bock mehrere Stunden lang in einem Käfig neben einem brünstigen Weibchen, von diesem nur durch ein Gitter getrennt, und tötet das Tier dann, ohne daß es gedeckt hat, so findet man in den Bläschendrüsen fast immer mehr oder weniger große Mengen von Samenfäden. Durch die Anwesenheit des Weibchens wird der Bock stark geschlechtlich erregt, die Muskulatur des Nebenhodenganges und Samenleiters zieht sich dabei offenbar etwas zusammen und dadurch gelangen Samenfäden in den Ausspritzungsgang. Sie werden aber nicht ausgeworfen, da es ja, trotz der eintretenden Erektionen, zu keiner Entleerung kommt. Die Samenfäden gelangen nun, sei es durch die Muskelwirkung des Samenleiters, vielleicht auch durch Eigenbewegung, in die Bläschendrüsen und gehen dort wahrscheinlich zugrunde, sie werden resorbiert. Ähnliche Verhältnisse finden sich eigentlich regelmäßig beim Menschen, und wir können sie bei ihm wohl als physiologisch bezeichnen. Ganz abgesehen von den vielen Gelegenheiten, bei denen geschlechtliche Erregung ohne nachfolgende Samenentleerung erfolgt, treten im Schlaf durch die Füllung der Harnblase regelmäßig in den Morgenstunden Erektionen auf, die besonders beim Jugendlichen so stark werden können, daß sie zur Samenentleerung führen. Für gewöhnlich unterbleibt diese, sicher aber werden während der Erektionen durch die Muskeltätigkeit des Nebenhodenganges und Samenleiters Samenfäden in den Ausspritzungsgang gepreßt; sie werden nicht ausgestoßen, sondern gelangen schließlich, sei es durch Eigenbewegung oder Muskeldruck, in die Bläschendrüsen. In diesen fehlen sie nur bei Männern, die kurz vor der Untersuchung geschlechtlich verkehrt haben, oder natürlich auch bei solchen, bei denen kein Samen gebildet wird. Ob die Samenfäden, die in die Bläschendrüsen kommen, noch befruchten können, läßt sich zur Zeit nicht entscheiden; wahrscheinlich werden sie, jedenfalls bei längerem Aufenthalt in den Bläschendrüsen, geschädigt und schließlich resorbiert. Findet man also bei einem geschlechtsreifen Mann Samenfäden in der Absonderung, die aus den Bläschendrüsen ausgepreßt ist, so zeigt dies sehr deutlich, daß die Hoden in der gewöhnlichen Weise arbeiten; fehlen jedoch die Samenfäden, so kann dieser Befund in keiner Weise verwertet werden.

VII. Die Harnröhre.

(Urethra virilis.)

A. Die Einteilung.

Der letzte Abschnitt der keimleitenden Wege ist der äußere Teil der Harnröhre, der aus dem Sinus urogenitalis entsteht und eigentlich Harnsamenröhre bezeichnet werden müßte. Die eigentliche Harnröhre des Mannes ist nur das kurze Stück, das zwischen Blase und Samenhügel liegt. Dem Wunsche des Herausgebers folgend, beschreibe ich auch ihren Bau hier, obwohl die Harnröhre selbst nicht zu den Geschlechtsorganen gehört. In den Lehrbüchern der Anatomie wird der innere Teil der Harnröhre gewöhnlich zum Prostataabschnitt gerechnet. Allerdings weichen die Angaben über die Harnröhre in den gebräuchlichen Lehrbüchern recht weit auseinander und widersprechen sich sogar zum Teil. Schon bei der grob anatomischen Einteilung stößt man auf Gegensätze. Im allgemeinen unterscheidet man an der männlichen Harnröhre eine Pars prostatica, eine Pars membranacea und eine Pars cavernosa. Die Bezeichnung Pars membranacea für den innerhalb des Trigonum urogenitale gelegenen Teil ist an und für sich falsch, denn die Harnröhre ist hier von quergestreifter Muskulatur und nicht von einer Membran umgeben. Ganz abgesehen davon ist die Einteilung in drei Abschnitte an sich ungenügend, da sie dem anatomischen Verhalten in keiner Weise gerecht wird. Darauf hat, soweit ich ersehen konnte, am eindringlichsten WALDEYER (1899) hingewiesen; merkwürdigerweise sind seine Ausführungen aber kaum beachtet worden. Er betont zunächst, daß der Anfangsabschnitt der Harnröhre, den er Pars intramuralis nennt, „in der Dicke der Blasenwand selbst“ gelegen ist. Er ist „enger als der folgende Teil“ und wird „hinten von der starken Muskulatur des Trigonum vesicae, vorn und seitlich von einer Verdickung der Ringmuskulatur der Blase“ umgeben. Dieser ganze Muskelring, über dessen feineres Verhalten HEISS (1928 u. a. a. O.) genaue Angaben macht, wird schon von DITTEL (1880) geschildert und als Anulus prostaticus bezeichnet. Es ist derjenige Abschnitt, der beim Mann die eigentliche Harnröhre darstellt, die dann in der Gegend des Samenhügels in die Harnsamenröhre, also den zu einem Rohr zusammengeschlossenen Sinus urogenitalis

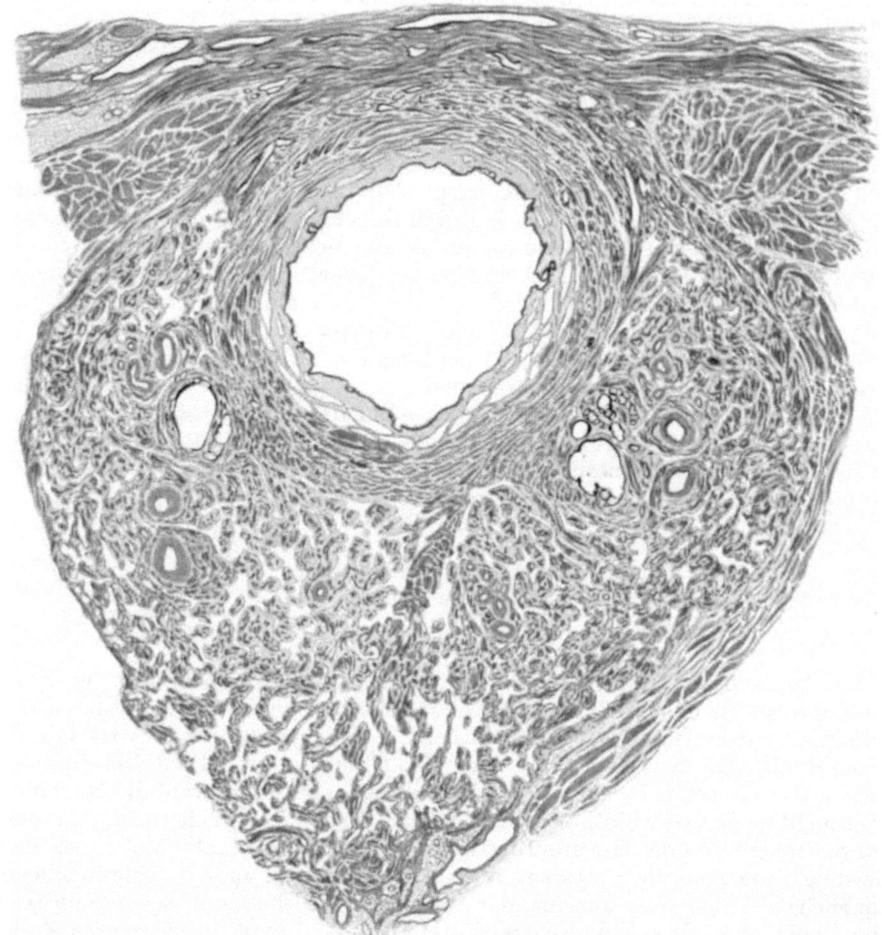

Abb. 147. Querschnitt durch die Ampulle der Harnröhre eines 18jährigen Mannes; zeigt denjenigen Teil, in dem die Harnröhre nur von unten her vom Gewebe der Schwellkörperzwiebel umgeben ist, während sich ihr von der Symphysenseite her nur Bindegewebe anlagert. Zu beiden Seiten erkennt man noch Züge des Musculus transversus perinei profundus. Die Harnröhre wurde unmittelbar nach dem Tode mit der Symphyse entnommen, von der Fossa navicularis aus wurde Flüssigkeit eingespritzt und dadurch die Harnröhre erweitert, dann das ganze Präparat in ZENKER-Formol eingelegt, gewässert und in steigendem Alkohol gehärtet. Nach der Härtung wurde die Symphyse mit den beiden Schambeinen abpräpariert, das ganze Präparat in Celloidin eingebettet, 10 μ dick geschnitten und mit Hämatoxylin-Eosin gefärbt; Vergrößerung 15fach.

übergeht. Obwohl dieser Abschnitt ganz von der glatten Muskulatur der Blasenwand umgeben ist, liegt er doch in einer Rinne innerhalb des Prostatagewebes, das ihn mastdarmwärts und auch auf beiden Seiten umgibt, also hufeisenförmig umgreift. Es steht also nichts im Wege, diesen ersten Teil, die eigentliche Harnröhre, zum Prostataabschnitt selbst zu rechnen, allerdings muß er irgendwie schon durch die Benennung besonders abgegrenzt werden.

Auf diesen Abschnitt folgt der Teil, der einer selbständigen Muskellage entbehrt und unmittelbar von Prostatagewebe umgeben ist. In ihn münden die Prostatadrüsen und die Ausspritzungsgänge ein. Dann kommt der bisher als Pars membranacea bezeichnete Teil, den WALDEYER Pars trigonalis nennt. Er durchsetzt das Trigonum urogenitale in schräger Richtung von „hinten oben nach vorn unten"; mit ihm beginnt die Curvatura subpubica. Gewöhnlich reicht die Crista urethralis bis in diesen Teil der Harnröhre, löst sich in seinem Bereich aber in einzelne Längsfalten auf, die sich noch in den nächsten Abschnitt hinein verfolgen lassen.

Außerhalb des Trigonum urogenitale ist die Harnröhre an der Symphysenseite nicht sofort von Schwellgewebe umgeben, sondern erst in einem Abstand von 5—15 mm. Die Schwellkörperzwiebel lagert sich hier der Harnröhre zunächst nur von hinten und unten her an; demnach besteht zwischen der Pars trigonalis und dem ganz von Schwellgewebe umschlossenen Teil ein Abschnitt, der sich durch sein besonderes Verhalten auszeichnet und es deshalb wohl verdient, auch mit einem besonderen Namen belegt zu werden, um so mehr, als sein Verhalten auch in physiologischer und praktischer Hinsicht von Bedeutung ist. Im Bereich dieses Teiles, den WALDEYER Pars praetrigonalis nennt, ist die Wand der Harnröhre gegen die Symphyse zu ungemein dünn (Abb. 147). Sie besteht hier nur aus der Schleimhaut und ihrer Eigenhaut mit dem submukösen Venengeflecht und einzelnen Zügen glatter Muskelzellen. Ventralwärts grenzt diese Eigenhaut an das lockere subsymphysäre Bindegewebe, hinten und unten lagert sich ihr die Schwellkörperzwiebel an. In diesem Abschnitt, der gewissermaßen in einer Rinne des Schwellkörpers liegt, ist die Harnröhre besonders weit. Darauf weist schon HYRTL (1860) hin, er bezeichnet ihn als Fossa bulbi; das ist derjenige Abschnitt, in dem sich während des Geschlechtsaktes der Samen sammelt und die Samenfäden sich mit der Absonderung der Vorsteherdrüse vermischen, bis das ganze Gemenge durch den Druck des Musculus bulbo-cavernosus ausgeschleudert wird. Allerdings erstreckt sich dieser weite oder, besser gesagt, stark erweiterungsfähige Abschnitt noch 1—2 cm in den Schwellkörper hinein. Ich halte es für besser, ihn nicht als Grube zu bezeichnen, da wir als Fossa im allgemeinen eine Grube verstehen, die nach außen zu offen ist. Ich halte die Bezeichnung Ampulle für besser, sie umfaßt den weiten, richtiger gesagt, stark erweiterungsfähigen Abschnitt der Harnröhre, der auf die Pars trigonalis WALDEYERs folgt, anfangs nur hinten und unten von Schwellgewebe begrenzt wird und dann, allmählich enger werdend, in den eigentlichen Schwellkörperteil übergeht.

Demnach müssen wir an dem Teil der Harnröhre, der gewöhnlich Pars cavernosa benannt wird, drei Abschnitte unterscheiden, nämlich

1. die Ampulle,
2. die eigentliche Pars cavernosa und schließlich noch
3. die Fossa navicularis, die auch in Schwellkörpergewebe eingebettet ist; denn die Eichel ist ja nichts anderes als ein besonders entwickelter, allerdings selbständiger, aber auch aus Schwellgewebe bestehender Teil der Rute.

Dem Vorschlag des jetzt tagenden anatomischen Namengebungsausschusses folgend, werde ich dabei die Pars membranacea als Pars diaphragmatica, zu deutsch „Enge" [HYRTL (1860) nennt den Abschnitt manchmal Isthmus] bezeichnen, da sie innerhalb des Diaphragma urogenitale liegt; demnach müssen wir an der Harnröhre des Mannes folgende Abschnitte auseinanderhalten:

1. Prostatateil = Pars prostatica;
   a) innerer Abschnitt = eigentliche Harnröhre = Portio interna partis prostaticae,

b) äußerer Abschnitt = Anfangsteil der Harnsamenröhre = Portio externa partis prostaticae.
2. Enge = Pars diaphragmatica.
3. Schwellkörperteil = Pars cavernosa;
   a) Ampulle = Portio bulbosa,
   b) Mittelstück = Portio intermedia partis cavernosae,
   c) kahnförmige Grube = Fossa navicularis.

Ich werde nun zunächst das Verhalten dieser einzelnen Teile schildern, das bei schwacher Vergrößerung zu erkennen ist.

B. Die Form der einzelnen Abschnitte und ihrer Falten.

Die Entwicklung der Harnröhre werde ich bei der Entwicklung der Rute kurz besprechen, hier will ich zunächst nur den Bau der Schleimhaut schildern.

Die Harnröhre ist in ihrem ganzen Verlauf von Schleimhaut ausgekleidet, diese besteht aus der Deckschicht und der Eigenhaut. Eine Submucosa fehlt, da nirgends eine zusammenhängende Muscularis mucosae zu erkennen ist; die Eigenhaut geht vielmehr allenthalben ohne deutliche Grenze in das umgebende Gewebe über. In den einzelnen Abschnitten zeigt die Schleimhaut verschiedenes Verhalten, auf das ich noch näher eingehen werde. Sie enthält größere und kleinere, zum Teil intraepithelial gelegene Drüsen und wird von den Ausführungsgängen der größeren, teils in der Eigenhaut, zum größten Teil aber in dem diese umgebenden Gewebe liegenden Drüsen durchsetzt. Zunächst werde ich nur das Verhalten der kleineren, im Epithel und der Eigenhaut gelegenen, also der Schleimhaut selbst angehörenden Drüsen schildern, da die größeren Drüsen in besonderen Abschnitten beschrieben werden. Im ganzen Verlauf der Harnröhre ist die Eigenhaut von weiten Bluträumen durchsetzt, deren Wandungen keine Muskelfasern enthalten. Daneben findet man einzelne Arterien und zahlreiche Kapillaren. Die weiten Bluträume, in welche die Haargefäße einmünden, bilden allenthalben einen kompressiblen, röhrenförmigen Schwellkörper, *dessen Füllungszustand auch im Bereich der Pars cavernosa ganz unabhängig ist von der Füllung der Bluträume des Corpus cavernosum urethrae.* Die Bluträume der Eigenhaut sind während des Lebens immer gefüllt, sie werden aber sofort entleert, wenn Flüssigkeit durch die Harnröhre fließt. Dieser Tatsache ist es zuzuschreiben, daß Harn und Samen auch bei gesteifter Rute, ohne auf Widerstand zu stoßen, jederzeit leicht durch die Harnröhre gedrückt werden können. Nur in den Anfangsabschnitten, in den beiden Teilen der Pars prostatica und im Bereich der Enge, kann die Harnröhre durch die Spannung der sie umgebenden Muskeln vollkommen verschlossen werden. Dadurch wird einesteils verhindert, daß Harn aus der Blase abfließt, andererseits auch, daß der Samen während der Ejaculation in die Blase zurückgedrückt wird. Die Eigenhaut enthält nur wenige glatte Muskelfasern, die nirgends bestimmte Lagebeziehungen zu den weiten Bluträumen zeigen; ihre Menge ist am größten im Bereich des Prostatateiles. Hier bilden ihre Züge einen besonderen bogenförmigen Schließmuskel. Auch im Bereich der Enge sind zahlreiche glatte Muskelzellen vorhanden, ihre Zahl nimmt von da an nach außen zu rasch ab; in den äußersten Teilen des Schwellkörperabschnittes fehlen Muskelzellen in der Eigenhaut gewöhnlich ganz, eine Tatsache, die auch von LICHTENBERG (1906) und HERZOG (1904) erwähnt wird.

Als Grundlage für die zunächst folgende Schilderung nehme ich die Harnröhre eines 23jährigen, vollkommen gesunden Mannes. Sie wurde unmittelbar nach der Hinrichtung in ZENKER-Formol eingelegt. Der Schwellkörper wurde nicht injiziert, wohl aber in die Blase, die etwas Harn enthielt, ZENKER-Formollösung eingespritzt, so daß sie im ganzen ungefähr 100 ccm enthielt. Der Rutenschwellkörper wurde vorsichtig abgelöst. Nachdem das Präparat im ganzen gewässert, vorsichtig gehärtet und in Methylbenzoat-Celloidin überführt

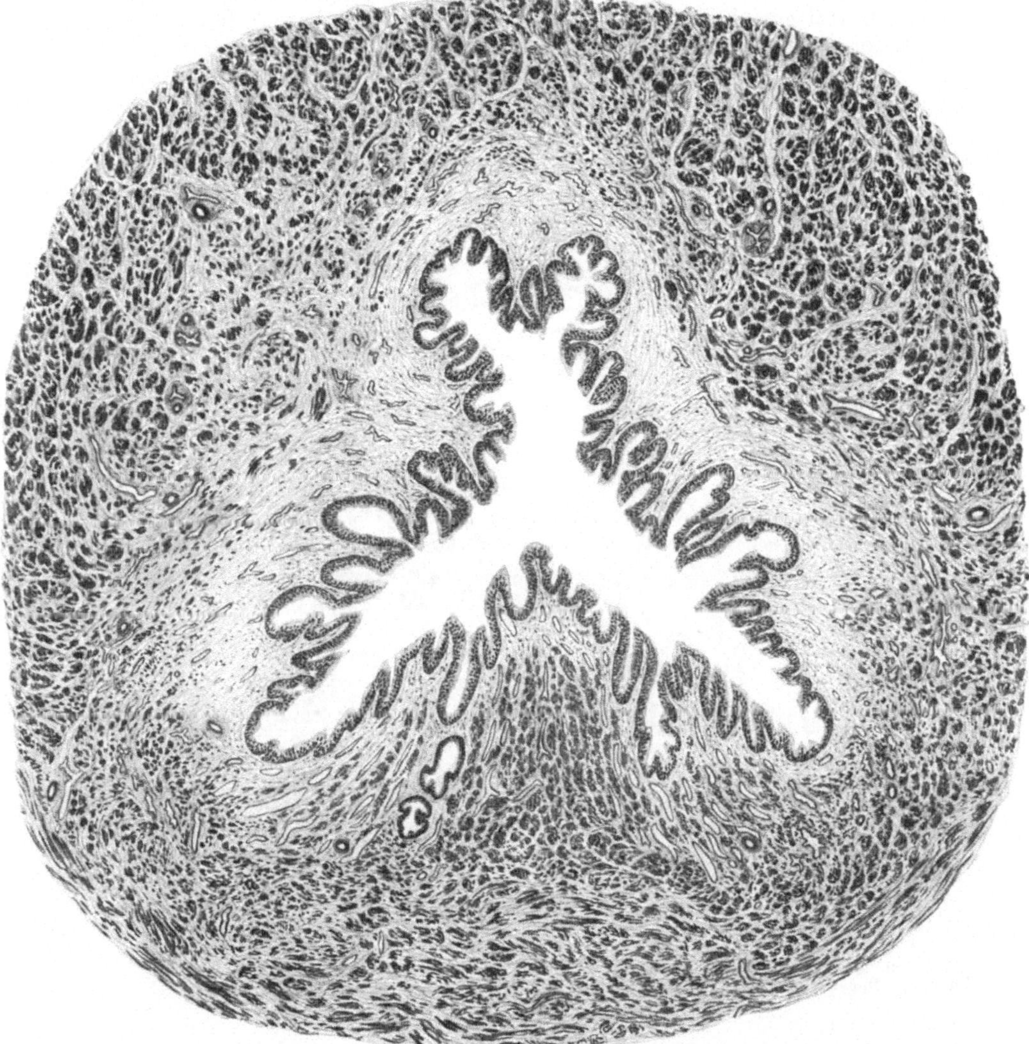

Abb. 148. Querschnitt durch den inneren Abschnitt des Prostatateiles der Harnröhre eines 23jährigen gesunden Mannes. Die Mastdarmseite ist unten in der Abbildung; an ihr ist die Längsmuskulatur der Crista urethralis zu erkennen. Fixiert in ZENKER-Formol, Methylbenzoat-Celloidin-Paraffin, 10 μ, Molybdän-Hämatoxylin-HELD-Chromotrop 2 R; Vergrößerung 25fach.

war, wurden einzelne Stücke aus den verschiedensten Abschnitten ausgeschnitten, über Methylbenzoat-Celloidin in Paraffin eingebettet und in 10 μ dicke Schnittreihen zerlegt. Die an diesem Fall erhobenen Befunde konnte ich an einer ganzen Reihe von anderen Harnröhren bestätigen.

Schon bei schwacher Vergrößerung erkennt man, daß die einzelnen Teile der Harnröhre verschieden weit sind und auch sonst verschiedenes Verhalten zeigen. Im inneren Abschnitt des Prostatateiles, in der eigentlichen Harnröhre, ist die Eigenhaut nach außen zu vollkommen von der glatten Muskulatur der Blase umgeben (Abb. 148). Es finden sich nur ganz vereinzelte Drüsen in der Eigenhaut selbst; diese ist hier sehr dick, ihr Venengeflecht ist gut entwickelt. Auf dem Querschnitt erscheint die Lichtung verkehrt, Y-förmig, d. h. sie bildet einen sagittal gestellten Spalt, in den von der Mastdarmseite her eine schmale Leiste vorspringt, die Fortsetzung der Uvula vesicae. Sie ist durch einen kräftigen

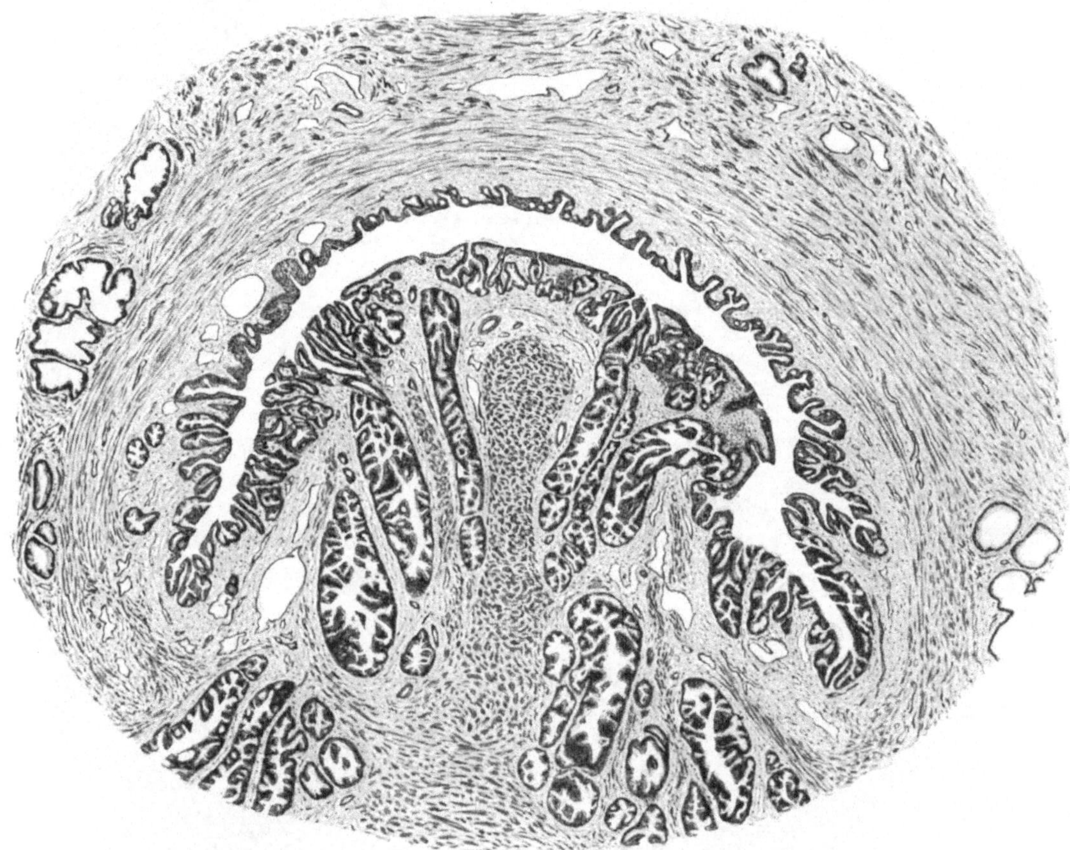

Abb. 149. Querschnitt durch den äußeren Abschnitt des Prostatateiles der Harnröhre. Auf dem Schnitt sind die Ausmündungsstellen der Ausspritzungsgänge auf dem Samenhügel getroffen. Fixierung usw. wie bei Abb. 148; Vergrößerung 25fach.

Zug längsverlaufender glatter Muskelfasern bedingt, welcher als Retractor uvulae bezeichnet wird. Auf seine Bedeutung hat HEISS (1928) in seinen verschiedenen Arbeiten hingewiesen. Besonders betont muß noch werden, daß auch in diesem Abschnitt, vorzüglich in der dem Mastdarm zugekehrten Seite der Harnröhre, vereinzelte Drüsen zu erkennen sind, die Fortsetzung der sog. Glandula trigonalis.

Weiter nach außen zu findet man auch in diesem Harnröhrenabschnitte vereinzelte längere Drüsenschläuche, sie zeigen den Bau von Prostatadrüsen und liegen im Bereiche der Muskelschicht. Eine solche ist auch in Abb. 148 links unten zu erkennen. Die Eigenhaut ist ungemein reich an weiten, nur von einer Endothellage ausgekleideten Bluträumen und enthält nur ganz vereinzelte Muskelfasern. Die Bluträume sind leer, infolgedessen klafft die Harnröhre etwas. Die Schleimhaut liegt in zahlreichen, durchweg in der Längsrichtung ziehenden, etwa 1 mm hohen Falten, die beim Durchtritt des Harnes vollkommen verstreichen. Dies konnte ich an anderen Präparaten feststellen.

Im Bereiche des äußeren Abschnittes des Prostatateils ist die Harnröhre nicht wesentlich weiter als im inneren Abschnitt, sie erscheint aber auf dem Querschnitt halbkreisförmig, symphysenwärts konvex gebogen (Abb. 149).

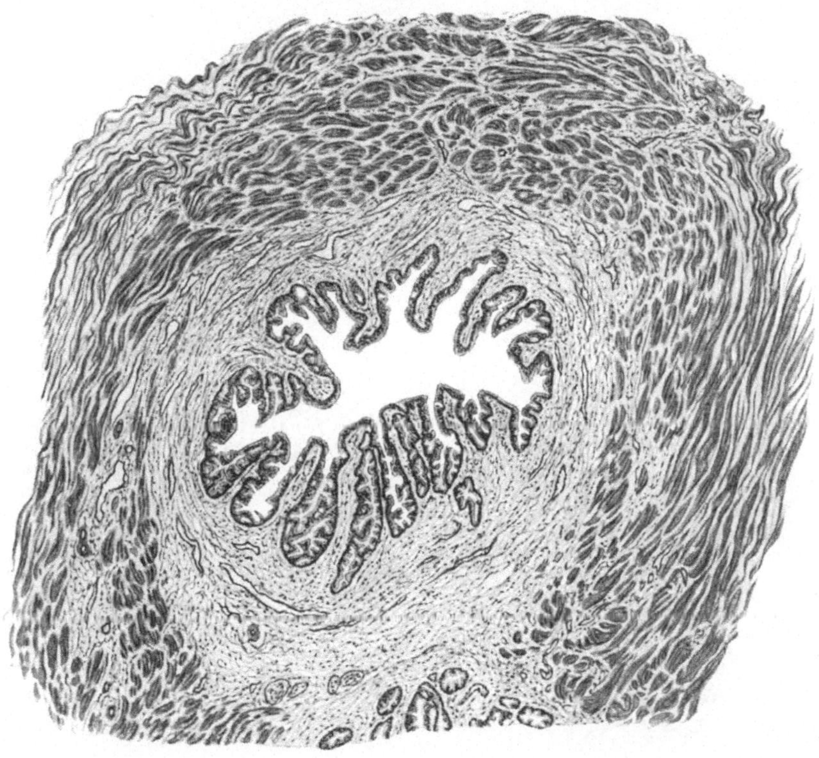

Abb. 150. Querschnitt durch die Enge (Pars diaphragmatica) der Harnröhre des nämliches Falles, von dem Abb. 148 entnommen ist. Die Symphyse liegt oben. Fixierung usw. wie bei Abb. 148. Vergrößerung 25fach.

Von der Mastdarmseite her springt hier der Samenhügel vor. Seine Grundlage bildet gleichfalls ein deutlicher Längsmuskelzug, die Fortsetzung des Retractor uvulae, der aber nur in den Fällen gut zu erkennen ist, in denen kein Utriculus masculinus vorhanden ist. Ist ein solcher gut entwickelt, was man nicht sehr oft beobachtet, so liegt er innerhalb des Längsmuskelzuges, spaltet diesen also gewissermaßen auf, und je nach der Größe und Weite des Utriculus ist dann die Muskulatur mehr oder weniger stark aufgespalten (Abb. 188). Ungemein deutlich ist aber stets eine Lage glatter Muskelzellen zu erkennen, welche die Harnröhre von vorn her bogenförmig umgreift und ihr an der Symphysenseite so nahe liegt, daß hier nur eine ganz dünne Eigenhaut vorhanden ist. Das Venengeflecht der Innenhaut ist hier nicht so deutlich und stark ausgebildet, aber doch stets zu erkennen. In diesem Abschnitt münden dann die Ausspritzungsgänge und die Ausführungsgänge der Prostatadrüsen ein; außerdem findet man auch hier noch größere und kleinere besondere, der Schleimhaut angehörende Drüsen. Der Samenhügel zieht sich dann in die Crista urethralis aus, die sich meistens noch im Bereiche des Prostataabschnitts verliert.

Während des Durchtritts durch das Trigonum urogenitale (Abb. 150) ist die Harnröhre von den Faserzügen des quergestreiften Musculus transversus perinei profundus umgeben. Sie besitzt eine dicke Eigenhaut mit sehr

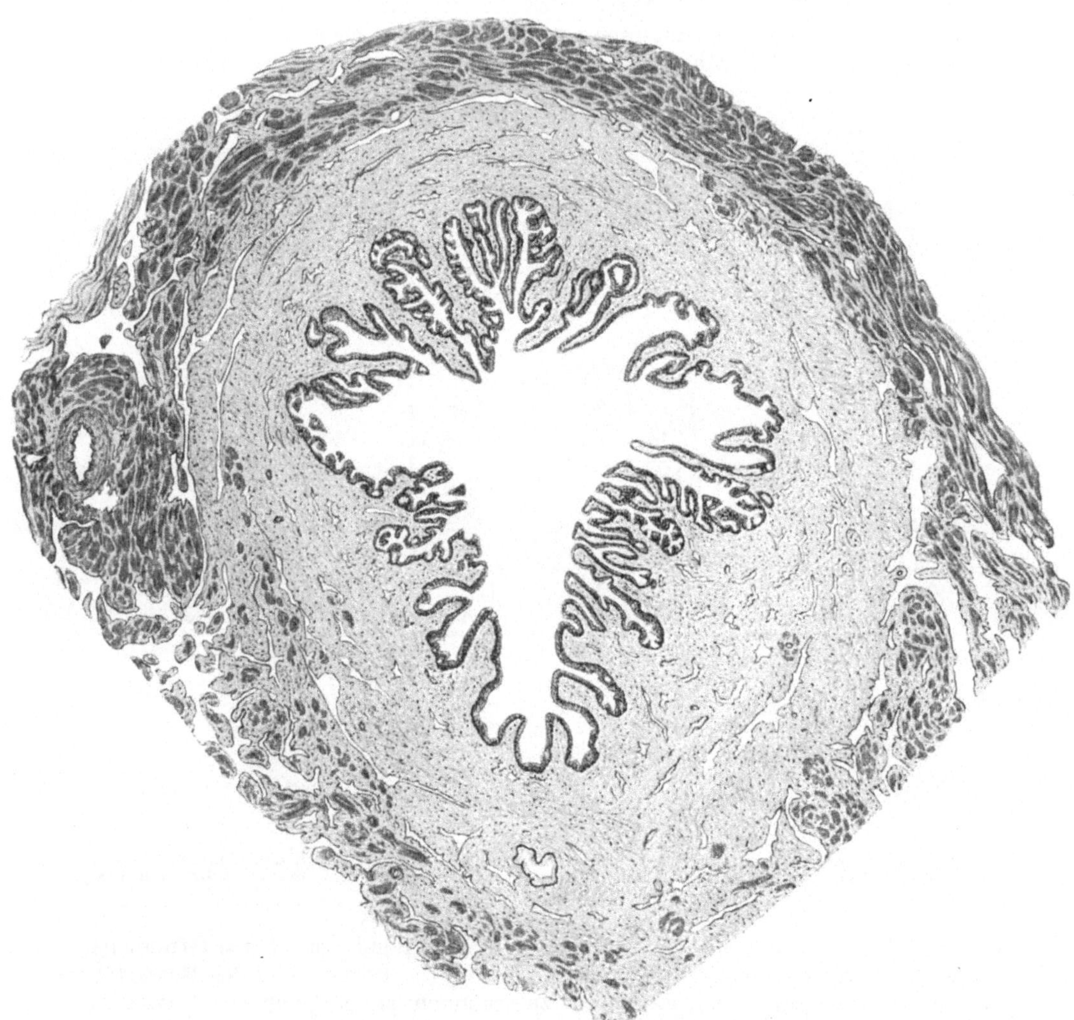

Abb. 151. Querschnitt durch die Ampulle [Portio bulbosa partistis cavernosae, Pars praetrigonalis WALDEYER)] des nämliches Mannes, von dem Abb. 148 entnommen ist. Die Symphysenseite liegt im Bilde oben. Fixierung usw. wie bei Abb. 148; Vergrößerung 25fach.

zahlreichen Venen und bildet eine quergestellte Spalte von 1,5—2 mm Breite. Die Schleimhaut liegt in 8—15, in der Längsrichtung verlaufenden Falten, die bis 1 mm hoch sein können. Sie enthält zahlreiche, zum Teil recht große intraepithelial gelegene Drüsen, nur wenige Drüsenschläuche liegen in der Eigenhaut. Diese selbst enthält zahlreiche glatte Muskelfasern, aber auch hier ist die überwiegende Mehrzahl der Bluträume nur von einer Endothellage ausgekleidet, sie haben keine eigene Muskelwandung.

Das eben geschilderte Bild ändert sich im Bereiche des Bulbus wieder insofern, als in ihm die Harnröhre viel weiter ist, ihr Querschnitt erscheint jetzt T-förmig. Die im Bereiche der Pars diaphragmatica vorhandene Querspalte ist jetzt 2—3 mm breit und nach der Scrotalseite zu in eine ebenfalls 2—3 mm lange, sagittal gestellte Spalte ausgezogen (Abb. 151). Auch in diesem Abschnitt findet man sehr zahlreiche, hohe Längsleisten, meist 20—30 an der Zahl, die zum Teil 1—1,5 mm hoch sind. Auch hier erkennt man zahlreiche kleinere, zum Teil intraepithelial gelegene Drüsen, aber auch vereinzelte längere Drüsenschläuche. Die Eigenhaut ist hier sehr dick, sie besteht aus locker verfilztem Bindegewebe, das ganz von weiten, muskellosen Venen durchsetzt ist und nur wenige glatte Muskelzellen enthält. Nach außen, gegen den

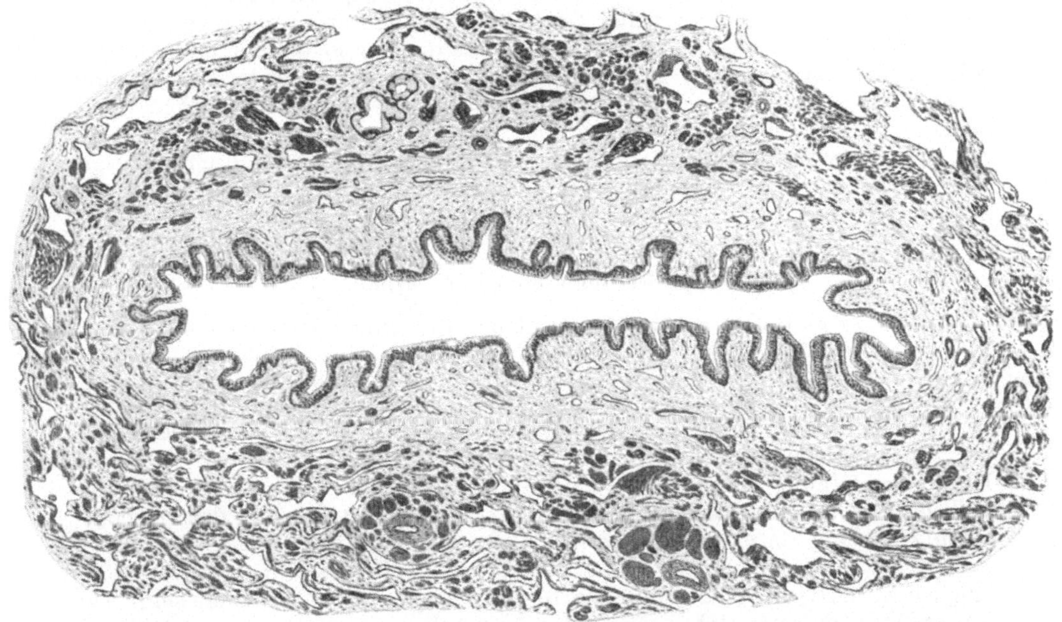

Abb. 152. Querschnitt durch das Mittelstück des Schwellkörperteiles der nämlichen Harnröhre, von der die Abb. 148—151 entnommen sind. Der Schnitt liegt ungefähr in der Mitte der Pars libera; der Rutenrücken liegt oben. Fixierung usw. wie bei Abb. 148; Vergrößerung 25fach.

Harnröhrenschwellkörper zu, erkennt man einzelne derbere Längsmuskelzüge und manchmal auch kleine Drüsenschläuche, deren Ausführungsgänge die ganze Eigenhaut durchsetzen.

Erst 3—4 cm vom Diaphragma urogenitale entfernt verschwindet die sagittal gestellte Spalte ganz allmählich und von da ab bildet die Harnröhre nur eine quergestellte, spaltförmige Lichtung, die 3—4 mm breit ist (Abb. 152). Auch hier sind noch zahlreiche Längsfalten zu erkennen. Sie sind jedoch wesentlich breiter als früher und kaum ½ mm hoch. Weiterhin beobachtet man immer kleine intraepithelial gelegene Drüsen und vor allem ganz lange, zum Teil bis an die Oberfläche des Harnröhrenschwellkörpers reichende Drüsenschläuche, die paraurethralen (Littreschen) Drüsen. Die Eigenhaut setzt sich auch hier deutlich vom umgebenden, an Muskelzellen sehr reichen Schwellgewebe ab. Sie ist ungemein reich an weiten muskellosen Venen. Im Eichelabschnitt geht dann der Querspalt der Harnröhre in einen Längsspalt über. An der Grenze zwischen beiden erkennt man die von der Dorsalseite her vorspringende Falte. Die äußere Öffnung der Harnröhre ist ein sagittal gestellter Schlitz von 5—10 mm Länge (Abb. 215).

Füllt man die Harnröhre unmittelbar nach dem Tode oder nachdem die Totenstarre vorüber ist, mit Flüssigkeit, Wachs oder anderen dazu geeigneten Massen, so erkennt man, daß selbst bei stärkerem Druck der Querschnitt im Bereiche des Prostataabschnittes seine Form kaum verändert, nur der Colliculus seminalis wird eingedrückt und erscheint als flach gewölbte Erhebung. Im Bereiche der Enge können dann aber alle Längsfalten verstreichen, so daß die Harnröhre hier eine kreisrunde Lichtung besitzt, die 5—6 mm und darüber im Durchmesser hat. Im Bereiche der Pars bulbosa ist der Gang am weitesten; auch hier verstreichen bei der Füllung die Längsfalten. Der ganze Abschnitt erscheint hier dann spindelförmig oder fast keulenförmig erweitert; sein Durchmesser beträgt hier an den inneren Teilen bis zu 17 mm und verringert sich nach außen zu allmählich (Abb. 147). Im Bereiche der Portio bulbosa erscheint die gefüllte Harnröhre auf dem Querschnitt elliptisch 7—10 mm breit und 5—6 mm hoch; die Fossa navicularis stellt dagegen einen senkrecht elliptischen Spalt dar, der 6—12 mm hoch und 3—4 mm breit ist (Abb. 215); ihre Form wird allerdings beim eben geschilderten Vorgehen stets dadurch etwas beeinträchtigt, daß die äußere Harnröhrenmündung ja zusammengepreßt werden muß, um zu verhindern, daß die eingespritzte Flüssigkeit wieder abfließt.

C. Der Feinbau der Schleimhaut.

1. Der innere Abschnitt des Prostatateiles. (Portio interna partis prostaticae urethrae.)

Im inneren Abschnitt des Prostatateils liegt die Schleimhaut in ganz feinen Längsfalten, die bei mäßig gefüllter oder leerer Blase unmittelbar in die Falten der Blasenschleimhaut übergehen, bei stärkerer Füllung aber an der inneren Harnröhrenöffnung enden. Das Übergangsepithel der Blase setzt sich zum Teil noch in die Harnröhre fort und ist gewöhnlich nur während der Harnentleerung gedehnt, sonst erscheint es sehr dick (Abb. 153) und mißt auf Schnitten senkrecht zur Oberfläche 60—90 μ. Der feinen Fußhaut sitzt eine ganze Reihe länglich zylindrischer Zellen auf, die 10—15 μ hoch und 4—8 μ breit sind. Die walzenförmigen Kerne stehen mit der längeren Achse stets senkrecht zur Fußhaut; sie sind 10—12 μ lang und 4—6 μ dick, zeigen ganz feines Häutchen, netzartiges Gerüst, dem das Chromatin gleichmäßig in Form feinster Stäubchen angelagert ist. Die Zellgrenzen sind deutlich. Die Cytoplasmaleiber färben sich gleichmäßig dunkel und lassen keinerlei Einlagerungen erkennen. Auf diese Außenschicht folgen 4—6 Lagen zylindrischer oder, besser gesagt, länglich vielkantiger Zellen, deren Plasmaleib um so größer ist, je weiter die einzelne Zelle von der Fußhaut entfernt liegt. In den höheren Schichten findet man häufig Zellen, die, immer mit der längeren Achse senkrecht zur Fußhaut gestellt, bis zu 25 μ in der Länge und 15 μ in der Breite halten. Die Cytoplasmaleiber erscheinen auch in ihnen ganz gleichmäßig gebaut, feinstens gekörnt und setzen sich sehr scharf gegeneinander ab. Die Kerne sind in der Hauptsache noch ebenso gestaltet wie in den tieferen Lagen und nicht wesentlich größer als dort. Sie enthalten immer noch 1—2 oxychromatische Kernkörperchen, nur einzelne von ihnen sind kugelig. Auf diese mehrschichtige Lage zylindrischer oder vielkantiger Zellen folgt dann eine, die Schleimhaut nach innen zu begrenzende Schicht ganz großer Zellen, die sich mit ihrem freien Rande scharf gegen den Hohlraum zu absetzen. Sie sind 20—25 μ hoch, 10—30 μ breit, ihre Kerne sind kugelig bis eiförmig gestaltet, sie halten etwa 10 μ im Durchmesser und zeigen den gleichen Bau

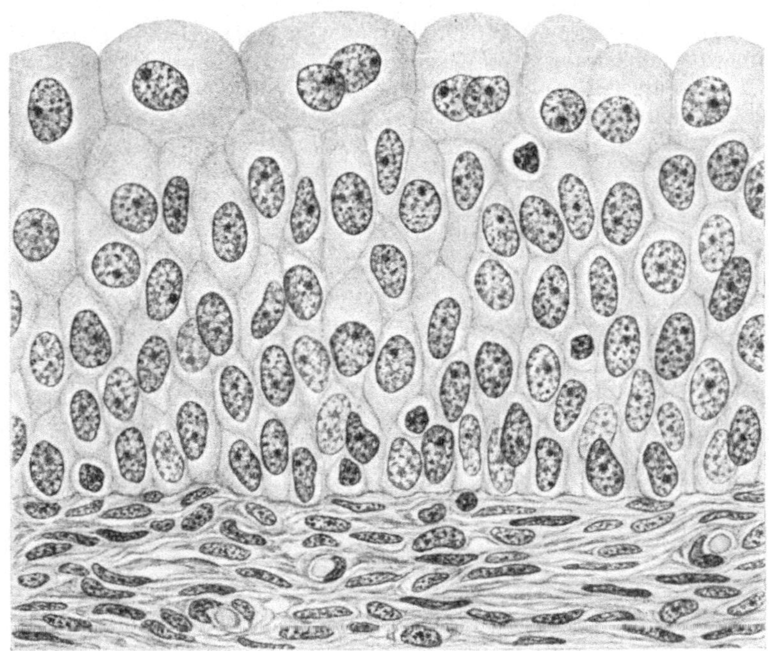

Abb. 153. Übergangsepithel aus dem inneren Abschnitt des Prostatateiles der Harnröhre eines 32jährigen Mannes. Fixiert in Sublimat-Formalin-Eisessig, Methylbenzoat-Celloidin-Paraffin, 7 μ, Molybdän-Hämatoxylin-HELD; Vergrößerung 800fach.

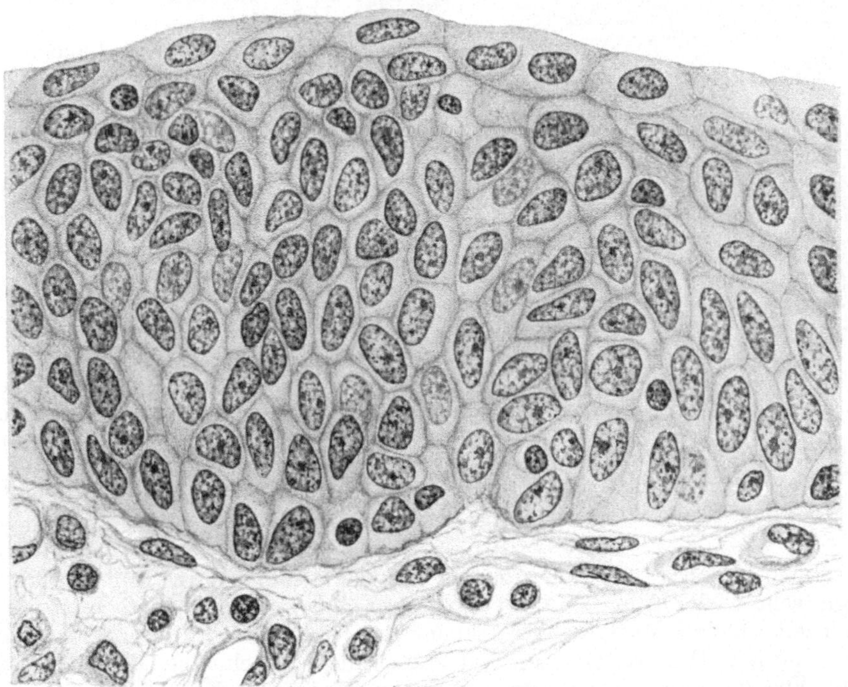

Abb. 154. Mehrschichtiges Zylinderepithel mit oberflächlich abgeplatteten Zellen aus dem inneren Abschnitt des Prostatateiles der nämlichen Harnröhre, von der Abb. 153 stammt. Fixierung usw. wie dort; Vergrößerung 800fach.

wie in den tieferen Lagen. Vielfach sind sie von einem etwas helleren Hof umgeben, im übrigen ist der Cytoplasmaleib ebenso gebaut wie in den tieferen Schichten und läßt keinerlei Einlagerungen erkennen. Es gelang mir auch weder ein Schlußleistennetz noch das Centriol darzustellen. Sehr viele der größeren Zellen enthalten zwei, einzelne sogar drei, ganz vereinzelte vier Kerne vom gleichen Bau und der nämlichen Größe wie in den anderen Zellen, doch findet man ebenso häufig ganz große Zellen mit nur einem Kern. Bezeichnend für die ganze Deckschicht sind die ungemein deutlichen, wie mit der Reißfeder gezeichneten Zellgrenzen, nirgends sind aber Intercellularlücken oder -brücken, auch nirgends Epithelfasern zu erkennen. Dagegen findet man verhältnismäßig viele Lymphocyten, welche die Schleimhaut durchwandern. Sie sind annähernd kugelrund, haben 7—8 μ Durchmesser, der Kern ist 3—4 μ groß, kugelig oder eiförmig mit glatter Oberfläche. Er zeigt das bezeichnende Verhalten des Lymphocytenkernes. Der Cytoplasmaleib setzt sich ungemein deutlich ab und ist gewöhnlich besonders hell, d. h. er nimmt die Farbstoffe weniger gut auf als die Epithelzellen.

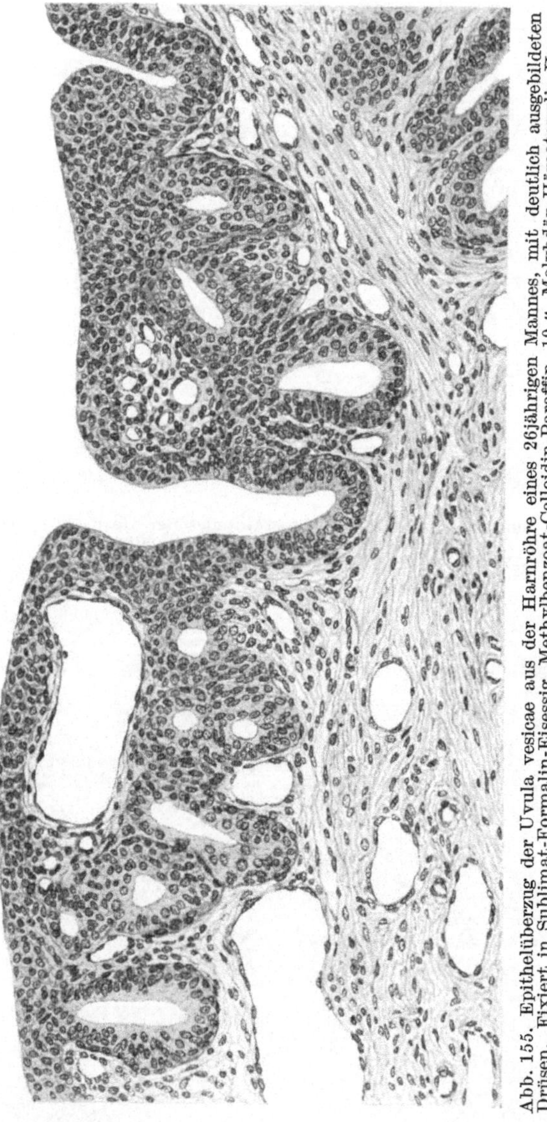

Abb. 155. Epithelüberzug der Uvula vesicae aus der Harnröhre eines 26jährigen Mannes, mit deutlich ausgebildeten Drüsen. Fixiert in Sublimat-Formalin-Eisessig, Methylbenzoat-Celloidin-Paraffin, 10 μ, Molybdän-Hämatoxylin-Held; Vergrößerung 200fach.

Die Eigenhaut, von der die Deckschicht durch eine ungemein feine, aber deutlich erkennbare Fußhaut oder, besser gesagt, Faserfilz getrennt wird, besteht aus einzelnen leimgebenden und vielen, dünnen, elastischen Fasern, die ein dichtes Geflecht bilden. In seinen Maschen liegen sehr viele Fibrocyten, einzelne Lymphocyten und Histiocyten; auch vereinzelte kleine Muskelzellen erkennt man, manchmal unmittelbar unter dem Epithel. Des weiteren enthält die Schicht regelmäßig Kapillaren und weite Venen, deren Wand nur aus einem einfachen Endothelrohr besteht, also keinerlei Muskulatur erkennen läßt. Die wenigen kleinen Arterien zeigen das gewöhnliche Verhalten.

An anderen Stellen zeigt die Deckschicht anderen Bau (Abb. 154). Sie besteht auch hier aus 3—6 Lagen unregelmäßig gestalteter zylindrischer oder vielkantiger Zellen. An Stelle der innersten, ganz großen Gebilde findet man aber

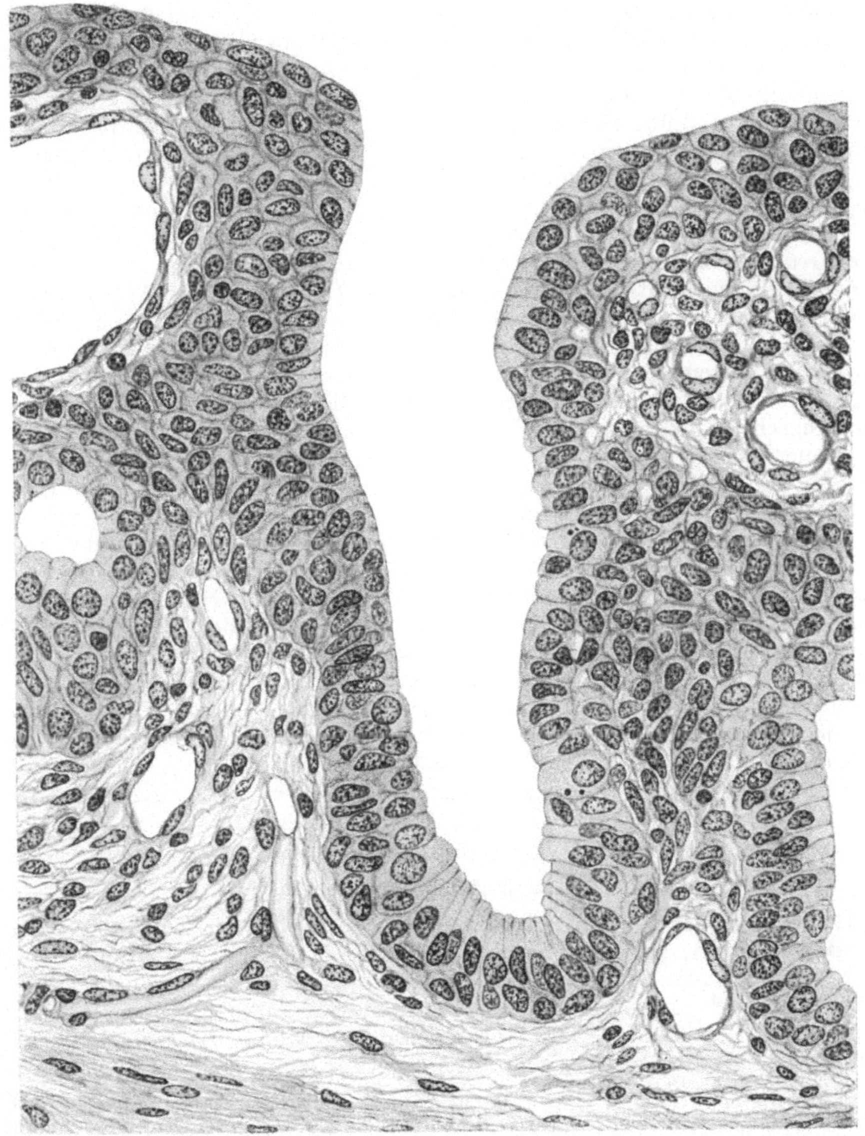

Abb. 156. Einzelner Drüsenschlauch in der Epithelauskleidung des inneren Abschnittes des Prostatateiles der Harnröhre eines 26jährigen Mannes. Fixiert in Sublimat-Formalin-Eisessig, Methylbenzoat-Celloidin-Paraffin, 10 μ, Hämatoxylin-Delafield-Chromotrop 2 R; Vergrößerung 600fach.

nur kleine platte Zellen, die 10—15 μ breit und kaum 10 μ dick sind. Ihre Kerne sind klein, gleichgerichtet zur Oberfläche platt gedrückt. Wieder an anderen Stellen besteht die innerste Lage aus 10—20 μ hohen und 8—10 μ breiten Zylinderzellen mit blasigen oder länglichen Kernen, die größtenteils in dem nach außen, also gegen die Fußhaut zu gerichteten Teil der Zelle liegen. Der Cytoplasmaleib dieser Gebilde ist in seinen inneren Abschnitten besonders hell. Er enthält oft kleinere und größere Blasen, die mit Schleimmassen gefüllt sind. Das Wechselnde ist also nur das Verhalten der inneren Schicht, die von verschieden geformten Zellen gebildet wird. Es handelt sich aber hier offenbar nicht um eine Zellart, die je nach der Weite der Harnröhre verschiedenes Verhalten zeigt, sondern um verschieden große und verschieden gebaute Zellen. Manchmal, besonders auf dem First der Schleimhautfalten, besteht das Epithel auch nur aus 2—3 übereinander geschichteten Zellreihen. Hier wird die innerste Schicht eigentlich regelmäßig von hohen zylindrischen Gebilden dargestellt.

Auch im inneren Abschnitt des Prostatateils der Harnröhre finden sich Drüsenschläuche, die zum Teil intraepithelial gelegen sind, zum Teil reichen sie bis in die Eigenhaut hinein (Abb. 155). Ohne weiteres kann man an ihnen zwei Gruppen unterscheiden. Einige von ihnen, allerdings sind sie stark in der Minderheit, sind nichts anderes als ganz kleine Prostatadrüsen (Abb. 148 unten), deren Zahl und Größe um so mehr zunimmt, je weiter nach außen zu der betreffende Schnitt liegt. Daneben finden sich aber, besonders an der dem Mastdarm zugekehrten Seite, weit mehr Drüsenschläuche, die ganz anderes Verhalten zeigen (Abb. 155, 156). Sie sind 100–200 μ lang, die kürzeren liegen ganz innerhalb der Deckschicht, die längeren mit ihren äußeren Teilen in der Eigenhaut. Einige von ihnen lassen ganz deutlich einen Drüsenkörper erkennen, der von mehrschichtigem Zylinderepithel ausgekleidet ist. Die innerste Zellage besteht aus ganz hohen zylindrischen Gebilden mit tief gestellten Kernen. Sie enthalten in den inneren Abschnitten des Cytoplasmaleibes reichlich mucoide Massen. Der Ausführungsgang verhält sich im Gegensatz dazu verschieden, er ist von dem nämlichen Epithel ausgekleidet wie der Abschnitt der Harnröhre, in den er einmündet, d. h. es sind mehrere Lagen zylindrischer oder vielkantiger Zellen übereinander geschichtet; die innerste Lage wird von zylindrischen, kubischen oder auch abgeplatteten Zellen gebildet. Ausführungsgänge, die mit großen Zellen des Übergangsepithels ausgekleidet sind, fand ich nie.

Die Falten der Schleimhaut besitzen durchweg eine bindegewebige Grundlage, die bei den kleineren Falten sehr spärlich und dünn ist, bei größeren Falten aber dick und locker gefügt; hier enthält sie sehr viele elastische Fasern.

2. Der äußere Abschnitt des Prostatateiles. (Portio externa partis prostaticae urethrae.)

Gegen den Samenhügel zu verändert das Epithel dann sein Verhalten. Es wird niedriger, ist bald nur noch 25—35 μ hoch und besteht im Bereiche des Samenhügels aus einer mehrreihigen Schicht, deren Grundlage hohe Zylinderzellen sind, welche die ganze Dicke der Schleimhaut durchsetzen (Abb. 157 rechts). Sie sind kaum 5—7 μ breit, ebenso lang wie die Deckschicht dick ist. Die Kerne sind länglich walzenförmig, 10—12 μ lang und 2—4 μ dick, zeigen sie ganz feines Häutchen und meist grobes Chromatingerüst; auch sie enthalten 1—2 oxychromatische Kernkörperchen. Die Kerne liegen in ganz verschiedener Höhe des Cytoplasmaleibes, der sich seinerseits gegen den Hohlraum zu scharf absetzt und stellenweise ein feines Schlußleistennetz erkennen läßt. An vielen Stellen scheint dieses Netz aber zu fehlen, doch kann man mit entsprechender Färbung in diesem Abschnitt fast stets die kleinen punktförmigen Centriolen nahe der inneren Oberfläche erkennen. Häufig sind die Kerne so angeordnet, daß sie in je einer Zelle hoch, in der nächsten tief stehen, also den Eindruck der Mehrzeiligkeit erwecken; vielfach findet man auch eine größere oder geringere Zahl von kleinen dreieckigen Basalzellen, in vielen Abschnitten fehlen diese aber ganz.

In den äußersten Abschnitten des Prostatateiles verändert sich das den Samenhügel überziehende Epithel mehr und mehr. Es wird hier durchsetzt von den zahlreichen Ausführungsgängen der Prostatadrüsen und bildet ein mehrschichtiges Zylinderepithel (Abb. 157 links). Die unterste, der ungemein feinen Fußhaut angelagerte Schicht besteht aus kleinen dreieckigen oder länglichen Zellen, deren Cytoplasmaleib sich dunkel färbt. Der kleine runde oder walzenförmige Kern erscheint sehr chromatinreich und deshalb dunkel. Nach innen zu folgt dann eine ein- bis zweifache Lage von Zellen, die das nämliche Verhalten wie in den Schläuchen der Vorsteherdrüse zeigen, d. h. sie besitzen ganz verschiedene Gestalt und Größe, aber durchweg annähernd den nämlichen Bau. Die Mehrzahl von ihnen ist zylindrisch, 10—30 μ hoch und 6—15 μ breit, einige erscheinen aber auf dem Schnitt auch rechteckig, andere, besonders in den tieferen Lagen, vieleckig und sogar platt. Im Gegensatz zu den dunklen Fußzellen, bei denen die Zellgrenzen oft schwer zu erkennen sind,

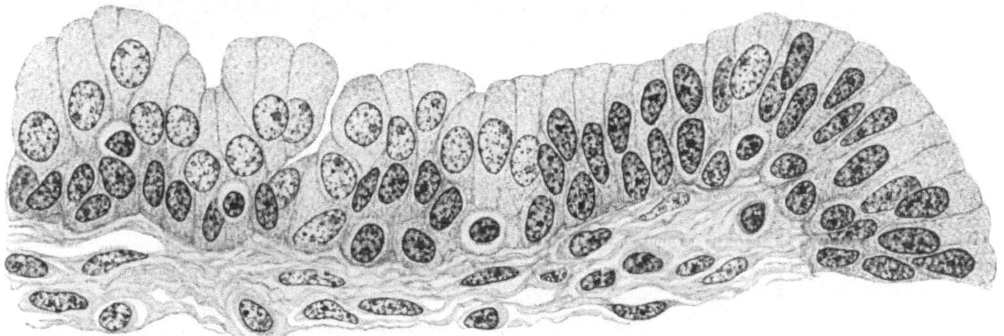

Abb. 157. Epithel aus dem äußeren Abschnitt des Prostatateiles der Harnröhre eines 28jährigen Mannes. Im Epithel finden sich links Zellen vom bezeichnenden Bau der Prostatazellen. Fixiert in ZENKER-Formol, Methylbenzoat-Celloidin-Paraffin, 8 μ, Molybdän-Hämatoxylin-HELD; Vergrößerung 800fach.

setzen diese oberflächlichen Gebilde sich sehr scharf gegeneinander ab. Auch hier sind die Grenzen deutlich, wie mit der Reißfeder gezeichnet, scharf. Das Cytoplasma ist grobschaumig, wabig und wölbt sich gegen den Hohlraum zu stark vor. Es zeigt ein feines Schlußleistennetz, das oft 2—3 μ von der freien Oberfläche entfernt liegt. Die Centriolen sind als feine punktförmige Gebilde immer gut nachzuweisen. In der Hauptsache erscheinen die Zellen auf dem Querschnitt sechseckig prismatisch, einige auch vier-, fünf- oder siebenkantig. Die Kerne sind durchweg rund oder birnenförmig, sie halten 5—7 μ im Durchmesser, zeigen sehr deutliches Häutchen, zartes, weitmaschiges Gerüst, dem nur wenige Chromatinkörnchen angelagert sind. Infolgedessen erscheinen auch die Kerne sehr hell. Sie enthalten fast regelmäßig ein oxychromatisches Kernkörperchen von 1—1,5 μ Durchmesser. Aus der vollkommenen Übereinstimmung im Bau ist wohl der Schluß berechtigt, daß diese Zellen das nämliche Sekret absondern wie die Zellen in den Drüsenschläuchen der Prostata. Vom Hohlraum her senken sich einzelne kleinere Mulden in die Schleimhaut ein, oft sieht man auch feine, kaum 1—2 μ breite Gänge, die senkrecht zur Schleimhautoberfläche zwischen den hohen Zellen ziehen; sie sind wohl als Sekretkapillaren anzusprechen. Allenthalben findet man in der Schleimhaut kleine, oft nur 200—300 μ lange Prostatadrüsen, deren Ausführungsgänge die Deckschicht in der gleichen Weise durchsetzen wie diejenigen der größeren Drüsenschläuche. Daneben beobachtet man aber auch hier, besonders in den äußeren Abschnitten, einzelne kleinere

Drüsen vom Bau derjenigen, die ich bei der Pars diaphragmatica zu schildern habe; ihre Zahl nimmt um so mehr zu, je weiter nach außen man untersucht.

Wie schon erwähnt, zeigt die Schleimhaut das eben geschilderte Bild in der Hauptsache auf der Oberfläche des Samenhügels und auch in den Seitenteilen. An der Symphysenseite, die dem Samenhügel gegenüber liegt, verhält sie sich etwas anders. Sie besteht hier aus mehrzeiligem oder mehrschichtigem Zylinderepithel, das 35—45 μ dick ist. Es wird zum größten Teil von ganz schmalen (4—6 μ breiten), langen Zellen gebildet, welche die ganze Dicke der Schleimhaut durchsetzen und sich sehr deutlich gegeneinander abgrenzen. Auch hier findet man ein gut ausgebildetes Schlußleistennetz. Die walzenförmigen Kerne sind 10—15 μ lang, 2—4 μ dick; sie zeigen den gewöhnlichen Bau und liegen bald

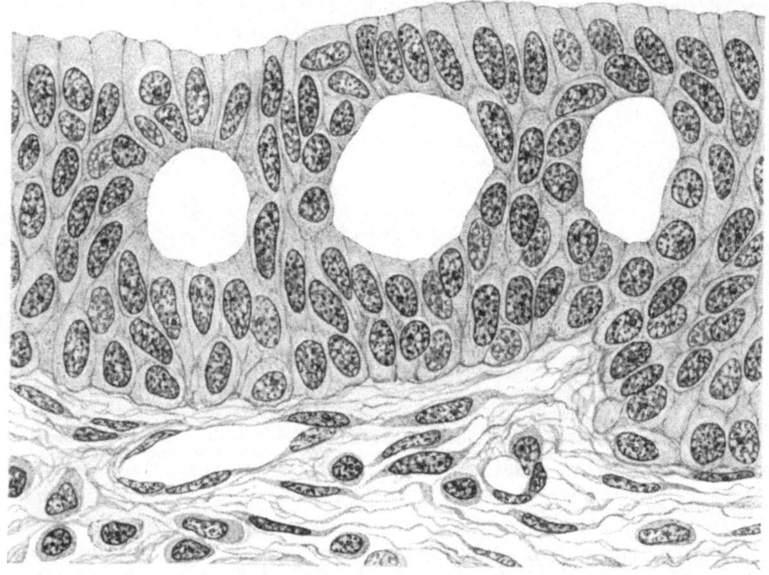

Abb. 158. Epithel aus dem äußeren Abschnitt des Prostatateiles der Harnröhre eines 26jährigen Mannes mit drei unmittelbar nebeneinander liegenden intraepithelialen Drüsen. Der Inhalt der Drüsen ist nicht mitgezeichnet. Fixiert in ZENKER-Formol, Celloidin, 12 μ, Hämatoxylin-DELAFIELD-Eosin; Vergrößerung 800fach.

in den innersten, bald in den äußersten Teilen des Zelleibs, also in ganz verschiedenen Gegenden, so daß auch hier der Eindruck der Mehrzeiligkeit erweckt wird. Der Fußhaut angelagert finden sich noch 10—15 μ hohe zylindrische Basalzellen, welche die freie Oberfläche nicht erreichen, bis zu 10 μ breit sind und kürzere, aber breitere (8—10 : 5—7 μ) Kerne enthalten. Oft liegen die Zellen in dieser Lage so dicht, daß die hohen Zylinderzellen keinen Anschluß an die Fußhaut mehr erreichen, dann ist das Epithel als mehrschichtig zu bezeichnen. Häufig findet man auch hier Lymphocyten, welche die Schleimhaut durchwandern, daneben viele kleine, meist 150—200 μ lange Drüsen vom nämlichen Bau wie in den weiter nach außen zu gelegenen Abschnitten. An vielen von ihnen läßt sich ein Drüsenkörper und ein kurzer Ausführungsgang unterscheiden.

An anderen Stellen findet man in der Schleimhaut des äußeren Prostataabschnittes kleine intraepithelial gelegene Drüsen, kurze Schläuche, die schräg zur Oberfläche ziehen und auf Schnitten senkrecht zur Oberfläche schräg oder quer getroffen werden (Abb. 158); sie erscheinen dann häufig wie kleine, im

Epithel gelegene Bläschen, die von hohen zylindrischen, oft auch von kubischen oder abgeplatteten Zellen ausgekleidet sind. Diese Bläschen stehen stets durch einen feinen, gewöhnlich sehr engen Ausführungsgang — er erscheint oft nur wie eine Spalte zwischen den Zellen — mit dem Harnröhrenhohlraum in Verbindung.

Die Tunica propria besteht im Bereiche des Samenhügels selbst aus dem Gewebe der Prostata, d. h. aus verfilzten, leimgebenden und elastischen Fasern, zwischen denen die Längsmuskulatur bzw. die Muskelschicht des Utriculus masculinus zu erkennen ist. Im Bereiche des Schleimhautteiles, der auf der Symphysenseite, also dem Samenhügel gegenüber, gelegen ist, findet man sehr zahlreiche Muskelzellen, und zwar zum großen Teil unmittelbar der Basalhaut angelagert, zwischen ihnen nur verhältnismäßig wenige Blutgefäße. Es handelt sich hier um einen besonderen Muskelzug, der im großen und ganzen als die Fortsetzung des Blasenschließmuskels (Abb. 149) zu bezeichnen ist und wie dieser hufeisenförmig mit dorsal gegen den Samenhügel gerichteter Öffnung zieht. Wie Heiss (1928 u. a. a. O.) deutlich gezeigt hat, verlaufen die Fasern jedes Muskels, der eine Körperöffnung verschließt, es sei besonders an den Schließmuskel des Mundes erinnert, bogenförmig; nur der Sphincter pupillae macht eine Ausnahme, er verläuft wirklich ringförmig, kann aber die von ihm umgebene Öffnung nicht vollständig verschließen.

3. Die Enge.
(Pars diaphragmatica urethrae.)

Die eben geschilderte Art des Zylinderepithels findet sich auch noch im Bereiche der Pars diaphragmatica der Harnröhre. Wie oben erwähnt, liegt die Schleimhaut in ihr in einzelnen, hauptsächlich in der Längsrichtung ziehenden

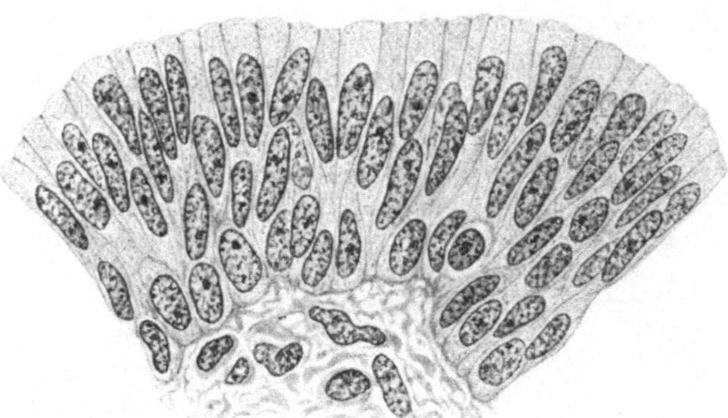

Abb. 159. Epithel aus der Enge (Pars diaphragmatica) der Harnröhre eines 23jährigen Mannes. Fixiert in Zenker-Formol, Methylbenzoat-Celloidin-Paraffin, 8 μ, Molybdän-Hämatoxylin-Held. Vergrößerung 800fach.

Falten. Auf dem First dieser Falten ist der Bau der Schleimhaut selbst am schönsten zu erkennen, weil sich hier so gut wie gar keine Drüsen finden; das Epithel ist hier 30—50 μ hoch (Abb. 159), es ist mehrschichtiges Zylinderepithel, dessen Zellen sich verschieden verhalten. Zuunterst, der Basalhaut angelagert, findet man länglich kegelförmige bis zylindrische Gebilde mit länglich walzenförmigen Kernen. Nach innen zu folgen spindelförmige Zellen mit ganz langen, schmalen Kernen, zuinnerst Zylinderzellen, deren Cytoplasmaleib gegen die Fußhaut hin in einen langen Zipfel ausläuft, ohne aber jemals mit ihr in

Verbindung zu treten. Innerhalb des langen, walzenförmigen Kernes findet sich ein Abschnitt, in dem der Cytoplasmaleib schaumig gebaut erscheint, er ist deutlich gegen den Hohlraum zu abgesetzt. Das Schlußleistennetz ist gut zu erkennen, ebenso die Centriolen, die ganz nahe des inneren Endes liegen, als sehr kleine, punktförmige Gebilde.

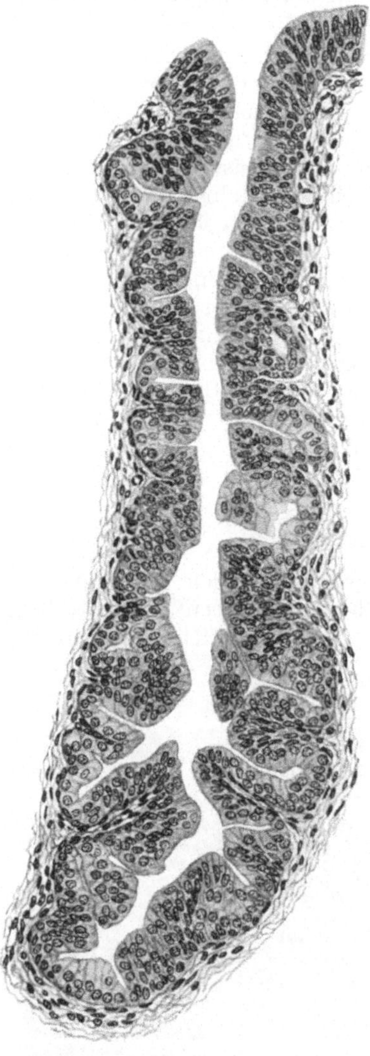

Abb. 160. Spalt zwischen zwei Falten in der Enge der Harnröhre eines 23jährigen Mannes. Fixiert in ZENKER-Formol, Methylbenzoat-Celloidin-Paraffin, 8 μ, Molybdän-Hämatoxylin-HELD; Vergrößerung 200fach. Zeigt an den einander zugekehrten Seiten der Falten zahlreiche intraepitheliale Drüsen, die zum Teil bis in die Eigenhaut reichen.

Die Furchen zwischen zwei Falten enthalten dagegen sehr viele Drüsen (Abb. 160). Auf Querschnitten durch die Harnröhre erscheinen diese Furchen oft wie eine verzweigte tubulöse Drüse mit einem großen Ausführungsgang. In Wirklichkeit ist dieser Gang aber nichts anderes als der Hohlraum der Harnröhre selbst, wie sich deutlich zeigen läßt, wenn man die Harnröhre in der weiter oben geschilderten Weise füllt. Dann verstreichen die Falten vollkommen (Abb. 147), die kleinen Drüsen bleiben aber in unveränderter Form erhalten. Sie liegen sehr dicht beieinander und fast durchweg außerhalb des Epithels, also in der Eigenhaut. Jede einzelne von ihnen ist schlauchförmig und in ihren äußeren Teilen von einer besonderen, sehr zellreichen, bindegewebigen Hülle umgeben. An Stellen, an denen die Drüsen sehr nahe aneinander liegen, bildet die Eigenhaut nur ganz schmale bindegewebige Scheidewände zwischen den einzelnen Röhren. Diese selbst sind 100—600 μ lang und von Fußhaut zu Fußhaut gemessen 100—300 μ breit, von einfachem Zylinderepithel ausgekleidet, dessen Zellen ganz schmal und hoch sind und in der Hauptsache runde Kerne enthalten. Sie gleichen in ihrem Bau etwas den Prostatadrüsen, doch sind die Zellen in ihnen kleiner, der Cytoplasmaleib fein schaumig, er färbt sich auch dunkler.

Die bisher besprochenen Tatsachen sind meines Wissens früher noch nie ausführlich geschildert worden, sie dürften aber doch im großen und ganzen bekannt sein; jedenfalls lassen sich die Angaben in den Lehrbüchern und einschlägigen Arbeiten, auf die ich dann im Zusammenhang eingehe, im großen und ganzen mit ihnen in Einklang bringen. Besonders schildern muß ich noch kleine Cysten, die sich häufig innerhalb des Epithels finden. Einige von ihnen sind nichts weiter als große Schleimtropfen, die innerhalb der Zellen selbst gelegen sind; sie können unter Umständen die ganze Zelle zu einem kugeligen Gebilde umgestalten und vollkommen ausfüllen; der Kern wird dann der Wand platt angedrückt. Man kann solche Zellen als Becherzellen bezeichnen. Die Mehrzahl der Cysten aber zeigt anderes Verhalten; sie liegen in den tieferen

Abschnitten der Schleimhaut und haben verschiedene Größe, ihr Durchmesser beträgt bis zu 20 μ und darüber (Abb. 158). Der Hohlraum wird von einer gleichmäßigen Masse erfüllt, die Plasmafarbstoffe und Schleimfarbstoffe gierig aufnimmt. Sehr häufig ist diese Masse von einem hellen Saum umgeben, der dadurch zustande kommt, daß der Inhalt des Bläschens bei der Behandlung stärker schrumpft als die Wandung. Diese besteht aus platten, kubischen oder zylindrischen Zellen. Man findet hier sehr große Unterschiede und im allgemeinen kann man sagen, daß die Zellen um so größer und höher sind, je größer der Hohlraum im Innern des Bläschens ist. Auf einzelnen Schnitten liegen diese Bläschen zum Teil sehr tief in der Schleimhaut, verfolgt man ihr Verhalten aber auf mehreren Schnitten, so erkennt man — ich stimme hier mit LICHTENBERG (1906) nicht vollkommen überein — immer oder wenigstens in der überwiegenden Mehrzahl der Fälle, daß ein dünner Ausführungsgang vorhanden ist, der den Hohlraum des Bläschens mit dem Hohlraum der Harnröhre verbindet. Abgesehen von den innerhalb einer einzelnen Zelle gelegenen Bläschen sind die Cysten innerhalb der Schleimhaut also nichts anderes als intraepithelial gelegene bläschenförmige Drüsen mit ihren engen Ausführungsgängen. Sie finden sich in geringer Anzahl in den inneren Abschnitten des Prostatateils, am häufigsten in der Vorderwand der äußeren Abschnitte des Prostatateils, während sie auf dem Samenhügel fast ganz fehlen. In geringer Menge lassen sie sich auch noch in der Enge nachweisen. Gerade in ihrem Verhalten begegnet man größeren Unterschieden bei den einzelnen Männern. Ich fand Harnröhren, deren Epithel sehr viele Cysten enthielt, während sie in anderen vollkommen fehlten.

4. Der Schwellkörperteil.
(Pars cavernosa urethrae.)

a) Die Ampulle.
(Portio bulbosa partis cavernosae.)

In der Ampulle zeigt die Schleimhaut regelmäßig ganz besonderes Verhalten, das, soviel ich ersehen kann, noch nie genauer beschrieben ist, ja sogar in Widerspruch steht mit den Angaben, die sich in den einzelnen Arbeiten finden. Vor allem stehen meine Befunde im Gegensatz zu den Angaben von LICHTENBERG (1906), während sie sich mit denen von HERZOG (1904) in den wesentlichsten Punkten decken. Die Schleimhaut springt, wie ich oben gezeigt habe, in hohen, schmalen Leisten vor, deren Verhalten auf Abb. 161 bei starker Vergrößerung dargestellt ist. Abb. 162 zeigt dann eine einzelne Falte bei noch stärkerer Vergrößerung, an ihr sind die wichtigsten Einzelheiten zu erkennen. Im allgemeinen ist auch die Ampulle der Harnröhre von mehrschichtigem Zylinderepithel ausgekleidet, das im großen und ganzen den nämlichen Bau zeigt wie in der Enge. Allerdings muß ich betonen, daß sich diese Form des Epithels nur an bestimmten Stellen findet, und zwar hauptsächlich an den einander zugekehrten Seiten der einzelnen Falten. Dort begegnet man gewöhnlich den Verhältnissen, wie sie Abb. 163 darstellt, d. h. mehrschichtigem, 30—45 μ dickem Zylinderepithel mit ganz deutlicher Basalschicht. Die einzelnen Gebilde dieser Schicht liegen meistens ganz dicht beieinander, sie sind dreieckig oder halbkugelig und sitzen mit der Basis der Fußhaut auf. Diese besteht nach wie vor aus einem ganz dünnen Filz allerfeinster Fasern. Die Zellen halten nur 5—7 μ im Durchmesser, ihre kugeligen oder länglichen, manchmal auch wurstförmigen Kerne zeigen eine glatte Oberfläche und deutliches Häutchen, auch im übrigen den gewöhnlichen Bau; sie halten 3—4 μ im Durchmesser. An einzelnen Stellen liegen die Basalzellen so dicht, daß einige von ihnen nach innen zu abgedrängt werden und dann keulenförmig erscheinen, d. h. nur durch einen ganz schmalen Cytoplasmafortsatz mit der Fußhaut in Verbindung stehen. Die Zylinderzellen durchsetzen zum großen Teil die ganze Dicke der Schleimhaut; auch sie sind nur durch einen ganz schmalen Fortsatz mit der Fußhaut verbunden, 5—7 μ dick, werden sie durch ein deutliches Schlußleistennetz abgegrenzt und setzen sich scharf, fast gerade gegen den Hohlraum zu ab. Die länglich walzenförmigen, oft auch kugeligen Kerne liegen in ganz verschiedener Höhe. Man findet aber auch Zellen vom eben geschilderten Bau, welche überhaupt in keiner Verbindung mit der Fußhaut stehen und andererseits auch wieder Zellen, die auf dem

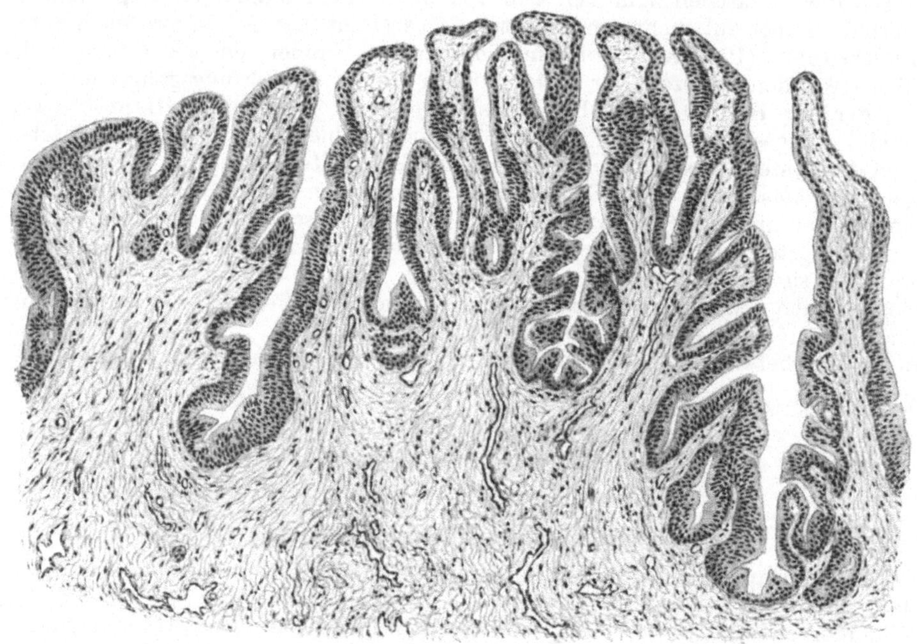

Abb. 161. Falten und Drüsen aus der Ampulle der Harnröhre eines 23jährigen Mannes. Fixiert in ZENKER-Formol, Methylbenzoat-Celloidin-Paraffin, 10 μ, Molybdän-Hämatoxylin-HELD-Chromotrop 2 R; Vergrößerung 90fach.

Schnitt wetzsteinförmig erscheinen und weder die Fußhaut noch die Oberfläche erreichen.

Den eben geschilderten Bau zeigt die Deckschicht etwa in der Mitte der Falten; gegen die Basis zu werden die Zellen immer höher, gegen den First zu aber immer niedriger. Auf dem First selbst findet man regelmäßig nur einschichtiges kubisches bis plattes Epithel, und zwar sind die Zellen im allgemeinen um so niedriger, je höher die Falte selbst ist. Auf den 300—600 μ hohen Falten findet man gewöhnlich ein einschichtiges Epithel von 15—20 μ Höhe (Abb. 164). Die einzelnen Zellen setzen sich sehr gut voneinander ab, sie sind 8—14 μ breit, zeigen deutliches Schlußleistennetz und schaumig-wabigen Cytoplasmaleib. Die Kerne sind annähernd kugelig, 6—7 μ groß, ihre Oberfläche ist glatt und höchstens an einer Stelle etwas eingedellt. Das Häutchen ist deutlich, das Gerüst sehr fein; eigentlich nur an den Kreuzungsstellen der dünnen Lininfäden ist etwas Chromatin angelagert. Regelmäßig finden sich 1—2 Kernkörperchen. Die Kerne liegen gewöhnlich nahe der Fußhaut, sehr oft findet man in den größeren Zellen zwei, drei, ja sogar vier Kerne.

Auf vielen Leistenfirsten, besonders auf denjenigen der hohen Falten, sind die Zellen sehr klein, kubisch bis platt, die Deckschicht ist hier oft nur 10—15 μ dick (Abb. 165); die einzelnen Zellen zeigen zum Teil den nämlichen Bau wie eben geschildert. Sie liegen bald nur in einer Lage, häufig auch in zwei oder drei Schichten übereinander und sind dann besonders klein. Die einzelnen Zellen halten oft nur 7—8 μ im Durchmesser, ein Teil der Kerne ist auch an solchen

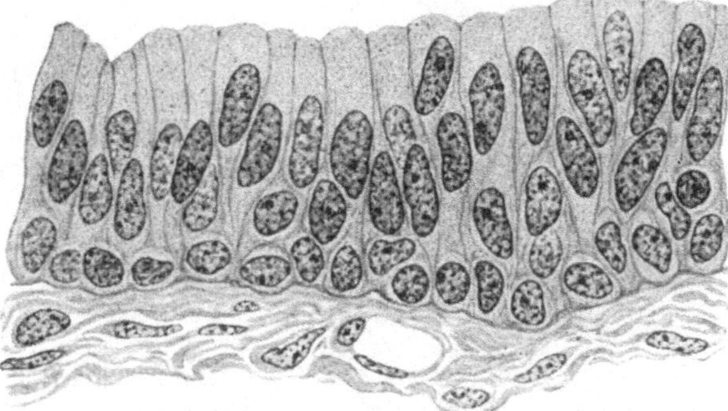

Abb. 163. Epithel aus der Ampulle der Harnröhre eines 28jährigen Mannes. Fixiert in Sublimat-Formalin-Eisessig, Methylbenzoat-Celloidin-Paraffin, 8 μ, Hämatoxylin-HEIDENHAIN-Chromotrop 2 B; Vergrößerung 800fach.

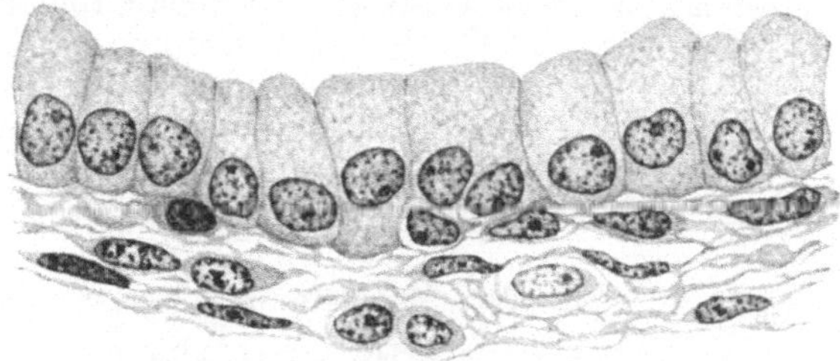

Abb. 164. Einschichtiges Epithel vom Kamm einer Falte aus der Ampulle der Harnröhre eines 28jährigen Mannes. Fixierung usw. wie bei Abb. 163; Vergrößerung 800fach.

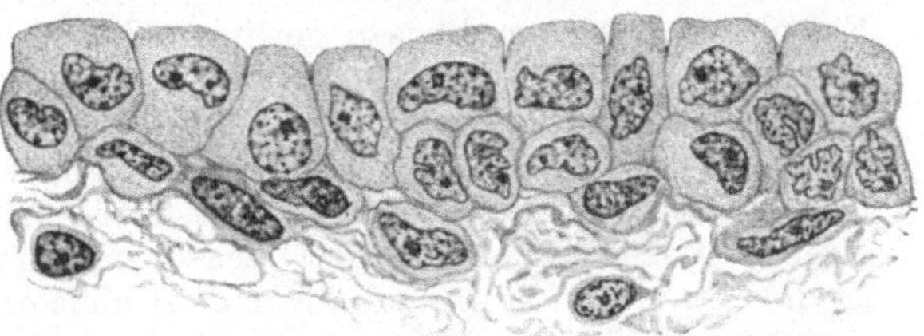

Abb. 165. Epithel vom Faltenkamm aus der Ampulle der Harnröhre eines 23jährigen Mannes. Fixiert in ZENKER-Formol, Methylbenzoat-Celloidin-Paraffin, 8 μ, Molybdän-Hämatoxylin-HELD; Vergrößerung 800fach

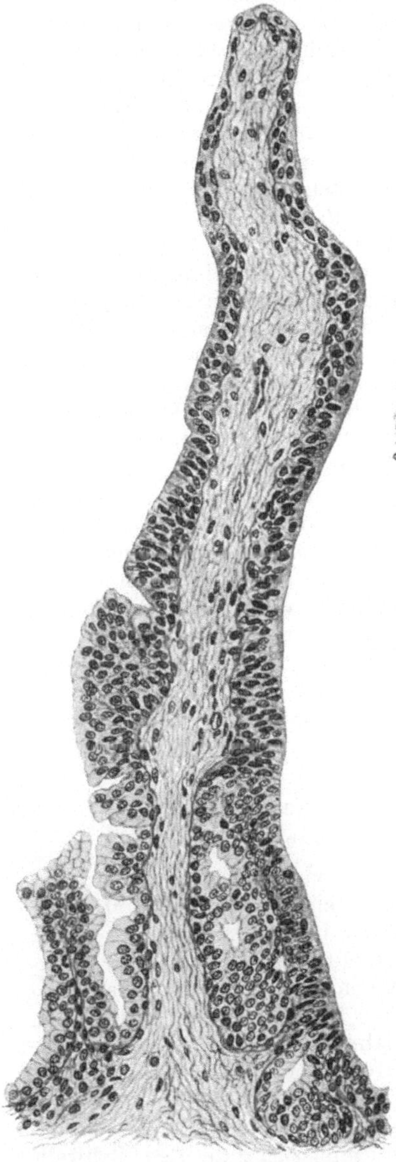

Abb. 162. Zeigt die in Abb. 161 rechts gezeichnete Falte bei 200facher Vergrößerung. Fixierung usw. wie dort.

Stellen kugelig und zeigt den eben geschilderten Bau, ein Teil ist anders. Die Kerne zeigen dann die verschiedenste Form, die dadurch zustande kommt, daß ihre Oberfläche unregelmäßig höckerig, gefaltet ist, zahlreiche Eindellungen und Ausbuchtungen erkennen läßt, so daß der ganze Kern oft lappig erscheint. Das Häutchen ist sehr deutlich, das Gerüst ungemein fein; in vielen Kernen ist überhaupt nur das Kernkörperchen zu erkennen, das regelmäßig vorhanden ist. Ob einzelne dieser Zellen zugrunde gehen, vermag ich nicht zu entscheiden.

Im Bereiche der Faltenbasis wird das Epithel immer höher und hier liegen stets 6—8 Zellschichten übereinander. Hier finden sich auch zahlreiche Drüsen vom nämlichen Bau wie in der Enge. Die kleinen sind ganz innerhalb der Deckschicht gelegen, die größeren reichen 300—600 μ tief in die Eigenhaut hinein und zeigen in ihrem Innern oft kleinere Drüsen zweiter Ordnung (Abb. 166).

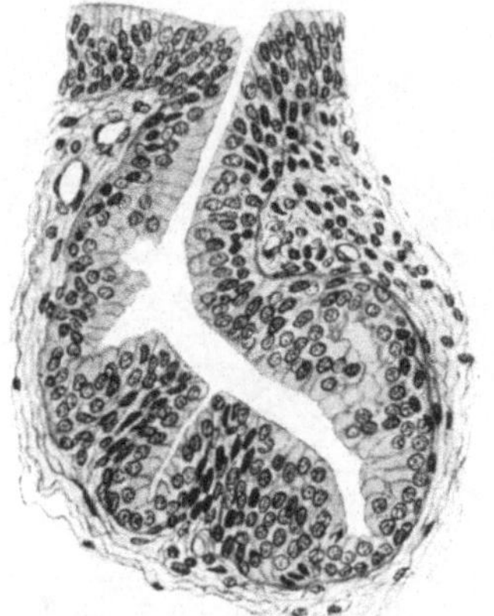

Abb. 166. Drüse aus der Ampulle der Harnröhre eines 23jährigen Mannes. Fixiert in ZENKER-Formol, Methylbenzoat-Celloidin-Paraffin, 10 μ, Hämatoxylin-HEIDENHAIN; Vergrößerung 200fach.

Auch das Verhalten der Eigenhaut selbst zeigt in der Ampulle Besonderheiten, die ich eingehender schildern muß. Die Grundlage besteht aus einem feinsten Filz leimgebender und elastischer Fasern, die sich nach allen Richtungen hin durchflechten. Wie auf Querschnitten durch die Harnröhre besonders deutlich zu erkennen ist, ziehen die Fasern in den äußeren Teilen der Falten hauptsächlich in radiärer Richtung, im Bereiche der Faltenfirste aber, unterhalb des einschichtigen Epithels, ziehen sie nach allen Richtungen und liegen hier viel lockerer, so daß das Gewebe auf dem Schnitt oft ganz hell, fast ödematös durchtränkt erscheint. Zwischen den Fasern ziehen feinste Blutgefäße, hauptsächlich reichlich Capillaren, auch viele kleine muskellose Venen und vereinzelte kleine Arterien. Daneben findet man zahlreiche Fibrocyten, reichliche Histiocyten, die oft der feinen Fußhaut unmittelbar angelagert sind, auch einzelne Lymphocyten, von denen immer einige die Schleimhaut durchwandern.

b) Das Mittelstück des Schwellkörperteiles.
(Portio intermedia partis cavernosae.)

Das eben geschilderte Bild verändert sich dann nach außen zu mehr und mehr, die Falten werden weniger, breiter, sie verschwinden zum Teil ganz, ebenso die Furchen. Gleichzeitig wird die Zahl der intraepithelial und in der Eigenhaut gelegenen Drüsen geringer, doch beobachtet man immer noch vereinzelte, 100—300 μ lange Schläuche vom nämlichen Bau wie in den weitesten Teilen der Ampulle (Abb. 166). Erst 2—3 cm von der Enge entfernt verschwinden sie ganz, an ihre Stelle treten dann die bezeichnenden Paraurethraldrüsen. In dem gleichen Maße wie die Längsfalten an Höhe abnehmen, verschwinden auch die Ungleichheiten in der Deckschicht; im Mittelstück der Pars cavernosa ist die Harnröhre dann von einem ganz gleichmäßigen, mehrschichtigen, hohen Zylinderepithel ausgekleidet. Je nach dem Füllungszustande des Schwellkörpers ist es 40—70 μ hoch (Abb. 167) und immer durch eine feinste Fußhaut vom umgebenden Bindegewebe abgesetzt; 3—6 Zellagen liegen übereinander, die Deckschicht gleicht in mancher Hinsicht wieder einigen Stellen im inneren Teil des Prostataabschnitts. Zuäußerst, der Basalhaut angelagert, finden sich kleine, runde oder zapfenförmige Basalzellen. Sie sitzen der Fußhaut breit auf und sind 8—10 μ hoch; ihre Kerne sind rund und halten 4—6 μ im Durchmesser. Dann folgen spindelige und vielkantige Zellen, die nach beiden Seiten hin spitz ausgezogen sind; ihre Kerne sind oval bis walzenförmig, von ganz verschiedener Größe. Die innerste Schicht besteht aus schmalen, höchstens 5 μ breiten Zylinderzellen, die gegen die Fußhaut zu in einen dünnen Cytoplasmafortsatz übergehen, der zwischen den anderen Zellen verdämmert. Einige dieser Zellen sind 30—40 μ lang, doch konnte ich niemals mit Sicherheit erkennen, daß sie mit der Fußhaut in Verbindung stehen, also die ganze Dicke des Epithels durchsetzen. Die Kerne sind dünn, walzenförmig, nur 2—3 μ dick und 10—15 μ lang; sie zeigen den gewöhnlichen Bau und liegen in verschiedener Höhe. Ein Teil von ihnen ist mit seinem inneren Pol 12—20 μ von der freien Oberfläche der Deckschicht entfernt, ein Teil liegt um annähernd Kernlänge tiefer. Da auch hier Zellen mit höher liegendem und tief liegendem Kern ziemlich regelmäßig abwechseln, erscheint die oberflächlichste Schicht

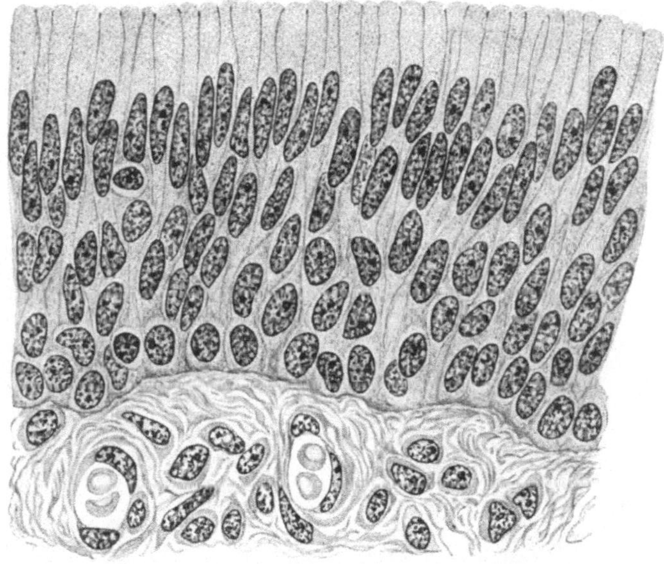

Abb. 167. Epithel aus dem Mittelstück der Pars cavernosa der Harnröhre eines 28jährigen Mannes. Fixiert in Sublimat-Formalin-Eisessig, Methylbenzoat-Celloidin-Paraffin, 8 μ, Molybdän-Hämatoxylin-HELD; Vergrößerung 800fach.

gleichmäßig zweireihig. An den nach innen zu gelegenen Zellen kann man einen freien, inneren, langen Cytoplasmaabschnitt erkennen, der fein schaumig gebaut ist und vereinzelte kleine mucoide Einlagerungen enthält. Auch in diesem Teil findet man einzelne Lymphocyten und Histiocyten, welche die Schleimhaut durchwandern.

Die Eigenhaut besteht aus einem dichten Filz elastischer und leimgebender Fasern mit Gefäßen und den gewöhnlichen Bindegewebszellen. Häufig findet man größere Ansammlungen von Lymphocyten, die an Solitärfollikel erinnern. Mit v. EBNER (1902) muß ich aber feststellen, daß im Innern dieser Haufen keine Keimzentren zu erkennen sind.

Schon hier möchte ich bemerken, daß ich Inseln von geschichtetem Plattenepithel in der Art und Weise, wie es die äußeren Abschnitte der kahnförmigen Grube auskleidet, in der Pars cavernosa der Harnröhre nur einmal fand, und zwar ganz am äußersten Teil dieses Abschnittes. Nicht allzu selten begegnet man aber in allen Abschnitten der Harnröhre größeren oder kleineren Stellen, in denen die Deckschicht den gewöhnlichen Bau des mehrschichtigen Zylinderepithels zeigt; an Stelle der oberflächlichen hohen Zellen findet man abgeplattete Zellen, man erkennt dann das Verhalten, das in Abb. 154 dargestellt ist. Ich glaube, daß es nicht richtig ist, solche Stellen als geschichtetes Plattenepithel zu bezeichnen, werde aber auf diese Erscheinung im ganzen zum Schluß noch eingehen.

Während der Erektion verändert sich das Verhalten des Harnröhrenepithels nicht oder doch nur sehr wenig, wie ich in mehreren Fällen nach gut gelungener Injektion der Schwellkörper beobachtete. Dies ist zu verstehen, wenn man bedenkt, daß die Rute bei stärkerer Blutfüllung in der Hauptsache in der Dicke und nicht so sehr in der Länge zunimmt. Die Pars fixa (Waldeyer) kann an und für sich wegen ihrer Verbindung mit den angrenzenden Hartgebilden

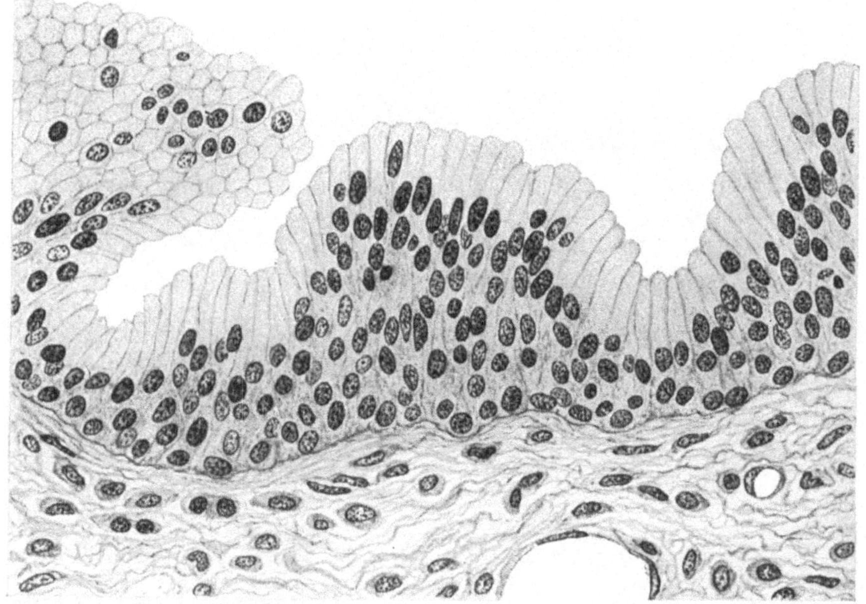

Abb. 168. Epithel mit intraepithelialen Drüsen aus der Harnröhre eines 35jährigen Mannes. Fixiert in Alkohol-Formol-Eisessig, Celloidin, 15 μ, Hämatoxylin-Eosin; Vergrößerung 600fach.

nicht in der Länge zunehmen; aber auch bei dem freien Teil der Rute ist die Längenzunahme während der Erektion nur gering. Nach Waldeyer ist dieser Abschnitt während der Erschlaffung 9—10 cm, in gesteiftem Zustande aber 14—16 cm lang. Die Unterschiede sind demnach nicht erheblich und werden durch die Falten der Schleimhaut vollkommen ausgeglichen. Während der Versteifung sind die Längsfalten gut zu erkennen, jedoch etwas niedriger als bei erschlafftem Glied, die schräg verlaufenden Faltenzüge sind dann nicht mehr zu beobachten. Wenn die Rute nach dem Tode lebendwarm in Fixierungsflüssigkeit eingelegt wird, zieht sich die Muskulatur häufig so stark zusammen, daß alle Bluträume der Schwellkörper ganz leer werden. Der freie Teil ist dann nur 4—5 cm lang. In solchen Fällen liegt die Schleimhaut in vielen, ungemein hohen Falten. Der für ihre Ausbildung notwendige Raum wird dadurch geschaffen, daß die weiten Venen in der Eigenhaut fast ganz entleert sind. Ich muß dabei noch erwähnen, daß ich in Ruten, die vollkommen injiziert waren, auch manchmal Abschnitte der Schleimhaut fand, in denen nur drei Zellagen übereinander geschichtet waren, so daß die Deckschicht im ganzen auf kurze

Strecken nur 30—40 μ dick war. Man könnte hier daran denken, daß einzelne Stellen bei der Entfaltung der Schleimhaut stärker gedehnt wurden, so daß die Zellen sich gegeneinander verschieben. Da dieses Verhalten aber nur in kurzen Strecken zu beobachten ist und auch manchmal bei leerem Schwellkörper, also erschlafftem Glied festgestellt werden kann, so glaube ich, daß es sich dabei um Verschiedenheiten im Bau der Schleimhaut und nicht um die Folge einer Dehnung handelt. Wenn die Harnröhre gleich nach dem Tode mit Flüssigkeit stark gefüllt wird, dann beobachtet man, daß die Falten verstreichen, der Hohlraum sehr weit wird, und trotzdem verändert das Epithel seinen Bau nicht. Die Erweiterung kann eben nur bis zu dem Maße erfolgen, wie dies die Falten

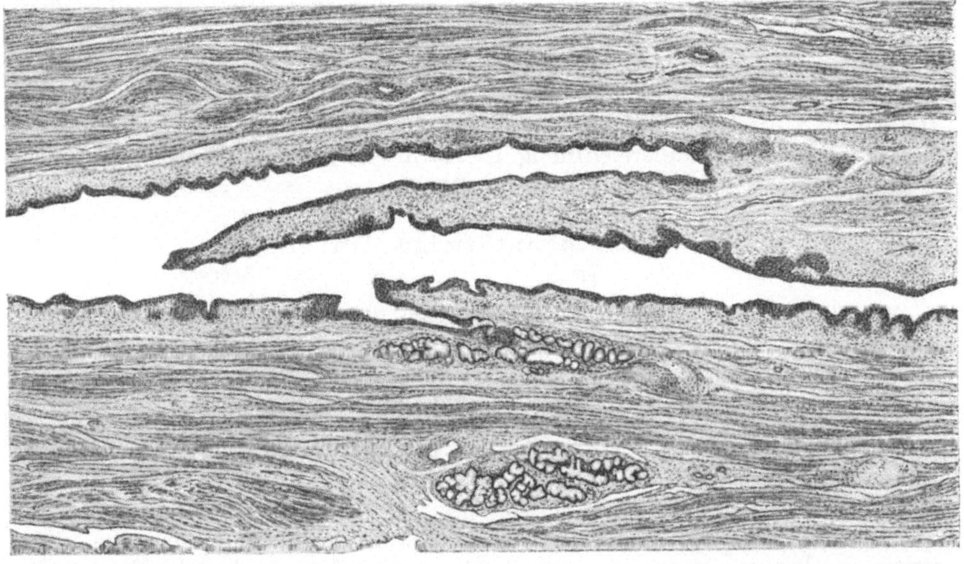

Abb. 169. Längsschnitt in der Längsmittelebene durch die Harnröhre eines 23jährigen Mannes. Der Schwellkörper wurde schwach mit Fixierungsflüssigkeit gefüllt. Fixiert in Formol, Methylbenzoat-Celloidin-Paraffin, 10 μ, Hämatoxylin-Delafield-Eosin; Vergrößerung 25fach. Die äußere Harnröhrenmündung links, die innere rechts im Präparat. Zeigt zwei Ausführungsgänge von Paraurethraldrüsen. Die zum oberen Ausführungsgang gehörige Drüse ist nicht mit auf dem Schnitt getroffen.

selbst gestatten. Wir müssen also sagen, daß bei den Gestaltsveränderungen der Rute, auch bei der Füllung der Harnröhre, das Epithel seinen Bau nicht verändert, sondern daß die notwendigen Raumveränderungen nur durch das Verhalten der Falten bedingt werden.

In der Schleimhaut des Schwellkörperteils finden sich bekanntlich auch intraepitheliale Drüsen in großer Zahl, und zwar in verschiedener Form. Man findet auch hier ganz vereinzelte kleine Cystchen mit sehr dünnen Ausführungsgängen, außerdem intraepithelial gelegene kleine Schläuche und Gruben, die von einer einfachen Lage hoher, zylindrischer Zellen ausgekleidet sind (Abb. 168). Lichtenberg (1906) unterscheidet noch drüsenartige Buchten, die einen „irregulären Bau besitzen und in typischen Fällen" von Zylinderepithel ausgekleidet sind. Meiner Ansicht nach handelt es sich bei diesen Gebilden nicht um eigentliche Drüsen, sondern um Abschnitte der Schleimhaut, in denen mehrere hohe Zylinderzellen nebeneinander liegen, welche die Furche zwischen zwei Falten auskleiden. Letzten Endes bleibt es Geschmackssache, ob man solche muldenförmigen Vertiefungen, wie sie Abb. 168 darstellt, als

Drüsen bezeichnen will oder nicht. Ein Teil der Drüsen reicht bis in die Eigenhaut. Die überwiegende Mehrzahl besitzt sehr lange Ausführungsgänge, so daß der eigentliche Drüsenkörper, der oft sehr stark verzweigt und groß ist, im Schwellkörpergewebe, oft 5—7 mm von der Innenfläche der Harnröhre entfernt, liegt (Abb. 169, 193, 205, 211). LICHTENBERG unterscheidet demnach subepitheliale und submuköse Drüsen; die zuletzt genannten sind die gewöhnlichen Paraurethraldrüsen (LITTREsche Drüsen). Die Ausführungsgänge dieser Drüsen bilden längere oder kürzere Schläuche, die oft auf größere Strecken gleichsinnig zur Harnröhre verlaufen und von dem nämlichen Epithel wie die Harnröhre selbst ausgekleidet sind. Der Drüsenkörper soll später ausführlich beschrieben werden. Die subepithelialen Drüsen sind meist schlauchförmig sehr kurz, aber auch sie zeigen manchmal einen deutlichen, kurzen Ausführungsgang vom eben geschilderten Bau. Häufig beginnen die Ausführungsgänge der Paraurethraldrüsen im Hohlraum der Harnröhre mit einem weiten Trichter (Abb. 169), der sich nach außen zu ganz langsam verjüngt, so daß sie wirklich als Schleimhauttrichter bezeichnet werden können. Die Öffnung des Trichters sieht meist gegen die äußere Öffnung der Harnröhre hin; die beiden in Abb. 169 gezeichneten Gänge zeigen dies sehr deutlich.

c) Die kahnförmige Grube.
(Fossa navicularis.)

Mit dem mehrschichtigen Zylinderepithel vom oben geschilderten Bau ist die Harnröhre bis in die Gegend der kahnförmigen Grube ausgekleidet, die nämliche Deckschicht überzieht gewöhnlich auch die Falte dieser Grube. In der Grube selbst verändert das Epithel sein Verhalten. In ihren inneren Teilen findet man regelmäßig noch geschichtetes Zylinderepithel, in den äußeren Abschnitten mehrschichtiges, unverhorntes Plattenepithel. Die Grenze zwischen beiden ist eine scharfe, sie zeigt aber besonderen Verlauf. An der Seite der Fossa navicularis, die gegen den Rutenrücken zu liegt, reicht die Lage geschichteten Plattenepithels von der äußeren Harnröhrenmündung aus viel weiter ins Innere als an der gegenüberliegenden, dem Vorhautbändchen zugekehrten Seite. An der gesteiften Rute ist die kahnförmige Grube 20—25 mm lang (Abb. 216), das geschichtete Epithel reicht an der Dorsalseite 12—16 mm weit in sie hinein, an der Unterseite nur 6—10 mm weit. Schneidet man unmittelbar nach dem Tode die Harnröhre in der Längsrichtung auf, so sieht man die Grenze zwischen den beiden Epithelarten in der Seitenwand der Fossa navicularis als kleinen Wulst, der von dorsal proximal nach ventral distal verläuft. Auf Querschnitten durch die Harnröhre erkennt man infolgedessen sehr häufig in den äußeren Abschnitten der kahnförmigen Grube dorsal geschichtetes Plattenepithel, ventral Zylinderepithel. Bei nicht gesteifter Rute finden sich auch im Bereiche der kahnförmigen Grube mehr oder weniger hohe Schleimhautfalten, die durchweg in der Längsrichtung ziehen; die Grube erscheint dann nicht spaltförmig, sondern mehr sternförmig.

Das Zylinderepithel in den inneren Abschnitten der kahnförmigen Grube und auch auf der Falte ist 50—70 μ hoch (Abb. 170), durch eine deutliche Fußhaut abgesetzt. Auf diese folgen kleine halbkugelige bis zapfenförmige Zellen von 6—7 μ Breite und 10—12 μ Höhe, deren Kerne annähernd kugelrund sind und 4—5 μ Durchmesser halten. Dann folgen 2—3 Lagen vieleckiger Zellen, die auf Schnitten senkrecht zur Oberfläche meist wetzsteinförmige Gestalt zeigen, 15—25 μ lang und 8—12 μ breit sind. Die Kerne sind länglich walzenförmig, 12—14 μ lang und etwa 6 μ breit, hie und da begegnet man auch einem kugelrunden Kern. Die oberste Lage wird von zwei verschiedenen Zellformen gebildet, einerseits länglichen Zellen, die gegen den Hohlraum zu scharf, gerade begrenzt sind und ein feinstes Verschlußhäutchen erkennen lassen. Ihr oberster Teil erscheint sechsseitig prismatisch, gegen die Fußhaut zu laufen sie in einen langen Zipfel aus, der zwischen den tiefer gelegenen Zellen verdämmert, aber niemals die ganze Dicke der Schleimhaut durchsetzt. Die walzenförmigen bis eiförmigen Kerne von der nämlichen Größe wie in den mittleren Schichten liegen mit dem äußeren Pol manchmal nur 2—3 μ, manchmal aber auch bis zu 20 μ von der Oberfläche entfernt, also in ganz verschiedener Höhe. Sie zeigen den gewöhnlichen Bau, der Cytoplasmaleib ist schaumig-wabig und enthält vereinzelte kleine, schleimige Bläschen. Ein Teil der Zellen verhält sich aber ganz anders. Ihre Form und Größe ist im Grunde genommen ebenso wie bei

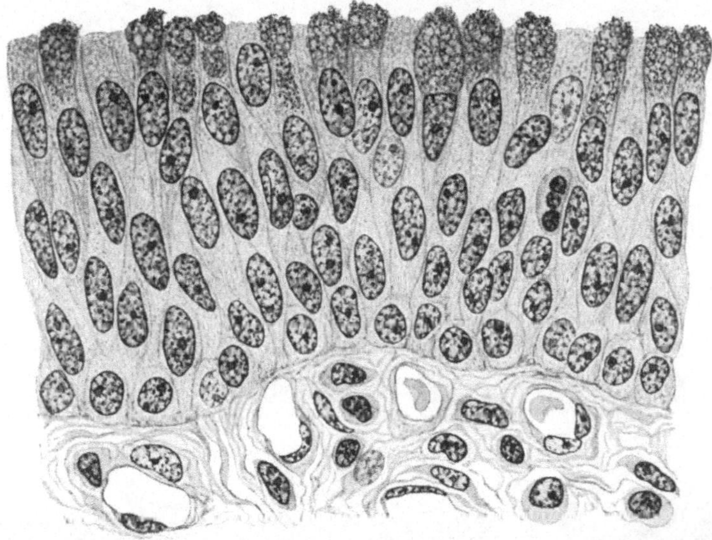

Abb. 170. Geschichtetes Zylinderepithel mit Becherzellen aus den inneren Teilen der kahnförmigen Grube der Harnröhre eines 23jährigen Mannes. Fixiert in Sublimat-Formalin-Eisessig, Methylbenzoat-Celloidin-Paraffin, 8 μ, Molybdän-Hämatoxylin-HELD; Vergrößerung 800fach.

den anderen Gebilden. Auch bei ihnen finden sich die Kerne an ganz verschiedenen Stellen und zeigen keine Besonderheiten in Bau und Größe. Das besondere Merkmal ist aber, daß der Teil des Cytoplasmaleibes, der einwärts des Kernes liegt, vollkommen mit Schleimtropfen gefüllt und oft spindelig aufgetrieben ist. Er überragt die Oberfläche der Schleimhaut, ist hier ganz unscharf begrenzt, zerfetzt und zerrissen, allenthalben treten kleine Schleimtropfen aus diesen Zellen aus. Wenn die Schleimansammlungen im Innern der Zellen sehr groß sind, so kann durch sie der Kern in seiner Form beeinträchtigt werden. Er erscheint dann nach außen zu abgeplattet, also im ganzen kegelförmig. Die Schleimansammlungen finden sich aber auch in diesen Zellen nur in den Abschnitten des Cytoplasmaleibes, die innerhalb des Kernes, also gegen die Oberfläche der Schleimhaut zu gelegen sind. Demnach sind diese Gebilde Schleimzellen besonderer Art, man kann sie vielleicht auch als Becherzellen bezeichnen. Einzelne von ihnen findet man manchmal schon in den äußersten Teilen der Portio intermedia der Pars cavernosa; in größerer Menge beobachtet man sie stets in der kahnförmigen Grube, besonders auf der dorsalen Seite der Falte. Ihre Absonderungen dienen offenbar dazu, um die Oberfläche des geschichteten Plattenepithels feucht zu erhalten.

Das geschichtete Plattenepithel selbst ist 100—250 μ dick. Es besteht aus 20—25 Zellschichten (Abb. 171), welche die gewöhnliche Anordnung des geschichteten Plattenepithels zeigen. Gegen die Eigenhaut zu fehlt eine

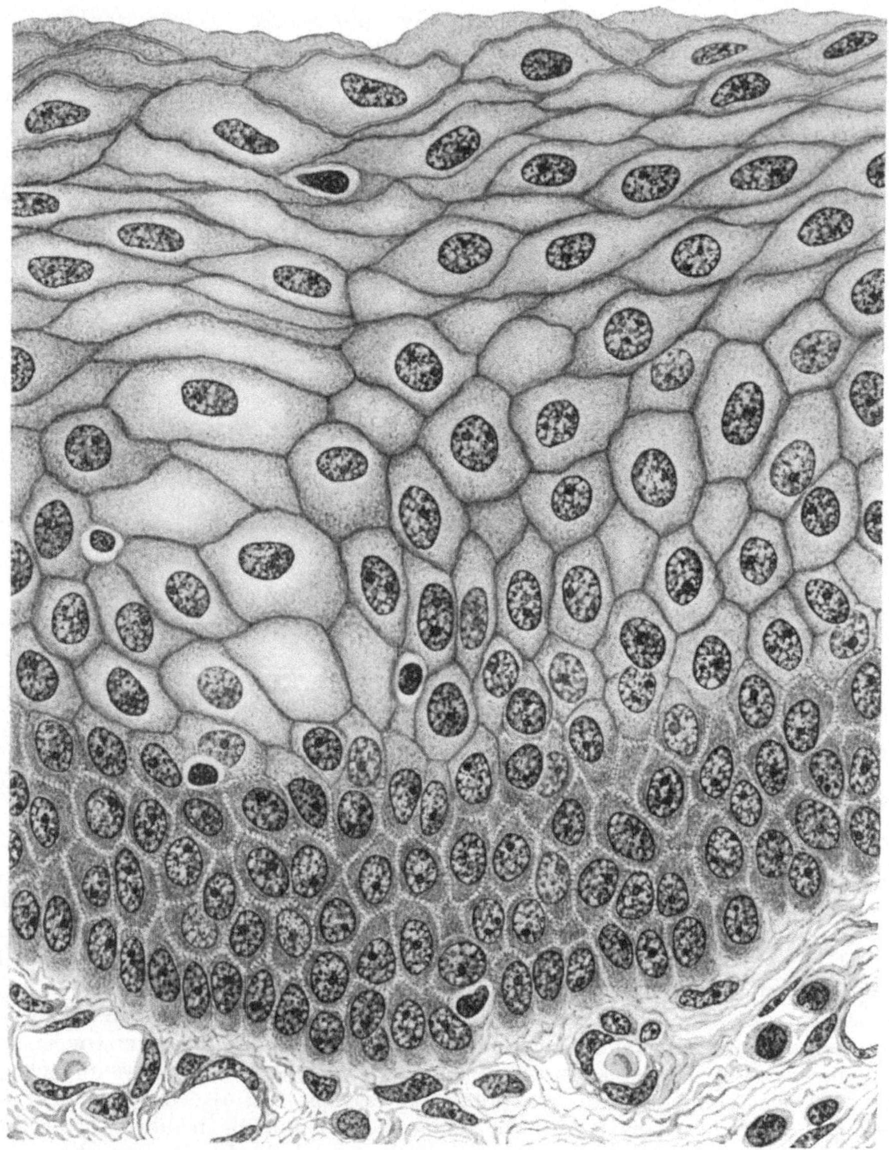

Abb. 171. Geschichtetes Plattenepithel aus den äußeren Teilen der kahnförmigen Grube der Harnröhre eines 23jährigen Mannes. Fixiert in Sublimat-Formalin-Eisessig, Methylbenzoat-Celloidin-Paraffin, 8 μ, Molybdän-Hämatoxylin-HELD; Vergrößerung 800fach.

zusammenhängende Basalhaut. Die Eigenhaut springt in zahlreichen schmalen, langen Papillen in die Deckschicht vor. An dieser Stelle darf ich bemerken, daß Papillen in den übrigen Abschnitten der Schleimhaut vollkommen fehlen. Die äußerste, an das Bindegeweb grenzende Lage besteht aus 10—15 μ langen und etwa 5 μ breiten Zellen mit ei- bis walzenförmigen, etwa 8 : 4 μ großen Kernen, deren längere Achse stets senkrecht zur Unterfläche steht. Die Kerne zeigen deutliches Häutchen, ein weitmaschiges, aber dicht mit Chromatinstäubchen besetztes Gerüst, hellen Kernsaft und 1—2 oxyphile Kernkörperchen. Der Cytoplasmaleib ist gleichmäßig körnig und wird von feinsten Fibrillen durchsetzt. Die Zellgrenzen sind deutlich. Zwischen den Zellen erkennt man weite Lücken, die von Interzellularbrücken durchzogen werden. Die feinen Bindegewebsfasern der Eigenhaut gehen in diese Lücken hinein und zeigen auch sonst das Verhalten, das wir an der Grenze des geschichteten Plattenepithels gegen das Bindegewebe erkennen. Auf die äußerste Schicht folgen dann 3—4 Lagen vieleckiger Zellen,

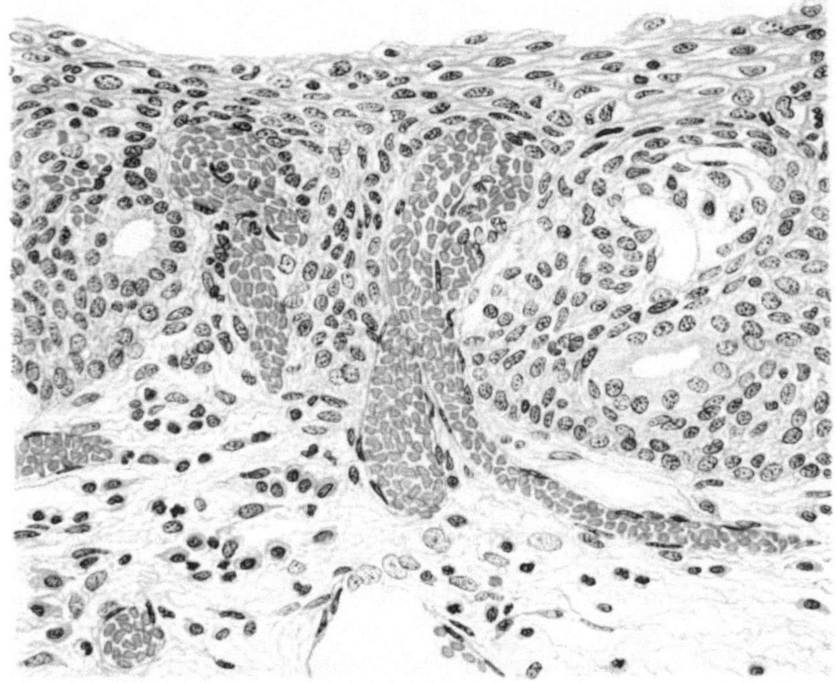

Abb. 172. Innerhalb des Epithels ziehende Blutgefäße aus dem Epithel der Fossa navicularis. Zeigt gleichzeitig zwei quer getroffene intraepitheliale Drüsen. 21jähriger Mann. Der Schwellkörper wurde mit Formol injiziert und in der Längsrichtung geschnitten. Methylbenzoat-Celloidin-Paraffin, 10 μ, Hämatoxylin-DELAFIELD-Eosin; Vergrößerung 400fach. (Nach HINTZSCHE 1930.)

die, abgesehen von der Form, den nämlichen Bau und die nämliche Größe zeigen wie in der äußersten Zylinderschicht. Die Kerne sind rund oder oval, 5—6 μ groß; die Zellgrenzen sind auch hier sehr deutlich. Zwischen den einzelnen Zellen finden sich weite Interzellularlücken und deutliche Interzellularbrücken, gebildet durch die feinen Fasern, die in den Zelleibern zu erkennen sind. In den innersten Zellen dieser Lagen erscheint der Cytoplasmaleib manchmal etwas heller, besonders in der Umgebung des Kernes. Nach innen zu folgen dann mehrere Lagen vieleckiger Zellen, die zum Teil riesig groß sind, oft 20—35 μ im Durchmesser halten. Ihre Kerne sind annähernd rund oder eiförmig, etwas heller als in den tieferen Schichten messen sie bis zu 8 μ, sonst zeigen sie den nämlichen Bau wie dort. Sie enthalten oft 2—3 Kernkörperchen und liegen meistens in einem hellen Hof. Im übrigen erscheint der Cytoplasmaleib gleichmäßig feinstens gekörnt, gegen die Randteile zu tränkt er sich immer stärker mit den gewöhnlichen Plasmafarben. Die Zellgrenzen sind jetzt ungemein deutlich, als haarscharfe Linien zu erkennen. Zwischenzellenlücken und -brücken fehlen hier aber ebenso wie Fasern in den Zellen selbst. Bei Färbung mit Mucicarmin erscheinen einige dieser großen Zellen rötlich, bei der Azanfärbung nehmen sie blauvioletten Ton an. Es scheint also, daß sie schleimig entarten. Gegen die Oberfläche zu werden dann die Zellen immer kleiner, sie platten sich mehr und mehr ab. Auch der Kern verändert seine Form im gleichen Sinne. Er wird dabei etwas kleiner, sein Gerüst erscheint gröber und färbt sich dunkler. Kernlose oder verhornte Zellen erkennt man niemals, doch werden zahlreiche von den oberflächlichst gelegenen einzeln oder in kleinen Gruppen abgestoßen. An der äußeren Harnröhrenöffnung geht diese Schicht dann im Verlauf einer ganz schmalen Grenzzone in die Deckschicht der Eichel über.

Die Eigenhaut besteht im Bereiche des geschichteten Plattenepithels aus locker verfilztem Bindegewebe, das etwa zu gleichen Teilen aus elastischen und leimgebenden Fasern zusammengesetzt ist. Zwischen ihnen liegen Fibrocyten und stets zahlreiche Histiocyten sowie Lymphocyten, einzelne von diesen durchwandern die Schleimhaut. Die Eigenhaut schiebt sich in Form von Papillen in das Epithel zu vor. Sie ist reich an Blutgefäßen, Capillaren sowohl als auch weiten muskellosen Venen, die bis in die Spitzen der Papillen gehen. Wie Hintzsche (1930) neuerdings sehr schön zeigen konnte, ziehen einzelne der Gefäße auch außerhalb der Papillen im Epithel selbst; sie liegen also intraepithelial und sind nur durch wenige Lagen platter Zellen voneinander getrennt (Abb. 172). Teilweise dringen diese Gefäße weit in die Schleimhaut vor, die oberflächlichsten der Schlingen sind oft nur durch 4—6 Zellagen vom Hohlraum der Grube getrennt. Manchmal beobachtet man auch zwischen den Zellen des geschichteten Plattenepithels kleine intraepithelial gelegene, schlauchförmige Drüsen (Abb. 172), die von einer einfachen Lage von Zylinderzellen ausgekleidet sind und die Deckschicht meistens in schräger Richtung durchsetzen. In den obersten Schichten des Epithels ist der Ausführungsgang dieser Drüsen gewöhnlich nur als ganz enger, von platten Zellen bekleideter Gang zu erkennen. Ich habe diese Drüsen im Schrifttum nirgends erwähnt gefunden.

D. Zusammenfassung der Befunde über die Harnröhrenschleimhaut.

Meine Befunde stehen, wie ich schon erwähnt habe, in mancher Beziehung im Gegensatz zu den Angaben derjenigen Forscher, welche die Deckschicht der Harnröhre früher untersucht haben. Allerdings muß ich betonen, daß die früheren Angaben sich in weitgehendem Maße widersprechen, so daß man eigentlich für jede Anschauung genügend Belege aus dem Schrifttum beibringen kann. Als erste haben Robin und Cadiat (1874), die immer wieder erwähnt werden, angegeben, das Epithel der Harnröhre sei mehrschichtiges Zylinderepithel, es werde von einer oberflächlichen Schicht rein zylindrischer Zellen gebildet, unter denen mehrere Lagen polygonaler Zellen zu finden seien. Zuckerkandl (1904) gibt an, daß in den kranialen Teilen des Prostataabschnittes Übergangsepithel zu finden sei, in den caudalen Abschnitten aber einfaches Zylinderepithel, dieses soll auch die Pars diaphragmatica auskleiden. Im Schwellkörperabschnitt dagegen fand er zweischichtiges Zylinderepithel und nur in der Fossa navicularis mehrschichtiges Pflasterepithel. v. Ebner (1902) erwähnt, das Epithel sei im Prostataabschnitt wie auch noch in der Enge, besonders im Bereiche der Crista urethralis, „von demselben Charakter wie in der Blase oder ein geschichtetes oder mehrreihiges Zylinderepithel“. Dieses fand sich regelmäßig in der Pars cavernosa, stellenweise könne man aber auch in diesem Abschnitt Inseln von geschichtetem Plattenepithel beobachten. Erst in der

Fossa navicularis finde man regelmäßig Pflasterepithel, „obwohl auch hier noch in vereinzelten Fällen Zylinderepithel vorkommen kann". HERZOG (1904) hat hauptsächlich die Entwicklung der Harnröhre genau untersucht. Er betont, das Epithel sei in allen Abschnitten einschichtig, an vielen Stellen allerdings mehrzeilig; nur in den äußeren Teilen der Fossa navicularis fand auch er Pflasterepithel. In den inneren Abschnitten des Prostatateils beobachtete er Übergangsepithel. Er gibt schließlich noch an, daß beim Erwachsenen in der Pars diaphragmatica und den inneren Abschnitten der Pars bulbosa auch einschichtiges Zylinderepithel vorkomme. Auf dem Samenhügel eines zweijährigen Knaben fand er mehrschichtiges Pflasterepithel. Sehr eingehend hat sich schließlich noch LICHTENBERG (1906) mit der Deckschicht des Schwellkörperabschnittes der Harnröhre beschäftigt und einzelne Teile genau rekonstruiert. Er beobachtete hauptsächlich das Verhalten der Falten und legte dabei großen Wert auf die Stelle, an der die Ausführungsgänge der Bulbourethraldrüsen einmünden. Er glaubt, daß außerhalb dieser Stelle das Epithel ektodermaler, innerhalb davon aber entodermaler Herkunft sei und stützt sich auf die Beobachtungen, die KEIBEL (1903) an Echidna gemacht hatte.

LICHTENBERG (1906) betont nun, daß im ganzen Schwellkörperteil der Harnröhre die Epithelzellen zylindrische (prismatische) Form besitzen. Ihre Kerne seien sehr lang und, falls nicht besondere drüsige Partien der Schleimhaut vorliegen, zumindest zweireihig oder auch mehrreihig angeordnet. In diesen beiden Punkten stimmen alle Untersuchungen überein. LICHTENBERG selbst konnte bei dem einen von ihm untersuchten Fall feststellen, daß proximal von den Einmündungsstellen der Bulbourethraldrüsen-Ausführungsgänge das Epithel zwar einschichtig, aber doch zweireihig sei; distal von diesen Stellen lagen aber immer drei oder mehr Kernreihen übereinander. Er war jedoch nicht in der Lage festzustellen, ob dieser Vielreihigkeit der Kerne eine Vielschichtigkeit des Epithels zugrunde liegt.

In neueren Lehrbüchern der Anatomie findet man eigentlich stets nur ganz kurze Angaben über das Verhalten des Epithels. Auch die Lehr- und Handbücher der Harn- und Geschlechtskrankheiten geben keine genaue Auskunft. Wenn ich selbst die Ergebnisse meiner Beobachtungen zusammenfasse, die sich auf 11 gesunde Harnröhren von Hingerichteten erstrecken und dabei alle die Besonderheiten ausnehme, durch die sich fast jeder einzelne Fall von dem großen Durchschnitt unterscheidet, so kann ich folgendes feststellen: Im inneren Abschnitt des Prostatateiles findet man mehrschichtiges Zylinderepithel. Die innerste Zellschicht besteht entweder aus den großen Gebilden, welche das Übergangsepithel kennzeichnen, oder aber aus hohen zylindrischen Zellen oder an einigen Stellen auch aus platten Zellen. Im äußeren Abschnitt des Prostatateils findet man mehrzeiliges Zylinderepithel. Die innere Zellage zeigt zum Teil den Bau wie das Epithel in den Prostatadrüsenschläuchen. In der Enge findet man mehrzeiliges Zylinderepithel, in der Ampulle mehrschichtiges Zylinderepithel, auf der Höhe der Faltenkämme einschichtiges Epithel, das von platten bis zylindrischen Zellen gebildet wird. Im Mittelstück des Schwellkörperteiles ist das Epithel durchweg mehrschichtiges Zylinderepithel, doch können auch hier die innersten Zellen verschiedene Formen zeigen. In der Fossa navicularis findet man in den inneren Teilen mehrschichtiges Zylinderepithel mit zahlreichen Becherzellen, in den äußeren Teilen geschichtetes, unverhorntes Plattenepithel.

Von allen Teilen der Harnröhre unterscheiden sich also nur die äußersten Abschnitte der kahnförmigen Grube durch das Verhalten ihrer Deckschicht in besonderer Weise. Nur sie tragen wirklich geschichtetes Plattenepithel (Pflasterepithel), und nur in ihnen steht die Eigenhaut durch Papillen mit der Deckschicht in Verbindung. Als geschichtetes Plattenepithel können wir eben nur eine Deckschicht bezeichnen, die der Basalhaut entbehrt, zuunterst aus Zylinderzellen, dann aus vieleckigen Stachelzellen und schließlich aus Gebilden besteht, die vieleckig sind, aber dann immer platter und schließlich ausgestoßen werden. Die Zellen der tieferen Schichten zeigen weite Zwischenzellenlücken und Zwischenzellenbrücken, in den oberen Schichten sind solche nicht mehr zu erkennen. Kleinere Inseln von geschichtetem Plattenepithel können in ganz seltenen Fällen auch in den äußersten Teilen des Schwellkörperabschnittes vorkommen, sie sind hier aber außergewöhnliche Befunde, und etwa ähnlich zu bewerten wie die Inseln von Zylinderepithelzellen in der menschlichen Speiseröhre. Dagegen findet man eigentlich in jeder Harnröhre größere oder kleinere Bezirke, in denen die innerste Lage der Schleimhaut aus platten Zellen gebildet wird, auf diese folgen nach außen zu mehrere Lagen von zylindrischen Zellen. In solchen Fällen handelt es sich nicht um geschichtetes Plattenepithel, sondern, so merkwürdig dies klingen mag, um mehrschichtiges Zylinderepithel mit oberflächlich abgeplatteten Zellen.

Im Grunde genommen ist die ganze Harnröhre, mit Ausnahme der äußeren Abschnitte der kahnförmigen Grube, von der nämlichen Epithelart ausgekleidet, nämlich von Zylinderzellen, die in mehreren Schichten übereinander liegen. Die oberflächlichste Schicht verändert aber ihr Verhalten, je nach den Anforderungen, die an sie gestellt werden. Im Bereiche derjenigen Abschnitte, die oft für längere Zeit mit dem Harn in Berührung kommen, bilden sich die großen Zellen aus, die für das Übergangsepithel bezeichnend sind, und die offenbar besonders widerstandsfähig gegen den schädlichen Einfluß des Urins sind. In den meisten Teilen entwickeln sich die innersten Zellen zu großen prismatischen Gebilden, die einesteils zum Schutz dienen, andernteils aber auch absondern und je nach der Art und Stärke der Absonderung verschiedene Form und Größe zeigen. In manchen Fällen sind sie ganz hoch zylindrisch, sie sondern dann lebhaft ab, in manchen Fällen sind sie vielleicht erschöpft und dann niedrig kubisch, ja sogar platt. Solche Vorgänge erkennen wir ja auch in den Zellen vieler Drüsen, ich erinnere nur an die Prostata und beim Weibe an die Cervicaldrüsen, die auch in der Hauptsache von zylindrischen Zellen ausgekleidet sind; in manchen Fällen, besonders dann, wenn sehr lebhaft abgesondert wird, so daß sich viel Sekret in den Drüsenschläuchen ansammelt, werden die Zellen ganz flach, niedrig, klein und platt. Ähnlichen Veränderungen unterliegen offenbar auch die Zellen in der innersten Lage der Harnröhre. Im Bereiche des Prostataabschnittes gestalten sich dabei die innersten Zellen oft in der gleichen Weise um, wie die Zellen im Innern der Schläuche dieser Drüsen selbst und lassen auch die nämlichen Körncheneinlagerungen erkennen. Außerdem wird die Form und Lagerung der Zellen in der Deckschicht der Harnröhre sicher auch in mancher Beziehung mechanisch beeinflußt, und zwar besonders im Bereiche der Ampulle des Schwellkörperteiles. In ihn fließt während der geschlechtlichen Erregung der Inhalt des Nebenhodens und die Absonderung der Prostata gleichmäßig ein, schließlich wird auch der Inhalt der Bläschendrüsen in ihn entleert. Die Ampulle wird dabei stark gefüllt, ihre Schleimhaut entfaltet und gleichzeitig wird der Schwellkörper in ihrer Eigenhaut entleert. Erst wenn die Ampulle bis zu einem gewissen Grade gefüllt ist, wird sie durch die Zusammenziehung des Musculus bulbocavernosus rasch entleert. Bei der Füllung werden besonders die Kämme der Falten stark mechanisch beeinflußt. Sie müssen am meisten ausweichen und sind, wie das ungemein lockere Gewebe unter der Schleimhaut zeigt, am nachgiebigsten. So ist es zu verstehen, daß gerade sie gewöhnlich nur von einer Lage von Zellen überzogen sind, welche den Formveränderungen der Schleimhautfalten den geringsten Widerstand entgegensetzen.

Das Verhalten der Eigenhaut habe ich bei den einzelnen Abschnitten der Schleimhaut schon ausführlich besprochen. Sie besteht in allen Teilen aus locker verfilztem Bindegewebe, dessen Fasern zum größten Teil elastisch sind; außerdem enthält sie zahlreiche Haargefäße und sehr viele weite Venen, deren Wand überhaupt keine Muskelzellen enthält, aber ungemein reich an elastischen Fasern ist. Muskelzellen finden sich besonders im Bereiche der Pars prostatica, und zwar hier an zwei Stellen. In erster Linie an der Ventralseite in Gestalt des hufeisenförmigen Schließmuskels, der die der Symphysenseite zugekehrte Wand der Harnröhre gegen die Uvula vesicae und in dem äußeren Abschnitt gegen den Samenhügel und die Crista urethralis drückt. Eigentlich sind hintereinander zwei Schließmuskeln in dieser Art und Weise angeordnet. Der eine drückt die Anfangsteile der ventralen Harnröhrenwand gegen die Uvula und verhindert, daß Urin in die Harnröhre gelangt. Seine Wirkung ist, wie schon erwähnt, besonders ausführlich von Heiss geschildert worden. Der andere der Muskeln liegt weiter auswärts und drückt die ventrale Wand gegen den Samenhügel. Dieser Verschluß wirkt offenbar während der Zusammenziehung des Musculus bulbocavernosus und verhindert, daß Samen in die inneren Teile der Harnröhre gepreßt wird. Die zweite Gruppe von Muskeln stellt einen Längsmuskelzug dar, der in der Uvula vesicae und des weiteren als Grundlage des Samenhügels zu erkennen ist; er verliert sich dann in der Crista urethralis. Im Bereiche der Enge finden sich nur zahlreiche, ringförmig angeordnete glatte Muskelfasern, im Bereiche des Schwellkörperteils fehlen sie fast ganz. In ihm werden die Schleimhautfalten nur durch die Füllung der weiten Venen, die in der Eigenhaut gelegen sind, aneinander gelagert. Diese Venen bilden ja einen röhrenförmigen kompressiblen Schwellkörper, der zwar die Schleimhautfalten leicht aneinander drückt, aber weder dem Harnstrahl noch dem Samen irgendwelchen Widerstand entgegensetzt. Die wenigen glatten Muskelzellen, die sich in den äußeren Abschnitten der Harnröhre finden, sind viel zu schwach, um durch ihren Druck bei entleerten Gefäßen den tatsächlichen Verschluß der Harnröhre zu bedingen. Nur im Bereiche der Pars diaphragmatica können die Schlingen des Musculus transversus perinei profundus die Harnröhre willkürlich abschnüren und verschließen. Einzelne Fasern dieses Muskels ziehen bogenförmig noch weit in den Prostataabschnitt hinauf und verflechten sich teilweise mit den Faserzügen des bogenförmigen glatten Schließmuskels, der die vordere Harnröhrenwand an den Samenhügel andrückt. Wahrscheinlich zieht sich dieser Muskel auch während der Ejaculation zusammen, so daß dann die Pars diaphragmatica der Harnröhre vollkommen abgeschlossen ist und der Samen aus der Ampulle nicht rückwärts abfließen kann.

Besonders wichtig erscheint mir die Tatsache, daß die Venen des submukösen Geflechtes vollkommen unabhängig von dem Füllungszustande des eigentlichen Harnröhrenschwellkörpers sind, sie können sich jederzeit für sich allein füllen oder entleeren, haben also mit der Erektion selbst nichts zu tun, sondern sie verschließen die Harnröhre dauernd. Wie auch Lichtenberg (1906) angibt, besitzt die Harnröhre immer nur ein „virtuelles Lumen“, d. h. die Schleimhautfalten liegen immer aneinander, mit Ausnahme von den kurzen Zeiten, wo Flüssigkeit durch die Harnröhre hindurchfließt. Gerade die Tatsache, daß der submuköse Schwellkörper der Harnröhre hinsichtlich seines Füllungszustandes selbständig ist, ermöglicht es, daß Harn und Samen selbst während der Erektion, während also die Gefäße des Harnröhrenschwellkörpers gefüllt bleiben, durchtreten. Von verschiedenen Seiten ist des öfteren die Meinung vertreten worden, daß die Harnröhre während der Erektion ein offenes Rohr darstelle, also gewissermaßen klaffe; dies ist sicher nicht der Fall; doch kann ein solches Verhalten bei injizierten Ruten vorkommen, nämlich dann, wenn der röhrenförmige Schwellkörper in der Eigenhaut nicht gefüllt ist. An der Leiche beobachten wir dies sehr häufig, denn wie jeder kompressible Schwellkörper, so ist auch der in der Eigenhaut der Harnröhre ausgebreitete zwar während des Lebens dauernd gefüllt, wird aber durch jeden, auch den leisesten Druck entleert. Nach dem Tode fließt das Blut aus den Venen des Schwellkörpers häufig ganz oder teilweise ab und deshalb beobachten wir oft genug, daß Öffnungen und Röhren, die von einem kompressiblen Schwellkörper umgeben sind, an der Leiche klaffen.

Ganz kurz muß ich noch das Verhalten der Leukocyten erwähnen. In vielen Lehrbüchern der Anatomie, so auch bei v. Ebner (1902), wird erwähnt, daß vielfach unter der Schleimhaut Ansammlungen von Leukocyten zu beobachten seien. Näheres über die Form der Leukocyten wird nicht angegeben, aus der ganzen weiteren Schilderung ist aber zu ersehen, daß v. Ebner hier nicht polynucleäre neutrophile Leukocyten, sondern Lymphocyten beobachtet hat, wie auch aus seiner Bemerkung hervorgeht, daß er in diesen Ansammlungen Keimzentren stets vermißt habe. Auch ich fand sehr häufig kleinere und größere Ansammlungen von Lymphocyten unmittelbar unter der Schleimhaut und konnte gleichfalls in ihnen niemals Keimzentren beobachten. Wie ich schon oben erwähnt habe, durchwandern an allen Stellen Lymphocyten und Histiocyten die Schleimhaut, oft in besonders großer Menge das geschichtete Plattenepithel der Fossa navicularis. Polynucleäre, neutrophile Leukocyten findet man nur in sehr geringer Zahl; bei längerem Suchen gelingt es aber stets, besonders im Bereiche der kahnförmigen Grube, auch sie aufzufinden. Sie liegen stets einzeln frei im Gewebe oder zwischen den Zellen der Schleimhaut, offenbar wandern auch sie aus. Auf die Drüsen der Schleimhaut will ich hier nicht nochmals näher eingehen.

VIII. Die Vorsteherdrüse.

(Prostata.)

A. Die Entwicklung.

1. Die erste Entwicklung bis zur Geburt.

Im Bereiche des Anfangsabschnittes ist die Harnröhre von der Vorsteherdrüse (Prostata) umgeben. Nach den Angaben von Pallin (1901) entstehen ungefähr in der Mitte des dritten Schwangerschaftsmonats bei Keimlingen von etwa 6 cm Scheitelsteißlänge mehrere in der Längsrichtung ziehende Epithelleisten im Anfangsteil der Harnröhre, die in das umgebende Bindegewebe vordringen; aus ihnen entwickeln sich dann die zapfenförmigen Anlagen der Drüsen. An ihnen lassen sich drei Gruppen unterscheiden:

1. eine dorsale, die kranial vom Genitalstrang liegt;
2. eine dorsale, die caudal vom Genitalstrang liegt, beide gehen von den Prostataflanken aus;
3. eine ventrale.

Aus den beiden dorsalen Anlagen wird die Hauptmasse der Prostata gebildet, nämlich die ganze Basis; einzelne der in der kranial dorsal gelegenen Abteilung befindlichen Drüsenschläuche wachsen nach der Mitte zu und bilden den Abschnitt, der als dritter Lappen unterschieden wird. Aus den dorsal caudalen

Teilen entstehen die seitlichen und hinteren Abschnitte der späteren Seitenlappen. Von der ventralen Anlage geht ein großer Teil schon im vierten Schwangerschaftsmonat zugrunde. Die Reste, die erhalten bleiben, bilden dann einen kleinen ventralen Lappen, der aber nicht immer nachzuweisen sein soll. Ich habe sehr viele Vorsteherdrüsen untersucht und, wie gleich hier hervorgehoben sei, nicht eine einzige gefunden, in der der Vorderlappen fehlte.

Lowsley (1912) unterscheidet im ganzen fünf Anlagen, diejenige des Mittellappens, zwischen Harnblase und Einmündung der Ausspritzungsgänge, die der beiden Seitenlappen, die des Hinterlappens und schließlich diejenige des Vorderlappens. Nach meinen Beobachtungen gelingt es nicht, die Anlagen der beiden Seitenlappen von denjenigen des Mittel- und Hinterlappens zu trennen. Hinsichtlich der feineren geweblichen Veränderungen ist es wichtig festzustellen, daß die ganze Anlage zunächst aus Zapfen entsteht, die durch und durch von Epithelzellen gebildet werden. Der Hohlraum bildet sich erst später aus, indem zahlreiche Zellen im Innern der Zapfen zugrunde gehen und ausgestoßen werden. In der gleichen Weise entwickeln sich die Drüsen auch später bis zum Ende der Geschlechtsreife weiter. Gleichzeitig entstehen in dem die Drüsenzapfen und -schläuche umgebenden Mesenchymgewebe zahlreiche leimgebende und elastische Fasern und vor allem glatte Muskelfasern in sehr großer Menge. Die feineren geweblichen Veränderungen, die sich während des Embryonallebens abspielen, will ich hier nicht beschreiben, sondern auch wieder nur das Verhalten nach der Geburt schildern.

Beim Neugeborenen ist die Vorsteherdrüse meist kugelig. Von der ventralen Anlage sind, wie auch Lowsley (1912) und Peter (1927) bestätigen, nur kleine Reste vorhanden, oder besser gesagt, die Drüsenschläuche dieser ventralen Anlage sind wesentlich kürzer und weniger verzweigt als in den anderen Teilen.

2. Die Vorsteherdrüse des Neugeborenen.

Beim Neugeborenen ist die Vorsteherdrüse annähernd kugelförmig. Sie besteht hauptsächlich aus jungem Bindegewebe, das vollkommen durchsetzt ist von schmaleren und zum Teil ziemlich breiten Zügen junger glatter Muskelfasern. Sie liegen noch wesentlich dichter und sind viel breiter als beim Erwachsenen, wenngleich die einzelnen Muskelfasern, aus denen die Züge bestehen, noch wesentlich kleiner sind als später. Lowsley (1912) gibt an, man könne im Innern der Drüsen einige Lappen abgrenzen, die von dichten Bindegewebslagen umgeben seien. In manchen Fällen ist dies auch möglich, sehr häufig jedoch nicht. Lowsley unterscheidet einen mittleren Lappen, der zwischen der Harnröhre und den Ausspritzungsgängen liegt. Er sproßt blasenwärts vom Utriculus prostaticus aus; weiter nach außen von ihm findet sich der Hinterlappen, zu beiden Seiten des Samenhügels münden die Gänge ein, welche die Grundlage der schon jetzt sehr gut ausgebildeten Seitenlappen darstellen. Die Seitenlappen selbst umschließen die Harnröhre nach vorne zu. Die Drüsen des Vorderlappens seien beim Neugeborenen schon „rudimentär“ geworden. Im ganzen fand Lowsley 56 Drüsenschläuche, von denen zwei im Vorderlappen, 9 im mittleren Teil, 11 im Hinterlappen und 34 in den beiden Seitenlappen liegen.

Den Feinbau der Drüse des Neugeborenen hat Schlachta (1904) geschildert. Seine Beobachtungen kann ich im großen und ganzen bestätigen. Ursprünglich entstehen alle Drüsen der Prostata dadurch, daß solide Zellzapfen und -stränge von der Harnröhrenschleimhaut aus in das umgebende Gewebe vordringen. In diesen Strängen bildet sich erst später ein Hohlraum aus. Die Vorgänge lassen sich beim Neugeborenen noch gut beobachten. Bei ihm zeigen die Epithelstränge in dem von Muskelzügen durchsetzten Bindegewebe verschiedenes Verhalten (Abb. 173). In den mehr nach außen zu gelegenen Teilen, besonders im Bereiche der Seitenlappen und des Isthmus sind die Drüsenstränge schmal. Sie halten nur 40—70 μ im Durchmesser (Abb. 173 links unten). Bei den meisten ist ein feiner Basalfilz zu erkennen, auf diesen folgt nach innen zu eine Schicht von annähernd zylindrischen Zellen, einwärts von diesen liegen vieleckige Zellen mit runden Kernen, die den ganzen Strang ausfüllen; ein Hohlraum ist in solchen

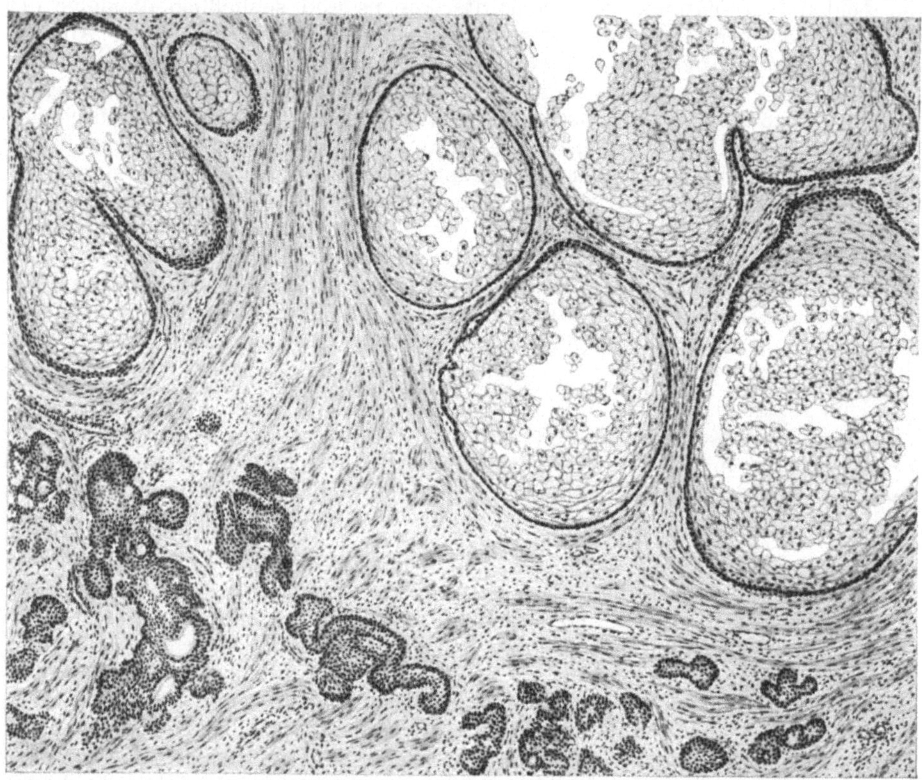

Abb. 173. Ausschnitt aus der Prostata eines neugeborenen gesunden Knaben. Fixiert in ZENKER, Methylbenzoat-Celloidin-Paraffin, 10 μ, Hämatoxylin-DELAFIELD-Eosin; Vergrößerung 70fach.

Fällen nicht zu erkennen. In den breiteren Strängen ist manchmal ein deutlicher Hohlraum zu erkennen, er hält 10—12 μ lichte Weite, steht aber in sehr vielen Fällen gar nicht mit der Harnröhre in Verbindung, sondern stellt nur ein längeres oder kürzeres schlauchförmiges Bläschen dar; im Innern findet man hier und da abgesonderte Massen, die sich ziemlich eindringlich mit Plasmafarben tränken und ganz gleichmäßig erscheinen, was wohl manche Untersucher veranlaßt hat, sie als kolloid zu bezeichnen. Wenn ein solches Bläschen vorhanden ist, so ist es von Zylinderzellen ausgekleidet, die lange walzenförmige Kerne besitzen, im ganzen 10—20 μ lang sind; gegen den Hohlraum zu, innerhalb des Kernes, liegt ein längeres Stück des Cytoplasmaleibes, das ähnlichen Bau zeigt wie die Zellen in der Prostatadrüse des Erwachsenen. Ein deutliches Verschlußleistennetz ist erkennbar, die einzelnen Zellen sind scharf gegen den Hohlraum zu abgesetzt, im Innern enthalten sie einzelne Prosekretkörner. Im Bereiche der

Epithelstränge findet man auch zahlreiche Kernteilungen. Einzelne der Drüsenschläuche, vor allem in den kranialen Teilen des Isthmus und im Bereiche des Vorderlappens, des weiteren die inneren Abschnitte einiger längeren Epithelstränge der Seitenlappen zeigen anderes Verhalten. Sie sind wesentlich dicker (Abb. 173 oben), halten einen Durchmesser von 200—800 μ, einzelne sind stellenweise bläschen- und spindelförmig aufgetrieben, auch sind sie ganz oder fast ganz von Zellen erfüllt, ihre Auskleidung erinnert ihrem Verhalten nach an geschichtetes Plattenepithel. Zuäußerst, dem in solchen Fällen meist gut erkennbaren Basalnetz angelagert, findet sich eine Lage kleiner zylindrischer Zellen mit länglich ovalen Kernen und sehr schmalem Cytoplasmaleib. Die ganzen Zellen sind 8—12 μ lang, 4—6 μ breit, einige von ihnen teilen sich. Nach innen zu folgen dann große bläschenförmige Zellen, die 10—20 μ und darüber im Durchmesser haben. Sie sind vieleckig, ihre Grenzen erscheinen ungemein deutlich, einige der Zellen sind wie von einer dickeren Membran überzogen; gerade deshalb setzen sich die einzelnen Zellen so scharf gegeneinander ab. Die Kerne in ihrem Innern sind aber nur klein, sie halten 4—6 μ im Durchmesser, ein Teil von ihnen ist rund mit glatter Oberfläche, bei den meisten aber ist die Kernoberfläche unregelmäßig gestaltet; sie besitzt Höcker und Runzeln. Das Gerüst im Innern ist sehr derb, es besteht aus feinen Lininfasern, denen ganz grobe Chromatinschollen anlagern. Ein Teil der Kerne zerfällt und geht zweifellos zugrunde. Der Cytoplasmaleib erscheint bei den meisten Zellen schaumigwabig gebaut und enthält, wie SCHLACHTA gezeigt hat, stets Glykogen in Form größerer oder kleinerer Kügelchen, manchmal auch etwas Schleim. Bei entsprechender Behandlung erkennt man auch in einigen der Zellen Sudan III färbbare Massen.

Einzelne der Epithelzapfen bestehen ganz aus solchen großen Zellen, nur außen ist die zylindrische Wandschicht zu erkennen. In anderen der Zapfen beobachtet man, daß die Zellen zerfallen und zugrunde gehen. Die Glykogenkörner in ihrem Innern werden immer größer, mehrere von ihnen verschmelzen untereinander und bilden große Tropfen; gleichzeitig schrumpfen die Kerne immer mehr zusammen und zerfallen schließlich. Die sonst ungemein deutlichen Zellgrenzen werden dabei undeutlich, schließlich verschwinden sie ganz und dann fließen die Überreste mehrerer Zellen zusammen. Sie bilden krümelige Massen, die sich mit Cytoplasmafarben eindringlich tränken; in ihrem Innern findet man immer einzelne abgestoßene, verhältnismäßig gut erhaltene Zellen, außerdem kleine Chromatinbrocken, als die Reste der zugrunde gegangenen Kerne. Schließlich werden diese Massen aus den Drüsenschläuchen ausgestoßen und es bleibt ein weiter Hohlraum zurück, dann verengen sich die Schläuche offenbar ziemlich rasch, denn schon beim Neugeborenen kann man diese Vorgänge beobachten.

Die Schläuche der Prostatadrüse entstehen also als Zellzapfen, die von der Harnröhrenschleimhaut in das Zwischengewebe wuchern. Die erste Wucherung ist etwa im achten Keimlingsmonat beendet, dann vergrößern sich die Zellen, im Innern der Zapfen gehen sie zugrunde und werden ausgestoßen. Nur die äußerste, der Faserhaut angelegte Schicht bleibt erhalten, ihre Zellen entwickeln sich zu hohen Zylinderzellen, die den Hohlraum der Drüsenschläuche begrenzen. Diese Entwicklung erreicht im ersten Lebensjahre ihren Abschluß; dann ruht die Entwicklung im großen und ganzen während der Kindheit.

3. Die Vorsteherdrüse des Kindes.

Wenige Wochen nach der Geburt, schon beim 2—3 Monate alten Knaben, findet man im allgemeinen keine derartigen weiten Drüsenschläuche in der

Prostata mehr; beim einjährigen Knaben zeigt die Vorsteherdrüse ganz anderen Bau und dieser bleibt im großen und ganzen bis zur Reifezeit ziemlich unverändert erhalten. Dies kommt auch deutlich darin zum Ausdruck, daß sich die Prostata bis zum 10. Lebensjahre nur auf das Doppelte des Geburtsgewichtes vergrößert.

Die Entwicklungsvorgänge während der Kindheit und während der Reifezeit sind meines Wissens noch nicht geschildert worden, ich muß deshalb etwas ausführlicher auf sie eingehen und nehme zunächst als Grundlage meiner Beschreibung und als Grundlage der Abbildungen diejenigen Drüsen, die nur

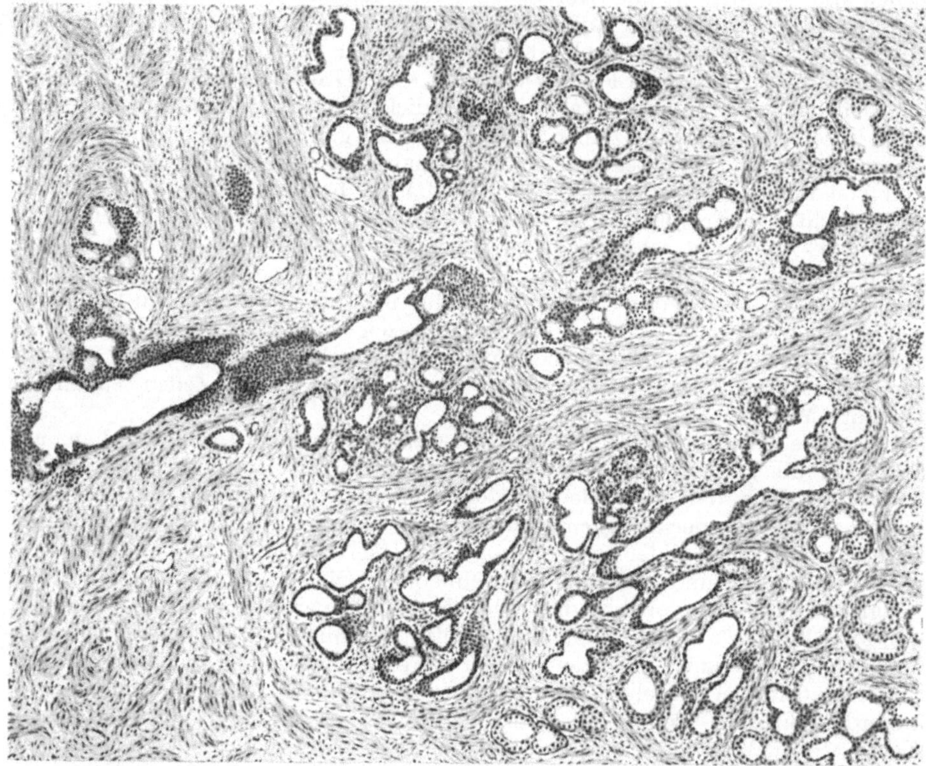

Abb. 174. Schnitt aus der Prostata eines 4jährigen gesunden Knaben, der durch Unglücksfall umgekommen ist. Fixiert in ZENKER, Methylbenzoat-Celloidin-Paraffin, 10 μ, Hämatoxylin-HEIDENHAIN-Lichtgrün; Vergrößerung 70fach.

kurze Zeit nach dem Tode eingelegt wurden und von Knaben stammen, die durch Unglücksfälle umkamen. Während schwerer Erkrankungen verändert nämlich allem Anschein nach die Prostata ihren Bau.

Schon bei einem ein Jahr alten Knaben hat sich die Vorsteherdrüse bis zu dem Zustande entwickelt, der dann bis zum Beginn der Geschlechtsreife erhalten bleibt. Die ganze Drüse besteht noch immer in der Hauptsache aus lockerem jungen Bindegewebe (Abb. 174), das von zahlreichen gut ausgebildeten, zum Teil recht breiten Muskelzügen durchsetzt wird. Die Masse des Zwischengewebes überwiegt noch immer diejenige der Drüsenschläuche mindestens um das Zwei- bis Vierfache. Die Drüsenschläuche sind in allen Lappen gleichmäßig gebaut, von Eigenhaut zu Eigenhaut gemessen halten sie 50—100 μ, wobei ich auch hier betonen muß, daß die Eigenhaut ein dichtes

Geflecht von allerfeinsten Fasern, also keine zusammenhängende Platte ist. Nur an ganz wenig Stellen finden sich dickere Abschnitte der Drüsenschläuche, überall ist ein deutlicher Hohlraum zu erkennen. Er wird von klarer Flüssigkeit erfüllt, nur ganz selten findet man im Innern der Schläuche gleichmäßig gebaute, abgesonderte Massen, die sich mit Plasmafarbstoffen eindringlich färben. Die Drüsen enthalten gewöhnlich einzelne abgestoßene Zellen. Die Wand der Schläuche wird von einer ein- bis zweifachen Zellschicht ausgekleidet, an einzelnen Stellen sind diese Zellen ungemein klein, nur 6—8 μ hoch, ihr Kern ist rund bis eiförmig; er hat 4—5 μ im Durchmesser. Der Cytoplasmaleib ist sehr schmal, er färbt sich dunkel, die Zellgrenzen sind undeutlich. An anderen Stellen aber, und zwar hauptsächlich in den weiter nach außen zu gelegenen Teilen der Drüsenlappen, sind die Schläuche von einer ganz gleichmäßigen Lage von Zylinderzellen ausgekleidet, die 12—15 μ hoch und 8—10 μ breit sind. Die Zellgrenzen sind hier sehr deutlich. Die Kerne sind rund, sie halten 5—7 μ im Durchmesser und zeigen sehr feines Gerüst und deutliches Häutchen. Die Cytoplasmaleiber sind schaumig gebaut, scharf gegen den Hohlraum zu abgesetzt und gegeneinander begrenzt; vielfach ist ein Schlußleistennetz zu erkennen. An einzelnen Stellen beobachtet man Drüsenschläuche, die von einer drei- bis vierfachen Zellschicht ausgekleidet sind, deren innerste, den Hohlraum begrenzende Lage zylindrische Gestalt besitzt, während die nach außen zu gelegenen Zellen vielkantig erscheinen.

Dieser Bau bleibt im großen und ganzen bis zum 11. oder 12. Lebensjahre ziemlich unverändert erhalten. Bei einem 4jährigen, einem 7jährigen und einem 9jährigen Knaben, den ich untersuchte, zeigte die Vorsteherdrüse im großen und ganzen den nämlichen Bau, wie ich ihn eben geschildert habe. Offenbar werden während der Kindheit keine neuen Drüsenschläuche gebildet; die schon vorhandenen verändern sich nach dem ersten Lebensjahre nur noch ganz wenig. Erst in der Zeit nach dem 11. Lebensjahre verändert sich das Verhalten wieder sehr erheblich.

4. Die Vorsteherdrüse des Jünglings in der Entwicklungszeit.

Im allgemeinen beobachtet man erst beim 11—12jährigen Knaben, also dann, wenn die Hoden endgültig ausreifen, Veränderungen an der Vorsteherdrüse. Ich muß aber betonen, daß einzelne der Erscheinungen, die dann so besonders deutlich zu beobachten sind, vielfach schon früher in geringem Maße auftreten. Ich konnte sie schon bei 6—8jährigen Knaben feststellen. Wie die geringe Größenzunahme der Drüse während der Kindheit zeigt, ruht eben die Entwicklung niemals vollständig, sie geht nur sehr langsam vor sich; während der Pubertät aber entwickelt sich die Prostata dann ungemein rasch. Beim 11—12jährigen Knaben findet man folgendes Verhalten: Die schon vorhandenen Drüsenschläuche wuchern weiter, außerdem entstehen jetzt aber wieder neue Drüsenschläuche, und zwar einesteils aus den schon vorhandenen Schläuchen, andererseits aber wieder ganz neu, ähnlich wie während des Embryonallebens aus der Schleimhaut der Harnröhre (Abb. 175). Die Masse des von Muskelzellen durchsetzten Bindegewebes überwiegt noch immer diejenige der Drüsenschläuche bei weitem. Die Schläuche in den äußeren Teilen der Drüse sind fast durchweg sehr eng, viele von ihnen halten kaum 30 μ von Fußgeflecht zu Fußgeflecht gemessen. Sie besitzen einen schmalen, spaltförmigen Hohlraum; in anderen erkennt man allerdings eine weitere Lichtung, immer sind aber diese Schläuche nur von einer einfachen Lage hoher Zylinderzellen bekleidet. Unter den Zellen findet man viele, die sich teilen, offenbar wachsen diese Drüsenschläuche auch weiter und bilden neue Äste in der Art und Weise, wie dies HEIDENHAIN in vielen Untersuchungen für die verschiedensten Drüsenarten nachgewiesen hat.

In sehr vielen Drüsenschläuchen findet man aber auch anderes Verhalten. Man beobachtet in ihnen einen zum Teil 40—70 μ weiten Hohlraum, der von hohen Zylinderzellen ausgekleidet ist. Auf diese folgen nach außen mehrere Lagen kleiner vieleckiger Zellen, die nur 6—8 μ Durchmesser halten und runde 4—5 μ große Kerne besitzen. Diese Zellen vermehren sich ungemein lebhaft,

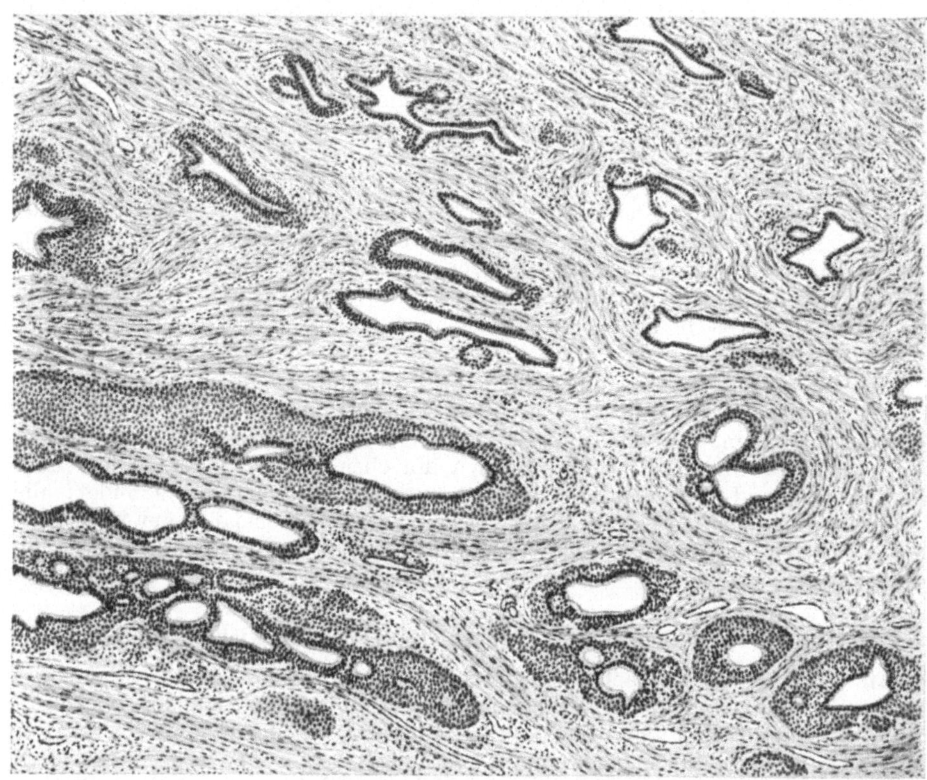

Abb. 175. Schnitt aus den inneren Teilen der Prostata eines 11jährigen, an Blinddarmentzündung gestorbenen Knaben. Fixiert in ZENKER, Methylbenzoat-Celloidin-Paraffin, 10 μ, Hämatoxylin-HEIDENHAIN-Chromotrop 2 R; Vergrößerung 70fach.

sie umgeben die Zylinderzellen mit einem dicken Mantel, so daß das ganze Kanälchen von Fußgeflecht zu Fußgeflecht 80—150 μ dick ist. Von diesem Wandbelag aus wuchern nunmehr neue solide Zellsprossen in die Umgebung, sie dringen nach allen Seiten hin in das Zwischengewebe vor. Andererseits wachsen und teilen sich aber, wie schon erwähnt, auch die nur mit einer einfachen Lage hoher Zylinderzellen ausgekleideten Drüsenschläuche und bilden ihrerseits, besonders in den nach außen zu gelegenen Teilen, zahlreiche Seitenäste und Zweige. Im Innern der solid angelegten Stränge bildet sich nach einiger Zeit ein Hohlraum aus, und zwar in der gleichen Weise wie während der Keimlingsentwicklung und beim Neugeborenen. Außerdem wuchern aber von der Harnröhrenschleimhaut aus wieder solide Zellstränge in das umgebende Zwischengewebe und entwickeln sich in der gleichen Weise wie beim Keimling; vor allem im Bereiche des Vorderlappens beobachtet man diese Vorgänge sehr deutlich.

Hand in Hand mit ihnen verändert sich auch das Zwischengewebe in der ganzen Drüse. Die Muskelzellen werden größer und größer, sie vermehren sich, und zwar hauptsächlich in der Weise, daß immer wieder neue Histiocyten sich in Muskelzellen umwandeln und dem allgemeinen Muskelnetz anschließen. Da sich aber die Drüsenschläuche lebhafter ausbreiten als das Zwischengewebe, so verschiebt sich das gegenseitige Mengenverhältnis während der Entwicklungsjahre immer mehr zugunsten der Drüsenschläuche, bis schließlich der Zustand hergestellt ist, den wir beim Erwachsenen sehen.

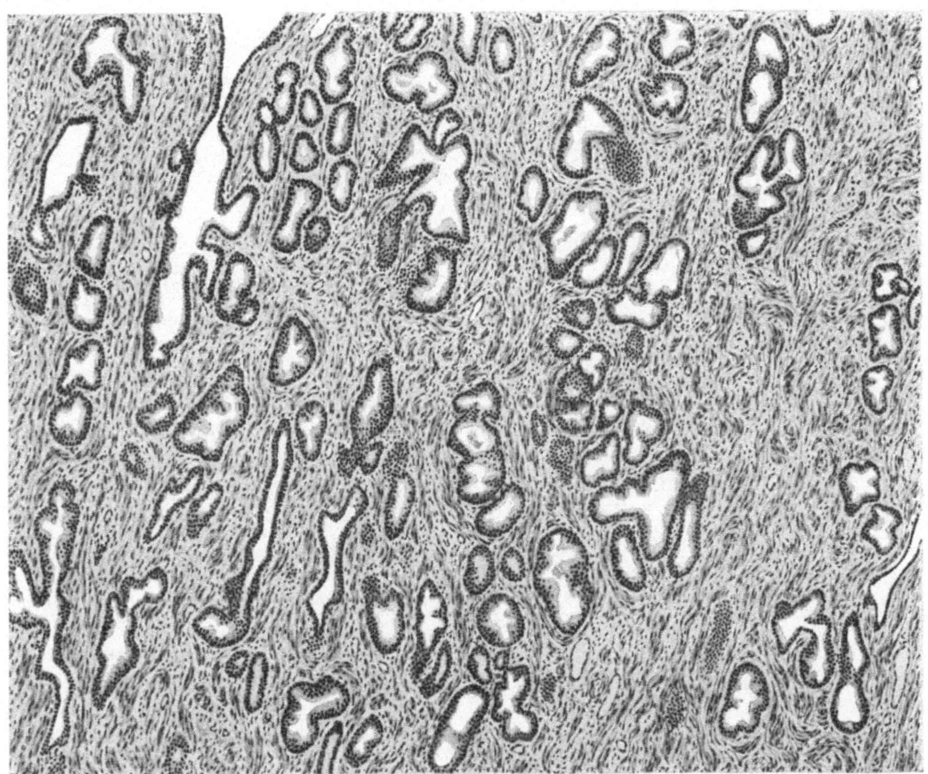

Abb. 176. Schnitt durch die äußeren Teile der Prostata eines 17jährigen, verunglückten Jünglings. Fixiert in ZENKER, Methylbenzoat-Celloidin-Paraffin, 10 μ, Hämatoxylin-HEIDENHAIN-Chromotrop 2 R; Vergrößerung 70fach.

Während aber die Hoden schon beim 16—17jährigen Knaben meist die nämliche Größe und den nämlichen Bau besitzen wie beim Erwachsenen, verhält sich die Vorsteherdrüse anders; ihre Entwicklung ist erst mit dem 20.—22. Jahre abgeschlossen. Noch beim Siebzehnjährigen findet man Bilder, die sich recht wesentlich von den endgültigen Verhältnissen unterscheiden (Abb. 176, 177). In den äußeren Teilen der Drüse findet man jetzt nur noch Schläuche, die von einschichtigem oder mehrzeiligem Zylinderepithel ausgekleidet sind. Sie verästeln sich vielfach, haben 40—120 μ im Durchmesser und lassen überall einen gut ausgebildeten Hohlraum erkennen; einzelne von ihnen sondern schon lebhaft ab. Man findet in ihrem Hohlraum Massen, die sich mit Plasmafarbstoffen deutlich tränken, im Innern reichlich abgestoßene Zellen. Die Drüsenschläuche wachsen und vermehren sich noch immer in der oben geschilderten Art und

Weise, ihre Masse ist in den äußeren Teilen jetzt ungefähr gleich derjenigen des Zwischengewebes. Dieses selbst besteht aus lockerem Bindegewebe, seine Grundlage bildet ein Filz leimgebender und elastischer Fasern. Zwischen ihnen ist das Flechtwerk feiner Muskelzüge zu erkennen, deren Zellen die nämliche Größe und den nämlichen Bau zeigen wie beim Erwachsenen, doch sind die einzelnen Züge noch gröber, dichter; sie werden aber allmählich durch die sich vermehrenden und wuchernden Drüsenschläuche aufgespalten (Abb. 176).

In den inneren Teilen der Drüse entstehen gleichzeitig immer noch neue Drüsenschläuche, die in der Form solider Zellzapfen und -stränge angelegt

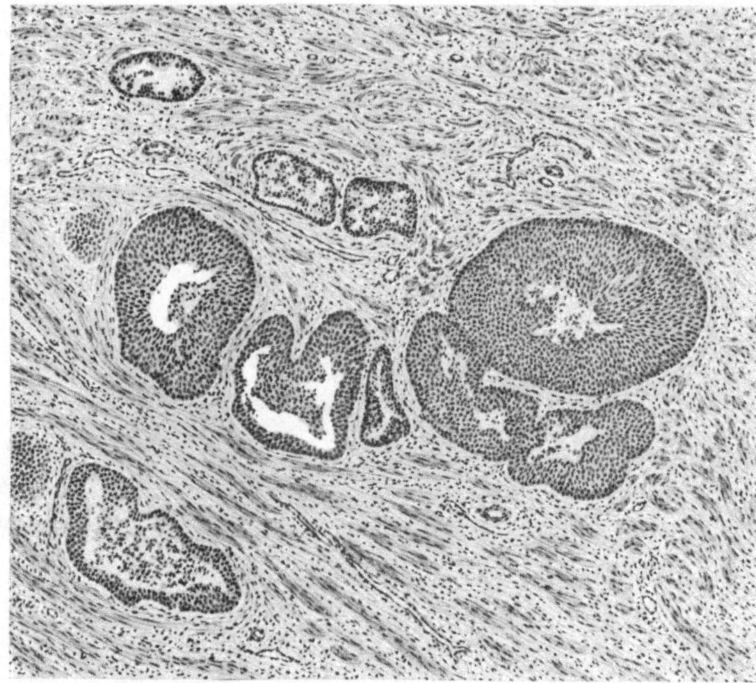

Abb. 177. Schnitt durch die inneren Teile des Vorderlappens der nämlichen Prostata, von der Abb. 176 stammt. Fixierung usw. wie dort; Vergrößerung 70fach. Zeigt das Verhalten der in der Reifezeit neu entstehenden Drüsenschläuche.

werden. Zum Teil dringen sie von der Wandung der schon vorhandenen, mit mehrschichtigem Epithel ausgekleideten Schläuche in die Umgebung, zum Teil aber, und zwar noch immer besonders im Bereiche des Vorderlappens, entstehen auch jetzt noch ganz neue Drüsenschläuche aus der Harnröhrenschleimhaut, und zwar in der nämlichen Weise wie beim Keimling. Zunächst wuchern solide Zapfen von 30—50 μ Dicke vor, sie verästeln und gabeln sich vielfach, die Zellen im Innern vermehren sich sehr lebhaft. Die einzelnen Zellen werden dann größer und größer, dadurch nimmt der ganze Zapfen sehr erheblich an Dicke zu, so daß sein Durchmesser jetzt 300—500 μ und darüber beträgt (Abb. 177). In diesen Zapfen sind die Zellen im allgemeinen kleiner als beim älteren Keimling und beim Neugeborenen, auch in ihnen gehen aber alle Zellen zugrunde, mit Ausnahme der äußersten Schicht. Die Zellen werden dabei nicht so groß wie früher, sie haben meist nur 8—15 μ im Durchmesser und enthalten nicht soviel Glykogen, wohl aber bildet sich auch in ihnen der Kern zurück, er wird kleiner, seine Oberfläche höckerig, gerunzelt, der Cytoplasmaleib entartet körnig, fettig. Schließlich zerfallen viele der Zellen und lösen sich voneinander ab. Sehr viele von ihnen werden aber auch verhältnismäßig wenig verändert abgestoßen und liegen dann einzeln in einer krümeligen Masse im Innern der Kanälchen. Immer mehr Zellen lösen sich dann aus dem Wandbelag los und werden schließlich ausgestoßen. Auf diese Art und Weise erhalten auch alle die später entstandenen Zapfen ihre Hohlräume; sie nehmen dann sehr erheblich an Durchmesser ab. Sobald nur noch eine Zellage vorhanden ist, werden keine neuen Zellen mehr abgestoßen, der Wandbelag entwickelt sich dann zu der endgültigen Form. Auch in den Schläuchen, in denen schon Zylinderepithel vorhanden war, und in denen sich die Zylinderzellen vermehren, geht ein Teil der wandbekleidenden Zellen immer zugrunde. Im Bereiche der inneren Drüsenteile (Abb. 177) spielen sich also während der Entwicklungsjahre ganz ähnliche Vorgänge ab wie beim Keimling und hier zeigt auch das Zwischengewebe anderes Verhalten als in den äußeren Teilen. Es ist hier in weit größerer Menge vorhanden und besteht aus ganz lockerem Bindegewebe, in dem sehr viele Züge von Muskelzellen zu erkennen sind. Nach und nach stellen sich aber auch hier die endgültigen Verhältnisse her; doch dauern diese Entwicklungsvorgänge, wie schon erwähnt, sicher bis zum 22. Lebensjahre, vielleicht noch länger; noch beim 21jährigen Manne konnte ich solide Zellzapfen im Vorderlappen erkennen.

Während der Pubertätszeit entwickelt sich die Vorsteherdrüse also in folgender Weise: Die schon vorhandenen, mit einem deutlichen Hohlraum versehenen Drüsenschläuche wachsen in den äußeren Abschnitten der Drüse in die Länge. Sie teilen und verästeln sich dabei in der Art und Weise, wie wir dies auch bei anderen Drüsen beobachten. Gleichzeitig bildet sich aber ein zweiter Schub von Drüsenschläuchen aus, die sich in der gleichen Weise wie während des Keimlingslebens entwickeln. Sie werden zunächst als solide Zellzapfen angelegt, haben also am Anfang keinen Hohlraum. Sie sprossen entweder aus den Wandungen der schon vorhandenen Drüsenschläuche hervor oder entstehen neuerdings aus dem Epithel der Harnröhre, und zwar in besonders großer Menge im Bereiche des Vorderlappens, der bis zur Zeit der Reife meist nur schwach ausgebildet ist, sich dann aber regelmäßig gut entwickelt. In diesen neu gebildeten Zapfen vermehren sich die Zellen sehr stark; schließlich werden alle im Innern gelegenen Zellen in ganz ähnlicher Weise wie während der letzten Keimlingsmonate und des ersten Lebensjahres abgestoßen, nur die äußerste Schicht der wandbekleidenden Zellen bleibt erhalten und bildet sich dann zu der gewöhnlichen Form des Wandbelages um.

Bei der Entwicklung der Vorsteherdrüse müssen wir also zwei Abschnitte auseinander halten: Die Keimlingsentwicklung, die im ersten Lebensjahre zum Abschluß kommt, und die Reifeentwicklung, bei der nicht nur die schon vorhandenen Drüsenschläuche weiterwachsen, sondern bei der die embryonalen Vorgänge sich zum Teil wiederholen. Wenn die endgültige Entwicklung abgeschlossen ist, kann man die in den beiden Zeitabschnitten entstandenen Drüsenschläuche nicht mehr voneinander unterscheiden, denn beide verhalten sich dann ganz gleich, so daß wir also nicht in der Lage sind, die beiden, nach der Art ihrer Entstehung zeitlich verschiedenen Drüsenschläuche nach ihrem Feinbau auseinander zu halten.

B. Die Vorsteherdrüse des Erwachsenen.

1. Der allgemeine Aufbau.

Die Prostata ist eine zusammengesetzte tubulo-alveoläre Drüse, die sich dadurch auszeichnet, daß ihr Grundgewebe vollkommen von glatten Muskelfasern durchsetzt ist. Auf diese Tatsache hat zuerst KOELLIKER hingewiesen. Auch v. EBNER (1902) betont, „daß die Drüsensubstanz kaum mehr als ein Drittheil oder die Hälfte der ganzen Masse ausmacht". Diese Angabe kann ich nicht bestätigen, ich muß vielmehr betonen, daß die Drüsenschläuche beim

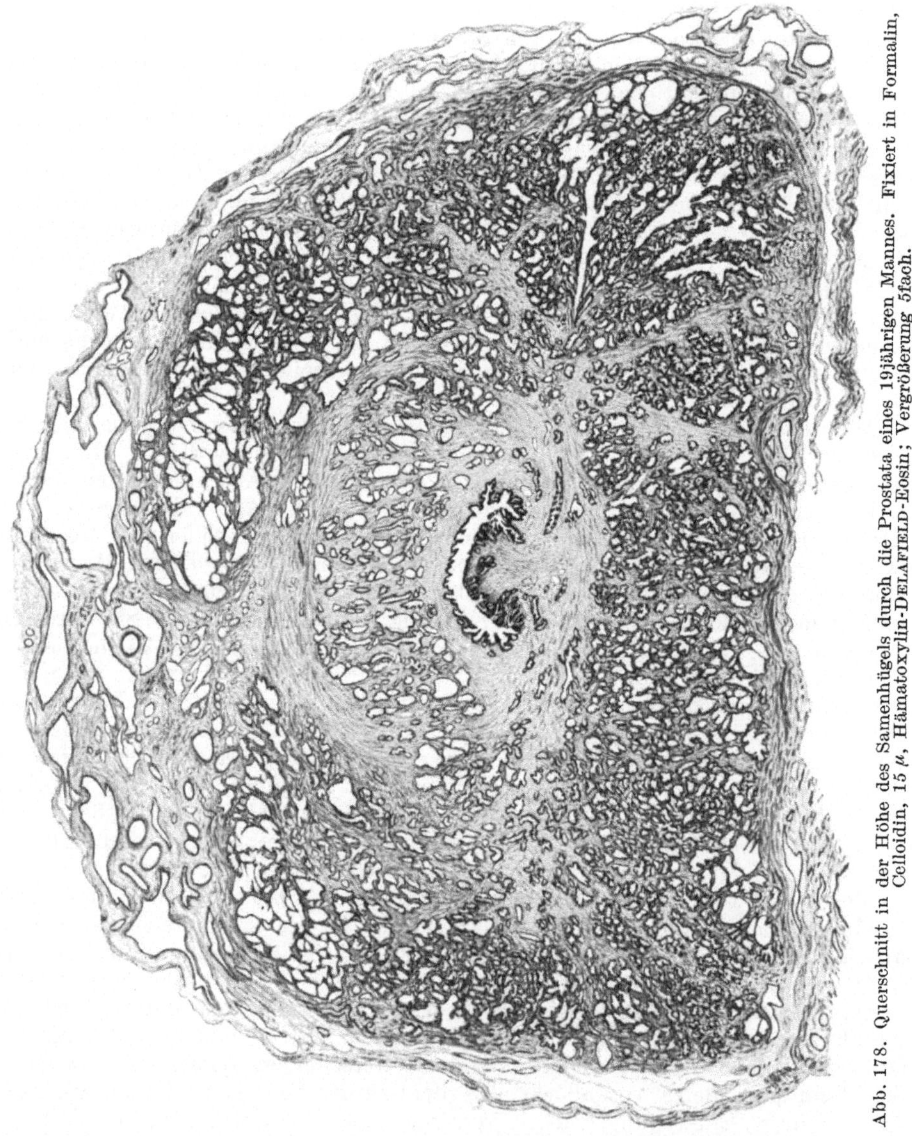

Abb. 178. Querschnitt in der Höhe des Samenhügels durch die Prostata eines 19jährigen Mannes. Fixiert in Formalin, Celloidin, 15 μ, Hämatoxylin-DELAFIELD-Eosin; Vergrößerung 5fach.

erwachsenen Mann etwa zwei Drittel bis vier Fünftel der ganzen Drüsenmasse einnehmen, wie sich durch entsprechende Auswertung der beiden Anteile leicht feststellen läßt (Abb. 178). Die einzelnen Lappen der Drüse verhalten sich in dieser Beziehung ganz verschieden; im allgemeinen enthält der Vorderlappen am wenigsten Drüsengewebe und am meisten Zwischengewebe. Auch finden sich nicht unerhebliche Unterschiede im Verhalten der einzelnen Männer. Sie sind zum Teil vielleicht durch das verschiedene Alter bedingt. Gewöhnlich findet man bei älteren Männern jenseits der fünfziger Jahre mehr Zwischengewebe, das aber keineswegs immer reicher an Muskelzellen ist. Zum Teil mögen die Unterschiede dadurch bedingt sein, daß sich im Alter physiologischerweise die Drüsenschläuche etwas zurückbilden. SIMMONDS (1919) spricht von einer Altersatrophie. Auf Querschnitten durch die nach innen zu gelegenen Teile erscheint die Drüse bogenförmig, die von der starken Muskulatur der Blasenwand umgebene Harnröhre liegt in einer Rinne, die sich von der Symphysenseite her einstülpt. Den schönsten Überblick über den Bau der ganzen Drüse bekommt man auf Querschnitten, die durch die Mitte des ganzen Gebildes, etwas außerhalb der Einmündungsstelle der Ausspritzungsgänge gelegt sind (Abb. 178). Hier erkennt man die spaltförmige Lichtung der Harnröhre, die symphysenwärts konvex gebuchtet ist, da sich von der Mastdarmseite her der Samenhügel in sie hineinstülpt. Die Grundlage des Samenhügels besteht aus einem kräftigen Zug glatter Muskelfasern, seitwärts von ihm liegen viele weite Bluträume und vereinzelte Ausführungsgänge der Prostatadrüsen. An der Vorderseite legen sich der Schleimhaut die schon bei der Harnröhre geschilderten Züge des hufeisenförmigen glatten Schließmuskels an. In diesem Abschnitt ist stets der Vorderlappen der Drüse zu erkennen. Er fällt durch die meist weiten kurzen Drüsenschläuche auf, zwischen denen sich reichlich Bindegewebe mit Muskelzellen findet. Gegen die Symphyse zu begrenzt ihn eine mehr oder weniger dicke Lage von glatten Muskelfasern, die auch hufeisenförmig verlaufen. Unter ihnen findet man, wie wieder schon KOELLIKER gezeigt hat, nicht allzuselten auch quergestreifte Muskelfasern als Fortsetzung des Transversus perinci profundus. Mastdarmwärts der Harnröhre liegt der Isthmus der Drüse, der nach beiden Seiten ohne jede Grenze in die Seitenlappen übergeht. Diese umfassen den Vorderlappen von beiden Seiten her bogenförmig, so daß sie sich an der Symphysenseite wieder einander nähern, manchmal sogar berühren. Sie sind hier nur durch mehr oder weniger große Mengen lockeren Bindegewebes getrennt, in dem ungemein viele, größtenteils muskellose Venen liegen, die Fortsetzung des Blasen-Prostatageflechtes.

Entsprechend ihrer Entwicklung münden die Ausführungsgänge der Drüse des Vorderlappens von der Symphysenseite her in die Harnröhre ein, diejenigen des Isthmus und der Seitenlappen aber von hinten her, und zwar die größeren von ihnen hauptsächlich im Bereiche der Rinne zu beiden Seiten des Samenhügels, die kleineren auf dem Samenhügel selbst. Die Zahl dieser Ausführungsgänge wird verschieden angegeben. KOELLIKER zählte 30—50, SWETLIN (1871) 16—32, und diese Zahlen gibt auch v. EBNER an. Nach meiner Zählung treffen eher die Angaben KOELLIKERs zu. Wenn man alle Ausführungsgänge der kleinen Drüsenschläuche mitzählt, ist ihre Zahl sogar noch wesentlich größer. Am längsten sind die Drüsenschläuche der Seitenlappen, am kürzesten diejenigen des Vorderlappens und der mittleren Abschnitte des Verbindungsstückes.

2. Die Kapsel und das Zwischengewebe.

Nach außen ist die Drüse von einer Kapsel umgeben (Abb. 179), an der sich deutlich einzelne Lagen unterscheiden lassen. Die innerste besteht in der Hauptsache aus glatten Muskelfasern, die dicht aneinander liegen und gleichsinnig zur Oberfläche ausgebreitet sind. Die Kerne der Muskelzellen sind 8—12 μ lang und 2—3,5 μ dick, walzenförmig, von gewöhnlichem Bau. Der zu einem Kern gehörende Cytoplasmaleib ist teils spindelig, teils läuft er in mehrere Zipfel aus, er ist 60—120 μ lang und 4—6 μ breit. Zwischen den Muskelfasern findet sich ein feinstes Netz von hauptsächlich elastischen Fasern. In ihm liegen einige Fibrocyten und Histiocyten. Nach außen zu folgt auf diese Muskelschicht eine Lage lockeren Bindegewebes, das auch hauptsächlich aus einem Filz feiner und gröberer elastischer Fasern besteht. Je weiter nach außen man kommt,

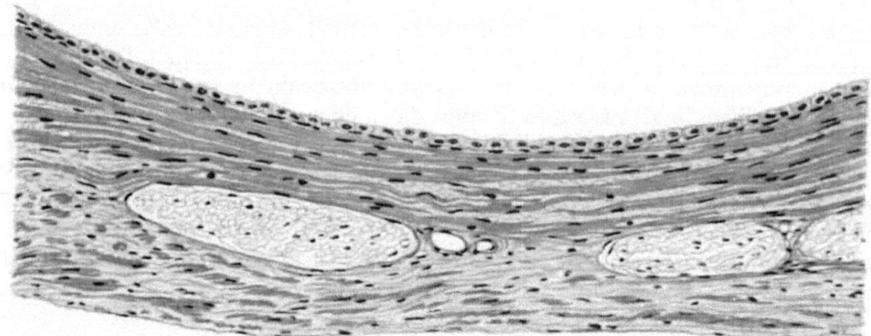

Abb. 179. Kapsel und Epithel einer stark gefüllten Drüse aus der Prostata eines 34jährigen Mannes. Fixiert in Sublimat-Formalin-Eisessig, Methylbenzoat-Celloidin-Paraffin, 10 μ, Hämatoxylin-HEIDENHAIN-Eosin-Lichtgrün; Vergrößerung 200fach. In der Kapsel kleine Nerven.

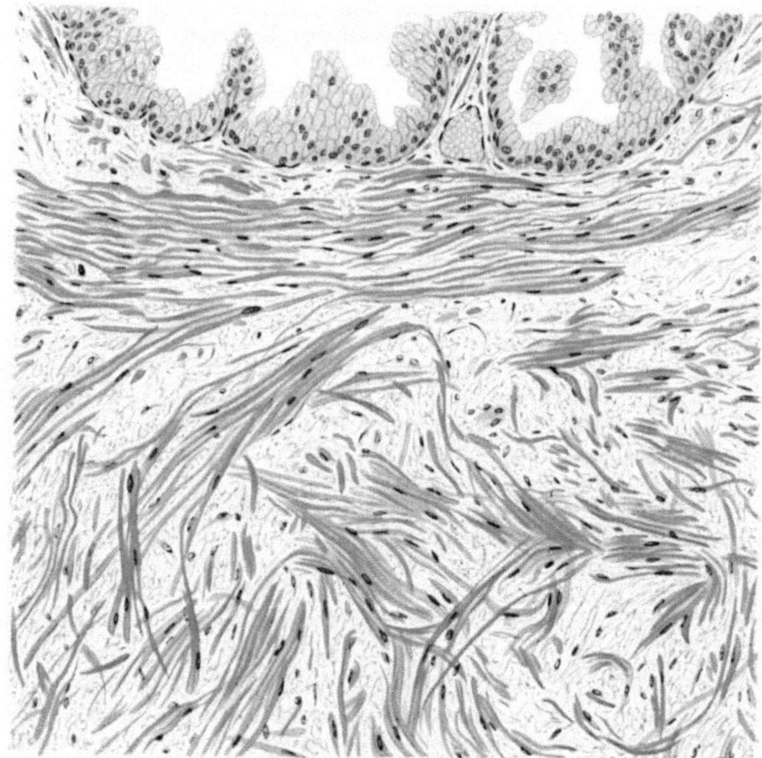

Abb. 180. Schnitt aus den inneren Teilen der nämlichen Prostata, von der Abb. 179 stammt. Fixierung usw. wie dort; Vergrößerung 200fach. Zeigt das Verhalten der Muskelfasern im Zwischengewebe.

desto mehr überwiegen die leimgebenden Fasern. Zwischen den Fasern liegen auch hier Fibrocyten und Histiocyten und immer noch vereinzelte Muskelzellen, sie bilden ein ganz lockeres Netzwerk, das unmittelbar mit der eigentlichen

Muskelhaut in Verbindung steht; nach außen zu verschwinden dann nach und nach die Muskelfasern. Die Bindegewebslage ist besonders an der dem Mastdarm zugekehrten Seite ungemein reich an zum Teil recht dicken Nerven, sie enthält auch Ganglienzellen und Ansammlungen von solchen und außerdem sehr zahlreiche kleinere Haargefäße; sie geht nach außen zu in eine Schicht über, die aus lockerem Bindegewebe besteht, das völlig von Gefäßen, meistenteils weiten, muskelarmen Venen durchsetzt wird. Gegen die Symphyse zu steht dieses Venengeflecht unmittelbar mit dem Blasen-Vorsteherdrüsengeflecht in Zusammenhang und senkt sich in die Furche ein, die vorn zwischen den beiden Seitenlappen zieht. Demnach können wir an den Prostatakapseln drei Lagen unterscheiden: Zuäußerst ein Stratum vasculosum, dann ein Stratum fibrosum und zuinnerst ein Stratum musculare. Beim Lebenden gelingt es leicht, die Drüse stumpf auszuschälen, indem man die lockeren Fasern der äußeren Schicht durchreißt.

Von der Muskelhülle aus ziehen nun breitere und schmalere Züge nach innen und bilden das Zwischengewebe der Drüse (Abb. 180). Es besteht aus einem feinen Geflecht von hauptsächlich elastischen Fasern, zwischen denen sich wenige Fibrocyten, vereinzelte Histiocyten und Lymphocyten nachweisen lassen und allenthalben massenhaft glatte Muskelfasern. Sie verflechten sich nach allen Richtungen hin, bilden also einen Filz. Ihre Kerne haben die nämliche Größe wie in den Muskelzellen der Kapsel, ihre Cytoplasmaleiber sind zum größten Teil sternförmig, d. h. sie laufen in zahlreiche Zipfel aus, die in die Fortsätze anderer Muskelzellen übergehen. An Stellen, an denen größere Mengen von Zwischengewebe zu erkennen sind, findet man häufig mehrere Muskelzellen zu einem dickeren Zuge vereinigt. Oft überzieht auch eine ziemlich gleichmäßige Muskellage die größeren Drüsen; im großen und ganzen aber durchsetzen die einzelnen Faserzüge die ganze Drüse anscheinend regellos nach allen Richtungen hin, mit Ausnahme der bei der Harnröhre schon geschilderten besonderen Züge. Die Muskelfasern dringen auch bis in die feinsten Scheidewände zwischen den Drüsenschläuchen ein, auch in diejenigen, welche die Grundlage der Drüsenfalten bilden. Die Drüsenschläuche selbst entbehren, wie schon v. Ebner (1902) betont hat, einer besonderen gleichmäßig ausgebildeten Eigenhaut, sie werden von einem allerfeinsten Filz ungemein dünner elastischer Fasern umflochten. Im Zwischengewebe der Drüse finden sich verhältnismäßig wenige Blutgefäße, in der Hauptsache kleinere Arterien und Venen. Die Haargefäße liegen größtenteils den Drüsenschläuchen eng an und ziehen in die bindegewebige Grundlage der Falten, wo sie feine Schlingen bilden.

3. Die Drüsenschläuche.

Die Drüsenschläuche sind von einem einschichtigen Epithel ausgekleidet, das das verschiedenste Verhalten zeigt (Abb. 181). Auf die verschiedenen Angaben, die sich über sein Verhalten im Schrifttum finden, werde ich unten im Zusammenhang eingehen. An einzelnen Stellen kann das Epithel mehrschichtig erscheinen. Es springt in den Hohlraum der Schläuche in Form von Falten und Leisten vor. Der Unterschied zwischen beiden besteht darin, daß die Falten eine bindegewebige Grundlage besitzen, während die Leisten nur von hohen Zylinderzellen gebildet werden. Teilweise beobachtet man auch einzelne vorspringende Zapfen, die ebenfalls der bindegewebigen Grundlage entbehren. Ungeachtet der sehr erheblichen Unterschiede in ihrer Höhe zeigen die Drüsenzellen doch auf dem Querschnitt allenthalben sehr gleichmäßige Gestalt (Abb. 182). Sie erscheinen durchwegs gleichmäßig sechsseitig prismatisch, fünf- oder siebenkantige Zellen trifft man nur selten.

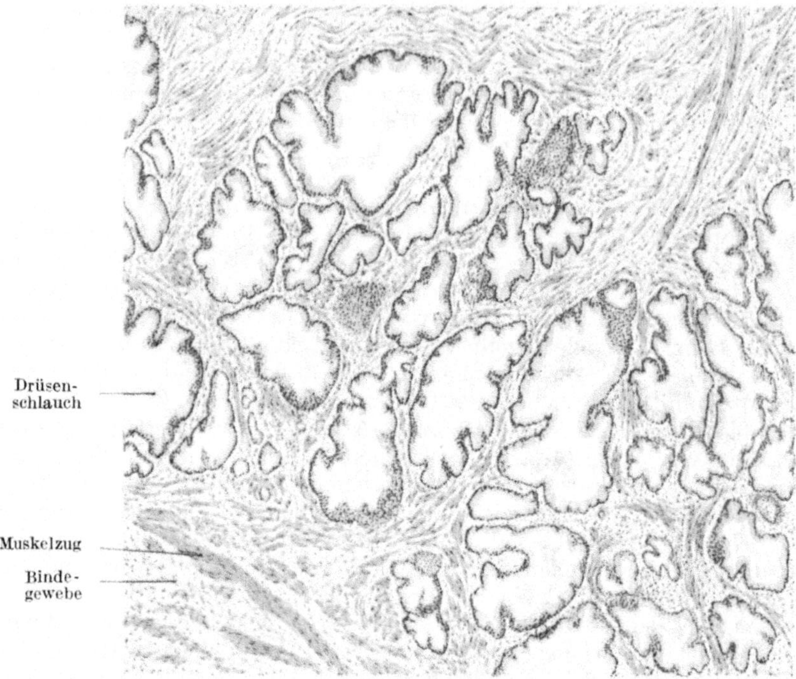

Abb. 181. Schnitt aus der Prostata eines 25jährigen Mannes. Fixiert in ZENKER, Celloidin, 8 μ, Hämatoxylin-DELAFIELD-Erythrosin; Vergrößerung 50fach.

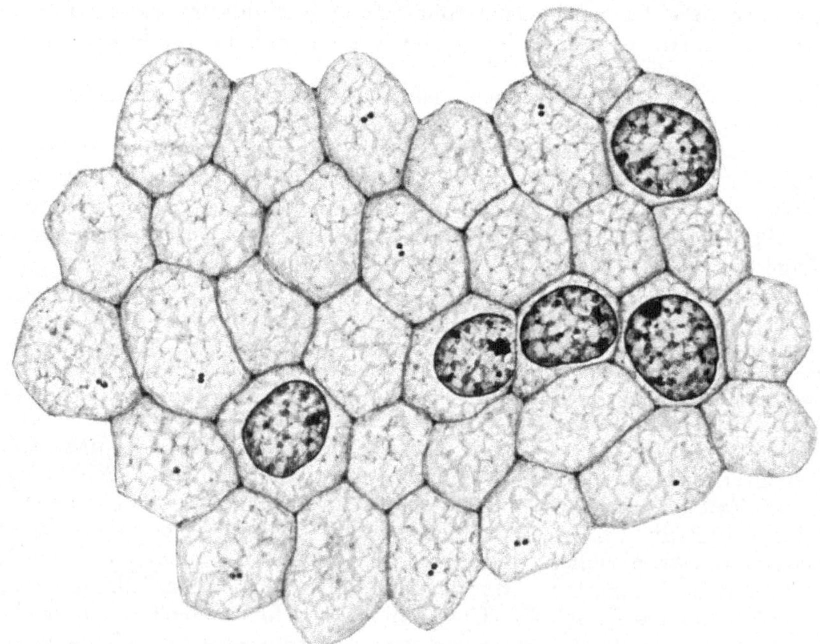

Abb. 182. Flachschnitt durch die Epithelzellen der Prostata eines 34jährigen Mannes. Fixiert in Sublimat-Formalin-Eisessig, Methylbenzoat-Celloidin-Paraffin, 3 μ, Molybdän-Hämatoxylin-HELD; Vergrößerung 2000fach. Zeigt die Form der Zellen und die Lage der Centriolen.

Die Kerne liegen in ganz verschiedener Höhe, bald nahe an der freien Oberfläche, bald ganz tief; nahe dem inneren, gegen den Hohlraum zu gelegenen Rande findet man die beiden kleinen punktförmigen Centriolen (Abb. 183). Gegen den Hohlraum zu wölbt sich ein Teil der Zellen kuppelförmig vor. Sie zeigen meist nur eine sehr dünne Verschlußmembran, an vielen fehlt diese ganz; dann beobachtet man einen längeren oder kürzeren Fortsatz, der in den Drüsenhohlraum vorspringt und sich in ihm verliert. Die Zellen besitzen ein deutliches Verschlußleistennetz, das aber bei den größeren nicht ganz am freien Rande, sondern etwas gegen die äußeren Teile der Zellen zu verschoben liegt. Die einzelnen Zellen sind 5—10 μ dick und 4—60 μ hoch. Sie zeigen also nicht so sehr in der Dicke, wohl aber in der Länge sehr erhebliche Größenunterschiede, die wahrscheinlich durch die verschiedene Tätigkeit bedingt sind.

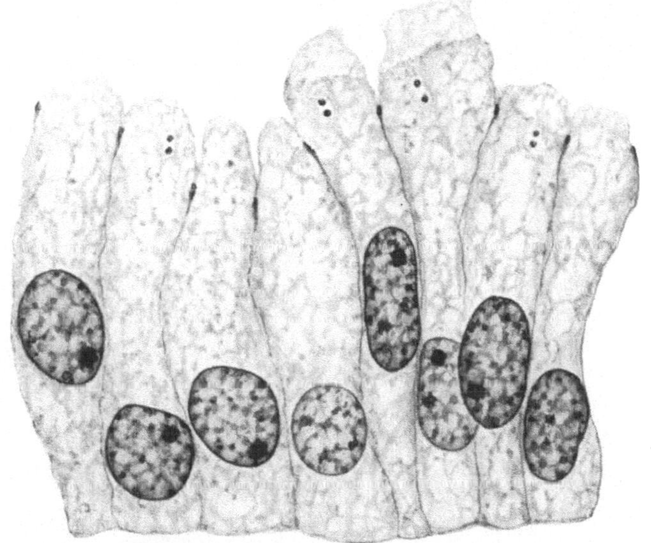

Abb. 183. Schnitt durch die Epithelzellen aus der nämlichen Prostata wie Abb. 182, senkrecht zur Oberfläche. Fixierung usw. wie dort; Vergrößerung 2000fach. Zeigt Verschlußleistennetz und Centriolen.

In den engen Abschnitten der Drüsenschläuche (Abb. 184), die bis zu 50 μ lichte Weite besitzen, sind die Zellen 25—60 μ hoch, sie liegen stets in einfacher Schicht, hie und da findet man aber größere und kleinere Mengen von Basalzellen. Diese Tatsache berechtigt uns wohl, das Epithel als zweizeilig, aber nicht als zweischichtig zu bezeichnen. Im Bereiche der Falten zeigen die Zellen das nämliche Verhalten wie sonst; im Bereiche der Leisten aber, die eines besonderen bindegewebigen Kernes entbehren, sind die einzelnen Zellen ungemein lang. Auch hier durchsetzt aber die Mehrzahl von ihnen die ganze Dicke der Schleimhaut, doch verlaufen die Cytoplasmaleiber nicht immer gerade, fallen also nicht mit ihrer ganzen Länge in die Schnittebene, sondern sie sind oft leicht gewunden oder gebogen, so daß es schwer ist, auf einem einzelnen senkrecht zur Oberfläche gelegten Schnitt wirklich eine der Zellen in ihrer ganzen Ausdehnung zu verfolgen. Nur aus diesem Grunde erscheint das Epithel im Bereiche der Leisten oft mehrschichtig. Außerdem findet man gerade in diesen Leisten häufig eine größere Anzahl von Basalzellen und hier und da zweifellos auch einzelne Zellen, die im Schnitt wetzsteinförmig erscheinen, also weder mit der freien Oberfläche, noch mit dem Basalgeflecht in Verbindung stehen. In den Abschnitten zwischen den Leisten findet man gewöhnlich kleine, fast kubische Zellen von 10—15 μ Höhe. Die Mehrschichtigkeit wird im Bereiche der Leisten hauptsächlich auch dadurch vorgetäuscht, daß die Kerne in ganz verschiedener Höhe liegen, bald nur 5—10 μ vom Innenrande, oft auch nur 1—2 μ von der Bindegewebsschicht entfernt. Im allgemeinen sind die Kerne ganz gleichmäßig gebaut. Die Mehrzahl von ihnen ist kugelrund, hat 5—6 μ im Durchmesser, einige sind länglich, bis zu 8 μ lang und 3—5 μ breit. Alle besitzen ein feines, aber deutliches Häutchen und ein dichtes Liningerüst, dem das Chromatin

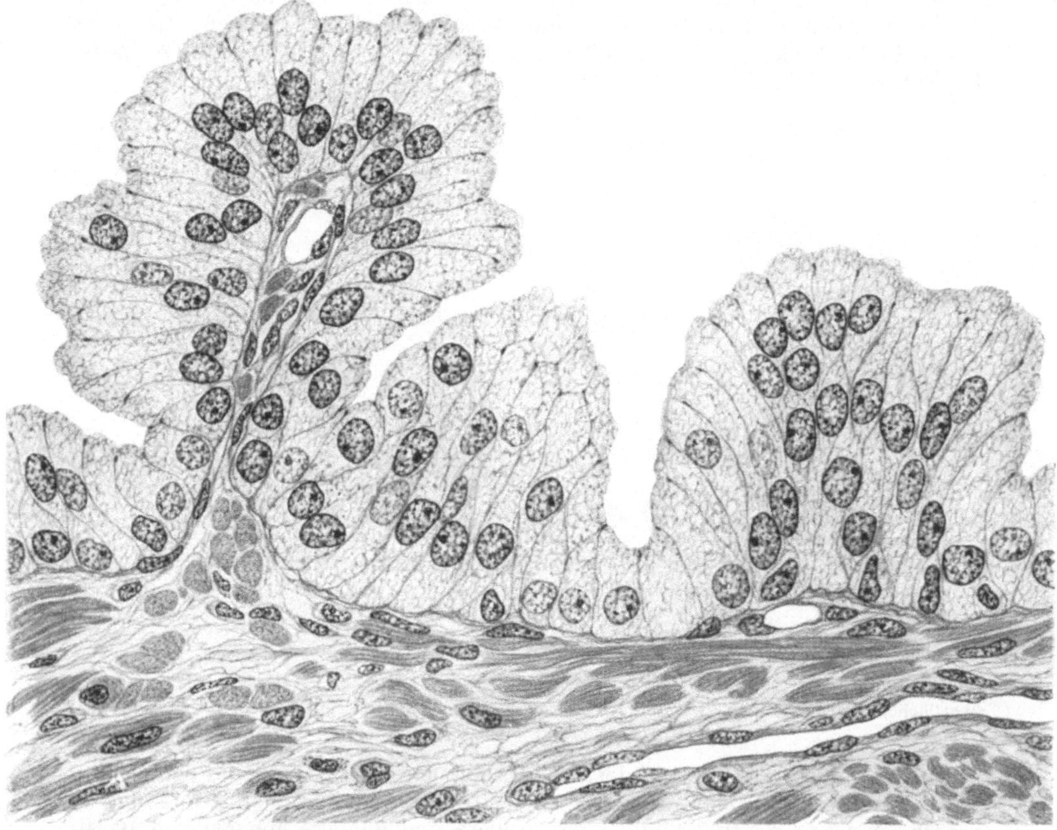

Abb. 184. Schnitt durch die Wand eines engen Drüsenschlauches der Prostata eines 34jährigen Mannes. Fixiert in Sublimat-Formalin-Eisessig, Methylbenzoat-Celloidin-Paraffin, 3 μ, Molybdän-Hämatoxylin-HELD; Vergrößerung 800fach. Links im Bild eine Schleimhautfalte, rechts eine Schleimhautleiste.

ziemlich gleichmäßig in Form feinster Körnchen angelagert ist; nur an den Kreuzungsstellen der Lininfäden liegen gröbere Chromatinbrocken. Gewöhnlich enthält jeder Kern ein oxychromatisches Kernkörperchen, ganz selten deren zwei. In den Basalzellen sind die Kerne wesentlich kleiner, teils rund, teils auch länglich oder birnenförmig; nur 4—6 μ lang und 2—3 μ breit, zeigen sie den nämlichen Bau wie in den Zylinderzellen, erscheinen aber oft etwas dunkler. Den Bau des Cytoplasmaleibes werde ich unten noch eingehender schildern, hier sei nur darauf hingewiesen, daß alle Zellen sehr deutlich durch scharfe Linien voneinander abgegrenzt sind.

Hauptsächlich in den weiteren Abschnitten der Schläuche, die oft bis zu 2 mm lichte Weite zeigen, sind die Zellen wesentlich kleiner. Man findet solche

Abschnitte fast regelmäßig im Bereiche des Vorderlappens und in den vorderen Abschnitten der Seitenlappen, bei jüngeren Leuten in geringerer Menge als bei älteren; vereinzelt kommen solche weiten Schläuche aber in allen Teilen der Drüse vor, so daß es nicht möglich ist, für sie ganz besondere Lagebeziehungen anzugeben. In einem großen Teil dieser weiten Schläuche zeigt das Epithel das nämliche Verhalten wie in den engeren Abschnitten, d. h. es besteht aus hohen Zylinderzellen, bildet Falten und Leisten. In einigen der weiten Schläuche kann es aber auch ganz anderes Verhalten zeigen, es kann nur aus einer ziemlich gleichmäßigen Lage kubischer oder gar platter Zellen gebildet sein, Leisten und Falten können vollkommen fehlen (Abb. 185). Am häufigsten begegnet man solchen Bildern in den vordersten Abschnitten der Seitenlappen, wie überhaupt in denjenigen Teilen der Drüsenschläuche, die am weitesten von der Einmündungsstelle entfernt liegen. Man kann sie aber auch an anderen Stellen beobachten, besonders häufig auch im Vorderlappen. Das diese Stellen umgebende Bindegewebe zeigt das gewöhnliche Verhalten. Die Unterschiede sind einzig durch das Epithel bedingt, dessen Zellen 10—15 μ breit und 5—10 μ dick sind; auch sie zeigen ein deutliches Schlußleistennetz, das in der Höhe des inneren Hohlraums gelegen ist. Gegen diesen sind die Zellen scharf, durch

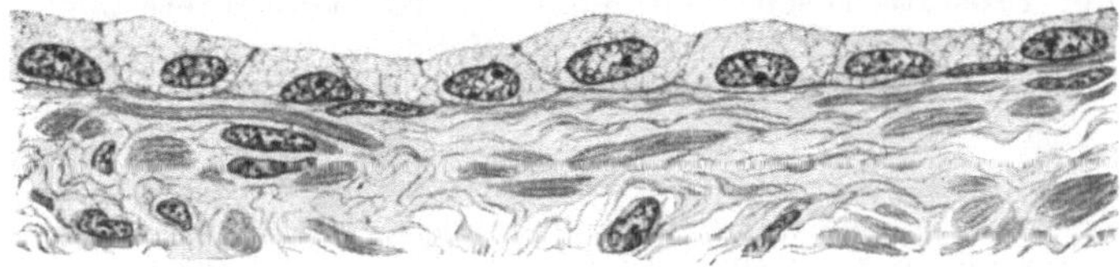

Abb. 185. Schnitt durch die Wand einer stark erweiterten Drüse mit erschöpften Zellen aus der nämlichen Prostata wie Abb. 184. Fixierung usw. wie dort; Vergrößerung 800fach.

ein Verschlußhäutchen abgesetzt. Die Kerne sind meist platt, rund, scheibenförmig, sie liegen im äußeren Teil der Zelle ganz nahe dem Bindegewebe. Auf Schnitten senkrecht zur Oberfläche sind sie 8—10 μ lang und 2—3 μ dick. Auch sie zeigen feinstes Häutchen, sehr feines Gerüst mit wenig Chromatineinlagerungen, aber auch regelmäßig ein sehr kleines Kernkörperchen. Zwischen diesen ganz kleinen Zellen und den größten Gebilden finden sich in jeder Drüse alle möglichen Übergangsformen; es kann also keinem Zweifel unterliegen, daß wir es hier nur mit verschiedenen Zuständen einer und derselben Zellart zu tun haben, nicht aber etwa mit zwei ganz verschiedenen Zellformen, die uns das Recht geben, zwei verschiedene Arten von Drüsenschläuchen, eine Innendrüse und eine Außendrüse, zu unterscheiden.

Das Binnengerüst in den Zellen der Prostata ist mehrfach untersucht worden, zuerst von v. Bergen (1904), der es beim Hunde nachweisen konnte. Beim Menschen beobachtete es zuerst Verson (1908) an Drüsen, die durch Eingriff gewonnen waren und stellte es mittels der Arsen-Silbermethode dar. Er fand, daß es regelmäßig in dem gegen den Hohlraum der Drüse zu gelegenen Teil der Zelle dem Kern unmittelbar angelagert ist. Das Gerüst besteht manchmal nur aus einem gewundenen Faden, manchmal aus einem Faden, der Ringe, Schlingen oder einen kleinen Knoten bildet. Taddei (1910) konnte diese Beobachtungen mit den nämlichen Untersuchungsarten bestätigen. Sehr genau hat dann Kopsch (1926) das Binnengerüst bei einem 22jährigen und einem 44jährigen Mann mittels der von ihm angegebenen Osmiumsäure-Methode untersucht. Es liegt in den Zellen der Prostata als „geschlossenes System“ innerhalb des Kernes, d. h. zwischen diesem und der freien Seite der Zelle.

Manchmal erstrecken sich einzelne der Balken kurze Strecken einwärts oder basalwärts. Im Innern der Balken sind hier und da kurze ungefärbte Stellen zu erkennen. In Drüsen, die neun Tage lang mit Osmiumsäure behandelt wurden, sind die Balken des Binnengerüstes auffallend dick; nach sechstägiger Behandlung erscheinen sie viel dünner und scheinen in manchen Zellen aus einzelnen Stücken zu bestehen. In den Drüsenabschnitten mit ganz flachen Zellen liegt das Gerüst manchmal teilweise seitlich von dem flachen Kern, was nach Angabe von Ballowitz (1900) und Deineka (1912) auch bei anderen Zellen zu beobachten ist.

4. Der Feinbau der Drüsenzellen.

Der feinere Bau der Drüsenzellen ist schon mehrmals ausführlich beschrieben worden. Zuerst wohl von Walker (1899); er beschäftigt sich in der Hauptsache mit der Prostata des *Hundes*. An den menschlichen Drüsen, die ihm zur Verfügung standen, konnte er keine Einzelheiten erkennen. Er hält sich aber für berechtigt, seine am Hunde gemachten Beobachtungen auf den Menschen zu übertragen. Später hat dann Weski (1903) ausführliche Angaben über das Verhalten der Prostatadrüsenzellen gemacht. Er beobachtete zunächst Unterschiede im Verhalten der Zellen, die in faltigen, engen Abschnitten einerseits, in glatten, weiten Teilen der Drüsenschläuche andererseits liegen. In den nicht gefalteten Abschnitten beobachtete er scharf abgesetzte Zylinderzellen mit blasigen Kernen. In den äußeren Abschnitten der Zellen fand er oft einen Saum homogenen Protoplasmas, der sich stark färbte, während der dem Hohlraum zugekehrte Teil der Zellen von einem feinen Fasernetz durchzogen ist, dem kleine Körnchen angelagert sind. Die Zellen sind gegen den Hohlraum zu nicht scharf begrenzt, sondern mit kleinsten Mengen eines amorphen Sekrets bedeckt. In den faltigen Abschnitten sind die Zellen sehr lang und dünn, verbreitern sich aber gegen die Eigenhaut, also nach außen zu. In den Furchen zwischen den Falten sind sie stark mit Sekret gefüllt, im übrigen vom gleichen Bau wie im Bereiche der Falten selbst. Wenn eine Zelle ihre Absonderung abgeschlossen hat, färbt sich der Kern dunkler und ist nur von einem ganz schmalen Cytoplasmasaum umgeben. Beginnt sich die Zelle wieder mit Sekret zu füllen, so wölben sich ihre inneren Teile halbkugelförmig gegen den Hohlraum zu vor. Weski beschäftigt sich auch mit der Frage, ob das Epithel der Prostata zweischichtig sei oder nicht, da v. Ebner (1902) angibt, es sei im Bereiche der Leisten zwei- bis dreischichtig. Er stellt demgegenüber fest, daß die innerste Lage immer aus Zylinderzellen bestehe, außerdem finden sich mehr oder weniger zahlreiche Basalzellen, nur zwischen den Leisten sei einschichtiges Zylinderepithel mit Basalzellen nachzuweisen. Im Gegensatz zu v. Ebner gibt also Weski an, das Epithel sei immer einschichtig. Wenn es zweischichtig erscheine, so komme das daher, daß die Kerne in verschiedener Höhe liegen. Hierin kann ich vollkommen zustimmen, nicht aber in der Annahme, daß Zweischichtigkeit auch dadurch hervorgerufen werden könne, daß sich Bindegewebszellen zwischen die Basalschicht sich ergänzender Epithelzellen hineindrängen und so eine zweite tiefere Zellage bilden. Die Bindegewebszellen sind nach meinen Beobachtungen immer deutlich durch das Basalgeflecht von den Epithelzellen getrennt. In einem Fall fand Weski in den Zellen größere basophile Körner, die stellenweise in der ganzen Zelle, gewöhnlich aber nur in der nächsten Umgebung des Kernes liegen und vollkommen gleichmäßig gebaut erscheinen, doch werden sie vielfach von einem scharfen dunkleren Rande abgesetzt. Obwohl Weski nicht beobachtet hatte, daß diese Gebilde aus den Zellen ausgestoßen werden, nahm er doch an, daß aus diesen Körnern die Prostatasteine entstehen.

Am ausführlichsten hat sich in der letzten Zeit O. V. C. E. PETERSEN (1909) mit dem Feinbau der Vorsteherdrüse beschäftigt; allerdings untersuchte er nur Drüsen, die mit Formol fixiert waren. Er ergänzte seine am Menschen ausgeführten Beobachtungen aber durch schöne Versuche an *Kaninchen* und zeigte in ihnen ganz deutlich, daß die Bedeutung der Prostata in ihrer Absonderung liegt, daß sie also nicht einfach ein muskulöses Organ ist, dessen Hauptaufgabe darin besteht, durch Druck die Harnröhre zu entleeren, wie man früher vielfach angenommen hat. PETERSEN weist zunächst darauf hin, daß das Epithel in den Drüsenschläuchen ganz verschiedenes Verhalten zeigt. Er gibt an, es sei an vielen Stellen zweischichtig, da man oft ganze Reihen von Zellen findet, bei denen in den kleinen tief gelegenen Zellen stets ein Kern zu beobachten sei, ebenso in den hohen Zylinderzellen. Dies trifft sicher vollkommen zu, allein wir bezeichnen ein Epithel, bei dem ein Teil der Zellen von der Fußhaut bis zur freien Oberfläche reicht, zwar als mehrreihig, nicht aber als mehrschichtig. Die tief gelegenen Zellen, die PETERSEN schildert, sind nichts anderes als Basalzellen; sie können nichts daran ändern, daß das Epithel wirklich einschichtig ist, entsprechend den Anschauungen von WESKI, der auch betont, das Epithel sei durchweg einschichtig, aber mehrreihig. Ich glaube, daß dies auch der Anschauung von WALKER (1899), DISSELHORST (1904) und der Mehrzahl der anderen Forscher entspricht. Bei dieser Gelegenheit muß ich gleich betonen, daß auch die Ausführungsgänge der Drüse das nämliche Epithel zeigen wie die Drüsenschläuche selbst, nämlich hohes einschichtiges Zylinderepithel. Nur selten findet man bei jüngeren Männern, bei denen die Drüse ihre Entwicklung noch nicht abgeschlossen hat, in der Umgebung der Harnröhre Drüsenschläuche, die ähnlich wie vor der Geschlechtsreife von mehrschichtigem, zylindrischen bis platten Epithel ausgekleidet sind, dessen innerste Zellagen abgestoßen werden. V. MÖLLENDORFF (1928) gibt an, daß die Ausführungsgänge von Übergangsepithel ausgekleidet seien. Seine Angabe steht vollkommen vereinzelt da, ich konnte sie niemals bestätigen.

Der Cytoplasmaleib der Zellen zeigt in einer und derselben Prostata ganz verschiedenen Feinbau und, wie PETERSEN betont, die verschiedensten Zustände der Absonderung. Auf Grund aller bisher mitgeteilten Beobachtungen sind wir heute wohl berechtigt zu sagen, daß die Prostata beim geschlechtsreifen Manne dauernd absondert, doch steigert sich ihre Tätigkeit, wie in erster Linie die Beobachtungen von DE BONIS (1907) gelehrt haben, während der geschlechtlichen Erregung sehr erheblich. Durch die Wirkung der in ihr enthaltenen Muskulatur wird ein großer Teil des Inhalts der Drüsenschläuche während der Paarung ausgepreßt; danach sondert die Drüse wieder stärker ab und ergänzt den entstandenen Ausfall sofort. Nach diesen Tatsachen kann es nicht wundernehmen, daß man in der Prostata des erwachsenen Menschen alle Absonderungszustände nebeneinander sieht. Die Cytoplasmaleiber der großen zylindrischen, offenbar lebhaft absondernden Zellen erscheinen bei den gewöhnlichen Fixierungs- und Färbungs-Methoden grobschaumig (Abb. 183). Sie sind von einem Netz wolkiger Züge durchsetzt, das sich mit sauren Farbstoffen dunkel tränkt, während die zwischen den Zügen des Netzes gelegenen Blasen und Räume heller erscheinen. Den Zügen des Netzes angelagert findet man zahlreiche ganz kleine Körnchen, die, wie die Untersuchungen von WESKI und PETERSEN gezeigt haben, verschiedenes Verhalten zeigen können. Ein Teil von ihnen, und zwar die überwiegende Menge, nimmt die gewöhnlichen sauren Farbstoffe auf und erscheint bei Hämatoxylin-Eosin-Färbungen rot, ein kleiner Teil aber tränkt sich mit basischen Farbstoffen. Demnach haben wir oxyphile und basophile Körner zu unterscheiden. WESKI glaubt, daß die basophilen Körnchen ausgestoßen werden und dann die Prostatasteine bilden.

Petersen ist anderer Anschauung. Er glaubte nachweisen zu können, daß oft ganze Zellen mit basophilen Körnern gefüllt sind, die wie angenagt erscheinen und sich in der Mitte wesentlich schlechter färben als in den Randteilen und oft die Form eines Ringes oder Halbmondes besitzen. Nach Färbung mit Chromhämatein-Säurefuchsin erkennt man, daß diese Körner aus zwei verschiedenen Massen bestehen, nämlich einem acidophilen Kern und einem basophilen Mantel. In anderen Zellen wieder fand Petersen massenhaft acidophile Körner und ganz wenige, unregelmäßig gestaltete, kleinste Körnchen basophiler Massen; wieder andere Zellen enthalten ausschließlich acidophile Körner. Alle diese Zellen sind gegen den Hohlraum der Drüsenschläuche scharf begrenzt. Andere Zellen dagegen sind unregelmäßig begrenzt, sie entsenden in den Hohlraum zu verschieden geformte Cytoplasmaausläufer, welche acidophile Körner enthalten. Solche findet man auch in den Sekretmassen im Innern der Drüsen. Petersen glaubt deshalb, daß in den Prostatazellen zunächst die von Weski geschilderten basophilen Körner entstehen und sich dann in acidophile Körner verwandeln, viele von ihnen zerfallen dabei. Schließlich werden die acidophilen Körner mit dem Sekret ausgestoßen. Ich selbst kann nur bestätigen, daß man die von Petersen beschriebenen Körner beobachten kann. Eigentlich in allen hohen Zylinderzellen, die lebhaft absondern, findet man acidophile Körner; basophile Körner fand ich nur selten; sie fehlen in sehr vielen Drüsen vollkommen. Von acidophilen Körnern frei sind eigentlich nur die niedrigen, kubischen bis platten Zellen, die gegen den Hohlraum zu scharf durch eine deutliche Verschlußhaut abgesetzt sind. Sie sind wahrscheinlich Zellen, die sehr lebhaft abgesondert haben und sich in einem gewissen Zustand der Erschöpfung befinden. Im Gegensatz zu Petersen muß ich feststellen, daß man im Innern der Drüsenschläuche häufig acidophile, aber manchmal auch basophile Körner nachweisen kann.

Außer den eben besprochenen, zur Eiweißgruppe gehörenden Körnchen, findet man in den Drüsenzellen der Prostata regelmäßig auch Lipoidtröpfchen, die beim erwachsenen Menschen erst zur Zeit der Geschlechtsreife auftreten und nach dem 50. Lebensjahre wieder spärlicher werden. Sie färben sich mit Sudan III leuchtend rot, werden in Osmiumsäure braun und bei nachfolgender Alkoholbehandlung schwarz. Nach Romeis (1926) u. a. sind sie einfach lichtbrechend. Kinoshita (1920) hält sie für Stoffwechselprodukte, die während der Zelltätigkeit gebildet werden. Policard und Noel (1920) unterscheiden zwei Arten derartiger Tropfen, größere, die aus Neutralfett und kleinere, die wahrscheinlich aus Phosphatiden bestehen. Pigmenteinlagerungen finden sich in der Prostata gesunder jüngerer Leute niemals; bei älteren Leuten beobachtet man hier und da einzelne helle Pigmentkörnchen, hauptsächlich in den inneren Abschnitten der Zylinderzellen, jedoch niemals in so großer Menge wie in den Bläschendrüsen.

5. Der Inhalt der Drüsenschläuche.

Nach den bisher bekannten Tatsachen dürfen wir also annehmen, daß die Prostata beim geschlechtsreifen Menschen dauernd mehr oder weniger große Mengen von Sekret absondert. Auch während der letzten Monate des Keimlingslebens und vor der Geschlechtsreife liefert sie etwas Sekret, denn schon bei älteren Keimlingen und beim Kinde findet man im Innern einzelner Drüsenschläuche Absonderungen, die manchmal gleichmäßig groß homogen erscheinen (sie werden vielfach als kolloid bezeichnet), zum größten Teil aber körnig, krümelig aussehen; sie entstehen ja aus den bei der Ausbildung des Hohlraumes zerfallenden Zellen. Größere Mengen von Absonderungen liefert die Drüse erst während der Entwicklung und beim geschlechtsreifen Menschen, und zwar, dies zeigen die Beobachtungen an Verschnittenen, unter dem Einfluß der innersekretorischen Hodentätigkeit. Dabei arbeiten die verschiedenen Teile der Drüse offenbar nicht ganz gleichmäßig, sondern wahrscheinlich treten die einzelnen Abschnitte wechselseitig füreinander ein; denn meistens findet man in einer und derselben Drüse Abschnitte mit lebhaft absondernden Zellen und daneben weite bläschenförmig aufgetriebene Teile, in denen die Zellen ganz platt und niedrig sind, also offenbar nicht mehr absondern. Während der geschlechtlichen Erregung und besonders während der Paarung selbst sondern alle Drüsenzellen sehr lebhaft ab. Durch den Druck der Muskeln gelangt das Sekret in die Ampulle der Harnröhre. HERZOG (1904) u. a. haben darauf hingewiesen, daß die Ausführungsgänge der Prostatadrüsen auf oder in der Umgebung des Samenhügels ausmünden und ihr Sekret unmittelbar in die aus dem Ausspritzungsgang austretenden Samenfadenmassen hineinspritzen, so daß sie sich mit diesen innig vermengen. Das Gemisch sammelt sich in der Ampulle der Harnröhre an und wird ausgeschleudert. Nach dem Beischlaf erholen sich die Drüsenzellen der Prostata offenbar sehr rasch und sondern dabei wieder so viel ab, daß die Drüse eine Durchschnittsfüllung erreicht.

Bei der gewöhnlichen Behandlungsweise erscheint der Hohlraum der Drüsen meistens hell und färbt sich in keiner Weise. Was für eine Art von Sekret er enthält, läßt sich nicht ohne weiteres feststellen; es mag sein, daß dieses sich in Fixierungsflüssigkeiten löst und auf diese Art und Weise ausgespült wird. In einzelnen Drüsenschläuchen findet man aber immer geringere oder größere Mengen von Absonderungen, die sich färben. Im frischen Zustande ist das Sekret der Vorsteherdrüse dünnflüssig, milchig, es reagiert alkalisch, färbt sich mit sauren Farbstoffen und auch schwach mit Muzikarmin, bei der Azanmethode nimmt es schwach violetten Ton an. In dem Sekret finden sich stets, auch im Innern der Drüsen, vereinzelte Zellen, zum Teil ausgewanderte Leukocyten und Lymphocyten, zum Teil abgestoßene Drüsenepithelien. Die weiteren Einschlüsse in dem Sekret sind ausführlich von STRASSBERG (1914) geschildert worden. Es sind 1. blasse, zart konturierte homogene Gebilde, und 2. Lipoidkörnchen, die sich mit Sudan III rot färben, mit Osmiumsäure bräunen und in Alkohol lösen. Nach den Angaben von KUNZE (1922) und ROMEIS (1926) sind diese Körner aber im Gegensatz zu den Einschlüssen in den Drüsenzellen doppelt lichtbrechend. Manchmal erscheinen sie als kleine runde Tropfen, oft sind sie halbmond- oder ringförmig und enthalten außer den Lipoiden noch andere Massen, die sich mit den üblichen Plasmafarben tränken. Außerdem erkennt man noch kleinere Prostatakörper, deren Verhalten ich gleich noch beschreiben werde. Die Absonderung der Prostata verleiht den Samenfäden lebhafte Bewegungsfähigkeit; ob sie, wie BROESIKE (1911) meint, während der Paarung zuerst in die Ampulle der Harnröhre gelangt oder, entsprechend der Anschauung von HERZOG, gleichzeitig mit dem Samen, läßt sich heute noch nicht sicher entscheiden. Beim Erkalten entstehen aus der Absonderung die schon beim Samen geschilderten großen Spermakristalle.

Als letzte und bekannteste der Einschlüsse habe ich noch die Prostatakörper oder -steine zu schildern. Kleine Körperchen in geringer Menge findet man im Samen jedes Mannes, in größerer oder geringerer Menge beobachtet man sie in den Drüsenschläuchen selbst. Beim Knaben und Jüngling fehlen sie. Ich beobachtete sie auch bei 17- und 18jährigen noch nicht, sondern erstmalig in geringer Zahl bei einem 19jährigen. Von da ab nimmt ihre Zahl und Größe ständig zu; bei älteren Männern findet man sie regelmäßig und zwar oft in sehr großer Menge (Abb. 186). Die einzelnen Gebilde, die unter der Bezeichnung Prostatakörper (manchmal auch Prostatasteine, eine Bezeichnung, die nicht gut ist) zusammengefaßt werden besitzen ganz verschiedene Form und Größe. Sie tränken sich mit Molybdän-Hämatoxylin und Eisen-Hämatoxylin gleichmäßig, geben aber die Farbe früher ab als die Kerne in den Zellen. Die kleinsten von ihnen besitzen einen Durchmesser von 1—2 μ, die größten können bis zu 2 mm und darüber messen. Die kleinsten der Gebilde sind unregelmäßige Stäbchen oder punktförmige basophile Körnchen (Abb. 186). Sie zeigen also das nämliche Verhalten wie ein Teil der von WESKI innerhalb der Zellen beobachteten Körner, was eben die Annahme rechtfertigt daß sie wirklich die Grundlage einiger, sicher nicht aller, Prostatakörper bilden. Gewöhnlich liegen

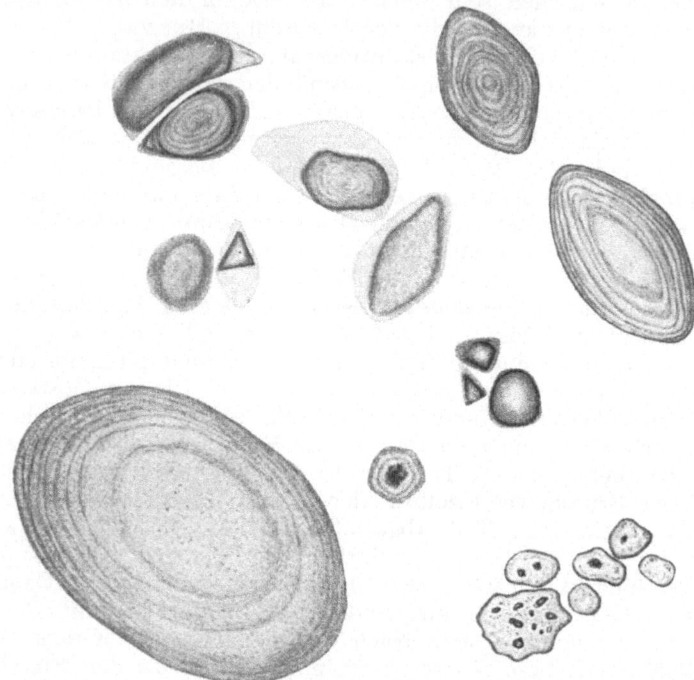

Abb. 186. Verschiedene Formen der Prostatakörper eines 32jährigen Mannes. Fixiert in Sublimat-Formalin-Eisessig, Methylbenzoat-Celloidin-Paraffin, 10 μ, Hämatoxylin.HEIDENHAIN. Vergrößerung 60fach.

diese kleinsten Körnchen nicht frei, oder besser gesagt nackt in den Drüsenschläuchen, sondern sie sind in einen mehr oder weniger dicken Mantel eingehüllt, der manchmal keinerlei Struktur, manchmal aber eine ringförmige Schichtung aufweist und sich vielfach mit sauren Farben tränkt, häufig noch wieder eine besondere dunkle Hülle zeigt. Bei der Azanfärbung erscheinen die kleinen Körnchen violett, die sie umgebende Hülle rot. Andere der Einschlüsse zeigen in ihrem Innern einen dreieckig prismatischen oder pyramidenförmigen Kern, der selbst aus einer helleren Innenmasse und dunklerem Rande besteht, oxychromatisch ist und von einem ganz hellen, gleichfalls oxychromatischen Mantel umhüllt wird. Das ganze Gebilde kann länglich oval oder kugelrund erscheinen. Die Mehrzahl der Einschlüsse ist durch und durch oxychromatisch, färbt sich aber bei der Azanmethode in den inneren Teilen bläulich und nur in den äußeren Abschnitten rot. Meistens haben die größeren Einschlüsse eiförmige oder kugelrunde Gestalt und zeigen auf dem Schnitt deutliche konzentrische Schichtung, wenigstens in ihren äußeren Teilen. Dann wechseln hellere mit dunkleren Lagen ziemlich gleichmäßig ab. Im Innern findet sich meist ein großer oder ein kleinerer Kern, der gleichmäßig gekörnt erscheint und häufig basophile Körnchen enthält. Manchmal ist das ganze Gebilde außen nochmals von einem hellen Mantel umgeben. Viele der Gebilde gleichen in ihrem Bau den Stärkekörnern, sie geben, wie schon VIRCHOW mitgeteilt hat, mit Jod bezeichnende Stärkereaktion. Wieder andere der Einschlüsse stellen größere und kleinere facettierte Körper dar, die keine Schichtung erkennen lassen, sondern höchstens den etwas helleren Kern, der von einer dunklen Hülle umgeben ist, auf diese folgt manchmal wieder ein heller Saum. Meist sind die Einschlüsse im Innern der Drüsenschläuche bis zu 0,5 mm groß, manchmal erkennt man aber, wie schon erwähnt, auch wesentlich größere Körper. Nach v. EBNER (1902) bestehen sie aus kolloidartigen Massen, welche Eiweißreaktion geben. Die geschichteten Körper sind doppeltlichtbrechend und zeigen im polarisierten Licht ein dunkles Kreuz und vier helle Quadranten. Wie die Untersuchung mit eingelegter Gipsplatte Rot I. Ordnung zeigt, ist das Kreuz ein negatives, während es bei stärkeren Körnern ein positives ist. Daß sie mit Jod die Amyloidreaktion geben, d. h. blau werden, habe ich schon erwähnt. Sicher sind die Körper nichts anderes als eingedicktes und verändertes Sekret, das in einzelnen Abschnitten der Schläuche gestaut ist. Bei älteren Leuten werden die Einschlüsse, wie schon erwähnt, häufig gefunden, beim Jüngling fehlen sie vollkommen, ihre Zahl nimmt also mit zunehmendem Alter zu, offenbar im Zusammenhang damit, daß bei älteren Leuten die Prostata seltener entleert wird. SIMMONDS (1919) hat darauf hingewiesen, daß die Prostata in höherem Alter kleiner wird, eine Altersatrophie erfährt, bei der sich offenbar auch die Muskulatur zurückbildet. Vielleicht sind die Muskelzellen dann nicht mehr imstande, die Drüse vollkommen zu entleeren, so daß es zu stärkeren Stauungen und Prostatakörperbildungen kommt. Bei Greisen findet man im Innern der Prostatakörper manchmal Kalkeinlagerungen, entweder kleine Körnchen, die sich mit Hämatoxylin sehr eindringlich färben, oder auch größere Absonderungen, die unregelmäßige Gestalt zeigen. Nur in diesen Fällen ist man eigentlich berechtigt, von Prostatasteinen zu reden. In vielen Fällen ist es allerdings schwer oder unmöglich zu entscheiden, ob die im Innern der Absonderungen gelegenen Körnchen, die sich auch bei jungen Leuten finden, wirklich Kalkablagerungen sind oder nur die kleinen, schon von WESKI beschriebenen basophilen Körnchen.

C. Die Vorsteherdrüse des Greises.

Ganz kurz muß ich auch auf die Altersveränderungen eingehen und auch hier zunächst bemerken, daß in vielen Fällen die Prostata bis ins höchste Alter im großen und ganzen den nämlichen Bau zeigt wie bei jungen Männern; physiologischerweise vergrößert sie sich nicht und das gegenseitige Verhältnis von Drüsenschläuchen und Zwischengewebe mit seinen Muskelzellen bleibt das nämliche. Die Drüsen zeigen den gleichen Bau wie früher, nur enthalten sie, wie schon erwähnt, gewöhnlich größere Mengen von Prostatakörpern. Gewöhnlich überwiegen beim Greise die Drüsenschläuche, die nur von niedrigem platten bis kubischen Epithel ausgekleidet sind, während die engeren Schläuche mit hohem Epithel und deutlicher Falten- und Leistenbildung in geringer Zahl zu beobachten sind. Die Drüsenzellen zeigen also viel mehr den Zustand, den man als Erschöpfung bezeichnen kann; sie erholen sich nach der Absonderung offenbar nur langsam, vielleicht auch gar nicht. Infolgedessen erscheint ein großer Teil der Drüsenschläuche weit (Abb. 187). Auch hier finden sich Ausnahmen. So beobachtete ich in der Prostata eines 74jährigen Mannes, der noch vollkommen normal gebaute Hoden zeigte, fast keine Einschlüsse. Bei Männern jenseits des 60. Lebensjahres erscheint die Drüse auf dem frischen Schnitt oft bräunlich. In den Zellen findet man dann, wie auch PETERSEN festgestellt hat, kleine Pigmenttropfen, die aber immer nur hellgelb erscheinen und niemals so dunkel sind wie in den Bläschendrüsen; auch kommen sie immer nur in geringer Menge vor. Regelmäßig sind eigentlich bei älteren Männern die elastischen Fasern etwas vermehrt. SIMMONDS gibt, wie schon erwähnt, an, daß die Prostata physiologischerweise im Alter kleiner werde, also einer richtigen Altersatrophie unterliege, was in einigen Fällen sicher zutrifft. Drüsen, die sich im Alter

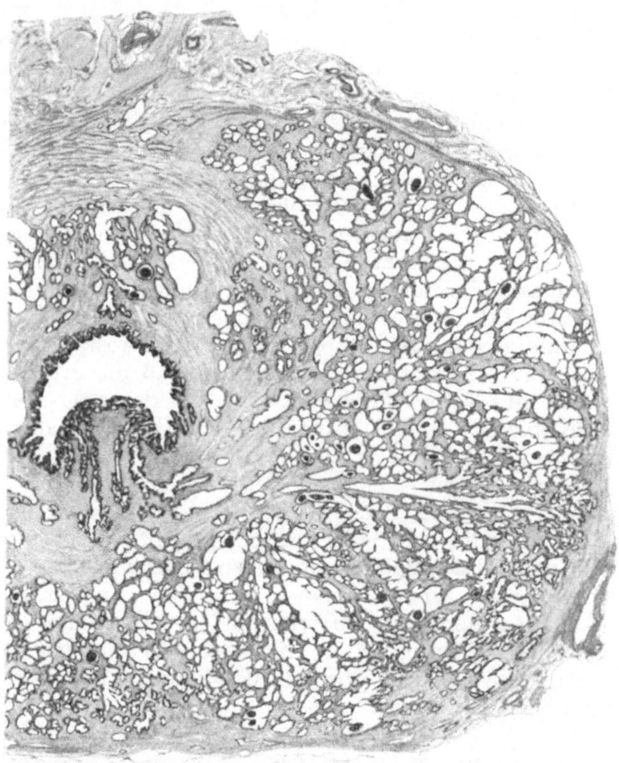

Abb. 187. Übersichtsbild über die Prostata eines 74jährigen Greises. Fixiert in Formol, Celloidin. 20 μ, Hämatoxylin-Eosin; Vergrößerung 4fach. Die Drüsenschläuche enthalten massenhaft Prostatakörper.

vergrößern, sind nach Annahme von SIMMONDS regelmäßig krankhaft verändert. Diese Veränderungen zu schildern, ist nicht meine Aufgabe; sie bereiten dem Betreffenden meistens mehr oder weniger große Beschwerden und bieten dem Chirurgen ein reiches Arbeitsfeld, deshalb sind sie schon öfter untersucht worden. Wir können dabei drei Arten von Veränderungen unterscheiden. Entweder die ganze Drüse vergrößert sich gleichmäßig, das gegenseitige Verhältnis von Epithel und Zwischengewebe bleibt unverändert; dann handelt es sich einfach um eine im Verlauf der Jahre auftretende Hypertrophie. Manchmal vergrößert sich dabei der Isthmus stärker als die anderen Teile und ragt dann wie ein besonderer Lappen vor, oft genug bis tief in die Blase hinein; er kann unter Umständen auf die Harnröhre drücken und den Harnabfluß erschweren. In anderen Fällen vermehren sich die Drüsenschläuche im Alter nicht, sondern bilden sich sogar zum Teil zurück. Dagegen nimmt das Zwischengewebe und besonders die Muskulatur mehr oder weniger stark an Masse zu, so daß schließlich das ganze Gebilde eine drüsenarme Masse darstellt, die hauptsächlich aus glatter Muskulatur besteht. Schließlich aber können auch die Drüsen im Alter besonders stark wuchern. Sie entarten dabei häufig carcinomatös, während das Zwischengewebe sich nicht stärker vermehrt. Alle diese Veränderungen, auch die einfache Hypertrophie, müssen als krankhaft bezeichnet werden, denn unter gewöhnlichen Verhältnissen behält die Prostata, wie schon erwähnt, ihren Bau und damit auch die frühere Leistungsfähigkeit bis ins höchste Alter hinein; ein geringer Grad von Rückbildung kann in höheren Jahren als physiologisch bezeichnet werden.

D. Der Utriculus prostaticus.

Zum Schluß habe ich noch ein Gebilde zu besprechen, das sich bei den meisten Männern im Bereiche des Samenhügels nachweisen läßt und entwicklungsgeschichtlich von Bedeutung ist, da es den Rest der vereinigten MÜLLERschen Gänge darstellt, den Utriculus prostaticus, das Gegenstück der äußeren Abschnitte der weiblichen keimleitenden Wege. In manchen Fällen kann er sehr groß sein; hier und da beobachtet man auch bei sonst gesunden Männern eine

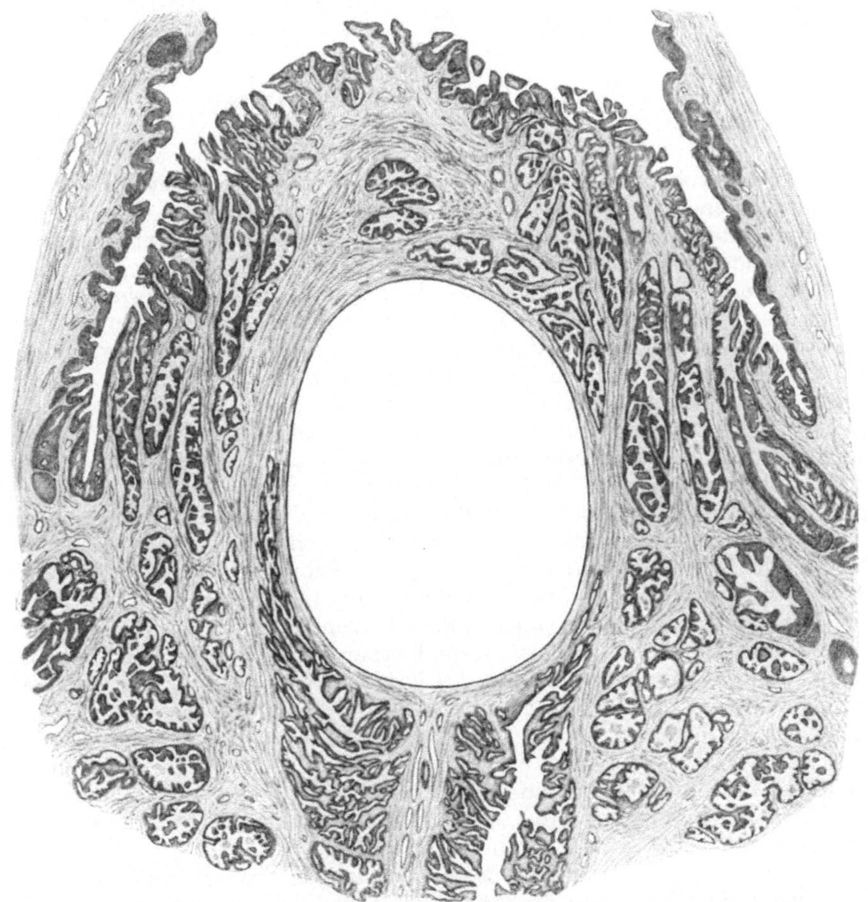

Abb. 188. Schnitt durch den Samenhügel mit sehr gut ausgebildetem Utriculus prostaticus aus der Prostata eines 36jährigen Mannes. Fixiert in Formol, Celloidin, 12 μ, Hämatoxylin-DELAFIELD-Erythrosin; Vergrößerung 16fach.

richtige Gebärmutter. Für gewöhnlich ist der Utriculus prostaticus aber nur ein kleines Säckchen, das einige Millimeter lang ist und auf der Mitte des Samenhügels mit einer kleinen schlitzförmigen Öffnung ausmündet. Das Säckchen liegt zwischen den Fasern der Längsmuskelschicht, welche die Grundlage des Samenhügels bildet; für gewöhnlich besitzt es keine besondere Muskellage und ist einfach ein Drüsenschlauch vom gleichen Bau wie eine Prostatadrüse und in der gleichen Weise wie diese in das von Muskeln durchsetzte Grundgewebe eingelagert. Seine Auskleidung ist also einschichtiges mehrzeiliges Zylinderepithel, das Leisten und Falten zeigt wie in den Prostatadrüsen. Sicher wird in vielen Fällen irgendein größerer, zwischen den beiden Ausspritzungsgängen gelegener Drüsenschlauch als Utriculus prostaticus bezeichnet, ohne daß man immer mit Sicherheit sagen könnte, daß es sich wirklich um den Rest der beiden vereinigten MÜLLERschen Gänge handelt. Manchmal kann darüber wohl kein Zweifel bestehen. Der Drüsenschlauch ist dann größer, 5—15 mm lang durchsetzt er die Drüse genau in der Richtung der Mittelebene. Nicht allzu selten erscheint er recht weit, nämlich dann, wenn der Abfluß des Sekrets aus ihm behindert ist, und einen solchen Fall mit sehr schön ausgebildetem Utriculus prostaticus stellt Abb. 188 dar. Abgesehen von seiner entwicklungsgeschichtlichen, kommt ihm wohl keine weitere Bedeutung zu.

IX. Die Bulbourethraldrüse.

(Glandula bulbourethralis.)

Außer den schon oben beim Epithel der Harnröhre beschriebenen kleinen intraepithelialen und subepithelialen Drüsen liegen in der Umgebung des Harnsamenleiters im Schwellkörperabschnitt noch einzelne größere Drüsen, deren Absonderung in die Harnröhre gelangt. Zum Teil liegen die Drüsenkörper weit von der Einmündungsstelle des Ausführungsganges entfernt. Der Ausführungsgang selbst zieht oft für kürzere oder längere Strecken gleichsinnig zur Harnröhre und mündet dann spitzwinklig in sie ein, und zwar stets so, daß seine Öffnung gegen die äußere Öffnung der Harnröhre zu sieht. An der Öffnung findet sich häufig eine kleine Schleimhautfalte, die immer so angeordnet ist, daß ihre Basis nach innen, ihr freier Rand nach außen sieht (Abb. 169). Die Flüssigkeiten, welche die Harnröhre durchlaufen, drücken die Falten an die Ausführungsgänge an und verschließen sie, während andererseits, nicht gerade zum Ruhme des behandelnden Arztes und zur Freude des also untersuchten Kranken, von außen her eingeführte Sonden besonders leicht in die Öffnung dieser Gänge und durch sie in die Schwellkörper geraten. So verschieden die Anordnung und Größe der einzelnen Drüsen auch sein mag, so lassen sich doch zwei Formen von ihnen unterscheiden, nicht so sehr nach dem Bau, sondern nach der Lage. Jederseits im Körper findet man regelmäßig eine besonders große Drüse im Bereiche des Trigonum urogenitale, die nach außen zu bis zwischen die Faserzüge des Musculus bulbocavernosus hineinreicht. Sie wird als Bulbourethraldrüse (COWPERsche Drüse = Glandula bulbourethralis) bezeichnet. Ihr besonderes Verhalten und ihre Lage rechtfertigt ihre Bezeichnung, obwohl sie im Grunde genommen nichts anderes ist als eine besonders große Paraurethraldrüse. Ihre Ausdehnung ist sehr verschieden, sie wird mit derjenigen einer Erbse oder Bohne verglichen.

Die Drüse liegt an der dem Mastdarm zugekehrten Seite der Harnröhre, im Bereiche der Enge oder des Anfangsteils der Zwiebel, und zwar der Harnröhre unmittelbar angelagert, zwischen ihr selbst und dem Anfangsteil des Harnröhrenschwellkörpers, ganz eingeschlossen zwischen den Fasern des

Transversus perinei profundus und des Bulbocavernosus. Einzelne Muskelfaserzüge ziehen gewöhnlich auch zwischen den einzelnen Läppchen der Drüse durch und spalten diese in mehr oder weniger zahlreiche Unterabschnitte auf. Im Innern der Läppchen selbst findet man dagegen niemals Muskelfasern, weder quergestreifte noch glatte. Der Ausführungsgang tritt von innen her in die Zwiebel des Harnröhrenschwellkörpers ein und zieht auf eine Strecke von 5—60 mm gleichsinnig zur Harnröhre, bis er schließlich von unten und hinten her in sie einmündet. Während seines Verlaufes sind ihm zahlreiche kleinere Drüsen angelagert; ihre Ausführungsgänge münden in den Hauptgang ein.

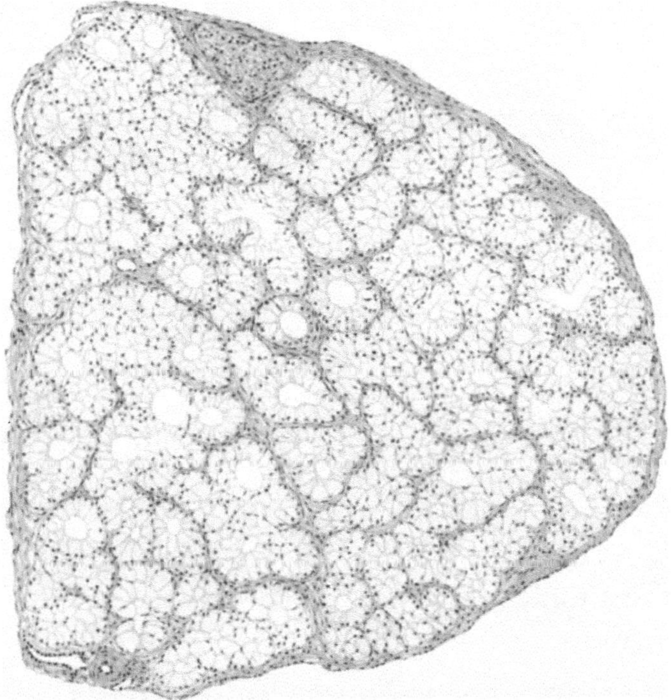

Abb. 189. Läppchen einer Bulbourethraldrüse eines 23jährigen Mannes. Fixiert in ZENKER, Celloidin, 15 μ, Hämatoxylin-Eosin; Vergrößerung 120fach.

Entgegen den verschiedenen früheren Untersuchungen wissen wir heute aus den Arbeiten von DISSELHORST (1897, 1904), BRAUS (1900) u. a., daß die Drüsenschläuche von einschichtigem Epithel ausgekleidet sind und zum Teil bläschenförmig erweiterte Endkammern besitzen; sie müssen demgemäß als tubuloalveolär bezeichnet werden. Die einzelnen Drüsenschläuche sind aber, wie BRAUS gezeigt hat, teilweise netzartig miteinander verbunden. Nach der Art des abgeschiedenen Stoffes ist die Drüse eine reine Schleimdrüse. Einzelne Läppchen sind oft ganz gleichmäßig gebaut (Abb. 189), sie werden von mit hohen zylindrischen Zellen ausgekleideten Röhren gebildet, die 60—120 μ im Durchmesser halten. Ein Teil von ihnen zeigt eine kaum 10 μ weite Lichtung, bei vielen ist der Hohlraum viel größer, er hält bis zu 40 μ und darüber. Die Epithelzellen selbst sind 20—40 μ hoch und 10—20 μ breit. Sie liegen stets in einfacher Lage und setzen sich sehr deutlich gegeneinander ab, Basalzellen sind äußerst selten. Der Cytoplasmaleib erscheint grob schaumigwabig und färbt sich deutlich mit Mucicarmin, bei der Azanfärbung erscheint er violett. Die Kerne liegen gewöhnlich in dem äußeren Drittel der Zellen, manchmal auch ganz an der Seite, vielfach sind sie plattgedrückt, oft erscheinen sie aber auch kugelig, sie haben 5—7 μ im Durchmesser. Gegen den freien Hohlraum zu ist ein Teil der Zellen ganz scharf abgegrenzt und läßt hier ein deutliches Verschlußhäutchen erkennen. Einzelne wölben sich aber gegen den Hohlraum zu stärker vor, hier und da geht der Cytoplasmaleib in einen halbkugeligen oder sogar pilzförmigen, schleimigen Fortsatz über. Die Kerne besitzen ein sehr deutliches Häutchen und ein gleichmäßiges Liningerüst, das um so mehr mit Chromatin beladen ist und um so dunkler erscheint,

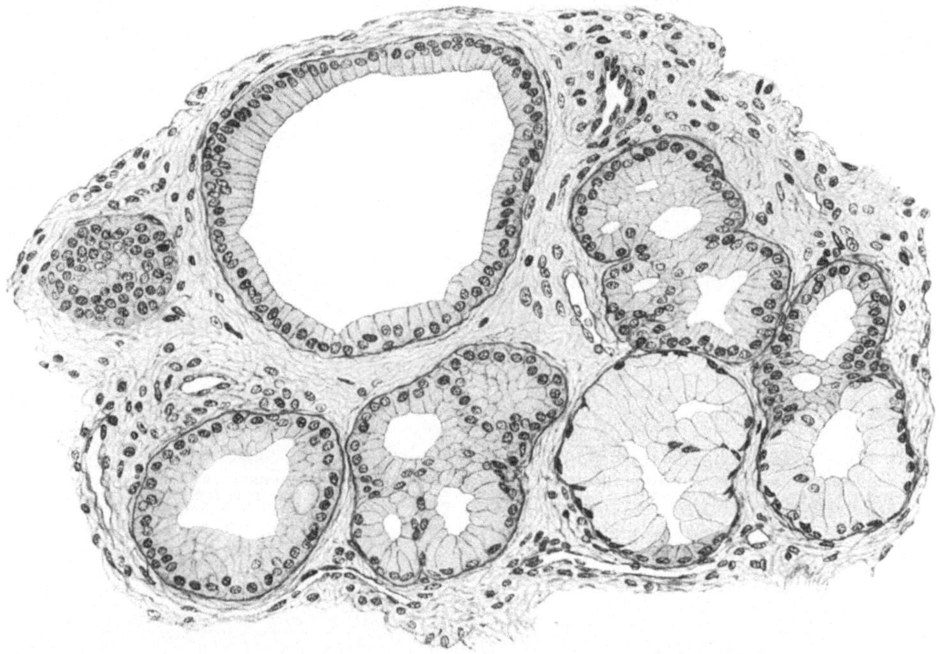

Abb. 190. Läppchen einer Bulbourethraldrüse eines 23jährigen Mannes. Fixiert in Sublimat-Formalin-Eisessig, Methylbenzoat-Celloidin-Paraffin, 8 μ, Hämatoxylin-HEIDENHAIN-Lichtgrün; Vergrößerung 250fach. Zeigt absondernde und ruhende Zellen.

je mehr die Form des Kernes von der einer Kugel abweicht. Nach außen zu sind die Zellen von einer deutlichen Fußhaut begrenzt; an einzelnen Stellen beobachtet man auch Korbzellen, wie überhaupt die ganze Drüse das bezeichnende Verhalten von Schleimdrüsen zeigt. Oft begegnet man auch Schläuchen vom eben geschilderten Bau, deren lichte Weite 1—3 mm und mehr beträgt. Bei einem 30jährigen Mann, dessen Bulbourethraldrüsen ich untersuchte, bestand die ganze Drüse ausschließlich aus den eben geschilderten Schleimzellen. Sehr häufig findet man aber in den Läppchen auch Drüsenabschnitte, in denen die Drüsenschläuche anders gebaut sind (Abb. 190). Regelmäßig findet man zwar in den Drüsenschläuchen Endkammern, deren Zellen den schon geschilderten Bau zeigen, also bezeichnende Schleimzellen sind. Einzelne Abschnitte solcher Drüsen zeigen aber anderes Verhalten. Sie sind gewöhnlich sehr weit. Die Zellen sind 25—40 μ hoch, 8—12 μ breit, sie liegen in einfacher Schicht, der Cytoplasmaleib erscheint dunkel, gleichmäßig gekörnt. Er färbt sich mit Mucicarmin nur schwach oder überhaupt nicht und erscheint nach der Azanmethode rot, wohingegen die Schleimzellen in benachbarten Abschnitten ihre gewöhnliche violette Färbung erkennen lassen. Die Kerne besitzen in den dunklen Zellen fast immer Kugelform, höchstens sind sie leicht eiförmig; sie halten 5—7 μ im Durchmesser und zeigen den nämlichen Bau wie in den anderen Zellen. Auch diese dunklen Cytoplasmaleiber sind scharf voneinander abgesetzt und auch immer gegen den Hohlraum zu ganz gerade, durch ein sehr deutliches Häutchen begrenzt. Sehr häufig sind die Zellen in einem und demselben Querschnitt durch einen Drüsenschlauch ganz verschieden gebaut und besitzen ganz verschiedene Größe, so daß einzelne Teile der Schleimhaut, ähnlich wie in den Ductuli efferentes, in Buckeln und Leisten vorspringen. Nicht

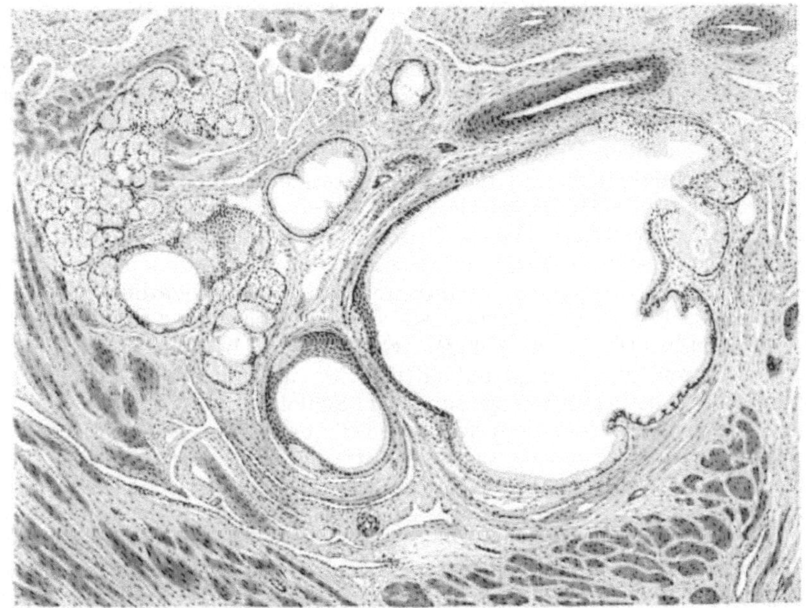

Abb. 191. Querschnitt durch den Ausführungsgang der rechten Bulbourethraldrüse eines 19jährigen Mannes. Fixiert in ZENKER, Celloidin, 12 μ, Hämatoxylin-Eosin; Vergrößerung 60fach. Neben dem Gang akzessorische kleinere Drüsenläppchen.

allzuselten findet man auch kleine Cysten im Epithel selbst, die von Schleimmassen gefüllt sind. Sie stehen durch einen feinen Ausführungsgang mit dem Hohlraum des Schlauches in Verbindung. In den Zellen jeder Bauart läßt sich ein feines Schlußleistennetz nachweisen, hingegen gelang es mir nicht, Sekretcapillaren darzustellen. BRAUS (1900) hat solche gesehen und bildet sie auch ab. Die Angaben von VITALIS MÜLLER (1892), die später von BÖHM und DAVIDOFF (1903) bestätigt wurden, daß in den Bulbourethraldrüsen auch seröse Zellen vorkommen, konnte ich nicht bestätigen und befinde mich in dieser Hinsicht in Übereinstimmung mit der Mehrzahl der anderen Forscher. Es sei denn, daß man die eben geschilderten dunkleren Zellen, deren Cytoplasmaleib sich bei der Azanfärbung rot darstellt, als seröse Zellen bezeichnen wollte.

Das Binnengerüst ist erstmalig von KOPSCH (1926) geschildert worden, der gleichfalls nur Schleimendkammern, aber keine Halbmonde und keine serösen Endkammern erkennen konnte. Er fand in „geladenen Zellen der Endkammern im Basalabschnitt ein weitmaschiges, aus dünnen Balken bestehendes Gerüstwerk, welches das nämliche Aussehen und dieselbe Lage hat wie in den geladenen Schleimzellen der Trachealdrüsen und der BRUNNERschen Drüsen des Darmes. Die Zylinderepithelzellen der intralobulären Ausführungsgänge zeigen nur ein kleines, innerhalb des Kernes gelegenes, aus kleinen Stücken bestehendes Binnengerüst.“

Innerhalb der meisten Drüsenläppchen erkennt man gewöhnlich auch ganz weite Gänge, die 0,5—1 mm lichte Weite haben und von einer einfachen Lage niedriger zylindrischer oder sogar nur kubischer Zellen ausgekleidet sind (Abb. 190). In manchen Drüsenläppchen fehlen diese intralobulären Abschnitte der Ausführungsgänge aber vollkommen (Abb. 189). Das Zwischengewebe der Drüse wird von einem ziemlich derben Filz, hauptsächlich leimgebender Bindegewebsfasern gebildet, denen nur wenige elastische Fasern beigemengt sind. Zwischen den Fasern liegen Fibrocyten und Histiocyten, des weiteren zahlreiche feine Blutgefäße, hauptsächlich Capillaren. Die einzelnen Läppchen sind durch eine etwas derbere Bindegewebshülle vom gleichen Bau wie das Zwischengewebe von der Umgebung abgesetzt. Wie schon erwähnt, findet man im Innern der Läppchen keine Muskelzellen, wohl aber zwischen den einzelnen Läppchen einer Drüse.

Die Ausführungsgänge sind nach den Angaben im Schrifttum „stricknadeldick“, sehr weit, ihr Hohlraum hält 1—3 mm im Durchmesser. Nach den Angaben von LICHTENBERG (1906), ROMEIS (1926) u. a. sind sie nichts anderes als „durch die besondere Lage der Drüse selbst bedingte lange absondernde Drüsenabschnitte, aber keine Ausführungsgänge im eigentlichen Sinne des Wortes“. Diese Feststellung ist insofern sicher richtig, als in den Ausführungsgängen dauernd noch große Mengen von Sekret abgesondert werden. Wir wissen jedoch aus den sehr gründlichen Untersuchungen von MATHIS (1928), daß auch die Ausführungsgänge anderer Schleimdrüsen lebhaft absondern, vielleicht nicht in so sinnfälliger Weise wie diejenigen der Bulbourethraldrüsen. Diese sind von einer einfachen Lage zylindrischer Zellen ausgekleidet, die ganz verschiedenen Bau zeigen (Abb. 191). Ein Teil von ihnen ist bis zu 40 μ hoch und 10—20 μ breit, sie zeigen das Verhalten der oben beschriebenen großen „geladenen“ Schleimzellen und sind auch gegen den Hohlraum zu nur ganz unscharf begrenzt. Vielfach sieht man Schleimabsonderung, daneben findet man aber auch wieder größere Strecken, in denen die Ausführungsgänge nur von kleinen, dunklen zylindrischen bis platten Zellen ausgekleidet sind. Die einzelnen Zellformen wechseln gegeneinander ab, ohne daß sich irgendwelche bestimmte Beziehungen in ihrem Verhalten feststellen lassen. An einzelnen Stellen findet man in den Ausführungsgängen kleinere, in der Längsrichtung des Ganges ziehende Falten, die mehr oder weniger deutlich vorspringen. Allenthalben beobachtet man größere und kleinere Ausbuchtungen, die ganz mit hohen Schleimzellen ausgekleidet sind, also wohl als Drüsen-Alveolen bezeichnet werden müssen; auch münden immer wieder größere und kleinere Ausführungsgänge vom nämlichen Bau wie der Hauptgang in diesen selbst ein. Sie führen die Absonderung der kleinen Drüsen zu, die überall, beim einen Mann mehr, beim anderen in geringerer Anzahl, versprengt im umgebenden Schwellgewebe liegen (Abb. 191). Auf das Epithel folgt nach außen eine deutliche Fußhaut und eine bindegewebige Hülle; auch sie besteht aus leimgebenden und elastischen Fasern und enthält neben den gewöhnlichen Bindegewebszellen auch glatte Muskelzellen in geringer Menge.

In früheren Arbeiten ist vielfach die Frage erörtert worden, ob in den Bulbourethraldrüsen zwei Zellsorten, seröse und muköse zu beobachten seien. Die Angaben im älteren Schrifttum widersprechen sich in dieser Hinsicht. HENLE (1863) bezeichnet die Drüse als rein schleimig. KRAUSE (1893) bezeichnet ihr Sekret als kolloid, ohne sich näher über diese Angabe auszulassen. KOELLIKER bezeichnet sie als reine Schleimdrüse, was DISSELHORST (1897) für bedenklich hält. V. MÜLLER (1892) u. a. schildern sogar seröse Halbmonde an schleimigen Drüsenschläuchen, eine Angabe, die zweifellos auf Irrtum beruht. BRAUS (1900) fand, wie schon erwähnt, in einzelnen Abschnitten Sekretcapillaren, die doch ein besonderes Merkmal der serösen Drüsen sind, trotzdem hält er die Drüsen für rein schleimig. Andere Forscher haben Basalfilamente oder wenigstens Andeutungen von solchen gesehen. In neuester Zeit hat sich SCHAFFER (1917) besonders genau mit der Absonderung der Bulbourethraldrüsen beschäftigt; er konnte zeigen, daß man drei verschiedene Sekretarten zu unterscheiden habe, nämlich erstens eine schleimige Absonderung, die sich ebenso verhält wie in anderen Schleimdrüsen. Sie wird in den Zellen selbst in der Form des Prämucins vorgebildet und zerfließt erst im Hohlraum der Schläuche zu Schleim. Ihr wird das zweite Sekret beigemengt, das in sog. Attraktosomen vorgebildet wird und wahrscheinlich das besondere chemische und physikalische Verhalten des Schleimes bedingt. Die Attraktosomen sind kleine, spindelige bis wetzsteinförmige Körper in den Zellen, die sich bei der Azanmethode sehr stark mit Methylenblau tränken, also das nämliche Verhalten zeigen wie die basophilen Körper in den Zellen der Prostata. Sie finden sich bald in größerer, bald in geringerer Menge in den Zellen selbst und im Sekret im Innern der Drüsenschläuche. Hier zerfließen sie zu länglichen schleimigen Fäden. Drittens werden noch kleinere und größere Kolloidkugeln abgesondert, die in den homogenen Massen liegen. SCHAFFER bezeichnet den netzigen oder schwammartigen Bau der Cytoplasmamasse der Drüsenzellen, den man gewöhnlich im Präparat beobachtet, als Kunsterzeugnis, bedingt durch die Fixierung und nachfolgende Behandlung.

Nach allem vorher Gesagten kann man mit Sicherheit sagen, daß die Bulbourethraldrüsen nur eine Zellart enthalten, die uns in verschiedenen Formen der Absonderung entgegentritt und in jeder Hinsicht den Zellen gleicht, die man allgemein als Schleimzellen bezeichnet. Ein Teil von ihnen ist „geladen", also sehr stark mit Prosekret gefüllt. Andere verhalten sich anders und gleichen in mancher Hinsicht serösen Zellen. Sie finden sich in den Abschnitten der Drüse, die in der Zeit der Entnahme nicht absonderten. Zwischen den beiden äußersten Formen finden sich fließende Übergänge, die deutlich genug zeigen, daß nicht alle Teile der Drüse sich im gleichen Zustande der Tätigkeit befinden. Der frühere Streit, ob die Bulbourethraldrüsen im Zusammenhang mit der Geschlechtsfunktion stehen oder lediglich zu den absondernden Drüsen der Harnröhre gehören, läßt sich wohl nie ganz entscheiden. Das eine ist jedenfalls sicher, daß sie während der geschlechtlichen Erregung stärker absondern. Ihr Sekret wird vor dem Samen entleert und wahrscheinlich lösen sich in dieser Tätigkeit die einzelnen Teile der Drüse, ebenso wie dies in der Prostata der Fall ist, gegenseitig ab. Dies erklärt die Tatsache, daß wir nebeneinander volltätige, prall geladene und absondernde Zellen finden, die den bezeichnenden Bau der Schleimzellen oder Becherzellen zeigen und in den meisten Drüsen die überwiegende Mehrzahl aller Zellen darstellen. Daneben finden wir ruhende Zellen, die in der Minderzahl sind. Als Besonderheit muß nochmals hervorgehoben werden, daß offenbar auch alle Zellen der Ausführungsgänge, sowohl der intraacinösen als auch der interacinösen und auch die Zellen der Hauptausführungsgänge in der Lage sind, abzusondern, also das nämliche Verhalten zeigen wie in den Drüsenendstücken, eine Tatsache, die LICHTENBERG (1906) veranlaßte, alle Ausführungsgänge als Drüsenteile zu bezeichnen, die den eigentümlichen Lageverhältnissen angepaßt sind.

In Bulbourethraldrüsen und ihren Ausführungsgängen, die in der gewöhnlichen Weise fixiert und weiter behandelt wurden, erscheint das Sekret in den kleinen Schläuchen meist als gleichmäßige Masse, die sich mit sauren Farbstoffen tränkt, entweder den ganzen Hohlraum ausfüllt oder aber etwas schrumpft und deshalb zackig, zahnradartig, von einem weißen Rand umgeben erscheint. Die Absonderung erinnert in dieser Hinsicht an das Verhalten des Kolloids in der Schilddrüse. In den größeren Gängen erscheint die Absonderung ungleichmäßig gefärbt, von schlierigen fädigen Zügen durchsetzt, welche Schleimreaktion geben. In dem Sekret finden sich hier auch kleine Körnchen, die sich mit sauren Farben tränken, hier und da beobachtet man aber auch andere kleine Körnchen, die sich mit basischen Farben darstellen lassen und bei der Azanfärbung violett erscheinen. Auch in der Absonderung der Bulbourethraldrüsen findet man vereinzelte Lymphocyten, Leukocyten und abgestoßene Epithelien, aber niemals Samenfäden.

X. Die Paraurethraldrüsen.

(Glandulae paraurethrales.)

Die Paraurethraldrüsen unterscheiden sich von den Bulbourethraldrüsen nicht wesentlich durch das Verhalten der absondernden Endkammern, sondern vielmehr hauptsächlich durch ihre Lage und durch den Bau der Ausführungsgänge, die nicht mehr erheblich absondern, sondern durchweg von geschichtetem Zylinderepithel ausgekleidet sind, das den nämlichen Bau zeigt wie das Epithel am Schwellkörperteil der Harnröhre selbst. Allerdings findet man auch in diesen Ausführungsgängen stellenweise einzelne intraepitheliale Schleimdrüsen und Drüsenbuchten. Entsprechend der verschiedenen Lage der Drüsenkörper sind die Ausführungsgänge ganz verschieden lang. Ein Teil von ihnen, allerdings nur wenige, zieht annähernd senkrecht zur Verlaufsrichtung der Harnröhre, ein Teil aber schräg zu ihr, manchmal auch auf ein kürzeres oder längeres Stück hin gleichgerichtet mit der Harnröhre (Abb. 169). Sie nehmen während ihres Verlaufs die Ausführungsgänge kleinerer Drüsen in sich auf. Der größte Teil von ihnen mündet von dorsal her ein, und zwar zumeist so, daß die Öffnung gegen die äußere Öffnung der Harnröhre zu sieht, ein Verhalten, das bei erschlafftem Glied lange nicht so deutlich in Erscheinung tritt wie bei stärkerer Füllung der Schwellkörper. Auf dem Querschnitt sind die Ausführungsgänge teils rund, teils oval oder abgeplattet; ihre Mündung erscheint oft trichterförmig, während des Durchtritts durch die Eigenhaut manchmal enger als zwischen den Bluträumen des Schwellkörpers. Eberth (1904) bezeichnet diese enge Stelle als Halsteil. Kuznitzky (1898) gibt auf Grund seiner genauen Beobachtungen an, daß die Mehrzahl der Drüsen im Bereiche des freien Teils der Rute in die Harnröhre einmünden.

Die Drüsenkörper liegen nur ausnahmsweise, und zwar nur dann, wenn sie sehr klein sind, im Bereiche der Eigenhaut; die Mehrzahl findet man im Grundgewebe des Harnröhrenschwellkörpers, und zwar bald weniger weit, manchmal aber auch sehr weit von der Harnröhre entfernt (Abb. 211), oft unmittelbar unter der äußeren Begrenzung des Schwellkörpers. Zweifellos ist diese Lage von Bedeutung. Während der Erektion drückt das Blut, das sich im Harnröhrenschwellkörper ansammelt, auf die Drüsen und entleert dadurch ihre Absonderung in die Harnröhre, ein Vorgang, der bekanntlich als Urethrorhea ex libidine bezeichnet wird. Wie Herzog (1904) an Hand seiner schönen Rekonstruktionen zeigen konnte, treten die Paraurethraldrüsen erst außerhalb der Einmündungsstelle der Bulbourethraldrüsen auf; sie sind zahlreicher in der dorsalen als in der ventralen Wand der Harnröhre.

Die Drüsenkörper, die innerhalb der Tunica propria der Harnröhrenschleimhaut liegen, zeigen den nämlichen Bau wie im Bereiche der Enge und der Ampulle. Diejenigen aber, die weiter nach außen zu, also innerhalb des Schwellkörpers liegen, besitzen ganz verschiedene Größe (Abb. 192); die kleineren bestehen aus 1—8, die großen aus wesentlich mehr Drüsenschläuchen, die teils gewunden, zum Teil auch untereinander durch Anastomosen verbunden, dicht aneinander gelagert sind. Wir können also auch hier von einer netzförmigen Drüse sprechen. Einzelne Abschnitte der Schläuche, besonders ihre Endstücke, sind oft bläschenförmig erweitert. Bei gesteiftem Glied ist der Hohlraum etwas enger als bei

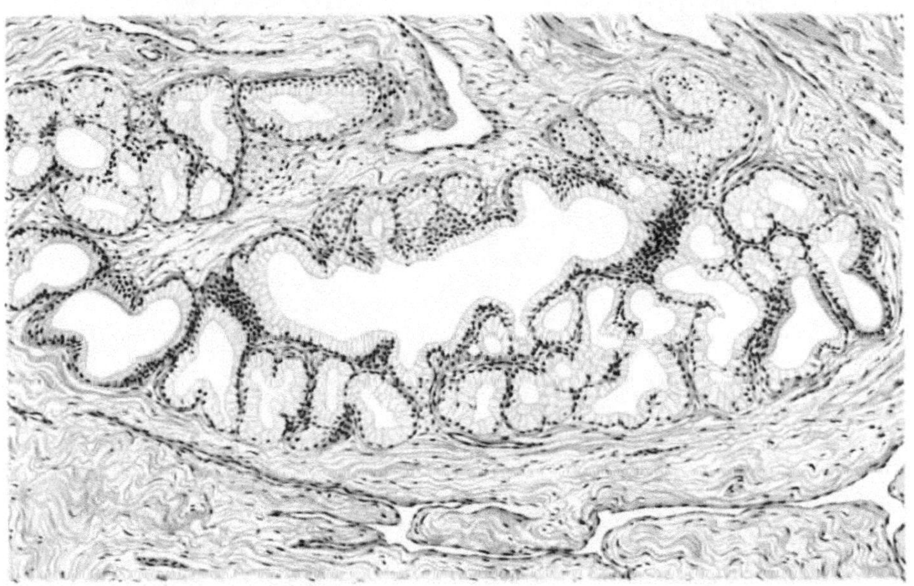

Abb. 192. Paraurethraldrüse eines 20jährigen Mannes. Fixiert in Formol-Paraffin, 10 μ, Hämatoxylin-DELAFIELD-Eosin; Vergrößerung 120fach.

leerem Schwellkörper, er ist aber auch in einer und derselben Drüse ganz verschieden groß und hat eine lichte Weite von 5—300 μ (Abb. 192). Er ist vollkommen von hohen zylindrischen Zellen mit basal gestellten kugelförmigen, eiförmigen oder auch plattgedrückten Kernen ausgekleidet, an denen man die nämlichen Erscheinungen und den nämlichen Bau feststellen kann wie an den Zellen der Bulbourethraldrüsen, doch sind ruhende dunklere Zellen in den Paraurethraldrüsen weit seltener als dort. Offenbar sondern die Drüsen dauernd ganz gleichmäßig ihr Sekret ab, das ja auch dazu dienen soll, die Innenfläche der Harnröhre für den Durchtritt des Urins glatt und schlüpfrig zu erhalten. Während der Erektion wird das Sekret in größerer Menge ausgedrückt, infolgedessen erscheinen bei gefüllten Schwellkörpern die Hohlräume in den Drüsenschläuchen meist enger. Nach außen ist das Epithel durch eine feinste Basalhaut abgegrenzt. Das Gewebe zwischen den einzelnen Drüsenschläuchen besteht aus einem ganz lockeren Geflecht leimgebender oder elastischer Fasern, es enthält einzelne Fibrocyten und gewöhnlich auffallend viele Histiocyten und Lymphocyten; nach außen geht es ohne deutliche Grenze in das Grundgewebe des Schwellkörpers über, ist also nicht so scharf abgesetzt wie die Läppchen der Bulbourethraldrüsen.

Im Grunde genommen zeigen alle Paraurethraldrüsen den nämlichen Bau. Es sind reine Schleimdrüsen, deren Zellen im Schnitt den nämlichen Bau zeigen wie die intraepithelialen und in der Eigenhaut gelegenen Drüsen der Harnröhre. Sie gleichen auch vollkommen den absondernden Teilen der Bulbourethraldrüsen. Besonders die einzelnen, größeren, tief im Schwellkörper gelegenen Drüsen, zeigen häufig in allen Teilen das nämliche Verhalten wie die Bulbourethraldrüsen,

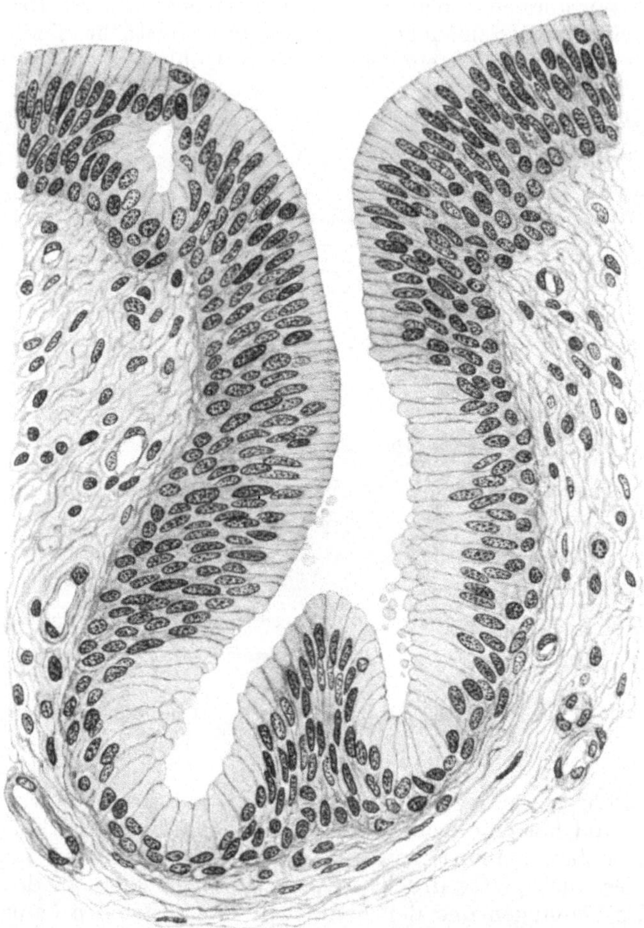

Abb. 193. Kleine Paraurethraldrüse in der Harnröhrenschleimhaut eines 19jährigen Mannes. Fixiert in Formalin, Celloidin, 15 μ, Hämatoxylin-Eosin; Vergrößerung 400fach.

nur fehlen die kleinen, dunklen, erschöpften Zellen. Die Ausführungsgänge aller Paraurethraldrüsen sind sehr weit, wie besonders auch auf Abb. 192 zu erkennen ist, oft sind sie auf lange Strecken hin von absondernden hohen Schleimzellen ausgekleidet.

Die einzelnen Drüsenschläuche und Endkammern (Abb. 193) der Paraurethraldrüsen sind von einschichtigem hohen Cylinderepithel ausgekleidet. Neben schmalen Cylinderzellen findet man mehr oder weniger zahlreiche Basalzellen. Sie liegen der deutlich ausgebildeten, aber ungemein zarten Fußhaut mit breiter Basis an und erscheinen auf dem Schnitt dreieckig oder auch platt. Ihre Kerne sind länglich, walzenförmig, zum Teil ganz unregelmäßig gestaltet, 6—8 μ lang und 4—6 μ breit. Sie besitzen zartes Häutchen, feines Liningerüst, dem das Chromatin in Form kleinster Körnchen gleichmäßig angelagert ist. Nur selten ist ein oxychromatisches Kernkörperchen nachzuweisen. Einige der Kerne in den Basalzellen, und zwar gewöhnlich die kleinsten, erscheinen auffallend dunkel, ihr Gerüst ist wesentlich gröber (Abb. 194) als in den anderen Zellen.

Die absondernden Schleimzellen sind 20—30 μ lang und 4—7 μ dick, sie stehen durch einen breiteren oder ganz schmalen Fortsatz mit der Fußhaut in Verbindung. Auf dem Querschnitt erscheinen sie sechseckig-prismatisch. Der kugelrunde oder eiförmige Kern hält 5—7 μ im Durchmesser. Er ist ebenso gebaut wie in den Fußzellen, nur etwas größer und erscheint wegen seines besonders feinen Gerüstes etwas heller. Er liegt im äußeren Drittel der Zelle; einwärts von ihm findet man die Hauptmasse des Cytoplasmaleibes. Sie erscheint

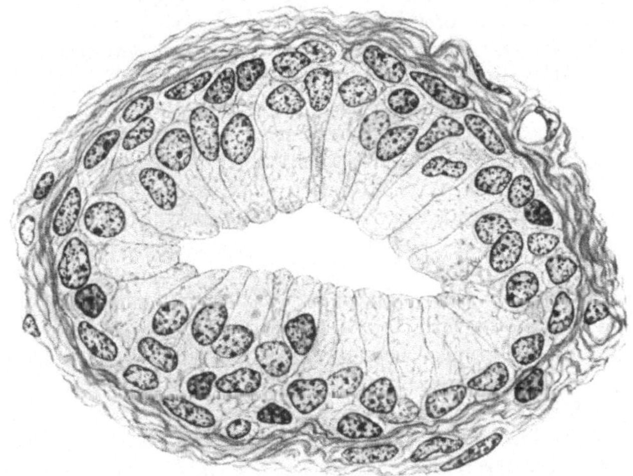

Abb. 194. Querschnitt durch einen einzelnen Drüsenschlauch einer Paraurethraldrüse eines 23jährigen Mannes. Fixiert in ZENKER, Methylbenzoat-Celloidin-Paraffin, 5 μ, Vergrößerung 800fach.

grob schaumig-wabig, färbt sich mit Mucicarmin rot, bei der Azanfärbung violett. Die Zellgrenzen sind hier deutlich, stellenweise, jedoch keineswegs überall, ist ein ganz zartes Verschlußleistennetz zu erkennen. Gegen den Hohlraum der Drüsenschläuche wölbt sich der Zelleib etwas vor und wird hier durch eine ganz feine Verschlußmembran begrenzt.

Im allgemeinen fand ich in den einzelnen Drüsen und Drüsenschläuchen keine Erscheinungen, die auf verschiedene Zustände der Absonderung hindeuten, so wie dies in den Bulbourethraldrüsen der Fall ist. Nur ganz selten beobachtet man Abschnitte, in denen die Schleimzellen etwas größer sind; dann ist der Kern klein, manchmal auch halbmondförmig gegen die Fußhaut zu gedrückt. Die Zellen erscheinen dann wie echte Becherzellen. Daß der Hohlraum der Drüsen bei prall gefülltem Schwellkörper enger ist als bei erschlaffter Rute, habe ich schon erwähnt. Der Inhalt der Drüsenschläuche erscheint im histologischen Schnitt meist gleichmäßig hell und tränkt sich weder mit sauren noch mit basischen Farben. Stellenweise enthält er aber einzelne Körner und Tropfen, die deutliche Schleimreaktion geben. Allem Anschein nach sondern die Paraurethraldrüsen dauernd ziemlich gleichmäßig ab und halten dadurch die Oberfläche der Harnröhrenschleimhaut glatt und schlüpfrig. Ob sie während geschlechtlicher Erregung stärker absondern, ob auch ihr Sekret dem Samen beigemengt wird, läßt sich zur Zeit nicht entscheiden.

Im Bereiche des Eichelabschnittes der Harnröhre habe ich beim Erwachsenen niemals Paraurethraldrüsen beobachten können, bei einem Keimling von 180 mm Scheitelsteißlänge fand ich aber die Anlage einer Drüse im inneren Teil der dorsalen Wand der kahnförmigen Grube (Abb. 198). v. EBNER (1902) hat auch hier Drüsen vom Bau der Paraurethraldrüsen beobachtet, zum Teil sogar noch an der äußeren Harnröhrenmündung nahe am Vorhautbändchen. Die Tatsache, daß ich an dieser Stelle beim Erwachsenen keine Paraurethraldrüsen auffinden konnte, widerlegt natürlich in keiner Weise die Beobachtungen v. EBNERs, da wir ja im Verhalten der Harnröhre bei den einzelnen Männern sehr erhebliche Unterschiede finden. Im allgemeinen wird aber im Schrifttum angegeben, daß die seitliche und die gegen das Frenulum zugekehrte Wand der kahnförmigen Grube vollkommen frei von Drüsen und Gängen ist, dagegen findet man, wie erstmalig KUZNITZKY (1898) bei Keimlingen zeigen konnte, an der Dorsalseite regelmäßig im proximalen Drittel der Eichel zwei blind endigende Gänge (Abb. 198), die im Gegensatz zu den Ausführungsgängen der Paraurethraldrüsen von ihrer Mündung bis zu ihrem Ende gleichsinnig zur Harnröhre verlaufen. Ich darf dazu bemerken, daß diese Angaben hauptsächlich für den Keimling zutreffen, denn beim Erwachsenen ziehen, besonders wenn die Schwellkörper gefüllt sind, eine ganze Reihe der Ausführungsgänge von Paraurethraldrüsen auf kürzere oder längere Strecken gleichsinnig zu der Längsachse der Harnröhre. Die beiden erwähnten Gänge in der kahnförmigen Grube sind beim Erwachsenen nicht mehr so deutlich nachzuweisen. Der äußere von ihnen stellt gewöhnlich, falls er überhaupt noch vorhanden ist, nur ein seichtes Grübchen dar. Der innere dagegen ist in sehr vielen Fällen zu erkennen und ihm kommt auch praktische Bedeutung zu. Seine Öffnung ist nämlich sehr weit, trichterförmig und geht in einen 3—10 mm langen Gang über, der gewöhnlich an der Grenze zwischen mittlerem und innerem Drittel der kahnförmigen Grube beginnt und ungefähr in der Gegend der Spitze des Rutenschwellkörpers endigt. Bei gefülltem Schwellkörper ist die Öffnung dieses Ganges in ähnlicher Weise wie diejenige der größeren Ausführungsgänge der Paraurethraldrüsen durch eine quere Schleimhautfalte gegen den Hohlraum der Harnröhre zu begrenzt, die aber, wie schon HENLE (1873) betont hat, „erst mit der Ausdehnung der Urethra", also während der Erektion, scharf hervortritt. Die Falte wurde zuerst von GUÉRIN (1849) beschrieben und wird jetzt als Plica fossae navicularis bezeichnet. Bei gut gefülltem Schwellkörper ist sie, wie schon erwähnt, in vielen Fällen deutlich nachzuweisen (Abb. 216), bei erschlaffter Rute hebt sie sich unter den zahlreichen, zum Teil auch quer verlaufenden Runzeln der Harnröhrenschleimhaut nicht besonders ab. Der Gang selbst ist von mehrschichtigem Zylinderepithel ausgekleidet, das den nämlichen Bau zeigt wie auf der Oberfläche der Falte, und überhaupt in den inneren Abschnitten der kahnförmigen Grube. Die innerste Lage der hochzylindrischen Zellen zeigt reichlich Einlagerungen von Schleimkörnchen.

XI. Die paraurethralen Gänge.

(Ductuli paraurethrales.)

Als paraurethrale Gänge bezeichnet man Bildungen, die man hauptsächlich beim Keimling und Neugeborenen, weit seltener beim Erwachsenen findet, sie können aber auch bei ihm beobachtet werden und haben dann unter Umständen sogar auch praktische Bedeutung. Sie eröffnen sich „in der Nähe der hinteren Commissur der äußeren Harnröhrenmündung", also auf der Oberfläche der Eichel und verlaufen auf Strecken von 1 cm und darüber gleichsinnig zur Harnröhre, ohne mit ihr in Verbindung zu stehen. Manchmal sind die Gänge sehr weit und lang, ihre Öffnung kann dann sehr umfangreich, fast ebenso groß wie diejenige der Harnröhre selbst sein, so daß der Eindruck entsteht, als sei eine doppelte Harnröhre vorhanden. In ihren äußeren Teilen sind diese Gänge von geschichtetem Plattenepithel ausgekleidet, weiter nach innen zu von mehrschichtigem Zylinderepithel. Sie können in Schläuche übergehen, welche den Bau der Paraurethraldrüsen zeigen, also von einfachen hohen Zylinderzellen ausgekleidet sind. Im allgemeinen dürfen wir nur die eben geschilderten Gebilde, die auf der Eichel ausmünden, als Paraurethralgänge bezeichnen, nicht aber die Ausführungsgänge der Paraurethraldrüsen, wie EBERTH (1904) dies tut. Von manchen Seiten werden die paraurethralen Gänge aber auch deshalb, weil sie im Präputialsack beginnen, als Präputialgänge bezeichnet. Nach BRUHNS (1923) finden sich solche Gänge am häufigsten an folgenden

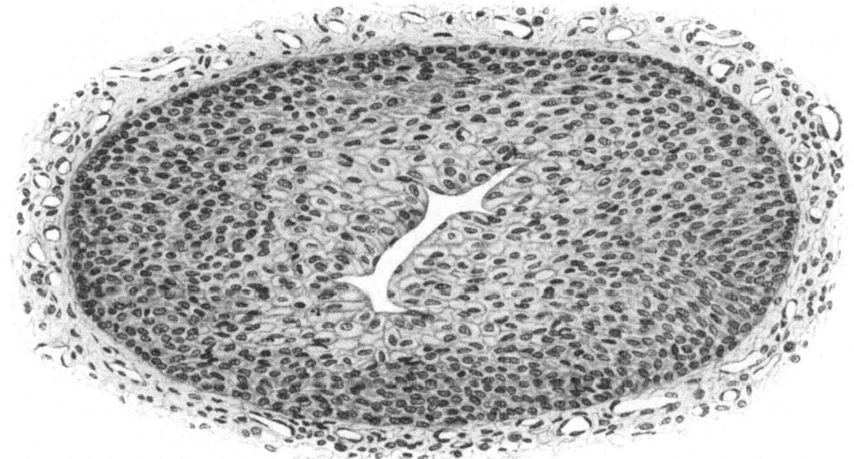

Abb. 195. Querschnitt durch einen paraurethralen Gang eines 23jährigen Mannes, der ventral von der Harnröhre ausmündet, etwa 1 cm von der Ausmündungsstelle entfernt. Fixiert in ZENKER, Methylbenzoat-Celloidin-Paraffin, 7 μ, Hämatoxylin-HEIDENHAIN-Chromotrop 2 R; Vergrößerung 80fach.

Stellen: 1. an der Mündung der Harnröhre, entweder dicht neben dem Orificium oder innerhalb der Öffnung in einem der Labien des Orificium mündend; 2. unmittelbar am Frenulum; 3. im oder dicht am Limbus zwischen den Blättern der Vorhaut; 4. an der Raphe des Penis. Dazu kommen 5. noch Fälle, die man auch als Urethra duplex bezeichnet. Bei diesen findet man weite Gänge, die auf der Eicheloberfläche mit einer selbständigen Öffnung beginnen und bis in die Gegend des Sulcus coronarius, manchmal bis zur Symphyse reichen. Bei vorhandener Hypospadie kommen besonders häufig akzessorische Gänge vor, „die meist in der Nähe der tiefer gelagerten Harnröhrenöffnung, öfters in der offengebliebenen Rinne oberhalb des Orificium gelagert sind". Näher brauche ich auf diese Gebilde hier nicht einzugehen, da sie zum größten Teil pathologische Verhältnisse darstellen und in der überwiegenden Mehrzahl der Fälle nicht beobachtet werden.

Kurz zu schildern habe ich nur diejenigen der paraurethralen Gänge, die man häufiger an normal gebauten Geschlechtsorganen beobachtet, und die für gewöhnlich keine krankhaften Erscheinungen hervorrufen. Ich konnte sie zweimal beobachten; ihre Ausmündung liegt an der Oberfläche der Eichel, unmittelbar unterhalb (also gegen das Frenulum zu) der äußeren Harnröhrenöffnung. Es handelt sich in einem Fall um einen 4—5 mm langen, im anderen um einen, bei erschlaffter Rute 10—12 mm langen Gang (Abb. 195), der leicht geschlängelt, gleichsinnig zur Harnröhre verläuft und schließlich blind endigt. Sein Durchmesser, von Bindegewebe zu Bindegewebe gemessen, beträgt in dorsoventraler Richtung 350 μ, in querer Richtung 500 μ. Der Gang ist von geschichtetem Plattenepithel ausgekleidet, das den nämlichen Bau zeigt wie in den äußeren Abschnitten der kahnförmigen Grube; die innersten Zellen sind aber nicht durchweg abgeplattet, sondern besitzen zum Teil deutlich zylindrische Gestalt.

XII. Die Rute.

(Penis, Membrum virile.)

Die Grundlage der Rute bildet der Rutenschwellkörper (Corpus cavernosum penis), der in seinen mittleren Abschnitten bei gefüllten Bluträumen auf dem Querschnitt annähernd nierenförmig erscheint, d. h. er ist dorsal konvex gebogen; an der dem Harnröhrenschwellkörper zugekehrten Seite besitzt er eine seichte Längsfurche (Sulcus urethralis), die bei gefüllten Bluträumen nicht so deutlich in Erscheinung tritt wie bei erschlaffter Rute. Der Schwellkörper ist von einer derben bindegewebigen Hülle, der Albuginea, überzogen. Sie entsendet in der Längsmittelebene derbe Bindegewebszüge von der Harnröhrenseite gegen den Rücken des Schwellkörpers zu, die sich häufig gabeln und verästeln können. Sie bilden eine unvollständige Scheidewand oder besser gesagt, einzelne Züge und Zacken, welche in dem gegen die Eichel zu gelegenen Abschnitt ziemlich weit voneinander entfernt sind; gegen die Symphyse zu werden die Bindegewebszüge dicker und breiter, sie liegen nahe aneinander. Die Gesamtheit dieser Zacken wird bekanntlich als Ligamentum pectiniforme bezeichnet; zwischen den Spalten dieses Bandes stehen die weiten Bluträume der beiden Hälften des Rutenschwellkörpers in offener Verbindung. Dies zeigt nicht nur die Untersuchung im Mikroskop, und ist auch schon bei der Präparation mit freiem Auge zu erkennen sondern es lehrt auch die Tatsache, daß irgendeine Flüssigkeitsmenge, welche in die eine Hälfte des Rutenschwellkörpers eingespritzt wird, immer in die andere Hälfte mit einfließt. Gegen die Schambeinäste zu spaltet sich der Rutenschwellkörper in zwei voneinander getrennte Teile, die Schenkel (Crura corporis cavernosi penis), gegen die Eichel zu verjüngt er sich allmählich. Die Albuginea bildet hier einen deutlichen Fortsatz von derbem Bindegewebe, der sich mit der bindegewebigen Grundlage der Eichel verflicht. Bisher wurden in den Lehrbüchern der Anatomie meistens zwei Rutenschwellkörper unterschieden. Dies ist falsch, denn in Wirklichkeit ist morphologisch, physiologisch und entwicklungsgeschichtlich nur ein Rutenschwellkörper vorhanden, der schambeinwärts in die beiden Schenkel ausläuft. Er verhält sich also, abgesehen von den Ausmaßen, ebenso wie die Clitoris des Weibes. Der von der Anatomenversammlung eingesetzte Namengebungsausschuß hat auch für die Zukunft beschlossen, nur von einem Rutenschwellkörper zu sprechen. Dem Rutenschwellkörper legt sich von hinten her der Harnröhrenschwellkörper (Corpus cavernosum urethrae) an, er erscheint auf dem Querschnitt oval, verdickt sich proximal zur Zwiebel (Bulbus corporis cavernosi urethrae), distal zur Eichel (Glans penis), deren Grundlage ein besonderer Schwellkörper (Corpus cavernosum glandis) bildet. Im Bereiche seines Mittelstückes besitzt der Harnröhrenschwellkörper eine dünne Albuginea, im Bereiche der Zwiebel nur eine ganz dünne Hülle; hier lagert sich ihm der Musculus bulbocavernosus an. Das Schwellgewebe der Eichel ist durch eine deutliche Bindegewebshülle vom darüber liegenden lockeren Unterhautbindegewebe getrennt. Für gewöhnlich ist die Eichel von der Vorhaut (Praeputium) überzogen. Die beiden anderen Schwellkörper besitzen einen besonderen, gemeinsamen, bindegewebigen Überzug, der als Rutenschaft bezeichnet wird; auf ihn folgt die dünne Haut mit ihrem ganz lockeren, an glatter Muskulatur ungemein reichen Unterhautbindegewebe. Die weiteren anatomischen Einzelheiten darf ich hier als bekannt voraussetzen.

A. Die Entwicklung.

1. Die Entwicklung bis zur Geburt.

Auch bei diesem Abschnitt werde ich nicht die ganze Entwicklungsgeschichte ausführlich beschreiben, sondern mich nur bemühen, die für die mikroskopische Schilderung wichtigen Tatsachen hervorzuheben. Die Rute entwickelt sich aus dem Geschlechtshöcker (Phallus), der zunächst bei beiden Geschlechtern in gleicher Weise ausgebildet ist. In ihn erstreckt sich, wie KEIBEL (1895, 1896) gezeigt hat, ,,von unten her als Fortsetzung der Membrana urogenitalis die kielförmige Urethralplatte", aus ihr entsteht dann die Pars phallica des Sinus urogenitalis. Schon bei Keimlingen von 40 mm Scheitelsteißlänge verwachsen, wie in neuester Zeit die besonders schönen Untersuchungen von SZENES (1925) wieder gelehrt haben, an der Basis des Geschlechtshöckers die freien Ränder der Geschlechtsfalten in der Mittellinie miteinander. Die Verwachsung schreitet dann gegen das zur Glans penis verdickte Ende des Phallus hin vor. Dadurch bildet sich an der Unterseite des Geschlechtshöckers in der Verlängerung des Sinus urogenitalis ein Kanal aus, der zusammen mit dem Hohlraum des Sinus urogenitalis als Canalis urogenitalis oder Harnsamenröhre bezeichnet wird. Schon während des dritten Monats, bei Keimlingen von 60—80 mm Scheitelsteißlänge, sind in den proximalen Abschnitten des Genitalhöckers die einzelnen Bestandteile der Rute deutlich zu erkennen (Abb. 196). Unter der Haut findet man eine dicke Schicht ungemein lockeren jungen Bindegewebes, in dem reichlich weite Blutgefäße zu erkennen sind. Ihre Wände bestehen in diesem Zeitpunkt fast ausschließlich aus einer einfachen Lage von platten Zellen und es ist deshalb noch nicht möglich, Schlagadern und Venen zu unterscheiden. Außerdem ziehen in diesem Gewebe unter der Haut zahlreiche Züge dicht gelagerter spindeliger Zellen, die erste Anlage der glatten Muskulatur. In der Haut beobachtet man die ersten zapfenförmigen Anlagen der Haare und Drüsen.

Die Harnröhre bildet einen queren Spalt, dessen Wandung in einzelnen in der Längsrichtung verlaufenden Falten liegt. Die Schleimhaut ist 15—30 μ dick und besteht aus zweischichtigem Zylinderepithel (Abb. 197). Nach innen zu findet sich eine ziemlich gleichmäßige Lage von 12—17 μ langen, 4—8 μ breiten Zellen, die scharf gegeneinander begrenzt sind und in den Hohlraum halbkugel- bis stumpfkegelförmig vorspringen. Ein Grenzhäutchen ist ebensowenig zu erkennen wie ein Verschlußleistennetz. Die Kerne dieser Zellen sind länglich walzenförmig, manche auch kugelig, einige besitzen auch unregelmäßige Gestalt; sie sind 3—7 μ lang und 2—5 μ dick, die runden sind etwas größer und halten bis zu 7 μ im Durchmesser. Einige der Kerne sind, wie schon erwähnt, ganz unregelmäßig gestaltet, zum Teil noch größer als eben angegeben. Alle zeigen sehr feines deutliches Häutchen, feines Liningerüst, das gleichmäßig mit Chromatin bestäubt ist, daneben 1—2 oxychromatische Kernkörperchen.

In der inneren Hälfte der Zellen, einwärts von den Kernen, erkennt man den Bau des Cytoplasmaleibes; er erscheint feinstens schaumig-wabig gebaut und enthält außer den Centriolen keine Einschlüsse. Nach außen auf diese Zellage folgt die zweite Schicht, die aus kleinen, unregelmäßig gestalteten Zellen gebildet wird. Die Kerne zeigen alle möglichen Formen, ein Teil von ihnen ist länglich walzenförmig, andere sind kugelig, wieder andere ganz unregelmäßig gestaltet. Sie zeigen im großen und ganzen den nämlichen Bau wie in der inneren Lage, nur erscheinen sie dunkler. Die Cytoplasmaleiber sind sehr klein, färben sich sehr dunkel und lassen keinerlei Zellgrenzen erkennen. In der äußeren Schicht findet man zahlreiche Zellen, die sich teilen, weit weniger in der inneren.

Die Anlagen der Drüsen sind als 30—60 μ dicke Zapfen von ganz verschiedener Länge zu erkennen. Sie besitzen noch keinen Hohlraum, sondern

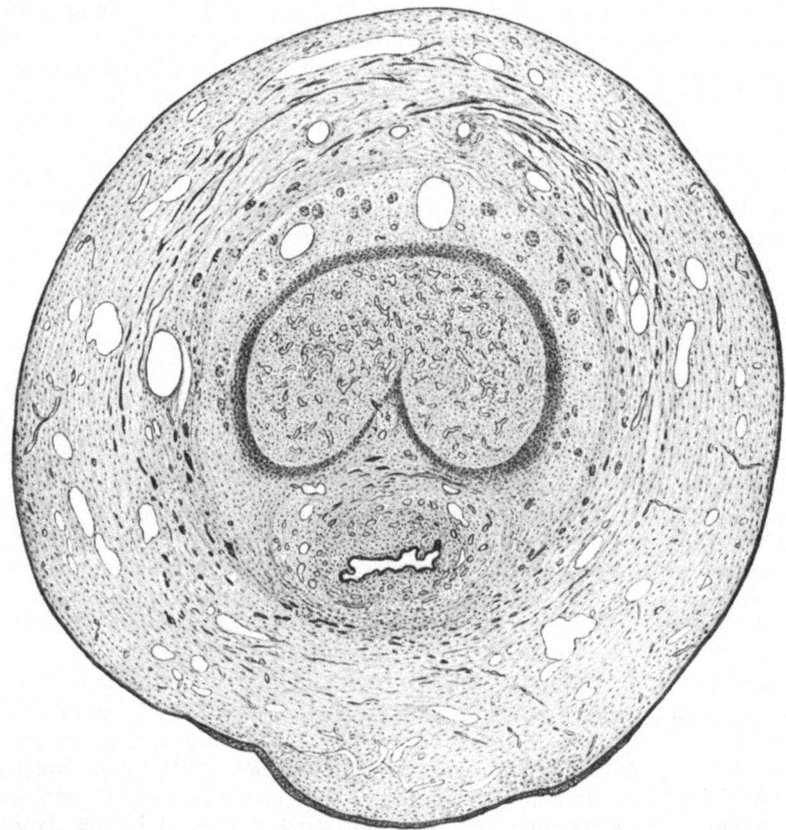

Abb. 196. Querschnitt durch die Rute eines menschlichen Keimlings von 75 mm Scheitelsteißlänge. Fixiert in ZENKER, Methylbenzoat-Celloidin-Paraffin, 10 μ, Hämatoxylin-HEIDENHAIN-Lichtgrün; Vergrößerung 25fach. Man erkennt deutlich die einheitliche Anlage des Rutenschwellkörpers.

dringen als einheitliche Zellansammlung in das Bindegewebe vor. Sie bestehen aus Zellen, deren Kerne ganz verschiedene Größe zeigen (Abb. 197). Die kleinsten finden sich hauptsächlich in der Mitte und gegen die Oberfläche zu. Sie haben meist länglich walzenförmige Kerne, die 5—9 μ lang und 2—4 μ dick sind. Nach außen zu finden sich, besonders in den dem Bindegewebe unmittelbar angelagerten Teilen der Zapfen viel größere Kerne, die teilweise bis zu 10 μ lang und 8 μ breit sind. Alle Kerne sind ebenso gebaut wie in den Zellen der Schleimhaut. Sie besitzen sehr feines Häutchen und ungemein feines Gerüst, das mit Chromatin bestäubt ist, enthalten aber regelmäßig mehrere Nucleolen. Die Cytoplasmaleiber erscheinen ziemlich dunkel und färben sich in den äußeren Teilen der Zapfen gleichmäßig, Zellgrenzen sind kaum zu erkennen. Nur in den inneren Abschnitten einzelner Zapfen, ein solcher ist auf Abb. 197 dargestellt, erkennt man hellere Stellen, in deren Bereich die Kerne nicht so dicht liegen. Hier erscheinen die Cytoplasmaleiber ganz locker, schaumig, hell; hier bildet sich schon der spätere Hohlraum der Drüsen aus.

Eine zusammenhängende Basalhaut ist noch nicht zu erkennen. Die Eigenhaut der Schleimhaut besteht aus lockerem, jungen Bindegewebe, das nur wenig leimgebende Fasern enthält. Es birgt reichlich junge Fibrocyten und Histiocyten. Vor allem ist es von vielen kleinen Blutgefäßen durchsetzt.

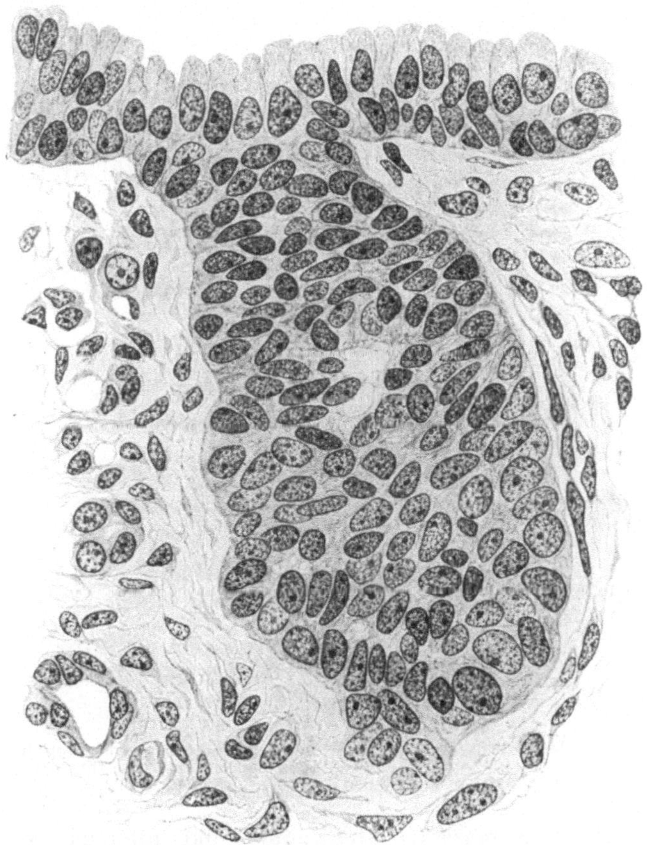

Abb. 197. Anlage einer Paraurethraldrüse in der Harnröhre des nämlichen Keimlings, dessen Rute in Abb. 196 dargestellt ist. Fixierung usw. wie dort; Vergrößerung 800fach.

Sie sind größtenteils nur von einer einfachen Endothellage bekleidet, einigen von ihnen lagern sich aber junge Bindegewebszellen an, aus denen sich später dann die Muskelzellen entwickeln.

Im Gegensatz dazu zeigt der Rutenschwellkörper schon jetzt ganz anderes Verhalten. Er ist von einer deutlichen Hülle umgeben, der Anlage der Albuginea. Sie besteht aus einer dichten Lage junger Bindegewebszellen, zwischen denen einzelne, zum Teil etwas dickere leimgebende Fasern ausgebildet sind. Sie ziehen zum größten Teil ringförmig um den Schwellkörper. Im Innern findet sich ein feines Geflecht dünnster leimgebender Fasern, dazwischen ungemein zahlreiche junge Histiocyten, die durchweg noch sehr klein sind und keine bestimmte Anordnung erkennen lassen. Der große Reichtum an Zellen weist aber schon jetzt, im Gegensatz zu dem Harnröhrenschwellkörper, auf die spätere Entwicklung der Muskulatur hin. Zwischen den Fasern finden sich in sehr großer Zahl die kleinen, ganz unregelmäßig gestalteten, von Endothel ausgekleideten Lücken; sie sind zum Teil mit Blut gefüllt und stehen untereinander in Verbindung, so daß sie die ganze Anlage wie die Hohlräume eines Schwammes durchsetzen. Schon jetzt findet man also, wie schon mehrmals erwähnt, deutliche Unterschiede in der Ausbildung des Rutenschwellkörpers gegenüber dem Harnröhrenschwellkörper. In jenem entwickelt sich das Schwammgewebe

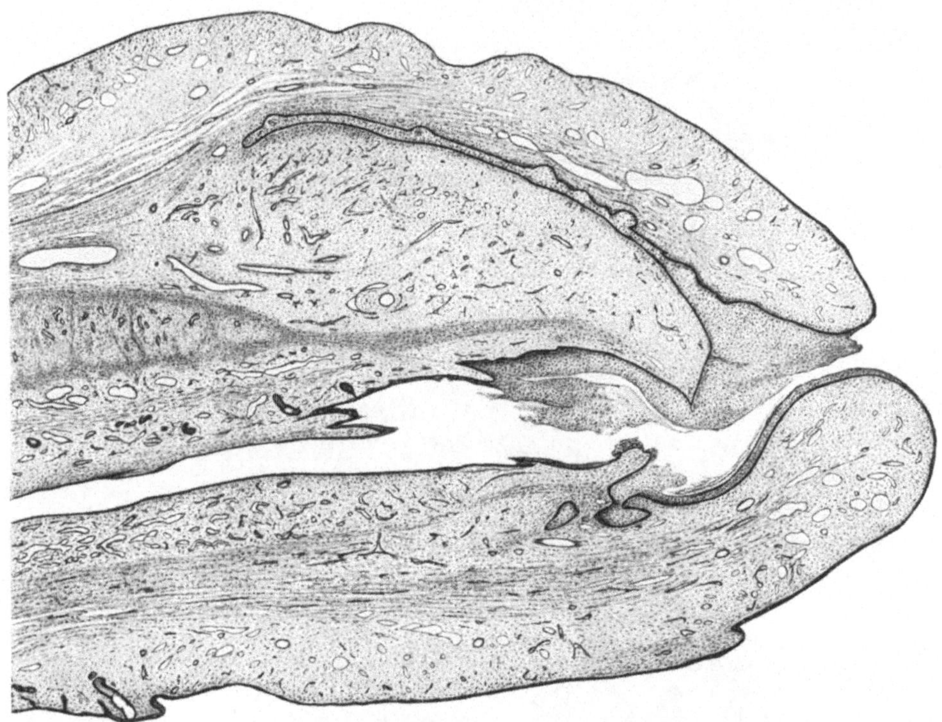

Abb. 198. Mediansagittalschnitt durch die Eichel und ihren Überzug eines Keimlings von 180 mm Scheitelsteißlänge. Fixiert in ZENKER, Methylbenzoat-Celloidin-Paraffin, 10 μ, Hämatoxylin-HEIDENHAIN-Chromotrop 2 R; Vergrößerung 16fach.

ganz unregelmäßig, die einzelnen Hohlräume sind untereinander verbunden, die Zwischenmassen enthalten sehr viele Zellen; an der Oberfläche ist er deutlich durch die Anlage einer Albuginea abgegrenzt. Im Harnröhrenschwellkörper aber ziehen die Gefäße hauptsächlich in der Längsrichtung, Verbindungen zwischen den einzelnen Bluträumen sind nicht so häufig zu beobachten. Das Zwischengewebe ist viel zellärmer, an der Oberfläche ist nur eine ganz schwache Hülle zu erkennen. In der Umgebung des Rutenschwellkörpers erkennt man die Anlage von Nerven, Schlagadern und Venen, besonders gut ausgebildet ist schon jetzt die Vena dorsalis penis.

Die Eichel ist in diesem Zeitabschnitt schon als deutlich verdickter Teil des Phallus zu erkennen. Ihre Grundlage bildet lockeres, zellreiches Bindegewebe, das von weiten, endothelbekleideten, teilweise mit Blut gefüllten Räumen durchsetzt wird. Sie nimmt hinsichtlich ihres Baues eine gewisse Mittelstellung zwischen dem Harnröhren- und Rutenschwellkörper ein. Schon jetzt ist sie deutlich abgesetzt. Die Eichelplatte (Glandularlamelle) senkt sich schon beim 40 mm langen Keimling von der Haut des Genitalhöckers aus in die Tiefe, in ähnlicher Weise wie die Zahnleiste vom Kieferepithel aus. Sie besteht beim 7 cm langen Keimling aus einer 50—70 μ dicken Platte, welche die Eichel allenthalben, besonders oben und hinten, gegen das umgebende lockere Bindegewebe abgrenzt. Nach beiden Seiten zu wird die Platte von Zylinderzellen gebildet, zwischen diesen liegen vieleckige, etwas größere Zellen; Epithelperlen sind noch nirgends zu erkennen.

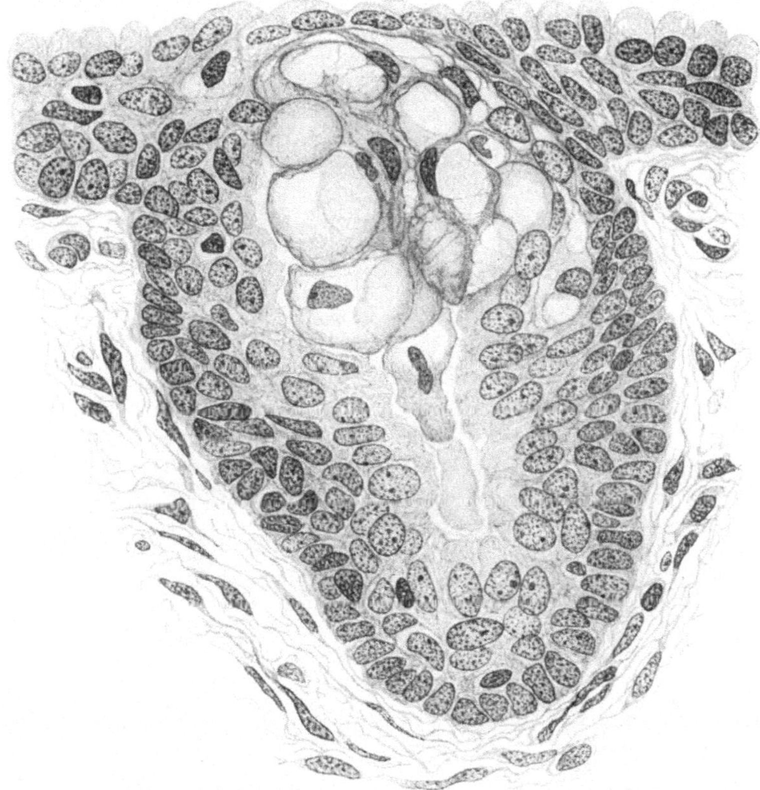

Abb. 199. Drüsenanlage aus der Harnröhre des nämlichen Keimlings, dessen Eichel in Abb. 198 dargestellt ist. Fixierung usw. wie dort. Vergrößerung 800fach. Im Innern der soliden Anlage bildet sich der Ausführungsgang aus.

Während der weiteren Entwicklung bildet sich vor allem der äußere Abschnitt des Geschlechtshöckers aus. Die Eichel und mit ihr die Vorhaut entwickelt sich, die Glandularlamelle wächst immer weiter in die Tiefe, sie begrenzt die Eichel nach außen hin und spaltet die Vorhaut zunächst hauptsächlich an der dorsalen Seite ab. Schon bei Keimlingen von 140—160 mm Scheitelsteißlänge zeigt das äußere Ende des Phallus ganz ähnliches Verhalten wie beim Neugeborenen (Abb. 198). Die Haut ist mehrschichtig. Sie zeigt das gewöhnliche Verhalten wie auch am übrigen Körper, die oberflächlichsten Lagen sind verhornt. Auch in der Entwicklung der Haare, Schweiß- und Talgdrüsen entspricht sie den übrigen Abschnitten an solchen Stellen der Körperoberfläche, die nur mit Lanugohaaren bedeckt sind. Im Bereiche des Außenblattes der Vorhaut findet man nur äußerst wenige Haare, Schweiß- und Talgdrüsen;

sonst zeigt die Haut hier kein besonderes Verhalten. Das Gewebe unter der Haut besteht, ebenso wie die bindegewebige Grundlage der Vorhaut, aus ganz locker verfilzten, leimgebenden Fasern, zwischen denen viele junge, glatte Muskelzellen zu erkennen sind. Die Schicht ist ungemein reich an ganz weiten Gefäßen, unter denen sich jetzt schon vereinzelte finden, die nach dem Verhalten der Muskelschicht deutlich als Arterien angesprochen werden können.

Die Öffnung des Vorhautsackes ist von hohem, unverhornten, geschichteten Plattenepithel ausgekleidet, das sich bis weit hinein in die kahnförmige Grube erstreckt; in den innersten Lagen erkennt man viele zugrunde gehende Zellen,

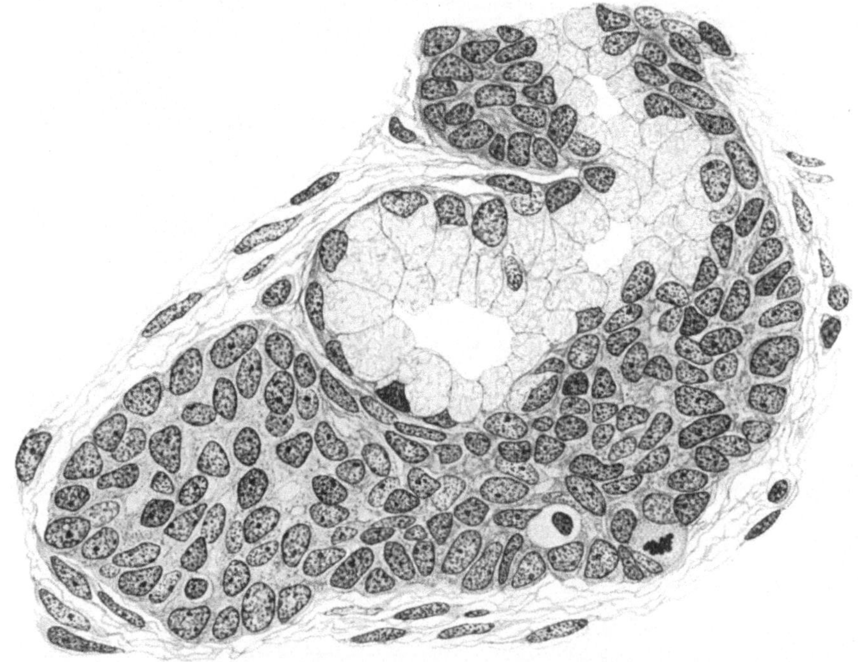

Abb. 200. Schnitt durch die Anlage eines Paraurethraldrüsenschlauches aus der nämlichen Harnröhre, die in Abb. 198 dargestellt ist. Fixierung usw. wie dort; Vergrößerung 800fach. Im Innern des Schlauches entwickeln sich Schleimzellen.

die zum Teil abgestoßen werden. Im Bereiche der äußeren Mündung der Harnröhre erkennt man einen großen Ballen von unverhornten Zellen. Etwa von der Mitte der kahnförmigen Grube an ist die Harnröhre durch zweischichtiges Zylinderepithel ausgekleidet, das ganz ähnlichen Bau zeigt, wie ich ihn oben geschildert habe. Es ist 20—30 μ dick, die innere Lage besteht aus langen großen Zylinderzellen, nach außen zu folgt eine Schicht kleiner unregelmäßig gestalteter Zellen.

Die Paraurethraldrüsen sind wesentlich länger geworden, sie reichen zum Teil 1—2 mm weit in das umgebende Schwellgewebe und bilden 60—100 μ dicke Zapfen, die sich in den äußeren Abschnitten verzweigen (Abb. 199). Sie haben meistens noch keinen Hohlraum und bestehen ganz aus größeren und kleineren Zellen vom nämlichen Bau, wie ich sie oben geschildert habe. Die Zellen vermehren sich lebhaft. An einzelnen Stellen (Abb. 200) hat sich aber mitten in diesen Strängen ein kleiner Hohlraum entwickelt. Er ist nur sehr schmal, spaltförmig und wird immer von einer einzigen Schicht 15—20 μ hoher und bis zu 12 μ breiter Zellen ausgekleidet, die den Bau gewöhnlicher Schleimzellen zeigen und schon in jeder Beziehung den absondernden Zellen der Paraurethraldrüsen eines Erwachsenen gleichen. Solche Zellen begrenzen jeden kleinen, runden oder länglichen Hohlraum im Innern der Drüsenzapfen. Die Hohlräume haben keinerlei Verbindung mit dem Harnröhrenhohlraum. Diese entwickelt sich erst später von der Harnröhre selbst aus; ihre Anfänge sind schon in dem beschriebenen Entwicklungszustande zu erkennen (Abb. 199). Die Zellen im Innern der Zapfen werden dabei sehr groß, ihre Cytoplasmaleiber werden heller; sie enthalten feinste Körnchen, vielleicht Glykogen, ihre Kerne schrumpfen und schließlich gehen die Zellen zugrunde, werden ausgestoßen und nur die dem Bindegewebe unmittelbar angelagerten Zellen bleiben erhalten. Dadurch entsteht ein Hohlraum im Ausführungsgang. In den weiter nach außen zu gelegenen Teilen der Stränge bilden sich immer mehr Schleimzellen aus, die den hier neu entstehenden Hohlraum bekleiden.

Der Harnröhrenschwellkörper zeigt jetzt ganz ähnlichen Bau wie die Grundlage der Eichel. Lockeres verfilztes Bindegewebe, das durchsetzt ist von weiten endothelbekleideten und mit Blut gefüllten Räumen. Im Grundgewebe findet man hauptsächlich leimgebende Fasern und viele große Histiocyten. Muskelzellen beobachtet man nur ganz wenig, sie sind an einzelnen Stellen an die Bluträume angelagert. Im Gegensatz dazu besteht die Grundlage des Rutenschwellkörpers hauptsächlich aus jungen Muskelzellen, die in einem lockeren Filz leimgebender Bindegewebsfasern liegen. Die Bluträume ziehen nach allen Richtungen hin, sie sind weit und zeigen keine Regel in ihrem Verlauf. Der Schnitt, welcher der Abb. 198 zugrunde liegt, geht genau durch die Mittelebene, er zeigt die Anlage des Ligamentum pectiniforme. Sie verhält sich ebenso wie diejenige der Albuginea des Rutenschwellkörpers und besteht jetzt schon aus derben verfilzten, leimgebenden Fasern, zwischen denen massenhaft junge Bindegewebszellen liegen. Von der Spitze des Rutenschwellkörpers aus geht ein deutlicher Bindegewebsstrang bis in den vordersten Teil der Eichel. Er ist in dem beschriebenen Fall sehr schön zu erkennen. Ich muß besonders darauf hinweisen, daß er die Grundlage eines derben Bindegewebszuges darstellt, den ich später noch ausführlich beschreiben werde.

Die Eichellamelle ist sehr gut ausgebildet. Sie ist in ihren inneren Teilen gleichmäßig 80—100 μ dick. An der Stelle, wo sie von der Umschlagstelle der Vorhaut abgeht, findet sich eine Ansammlung von großen vieleckigen Zellen, die oberflächlichsten von ihnen gehen zugrunde. In manchen Fällen kann dieser Epithelpfropf, wie Tandler und Dömény (1899) gezeigt haben, so groß sein, daß er die Öffnung des Praeputialsackes vollkommen verschließt. Gegen das Bindegewebe zu ist die Eichelplatte nach beiden Seiten hin von einer zusammenhängenden Lage kubischer bis zylindrischer Zellen begrenzt, die 10—20 μ hoch und 6—12 μ breit sind (Abb. 201, 202). Ihre Kerne zeigen die verschiedenste Gestalt, bald sind sie länglich walzenförmig, bald rund oder auch vieleckig. Sie besitzen feines Häutchen, sehr feines mit Chromatin bestäubtes Liningerüst, viele von ihnen teilen sich. Die Cytoplasmaleiber in diesen beiden äußeren Lagen sind sehr dunkel, Zellgrenzen sind hier nicht zu erkennen. Diese beiden Grenzlagen sind durch eine Schicht großer Zellen getrennt, die ganz anderes Verhalten zeigen. Ihre Kerne sind etwas kleiner, zeigen aber auch die verschiedensten Formen; ein Teil hat die Gestalt einer Kugel, die meisten sind länglich oder ganz unregelmäßig gestaltet. Die Cytoplasmaleiber sind ganz hell, enthalten wenig feinkörnige Einlagerungen; die Zellgrenzen sind sehr scharf zu erkennen, sie erscheinen deutlich, wie mit der Feder gezeichnet. Die einzelnen Zellen sind vieleckig und halten 15—20 μ im Durchmesser, teilweise sind sie noch größer. An den meisten Stellen liegen 6—8 solcher Zellen in einer Richtung zwischen den beiden Grenzschichten.

An einzelnen Stellen erkennt man im Bereiche der Eichelplatte Gebilde, auf die wohl zuerst SCHWEIGGER-SEIDEL (1866) aufmerksam gemacht hat. TANDLER und DÖMÉNY (1899) haben sie dann ausführlich geschildert und als Epithelperlen bezeichnet. Sie bilden an einzelnen Stellen kleine Körperchen, die ganz merkwürdigen Bau zeigen. Im Innern (Abb. 201) enthalten sie eine dunkel gefärbte Plasmamasse, die feinstens gekörnt erscheint. An sie lagern sich zwiebelschalenartig einige Epithelzellen an, die abgeplattet sind. Ihre Cytoplasmaleiber erscheinen um so heller, je weiter nach außen in dem Gebilde man beobachtet. Sie sind von einem fädigen Gerüst durchsetzt, das auch in der Hauptsache konzentrisch zu der Anlage des ganzen Körperchens angeordnet ist. Die am weitesten nach innen zu gelegenen Zellen erscheinen dunkler, die mehr nach außen zu gelegenen viel heller. Sie enthalten zum Teil unregelmäßig

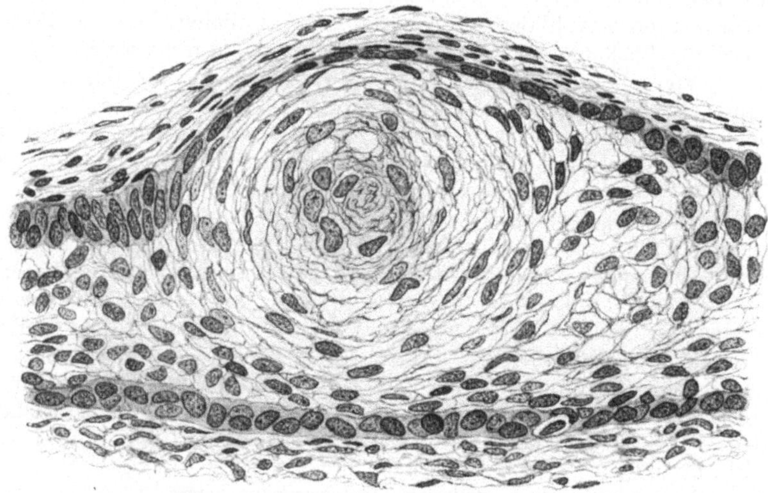

Abb. 201. Epithelperlen der Eichelplatte eines Keimlings von 78 mm Scheitelsteißlänge. Fixiert in Sublimat-Formalin-Eisessig, Methylbenzoat-Celloidin-Paraffin, 10 μ, Hämatoxylin-HEIDENHAIN-Chromotrop 2 R; Vergrößerung 800fach.

gestaltete Kerne, deren Oberfläche aber immer glatt ist; ihr Gerüst ist fein, deutlich, nirgends kann man Zeichen des Zerfalls erkennen. Die einzelnen Perlen haben einen Durchmesser von 80—120 μ, sie bedingen an der Oberfläche der Eichelplatte einen deutlichen Höcker, der stets gegen die Vorhaut zu, niemals gegen die Eichel zu sieht. Die äußerste Lage dieser Vorwölbung besteht aus ganz schmalen platten Zellen. Wie die weitere Entwicklung zeigt, kommen diese Perlen dadurch zustande, daß einzelne Zellen zugrunde gehen, zerfallen. Die benachbarten Zellen lagern sich ihnen an, vermehren sich dabei; die innersten Zellagen gehen immer wieder zugrunde und bilden sich in eine gleichmäßige krümelige, zerfallende Masse um.

Die eben beschriebenen Bildungen findet man hauptsächlich in den innersten Teilen der Eichelplatte, besonders in der Gegend des späteren Sulcus coronarius; weiter nach außen zu beobachtet man andere Vorkommnisse (Abb. 202) im Innern der Eichelplatte. Auch sie bedingen knopfförmig gegen die Vorhaut zu gerichtete Vorsprünge, die an ihrer ganzen Oberfläche von einer ein- bis zweifachen Zellschicht überzogen sind, welche den nämlichen Bau zeigt wie an anderen Stellen der Platte. Die Zellen sind nur wenig abgeflacht und zeigen sonst kein besonderes Verhalten. Das Innere dieser Gebilde erscheint sehr hell, es enthält nur wenig Kerne, die durch ihre Größe auffallen, denn sie halten oft bis zu 12 μ im Durchmesser. Die Kerne sind kugelförmig gestaltet, haben sehr deutliches Häutchen, feines Gerüst und 1—3 recht große Kernkörperchen. Die Cytoplasmaleiber erscheinen ganz hell. Sie sind von einem lockeren Fadennetz durchsetzt, zwischen dessen Maschen weite helle Bläschen zu erkennen sind. Die Zellgrenzen werden durch dieses Fadenwerk verdickt. An den geschilderten Stellen beginnt die Eichelplatte in ihre beiden Schichten zu zerfallen. Im Bereiche der Epithelperlen bildet sich Smegma in großer Menge aus, während an den helleren Stellen die Trennung offenbar in anderer Weise vor sich geht.

Während der letzten Schwangerschaftsmonate vergrößert sich die Rute mehr und mehr; sie verändert dabei ihren Feinbau nur wenig. Der Einfachheit

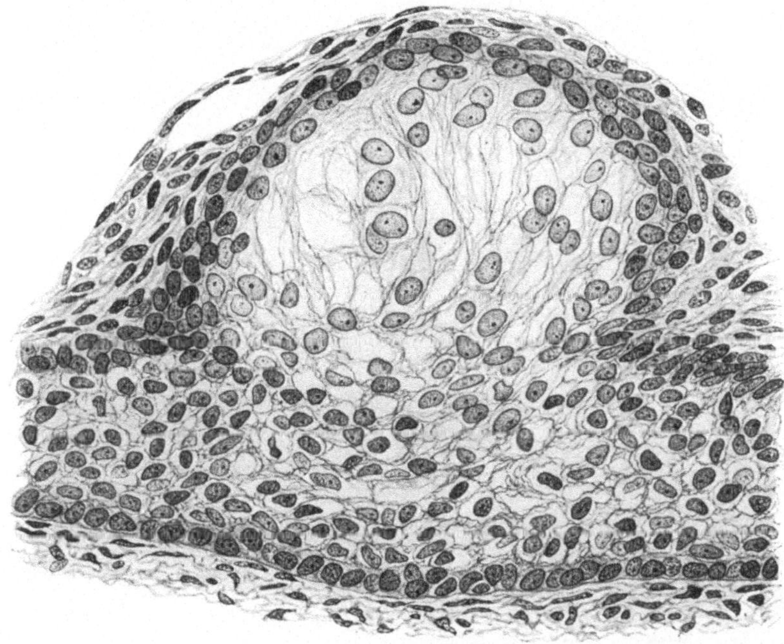

Abb. 202. Anlage einer Epithelperle aus der nämlichen Eichelplatte, aus der das Präparat der Abb. 201 stammt, Fixierung usw. wie dort; Vergrößerung 400fach.

halber beschreibe ich zunächst die Veränderungen, die sich an der Eichelplatte abspielen. Während diese im ganzen dauernd an Dicke zunimmt, vergrößern sich auch die Epithelperlen, immer neue solcher Gebilde entstehen, mehrere von ihnen fließen auch zusammen. Bei den größeren Perlen gehen im Innern immer mehr Zellen zugrunde, sie zerfallen, bilden eine krümelige, schmierige Masse, gleichzeitig lagern sich von außen her immer neue Zellen an. Wie Tandler und Dömény, deren Befunde ich vollkommen bestätigen kann, betonen, zeigen die einzelnen Keimlinge hinsichtlich der Ausbildung dieser Perlen ganz unterschiedliches Verhalten. Manchmal beobachtet man sie schon bei 10—12 cm langen Früchten, manchmal vermißt man sie noch bei 26—38 cm langen Fehlgeburten. Während der letzten Monate des intrauterinen Lebens sind sie aber stets zu beobachten; sie zeigen ganz verschiedene Größe und immer stärkere Zerfallserscheinungen im Innern. Manchmal können gut ausgebildete, recht kleine Perlen noch beim Neugeborenen beobachtet werden.

2. Die Rute des Neugeborenen.

Ich habe die Ruten mehrerer Neugeborenen untersucht und fand bei ihnen ziemlich übereinstimmend folgendes Verhalten: Die Haut der Rute ist sehr dünn, leicht gerunzelt; das Epithel ist 60—90 μ dick, es zeigt das gewöhnliche Verhalten, die Oberfläche ist verhornt. Im Bereiche des Rutenschaftes findet man sehr viele Schweiß- und Talgdrüsen, auch kleine Lanugohärchen; im Bereiche des äußeren Vorhautblattes sind nur wenige Drüsen und ganz vereinzelte Härchen zu beobachten. Einzelne Talgdrüsen findet man hier und da auch in der nächsten Umgebung der Vorhautöffnung. Die Innenseite der Vorhaut steht in ihren inneren Teilen vollkommen mit der Eicheloberfläche in Verbindung;

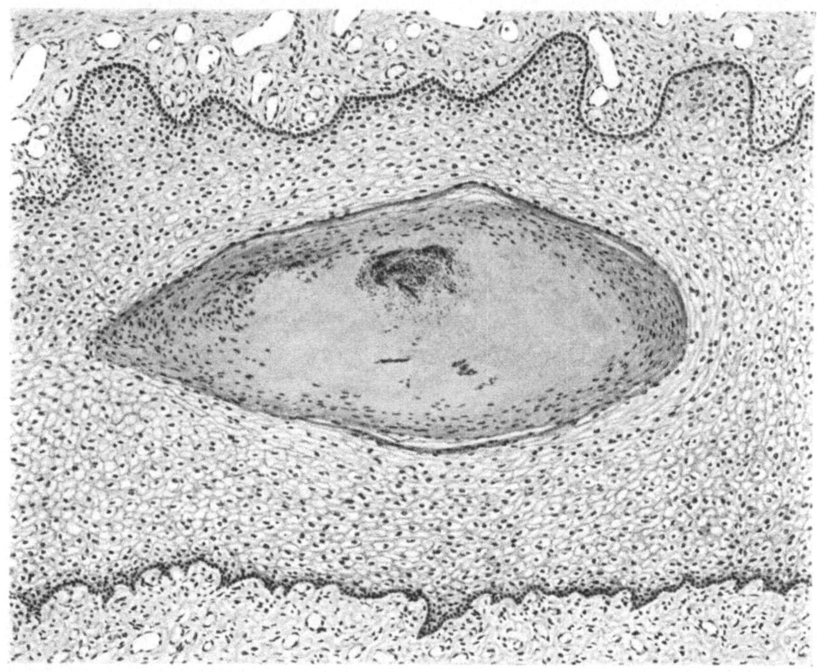

Abb. 203. Epithelperle aus der Eichelplatte eines neugeborenen, ausgetragenen Knaben von 52 cm Gesamtlänge. Fixiert in ZENKER, Methylbenzoat-Celloidin-Paraffin, 10 μ, Hämatoxylin-HEIDENHAIN-Lichtgrün; Vergrößerung 120fach. Zeigt gleichzeitig das Verhalten der Eichelplatte selbst.

die Eichelplatte ist bei Neugeborenen also noch vollkommen erhalten. Sie ist (Abb. 203) 100—140 μ dick, nach beiden Seiten zu, also sowohl gegen die Eichel als auch gegen das innere Vorhautblatt, durch eine einfache Lage von Zylinderzellen abgegrenzt. Deren Kerne sind länglich walzenförmig, sie halten etwa 6—8 : 3—5 μ. Die Cytoplasmaleiber sind klein, dunkel, Zellgrenzen sind hier nicht zu erkennen. Auch sind noch keine Interzellularlücken und -brücken vorhanden. Zwischen den beiden Grenzschichten finden sich eine ganze Anzahl vielkerniger Zellen, die bis zu 20 μ im Durchmesser haben. Die Kerne sind rund oder unregelmäßig gestaltet, zeigen deutliches Häutchen und sehr deutliches Gerüst, so daß sie im ganzen dunkel erscheinen. Junge Epithelperlen sind nirgends mehr zu erkennen; auf weite Strecken hin erscheint die Eichelplatte ganz gleichmäßig gebaut, ihre Epithellagen setzen sich gerade oder leicht gewellt gegen das Bindegewebe nach beiden Seiten zu ab, Papillen sind noch nicht voll ausgebildet. In den inneren Teilen, besonders in der Umgebung des

Sulcus coronarius, findet man die fortgeschrittenen Zustände der Epithelperlen; sie zeigen einen Bau, wie er auf Abb. 203 dargestellt ist. Ihr Inneres besteht aus einer Masse, die sich gut mit Plasmafarbstoffen tränkt, bei schwacher Vergrößerung ganz gleichmäßig gebaut erscheint, bei stärkerer Vergrößerung bemerkt man in ihr einzelne kleine Krümel. Sie enthält außerdem zahlreiche größere Körnchen, die sich mit Kernfarbstoffen tränken. Nicht allzu selten findet man auch kleine, krümelige Kalkeinlagerungen. Ein Teil der Körnchen sind sicher Überreste zugrundegegangener Kerne. Nach außen zu erscheinen die Klumpen konzentrisch geschichtet; sie werden hier von einzelnen Lamellen gebildet, die sich zwiebelschalenartig aneinander lagern. In ihnen erkennt man die Reste zugrunde gegangener Kerne als längliche platte Gebilde, die sich mit Kernfarben tränken. Nach außen zu lagern sich dann platte, gut erhaltene Zellen schuppenförmig an, die innersten von ihnen zeigen Zeichen des beginnenden Zerfalls. Die einzelnen dieser Bildungen sind ganz verschieden groß; teilweise halten sie 1—2 mm und mehr im Durchmesser, in ihrem Bereich ist die Eichelplatte gespalten. Der Sulcus coronarius ist gewöhnlich gleichmäßig von solchen Massen ausgefüllt, in seinem Bereich ist die Trennung der beiden Epithellagen also schon beendet. Besonders hervorzuheben ist noch, daß im Bereiche der äußeren Haut schon deutliche Papillen ausgebildet sind. Im Bereiche der Eichel und der Innenfläche des inneren Vorhautblattes fehlen sie beim Neugeborenen noch fast ganz, die Grenze zwischen den beiden Geweben verläuft gewellt.

Die Harnröhre zeigt hinsichtlich des Verhaltens ihrer Falten schon ähnliche Bilder wie beim Erwachsenen. Sie ist in den äußeren Teilen der kahnförmigen Grube von geschichtetem, unverhornten Plattenepithel ausgekleidet, das ganz ähnlichen Bau wie beim Erwachsenen erkennen läßt. In den inneren Abschnitten ist sie von mehrschichtigem Zylinderepithel bekleidet, das 50—70 μ dick ist. Die innerste Schicht besteht aus hohen Zylinderzellen, nach außen zu folgen 3—4 Lagen vieleckiger bis wetzsteinförmiger Gebilde. Weiter innen zeigt die Schleimhaut meistens noch anderes Verhalten. Sie besteht hier aus zweischichtigem Zylinderepithel, ist nur 20—30 μ dick, zeigt also noch ganz ähnlichen Bau wie bei Keimlingen im dritten Monat. Die Paraurethraldrüsen ähneln in ihrem Verhalten auch denjenigen des Erwachsenen. Ihre Schläuche sind lang, in den äußeren Abschnitten von absonderndem hohen Zylinderepithel ausgekleidet; die Zellen enthalten hier Prämucin und setzen sich scharf gegen den Hohlraum zu ab. Nach außen zu folgt auf sie manchmal noch eine Lage von kleineren, unregelmäßig geformten Zellen. Die Ausführungsgänge der Paraurethraldrüsen sind zum Teil schon recht lang; einzelne der Drüsen liegen unmittelbar unter der Oberfläche des Harnröhrenschwellkörpers, sie ziehen wie beim Erwachsenen auf längere Strecken hin gleichsinnig zur Harnröhre und sind, wie diese selbst, von zweischichtigem Zylinderepithel ausgekleidet. Intraepitheliale Drüsen findet man nur sehr wenige, man kann ihre Entstehung aber allenthalben beobachten. Innerhalb des Zylinderepithels der Harnröhrenbekleidung schwellen einige Zellen der inneren Schicht an; sie werden zu großen blasigen, hellen Gebilden, die schließlich zugrunde gehen und ausgestoßen werden, oft an einer Stelle nur 4—6 Stück. Es bleibt ein kleines Epithelgrübchen zurück; die Zellen, die es auskleiden, werden zu hohen zylindrischen, schleimabsondernden Gebilden.

Die Eigenhaut der Harnröhrenschleimhaut besteht aus lockerem Bindegewebe, das feine leimgebende und schon jetzt einzelne elastische Fasern enthält. Zwischen ihnen finden sich zahlreiche Histiocyten. Außerdem ist die Eigenhaut durchsetzt von weiten, nur von einer Endothellage ausgekleideten Bluträumen und zahlreichen Haargefäßen. Im Bereiche der Enge enthält sie viele junge Muskelzellen. Der Harnröhrenschwellkörper ist schon gut entwickelt, nach außen zu durch eine ganz dünne Lage etwas derberer leimgebender Fasern abgesetzt. Er besteht aus sehr lockerem Bindegewebe, das von leimgebenden und wenigen elastischen Fasern durchsetzt ist. Zwischen ihnen liegen junge Fibrocyten und Histiocyten, aber immer noch äußerst wenig Muskelzellen. Die weiten Bluträume sind nur von einer Endothellage bekleidet, der sich hier und da ein kleines Muskelbündel anlagert. Ähnlichen Bau zeigt das Schwellgewebe, das die Grundlage der Eichel bildet; in seinem Bereiche beobachtet man aber noch wenige Muskelzellen, obwohl die Bluträume durch mehr Zwischengewebe getrennt sind, als im Harnröhrenschwellkörper.

Im Gegensatz dazu zeigt der Rutenschwellkörper ganz anderes Verhalten (Abb. 204). Auch seine Grundlage besteht aus lockerem Bindegewebe, das von

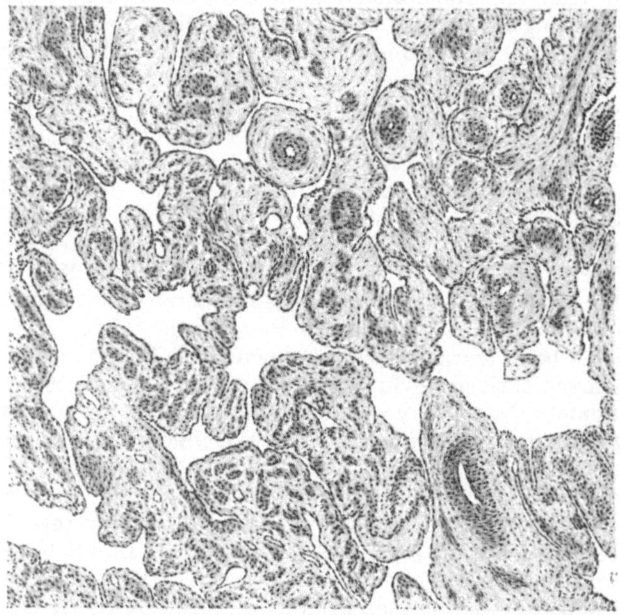

Abb. 204. Gewebe aus dem Rutenschwellkörper eines neugeborenen, ausgetragenen Knaben. Fixiert in Formalin, Celloidin, 10 μ, Hämatoxylin-DELAFIELD-Eosin; Vergrößerung 60fach.

einem Geflecht leimgebender und elastischer Fasern durchsetzt wird. Es enthält zahlreiche junge Fibrocyten und Histiocyten und ist nach allen Richtungen durchsetzt von zum Teil ziemlich derben Zügen glatter Muskulatur. Die Arterien zeigen gut ausgebildete Muskelwandung, sie münden in weite, nur von einer Endothellage ausgekleidete Bluträume. Diese durchsetzen den ganzen Schwellkörper vollkommen regellos. An der Oberfläche ist er durch eine gut ausgebildete Albuginea abgegrenzt, die je nach dem Füllungszustande der Bluträume 300—600 μ dick ist. Sie besteht aus derben, dicht verflochtenen leimgebenden Fasern, zwischen denen man nur wenige kleine Bindegewebszellen erkennt. Die Unterschiede im Verhalten der drei Schwellkörper, die beim Erwachsenen so deutlich ausgeprägt sind, sind also schon beim Neugeborenen zu beobachten; ich werde später auf sie noch ausführlicher zurückkommen.

3. Die Rute des Kindes.

Beim Kinde bleibt die Rute im allgemeinen klein; die Harnröhre ist kurz. Das gegenseitige Verhalten der einzelnen Abschnitte der Harnröhre ist nach wie vor ein anderes als beim Erwachsenen. Die beiden Abschnitte des Prostatateiles sind, wie auch PETER betont, schon beim Neugeborenen verhältnismäßig lang, ebenso die Enge (Pars diaphragmatica). Sehr kurz ist dagegen das Mittelstück des Schwellkörperabschnittes, die Schwellkörperzwiebel ist kaum ausgebildet; die kahnförmige Grube ist dagegen im Zusammenhang mit der verhältnismäßig starken Ausbildung der Eichel wieder relativ groß. Leider war es mir nicht möglich, Ruten von Kindern in gut erhaltenem Zustande zu bekommen. Die wenigen Fälle, die ich untersuchen konnte, berechtigen noch nicht zu weitgehenden Schlüssen. Bei einem 5 Jahre alten Knaben fand ich im Grunde genommen noch die nämlichen Verhältnisse wie beim Neugeborenen. Die Rute war im ganzen nur wenig größer als gleich nach der Geburt. Allerdings sind solche Größenangaben an und für sich gerade hier nicht sehr wesentlich, da die Ausmaße durch den verschiedenen Füllungszustand der Schwellkörper beeinträchtigt werden. So viel ist jedenfalls sicher, daß die Rute sich bis zum 12. oder 13. Jahre, also bis zum Beginn der Pubertät, nur sehr wenig vergrößert und im großen und ganzen den nämlichen Bau zeigt wie beim Neugeborenen. Der Harnröhrenschwellkörper wächst etwas langsamer als der Rutenschwellkörper, beide verändern ihren Bau nur wenig, doch bildet sich die Muskulatur in ihnen mehr und mehr aus, die Albuginea, besonders des Rutenschwellkörpers, wird derber. Auch die Eichel nimmt etwas an Größe zu, die großen geschichteten Körper im Bereiche der Eichelplatte dehnen sich immer mehr aus, dadurch, vielleicht auch durch mechanische Einflüsse, löst sich das innere Blatt der Vorhaut immer weiter von der Oberfläche der Eichel ab. Nach GUNDOBIN (1907, 1921) ist die Lösung in seltenen Fällen schon im ersten Lebensjahre vollzogen, gewöhnlich aber erst im 10. Jahre; unbedeutende Verklebungen, besonders im Bereiche der Corona glandis, können noch bis zum 16. Lebensjahre erhalten bleiben. PETER (1927) fand bei einem 7 Jahre alten Knaben schon „die endgültigen Verhältnisse“ vor. Der Harnröhrenschwellkörper hatte im Vergleich zum Rutenschwellkörper an Umfang abgenommen, seine Bluträume sind kleiner als im Rutenschwellkörper, mächtige Muskelzüge springen in sie vor, elastische Fasern sind reichlich vorhanden. Im Gegensatz dazu fand ich bei einem neunjährigen Knaben, daß die Muskelzüge im Harnröhrenschwellkörper noch recht schwach ausgebildet waren. Hier fanden sich also im Verhalten des Einzelwesens begründete Unterschiede. Elastische Fasern kann man in großer Menge schon beim Neugeborenen nachweisen. Wie schon erwähnt, müssen diese Tatsachen noch genau untersucht werden. Die wenigen bisher beschriebenen Fälle, selbst wenn sie so gründlich untersucht wurden, wie PETER dies stets tut, dürfen nicht zu weitgehenden Schlüssen verführen. Bei dem von mir untersuchten neunjährigen Knaben war die Oberfläche der Eichel noch auf große Strecken hin mit dem Innenblatt der Vorhaut verbunden. Daß diese Verbindung schon beim Neugeborenen nur eine sehr lockere ist, beweist aber ohne weiteres die Tatsache der Beschneidung, die ja bei Judenknaben ganz kurze Zeit nach der Geburt ausgeführt wird.

Am ausführlichsten hat BRACK (1924) das Verhalten der Rute in den Entwicklungsjahren geschildert. Er fand beim Knaben im Schwellkörper der Eichel interstitielle Muskelzüge, welche von der Spitze des Rutenschwellkörpers fächerförmig in die Eichel ausstrahlen. Sie sind wohl als Reste der Muskulatur aufzufassen, die beim Keimling in der Eichel zu beobachten ist; beim Erwachsenen sind diese Züge kaum zu erkennen. In gleichem Maße wie diese interstitielle Muskulatur verschwindet, bilden sich die Gefäßmuskelzüge immer stärker aus. Ich habe beim Keimling diese Züge, die BRACK schildert, deutlich beobachten können, auch beim Neugeborenen sind sie noch gut zu erkennen. Ich halte sie jedoch für Züge junger Bindegewebszellen, da ich in ihren

Protoplasmaleibern niemals Fibrillen nachweisen konnte. Diese Bindegewebszellen rücken dann auseinander und verlieren sich während der Ausbildung des Eichelschwellkörpers in dem Grundgewebe.

Die Albuginea des Rutenschwellkörpers zeigt nach BRACK bis an das Ende des zweiten Lebensjahres — nach meinen Beobachtungen an einem fünfjährigen Knaben auch noch länger — den nämlichen Bau wie beim Neugeborenen. Sie erscheint sehr zellreich, feinfaserig, arm an Gefäßen und ist im ganzen sehr dick. Während der Reifezeit wandelt sich dieses Gewebe ziemlich rasch um und bekommt dann den Bau, den ich bei der Rute des Erwachsenen schildere. BRACK spricht dabei von einer Sklerosierung des Gewebes, was verwirrend wirkt. Die Albuginea des Rutenschwellkörpers ist, von krankhaften Fällen abgesehen, niemals sklerosiert. Sie besteht beim Erwachsenen aus ganz derbem Bindegewebe, für das man ebensowenig die Bezeichnung sklerosiert gebrauchen darf wie für das Bindegewebe der Albuginea des Hodens oder für eine Sehne. Die Bluträume der Schwellkörper bilden sich erst während der Pubertät in ihrer endgültigen Weise aus. Besonders wichtig ist dabei, daß in den Schlagadern die Polster und sonstigen Besonderheiten der Intima, die den Blutzustrom zu den Schwellkörpern regeln, auch erst während der Entwicklungsjahre entstehen. Das hat schon v. EBNER (1902) angegeben und BRACK bestätigt dies. Am wichtigsten sind die Veränderungen, die sich am Nervensystem abspielen; sie habe ich nicht zu schildern. BRACK erwähnt noch, daß in den Bindegewebsschichten der Haut der Rute bei Jugendlichen auffallend viele Mastzellen zu beobachten sind. Sie erscheinen erst kurze Zeit nach der Geburt und liegen in besonders großen Mengen sowohl unterhalb des inneren Vorhautblattes, als auch in der Umgebung der Eichelplatte. Ich habe an den angeführten Stellen schon bei Keimlingen größere Mengen von zum Teil recht großen Histiocyten beobachtet; die meisten von ihnen liegen in der Nähe der Epithelperlen. Vielleicht haben sie die Aufgabe, die zerfallenden Stoffe, die sich in den Epithelperlen bilden und in das Bindegewebe kommen, aufzusaugen und zu verarbeiten.

B. Die Rute des Erwachsenen.

1. Die Schwellkörper.

(Corpora cavernosa.)

Bevor ich die Einzelheiten des Baues schildere, muß ich einige Bemerkungen vorausschicken, welche die Schwellkörper betreffen. Ihr Bau ist nur dann zu verstehen, wenn man ihr physiologisches Verhalten berücksichtigt.

Seit HENLE (1873) unterscheiden wir drei verschiedene Arten von Schwellgewebe, das erektile, das kompressible und eine dritte Art, die eine gewisse Mittelstellung einnimmt. Das erektile Schwellgewebe findet sich eigentlich nur im Rutenschwellkörper; das kompressible dagegen um sehr viele Öffnungen des Körpers, seine weiten Venen sind für gewöhnlich mit Blut gefüllt und werden nur dann entleert, wenn irgendeine Masse durch die umschlossene Öffnung durchtritt. Gewöhnlich liegt das kompressible Schwellgewebe in der Eigenhaut einer Schleimhaut. Die dritte Art, „die an den Eigenschaften beider teilnimmt", findet sich eigentlich nur im Harnröhrenschwellkörper des Mannes und in der Eichel. Das kompressible Schwellgewebe der Rute liegt in der Eigenhaut der Harnröhrenschleimhaut und besteht aus einem Netz weiter Bluträume, die nur von Endothel ausgekleidet sind, also keinerlei Muskelzellen in ihrer Wandung besitzen. In diese Räume münden die Capillaren der Schleimhaut ein. Vereinzelte Muskelfasern finden sich in dem Gewebe, das die Bluträume verbindet, hauptsächlich in den proximalen Abschnitten der Rute; von der Mitte des

Harnröhrenschwellkörpers an sind solche Muskelfasern äußerst selten. Nach außen zu ist das kompressible Schwellgewebe an anderen Stellen des Körpers gewöhnlich von einer Lage glatter Muskulatur umgeben, durch deren Zusammenziehung das Geflecht, dessen Räume ja stets gefüllt sind, wie ein röhrenförmiges Wasserkissen sanft gegen den Kanal gedrückt wird, den es umgibt und verschließt. Diesen Ring von Muskeln finden wir an der Harnröhre im Bereiche des Prostataabschnittes in Gestalt des schon geschilderten hufeisenförmigen Blasenschließmuskels, im Bereiche der Enge in Gestalt eines annähernd ringförmig angeordneten glatten Muskels. Auch im Anfangsabschnitt des Schwellkörperteiles sind noch glatte Muskelfasern vorhanden, gegen die äußere Harnröhrenmündung zu wird diese Muskellage rasch dünner und verschwindet dann nach und nach ganz, eigentlich von dem Orte ab, wo die Harnröhre ringsum von Schwellgewebe umgeben ist. Der Harnröhrenschwellkörper ersetzt offenbar durch seine Wirkung die Wirkung der glatten Muskulatur, indem er selbst mit seinen zahlreichen elastischen Fasern und Muskeln und durch die Füllung der in seinem Bereiche gelegenen Bluträume einen Druck auf den röhrenförmigen kompressiblen Schwellkörper in der Eigenhaut ausübt und dadurch die Harnröhre verschließt. Der Harnstrahl oder Samen verdrängt aber selbst bei stärkster Füllung des Harnröhrenschwellkörpers das Blut aus den muskellosen Räumen des submukösen Schwellkörpers, so daß die durchtretende Flüssigkeit keinen Widerstand findet und die Harnröhre leicht durchlaufen kann. Bevor ich das Verhalten des Harnröhrenschwellkörpers beschreibe, will ich zuerst den Bau des Rutenschwellkörpers schildern.

a) Der Rutenschwellkörper.
(Corpus cavernosum penis.)

Der Rutenschwellkörper, die eigentliche Grundlage des Penis, dem nach Angabe aller Forscher die wichtigste Rolle bei der Erektion zukommt, besteht aus einem mittleren Abschnitt, dem Körper, der gegen die beiden Schambeinäste zu in zwei Schenkel (Crura) ausläuft, nach außen zu sich aber in eine Spitze auszieht, welche nur aus Bindegewebe besteht und innerhalb der Eichel liegt. Auf dem Querschnitt erscheint der Rutenschwellkörper bei mäßig gefüllten Bluträumen im Bereiche des freien Teiles der Rute nierenförmig (Abb. 205), an seiner gegen die Harnröhre zu gelegenen Seite findet sich hier eine Längsrinne, in der der Harnröhrenschwellkörper liegt. Im Bereiche der Rutenwurzel ist die Rinne an der Ventralseite nicht so gut ausgebildet, die Harnröhrenzwiebel hebt sich hier viel stärker vom Rutenschwellkörper ab.

Der Rutenschwellkörper ist von einer dicken bindegewebigen Hülle, der Albuginea, überzogen. Ihre Dicke schwankt innerhalb weiter Grenzen, v. Ebner gibt sie durchschnittlich auf 1 mm an, sie ist bei einem und demselben Mann verschieden je nach der Füllung der Bluträume. Bei ganz geleertem Schwellkörper ist sie manchmal 2—3 mm dick, bei gefüllten Bluträumen oft nur ½ mm. Sie besteht aus dicht verfilzten, sehr derben leimgebenden Fasern, die sich allerdings mit Resorcin-Fuchsin graurot färben. Zwischen ihnen zieht ein weitmaschiges Geflecht von zum Teil recht dicken elastischen Fasern. Die leimgebenden Fasern zeigen bestimmte Verlaufsrichtung. Die Mehrzahl von ihnen zieht in der Längsrichtung, besonders trifft dies für die äußeren Lagen zu. In den inneren Schichten findet man auch ringförmig oder schraubenförmig verlaufende Züge, die auch in die Grundlage des Ligamentum pectiniforme und an einzelnen Stellen als dicke Balken in das Schwellgewebe selbst hineinziehen. Scheidewände und Balken zeigen im großen und ganzen den nämlichen Bau wie die Albuginea, enthalten aber noch mehr elastische Fasern. Bei ganz leerem Schwellkörper

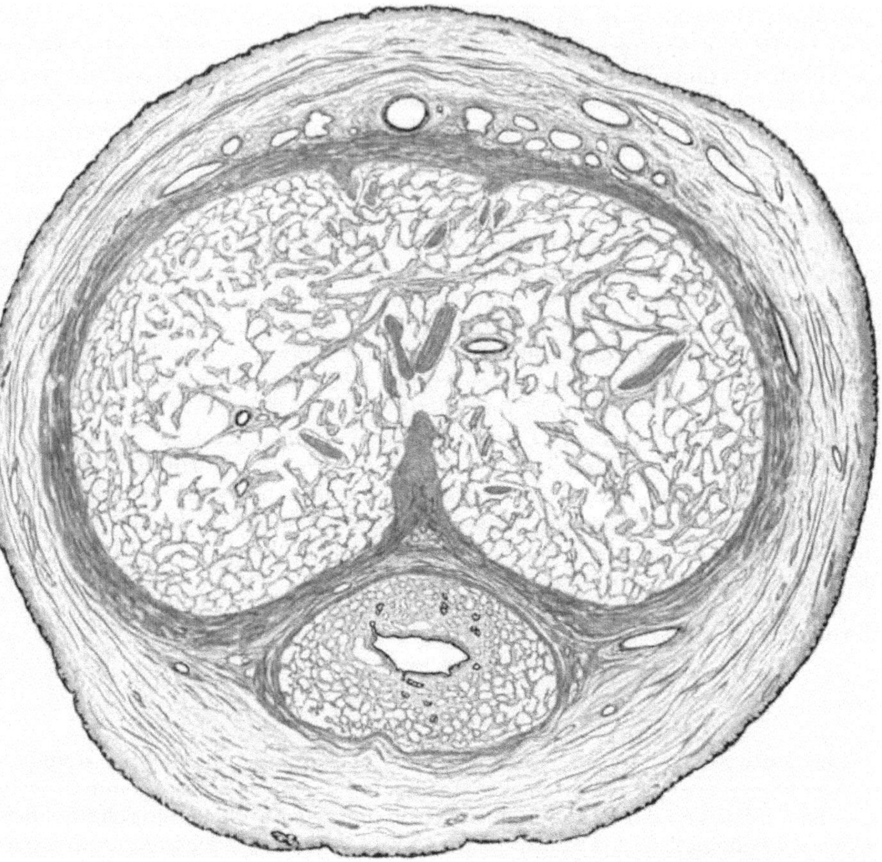

Abb. 205. Querschnitt durch den freien Teil der Rute eines 21jährigen Mannes. Die ganze Rute wurde vom Rutenschwellkörper aus injiziert, in gefülltem Zustande gehärtet, in Celloidin eingebettet und 25 μ, dick geschnitten, Färbung Hämatoxylin-DELAFIELD-Eosin; Vergrößerung $3^1/_2$fach. (S. auch Abb. 215.) Das Bindegewebe unter der Haut erscheint als Folge der Injektion ödematös gequollen.

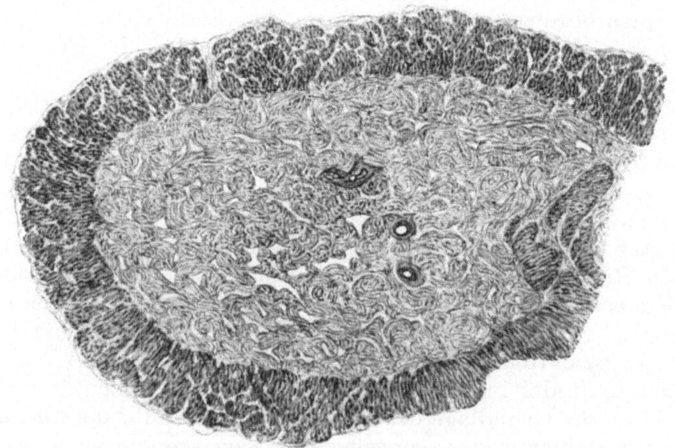

Abb. 206. Rechte Hälfte des Rutenschwellkörpers eines 26jährigen Mannes. Die Rute wurde in kalter Flüssigkeit fixiert. Die Muskulatur ist vollkommen zusammengezogen und dadurch der Schwellkörper entleert. Die Albuginea ist verhältnismäßig sehr dünn. Fixiert in ZENKER, Celloidin, 10 μ, Hämatoxylin-Eosin; Vergrößerung 6fach.

(Abb. 206) werden auf einem Querschnitt durch die Rute fast alle leimgebenden Fasern der Albuginea quer oder schräg getroffen, sie verlaufen dann stark geschlängelt, wie in einer entspannten Sehne. Bei gefülltem Schwellkörper dagegen kommt die Anordnung in zwei Schichten mit verschiedener Verlaufsrichtung deutlicher zur Geltung (Abb. 207), dann überwiegen oft die schraubenförmigen Fasern sehr erheblich, an vielen Stellen kann man die Längsfasern dann

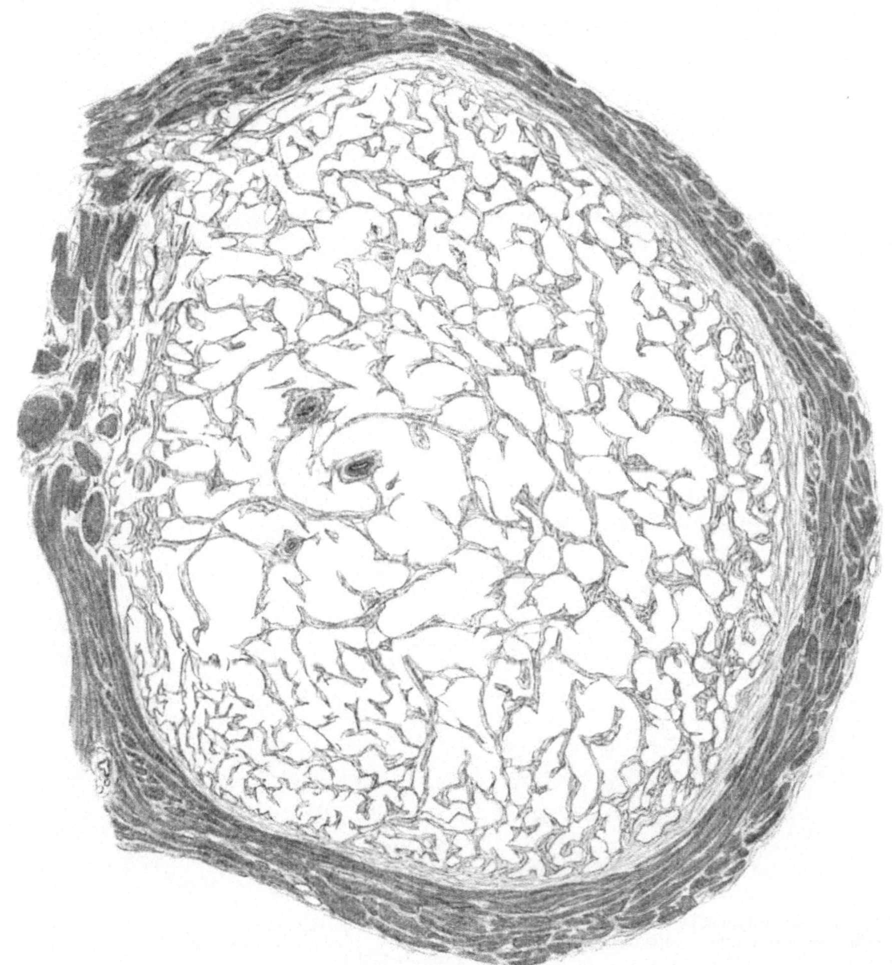

Abb. 207. Querschnitt durch die linke Hälfte des Rutenschwellkörpers eines 23 jährigen Mannes. Der Schwellkörper war mit Fixierungsflüssigkeit injiziert und in gesteiftem Zustande gehärtet worden. Fixiert in Formol, Celloidin, 10 μ, Hämatxoylin-Eosin; Vergrößerung 6 fach.

kaum erkennen, sie sind alle schräg getroffen. Da der Rutenschwellkörper bei der Erektion hauptsächlich an Dicke und nicht so sehr an Länge zunimmt, kann die eben geschilderte Tatsache nur so erklärt werden, daß in keiner der beiden Lagen die Fasern genau in der Längsrichtung oder genau ringförmig ziehen. Sie müssen vielmehr in flacheren oder steileren Schraubenwindungen um den Schwellkörper gehen, wobei die Fasern der inneren Schicht immer flachere Windungen bilden, die der äußeren dagegen viel steilere Windungen, welche die Windungen der inneren Schicht schneiden. Man muß dabei eben auch berücksichtigen, daß die leimgebenden Fasern während der verschiedenen Gestaltsveränderungen des Schwellkörpers weitgehend gegeneinander verschoben werden müssen, sie sind ja nicht dehnbar; das Geflecht der elastischen Fasern, das sie zusammenhält, gestattet diese Verschiebung in weitgehender Weise. Nach außen zu ist die Albuginea scharf abgesetzt. In dem umgebenden Gewebe findet man kaum leimgebende Fasern, das Netz der elastischen Fasern aber geht unmittelbar in die faserige Grundlage der Umgebung über.

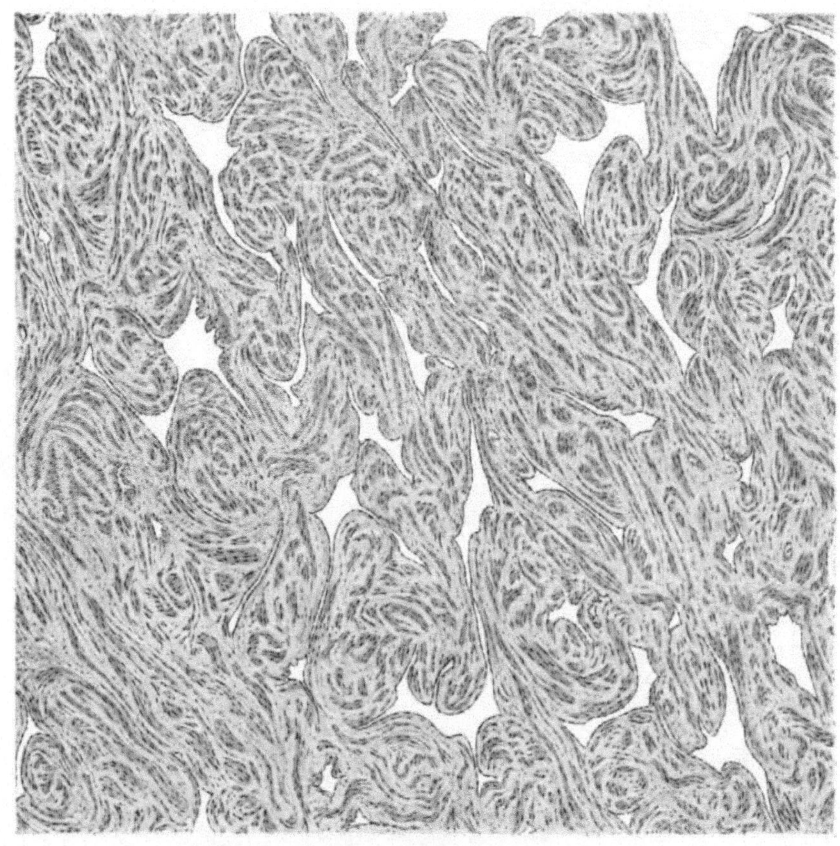

Abb. 208. Grundgewebe aus dem Rutenschwellkörper eines 32 jährigen Mannes in vollkommen erschlafftem Zustande. Fixiert in Formalin, Celloidin, 10 μ, Hämatoxylin-DELAFIELD-Eosin; Vergrößerung 40 fach.

Die Grundlage des Rutenschwellkörpers besteht aus einem Geflecht oder, besser gesagt, aus einem Schwammgerüst. Es wird von Zügen glatter Muskelzellen gebildet, die sich nach allen Richtungen hin durchflechten, ohne eine bestimmte Anordnung in ihrem Verlauf zu zeigen (Abb. 208, 209). Die Kerne der Muskelzellen sind 10—15 μ lang, 1—2 μ dick; sie zeigen den gewöhnlichen Bau. Ihre Form wechselt je nach dem Zusammenziehungszustand sehr stark. KOELLIKER gibt die Größe der Zellen folgendermaßen an: Länge 45—68 μ, Dicke 4,5—5,5 μ. Wenn man die Zellen absondert und zerzupft, so kann man diese Angaben bestätigen; im Schnitt gelingt es aber nie, die einzelnen Zellen scharf gegeneinander abzugrenzen, da sie hier, wie überall im Körper, ein zusammenhängendes, nach drei Richtungen des Raumes ausgebreitetes Schwammwerk bilden, in dem sich die zu einem Kern gehörenden Plasmabezirke nicht deutlich gegeneinander abgrenzen lassen. Sie sind teils länglich walzenförmig oder spindelig, vielfach auch sternförmig; von der den Kern umgebenden Cytoplasmamasse ziehen dann 3—6 oder noch mehr Fortsätze nach allen Richtungen, die mit ebensolchen Fortsätzen anderer Zellen in Verbindung stehen. Zwischen den Muskelzellen findet man ein feinstes Geflecht sehr zarter elastischer Fasern, die in den äußeren Lagen unmittelbar in das elastische Geflecht der

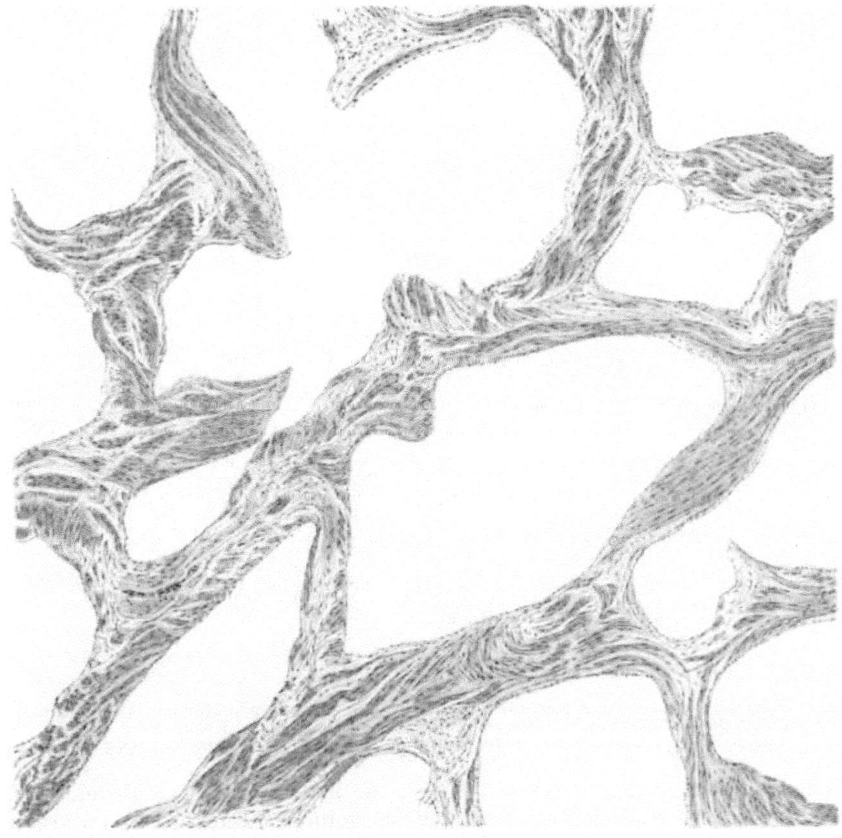

Abb. 209. Querschnitt durch die seitlichen Teile eines in gefülltem Zustande fixierten Rutenschwellkörpers eines 23 jährigen Mannes. Fixiert in Formol, Celloidin, 10 μ. Hämatoxylin-DELAFIELD-Eosin; Vergrößerung 40 fach.

Albuginea übergehen. Leimgebende Fasern findet man nur in äußerst geringer Menge, vor allem in den starken Balken und in dem kammförmigen Bande. Zwischen den Zügen der Fasern beobachtet man auch einzelne Fibrocyten und ganz vereinzelte Histiocyten, aber im allgemeinen, auf die Besonderheiten komme ich gleich noch zu sprechen, keine Capillaren. Das Netz elastischer Fasern gestattet, daß sich die Muskelzellen sehr ausgiebig gegeneinander verschieben, infolgedessen ist das Bild bei leeren Bluträumen ein ganz anderes als bei gesteifter Rute (Abb. 208, 209). Sind die Bluträume gefüllt, so erkennt man in den Brücken zwischen ihnen einzelne gut abgesetzte 30—50 μ dicke Muskelzüge, die durch breite bindegewebige Züge getrennt werden. Bei entleertem Schwellkörper verteilen sich die Muskelzellen ziemlich gleichmäßig netzförmig in dem lockeren Filz elastischer Fasern. Fettzellen beobachtet man nur in ganz geringer Menge und gewöhnlich nur in der äußersten Schicht im Bereiche der Schenkel des Schwellkörpers.

Die Lücken zwischen dem eben geschilderten Schwammwerk bilden die Bluträume, die als ganz unregelmäßig gestaltete Hohlräume anscheinend ohne jede Regelmäßigkeit im Verhalten zu zeigen, das ganze Schwellgewebe durchsetzen. Gewisse Unterschiede in den einzelnen Abschnitten sind vorhanden,

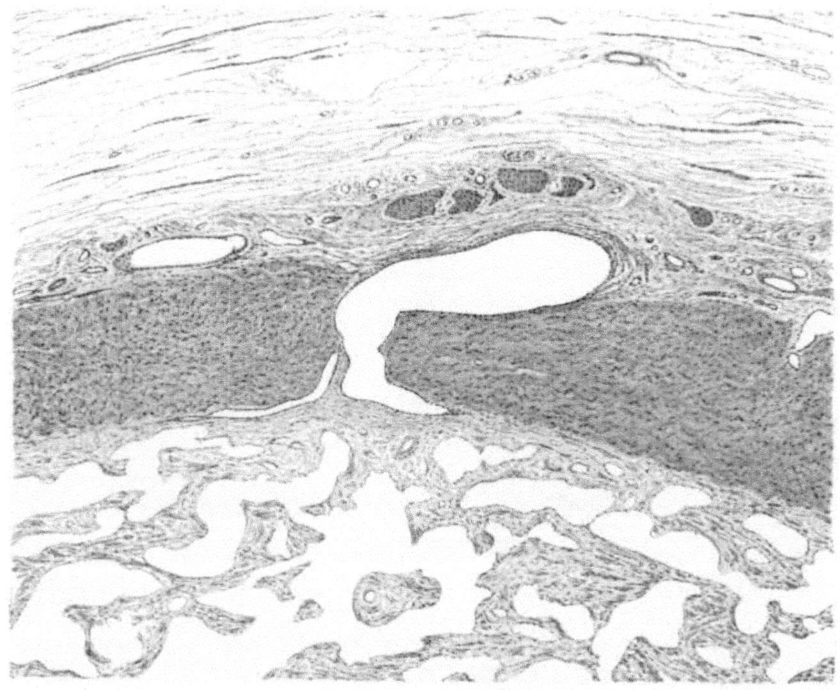

Abb. 210. Oberflächliche Teile des Rutenschwellkörpers eines 21jährigen Mannes. Der Rutenschwellkörper wurde injiziert. Fixiert in ZENKER, Celloidin, 15 μ, Hämatoxylin-Eosin; Vergrößerung 20fach. Das Bild zeigt das Verhalten der Albuginea und eine sie durchbohrende V. emissaria dorsalis.

die ich erwähnen muß, da KISS (1921) u. A. ihnen besondere Bedeutung zumessen; allerdings sind sie hauptsächlich bei gefüllten Bluträumen zu erkennen (Abb. 207, 210). In der Mitte jeder Schwellkörperhälfte sind die Bluträume weit, bei stärkster Füllung halten sie hier 1—3 mm, gegen die Oberfläche zu werden sie kleiner und erscheinen mehr wie kurze Schläuche, sie haben nur 0,2—0,5 mm Weite. In den mittleren Teilen sind die Scheidewände zwischen den Bluträumen, abgesehen von den Balken, die man aber nur an einzelnen Stellen beobachtet, sehr schmal, 100—200 μ dick; nach außen zu werden die trennenden Wände immer dicker, enthalten aber verhältnismäßig weniger Muskelzellen. Zwischen den oberflächlichsten Bluträumen und der Albuginea findet man regelmäßig eine 200—800 μ dicke Schicht, die nur aus einem feinen Geflecht elastischer Fasern besteht, sie ist auf Abb. 210 sehr schön zu erkennen: sie enthält wenige, oft auf weite Strecken hin gar keine größeren Bluträume, dagegen vereinzelte Haargefäße und Venen.

Das eben geschilderte Verhalten der Bluträume kann man, wie schon erwähnt, nur dann richtig erkennen, wenn der Schwellkörper langsam mit Flüssigkeit oder dünner, langsam erstarrender Injektionsmasse gefüllt wird. Die Masse muß sich ganz langsam gleichmäßig in den Hohlräumen verteilen. Spritzt man, wie dies oft geschieht, Gelatine unter stärkerem Druck in die Schwellkörper ein, verwendet man also eine Masse, die verhältnismäßig rasch erstarrt, dann bekommt man nur Zerrbilder. Die in der Mitte gelegenen Räume sind dann ungemein weit, die Scheidewände zwischen ihnen sehr stark zusammengedrückt; die oberflächlich gelegenen Räume dagegen füllen sich nur schlecht oder gar nicht, sie erscheinen dann oft spaltförmig zusammengedrückt. Dies sind, wie gesagt, künstlich erzeugte Trugbilder; solche hat Kiss (1921) beobachtet, und zur Erklärung seiner Anschauung von der Erektion genommen.

Als erster hat Langer (1862) die Schwellkörper der menschlichen Rute genauer untersucht, und zwar an Corrosionspräparaten. Er bezeichnet die Hohlräume des Rutenschwellkörpers als wahres Venennetz und teilt den Schwellkörper in eine Rindenzone und eine Zentralzone ein. An der Rindenzone unterscheidet er wieder einen inneren und äußeren Abschnitt. An der ganzen Oberfläche der Schwellkörper, dicht an der Albuginea und dem Septum, fand Langer ein Netz von Haargefäßen (das oberflächliche Rindennetz). Es hängt nach seiner Anschauung mit dem tieferen Rindennetz, also den Lücken der weiten Venen, zusammen. In dieses tiefe Venennetz münden nun teilweise Arterien unmittelbar ein, ohne daß sie sich in Haargefäße aufgelöst haben. Neben diesen beiden Möglichkeiten des Blutzuflusses gibt Langer noch Folgendes an: „Drittens münden auch in den inneren Teilen der Schwellkörper Arterienausläufer unmittelbar in die hier gelegenen Bluträume.“ Viertens soll sich in der Wand der Arteria profunda penis ein echtes Capillarnetz von „Vasa vasorum“ finden, aus dem das Blut durch kleine Venen in ein die Arterie umkleidendes Netz gelangt, das dem äußeren Rindennetz entspricht. Fünftens trifft man in den Balken im Innern des Schwellkörpers weitmaschige Netze, die sich vielleicht auch in die Venenräume fortsetzen. Rankenarterien finden sich nur in den Schenkeln des Schwellkörpers.

Auch Kiss (1921) unterscheidet in jeder der beiden Hälften des Rutenschwellkörpers eine Rindenzone und eine Innenzone. Beide sind ja zweifellos vorhanden und auch in Abb. 207 und 210 deutlich zu erkennen, eine scharfe Grenze zwischen beiden besteht sicher nicht. Ich muß aber Kiss in dem Punkte zustimmen, daß es nicht möglich ist, in der Rindenschicht überall ein gröberes und feineres System von Gefäßen zu unterscheiden. An vielen Stellen findet man aber ein Verhalten, wie es Abb. 210 zeigt, daß nämlich im inneren Rindengebiet etwas engere Bluträume, zum Teil röhrenförmig gestaltet, ziehen, während in dem äußeren Rindengebiet, also in dem zwischen den Bluträumen und der Albuginea gelegenen lockeren Bindegewebe zahlreiche Haargefäße zu erkennen sind. Ich bin überzeugt davon, daß dieses Haargefäßnetz bei gut gelungenen Injektionspräparaten, wie sie Langer in so meisterhafter Weise herzustellen verstand, sich füllt und dann die Bilder gibt, die Langer schildert. Damit ist aber über die Bedeutung dieser Netze noch nichts Sicheres gesagt. Neben der Scheidewand des Rutenschwellkörpers vermißte auch ich die Lage von Haargefäßen. Ich werde auf alle diese Tatsachen bei der Beschreibung der Blutgefäße nochmals eingehen.

b) Der Harnröhrenschwellkörper.

(Corpus cavernosum urethrae.)

Im Gegensatz zum Rutenschwellkörper zeigt der Harnröhrenschwellkörper ganz anderen Bau. Der Rutenschwellkörper zeigt im allgemeinen bei jeder beliebigen Schnittrichtung das nämliche Bild, seine Bluträume zeigen keine

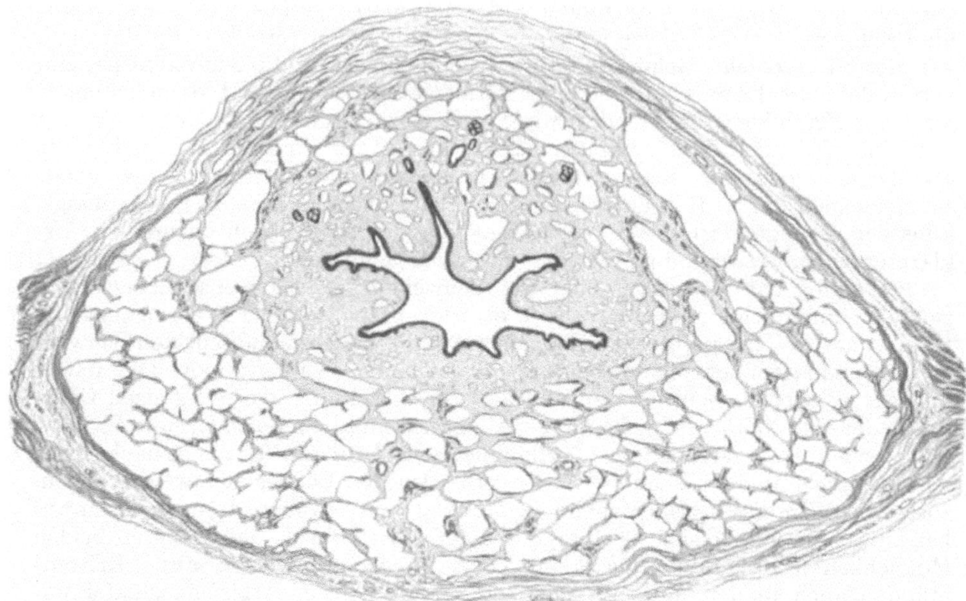

Abb. 211. Querschnitt durch das Mittelstück des Harnröhrenschwellkörpers eines 23 jährigen Mannes, vom Bulbus aus injiziert. Fixiert in Formol, Celloidin, 10 μ, Hämatoxylin-Eosin; Vergrößerung 10fach. Der Schnitt liegt noch in der Nähe des Bulbus. Die dem Rutenschwellkörper zugekehrte Seite liegt oben.

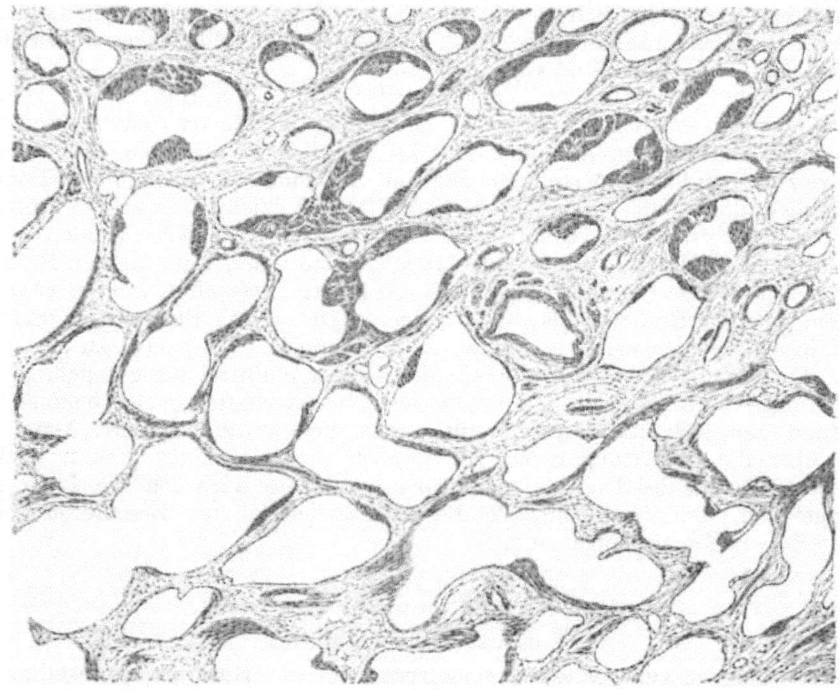

Abb. 212. Querschnitt durch das Gewebe aus der Mitte des Rutenschwellkörpers von einem 21jährigen Mann. Fixiert in ZENKER, Celloidin, 10 μ, Hämatoxylin-DELAFIELD-Eosin; Vergrößerung 40fach.

bestimmte Verlaufsrichtung. Beim Harnröhrenschwellkörper dagegen findet man ganz anderes Verhalten, je nachdem man ihn auf Querschnitten oder auf Längsschnitten untersucht. Im Bereiche der Zwiebel allerdings zeigt er ähnlichen Bau wie der Rutenschwellkörper (Abb. 147). Im Bereiche des Mittelstückes umgibt er allenthalben die an Blutgefäßen reiche Eigenhaut ringförmig und ist nach innen zu nur unscharf gegen das Gewebe dieser Eigenhaut abgesetzt, nach außen zu aber durch eine ganz dünne Albuginea begrenzt. Sie

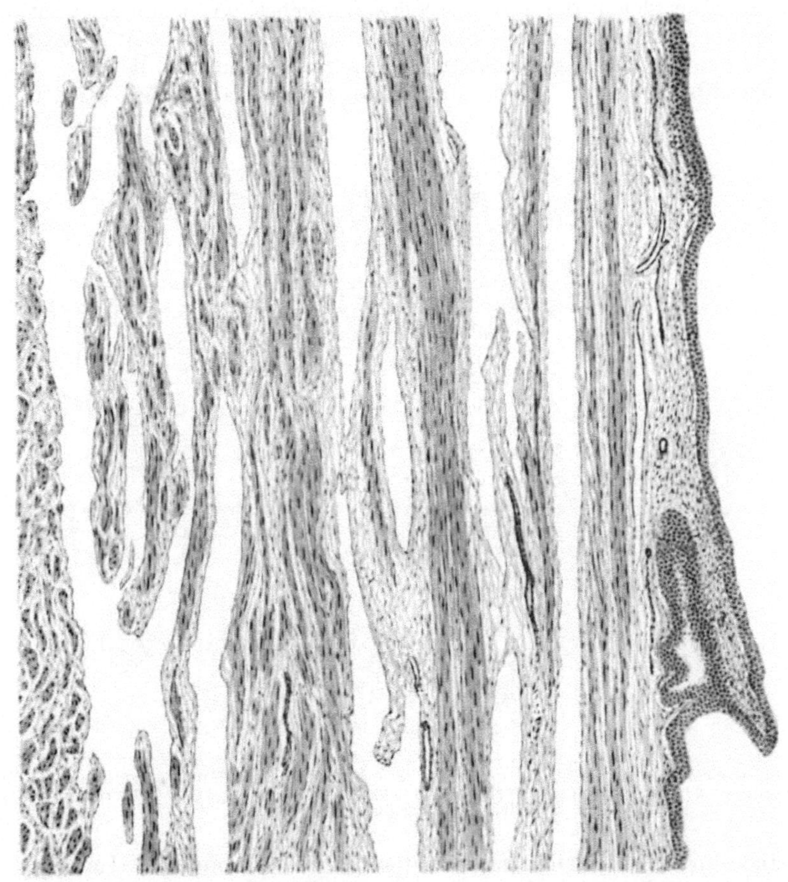

Abb. 213. Längsschnitt ungefähr in der Längsmittelebene durch die mittleren Teile des Rutenschwellkörpers eines 24jährigen Mannes. Fixiert in Formol, Paraffin, 10 μ, Hämatoxylin-DELAFIELD-Chromotrop 2 R-Orange G; Vergrößerung 60fach. Rechts im Schnitt ist das Epithel der Harnröhre zu erkennen; der Schwellkörper in der Eigenhaut der Harnröhre ist nicht mit gefüllt. Die Abbildung zeigt die Verbindung der Bluträume im Harnröhrenschwellkörper.

besteht aus wenigen, teils ringförmig und hauptsächlich in der Längsrichtung verlaufenden leimgebenden Fasern, die durch ein feines Netz elastischer Fasern zusammengehalten werden. Dieses geht ohne deutliche Grenze in die bindegewebige Grundlage des Schwellkörpers einerseits, in die umgebende Bindegewebshülle andererseits über. An der Unterseite ist die Albuginea deutlicher als an der dem Rutenschwellkörper zugekehrten Seite. An ihr ist der Schwellkörper selbst dünner als seitlich und unten (Abb. 211).

Die Grundlage des Harnröhrenschwellkörpers besteht aus ganz lockerem Bindegewebe. Es wird von einem Geflecht elastischer Fasern gebildet, leimgebende Fasern erkennt man so gut wie gar nicht. Zwischen den Fasern findet man zahlreiche Fibrocyten und vereinzelte Histiocyten, daneben auch einige kleine Arterien, niemals aber Fettzellen und so gut wie keine Muskelfasern. Nur in den äußersten Teilen erkennt man hier und da einen dünnen Zug glatter Muskelfasern. Die Bluträume sind verschieden weit, durch mehr oder weniger dicke Scheidewände getrennt. Die Weite ist verschieden, sie ist am größten im Bereiche der Schwellkörperzwiebel und kann hier bei starker Füllung 1—3 mm betragen. Hier gleicht der Bau des Schwellgewebes, wie schon erwähnt, ziemlich weitgehend demjenigen des Rutenschwellkörpers. In den Scheidewänden zwischen den Bluträumen findet man derbere Muskelzüge, die keine bestimmte Verlaufsrichtung zeigen. Die Bluträume ziehen nach allen Richtungen hin

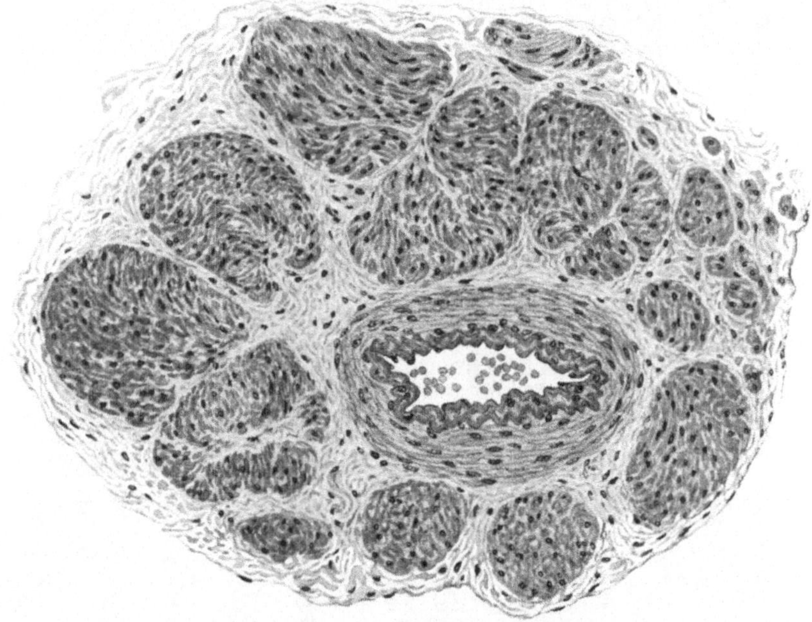

Abb. 214. Querschnitt durch die A. urethralis innerhalb des Harnröhrenschwellkörpers eines 26jährigen Mannes. Fixiert in ZENKER, Methylbenzoat-Celloidin-Paraffin, 10 μ, Hämatoxylin-DELAFIELD-Erythrosin; Vergrößerung 200fach.

und sind durch weite Öffnungen untereinander verbunden. Im Bereiche des Mittelstückes ändert sich dieses Verhalten. Hier ziehen die Bluträume in der Hauptsache in der Längsrichtung, wie Abb. 212 und besonders Abb. 213 deutlich zeigt. Man kann die einzelnen Räume oft auf lange Strecken hin verfolgen, ohne daß irgendeine Verbindung mit benachbarten Räumen besteht. Am sinnfälligsten kommt dieses Verhalten naturgemäß zur Geltung, wenn die Rute steif ist. Die Muskulatur zeigt besonderes Verhalten; sie bildet nämlich einzelne, durchweg in der Längsrichtung verlaufende Züge, welche dem Endothel der Bluträume unmittelbar angelagert sind und in den Hohlraum als deutliche Längswülste vorspringen. Manche der Bluträume sind zu zwei Drittel bis drei Viertel von solchen längsverlaufenden Zügen umgeben. In einzelnen Räumen springen deren 2—3 als Wülste vor. Besonders gut sind sie in den mehr nach innen zu gelegenen Räumen ausgebildet; in den oberflächlich gelegenen sind die Muskelzüge viel dünner, aber breiter. Manchmal erscheinen die Bluträume in der Außenschicht auf weite Strecken hin in rinnenförmigen Muskelzügen zu verlaufen. In seltenen Fällen findet man einen Blutraum, der ganz von einer Lage von Längsmuskelfasern umschlossen ist, die sich der Innenhaut unmittelbar anlagern. Zwischen den Zellen aller dieser Muskelzüge erkennt man ein feinstes Geflecht elastischer Fasern.

In diesem Zusammenhang muß ich gleich das Verhalten der größeren Schlagadern des Harnröhrenschwellkörpers beschreiben, auf das ich später im Zusammenhang noch zurückkommen werde. Die Arteria urethralis tritt, häufig zusammen mit der Arteria bulbi, jederseits von hinten und oben her in die Zwiebel des Schwellkörpers ein und zieht dann in der Längsrichtung unterhalb der Harnröhre. Die beiden Gefäße liegen oft ziemlich nahe beieinander. Im Anfangsteil geben sie zahlreiche stärkere Seitenäste ab, später werden diese Äste immer dünner; die Arterien sind meist bis in die Gegend der Eichel hin zu verfolgen. Sie sind (Abb. 214) von einer feinen Innenhaut ausgekleidet, auf diese folgt eine gut entwickelte Intima, in der vereinzelte Längsmuskeln ziehen; Polster habe ich innerhalb des Schwellkörpers nicht beobachtet. Die Media ist sehr kräftig und besteht aus ringförmig angeordneten Muskelzügen. Ganz besonderes Verhalten zeigt die Außenhaut. Sie ist 400—1000 μ dick und besteht aus einem lockeren Geflecht elastischer Fasern. In ihm ziehen sehr zahlreiche, sehr dicke Bündel von längsverlaufenden Muskelzellen. Die zu einem Kern gehörenden Protoplasmabezirke sind hier sehr groß, bis zu 200 μ und darüber lang; die einzelnen Bündel halten 200—400 μ im Durchmesser. Gegen die Eichel zu werden die Ringsschicht sowohl als auch die Längszüge wesentlich dünner. Die elastische Innenhaut ist besonders dick. Oft scheint die ganze Schicht zwischen Intima und Media nur aus einer einzigen dicken elastischen Haut zu bestehen. An Stellen, an denen in der Intima Längsmuskelzellen vorhanden sind, erscheint die Elastica intimae doppelt. Auch die Adventitia enthält ungemein viele, zum Teil sehr dicke elastische Fasern.

c) Der Eichelschwellkörper.
(Corpus cavernosum glandis.)

Gegen die Eichel hin werden die Muskelzüge, die der Intima der Bluträume angelagert sind, immer dünner. Das Zwischengewebe verändert seinen Bau nicht wesentlich, es enthält nach wie vor sehr wenige und oft auf weite Strecken hin gar keine Muskelzellen. Hand in Hand damit wird auch die Hülle des Schwellkörpers immer dünner; sie wird von weiten Bluträumen durchsetzt, die in offener Verbindung mit den Räumen des Eichelschwellkörpers stehen, in den der Rutenschwellkörper schließlich ohne scharfe Grenze übergeht. Der Eichelschwellkörper zeigt wieder besonderes Verhalten (Abb. 215, 216, 217). Auch er ist von einer Bindegewebshülle überzogen; sie ist wesentlich dünner als diejenige des Rutenschwellkörpers, was ich im Gegensatz zu Brack (1924) betonen muß. Auf dem Rücken der Eichel kann die bindegewebige Hülle 200—400 μ dick sein, auf der Unterseite ist sie meistens noch schwächer, in der Umgebung des Vorhautbändchens vielfach überhaupt nicht zu erkennen. Man vergleiche dazu die beiden Abb. 205 und 215, die von der nämlichen Rute stammen, ganz gleich behandelt und bei gleicher Vergrößerung gezeichnet sind. Eigentlich ist man versucht, bei der Eichel die Bezeichnung Albuginea überhaupt nicht anzuwenden, denn die Hülle besteht aus wenigen, ziemlich dicken, hauptsächlich ringförmig angeordneten leimgebenden Fasern, die durchflochten und umgeben werden von einem ganz dichten Filz zum Teil sehr dicker elastischer Fasern; ihre Menge überwiegt diejenige der leimgebenden und an vielen Stellen erkennt man überhaupt nur elastische Fasern, die nach außen hin unmittelbar in das Geflecht unterhalb des Epithelüberzuges, nach innen aber in das derbe

Geflecht im Innern des Schwellkörpers übergehen. In allen Teilen färben sich die wenigen leimgebenden Fasern, falls sie überhaupt vorhanden sind, mit Resorcin-Fuchsin hell graurot.

Die Grundlage der Eichel bildet ein Bindegewebszug, der vom äußersten Teil des Rutenschwellkörpers, zum Teil von seiner Scheidewand ausgeht. Er steht mit der Spitze des Rutenschwellkörpers mit breiter Basis in Verbindung und läuft in eine Spitze aus (Abb. 216). In der Hauptsache besteht dieser Körper aus einem Filz sehr derber leimgebender Fasern, die sich nach allen Richtungen hin

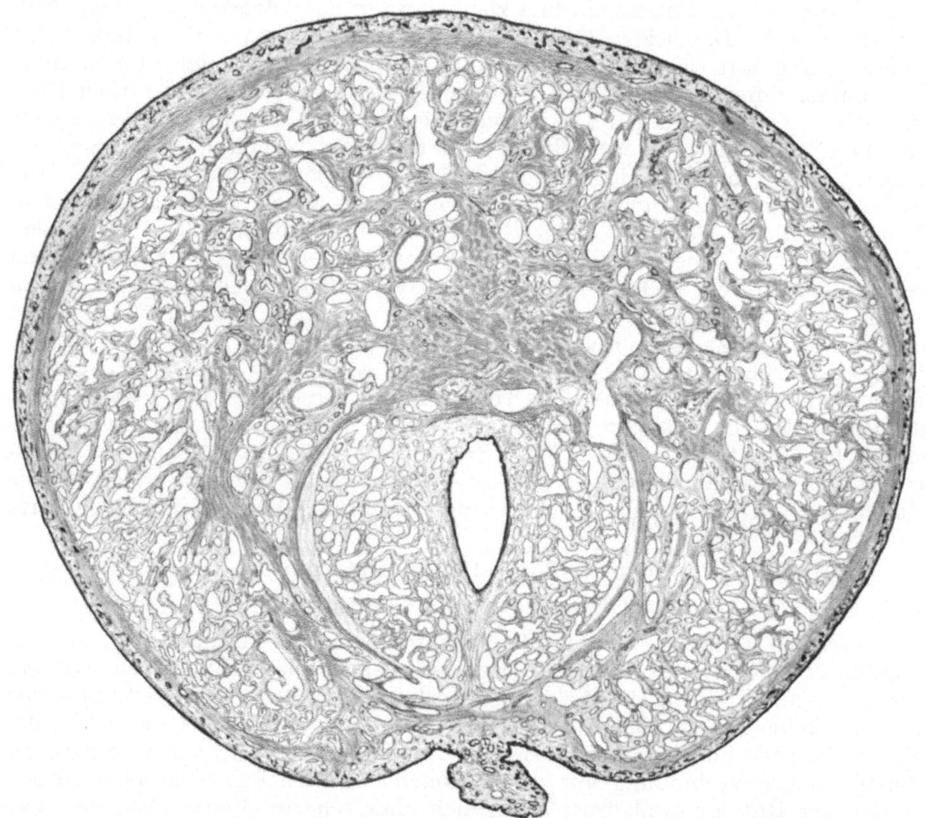

Abb. 215. Querschnitt durch das äußerste Ende des Harnröhrenschwellkörpers und die Eichel vor der Spitze des Rutenschwellkörpers, von der nämlichen Rute, die in Abb. 205 dargestellt ist. Als Folge der Injektion hat sich die Vorhaut zurückgeschoben. Fixiert in Formol, Celloidin, 15 μ, Hämatoxylin-Eosin; Vergrößerung $3^1/_2$fach.

durchflechten und keine besondere Richtung im Verlauf zeigen. Einzelne Fasern treten allmählich aus dem Körper aus und verschwinden in der Grundlage der Eichel. Der ganze Körper ist durchsetzt von einem Geflecht elastischer Fasern. In den feinen Spalten zwischen den Fasern findet man wenige kleine Fibrocyten, vereinzelte Histiocyten und auch einzelne kleinere Gefäße von 40—120 μ Dicke, die von einer einfachen Endothelschicht ausgekleidet sind und teilweise eine deutliche Muskellage erkennen lassen. Bei anderen fehlt die Muskellage vollkommen. Die Gefäße sind von einer dünneren Hülle von Bindegewebe umgeben. Die nur von Endothel ausgekleideten Gefäße stellen, wie sich auf Schnittreihen deutlich verfolgen läßt, die Verbindung zwischen den Räumen des Rutenschwellkörpers und denen des

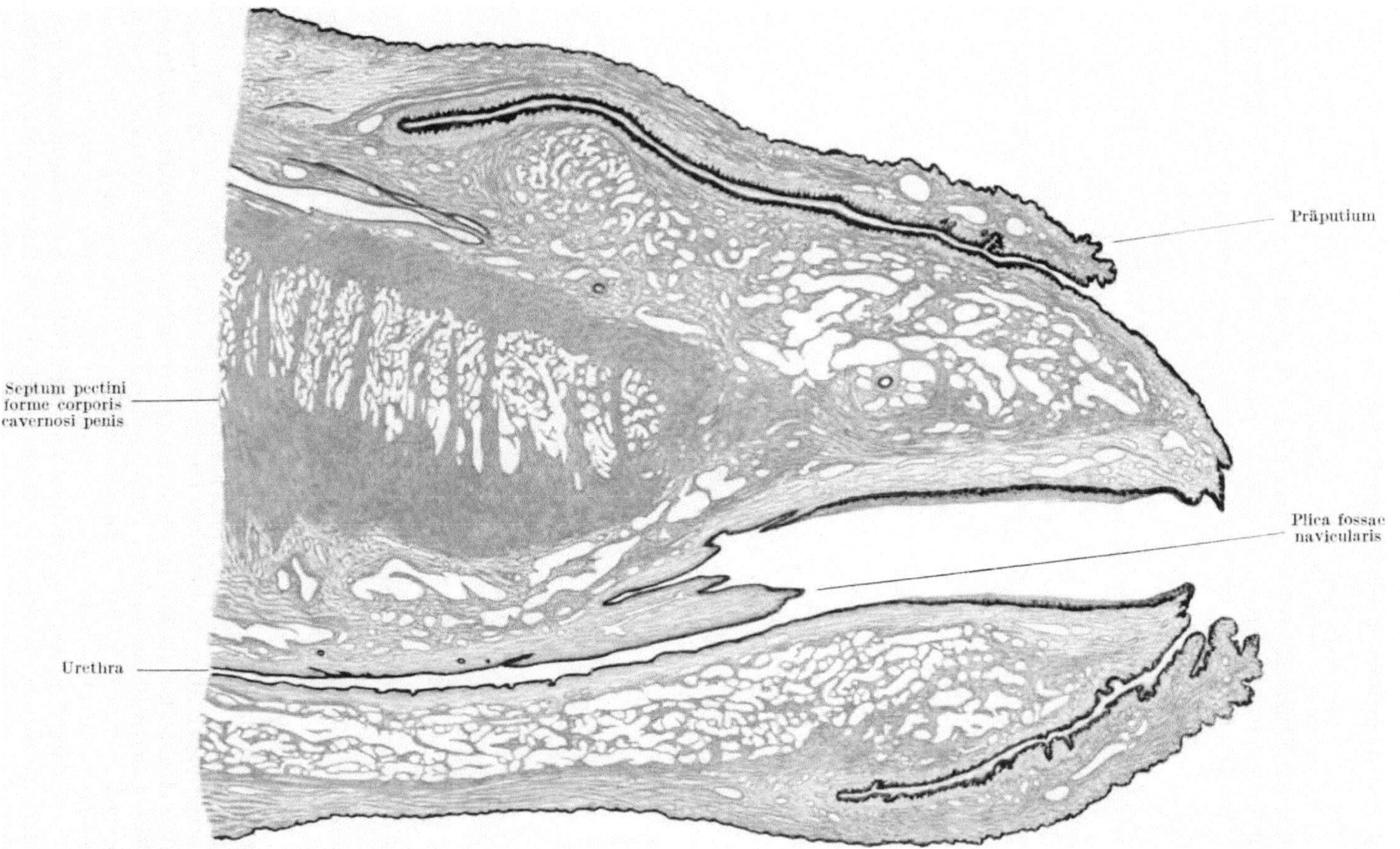

Abb. 216. Längsmittelebenenschnitt durch die Eichel eines 19jährigen Mannes. Vom Rutenschwellkörper aus mit Formol injiziert, gehärtet, eingebettet in Celloidin, 30 μ, Hämatoxylin-Eosin; Vergrößerung $3^1/_2$fach.

Eichelschwellkörpers her. In dem lockeren Bindegewebe ihrer Umgebung findet man manchmal auch vereinzelte Fettzellen.

Diese bindegewebige Grundlage der Eichel ist schon mehrfach geschildert und in der verschiedensten Weise, zum Teil auch falsch gedeutet worden. Dazu verführt der Umstand, daß sie genau an der Stelle liegt, an der sich bei vielen Tiergruppen, nämlich *Insektenfressern, Fledermäusen, Nagetieren, Halbaffen* und *Affen* [Pohl (1911), Meisenheimer (1921)] der Penisknochen (Os priapi)

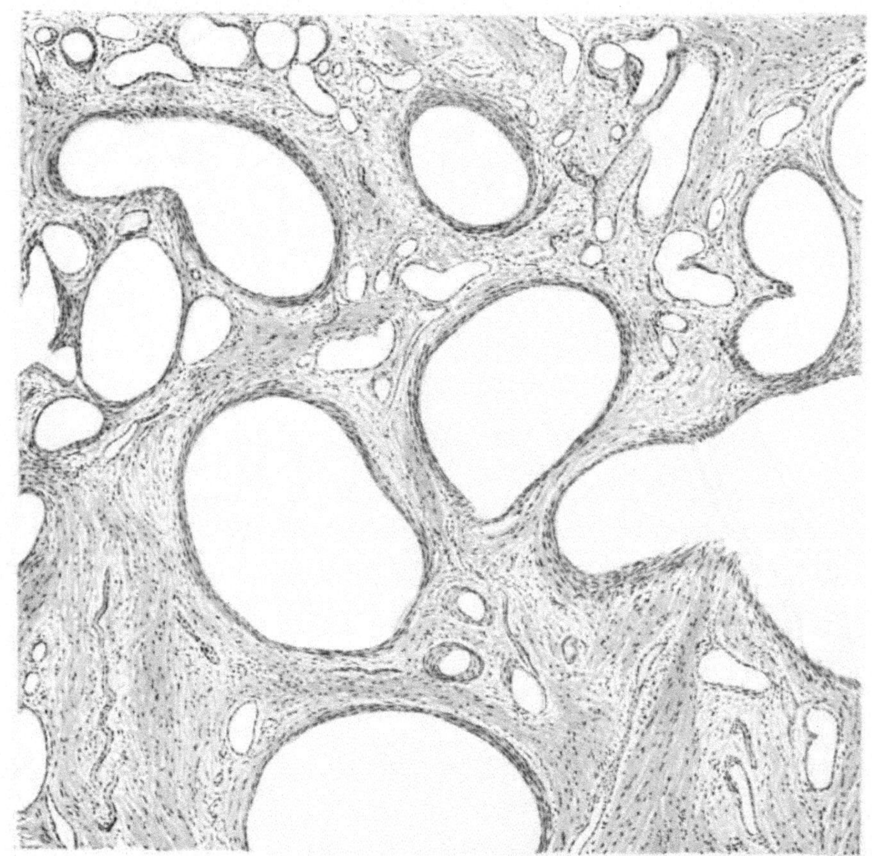

Abb. 217. Schwellgewebe aus der nämlichen Eichel, die in Abb. 215 dargestellt ist. Fixierung usw. wie dort; Vergrößerung 40fach.

findet. Auch bei Menschenaffen kommt ein solcher Knochen vor, wenigstens hat ihn Jacoby (1924) beim Schimpansen nachweisen können. Beim Menschen hat ursprünglich Mayer (1834) die bindegewebige Grundlage der Eichel untersucht und gab damals an, er habe bei „stark gebauten Männern im Innern der Eichel an der Stelle, an der der Rutenschwellkörper aufhört, ein prismatisches Knorpelstückchen gefunden". Es soll bei Negern öfter vorkommen und besser ausgebildet sein als bei Europäern. Schon Hyrtl (1860) hat aber in seiner Anatomie darauf hingewiesen, daß dieses vermeintliche Knorpelstückchen ganz aus derb verfilztem Bindegewebe besteht und niemals Knorpel oder Knochen enthält, aber zweifellos das Gegenstück zum Penisknochen der Tiere darstellt.

Soweit ich das Schrifttum übersehen kann, ist die ganze Angelegenheit mit dieser Feststellung erledigt, denn es ist noch niemals gelungen, in der Eichel eines Menschen Knorpel oder gar Knochen nachzuweisen. Auch ich habe niemals solche Bildungen gefunden. Das eben geschilderte Körperchen, das sich bei der Präparation knorpelhart anfühlt, ändert nichts an dieser Tatsache. Dagegen sind an anderen Stellen menschlicher Ruten nicht allzuselten Knochen beobachtet worden, hauptsächlich in der Albuginea oder der Scheidewand des Rutenschwellkörpers, auch im Bereiche der Fascie. Die einschlägigen Arbeiten sind von FURUTA (1924) zusammengestellt worden. Er weist nach, daß es sich bei allen im Schrifttum erwähnten Fällen um krankhafte Bildungen

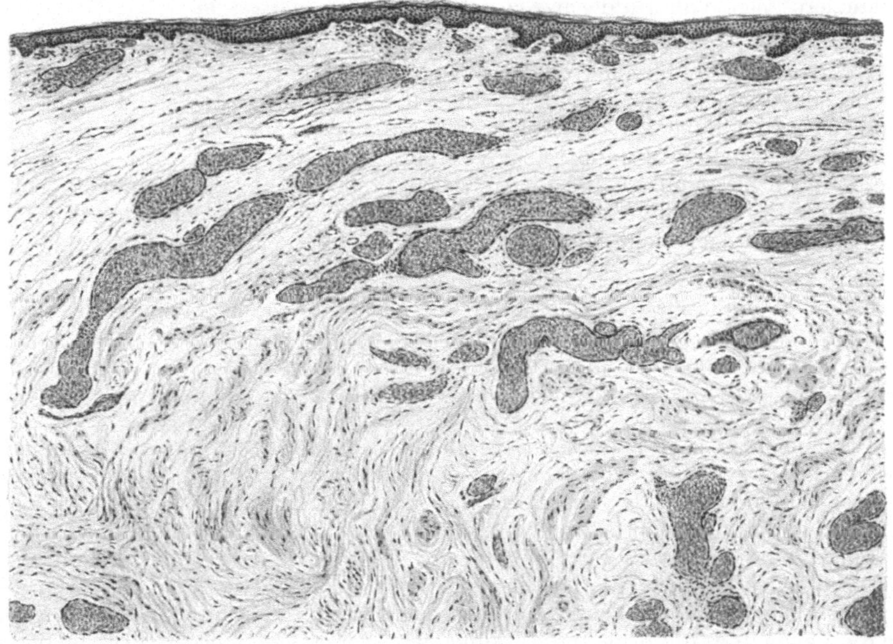

Abb. 218. Epithelüberzug der Eichel von einem 26jährigen Mann; vom Harnröhrenschwellkörper aus mit Formalin injiziert. Dadurch wurde das Blut aus dem Eichelschwellkörper in die Gefäße unterhalb des Eichelepithels gedrängt; unten im Bild ist die Hülle des Eichelschwellkörpers zu erkennen. Fixiert in Formol, Paraffin, 10 μ, Hämatoxylin-DELAFIELD-Eosin; Vergrößerung 30fach.

handelt, die mit dem Penisknochen anderer Säugetierarten gar nichts zu tun haben. Ich brauche deshalb auf sie nicht einzugehen.

Abgesehen von dem eben geschilderten Bindegewebskörper besteht die Grundlage des Eichelschwellkörpers aus einem dichten Filz von derben und feineren elastischen Fasern, die sich nach allen Richtungen hin verflechten und zum Teil ungemein dick sind. Zwischen ihnen findet man vereinzelte leimgebende Fasern, vermißt sie aber auf weiten Strecken vollkommen. Zwischen den Fasern liegen auch hier Fibrocyten und Histiocyten. Auf das Verhalten der Muskelzüge komme ich gleich noch zurück; ich muß zuerst die Bluträume beschreiben. Diese sind auch hier von einer einfachen Endothellage ausgekleidet. Sie stehen einerseits mit den Räumen des Harnröhrenschwellkörpers, andererseits aber zweifellos auch mit denjenigen des Rutenschwellkörpers in offener Verbindung. KISS bestreitet, daß dies der Fall ist; ich werde auf seine Einwände noch zu sprechen kommen. Zwischen der Harnröhre und dem Vorhautbändchen, also an der Unterseite der Eichel, zeigen die Bluträume ähnliches Verhalten wie im Harnröhrenschwellkörper selbst. Sie sind je nach dem Füllungszustande 100—600 μ weit, ziehen hauptsächlich in der Längsrichtung, stehen aber durch zahlreiche Querräume untereinander in Verbindung. Im Bereiche des Eichelschwellkörpers sind die Räume wesentlich weiter (Abb. 215, 216, 217 [1]) und zeigen keine bestimmte Verlaufsrichtung. Sie durchsetzen das Gewebe also nach allen Richtungen hin und sind zum Teil bei stärkster Füllung bis 1 mm und darüber weit. Sie sind von wesentlich breiteren Bindegewebsbrücken getrennt als in den beiden anderen Schwellkörpern. Gegen die Oberfläche und vor allem gegen die Corona glandis zu werden die Räume enger und sind dann nur durch schmalere Züge von Bindegewebe getrennt.

Im Zwischengewebe findet man zwischen den Bindegewebsfasern zahlreiche kleine Gefäße, die von einer Endothellage ausgekleidet sind, auf diese folgt eine mehr oder weniger dicke Schicht von ringförmig angeordneten Muskelzellen; infolgedessen glaube ich die Gefäße als Arterien bezeichnen zu dürfen. Zum größten Teil gehen sie unmittelbar von den Ästen der Eichelarterie ab, die ich später noch zu schildern habe. An vielen Stellen (Abb. 228) münden sie unmittelbar in die weiten Bluträume ein; Haargefäße findet man im Zwischengewebe der Eichel nicht oder nur in ganz seltenen Fällen.

Im Gegensatz zu den beiden anderen Schwellkörpern durchsetzen die Bluträume die bindegewebige Hülle der Eichel an allen Stellen; als kleine, 200—300 μ dicke, gewöhnlich nur von einer Endothellage ausgekleidete Gefäße ziehen sie zwischen den Fasern der Hülle, besonders in der Umgebung des Vorhautbändchens, und gelangen so in das lockere, aus elastischen Fasern bestehende Gewebe unterhalb des Epithelüberzuges der Eichel. Dort verästeln sie sich noch in sehr ausgedehntem Maße (Abb. 215, 218), so daß man wohl berechtigt ist, von einem besonderen schalenförmigen subepithelialen Schwellkörper zu sprechen, dessen Räume allenthalben unterhalb der Deckschicht weithin in die Papillen vordringen. In dem unter dem Epithel gelegenen Bindegewebe findet man auch einzelne kleinere Arterien, und besonders unmittelbar unterhalb des Epithels in den Papillen auch Capillaren. Es scheint also, daß das Blut hier, wenigstens zum Teil, aus den Arterien kommt, durch Haargefäße in die Venen und durch sie in die Räume des Eichelschwellkörpers geht; andererseits können die Venen auch wieder von Räumen dieses Schwellkörpers aus gefüllt werden, was man durch Injektion jederzeit zeigen kann.

2. Die Gefäße der Rute.

Im Anschluß an diese Schilderung der Schwellkörper muß ich auch das Verhalten der Gefäße, welche die Rute versorgen, beschreiben. Es ist uns aus den schönen Untersuchungen von Kiss bekannt. Auf seine Schilderung werde ich mich in der Hauptsache stützen, um so mehr, als er mir einige seiner wertvollen Präparate in liebenswürdiger Weise zur Verfügung gestellt hat [2]. Hinsichtlich der Arterien bestätigt Kiss zum Teil die früheren sehr gründlichen Untersuchungen von Langer (1862), die durch Zuckerkandl (1900) und Forster (1903) erweitert worden sind. Ich werde hier nur das zum Verständnis der histologischen Tatsachen nötige Verhalten beschreiben.

[1] Um das verschiedene Verhalten im Feinbau der Schwellkörper zu erkennen, vergleiche man Abb. 208, 209, 212 und 217 miteinander. Sie sind in gleicher Weise behandelt und bei gleicher Vergrößerung wiedergegeben.

[2] Ich verweise auch auf den Abschnitt Gefäße dieses Handbuches.

a) Die Arterien.

α) Die Arterien vor dem Eintritt in die Schwellkörper.

Die Arteria penis gibt gewöhnlich zwei Äste in den Harnröhrenschwellkörper ab, die Arteria bulbi urethrae und außerdem die schwächere Arteria urethralis. Die Arteria bulbi urethrae läuft zwischen den Fasern des Musculus transversus perinei profundus ganz nahe der Bulbourethraldrüse. Sie tritt von hinten und unten in die Schwellkörperzwiebel ein und teilt sich dann sehr rasch in einzelne Äste auf. Die Arteria urethralis kann manchmal aus der Arteria bulbi urethrae oder auch selbständig von der Arteria penis abgehen. Gewöhnlich tritt sie von oben her in die Schwellkörperzwiebel ein, umzieht die Harnröhre seitlich und läuft dann unterhalb der Harnröhre bis in die Gegend der Eichel. Die Arteria profunda penis zieht in dem Bindegewebe zwischen den Schwellkörperschenkeln. Nach KISS dringen im Bereiche des Angulus intercruralis jederseits je 2 bis 4 Äste in jeden Schenkel ein, Verbindungen zwischen den beiden Seiten vor und nach dem Eintritt in die Schwellkörper kommen häufig vor, was auch FORSTER betont. Die Arteria penis geht dann unmittelbar in die Arteria dorsalis penis über. Diese zieht über den Rutenrücken unmittelbar auf der Albuginea des Rutenschwellkörpers und gibt hier zahlreiche kleine Seitenäste ab. Sie geht bis zur Gegend des Sulcus coronarius und teilt sich dann in ihre Endäste, die Arteriae glandulares, die zwischen Eichelwulst und Rutenschwellkörper eindringen und sich schließlich im Gewebe der Eichel verlieren.

Die Arteria pudenda interna. Schon vor dem Eintritt in die Schwellkörper zeigen die Gefäße der Rute besonderes Verhalten, durch das sie sich von den übrigen Schlagadern des Körpers unterscheiden. Auf diese Tatsache hat zuerst v. EBNER (1902) aufmerksam gemacht. Alle diese Arterien besitzen nämlich besondere Vorrichtungen, welche den Zustrom des Blutes zu den Schwellkörpern regeln. Die Arteria pudenda interna läßt noch keine solchen Bildungen erkennen, sie zeigt aber, wie auch wieder KISS hervorhebt, zwischen Innenhaut und Muskelschicht eine gut ausgebildete, gleichmäßige Längsmuskellage. Diese besteht aus 2—3 Zellagen; Polster sind nicht zu erkennen. Eine solche Längsmuskelschicht findet sich bekanntlich auch in anderen Schlagadern des Körpers, sie kann also nicht als besonderes Kennzeichen der Arteria pudenda interna und ihrer Äste bezeichnet werden. Die Elastica intimae ist in zwei Lamellen geteilt, eine äußere, die unmittelbar unter der Intima zieht, und eine innere, die der Ringsmuskelschicht angelagert ist. Von dieser äußeren Lage, die ich dem Vorschlage von KISS folgend als Membrana elastica limitans bezeichne, gehen elastische Fasern nach innen zu ab und bilden ein Geflecht zwischen den Zellen der Längsmuskelschicht.

Die Arteria penis. Schon die Arteria penis zeigt anderes Verhalten. Es ist verschieden vor und nach dem Eintritt in den Schwellkörper und vor allem darin begründet, daß die Muskeln innerhalb der Ringslage viel stärker ausgebildet sind (Abb. 219). Diese innere Längsschicht ist nun entweder ganz gleichmäßig ausgebildet oder auf der einen oder anderen Seite des Gefäßes verdickt. Diese Längszüge von Muskeln springen vielfach wulstig gegen den Hohlraum zu vor oder sie bilden auf dem Schnitt halbkreis- oder sichelförmige Einlagerungen, gegebenfalls springen sie auch allseitig, also ringförmig in den Hohlraum zu vor. Diese Verdickungen bestehen zum Teil aus längs verlaufenden Muskelfasern; hier und da findet man aber auch in ihnen einige ringförmig angeordnete Muskelzellen, die sogar eine zusammenhängende Schicht bilden können. Die Muskelzellen werden durch einen Filz elastischer Fasern zusammengehalten. Die Elastica intimae ist im Bereiche solcher Verdickungen regelmäßig verdoppelt, so daß eine deutliche äußere Grenzmembran zu erkennen ist. KISS betont nun, daß diese Verdickungen in der Rutenschlagader nicht einfach Polster im Sinne v. EBNERS sind, sondern sie bilden Leisten, die sich über größere Abschnitte der Adern erstrecken. Sie treten sehr bald nach dem Eintritt der Schlagader in das Diaphragma urogenitale auf und ziehen, wenn auch in etwas abgeänderter Form, ohne Unterbrechung bis zur Abgangsstelle der Arteria bulbi; sie erreichen kaum ein Drittel des Hohlraumes. Außerhalb des Trigonum verschwinden die Leisten wieder und die Arterien unterscheiden sich dann in keiner Weise mehr von einer gewöhnlichen mittelgroßen Schlagader.

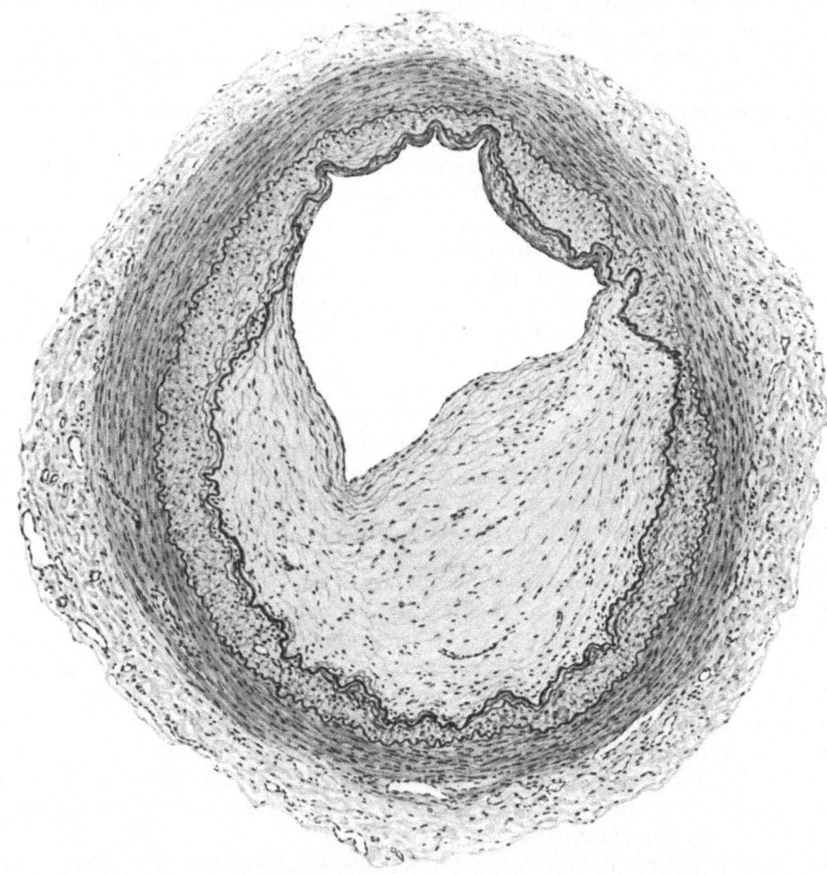

Abb. 219. Querschnitt durch die A. penis eines 32jährigen Mannes unmittelbar vor der Aufteilung in die Endäste. Fixiert in Sublimat, Paraffin, 10 μ, Hämatoxylin-DELAFIELD-Erythrosin. (Präparat von Herrn Professor KISS.) Vergrößerung 60fach.

In dem Schnitt, welcher der Abb. 219 zugrunde liegt, ist die Längsmuskellage ungemein deutlich zu erkennen, sie liegt zwischen den beiden Blättern der Elastica intimae. Innerhalb der Elastica interna erkennt man eine weitere Bildung, auf die, soviel ich ersehen konnte, auch wieder KISS (1921) zuerst hingewiesen hat. Es handelt sich um eine Verdickung, die auf dem Schnitt halbmondförmig erscheint und den Hohlraum der Schlagader von einer Seite her sehr stark einengt. Die Verdickung besteht aus lockerem Bindegewebe, in der Hauptsache aus feinen elastischen Fasern, die ein ganz lockeres Geflecht bilden. Zwischen ihnen liegen zahlreiche Fibrocyten, aber nur ganz vereinzelte, in der Längsrichtung ziehende Muskelzellen.

Die Arterie ist sehr fest in das Bindegewebe, besonders der unteren Fascie des Diaphragma eingebettet. Die Adventitia besteht aus einem Filz ganz derber leimgebender Fasern. Die Besonderheit dieses Gefäßes besteht also im Verhalten der inneren Längsmuskelschicht und des elastischen Gewebes der Intima.

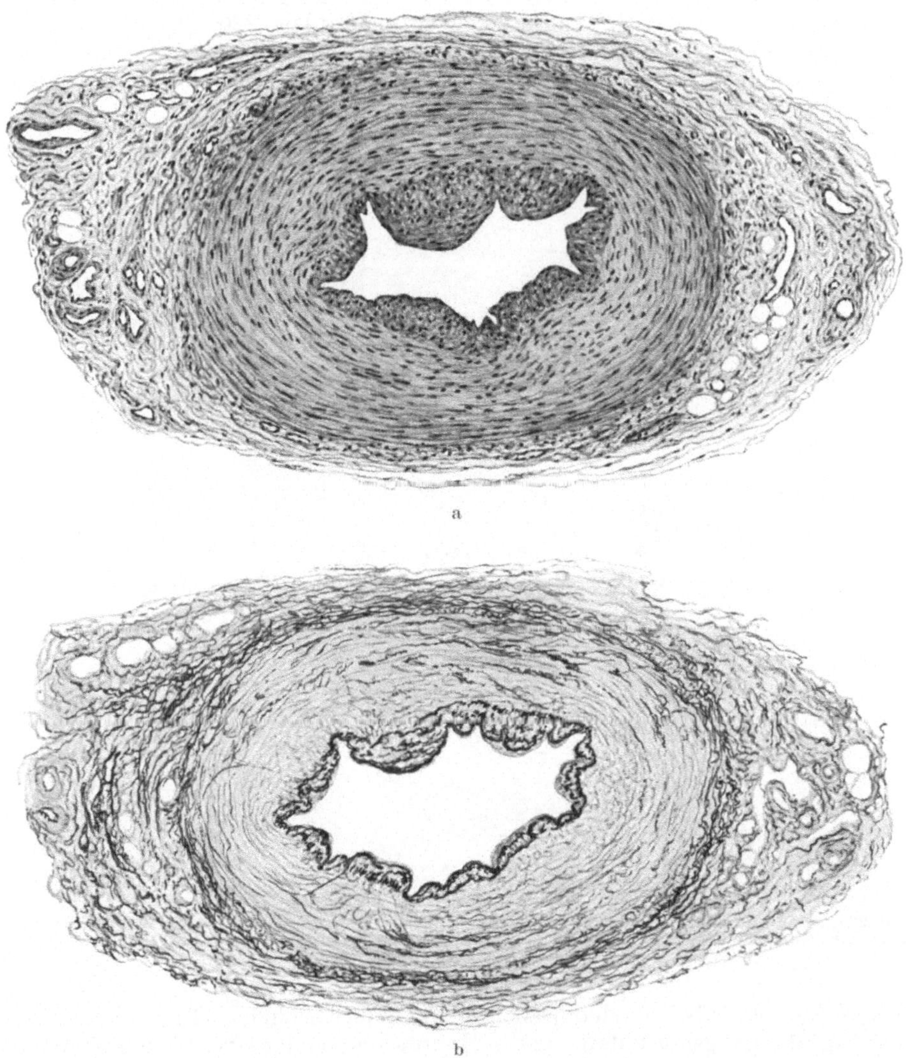

Abb. 220. Querschnitt durch die A. bulbi eines 21jährigen Mannes im Bereiche des Trigonum urogenitale. Fixiert in Sublimat-Formalin-Eisessig, Methylbenzoat-Celloidin-Paraffin, 10 μ. a Hämatoxylin-DELAFIELD-Erythrosin. b Resorcin-Fuchsin. Vergrößerung 80fach.

Auf lange Strecken hin ist die eigentliche Elastica intimae, die ich mit SCHIEFFERDECKER (1896) zur Intima rechne, in zwei besondere Membranen getrennt, die eigentliche Elastica intimae und die Membrana limitans externa, welche sich der Ringsmuskelschicht anlagert und diese von den weiter innen liegenden Gebilden trennt. Zwischen diesen beiden Häuten finden sich von glatten Muskeln durchsetzte, aus elastischen Fasern gebildete Vorsprünge der verschiedensten Art.

Die Arteria bulbi. Die Arteria bulbi zeigt verschiedenes Verhalten. Häufig findet man in ihr eine feine Elastica intimae, auf die eine sehr dicke, ganz gleichmäßige Schicht von längsverlaufenden Muskelzügen folgt. Sie ist durch die äußere Grenzhaut von der Ringsmuskelschicht getrennt. Wenn die Schlagader sich bei der Fixierung zusammenzieht, können die Züge der Längsfaserschicht oft in Form einzelner Wülste in den Hohlraum zu vorspringen (Abb. 220). Dieses Verhalten kann die Arterie bis zur Teilung innerhalb des Schwellkörpers zeigen. Auch hier ist die innere Längsmuskelschicht vollkommen durchsetzt von elastischen

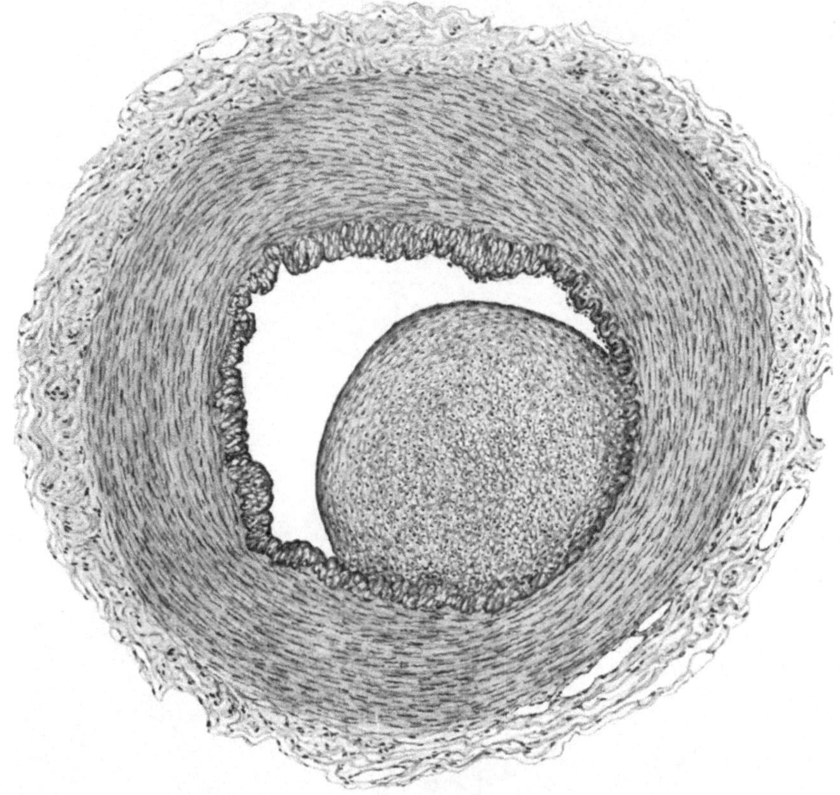

Abb. 221. Querschnitt durch die A. profunda penis im Bereiche des Trigonum urogenitale eines 21jährigen Mannes. Fixiert in Sublimat-Formalin-Eisessig, Methylbenzoat-Celloidin-Paraffin, 10 μ. Molybdänhämatoxylin-HELD. Vergrößerung 80fach.

Fasern, welche die beiden Membranen miteinander verbinden. In anderen Fällen aber liegt die Längsmuskulatur in der Hauptsache an der einen Seite der Arterie und bildet hier einen mächtigen Vorsprung, der auf Querschnitten bis in alle Einzelheiten den Polstern gleicht, die v. EBNER geschildert hat. Er besteht in der Hauptsache aus längsverlaufenden Muskelfasern. Sie liegen zwischen den beiden elastischen Häuten und sind durch elastische Fasern umsponnen und zusammengehalten. An der gegenüberliegenden Seite der Schlagader findet sich nur eine dünne Lage von Längsmuskeln. KISS betont, daß es sich bei diesen Vorsprüngen in der Arteria bulbi nicht um die v. EBNERschen Polster handle, sondern „eher um eine Längsleiste, die sich vom Ursprung der Arteria bulbi bis zu ihrem Eintritt in den Schwellkörper erstreckt“. v. EBNER hat die Länge der Polster auf 1—2 mm angegeben. Ich glaube, daß die Unterscheidung, die Kiss vornimmt, überflüssig ist. Es handelt sich bei den Bildungen in der Arteria bulbi um Polster, die je nach der Länge des Gefäßes bald kürzer, bald länger sind und in ihrer Bedeutung immer den Gebilden entsprechen, die v. Ebner geschildert hat.

Bei dem Schnitt, der der Abb. 220 zugrunde liegt, erkennt man mehrere gut ausgebildete Längspolster. Sie liegen innerhalb der Elastica limitans externa und bestehen ausschließlich aus Zügen sehr großer Muskelzellen, die in der Längsrichtung des Gefäßes ziehen. Sie werden durch ein feines, zartes

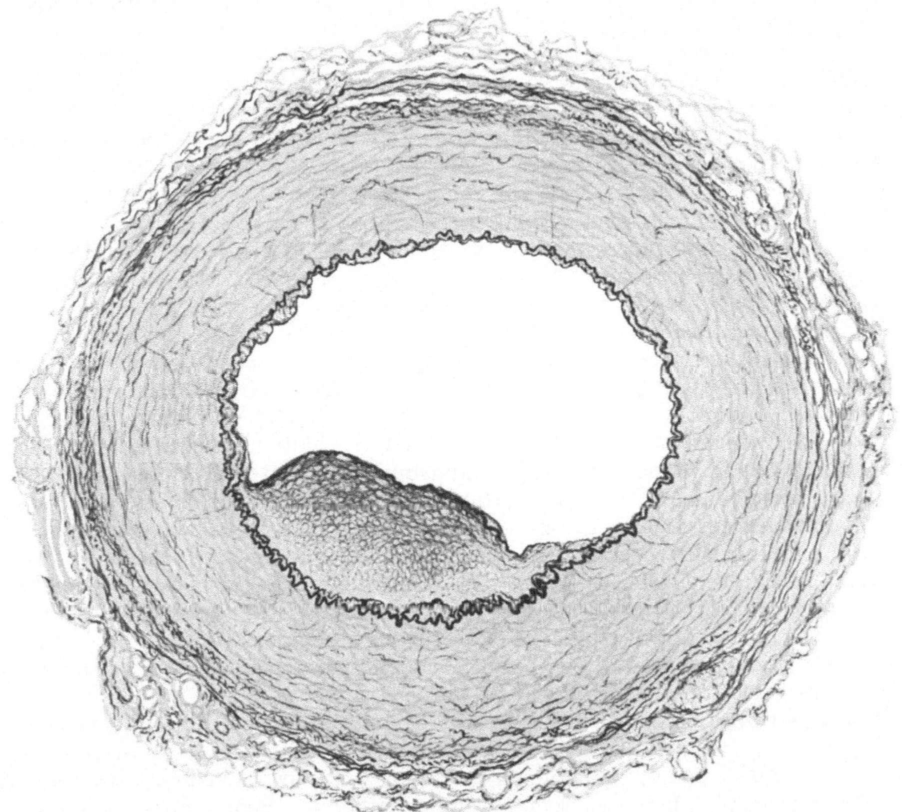

Abb. 222. Querschnitt durch die A. profunda penis im Bereiche des Trigonum urogenitale eines 27jährigen Mannes. Sublimat-Formalin-Eisessig, Methylbenzoat-Cellodin-Paraffin, 10 μ, Resorcin-Fuchsin. Vergrößerung 80fach.

Geflecht elastischer Fasern zusammengehalten. Ganz zuinnerst, dem inneren Blatte der Elastica intimae angelagert, erkennt man einige Muskelzellen, die ringförmig angeordnet sind. Ich habe nicht verfolgt, wie lang diese Polster sind, ihrem Bau nach entsprechen sie auf dem Einzelschnitt genau den Polstern, die v. Ebner geschildert hat. Es ist jedoch möglich, daß sie sich, der Schilderung von Kiss entsprechend, auf eine größere Strecke hin ausdehnen.

Die Arteria profunda penis. Auch in der Arteria profunda penis und ihren Ästen findet man regelmäßig im Bereiche des Diaphragma urogenitale sehr gut ausgebildete Längsmuskelzüge, die zwischen den beiden Blättern der Elastica liegen. Schon vor dem Eintritt in die Schwellkörper enthält die Arterie gewöhnlich einige gut ausgebildete Polster, die aus längsverlaufenden Muskelzügen bestehen, zwischen den beiden Lagen der elastischen Fasern liegen und das von v. EBNER geschilderte Verhalten zeigen. Außerdem fand KISS an der Arterie noch andere Bildungen. Die Muskeln häufen sich in der Intima teilweise so an wie in der Arteria bulbi. Am häufigsten beobachtet man diese Anhäufungen in der Gegend des Ursprungs des Gefäßes. Sie verlaufen einige Millimeter weit in gleicher Höhe und verschwinden dann wieder. KISS beschreibt an der Arteria profunda penis zwei Formen der Intimaverdickungen; die eine enthält nur Längsmuskeln, die andere Längsmuskeln und Ringmuskeln. Bei dem ersten Verhalten bilden die Muskeln entweder eine vorgewölbte Leiste oder lagern sich als zusammenhängende dicke Schicht rings um den Hohlraum.

In anderen Fällen kommt zu den bei der gewöhnlichen Leistenform vorhandenen Schichten noch eine dritte hinzu, die zuinnerst unter der Intima gelegen ist und ringförmig verläuft, so daß also die Längsmuskeln des Polsters zwischen zwei Ringmuskelschichten gelagert sind, da sich ihnen von außen her die Ringmuskeln der Media anlagern (Abb. 221). An der Bildung dieser Polster beteiligt sich neben den Muskeln und elastischen Zwischenlamellen noch lockeres, aus leimgebenden Fasern bestehendes Bindegewebe, das entweder unmittelbar unterhalb der inneren ringförmigen Schicht auf eine Strecke ihres Verlaufs oder zwischen den Längsmuskelfasern zu finden ist. In einem Fall beobachtete KISS gegenüber einer solchen Muskelleiste eine allmählich sich ausbildende, nur aus Längsmuskeln bestehende zweite Leiste, die nach außen zu parallel mit der Abnahme und dem schließlichen Schwund der ersten Leiste höher und schließlich sehr groß wird. Solche mit zwei Leisten versehenen Schlagadern konnte KISS in einem Fall auf mehr als 2 cm Länge verfolgen.

Besonders verwickelt ist in diesen Adern das Verhalten der elastischen Fasern (Abb. 222). An der Grenze zwischen Längsmuskelschicht und Media ist überall eine gut ausgebildete Elastica limitans zu erkennen. Die Elastica interna spaltet sich innerhalb der Längsmuskellage in eine Anzahl von Platten auf, so daß jede einzelne Muskelzelle auch hier ihre besondere elastische Hülle besitzt. Auch die einzelnen Zellen der Ringsmuskellage sind von einem Geflecht dünner elastischer Fasern umgeben, wohingegen in dem lockeren Bindegewebe nur ganz feine elastische Fasern zu erkennen sind. Die Ursache dieses verschiedenen Verhaltens hat KISS nicht ergründen können. Jedenfalls scheint sie vom Alter unabhängig zu sein.

Stark gewölbte, muskellose Leisten in der Art, wie sie Abbildung 219 darstellt, beginnen des weiteren am Ursprung der Äste aus dem Stamm der Arteria profunda penis; sie können entweder bis zur nächsten Verzweigung des Astes reichen oder aber schon früher aufhören. Sehr häufig findet man allerdings auch Äste, die mit gewöhnlichem Verhalten entspringen und in denen erst einige Zeit nach ihrem Abgang von dem Hauptstamm eine oder zwei Leisten auftreten, die aber aufhören, bevor die Arterie wieder Zweige abgibt. Ganz kleine Seitenästchen bleiben ohne Einfluß auf die Gestaltung und Größe der Leisten. Das Verhalten der Leisten im histologischen Bild wird auch durch die verschieden starke Zusammenziehung der Muskulatur beeinflußt. Jedenfalls wölbt sich aber die Leiste immer auf Kosten der Weite des Hohlraums vor und verengt diesen mehr oder weniger stark. Einzelne der Äste der Arteria profunda penis entbehren der Leisten vollkommen; in allen kann man aber einzelne Polster erkennen.

Auch in der Arteria dorsalis penis findet man eigentlich in allen Abschnitten innerhalb der Media eine gut ausgebildete, oft ganz gleichmäßige Lage von Längsmuskeln.

Die Arteria dorsalis penis. Die Arteria dorsalis penis verhält sich im Bereich des Trigonum urogenitale wie die Arteria profunda penis. Man findet in ihr deutlich ausgebildete Wülste von in der Längsrichtung verlaufenden Muskelfaserzügen, die zwischen den beiden Blättern der Intima liegen. Sobald die Arteria das Trigonum verlassen hat und auf den Rutenrücken gelangt, teilt sie sich häufig in zwei Äste, die aber ungleich stark sind und auf lange Strecken hin, manchmal bis zur Eichel, gleichsinnig zueinander ziehen. Sie geben zahlreiche Seitenäste ab, die zum Teil in das Unterhautbindegewebe im Bereiche des Rutenrückens, zum Teil auch auf die Harnröhrenseite der Rute gelangen. Alle diese Seitenäste zeigen hinsichtlich ihres Feinbaues kein besonderes Verhalten. Ich fand in ihnen keine Längsmuskelfasern und dementsprechend nur eine einfache, allerdings meist sehr dicke Intima, jedoch keine äußere Grenzlamelle. Angesichts der großen Verschiedenheiten, die man im Verhalten der anderen Schlagadern beobachten kann und besonders angesichts der Tatsache, daß es nicht möglich ist, auch nur eine der Arterien in ihrer ganzen Ausdehnung in Reihenschnitten zu untersuchen, muß aber doch mit der Möglichkeit gerechnet werden, daß auch an einzelnen Stellen im Bereiche der Arteria dorsalis penis Polster vorhanden sind[1].

β) *Die Arterien innerhalb der Schwellkörper.*

Die Arteria bulbi und die Rankenarterien (Arteriae helicinae.) Sobald die Gefäße in die Schwellkörper eingetreten sind, geben sie mehr oder weniger zahlreiche Äste ab; die einzelnen Arterien verhalten sich in dieser Hinsicht etwas verschieden. Die Arteria bulbi spaltet sich in sehr zahlreiche Äste und teilt sich noch im Bereiche der Zwiebel des Harnröhrenschwellkörpers in ihre einzelnen Endäste auf. Diese verhalten sich, ebenso wie die Mehrzahl der Äste der Arteria profunda penis, besonders diejenigen, die in die Schenkel und die inneren Abschnitte des Rutenschwellkörpers ziehen. Der Stamm der Arteria profunda penis zieht im Rutenschwellkörper weiter und ist oft bis nahe an die Eichel hin zu verfolgen. Die Mehrzahl der Äste der genannten beiden Arterien mündet nun unmittelbar in die weiten Bluträume der Schwellkörper ein, sie werden seit den Untersuchungen von J. Müller (1835) Rankenarterien (Arteriae helicinae) genannt. Vor allem zeichnen sie sich durch die starke Entwicklung ihrer Muskulatur aus. Die Muskelfasern sind in der Hauptsache ringförmig angeordnet. An vielen Stellen findet man aber auch in den Rankenarterien gut ausgebildete Längsmuskelzüge, die der Innenhaut angelagert sind; sie bilden manchmal eine gleichmäßige, den ganzen Hohlraum umgebende Schicht. Sehr häufig springen Polster von geringer Längenausdehnung in die Rankenarterien vor. Bei nicht gefülltem Schwellkörper verlaufen diese Gefäße, wie ihr Name sagt, stark geschlängelt oder gewunden (Abb. 147). Sind die Bluträume prall gefüllt, so ziehen die Arterien vielfach auf lange Strecken hin gerade oder nur schwach gewunden und geschlängelt. Dann erkennt man oft lange Strecken, die eine Ausdehnung von 3—8 mm und darüber haben, in denen die ganze Wand gleichmäßig gebaut ist. Auf die Innenhaut folgt eine, von 2—3 übereinander gelagerten Muskelzellen gebildete, im Vergleich zur geringen Größe des ganzen Gefäßes sehr mächtige Muskelschicht. Das Wesentliche an diesen Gefäßen ist nun, daß sie sich unmittelbar in die weiten Bluträume eröffnen; ihre Endothellage setzt sich fort und kleidet einen, je nach dem Füllungszustande weiteren oder auch nur sehr schmalen spaltförmigen muskellosen Hohlraum im Bindegewebe aus (Abb. 223). In anderen Fällen (Abb. 224) sieht man eine Rankenarterie in der Schnittebene umbiegen; ihr Hohlraum geht in den muskellosen Spalt über, ihm ist von einer Seite her

[1] Alle Arterien im Bereiche der Rute bekommen ihren besonderen Bau erst während der Entwicklungsjahre. Erst von dieser Zeit an treten nach Sato (1927) die Besonderheiten in der Intima auf. Leider konnte ich die Entwicklung der Rutengefäße nicht mehr untersuchen, die Arbeit von Sato konnte ich nicht bekommen.

ein wulstförmiger Vorsprung angelagert, der durch ringförmig angeordnete Muskeln bedingt wird. Auf der gegenüberliegenden Seite finden sich weniger oder oft auch gar keine Muskelzellen. Sehr häufig ziehen die Rankenarterien in derben bindegewebigen Zapfen, die aus dem Zwischengewebe vortreten und in die weiten Bluträume hineinreichen. Einen solchen Fall bildet auch v. EBNER ab. Er ist auch in Abb. 225 zu erkennen. Das Ende der Rankenarterie ragt dann zapfen- oder wärzchenförmig in den, nur von Endothelzellen ausgekleideten Hohlraum vor, und im Bereiche dieses Vorsprungs ist die Ringsmuskulatur

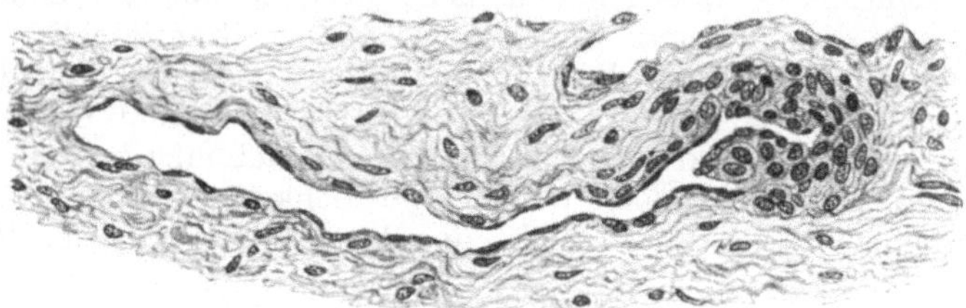

Abb. 223. Rankenarterie aus der Harnröhrenzwiebel eines 23jährigen Mannes. Fixiert in ZENKER, Methylbenzoat-Celloidin-Paraffin, 10 μ, Hämatoxylin-HEIDENHAIN-Chromotrop 2 R; Vergrößerung 300fach.

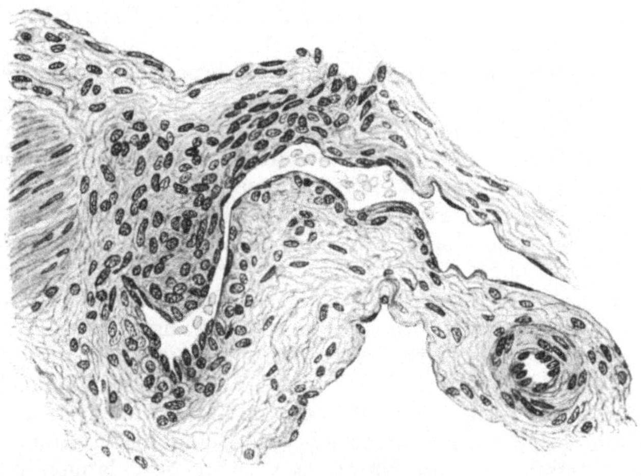

Abb. 224. Große Rankenarterie aus dem nämlichen Präparat wie Abb. 223. Fixierung usw. wie dort; Vergrößerung 300fach.

besonders gut ausgebildet, sehr häufig aber nicht ganz gleichmäßig, sondern an einer Seite stärker als an der gegenüberliegenden. Die einzelnen Muskelzellen zeichnen sich durch ihre Größe aus; ihre Kerne sind 10—12 μ lang und je nach dem Zustande der Zusammenziehung 5—8 μ dick. Wenn die Muskulatur in der Wand der Arterien erschlafft, strömt mehr Blut in die Bluträume ein, diese füllen sich, ihre Wand wird entfaltet und gedehnt; dabei verschwinden die Wärzchen, die Verbindung zwischen Blutraum und Arterie kann dann sogar trichterförmig werden. Wie schon erwähnt, spalten sich die Äste der Arteria bulbi im Bereiche der Harnröhrenzwiebel vollkommen in solche Rankenarterien auf.

Die Arteria profunda penis und ihre Äste. Von der Arteria profunda penis und ihren größeren Ästen gehen im Anfangsteil des Rutenschwellkörpers bis weit in die Pars libera hinein zahlreiche Gefäße ab, die sich ebenso verhalten, also auch das Blut unmittelbar ohne zwischengeschaltetes Kapillarnetz in die Räume des Schwellkörpers leiten. Daneben gibt die Arteria profunda penis aber auch, besonders in ihren äußeren Abschnitten, einzelne Äste ab, die in das Ligamentum pectiniforme und die gröberen Bindegewebsbalken des Schwellkörpers eintreten, sich dort in Kapillaren verästeln, die ihrerseits dann in die Räume des Schwellgewebes einmünden.

Der Stamm der A. profunda penis zieht ungefähr in der Mitte jeder Hälfte des Schwellkörpers. Nicht allzuselten teilt er sich gleich nach seinem Eintritt in das Schwellgewebe in zwei annähernd gleichstarke Äste, die dann bis zur Spizte des Rutenschwellkörpers zu verfolgen sind. Auf dem Querschnitt (Abb. 226)

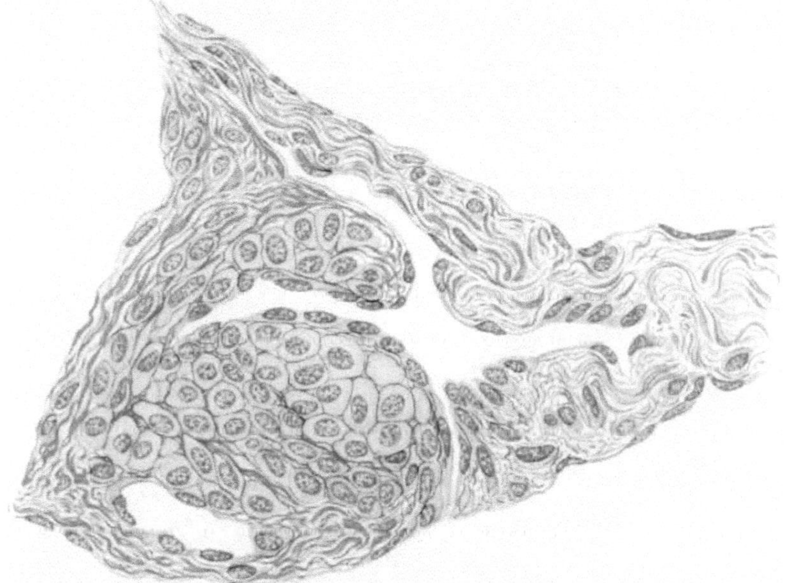

Abb. 225. Knopfförmige Einmündung einer Rankenarterie in den Schwellkörperraum im Bereiche der Zwiebel des Harnröhrenschwellkörpers eines 19jährigen Mannes. Fixiert in Sublimat-Formalin-Eisessig, Methylbenzoat-Celloidin-Paraffin, 8 μ, Azanfärbung; Vergrößerung 500fach.

erkennt man folgendes Verhalten: Auf die Endothelschicht folgt eine dünne Intima, die durch eine ungemein deutliche, sehr gut entwickelte Elastica gegen die Muskelschicht abgesetzt ist. In der Innenhaut findet man ganz vereinzelte Züge glatter Muskelzellen, die in der Längsrichtung ziehen. Polster und Leisten konnte ich niemals beobachten. Innerhalb des Rutenschwellkörpers selbst fehlen also diejenigen Einrichtungen, welche den stärkeren oder geringeren Zufluß des Blutes bedingen, sie finden sich durchweg im Bereich des Diaphragma urogenitale. Die Muskellage der Arterie besteht ausschließlich aus ringförmig angeordneten Zellen; sie ist sehr gut ausgebildet. Durch eine lockere Adventitia steht sie mit dem Zwischengewebe des Schwellkörpers in Verbindung. Die Elastica externa ist sehr zart. Von diesem Hauptstamm (oder den Hauptstämmen) gehen innerhalb des Schwellkörpers zahlreiche Seitenäste ab.

Im Bereiche des freien Teiles der Rute findet man in dem Zwischengewebe des Schwellkörpers zahlreiche Gefäße, die ich besonders schildern muß. Sie sind Seitenäste der Arteria profunda penis, unterscheiden sich aber grundlegend dadurch von den Rankenarterien, daß sie nur eine ganz dünne Muskellage besitzen. Je weiter sie verlaufen und dabei im Schwellkörper nach außen kommen, desto dünner wird die Muskellage und schon nach kurzer Zeit sind überhaupt keine Muskeln mehr zu erkennen. In leeren Schwellkörpern erscheinen solche Gefäße nur als lange, von einer Endothellage ausgekleidete Spalten; sie verhalten sich also wie Haargefäße. Füllt man den Schwellkörper aber in der gewöhnlichen Weise durch Anstich von den Bluträumen aus, so erscheinen die eben besprochenen Gefäße als weite Rohre, deren Durchmesser 30—50 μ und darüber beträgt (Abb. 227). Sie münden frei in die Bluträume ein und werden bei der Injektion von diesen her gefüllt. Im Gegensatz dazu erscheinen in derartigen Präparaten die großen Schlagadern, auch die Rankenarterien und vor

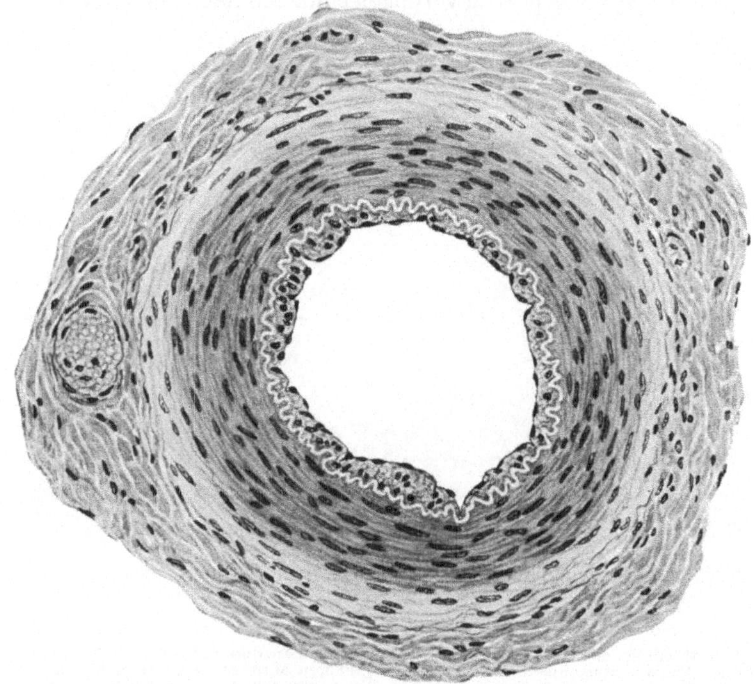

Abb. 226. Querschnitt durch die A. profunda penis innerhalb des Rutenschwellkörpers etwa in der Mitte des Rutenschaftes. 36jähriger Mann. Formol, Celloidin, 15 μ, Hämatoxylin-Eosin. Vergrößerung 200fach.

allem die Arteria profunda penis selbst vollkommen leer, zusammengedrückt, ein Hohlraum ist in ihnen nicht zu erkennen. Man kann die eben geschilderten Gefäße, da sie keine Muskellage besitzen, auch als kurze Venen auffassen, welche die Verbindung zwischen kleineren Arterien und den größeren Räumen des Schwellkörpers herstellen.

Besonders hervorheben muß ich noch, und zwar im Gegensatz zu der Anschauung von Kiss, aber in Übereinstimmung mit Langer und v. Ebner, daß auch in der äußersten Schicht des Rutenschwellkörpers und unterhalb der Albuginea einzelne kleinere Schlagadern ziehen; sie besitzen eine deutliche Ringsmuskelschicht, sind 60—100 μ dick und zeigen das gewöhnliche Verhalten kleinerer Arterien. Sie verästeln sich und gehen dann in die feinen Netze von Haargefäßen über, die sich an vielen Stellen in der äußersten Lage des Schwellkörpers nachweisen lassen, und die Langer in seinen Corrosionspräparaten so deutlich dargestellt hat. Diese Haargefäße münden andererseits wieder in die Bluträume des Schwellkörpers oder in kleine Venen der äußeren Schicht ein.

Äußerst schwierig ist es dabei zu entscheiden, woher die eben geschilderten kleinen Arterien kommen. Nach meinen Beobachtungen sind sie sicher Äste der Arteria profunda penis, die eben bis unter die Oberfläche des Schwellkörpers ziehen und sich dort in Haargefäße aufspalten. Ein Teil von ihnen stammt aber aus den Ästen der Arteria dorsalis penis, es sind Endäste der Arteriae circumflexae, welche die Albuginea an vielen Stellen, hauptsächlich aber im Bereiche des Sulcus urethralis durchbohren.

Demnach haben wir drei Arten von Ästen der Arteria profunda penis zu unterscheiden.

1. Die Rankenarterien, sie besitzen sehr stark entwickelte Ringsmuskeln, in der Innenhaut häufig Polster und finden sich hauptsächlich im Bereiche der Schwellkörperschenkel und der inneren Hälfte des Schwellkörpers. Sie führen

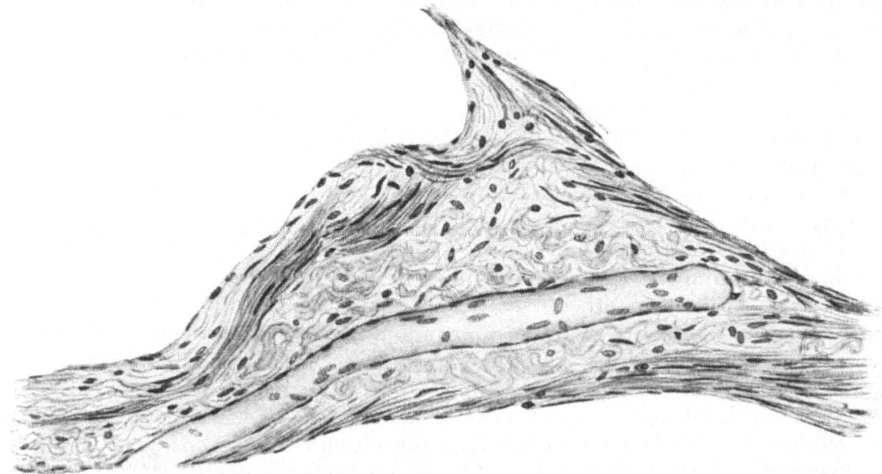

Abb. 227. Dünner Ast der A. profunda penis, der im äußeren Teil des Rutenschwellkörpers in einen der venösen Hohlräume des Schwellkörpers einmündet (links unten), 21jähriger Mann. Der Rutenschwellkörper wurde mit Formol injiziert. Celloidin, 10 μ, Hämatoxylin-DELAFIELD-Eosin; Vergrößerung 200fach.

das Blut unmittelbar in die Räume des Schwellkörpers; wenn sich ihre Muskulatur weiter stellt, fließen große Mengen Blutes sehr rasch in den Schwellkörper und dadurch wird dieser rasch gefüllt.

2. Hauptsächlich im Bereiche des Rutenschaftes kleinere Arterien mit schwach ausgebildeter Muskulatur; sie gehen in muskellose Gefäße über, die sich ihrerseits in die Bluträume eröffnen. Auch diese Gefäße können, besonders im Anfang der Erektion, große Mengen von Blut in die Schwellkörper bringen; bei stark gefüllten Schwellkörpern werden sie durch den Blutdruck zusammengedrückt.

3. Arterien, welche sich im Ligamentum pectiniforme und den derben Balken des Schwellgewebes und im Bereiche der oberflächlichsten Schicht des Schwellkörpers unterhalb der Albuginea in Haargefäße aufspalten, die dann in die Bluträume einmünden. Diese an dritter Stelle aufgezählten Arterien dienen mit zur Ernährung der dickeren Bindegewebsteile des Schwellkörperbindegewebes. Die an zweiter Stelle geschilderten Schlagadern nehmen eine gewisse Mittelstellung zwischen den beiden anderen ein. Die in der nächsten Umgebung der Arteria profunda penis ziehenden Haargefäße, nach LANGER Vasa vasorum münden wohl unmittelbar in die Räume des Schwellkörpers ein.

Die Arteria urethralis und ihre Äste. Das Verhalten der Arteria urethralis innerhalb des kavernösen Gewebes habe ich schon oben beim Harnröhrenschwellkörper ausführlich beschrieben. Als Besonderheit ist bei ihr hervorzuheben, daß sie von einer dicken Lage längsgerichteter Muskelfaserzüge umgeben ist. Im Innern fand ich in manchen Fällen außerhalb der Schwellkörperzwiebel gut entwickelte Polster, die das gewöhnliche Verhalten zeigten. Gegen die Eichel zu wird die Arterienwand dünner, der Hohlraum gleichzeitig weiter. Die Ringmuskulatur sowohl als auch besonders die äußere Längsschicht wird schwächer und verschwindet nach und nach fast ganz. Auf Abb. 214 ist ein Querschnitt durch die Arteria urethralis zu erkennen. Die Wandung der Schlagader erscheint hier ungemein dünn, sie gleicht in ihrem Bau fast der Wandung einer Vene. Die Längsfaserzüge sind dick und liegen zum Teil ziemlich weit von der Ringschicht entfernt. In ihrem ganzen Verlauf gibt die Harnröhrenschlagader zahlreiche Äste ab; sie sind dünn und besitzen eine feine Ringmuskelschicht. Längsfaserzüge im Bereiche der Intima habe ich nirgends feststellen können. Die Arterien gehen zum größten Teil in kürzere oder längere Gefäßabschnitte über, die nur von einer Endothellage ausgekleidet sind und jeder Muskellage entbehren. Sie verlaufen, wenigstens bei gesteifter Rute, teilweise in der Längsrichtung des Gliedes und eröffnen sich schließlich in die weiten Bluträume. Die Grenze zwischen Arterien und diesen Gefäßen ist, ebenso wie die Grenze zwischen den Gefäßen und den weiten Bluträumen, unscharf. Ein Teil der Äste der Arteria urethralis zieht auch in die Tunica propria der Harnröhrenschleimhaut und spaltet sich dort in Kapillaren auf, die ein feines Netz unmittelbar unter der Epithellage der Schleimhaut bilden. Das Blut aus diesem Netz sammelt sich dann in den weiten muskellosen, nur von Endothel ausgekleideten Räumen des submukösen röhrenförmigen Schwellkörpers, der die Harnröhre allenthalben umgibt. Nach außen zu stehen die Räume dieses Schwellkörpers mit den Bluträumen des Harnröhrenschwellkörpers in Verbindung. An der Leiche beobachtet man sehr häufig, daß der Schwellkörper in der Eigenhaut der Harnröhrenschleimhaut nur schwach gefüllt ist, während der Harnröhrenschwellkörper reichlich Blut enthält. Wenn man die Bluträume des Harnröhrenschwellkörpers künstlich füllt, gelingt es nicht immer, die Injektionsmasse bis in die innersten Teile des submukösen Geflechtes zu treiben. Außerdem treten auch kleine Arterien von außen her in den Harnröhrenschwellkörper ein, als Äste der beiden Arteriae dorsales penis (Arteriae circumflexae). Sie verzweigen sich unmittelbar unter der Albuginea und gehen schließlich auch in kleine muskellose Gefäßstücke über, welche dann in die Schwellkörperräume einmünden. Solche Übergänge kann man wohl als arterio-venöse Verbindungen bezeichnen. Von den Bluträumen gehen weite Venen ab, diese durchsetzen die Wandung des Schwellkörpers hauptsächlich an der Dorsalseite und münden schließlich in die Venae circumflexae und durch diese in die Vena dorsalis penis subfascialis ein.

Die Arteria dorsalis penis und die Arteriae glandulares. Bevor die Arteria dorsalis penis in die Eichel eintritt, kann man in ihrem Innern oder auch in ihren Ästen gewöhnlich deutlich ausgebildete Intimaleisten erkennen, die von längs verlaufenden Muskelzügen gebildet werden. Auf sie hat auch wieder zuerst Kiss hingewiesen. Er gibt an, sie seien manchmal 6—7 mm lang. Auch die Arteriae circumflexae, welche hauptsächlich von den äußeren Abschnitten der Arteria dorsalis penis abgehen, enthalten manchmal solche Intimaleisten und einzelne kleine Polster. Sie werden von Längsmuskelzügen gebildet und in ihrem Bereich ist die Elastica verdoppelt. Kiss hat diese Bildungen nicht beobachtet.

Im Bereiche der Eichel verzweigen sich die Äste der Arteria dorsalis penis. Sie besitzen immer noch sehr dicke Wandung, die in der Hauptsache aus ringförmig angeordneten Muskeln besteht. An vielen Stellen ist keine innere Muskellage zu erkennen. Manchmal sind aber auch hier Polster vorhanden, manchmal Längsleisten, in einigen Fällen beobachtet man auch auf einem Querschnitt zwei Leisten (Abb. 228). Sie liegen zwischen den beiden Lamellen der Elastica und bestehen aus gut entwickelten Längsmuskelfasern, die in elastische Fasern eingelagert sind. Die einzelnen Leisten können verschiedene Größe besitzen. Gegenüber von sehr hohen Leisten erkennt man, wie auch die Abbildung zeigt, manchmal eine zweite kleinere Leiste. Auch KISS hat solche Gefäße mit zwei Leisten geschildert und teilt mit, daß diese Gebilde

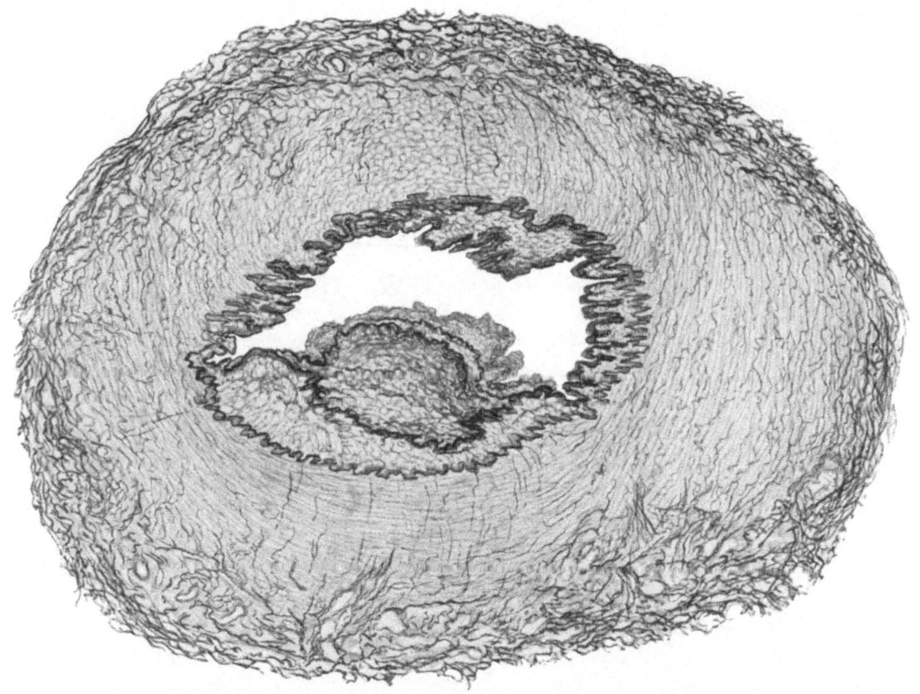

Abb. 228. Querschnitt durch eine starke Eichelarterie mit zwei Intimaleisten; 32jähriger Mann. Fixiert in Sublimat-Formalin-Eisessig, Paraffin, 10 μ, Resorcin-Fuchsin; Vergrößerung 90fach.

nur einige wenige Längsfasern enthalten und hauptsächlich aus Bindegewebe bestehen, das sich lebhaft färbt und von besonders fester Beschaffenheit ist. „Diese stärkeren Äste teilen sich in immer feinere Zweige auf, die Muskulatur wird schwächer, schließlich beobachtet man nur noch eine ganz dünne Ringmuskellage". Im Gegensatz zu KISS konnte ich an der Eichel niemals beobachten, daß die Arterien unmittelbar in weite Bluträume einmünden, ich beobachtete vielmehr immer, daß sie sich in dem Bindegewebe, an dem die Eichel ja sehr reich ist, verzweigen und schließlich ihre Muskulatur ganz allmählich verlieren. Man beobachtet allenthalben, besonders aber unter der Hülle des Eichelschwellkörpers (Abb. 229), weite Gefäße, die in gefülltem Zustande 30—100 μ dick sind, sich stark verästeln und schließlich in die großen, nur von Endothel bekleideten Hohlräume übergehen. Solche Gefäße durchsetzen auch allenthalben die Hülle des Schwellkörpers und breiten sich dann unter der Epithelbekleidung aus. Die nämlichen Bildungen, die man also an den äußeren Abschnitten des Rutenschwellkörpers nur in geringer Zahl, in größerer Menge in allen Teilen des Harnröhrenschwellkörpers findet, sind in der Eichel regelmäßig zwischen die Arterien und weiten Hohlräume eingeschaltet; als Haargefäße möchte ich sie wegen ihres sehr erheblichen Durchmessers nicht bezeichnen. Es sind kleine, nur von Endothel bekleidete, im Bindegewebe liegende Röhren, die man im allgemeinen als Venen bezeichnen muß. Demnach haben wir es in allen diesen Fällen mit unmittelbaren Verbindungen zwischen Arterien und Venen zu tun, die das Blut in die weiten Hohlräume des Schwellkörpers überleiten. Die Bluträume durchsetzen die Eichel in allen Richtungen gewunden; in ihrer Wandung findet

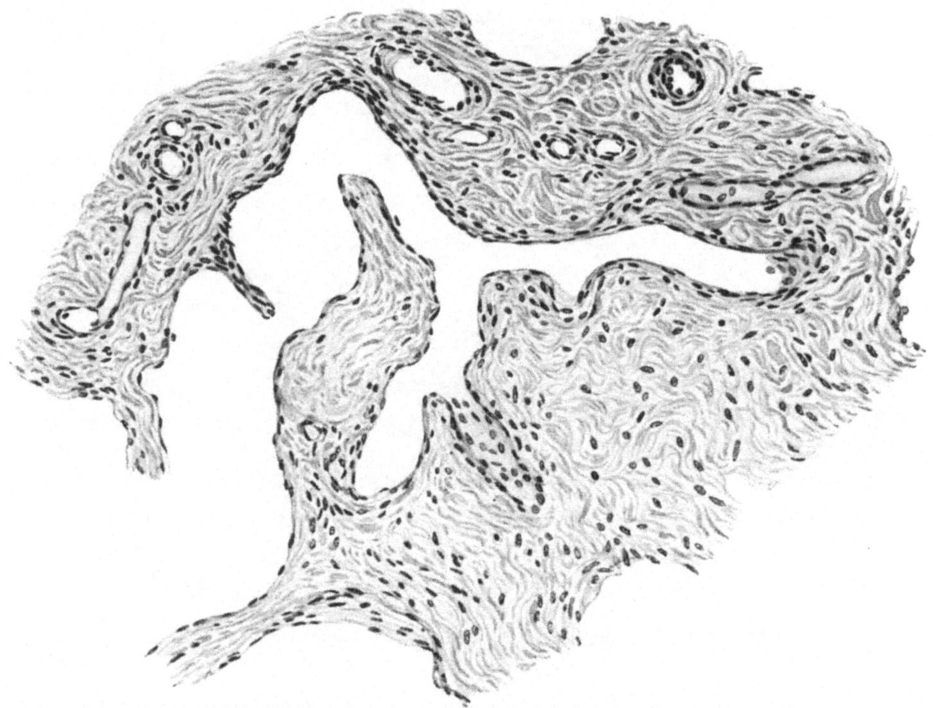

Abb. 229. Gefäße aus dem Eichelschwellkörper, die in einen der weiten, nur von Endothel bekleideten Bluträume einmünden. Die Eichel wurde mit Formalin injiziert; Celloidin, 15 μ, Hämatoxylin DELAFIELD-Eosin; Vergrößerung 200fach.

man vereinzelte Muskelzellen, wie ja auch das ganze Grundgewebe der Eichel Muskelzellen enthält, allerdings nur in geringer Menge. Dies muß ich wieder im Gegensatz zu KISS hervorheben, da er im Grundgewebe der Eichel keine Muskelzellen nachweisen konnte. Allerdings liegen diese Muskelzellen, die auch auf Abb. 217 deutlich zu erkennen sind, den Bluträumen stets unmittelbar an. Von manchen Forschern wird der Eichelschwellkörper als ein „Konvolut weiter Venen" bezeichnet.

Die Endäste derjenigen kleineren Gefäße (Rami laterales), welche aus der Arteria dorsalis penis hervorgehen und zur Haut ziehen, enthalten, wie schon erwähnt, teilweise Polster und Intimaleisten. Sie verästeln sich zum Teil in der Haut und dem darunter gelegenen Bindegewebe, zum Teil dringen sie von der Harnröhrenseite aus in den Rutenschwellkörper, zum Teil auch in den Harnröhrenschwellkörper ein.

b) Die Venen.

Allgemeines Verhalten.

Wir unterscheiden an der Rute eine oberflächliche Hautvene (Vena dorsalis penis subcutanea), die hauptsächlich das Blut aus der Haut der Vorhaut und des Rutenschaftes sammelt. Weit stärker ist die tiefe Rutenvene (Vena dorsalis penis subfascialis oder profunda). Sie sammelt das Blut aus dem Eichelschwellkörper, außerdem münden in sie die Venae circumflexae ein, welche einen Teil des Blutes aus dem äußeren Abschnitt des Harnröhrenschwellkörpers und aus dem Rutenschwellkörper bringen. Schließlich münden in sie aber auch, dies muß ich besonders betonen, zahlreiche Venen ein, die aus dem Rutenschwellkörper kommen, eine Tatsache, die Kiss zwar bestreitet, die sich aber leicht beweisen läßt. Diese Verbindungsäste werden als Venae emissariae superiores, besser dorsales bezeichnet, wenn sie auf dem Rücken des Rutenschwellkörpers austreten; als Venae emissariae inferiores, besser urethrales, wenn sie in der Umgebung des Sulcus urethralis den Schwellkörper verlassen. Im zuletzt erwähnten Fall münden sie in die Venae circumflexae ein. Von verschiedenen Untersuchern sind diese Venen ausführlich geschildert worden. Zuerst hat sie wohl S. Müller (1835) erwähnt. Genau beschrieben hat sie vor allem auch Langer (1862). Ob die späteren Untersucher [Luschka (1864), Rüdinger (1873), Richet (1877), Tillaux (1884), Sappey (1889), Gegenbaur (1899) und später Gray (1890), Debierre (1890), Testut (1894), Delbet (1901) und Charpi (1903)], wie Kiss annimmt, sich mit ihren Angaben auf die alten Mitteilungen von Müller und Langer stützen, erscheint mir fraglich. Ich glaube auch, daß Eberth (1904), Testout-Jacob (1906), Merkel (1907) und Kopsch (1907 und später), die diese Angaben in ihre Lehrbücher aufnahmen, dies auf Grund eigener Erfahrungen getan haben, denn die Gefäße sind, wie meine weitere Schilderung zeigen wird, in jedem Fall unschwer nachzuweisen.

Weit besser und einfacher als in Schnitten und Schnittreihen läßt sich das Verhalten der Venen an Injektionspräparaten beobachten. Obwohl ich hier auf diese Einzelheiten nicht näher eingehen will, muß ich doch ganz kurz Folgendes hervorheben: An gut gelungenen Injektionspräparaten erkennt man regelmäßig, daß aus der Dorsalseite des Rutenschwellkörpers eine ganze Reihe von Venen durch die Albuginea durchtreten und dann in die Vena dorsalis penis profunda oder ihre Äste einmünden. Die Zahl dieser Venen ist verschieden, ich konnte im niedrigsten Falle deren 9, im höchsten Falle deren 22 beobachten. Diese werden als Venae emisariae superiores (besser dorsales) bezeichnet. Außerdem treten aber an der Harnröhrenseite im Bereiche des Sulcus urethralis eine ganze Reihe von Venen aus dem Rutenschwellkörper aus; auch ihre Zahl unterliegt großen Schwankungen, ich zählte auf jeder Seite 16—35 und muß dabei hervorheben, daß die beiden Körperhälften eine ganz verschiedene Zahl solcher Venae emissariae inferiores (besser urethrales) aufweisen können. In sie münden zahlreiche Venenäste ein, die aus dem Harnröhrenschwellkörper kommen. Im Bereich des äußersten Abschnittes der Rute, zwischen Rutenschwellkörper und Harnröhrenschwellkörper bildet ein Teil dieser Venen manchmal ein kleines, aber dichtes Geflecht, das unmittelbar mit dem Plexus retroglandularis in Verbindung steht. Diese Venen münden dann in die Venae circumflexae ein. Auch deren Zahl ist ganz verschieden, nicht nur bei verschiedenen Männern, sondern auch in den beiden Seiten des Körpers. Ich konnte 13—28 in einer Hälfte der Rute feststellen. Die Venen ziehen, der Albuginea des Rutenschwellkörpers dicht angelagert, auf den Rutenrücken. Die überwiegende Mehrzahl von ihnen, vor allem diejenigen, die aus dem freien Teil des Rutenschaftes kommen, münden, nachdem sie einen Teil der Venae emissariae dorsales aufgenommen haben, in die Vena dorsalis penis profunda ein. Ein kleiner Teil der Venen, und zwar ausschließlich solche, die aus dem inneren Abschnitte der Rute, besonders aus dem Bereiche der Wurzel, kommen, können manchmal auch in die Vena dorsalis penis superficialis oder einen ihrer Äste einmünden. Die Venen lassen sich vom Rutenschwellkörper aus leicht injizieren, sie füllen sich gewöhnlich gut. Je stärker der Schwellkörper aber gefüllt wird, desto häufiger begegnet man einzelnen der Venen, die nur ganz wenig Injektionsmasse enthalten. Manchmal beobachtet man aber auch, daß alle Venae circumflexae bei prall gefülltem Rutenschwellkörper sehr weit und gut mit Injektionsmasse gefüllt sind.

Die Venae profundae penis treten aus den Schenkeln des Rutenschwellkörpers aus, und zwar an ihrer gegen den Angulus intercruralis zu gelegenen Seite. LANGER (1862) hat jederseits 3—4 solcher Venen gefunden, in manchen Fällen kann man aber noch mehr beobachten. Die Venae bulbi urethrae verlassen den Harnröhrenschwellkörper gewöhnlich an seiner hinteren oberen Seite, also an der Stelle, an der er dem Trigonum urogenitale am nächsten liegt. Sie ziehen gewöhnlich ganz nahe an den Ästen der Arteriae bulbi. Alle im vorhergehenden genannten Venen münden schließlich in das Geflecht ein, das sich zwischen den beiden Fascien des Diaphragma urogenitale ausbreitet. In diesem Geflecht ziehen auch noch eine ganze Reihe von anderen Venen, die von der

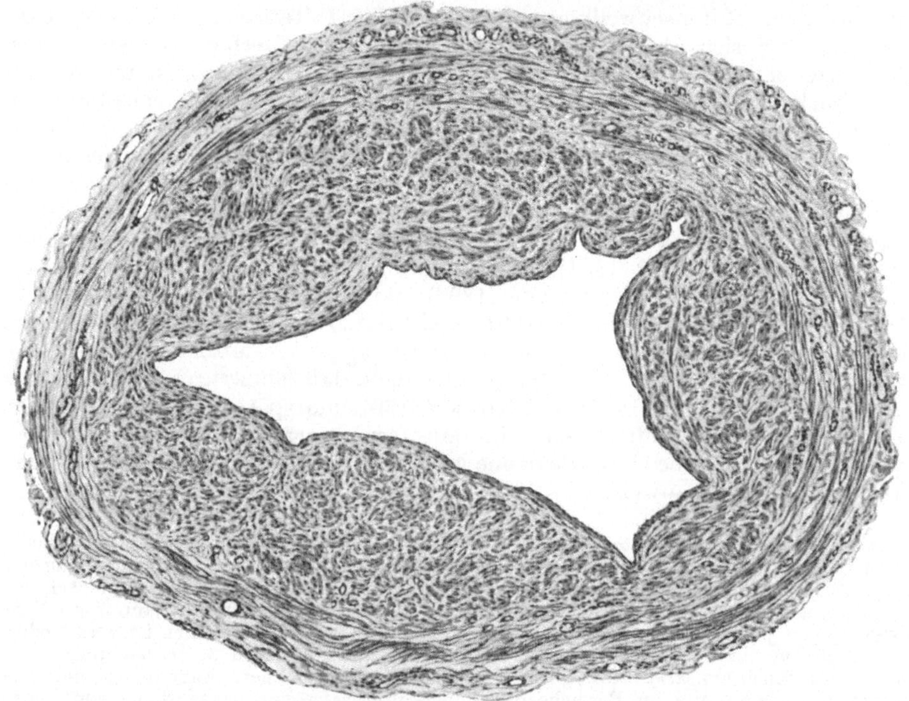

Abb. 230. Querschnitt durch die V. dorsalis penis profunda eines 19jährigen Mannes. Die Rute wurde mäßig injiziert. Fixiert in Formol, Celloidin, 15 μ, Hämatoxylin-Eosin. Vergrößerung 60fach.

Ventralseite der Blase und aus der Prostata und der angrenzenden Muskulatur kommen. Wie KISS sehr deutlich gezeigt hat, berechtigen uns die anatomischen Tatsachen nicht, einen besonderen Plexus Santorini und einen Plexus bulbocavernosus zu unterscheiden, da das im Bereiche des Trigonum urogenitale gelegene Geflecht eine anatomisch-physiologische Einheit bildet. KISS schlägt dafür die Bezeichnung Plexus diaphragmatis urogenitalis vor; ich halte die Bezeichnung Plexus trigonalis für einfacher und werde sie im folgenden anwenden. Ich weiß nicht, ob sie früher schon gebraucht wurde.

Die Vena dorsalis penis superficialis. Die oberflächliche Rutenvene zeigt, wie alle Hautvenen im Bereiche der Rute, kein besonderes Verhalten, das sie grundsätzlich von anderen Saugadern des Körpers unterscheidet. Die Muskulatur ist meist ziemlich dick und besteht oft an vielen Stellen nur aus einer locker gefügten Ringschicht. Manchmal findet man innerhalb von dieser Lage noch eine dünne Längsschicht, hier und da auch einzelne leistenförmig vorspringende Züge von Längsmuskulatur. Eine zusammenhängende Elastica intimae fehlt, dagegen ist die ganze Wand von einem dichten Geflecht elastischer Fasern durchsetzt, welches die einzelnen Muskeln umspinnt.

Die Vena dorsalis penis profunda. Die Vena dorsalis penis profunda bildet hauptsächlich in den inneren Teilen der Rute, also im Bereiche der Wurzel, einen einheitlichen Stamm. Sie ist ein sehr dickes Gefäß, das bei stärkster Füllung 5—7 mm Durchmesser hält. Auf ihre Intima (Abb. 230) folgt eine ungemein dicke Schicht von längs verlaufenden Muskelfasern, die, obwohl eine zusammenhängende Lage bildend, niemals ganz gleichmäßig ist. Infolgedessen wölben sich immer einige derbe Längszüge als Wülste in den Hohlraum zu vor. Nach außen zu folgt eine gleichfalls sehr starke, dicht gefügte Ringsschicht; sie ist dünner als die Längsmuskellage. Auch in der Vena dorsalis penis

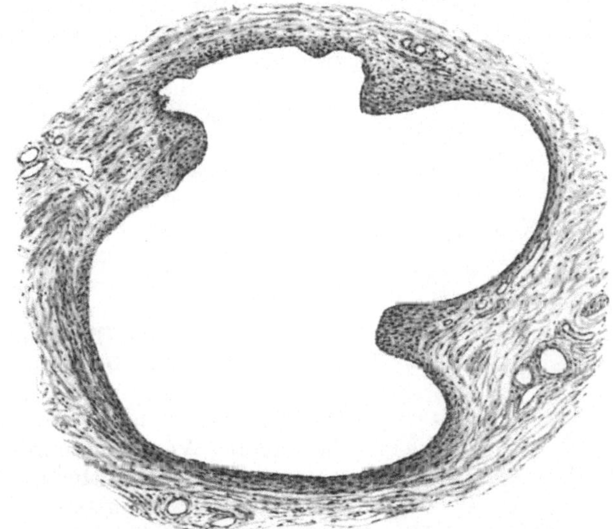

Abb. 231. Querschnitt durch einen der stärksten Venenäste, die aus dem Plexus retroglandularis hervorgehen und in die Vena dorsalis penis profunda einmünden. 23jähriger Mann. Sublimat-Formalin-Eisessig, Methylbenzoat-Celloidin-Paraffin, 10 μ, Hämatoxylin-Eosin. Vergrößerung 60fach.

fehlt eine zusammenhängende Elastica intimae. Die ganze Wand ist von einem Geflecht sehr derber elastischer Fasern durchsetzt. Die beiden Muskellagen gehören also zur Media. Die Ader enthält sehr viele Klappen; unterhalb der Symphyse tritt die Vene, nachdem sie die oberflächliche Vene in sich aufgenommen hat, durch derbes Bindegewebe, das der Lamina intercruralis angehört. In diesem Teil fehlt auf eine Strecke von 3—8 mm die Muskulatur fast vollkommen. Die Wandung des Gefäßes besteht hier nur aus einer Endothelschicht; auf sie folgt ein Geflecht derber Bindegewebsfasern. Nur ganz vereinzelte dünne Ausläufer der inneren Längsmuskelschicht sind hier und da in diesem Abschnitt zu erkennen. Unmittelbar hinter der Symphyse, noch im Bereiche des Diaphragma urogenitale treten dann wieder stärkere Muskelbündel in der Wandung auf, die sowohl in der Längsrichtung als auch ringförmig verlaufen, dann verliert sich die Vene im Geflecht des Plexus trigonalis. Außer v. Ebner (1902) hat Saenger (1904) den Bau der V. dorsalis penis profunda genau untersucht. Er weist darauf hin, daß das Gefäß wegen der starken Ausbildung der Muskulatur auf Querschnitten oft wie eine Schlagader aussieht.

Die Venae glandis. Die einzelnen Äste, welche die Vene bilden, gehen zum größten Teil unmittelbar aus den Räumen des Eichelschwellkörpers hervor. Die Venae glandis beginnen im Innern der Eichel und sind in dem Grundgewebe dieses Gebildes vielfach schon deutlich abzugrenzen. Manche Forscher fassen den Eichelschwellkörper ja überhaupt nur als ein „Konvolut von Venen" auf. Schon innerhalb der Eichel besitzen die Venen zum Teil eine dünne, aber gut ausgebildete Muskelschicht. Die Angaben von KISS, daß die Venen innerhalb der Eichel keine Muskulatur haben, kann ich nicht bestätigen. Innerhalb der Eichel fehlen die Klappen. Die Venen treten dann in das Bindegewebspolster zwischen Eichelwulst und Rutenschwellkörper ein. Sie stehen hier untereinander durch weite Anastomosen in Verbindung und bilden den Plexus retroglandularis. Aus diesem gehen dann dünnwandige Venen hervor, die auf den Rutenrücken gelangen. Sie sind von einer ganz dünnen gleichmäßigen Ringsmuskelschicht umgeben; in den größeren von ihnen erkennt man einzelne Züge von Längsmuskeln, die leistenförmig in den Hohlraum vorspringen (Abb. 231). Erst in diesen Abschnitten beobachtet man die ersten Klappen. Diese großen Venae glandulares nehmen die äußeren Venae circumflexae, die aus den vorderen Abschnitten des Harnröhren- und Rutenschwellkörpers kommen, in sich auf. Sie sammeln auch kleine Äste, die zum Teil aus dem Harnröhrenschwellkörper kommen. Diese Venae emissariae durchsetzen meist bogenförmig die Albuginea. Ein Teil der Venen kommt aus der Harnröhrenseite des Rutenschwellkörpers, sie verlassen ihn im Bereiche des Sulcus urethralis und in dessen nächster Umgebung. Auch sie sind während des Durchtritts durch die Albuginea meistens gebogen oder gewunden. Die Venae circumflexae liegen der Albuginea des Rutenschwellkörpers unmittelbar an. Sie besitzen durchweg sehr dünne Wandung, ihre Weite schwankt sehr erheblich je nach dem Füllungszustande; sie kann aber bis zu 1 mm und darüber betragen. Auf die Innenhaut folgt bei ihnen nur eine ganz dünne, meist einfache Lage von Ringsmuskeln, die Wandung enthält ein feines Geflecht elastischer Fasern. Im Innern enthalten die Venen reichlich Klappen (Abb. 232). Die Mehrzahl dieser Gefäße findet man im Bereiche des äußeren freien Teiles der Rute; sie sammeln sich ebenso wie die Eichelvenen in mehreren großen Gefäßen, die auf

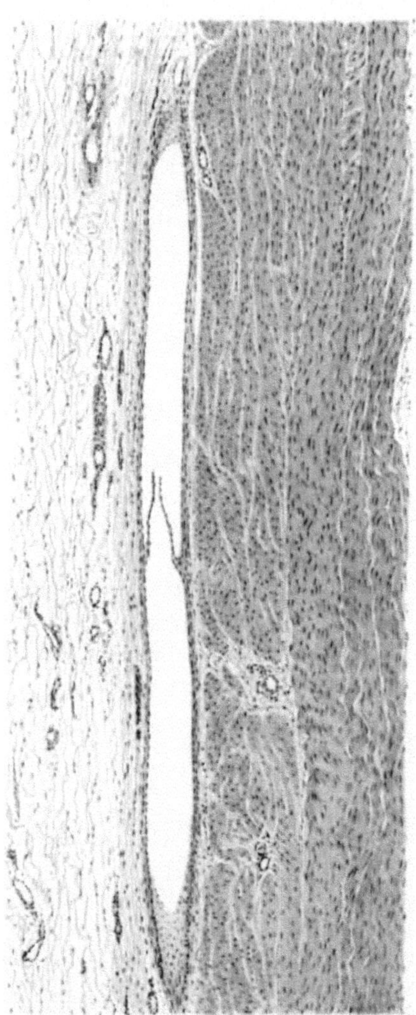

Abb. 232. Längsschnitt durch eine V. circumflexa. 23jähriger Mann. Der Rutenschwellkörper wurde prall gefüllt. Formol, Celloidin, 15 μ, Hämatoxylin-Eosin. Vergrößerung 100fach. In der Abbildung ist rechts die Albuginea des Rutenschwellkörpers, links das Unterhautbindegewebe zu erkennen.

dem Rutenrücken ziehen und schließlich zur Vena dorsalis penis profunda zusammentreten.

Diese stärkeren Äste auf dem Rutenrücken besitzen eine ganz dünne Ringsmuskelschicht; die Längsmuskulatur, die unmittelbar dem Endothel angelagert ist, zeigt auch hier verschiedenes Verhalten. In einzelnen der Äste bildet sie eine gleichmäßige, ziemlich dicke Lage, in anderen springt sie in der Form von derben dickeren Längsleisten in den Hohlraum zu vor. Auch diese großen Äste enthalten zahlreiche Klappen.

Die Venae emissariae. Die Venae emissariae dorsales beobachtet man im freien Teil der Rute ziemlich häufig (Abb. 210), was ich besonders hervorheben muß, da Kiss sie nicht gefunden hat. Sie gehen aus den weiten Bluträumen des Rutenschwellkörpers hervor, im Bereiche der äußersten Lage dieses Gebildes münden zahlreiche kleinere Venen in sie ein, während ihres Durchtritts durch die Albuginea auch Venen aus diesem Gewebe. Gewöhnlich ziehen sie vor dem Durchtritt eine kürzere oder längere Strecke weit unter der Albuginea hin. Sie durchsetzen den ganzen, aus ringförmigen Fasern gebildeten Abschnitt der Albuginea in der Richtung senkrecht zur Oberfläche, biegen aber nach außen zu häufig im Bereiche der Längsfaserschicht, also innerhalb der Albuginea selbst um und münden weit in einen der auf dem Rutenrücken ziehenden Äste der Vena profunda penis ein, nur selten in eine der Venae circumflexae. Die meisten der Venen treten einige Millimeter vom kammförmigen Bande des Rutenschwellkörpers entfernt durch. Während ihres Durchtritts erkennt man in ihnen häufig Klappen. Einzelne der Venen, besonders die kleineren, laufen aber auch leicht geschlängelt durch die Albuginea. Während ihres Durchtritts sind sie bei injizierten Ruten weit, aber immer etwas enger als vorher und nachher. Ihre Wand besteht innerhalb des Schwellkörpers nur aus einer einfachen Endothellage; im Bereiche der Albuginea sind einzelne Längsmuskelfasern angelagert, außerhalb des Schwellkörpers wird die Muskelschicht dicker. Häufig vereinigen sich innerhalb der Albuginea mehrere kleine Venenäste mit einem Hauptast.

An der Tatsache, daß solche Venen wirklich vorkommen, kann nicht der geringste Zweifel bestehen. Schon J. Müller (1835) beschreibt sie und gibt (auf Tafel III, Abb. 8, l. c.) eine gute Darstellung von ihnen. Sie sind an Injektionspräparaten leicht darzustellen und viel leichter zu finden als in histologischen Schnitten. Ob sie während der Erektion durch die Spannung der Albuginea verengt oder abgedrosselt werden, wie von manchen Seiten angenommen wird, ist sehr schwer zu sagen. An gut und prall injizierten Ruten erscheinen sie manchmal sehr weit. Sie lassen die Füllmasse also aus den Räumen des Schwellkörpers ungehindert in die außerhalb gelegenen Venen durchtreten. Kiss gibt von den Venen, die im Bereiche des Angulus intercruralis aus auf den Rutenschwellkörper austreten, an, daß etwa zwei Drittel von ihnen in schiefer Richtung durch die Tunica albuginea durchzieht. „Man kann also diesem schiefen Verlauf der Venen durch die Tunica eine besondere Rolle bei der Erektion zuschreiben. Da die Crura fest mit dem Knochen verwachsen sind, können sie sich nicht erheblich verlängern“. Deshalb glaubt Kiss, daß die Venen im Bereiche der Crura bei der Erektion nicht abgedrosselt werden. Der freie Teil des Rutenschwellkörpers verlängert sich aber während der Erektion, nach den Angaben von Waldeyer (1899) etwa von einer Länge von 9—10 auf eine solche von 14—16 cm. Für ihn treffen die Einwände von Kiss nicht zu und nach der eigenen Anschauung von Kiss könnten die Venae emissariae dorsales also während der Erektion recht gut abgedrosselt werden.

Die Venae emissariae urethrales verhalten sich im großen und ganzen ebenso wie die Venae emissariae dorsales, nur treten sie an anderen Stellen aus. Auch sie ziehen zum größten Teil schräg oder gebogen durch die Albuginea des Rutenschwellkörpers; ihre Wandung enthält während des Durchtritts nur sehr wenige oder gar keine Muskulatur. Auch sie entstehen aus ganz dünnwandigen muskellosen Venen, die in der äußersten Lage des Schwellkörpers häufig auf kürzere oder längere Strecken unterhalb der Albuginea verlaufen und noch keine Muskeln enthalten. Während des Durchtritts durch die Albuginea erkennt man auch einige Ringsmuskeln; gleich nach dem Durchtritt treten hier eine deutliche Ringsmuskellage und einzelne zum Teil recht dicke Längsleisten auf.

An einzelnen Venen kommen, wie KISS beschreibt, noch besondere Einrichtungen vor, welche offenbar bewirken, daß das Gefäß nicht zusammengedrückt werden kann, während es durch die Albuginea des Schwellkörperschenkels durchtritt. Bei seinem Eintritt in die Albuginea ist es röhrenförmig von einer dicken Bindegewebslage umgeben. Diese liegt der Intima unmittelbar an, so daß hier nur ein ganz enger Hohlraum vorhanden ist. Die Röhre besteht aus ganz derben leimgebenden Fasern; sie enthält weder elastische Fasern noch Muskeln und hört innerhalb der Albuginea plötzlich auf. Von da ab wird die Vene weit und zeigt den gewöhnlichen Bau. Sicher handelt es sich hier um eine Vorrichtung, welche verhindert, daß die Venenwand während der Füllung oder Entleerung des Schwellkörpers zusammengepreßt oder erweitert wird. Gerade die Tatsache, daß solche Einrichtungen nur an einzelnen Venen vorhanden sind, an der überwiegenden Mehrzahl und besonders an allen im äußeren Teil der Rute gelegenen aber vollkommen fehlen, zeigt deutlich, daß nur ganz wenige Venen wirklich hinsichtlich der Weite ihres Hohlraumes unabhängig von der stärkeren oder geringeren Spannung der Albuginea sind. Ich habe die eben geschilderten Einrichtungen nicht beobachtet.

In einem anderen Fall fand KISS noch anderes besonderes Verhalten. Es handelt sich um einen 22jährigen Mann, bei dem eine Vene, die im Bereiche des Angulus intercruralis die Albuginea durchbohrt, folgende Einrichtung erkennen ließ: Sie enthielt eine besondere Klappe, die trichterförmig in das Innere zu vorspringt und an der außen, also in der Richtung des Blutstromes gelegenen Spitze des Trichters so eng war, daß hier nur 3—4 rote Blutkörperchen nebeneinander durchtreten konnten. Die Wandung des Trichters besteht aus zwei bindegewebigen Schichten, zwischen die eine dünne elastische Lamelle eingeschoben ist. Die äußere der beiden Schichten ist derber und färbt sich auch eindringlicher als die innere. Die äußere Schicht zeigt ein Verhalten ähnlich dem der Albuginea, während die innere Schicht mehr das Verhalten wie in den Balken der Schwellkörper erkennen läßt. Ich habe solche Bildungen niemals beobachtet. Sie dienen ihrer ganzen Anordnung nach dazu, einen Rückfluß von Blut aus den äußeren Teilen der Venen in den Schwellkörper zu verhindern. Da die Trichter nach den Schilderungen von KISS ungemein derb sind, so können sie sich nicht erweitern oder verengern, also auch keinen Einfluß auf die Menge des Blutes haben, das sie durchläuft. Ich habe häufig auch im Bereiche der Schwellkörperschenkel Klappen vom gewöhnlichen Bau der Venenklappen innerhalb des Abschnittes der austretenden Venen gefunden, der die Albuginea durchsetzt.

Die Venae bulbi. Die Venae bulbi verhalten sich ebenso wie die vorher geschilderten abführenden Saugadern. Sie sind meist nicht sehr weit, während ihres Durchtritts durch die Albuginea des Schwellkörpers kann man eine Verengung kaum erkennen. Auch sie sind nur von einer ganz dünnen Muskellage überzogen; Klappen habe ich in ihnen erst nach dem Durchtritt durch die Albuginea gefunden. Hier erkennt man auch einzelne leistenförmig vorspringende Züge von Längsmuskulatur. Alle diese Venen gehen dann in das Geflecht des Plexus trigonalis über.

3. Die anatomischen Grundlagen der Erektion.

Obwohl ich im allgemeinen bei meiner Beschreibung nur rein anatomische Tatsachen und keine physiologischen Vorgänge schildere, muß ich doch am Schluß dieses Abschnittes über die Schwellkörper und die Gefäße der Rute ganz kurz auf den Vorgang der Erektion eingehen, da meine Befunde zum Teil im Gegensatz zu denen stehen, die Kiss mitteilte, bzw. seine Angaben ergänzen. Bei der Erektion verhalten sich die drei Schwellkörper verschieden. Der Rutenschwellkörper vergrößert sich in der Länge und hauptsächlich in der Dicke. Er verändert seine Form, indem er aufgerichtet wird und zeigt von allen Schwellkörpern die stärkste Dickenzunahme, vor allem auch deswegen, weil seine Bluträume für gewöhnlich fast ganz leer sind. Die Räume des Harnröhrenschwellkörpers sind im Gegensatz dazu stets wenigstens etwas gefüllt. Ihr Inhalt vermehrt sich während der Erektion, dabei nimmt der ganze Harnröhrenschwellkörper nur in seinem innersten Abschnitt, im Bereiche der Zwiebel stark an Masse zu. Er vergrößert sich hier auch stark in der Dicke, im mittleren Teil aber nimmt er hauptsächlich an Länge zu. Dies ist in seiner besonderen Lage an der Außenseite des Bogens begründet, den die Rute in gesteiftem Zustande beschreibt. Der Harnröhrenschwellkörper bleibt dabei immer weich und kann auch bei vollkommen erigiertem Glied zusammengedrückt werden. Der Umstand, daß er im Bereich des freien Rutenteils in einer Rinne des Rutenschwellkörpers liegt, schützt ihn davor, daß er durch den Druck der weiblichen Scheidenschließmuskeln so stark zusammengepreßt wird, daß der Samen nicht mehr durch die Harnröhre gespritzt werden kann. Auch der Eichelschwellkörper bleibt immer weich und nachgiebig, er vergrößert sich während der Erektion nach allen Richtungen hin. Die weiche, prall elastische Eichel erleichtert das Eindringen in die weibliche Schamspalte und den Scheideneingang; sie schließt Verletzungen aus und lagert sich dann dem äußeren Muttermund der Gebärmutter an, wodurch das unmittelbare Übertreten des Samens in den Halsteil der Gebärmutter erleichtert werden soll.

Das verschiedene Verhalten ist im Bau der Schwellkörper begründet, wie ich oben bei der Beschreibung der histologischen Einzelheiten deutlich gezeigt habe. Im Bereiche des Mittelstückes des Harnröhrenschwellkörpers zieht die Muskulatur hauptsächlich in der Längsrichtung, also in der Richtung der stärksten Vergrößerung. Im Bereiche des Rutenschwellkörpers, der Zwiebel des Harnröhrenschwellkörpers und der ganzen Eichel ziehen die Muskelbündel nach allen Richtungen hin; alle diese Teile vergrößern sich dementsprechend nach den drei Richtungen des Raumes, sie enthalten um so mehr elastische Fasern, je weniger Muskulatur vorhanden ist; am meisten Muskulatur und am wenigsten elastische Fasern findet man im Rutenschwellkörper, am meisten elastische Fasern und am wenigsten Muskulatur in der Eichel.

Die Bluträume aller drei Schwellkörper stehen untereinander in Verbindung, was deutlich aus der folgenden Tatsache hervorgeht: Spritzt man in den Rutenschwellkörper Flüssigkeit ein, so füllen sich zunächst seine Bluträume, der Schwellkörper richtet sich auf und wird steif. Nach und nach füllen sich auch die Bluträume in der Eichel und schließlich im Harnröhrenschwellkörper, und zwar um so stärker, je mehr Flüssigkeit in den Rutenschwellkörper eingespritzt wird. Aus der Eichel und dem Harnröhrenschwellkörper fließt das Blut auch in die Vena dorsalis penis profunda, gleichzeitig wird die Vena dorsalis penis subcutanea gefüllt, diese allerdings nicht regelmäßig, während es in jedem Fall leicht gelingt, die Vena dorsalis penis profunda und durch sie den ganzen Plexus trigonalis vom Rutenschwellkörper aus zu injizieren. Sobald man mit dem Einspritzen aussetzt, erschlaffen alle drei Schwellkörper; zuerst und am stärksten derjenige in der Eichel, dann der Harnröhrenschwellkörper und zuletzt und am langsamsten der Rutenschwellkörper. Bindet man, um jeden Rückfluß der Injektionsmasse durch die Venae profundae penis auszuschließen, die Rute an der Wurzel, unmittelbar vor der Symphyse so fest ab, daß kein Blut zurückfließen kann und injiziert dann vom Rutenschwellkörper aus, so beobachtet man das Nämliche: Alle drei Schwellkörper und auch die Vena dorsalis penis profunda, ebenso die Hautvene füllen sich prall; die Präparate, welche den Abb. 205, 215 und 216 zugrunde liegen, sind in dieser Weise nur vom Rutenschwellkörper aus injiziert worden. Spritzt man in die Räume des Rutenschwellkörpers rote Masse, in diejenige des Harnröhrenschwellkörpers blaugefärbte Masse, so beobachtet man dabei immer, daß sich beide Massen im Bereiche des Eichelschwellkörpers mischen. In manchen Fällen erscheint er sogar nur von der Masse gefüllt, die zur Injektion des Rutenschwellkörpers verwendet wurde. In diesen Fällen enthält die Vena dorsalis profunda sowohl rote als auch blaue Injektionsmasse. Die weiten Verbindungen zwischen den Bluträumen des Rutenschwellkörpers und denjenigen des Eichelschwellkörpers sind auf Reihenschnitten, wie ich schon oben hervorgehoben habe, deutlich zu verfolgen; sie sind auch in Abb. 215 sehr gut zu erkennen. Andererseits gelingt es aber nicht oder nur äußerst schwer, von dieser Vene aus den Rutenschwellkörper selbst zu injizieren, während der Eichel- und Harnröhrenschwellkörper sich leicht füllt, wenn man die großen Klappen in der Vene und ihren Hauptästen zerstört. Auf diese Tatsache legt Kiss sehr großen Wert und führt sie als Beleg dafür an, daß keine Verbindungen zwischen den Räumen des Rutenschwellkörpers und der Vena dorsalis profunda vorhanden seien. Dieser Schluß ist unzutreffend. Die Injektionsmasse kann aus der Vena dorsalis penis profunda nicht unmittelbar in die Räume des Rutenschwellkörpers und in diejenigen des Harnröhrenschwellkörpers gelangen, weil in den Verbindungen immer Venenklappen vorhanden sind, die den Zustrom der Masse hindern. Die Venae emissariae dorsales besitzen regelmäßig solche Klappen, häufig gerade während ihres Durchtritts durch die Albuginea. Die Venae emissariae urethrales dagegen münden in die Endäste der Venae circumflexae penis ein; diese enthalten sehr viele Klappen, welche den Durchtritt der Injektionsmasse in der Richtung gegen den Schwellkörper zu verhindern. Diese vielen kleinen Klappen können nicht alle durchstochen werden. Kiss schätzt die Bedeutung der Venae circumflexae zu gering ein. Das Vorkommen von Venae emissariae bestreitet er vollkommen, und zwar auf Grund folgender Versuchsanordnung. Er unterband die Rute kurz vor der Symphyse zweimal ganz fest, „um ein Abfließen der Masse durch die Venae profundae zu verhindern und spritzte nun die Masse resp. die oben erwähnten Flüssigkeiten durch Einstich durch die Tunica albuginea mit einer Injektionsnadel ein, in der Hoffnung, die Masse auf diesem Wege in die Vena dorsalis profunda treiben zu können. Es gelang mir, die Unterbindung so gründlich vorzunehmen, daß durch sie das Vordringen der Masse in die Crura penis vollkommen unterbrochen wurde; die Schwellkörper füllten sich bis zur vollen Spannung, doch in die Vena dorsalis profunda gelangte auch nicht eine Spur der Masse, ebensowenig wie in den Schwellkörper der Urethra. Die Masse staute sich und drückte nach Aufhören der Injektion den Stempel zurück. Auch bei nicht unterbundenem Penis gelang es niemals, durch Injektion des C. cavernosum penis das C. cavernosum urethrae zu füllen." Kiss meint, daß die Gefäßäste, welche man in der Albuginea beobachtet, lediglich aus dieser Hülle selbst stammen, aber keine Verbindung mit den Bluträumen der Schwellkörper besitzen, es sei ihm nie gelungen, diese Gefäße von den Schwellkörpern aus zu injizieren. Daß er niemals ableitende Venen in den äußeren Teilen des

Rutenschwellkörpers beobachtet hat, habe ich schon erwähnt. Bei dem oben geschilderten Versuch gibt KISS leider nicht an, wie groß der Abschnitt der Rute war, der zwischen den beiden unterbundenen Stellen lag. Es mag sein, daß einmal der Zufall bei einem solchen Versuch eine Rolle gespielt hat und daß zwischen den beiden unterbundenen Stellen keine oder nur wenige austretende Venen vorhanden waren, so daß sie bei der gegebenen Versuchsanordnung übersehen wurden, weil sie nicht genügend in Erscheinung traten. Die Venen werden ja bei stärkster Füllung des Schwellkörpers durch die Spannung der Albuginea etwas abgedrosselt, die Injektionsmasse fließt durch sie nur äußerst langsam ab; wenn die Flüssigkeit gewaltsam mit der Spritze in den Schwellkörper eingepreßt wird, dann ist es eigentlich selbstverständlich, daß beim Nachlassen des Druckes der Stempel der Spritze etwas zurückweicht. Dies beobachtet man bei jeder Injektion, bei der man gewaltsam vorgeht. Ich habe den Versuch mehrmals wiederholt, und zwar zunächst mit dem nämlichen Ergebnis wie KISS. Schneidet man dann in die Haut zwischen den beiden unterbundenen Stellen ein und eröffnet jetzt die Vena dorsalis penis profunda, dann erkennt man nach kurzer Zeit, wie die gefärbte Injektionsmasse aus dieser Vene ausfließt. Bei der von KISS gewählten Versuchsanordnung werden ganz außergewöhnliche Verhältnisse gesetzt. Bei ihr wird zunächst das Blut aus den Schwellkörperräumen durch die verschiedenen kleinen Verbindungen in die Vena dorsalis profunda gepreßt, kann aus ihr aber nicht abfließen. Es ist deshalb ganz selbstverständlich, daß dann keine Injektionsmasse oder Flüssigkeit aus den Schwellkörpern in die an und für sich überfüllten Venen treten kann.

KISS glaubt offenbar, das Blut aus den Schwellkörpern könne nur durch die Venae penis profundae, also nur im Bereiche der Schenkel ausfließen. Es müßte dann also in dem Labyrinth der Bluträume von der Schwellkörperspitze bis zu den Schenkeln fließen. Daß dies nicht möglich ist oder nur in sehr langer Zeit vor sich gehen könnte, liegt auf der Hand, wenn man den ungemein verwickelten Bau eines solchen Schwellkörpers berücksichtigt. Andererseits erkennt man aber ganz deutlich, daß Injektionsmasse aus dem Rutenschwellkörper abfließt, selbst wenn der Penis vor der Symphyse so fest abgebunden wird, daß alle die von KISS angenommenen Abflüsse überhaupt nicht in Frage kommen. Auch MERKEL (1907) gibt auf Grund seiner Injektionsversuche an, daß die in den Rutenschwellkörper eingefüllte Masse in den Eichel- und Harnröhrenschwellkörper gelangt. Andere Untersucher, die zum Teil ungemein reiche Erfahrung in Injektionen haben, konnten die gleichen Feststellungen wie ich machen.

Spritzt man allerdings eine rasch erstarrende Masse, wie KISS sie verwendet hat, sehr schnell in den Rutenschwellkörper ein und läßt sie rasch erkalten und fest werden, dann kann es gelingen, den Rutenschwellkörper allein zu injizieren, man bekommt dann Bilder, wie sie KISS schildert und abbildet. Die in der Mitte gelegenen Bluträume sind dann prall gefüllt, die oberflächlichen aber zusammengedrückt. Doch das sind Zerrbilder. Wenn man die Flüssigkeit langsam einspritzt und dann erkalten läßt, so füllt sich der Schwellkörper, wie dies den natürlichen Verhältnissen entspricht, in allen seinen Teilen gleichmäßig. Die Unterschiede in der Größe der einzelnen Räume, die ich oben erwähnt habe, kommen natürlich auch da zur Geltung, aber die oberflächlich gelegenen kleineren Räume und die unter der Albuginea ziehenden Venen und Gefäßnetze sind dann nicht abgedrosselt, sondern prall gefüllt.

Ich stimme mit KISS vollkommen darin überein, daß die Erektion in erster Linie durch das Verhalten der Arterien bedingt ist. Sie erweitern sich mit Hilfe der in ihnen befindlichen besonderen Einrichtungen und dadurch fließt viel mehr Blut in einer bestimmten Zeiteinheit in die Schwellkörper als sonst.

Durch die Erweiterung wird der Gesamtquerschnitt der zuführenden arteriellen Gefäße größer als der Gesamtquerschnitt der abführenden Venen, der sich bei der Erektion wohl nicht vergrößert, sondern eher noch eingeschränkt wird. Allerdings haben die Untersuchungen von TIGERSTEDT (1911) gezeigt, daß beim Hunde während der Erektion achtmal soviel Blut durch die Vena dorsalis abfließt, als bei erschlafftem Glied. Wie gerade KISS gezeigt hat, sind an einigen der abführenden Venen im Bereiche der Schenkel des Rutenschwellkörpers, also an den Stellen, an denen die Albuginea am wenigsten gespannt wird, besondere Vorrichtungen vorhanden, welche, da sie aus ganz derbem Bindegewebe bestehen, bewirken, daß der Blutabfluß immer gleich bleibt. Im Bereiche der äußeren Abschnitte des Schwellkörpers wird die Albuginea während der Erektion gespannt. Im Gegensatz zu den mit den Knochen verbundenen Schenkeln kann sie sich hier frei entfalten und muß dabei die durchtretenden Gefäße beeinflussen, vielleicht mehr oder weniger stark abdrosseln. Auch die Venae circumflexae werden, da sie der Albuginea unmittelbar anliegen, durch die Querschnittsvergrößerung der Rutenschwellkörper in die Länge gezogen; vielleicht bedingt auch dies eine gewisse Behinderung des Abflusses. Wenn an Injektionspräparaten die genannten abführenden Gefäße häufig auch bei eregierter Rute weit erscheinen, so ist dies wahrscheinlich durch die überstarke Füllung der Gefäße bedingt, die wir eigentlich bei jeder gut gelungenen Injektion beobachten können. Die Tatsache lehrt nur, daß während der Erektion die Abdrosselung der einzelnen Venen nicht so stark ist, daß sie den Abfluß des Blutes vollkommen verhindert. Alle die besprochenen Einrichtungen, die Erweiterung der Arterien, die Hemmung des Blutabflusses in den Venen, bewirken zusammen, daß der Rutenschwellkörper während der Erektion knorpelhart wird. Die oberflächlichen Räume des Schwellkörpers und die unter der Albuginea gelegenen Venen werden aber sicher nicht in der Weise zusammengedrückt wie KISS dies annimmt. Die Erektion ist also, dies muß immer wieder betont werden, durch das Verhalten der Arterien, durch aktive Erschlaffung ihrer Muskulatur und den dadurch bewirkten stärkeren Blutzufluß bedingt. In den Schwellkörpern, in denen der venöse Abfluß nicht gehemmt ist, wie im Harnröhren- und besonders im Eichelschwellkörper, erkennt man ganz deutlich, daß die pralle Füllung auch erreicht werden kann, wenn der Abfluß in keiner Weise behindert ist; doch genügt ein Druck auf diese Schwellkörper, um das Blut aus den Räumen in die abführenden Venen auszupressen, während die beschränkte Blutabfuhr aus den Räumen des Rutenschwellkörpers diesem seine Festigkeit und Härte verleiht. Ich hoffe, durch diese Ausführungen und vor allem durch die beigefügten Abbildungen, also durch histologische Tatsachen, gezeigt zu haben, daß zwischen den zum Teil ungemein genauen Angaben der früheren Untersucher und den neuen, ebenfalls sehr sorgfältigen Beobachtungen von KISS keine Gegensätze bestehen. Wir verdanken KISS die genaue Beschreibung der zuführenden Schlagadern und einiger Besonderheiten im Bau abführender Venen. Seine Einwände aber, die er gegen die Angaben von LANGER (1862) und von v. EBNER (1902) macht, bestehen hinsichtlich der Venae emissariae und der Venae circumflexae sicher nicht zu Recht. Weiter auf die physiologischen Einzelheiten einzugehen, verbietet mir der Zweck dieses Handbuches.

4. Die Haut der Rute.

a) Die Haut des Rutenschaftes.

Die Haut der Rute besteht aus einer ganz dünnen Lage geschichteten Plattenepithels (Abb. 233). Im Bereiche der Zylinderschicht und der vieleckigen Zellen des Stratum germinativum findet man regelmäßig, auch bei hellblonden

Männern, etwas Pigment. Auf die Keimschicht folgt unmittelbar die Lage der verhornten Zellen, ein Stratum granulosum und lucidum ist meist nicht zu erkennen. Die Dicke des Epithels ist verschieden, je nach dem Füllungszustande der Schwellkörper. Sie beträgt 50—140 μ. Die Haut enthält zahlreiche Schweiß- und Talgdrüsen, auch feine Lanugohärchen.

Die Lederhaut ragt in sehr vielen kleinen, zum Teil recht breiten Papillen in das Epithel vor. Sie besteht in der Hauptsache, vielleicht sogar ausschließlich, aus elastischen Fasern, die ein feines Netzwerk bilden. In den Papillen sind die Fasern ganz dünn und liegen dicht, weiter nach innen zu werden sie dicker

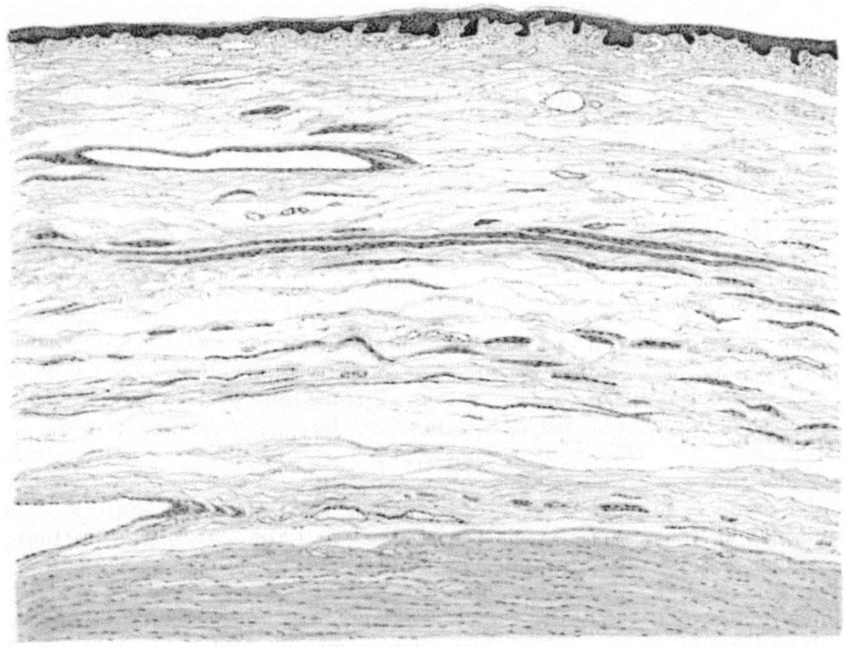

Abb. 233. Haut des Rutenschaftes nebst dem darunter gelegenen Bindegewebe bis zur Albuginea des Rutenschwellkörpers. Vom Rutenschwellkörper aus mit Formol injiziert, daher rührt die ödematöse Durchtränkung der Haut; 21jähriger Mann. Fixiert in Formalin, Celloidin, 10 μ, Hämatoxylin-Eosin; Vergrößerung 30fach.

und lassen weitere Räume zwischen sich erkennen. In ihnen liegen einzelne Fibrocyten von gewöhnlichem Bau und Verhalten; in der oberflächlichsten Lage, besonders in der Umgebung der Gefäße, erkennt man auch Histiocyten. Das Bindegewebe ist durchsetzt von feinen Haargefäßen; im Bereiche der Papillen findet man die gewöhnlichen Gefäßschlingen. In den tieferen Lagen beobachtet man kleine Arterien und zahlreiche, zum Teil recht weite Venen, deren Wand nur wenige Muskellagen enthält. Auch zahlreiche Lymphgefäße durchsetzen das Unterhautbindegewebe. Vor allem ist dieses durch seinen Reichtum an glatten Muskelzellen ausgezeichnet; sie bilden feinere und derbere, meist ringförmig angeordnete Züge, längsverlaufende und schrägverlaufende beobachtet man weit seltener. Die Muskulatur bildet eine gleichmäßige Lage, die auch mit freiem Auge leicht auspräpariert werden kann. Gegen die Rutenwurzel zu wird sie dicker und setzt sich unmittelbar in die Tunica dartos des Hodens fort. Einwärts der Muskellage findet man, besonders im Bereiche des Rutenrückens, weniger deutlich an der Harnröhrenseite ausgebildet, ein dichteres Geflecht von ausschließlich elastischen Fasern, das auf Querschnitten durch die Rute oft nicht deutlich zu erkennen ist. Es wird als Fascie penis bezeichnet. Meist unterscheidet sie sich nur wenig von der Umgebung (Abb. 205, 233); die elastischen Fasern, die sie bilden, stehen in Verbindung mit dem submukösen Geflecht einerseits, mit dem elastischen Geflecht in den Schwellkörperhüllen andererseits, die Fascie selbst unterscheidet sich von diesen beiden Geflechten nur durch die größere Dicke und dichtere Verflechtung ihrer Fasern.

b) Die Vorhaut.
(Praeputium.)

Die Grundlage der Vorhaut besteht aus einem Geflecht von feineren und gröberen elastischen Fasern, das von Zügen glatter Muskelzellen durchsetzt ist (Abb. 234a u. b). Sie sind hauptsächlich ringförmig angeordnet, einige von ihnen ziehen auch in der Längsrichtung oder schräg. Bei erschlaffter Rute kommt die Anordnung der Fasern nicht so deutlich zur Geltung. Am besten tritt sie bei prall gefülltem Eichelschwellkörper in Erscheinung; dann zieht die Mehrzahl der Fasern rein ringförmig. Durch die Zusammenziehung dieser Muskeln wird erreicht, daß die Vorhaut der Eichel stets vollkommen anliegt, ganz unabhängig von dem Füllungszustande des Schwellkörpers. Die Muskelzüge werden durchsetzt von einem Geflecht gröberer und feinerer elastischer Fasern, das nach beiden Seiten hin in die feinen elastischen Geflechte übergeht, welche die Verbindung mit den Epithelüberzügen herstellen. Die Außenfläche ist von geschichtetem, verhorntem und ungemein dünnem Plattenepithel überzogen, das den nämlichen Bau zeigt wie der Hautüberzug des Rutenschaftes. Die Haut enthält Talgdrüsen, auch vereinzelte Schweißdrüsen und nur ganz wenige Lanugohärchen. Das Epithel ist durch zahlreiche schmale Papillen mit dem darunterliegenden Bindegewebe vereinigt. Dieses besteht fast ausschließlich aus elastischen Fasern (Abb. 234b), die im Bereiche der Papillen ungemein dünn sind. Das Fasergeflecht ist reich an feinen Blutgefäßen und enthält die für das Bindegewebe bezeichnenden Zellen. In den Papillen findet man feine Haargefäßschlingen; unter den Gefäßen sind viele sehr dünnwandige Venen. Vor allem ziehen wenige Millimeter von der Vorhautöffnung entfernt ringförmig durch das ganze Vorhautblatt weitere Venen, meist 2—4 an der Zahl, deren Abfluß den Hauptast der Vena dorsalis penis subcutanea bildet. In ihrer Wand findet man eine gleichmäßige dünne Lage von Längsmuskelfasern, die nach außen zu von einer ganz dünnen Ringschicht umgeben ist. Zwischen dem die Papillen bildenden feinsten Geflecht der Lederhaut und den derben Fasern der Muskellage breitet sich ein dichtes Geflecht hauptsächlich ringförmig angeordneter elastischer Fasern aus, welches die Muskelschicht nach außen zu wie eine dickere Lamelle umgibt. Im Bereiche der Öffnung des Vorhautsackes ändert das Epithel sein Verhalten; Unterschiede im Bau und der Größe der Papillen, wie Eberth (1904) sie schildert, habe ich nicht beobachten können. Die einzelnen Männer verhalten sich hier ganz verschieden und die Form der Papillen wechselt außerdem je nach dem Füllungszustande des Eichelschwellkörpers und der damit in Zusammenhang stehenden stärkeren Dehnung oder Zusammenziehung der Vorhaut. Im allgemeinen findet man auch im Bereiche der Übergangsstelle zwischen äußerem Hautüberzug und innerem Überzug der Vorhaut viele kleine, schmale Papillen. Die darunter gelegene Lederhaut besteht aus einem dichten Filz feinster elastischer Fasern, der von Haargefäßen durchsetzt wird. Im Bereiche der

Übergangsstelle verändert die oberflächliche verhornte Hautschicht ihren Bau. Sie zeigt nach und nach das Verhalten wie im Bereiche des Vorhautinnenblattes und der Eicheloberfläche. Beide kann ich, da sie hinsichtlich des Epithels das nämliche Verhalten zeigen, zusammen besprechen. Unterschiede finden sich nur im Verhalten des unter dem Epithel gelegenen Bindegewebes. Dieses besteht im Bereiche des inneren Vorhautblattes auch aus einem ganz feinen Filz elastischer Fasern. Ob in ihm überhaupt einzelne leimgebende Fasern vorhanden sind, ist ungemein schwer zu entscheiden, jedenfalls kann ihre Menge nur äußerst

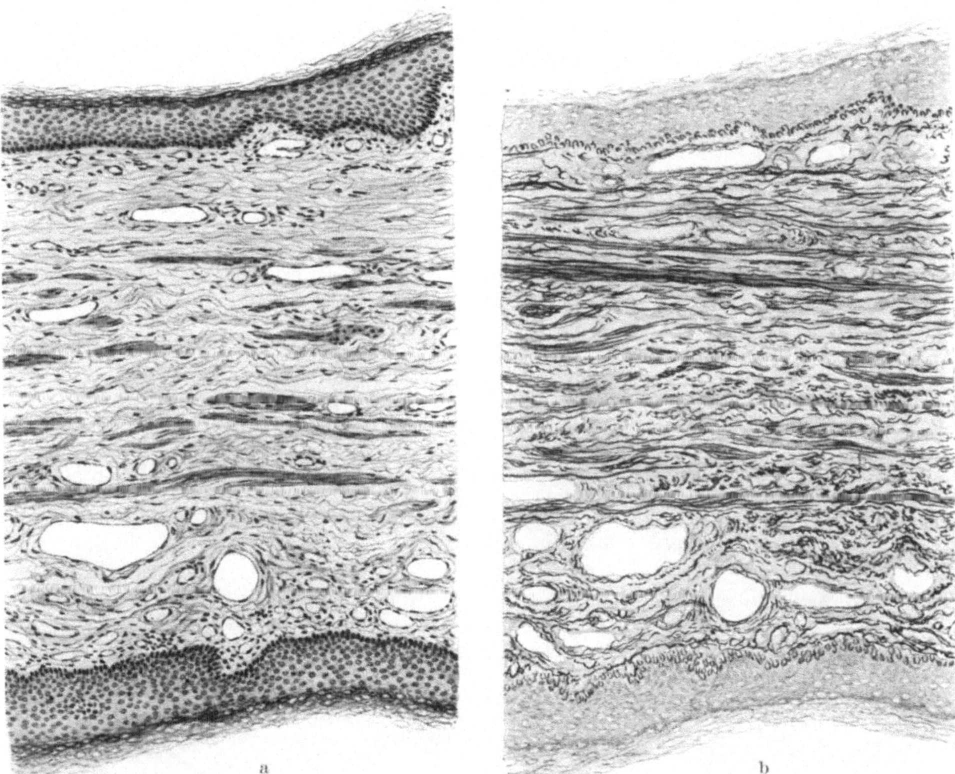

Abb. 234. Querschnitt durch die Vorhaut bei gefüllten Schwellkörpern. 26jähriger Mann. Sublimat-Formalin-Eisessig, Methylbenzoat-Celloidin-Paraffin, 5 μ. a gefärbt mit Hämatoxylin-Eosin, b die nämliche Stelle, einige Schnitte entfernt, gefärbt mit Resorcin-Fuchsin. Vergrößerung 100fach.

gering sein. Nach innen zu werden die Fasern gröber und verlieren sich ohne scharfe Grenze in dem Geflecht, welches die Muskellage durchsetzt.

Die ganze Grundlage der Vorhaut besteht also hauptsächlich aus einem Geflecht elastischer Fasern, das in seinen mittleren Teilen von glatten Muskelfaserzügen durchsetzt ist. Dieses Gewebe ist sehr nachgiebig und gestattet oder besser gesagt, ermöglicht die ungemein starken Gestaltsveränderungen, welche die Vorhaut durchmachen kann. Wenn die Vorhaut bei gesteifter Rute ganz zurückgeschoben wird, so wird dabei ihr inneres Blatt nach außen gekehrt, die Übergangsstelle zwischen dem inneren und äußeren Blatt, also die ursprüngliche Begrenzung des Orificium praeputii liegt dann 8—10 cm von der Harnröhrenmündung entfernt und wird gleichzeitig noch sehr stark gedehnt.

c) Der Epithelüberzug der Eichel.

Im Bereiche der Eichel liegt unter dem Epithelüberzug ebenfalls ein feinster Filz von elastischen Fasern, der mit zahlreichen kleinen Papillen in die Epithelschicht zu vordringt. Nach innen zu wird der Filz lockerer, die Fasern gröber; sie gehen dann unmittelbar in das dichte Geflecht über, welches den Eichelschwellkörper nach außen zu abgrenzt (Abb. 218). Mit dieser Hülle des Schwellkörpers ist also die Epithelschicht der Eichel durch das elastische Gewebe fest verbunden. Sie kann, im Gegensatz zu der Haut des Rutenschaftes, nicht

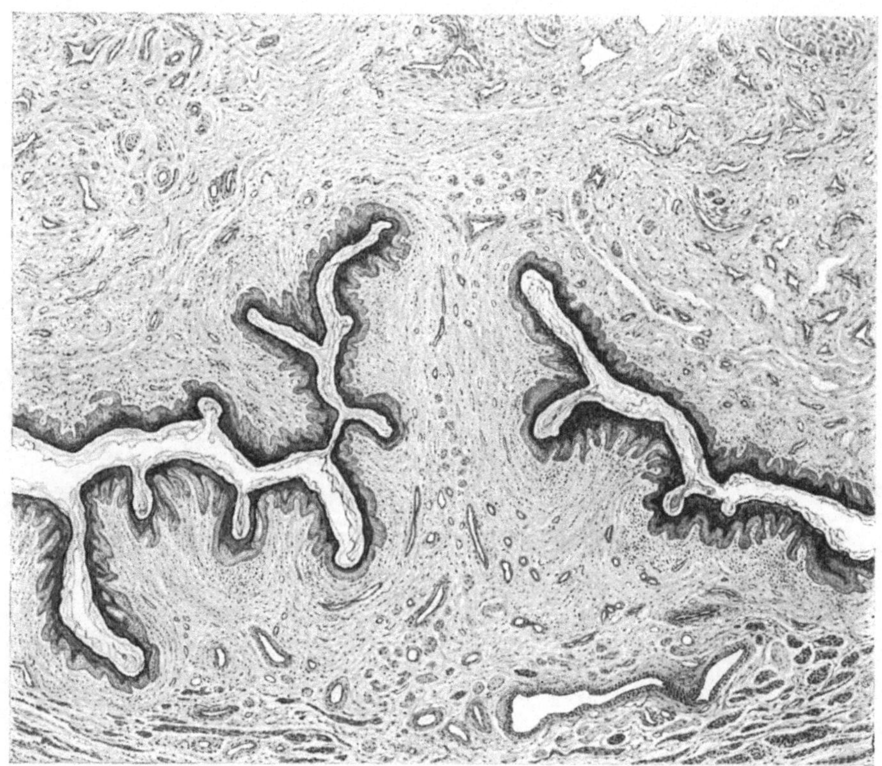

Abb. 235. Querschnitt durch das Vorhautbändchen und die angrenzenden Teile eines 23jährigen Mannes. Die Schwellkörper sind fast leer. Fixiert in ZENKER, Methylbenzoat-Celloidin-Paraffin, 10 μ, Hämatoxylin-HEIDENHAIN-Eosin; Vergrößerung 22fach. Die Vorhaut liegt unten im Bilde, die Eichel oben. Zeigt die starke Faltung des inneren Vorhautblattes und des Epithelüberzuges der Eichel.

gegen die Unterlage verschoben werden. Daher kommt es, daß der Epithelüberzug der Eichel nur dann, wenn die Bluträume des Eichelschwellkörpers gefüllt sind, vollkommen glatt ist. Bei leerem oder mäßig gefülltem Schwellkörper erscheint der Epithelüberzug runzelig, faltig. Das Bindegewebe unter dem Epithel ist von Blutgefäßen durchsetzt. Im Bereiche der Papillen findet man ein feines Netz von Capillaren, das durch einzelne kleinere Arterien gespeist wird, Äste der Arteriae glandis, welche die Albuginea glandis durchsetzen. In den tieferen Schichten findet man neben wenigen Arterien massenhaft große Venen, deren Durchmesser mit dem Füllungszustande wechselt. Ihre Wand wird nur von einer Endothellage gebildet, der ganz wenige, hauptsächlich in der Längsrichtung ziehende Muskelfasern angelagert sind. Diese Venen stehen, wie ich schon oben erwähnt habe, in offener Verbindung mit den Bluträumen des Eichelschwellkörpers, sie durchsetzen die Hülle der Eichel. Werden die Räume des Eichelschwellkörpers gefüllt, so strömt das Blut auch in die weiten Venen unterhalb der Deckschicht. Ihr Geflecht bildet also eine physiologische Einheit mit dem Eichelschwellkörper, eine Tatsache, die schon von verschiedenen Seiten hervorgehoben wurde. BRAUS (1924) geht sogar so weit, wegen dieser Erscheinung zu behaupten, daß dem Eichelschwellkörper eine Hülle vollkommen fehle, was nicht richtig ist. Die Albuginea des Eichelschwellkörpers, nur gebildet von elastischen Fasern, ist, wie ich oben geschildert habe und auch aus Abb. 215, 216, 218 zu erkennen ist, immer gut ausgebildet, sie ist dünner als diejenige des

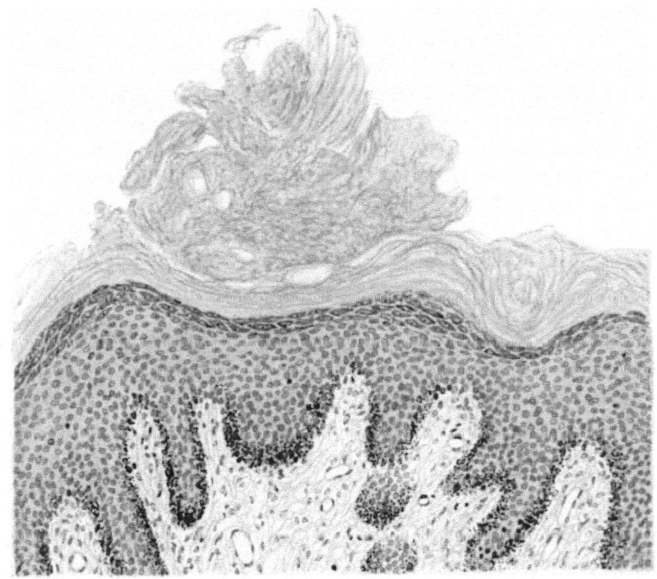

Abb. 236. Epithel des inneren Vorhautblattes eines 34jährigen schwarzhaarigen Mannes. Fixiert in Formol, Celloidin, 20 μ, Hämatoxylin-Eosin; Vergrößerung 150fach. Auf dem Epithel liegt Smegma praeputii.

Rutenschwellkörpers, aber dicker als die Hülle des Harnröhrenschwellkörpers und wird von zahlreichen Venen und kleinen Arterien durchbohrt. In dem Bindegewebe unter dem Epithel findet man auch kleinere und größere Haufen von Lymphocyten; Keimzentren habe ich in ihnen nicht beobachtet.

Das Vorhautband (Frenulum praeputii) stellt eine Verbindung zwischen dem unterhalb des Eichelepithels gelegenen Bindegewebe und der bindegewebigen Grundlage der Vorhaut an der Harnröhrenseite her. Es besteht ganz aus dicht verflochtenen feinen, elastischen Fasern, deren Filz von Blut und Lymphgefäßen durchsetzt wird (Abb. 235). Vor allem fällt aber im Bereiche des Vorhautbändchens die große Menge von markhaltigen und marklosen Nerven auf; in manchen Schnitten überwiegt sie die Gesamtmenge des Bindegewebes.

Das Innenblatt der Vorhaut ist ebenso wie die Eichel von geschichtetem Plattenepithel überzogen, dessen oberste Zellagen besonderes Verhalten zeigen. Sie zerfallen und bilden den Vorhauttalg (Smegma praeputii). Das Bindegewebe dringt, wie schon erwähnt, in Form feiner Papillen in das Epithel vor; dessen tiefste Zellage besteht aus hohen zylindrischen Gebilden, deren Kerne 6—10 μ

lang und 4—6 μ dick sind. Sie zeigen länglich walzenförmige Gestalt, enthalten ein feines Gerüst, feines Häutchen; das Chromatin ist im Kern in Form kleinster Körnchen dem Gerüst angelagert (Abb. 236). Die Zelleiber sind ungemein schmal und bergen bei dunkelhaarigen Männern mehr oder weniger reichlich Pigment. Im Bereiche des Eichelüberzuges findet sich immer weniger Pigment als im Bereiche des inneren Vorhautblattes; nur dadurch unterscheiden sich die beiden Lagen voneinander. Auf die äußerste Schicht folgt eine dicke Lage vieleckiger Zellen, die 10—14 μ im Durchmesser halten; ihre Kerne sind größer, rund oder stumpfeiförmig halten sie bis zu 8 μ im Durchmesser und zeigen sonst das gewöhnliche Verhalten wie in der Zylinderschicht, nur ist das Gerüst feiner. Die Cytoplasmaleiber zeigen nur in den tiefsten Lagen des inneren Vorhautblattes noch Pigmenteinlagerungen, sonst erscheinen sie hell. Sie sind deutlich abgegrenzt, überall durch weite Interzellularlücken geschieden, die von ganz zarten Interzellularbrücken durchsetzt werden. Diese ziehen durch die Zellen selbst als feinste Fibrillen. Sie sind zum Teil bis in die tiefste Lage zu verfolgen. Zwischen den Zylinderzellen erkennt man etwas derbere Fasern, die aus dem darunter gelegenen Bindegewebe kommen und das nämliche Verhalten zeigen wie an anderen Stellen der Haut. Viele der Zellen der Keimschicht teilen sich. Im allgemeinen liegen in ihr 6—14 Zellen übereinander, im Bereiche der Papillen noch mehr. Gegen die Oberfläche hin verändern sie ihr Verhalten; sie werden kleiner, abgeplattet, die Interzellularfibrillen verschwinden, ebenso die Lücken zwischen den Zellen, die Zellgrenzen werden deutlicher. Bis in diese Lage zeigt das Epithel das gewöhnliche Verhalten, wie wir es auch sonst in der Haut beobachten können. Nach außen zu folgt nun eine aus 3—5, manchmal noch mehr übereinandergeschichteten Zellen bestehende Körnerlage. Die Zellen, die sie bilden, sind klein, abgeplattet, ihr Kern ist platt, linsenförmig, sein Gerüst ist derb und daher erscheint der Kern im ganzen dunkel. Der Teil des Cytoplasmaleibes, der den Kern umgibt, ist ganz von feinsten Körnchen vollgepfropft, die sich mit Kernfarben stark tränken; bei Eisenhämatoxylinfärbungen erscheinen sie schwarz. Nach außen auf diese Lage folgt ein ganz schmaler Hof, der frei von solchen Körnchen ist, dadurch heben sich die einzelnen Lagen gut voneinander ab. Die scharfen Zellgrenzen, die als deutliche Linien zu erkennen sind, verschwinden in der Körnerschicht vollkommen.

Auf diese Lage folgt nun eine mehr oder weniger dicke Schicht, in der keine Zellen mehr zu erkennen sind. Sie besteht aus einer Masse, die sich mit Plasmafarben sehr eindringlich tränkt und eine feinste Schichtung gleichsinnig zur Oberfläche erkennen läßt. Diese ist dadurch bedingt, daß in der gleichmäßig gefärbten Masse Fäden oder Platten, die gleichsinnig zur Oberfläche gerichtet liegen, sich etwas dunkler färben. Weiter nach außen zu folgt dann eine etwas hellere, ganz unregelmäßig schmierige, allerfeinst gekörnte Masse, das Smegma. Die oberflächlichsten Zellen des Überzuges der Eichel und des inneren Blattes der Vorhaut werden also dauernd abgestoßen, sie gehen zugrunde und bilden dann den Vorhauttalg. Der Ausfall an der Oberfläche wird dauernd durch Ersatz aus den unteren Lagen gedeckt. Wir müssen also den ganzen Vorhautsack als eine einzige große, holokrine Drüse auffassen, weil die ganze Oberfläche des diesen Sack auskleidenden Epithels in gleicher Weise absondert. Bei gefülltem Schwellkörper ist die Oberfläche der Eichel ebenso wie das Innenblatt der Vorhaut vollkommen glatt (Abb. 215.) Bei leerem Schwellkörper bilden beide Schichten Runzeln und kleine Falten; auf dem Schnitt erkennt man dann allenthalben zwischen den Falten (Abb. 235) tiefe Rinnen, die manchmal fälschlicherweise als Drüsen bezeichnet wurden. Vielfach sind sie schon TYSONsche Drüsen genannt worden. Auch die Bezeichnung Krypten für diese Furchen ist nicht richtig, denn es handelt sich eben nur um Furchen, die während der Erektion vollkommen verstreichen. Am deutlichsten sind sie im Bereiche des Sulcus coronarius und in der Umgebung des Vorhautbändchens zu erkennen.

Über die chemische Zusammensetzung des Smegma habe ich keine genauen Angaben gefunden. Es erscheint in frischem Zustande hellgelb bis weiß und läßt einzelne eingelagerte Zellreste, auch vereinzelte Sudan III färbbare Körnchen erkennen. Besonders betont muß werden, daß das Smegma nicht von irgendwelchen Talgdrüsen abgesondert wird, sondern daß die ganze Innenfläche des Vorhautsackes sich an seiner Bildung beteiligt. Drüsen finden sich gewöhnlich weder im inneren Blatt der Vorhaut, noch auf der Oberfläche der Eichel; kleine Talgdrüsen von gewöhnlichem Bau kann man meist noch im Bereiche der Übergangsstelle, also in der Umgebung der Vorhautöffnung nachweisen, weiter nach innen zu nicht mehr. Diese Tatsache muß heute als feststehend bezeichnet werden, sie ist manchmal bestritten worden.

In einzelnen seltenen Fällen findet man sowohl auf dem inneren Vorhautblatt als auch auf dem Eichelüberzug einzelne kleine Talgdrüsen. Koelliker (1863) hat sie zuerst geschildert, hat aber darauf hingewiesen, daß sie in ganz verschiedener Menge vorkommen und bei der Absonderung des Smegma keine Rolle spielen. Wenn sie wirklich vorhanden sind, mischt sich ihre Absonderung in die Masse der abgestoßenen und zugrunde gehenden Zellen im Innern des Vorhautsackes. Wie Tandler und Dömény (1899) sehr richtig betont haben, sind dies „irreguläre Talgdrüsen", die sich ohne Haaranlage ausbilden. Die beiden Wiener haben (1898) mitgeteilt, daß sie im Epithelüberzug der Eichel und auf dem inneren Vorhautblatt von 50 Männern nur eine einzige solcher Talgdrüsen gefunden haben. Sprunck (1897) hat 300 Männervorhäute untersucht und nicht in einem einzigen Fall eine Talgdrüse nachweisen können. Allerdings lassen sich gegen die Art, in der er seine Beobachtungen ausgeführt hat, gewisse Bedenken erheben. Stieda (1897) konnte die Sprunckschen Angaben bestätigen; im Gegensatz dazu vertrat Koelliker (1897) immer wieder seine ursprüngliche Anschauung und behauptete, daß die Talgdrüsen regelmäßig auf der Oberfläche der Eichel, dem Vorhautbändchen und im Bereiche des inneren Vorhautblattes zu finden seien, manchmal habe er nur 2—10 gefunden, manchmal habe er sie aber auch „zu Hunderten festgestellt". Mit dieser letzten Behauptung ist Koelliker wahrscheinlich in der Hitze des Gefechts etwas zu weit gegangen.

Daß in einzelnen Fällen Talgdrüsen an den erwähnten Stellen vorkommen können, steht außer allem Zweifel. Ganz abgesehen von den Angaben Koellikers sind sie auch von anderen, ebenfalls ungemein gewissenhaften Forschern, wie v. Ebner (1902) und Schaffer (1921) festgestellt und auch abgebildet worden. Sie stellen jedoch immer nur außergewöhnliche Vorkommnisse dar, wie etwa auch die Talgdrüsen im Epithel der Mundhöhle, der Wangenschleimhaut oder auf der Oberfläche der Gaumenmandeln. Ich selbst habe eine ganze Reihe von Ruten untersucht, auch ganze Teile der Eichel in Reihenschnitte zerlegt und habe, abgesehen von einem gleich zu erwähnenden Fall, niemals Talgdrüsen finden können. Sicher trifft Stieda das Rechte, wenn er betont, daß die Talgdrüsen in der Auskleidung des Vorhautsackes nur äußerst selten vorkommen und bestimmt nicht in jedem Fall nachzuweisen sind. Mit der Absonderung des Smegma praeputii haben die Talgdrüsen bestimmt nichts zu tun, denn der Vorhauttalg findet sich bei jedem Mann, er wird eben von der ganzen Oberfläche der Eichel und dem inneren Blatt der Vorhaut gleichmäßig abgesondert. Beide Teile sind von dem geschichteten Plattenepithel überzogen, das auch sonst den Körper überkleidet. Während aber die oberflächlich verhornten und zugrunde gehenden Zellen an anderen Stellen des Körpers eintrocknen und dauernd abgestoßen werden, weichen sie im Bereiche des Vorhautsackes auf und fließen zu einer schmierigen Masse zusammen. Die Angaben von BRAUS (1924), daß Talgdrüsen „in besonderer Größe auf der Corona glandis und in individuell sehr wechselnder Häufigkeit auch sonst auf der Eichel und an der Innenseite der Vorhaut sitzen", ist sicher falsch. Er bezeichnet sie als Glandulae praeputiales und behauptet, daß diese allein das Smegma praeputii liefern. Dies ist sicher unzutreffend. Auf die BRAUSschen Angaben stützt sich wohl auch ABDERHALDEN (1925) in seinem Lehrbuch der Physiologie.

Weitere Untersuchungen müssen erst zeigen, ob in dem Verhalten der Talgdrüsen im Bereiche des Praeputialsackes Rassenunterschiede zu beobachten sind, durch die gegebenenfalls die Gegensätze in den Angaben der einzelnen Forscher erklärt werden können. Ich selbst habe, wie schon erwähnt, Talgdrüsen im Überzug der Eichel nur in einem Fall gefunden, und zwar bei einem Juden. Soweit ich feststellen konnte — das betreffende Präparat wurde erst einige Stunden nach dem Tode entnommen — zeigt bei Beschnittenen das Epithel, welches die Eichel überkleidet, das nämliche Verhalten wie im Bereiche des Rutenschaftes und enthält auch einige Talgdrüsen. Da sich meine Beobachtungen nur auf einen Fall erstrecken, will ich die gewonnenen Ergebnisse nicht verallgemeinern; genaue Untersuchungen an gut erhaltenen Präparaten müssen hier erst Aufklärung bringen. Immerhin ist mit der Möglichkeit zu rechnen, daß sich nach der Beschneidung auf der Oberfläche der Eichel Talgdrüsen ausbilden, da dann ja der Epithelüberzug der Eichel weit stärker gereizt wird als bei Männern, denen die Vorhaut verblieben ist.

C. Die Rute des Greises.

Wie ich schon bei der Schilderung des Hodens betont habe, behält der Mann die Fähigkeit zu begatten und zu befruchten bis ins höchste Alter. In der gleichen Weise wie am Hoden konnte ich bei gesunden Greisen auch keine wesentlichen Veränderungen an der Rute feststellen. Die Haut ist etwas schlaffer, die Lederhaut reicher an elastischen Fasern, die Vorhaut ist dicker und liegt der Eichel nicht mehr so prall an; auch in ihr sind die elastischen Fasern vermehrt. Im Innern der Schwellkörper sind die elastischen Fasern recht erheblich vermehrt, und zwar besonders im Bereiche der Eichel und des Rutenschwellkörpers; die Bluträume haben sich nicht verändert. Ganz abgesehen von den Angaben von SCHURYGIN (1897) hat auch wieder vor allen BRACK (1924) die Alterserscheinungen der Rute untersucht. Ich folge hier kurz seinen Angaben. SCHURYGIN versuchte darzutun, daß im Alter die Muskulatur in den Schwellkörpern fettig entartet und schließlich ganz verschwindet. Dies habe ich niemals beobachtet und stimme in diesem Punkt vollkommen mit BRACK überein, der allerdings auch angibt, daß die Muskulatur im Rutenschwellkörper sich verändert, wenn auch nicht fettig entartet. Die einzelnen Fasern sollen kleiner, kürzer und dünner werden, sie enthalten aber niemals Pigment. Die Veränderungen sind besonders im Verhalten der Kerne zu erkennen, die beim Greis immer korkzieherförmig gewunden sind. Die Atrophie der Muskelzellen soll aber niemals hochgradig sein. Ich habe bei einem 74jährigen Manne überhaupt keine Veränderungen in der Muskulatur der Schwellkörper gefunden. Auch hier sind also sicher Unterschiede im Verhalten der einzelnen Männer vorhanden. BRACK stellt auch fest, daß das Bindegewebe im Harnröhren- und Eichelschwellkörper beim Greise zum Teil recht erheblich vermehrt ist. Die Zunahme ist in der Hauptsache oder ausschließlich durch das Verhalten der elastischen Fasern bedingt. Die Arteria dorsalis penis zeigt gewöhnlich keine Veränderungen, dagegen findet man in den kleineren Gefäßen recht häufig „hyaline Umwandlungen ihrer Muskulatur, auch Verfettungen und Kalkablagerungen in ihrer Wand, so daß auch Lumenverengerung vorhanden war". SCHURYGIN beschreibt viel schwerere Veränderungen an den Gefäßen und spricht von einer echten Endarteriitis. BRACK glaubt, daß SCHURYGIN die normalerweise vorhandenen Intimapolster für krankhafte Erscheinungen gehalten hat. SCHURYGIN hat auch häufig Thrombosierungen an den Schwellkörpern festgestellt; ich konnte sie nicht finden. BRACK betont sehr richtig, daß solche Erscheinungen nicht durch das Alter, sondern durch irgendwelche Krankheiten bedingt seien.

BRACK beschreibt dann die Albuginea der Rute, die im Alter in ihrem, dem Rutenschwellkörper zugewendeten Abschnitt eine halskrausenartige Schlängelung aufweist, während nach außen zu eine gewisse kreuz und quer verlaufende Faserung erkennbar wird, die von der ursprünglichen Parallelfaserung ziemlich stark abweicht. In der Grundlage des Eichelschwellkörpers beobachtete er die nämlichen Veränderungen. Das um die Gefäße und Nerven gelegene Bindegewebe wird sklerotisiert und schrumpft manchmal so stark, daß „Gefäße und Nerven eingekeilt werden". Dadurch werden die Gefäße oft so eng, daß die Blutzufuhr zum Epithel der Eichel behindert wird. Auch die Nervenfasern verändern sich.

Auch am Harnröhrenschwellkörper beobachtete BRACK einfache Atrophie der Muskeln. Er glaubt auch, daß die Bekleidung der Ausführungsgänge der Paraurethraldrüsen im Alter zellreicher und stellenweise auch mehrschichtiger sei als in der Jugend. Das Epithel der Harnröhre zeigt sowohl in der kahnförmigen Grube, im Alter häufiger als bei Jugendlichen, dichte, verteilte, seltener gut abgegrenzte Einlagerungen von Rund- und Plasmazellen. Über diesen Einlagerungen und an anderen Stellen ist das Epithel stark verdünnt. Im Bereiche der kahnförmigen Grube ist das Epithel nicht allzuselten verhornt, ebenso auf der Oberfläche der Eichel. Diese soll sich überhaupt im Alter nicht unerheblich verändern. Im Gegensatz zu SCHURYGIN betont BRACK aber, daß die Zahl der Nervenendigungen im Alter nicht abnimmt. Auf die weiteren Veränderungen der Nerven habe ich nicht einzugehen. Das unterhalb des Epithels gelegene Bindegewebe wird im Alter wesentlich dicker. Dies konnte auch ich beobachten. Die Verdickung ist in erster Linie durch die Vermehrung der elastischen Fasern bedingt. Dabei soll auch gelegentlich das Gewebe fleckweise atrophieren. Das Epithel der Eichel wird im Alter glatter, die Papillen werden niedriger. Es atrophiert also wirklich und nimmt sehr erheblich an Pigment zu, doch finden sich die Pigmentansammlungen nur in den tiefsten Schichten. Hand in Hand damit verhornen im Alter die oberflächlichsten Schichten des Epithelüberzuges, besonders an der Spitze der Eichel und im Bereiche der Corona glandis. BRACK betont am Schluß seiner Ausführungen nochmals, daß die wichtigste Alterserscheinung die Atrophie der Muskulatur des Rutenschwellkörpers sei. Wie ich schon erwähnt habe, kann man solche Veränderungen in einzelnen Fällen beobachten, in manchen Fällen lassen sich aber, abgesehen von der Zunahme der elastischen Fasern, keine Alterserscheinungen an der Rute feststellen. Das Epithel der Eichel wird stets pigmentreicher, doch finden sich auch hier sehr erhebliche, im Verhalten des einzelnen Mannes bedingte Unterschiede. Die Verhornung in der Umgebung der äußeren Harnröhrenöffnung kann vollständig ausbleiben.

XIII. Der Samenstrang.

(Funiculus spermaticus.)

Schließlich habe ich noch den Feinbau des Samenstranges und der Hodenhüllen zu besprechen. Als Samenstrang (Funiculus spermaticus) bezeichnet man einen „ungefähr kleinfingerdicken" rundlichen Strang, der vom Hoden bis zum inneren Leistenring zieht. Er läßt naturgemäß eine Einteilung in einen freien Abschnitt (Pars libera) und einen Leistenkanalabschnitt (Pars inguinalis) zu. Beide unterscheiden sich nicht sehr erheblich hinsichtlich ihres Feinbaues. Die Unterschiede im Verhalten des Samenleiters habe ich schon geschildert. Im allgemeinen wird als Samenstrang im engeren Sinne nur der freie Abschnitt, also der Teil, der vom Hoden zum äußeren Leistenring zieht, bezeichnet.

Der Samenstrang enthält folgende Gebilde (Abb. 237):

1. als eigentliche Grundlage den Samenstrangabschnitt des Samenleiters (Pars funicularis ductus deferentis);

2. die den Samenleiter begleitende Arterie und Venen (Arteria et venae deferentiales, Plexus deferentialis);

3. die Arteria testicularis (spermatica interna), die den Hoden mit Blut versorgt;

4. den Plexus pampiniformis, d. h. alle die Venen, welche das Blut vom Hoden ableiten;

5. Lymphgefäße;

6. die Nerven des Plexus spermaticus;

7. manchmal, besonders bei Knaben, Überreste des Processus vaginalis peritonei, des Ligamentum vaginale und manchmal auch einzelne versprengte Kanälchen des Beihodens;

8. Fett und lockeres Bindegewebe, auch vereinzelte glatte Muskelzellen.

Der Samenstrang ist umgeben von der Tunica vaginalis communis, der sich die beiden Züge des Musculus cremaster auflagern. Sie sind von der Fascia cremasterica umgeben. In den Hüllen finden sich Äste des Nervus genitofemoralis und ileoinguinalis und vereinzelte Lamellenkörperchen (VATER-PACINIsche) Körperchen). Der ganze Samenstrang ist in ein lockeres, fetthaltiges Bindegewebe eingelagert, im Bereiche des Leistenkanals liegt er zwischen Muskeln und Sehnen.

A. Der Inhalt.

Die gegenseitige Lage dieser einzelnen Teile zueinander ist aus Abb. 237 zu ersehen. Das Verhalten des Samenleiters, also der eigentlichen Grundlage des ganzen Samenstranges, habe ich oben schon ausführlich geschildert. Die ihn begleitende Arteria deferentialis ist ein kräftiges Gefäß, das außer dem Samenleiter auch Schwanz und Körper des Nebenhodens versorgt. Sie zeigt den gewöhnlichen Bau einer mittelgroßen Arterie. Die Elastica intimae ist einfach, die Media besteht aus einer kräftigen Ringmuskelschicht, Längsmuskelzüge oder Polster innerhalb der Media habe ich nicht beobachten können. In der nächsten Umgebung des Samenleiters findet man auch stets einzelne kleine, zum Teil recht weite Venen, die untereinander in Verbindung stehen, also ein Geflecht bilden. Ihre Wandung besteht aus der Intima und aus einer dünnen Ringmuskelschicht, der außen einzelne Längsmuskelzüge angelagert sind. Die Wandung dieser Venen ist reich an elastischen Fasern. Eine zusammenhängende Elastica intimae ist aber nirgends zu erkennen.

Die Hodenarterie (Arteria testicularis spermatica interna) ist gleichfalls eine kräftige Schlagader, die den gewöhnlichen Bau zeigt. Auch sie besitzt

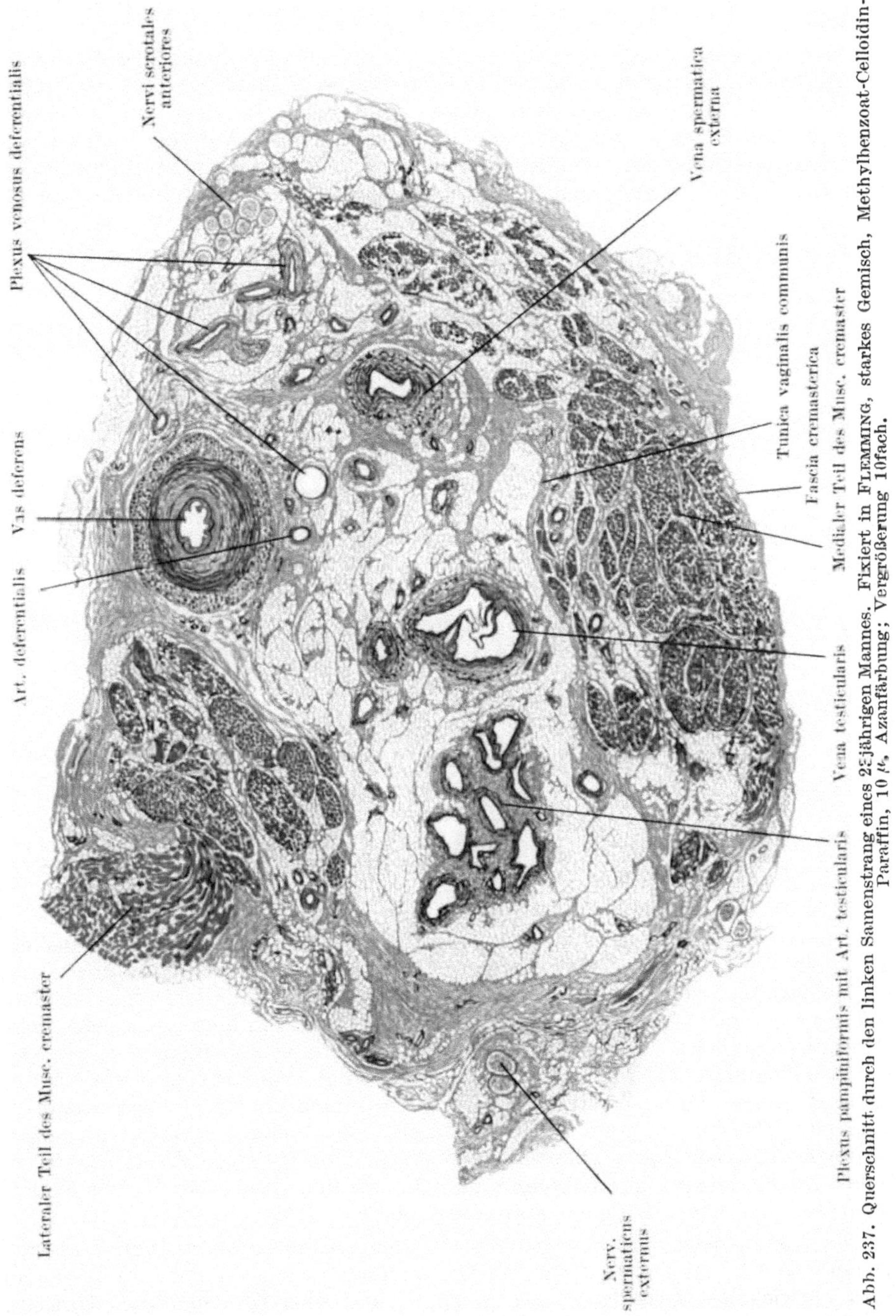

Abb. 237. Querschnitt durch den linken Samenstrang eines 2[illegible]jährigen Mannes. Fixiert in FLEMMING, starkes Gemisch, Methylbenzoat-Celloidin-Paraffin, 10 μ, Azanfärbung; Vergrößerung 10fach.

eine einfache Elastica intimae und eine sehr gut entwickelte Ringmuskelschicht. Ganz vereinzelte Züge von in der Längsrichtung verlaufenden Muskelfasern habe ich manchmal im Bereiche der Intima erkannt, Polster habe ich niemals nachweisen können. Meist liegt die Arterie innerhalb des Plexus pampiniformis in dem bindegewebigen Strang, der die Grundlage dieses Venengeflechtes darstellt.

Der Samenstrang enthält zahlreiche Venen, die zum Teil besonderes Verhalten zeigen. Die größte unter ihnen ist die Hodenvene (Vena testis). Sie liegt meist ziemlich in der Mitte des ganzen Stranges, vollkommen von Fett umhüllt besitzt sie einen Durchmesser von 3—5 mm und noch mehr. Auf die Endothellage folgt eine dicke Muscularis, an der zwei oder gar drei Schichten zu unterscheiden sind. In manchen Fällen erkennt man einzelne der Intima unmittelbar angelagerte

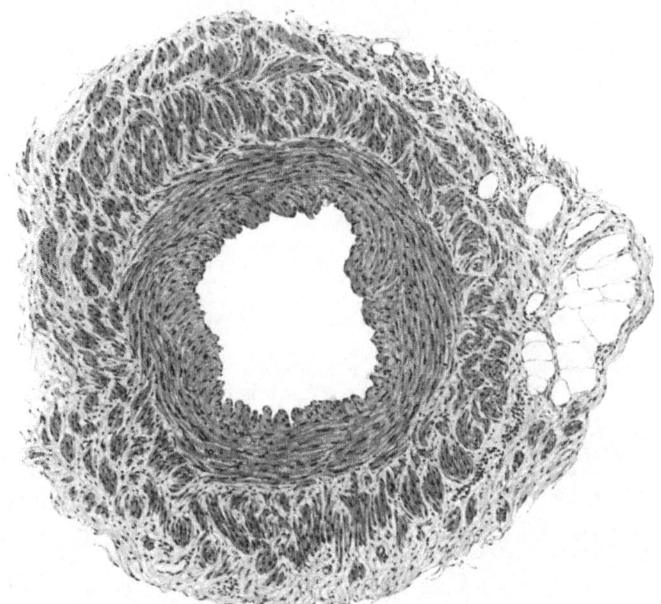

Abb. 238. Querschnitt durch die V. spermatica externa im Bereiche des Samenstranges. 19jähriger Mann. Sublimat-Formalin-Eisessig, Methylbenzoat-Celloidin-Paraffin, 10 μ, Eisen-Hämatoxylin-HEIDENHAIN-Chromotrop 2 R. Vergrößerung 60fach.

Längsmuskelzüge, diese können aber auch fehlen. Die Hauptmasse der Muskeln ziehen annähernd ringförmig oder besser gesagt in Schraubenwindungen um den Hohlraum. Mehrere solcher Züge, die sich in ihrer Verlaufsrichtung schneiden, sind übereinander angeordnet. Nach außen zu folgt dann eine meist sehr dicke Längsmuskelschicht, deren einzelne Züge sehr dick sind und mehr oder weniger weit voneinander entfernt liegen. Die Muskelzüge werden durch ein dichtes Geflecht großer derber elastischer Fasern zusammengehalten, eine zusammenhängende Elastica intimae fehlt auch hier. Die Venen enthalten ungemein zahlreiche Klappen. Auf Querschnitten durch eine beliebige Stelle des freien Teiles des Samenstranges bekommt man kaum eine Stelle der Hodenvene zu sehen, auf der keine Klappen getroffen sind.

Die Vena spermatica externa ist auf dem Schnitt meist dünner als die Hodenvene, sie hält nur 1—3 mm im Durchmesser. Sie ist durch ihre ungemein stark entwickelte Muskulatur ausgezeichnet und übertrifft in dieser Hinsicht die Hodenvene gewöhnlich sehr erheblich (Abb. 237). Auf die Innenhaut folgt auch bei ihr eine ganz dicke Schicht, die aus ring- oder schraubenförmig verlaufenden Muskelzügen besteht. Die einzelnen Züge liegen oft so dicht beieinander, daß sie an das Verhalten in der Wand der Arterien erinnern. Nach außen zu folgt dann eine ebenfalls ungemein kräftige Längsmuskelschicht (Abb. 238), deren einzelne Bündel sehr derb sind. Sie sind in sehr großer Zahl vorhanden. Auch hier ist die Muskulatur eingebettet in ein ganz dichtes Geflecht sehr grober elastischer Fasern, und auch hier fehlt eine zusammenhängende Elastica intimae. Die Vene enthält wenige Klappen, Züge von Längsmuskulatur innerhalb der Ringschicht habe ich nie beobachtet. Die eben geschilderten

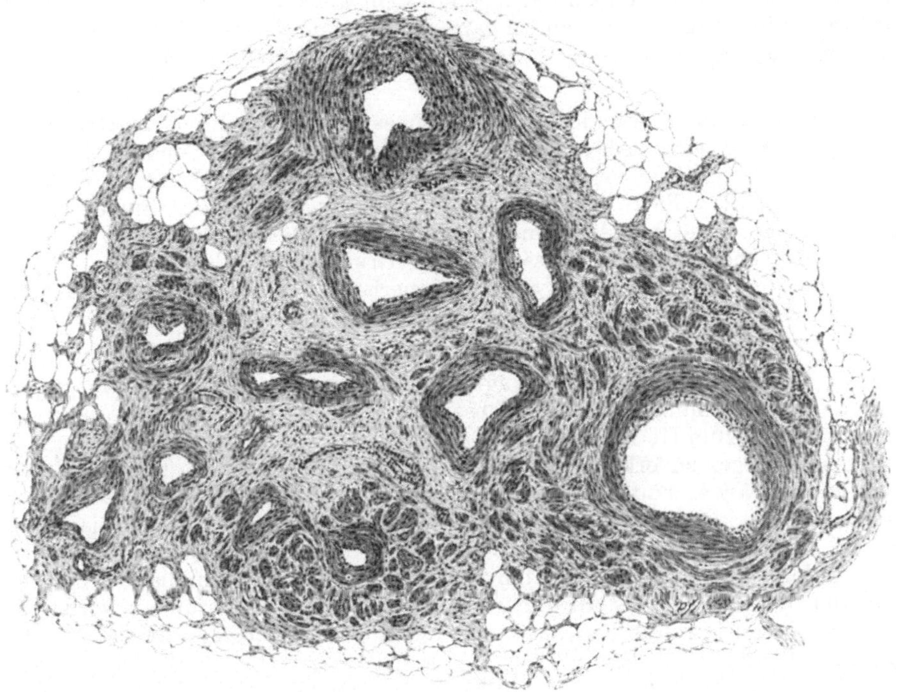

Abb. 239. Querschnitt durch einen Teil des Plexus pampiniformis mit der A. spermatica interna. 19jähriger Mann. Sublimat-Formalin-Eisessig, Methylbenzoat-Celloidin-Paraffin, 10 μ, Eisen-Hämatoxylin-HEIDENHAIN-Chromotrop 2 R. Vergrößerung 60fach.

beiden Venen ziehen meist außerhalb des gleich zu besprechenden Venengeflechtes.

Die Grundlage des Plexus pampiniformis bildet ein Strang von dicken, ganz dicht verfilzten elastischen Fasern, in dem gewöhnlich auch die Hodenarterie zieht. In dieses Geflecht sind einzelne Venen eingelagert, die untereinander in Verbindung stehen (Abb. 239); sie sind von einer einfachen Endothellage ausgekleidet, auf die eine lockere Ringmuskelschicht folgt. Nach außen zu erkennt man zahlreiche Längsbündel, die zum Teil recht weit voneinander entfernt liegen, manchmal auch so zwischen zwei Venen im umgebenden Gewebe des Geflechtes ziehen, daß man nicht entscheiden kann, zu welcher der beiden Venen sie gehören. Eine zusammenhängende Elastica intimae fehlt auch hier. Das Geflecht von elastischen Fasern, welches die Muskelzüge zusammenhält, geht ohne deutliche Grenze in die elastische Grundlage des ganzen Stranges über. In den einzelnen Venen erkennt man zahlreiche Klappen. Das Geflecht ist ganz verschieden stark ausgebildet. Manchmal, besonders bei jüngeren

Männern, besteht es nur aus 2—3 Venen, manchmal aber auch aus einer weit größeren Zahl.

Die eigentliche Grundlage des Samenstranges besteht aus Fettgewebe. In ihm ziehen noch zahlreiche kleinere und größere Venen, die durchweg durch eine Schicht von Längsfasern ausgezeichnet sind, welche sich der Ringschicht außen anlagert; Längsfaserzüge innerhalb der Ringschicht beobachtet man nur ganz selten in sehr schwacher Ausbildung. In dem Grundgewebe des Samenstranges findet man auch zahlreiche Lymphgefäße. Ihre Wand besteht nur aus Endothel, dem ganz wenige Muskeln angelagert sind. Vielfach wird die Wand überhaupt nur aus einem ganz dünnen Filz elastischer Fasern gebildet, der sich der Intima anlagert. Auch die Lymphgefäße enthalten zahlreiche Klappen.

Die Nerven innerhalb des Samenstranges sind größtenteils marklos, ganz kleine dünne Fasern. Alle die eben geschilderten Gebilde sind in Fett eingebettet, das von wenigen Zügen hauptsächlich elastischer Bindegewebsfasern durchsetzt wird. Glatte Muskeln findet man im Innern des Samenstranges so gut wie gar nicht, mit Ausnahme der Längsfaserzüge, die zu den Wandungen der Venen gehören und hauptsächlich im Grundgewebe des Plexus pampiniformis ziehen. Ich habe im Schnitt innerhalb des Samenstranges niemals Fasern nachweisen können, die man als Cremaster internus oder medius hätte bezeichnen können.

Als Rudimentum processus vaginalis peritonaei bezeichnet man im allgemeinen einen dünnen Bindegewebszug im Innern des Samenstranges, der vom Bauchfell zum Hoden zieht. Am deutlichsten ist er gewöhnlich in der Nähe des Leistenringes zu erkennen. Weiter nach außen zu findet man im Innern des Samenstranges häufig einen oder mehrere dünne Bindegewebszüge. Sie bestehen aus einem Geflecht von leimgebenden und hauptsächlich elastischen Fasern. Es bleibt dabei immer dem Entscheid des einzelnen überlassen, welche der Bindegewebszüge er als letzten Rest des Processus vaginalis ansehen will. Daß der Beihoden öfters im Innern des Samenstranges gefunden wird, habe ich oben schon erwähnt und dabei das histologische Verhalten dieses Gebildes geschildert.

B. Die Hüllen.

Der Samenstrang wird von der Tunica vaginalis communis umgeben, einer gleichmäßigen Lage verfilzten Bindegewebes. Die gröberen Fasern sind leimgebend, sie werden durch ein feines, aber sehr dichtes Geflecht von elastischen Fasern zusammengehalten. Dieser bindegewebigen Hülle lagert sich der Musculus cremaster externus auf. Wie auch EISLER (1912) betont, besteht er meistens aus zwei Zügen, einem stärkeren seitlich gelegenen und einem schwächeren medialen. Beide Züge sind auf Abb. 237 deutlich zu erkennen. Die einzelnen Fasern dieses Muskels sind zu dünnen, platten Bündeln vereinigt. Diese werden durch derbe, teilweise von Fett durchsetzte Züge lockeren Bindegewebes zusammengehalten. In dem intramuskulären Bindegewebe ziehen zahlreiche Gefäße und Nerven. Der Muskel ist von einer dünnen Bindegewebslage umgeben, die man als Fascia cremasterica bezeichnet. Außerdem lagern sich dem Samenstrang noch feinere Gefäße an und schließlich die Nervi scrotales anteriores und die dünnen Äste des Spermaticus externus. Sie sind markhaltige, sehr feine Nerven vom gewöhnlichen Bau. Im Bereiche der Nervi scrotales anteriores findet man häufig kleine Lamellenkörperchen (VATER-PACINIsche Körperchen). Diese Einzelheiten zu schildern ist nicht meine Sache.

Ich habe oben schon darauf hingewiesen, daß man im Innern des Samenstranges im allgemeinen keine besonderen Muskeln findet, die die Bezeichnung Cremaster internus verdienten. Im Bereiche desjenigen Abschnittes, der sich dem Hoden anlagert, findet man fast regelmäßig gröbere Züge glatter Muskelfasern, die, wie BARROIS (1882) dargetan hat, in die Hodenhüllen einstrahlen und dort als Cremaster medius und internus bezeichnet werden. EBERTH unterscheidet im Bereiche des Samenstranges eine Portio deferentialis und Portio vascularis des Cremaster internus. Als Portio deferentialis benennt er „die schwächeren und stärkeren Längsbündel, welche den Ductus deferens im Hoden und weiter begleiten". Im Grunde genommen sind dies also die Fasern der äußeren Längsmuskelschicht der Muskulatur des Samenstranges und es besteht sicher kein Grund, für diese Züge einen besonderen Namen anzuwenden. Als Portio vascularis bezeichnet EBERTH die Züge, „welche häufig als geschlossene Schicht die zirkuläre Muskulatur der Venen umgeben und zu der an der hinteren Hodenwand gelegenen Muskelmasse ziehen". EBERTH beschreibt hier also die oft sehr stark ausgebildete äußere Längsmuskelschicht der Venen, die ich oben beschrieben habe. Sie ist besonders gut an der Vena spermatica interna zu erkennen und auch auf Abb. 238 dargestellt. Diese Muskellage gehört aber zu der Wand der Venen selbst und es ist wirklich überflüssig, für sie eine besondere Bezeichnung einzuführen. Die Bildung, die von KOELLIKER als Cremaster internus bezeichnet wird, werde ich bei den Hüllen des Hodens schildern. Nach den eigenen Angaben KOELLIKERS setzt sie sich aber nicht auf den Samenstrang fort.

XIV. Die Hodenhüllen.

A. Die inneren Hüllen.

Auf die Albuginea testis, die noch zum Hoden selbst gehört, folgen die Hüllen. Sie bestehen aus der Tunica vaginalis propria, an der man die Lamina visceralis (Eporchium) und die Lamina parietalis (Periorchium) zu unterscheiden hat. Nach außen zu folgt eine Bindegewebsschicht, die reich an glatten Muskelfasern ist. Für diese Muskeln wird häufig die Bezeichnung Cremaster internus angewendet; besser ist wohl die Bezeichnung Musculus intervaginalis testis, da die Züge zwischen der Tunica vaginalis propria und der Tunica vaginalis communis liegen. Die zuletzt genannte überkleidet den ganzen Hoden, auf sie folgen die Fasern des Musculus cremaster, der seinerseits von der Fascia cremasterica überzogen ist. Dann folgt eine ganz dicke Lage von glatter Muskulatur und auf diese die Haut. Im Bereiche des Mesorchium fehlt die Tunica vaginalis propria.

Die beiden Blätter der Tunica vaginalis communis sind im allgemeinen gleich gebaut. Sie bestehen aus einer einfachen Lage (Abb. 240) platter Zellen, die 2—4 μ dick sind. Die einzelnen Zellen erscheinen in der Flächenansicht gewöhnlich sechseckig; die Zellgrenzen sind durch Versilberung leicht darzustellen. Der Kern ist rund, linsenförmig, er hält 10—15 μ im Durchmesser und ist nur 1—3 μ dick; er nimmt also fast die ganze Dicke der Zellen ein, hat deutliches Häutchen, feines Gerüst und enthält häufig 1—3 echte Kernkörperchen. Der Cytoplasmaleib hat 12—14 μ im Durchmesser und ist gleichmäßig feinstens gekörnt. Mit der Albuginea des Hodens ist das innere Blatt der Serosa fest verbunden, nur im Bereiche des Nebenhodens folgt auf die Epithellage eine dünnere Schicht von lockerem Bindegewebe, welches es gestattet, das Epithel leicht abzuziehen. Auf das besondere Verhalten des inneren Blattes der Serosa, der letzten Reste des Keimepithels, beim Knaben, das besonders ausführlich von HETT (1930) geschildert worden ist, habe ich schon hingewiesen. Auf das äußere Blatt der Serosa folgt derb verfilztes Bindegewebe, das aus groben leimgebenden Fasern gebildet wird, die durch ein feinstes Netz elastischer Fäserchen zusammengehalten werden. An vielen Stellen des Hodens geht dieses Geflecht unmittelbar in die Grundlage der Tunica vaginalis communis über. In den unteren Teilen des Hodens folgt aber auf das, dem äußeren Blatt der Tunica vaginalis propria unmittelbar angelagerte, sehr dünne Fasergeflecht eine mehr oder weniger gut ausgebildete Schicht glatter Muskelfasern, für die, wie ich oben schon auseinandergesetzt habe, die Bezeichnung Musculus intervaginalis angebracht ist. Sie wurde zuerst von KOELLIKER geschildert, und zwar in folgender Weise: „Die innere Muskelhaut des Hodens ist eine gelbrötliche starke Faserlage, welche mit der Vaginalis communis eng, jedoch trennbar verbunden ist. Von hier aus wendet sich diese Haut von beiden Seiten und

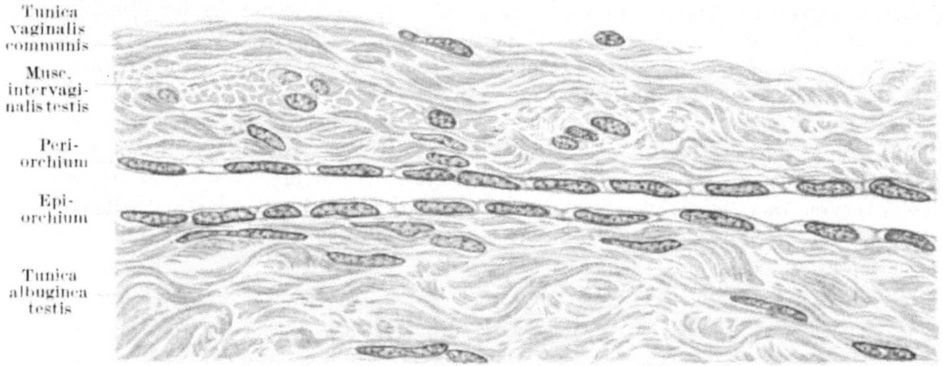

Abb. 240. Schnitt (senkrecht zur Längsachse des Hodens) durch die Hodenhüllen eines 24jährigen Mannes. Fixiert in Sublimat-Formalin-Eisessig, Methylbenzoat-Celloidin-Paraffin, 10 μ, Azanfärbung; Vergrößerung 800fach.

von unten her, indem sie an die äußere Fläche des freien Blattes der Vaginalis propria sich anlegt, nach vorn und bildet einen mehr als die zwei unteren Dritteile der Propria überziehenden Beutel, der fest mit ihr verbunden ist und eigentlich als äußerer Teil derselben erscheint, jedoch wenigstens teilweise als besondere Lage sich darstellen läßt ... Ihre Fasern verlaufen größtenteils quer ..., einem kleineren Teile nach ... auch, indem sie nach vorn sich umschlagen, der Länge nach. Von hier aus erstrecken sich auch einige ihrer Muskelbündel in den Funiculus spermaticus hinein, doch habe ich dieselben bis jetzt nicht weiter als bis ungefähr 1" über das obere Hodenende verfolgen können."

Diese Muskellage setzt sich gegen das Mesorchium hin fort und bildet in seinem Bereich derbe, gut erkennbare Züge, die sich gegen den Samenstrang zu erstrecken.

Die Tunica vaginalis communis besteht, ebenso wie im Bereiche des Samenstranges, aus einem Geflecht derber leimgebender Fasern, das von einem Filz feinster elastischer Fasern durchsetzt wird. Nach außen zu lagert sich ihr der Musculus cremaster an, dessen einzelne abgeplattete Bündel durch einen feinen Filz elastischer Fasern zusammengehalten werden. Dieser Filz, vermengt mit leimgebenden Fasern, begrenzt den Muskel nach außen zu, er bildet die Fascia cremasterica und geht dann in eine ganz dünne Schicht lockeren Bindegewebes über, welches die Verbindung mit der Tunica dartos herstellt und gestattet, daß diese weitgehend gegen die Fascia cremasterica verschoben werden kann.

B. Die Haut des Hodensackes.

Die Haut des Hodensackes besteht aus drei Lagen:

1. dem Epithel,
2. der Lederhaut,
3. der Tunica dartos.

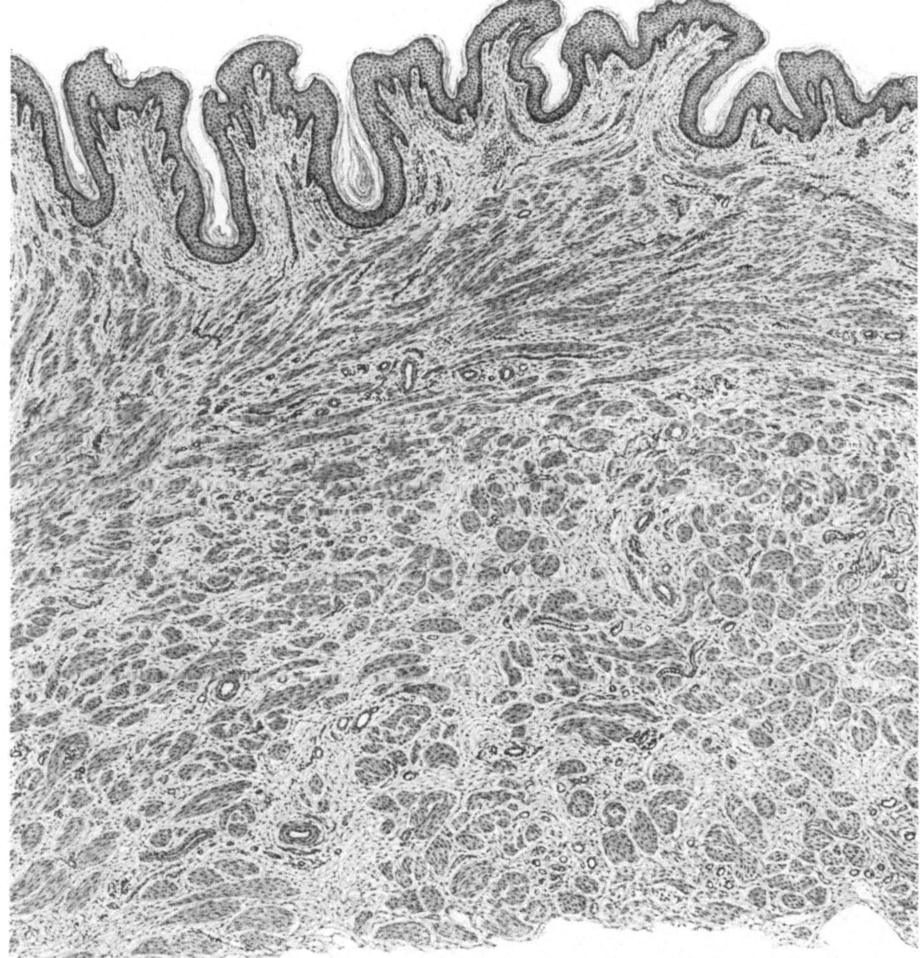

Abb. 241. Schnitt durch die Haut des Hodensackes und die Tunica dartos eines 23jährigen Mannes. Fixiert in Sublimat-Formalin-Eisessig, Methylbenzoat-Celloidin-Paraffin, 10 μ, Hämatoxylin-HEIDENHAIN-Eosin; Vergrößerung 30fach. Die Muskulatur ist zusammengezogen, infolgedessen liegt die Haut in zahlreichen Falten und Runzeln.

Wegen ihres besonderen Verhaltens muß ich sie etwas ausführlicher schildern (Abb. 241). Sie zeichnet sich vor allem dadurch aus, daß das Unterhautbindegewebe kein Fett enthält, aber ganz von dünneren und dickeren glatten Muskelfasern durchsetzt ist, die sich nach allen Richtungen hin durchflechten. Wenn sie zusammengezogen sind, bilden sie eine 4—6 mm dicke Lage. Das Bindegewebe, das sie zusammenhält, besteht in der Hauptsache aus einem Filz elastischer Fasern; es enthält nur sehr wenige leimgebende Fasern, einzelne Fibrocyten und Histiocyten, aber ziemlich zahlreiche Blutgefäße, Arterien sowohl als auch

Venen, die keine Besonderheiten in ihrem Bau zeigen. Auch zahlreiche Lymphgefäße lassen sich nachweisen. Die Muskelzüge bestehen aus Geflechten glatter Muskelzellen. Sie sind in den tieferen Schichten dicker und durch breitere

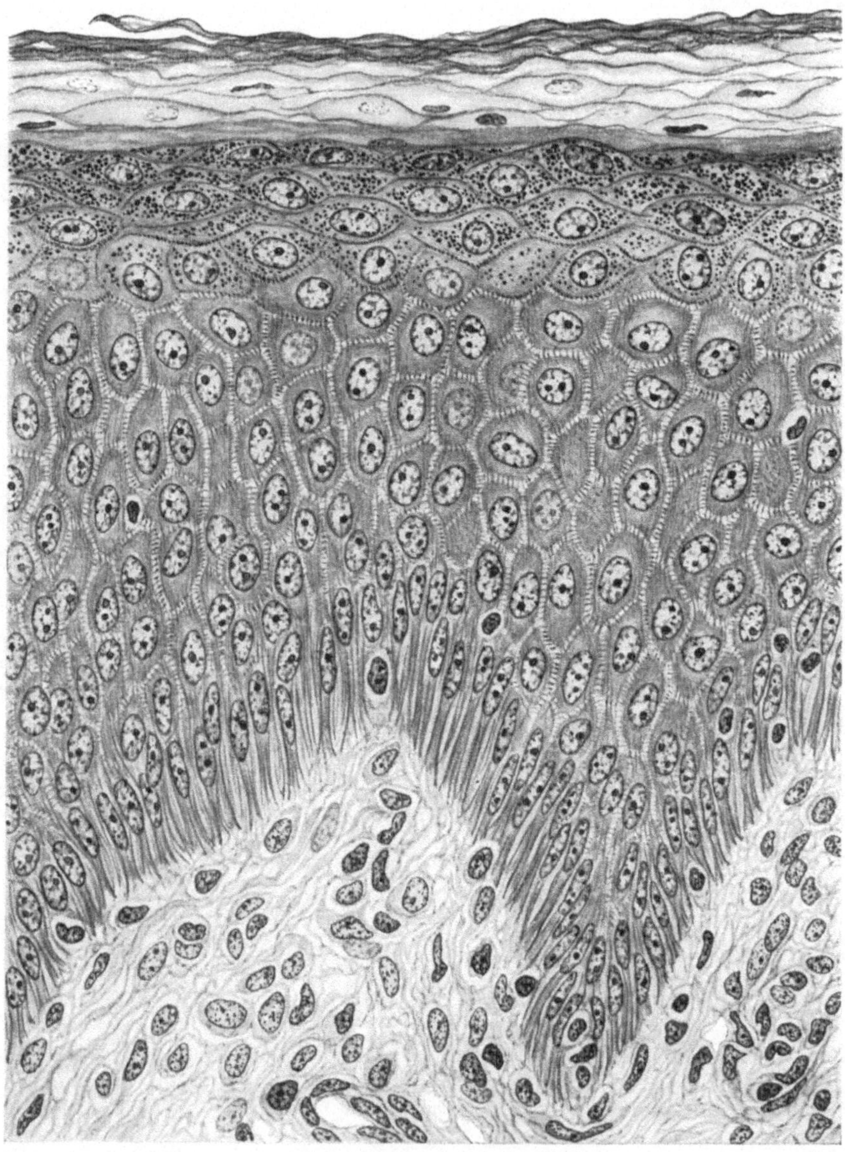

Abb. 242. Schnitt senkrecht durch die Haut des Hodensackes von dem nämlichen Präparat, das in Abb. 241 dargestellt ist. Fixierung und Einbettung wie dort, 8 μ, Molybdän-Hämatoxylin-HELD; Vergrößerung 600fach.

Bindegewebsmassen getrennt. In den oberflächlichen Lagen werden sie dünner, liegen hier aber sehr dicht beieinander. Vereinzelte von ihnen dringen auch noch bis in die Lederhaut vor, zum Teil gehen die Muskelfasern in elastische Sehnen über, welche bis in die Papillen vordringen, die das Bindegewebe in die

Deckschicht entsendet. Auch die Lederhaut enthält einzelne Fibrocyten und sehr viele Histiocyten, auch Lymphocyten; zum Teil liegen ganze Gruppen von solchen beieinander. Außer den Blutgefäßen erkennt man auch hier Lymphgefäße und Nerven, in seltenen Fällen auch einzelne Lamellenkörperchen (VATER-PACINIsche Körperchen). Die Drüsen werde ich noch schildern.

Das Epithel ist geschichtetes verhorntes Plattenepithel. Sein Verhalten ist verschieden, je nachdem die Tunica dartos zusammengezogen oder erschlafft ist. Ist die Muskulatur zusammengezogen, so liegt die Haut in Runzeln und Falten, zwischen denen sich tiefere und seichtere Furchen finden (Abb. 242). Die Epithelschicht ist dann 200—300 μ dick; die tiefste Lage besteht aus schmalen Zylinderzellen, deren walzenförmige Kerne 10—15 μ lang und nur 3—4 μ dick sind.

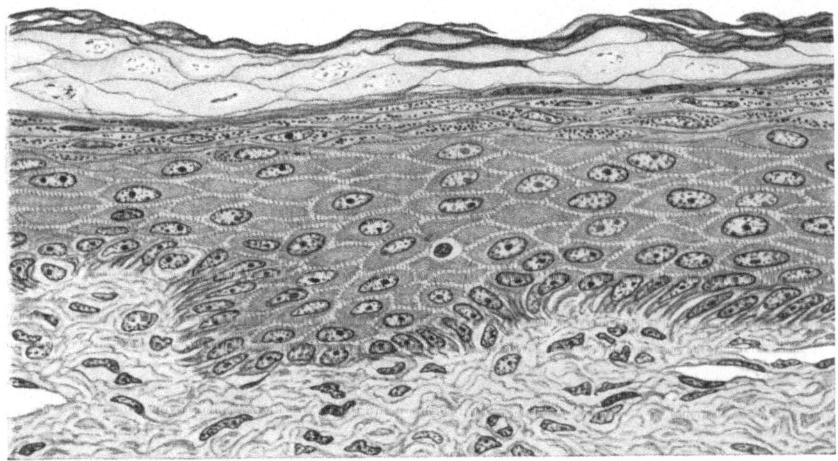

Abb. 243. Schnitt durch ein Stückchen Haut aus dem nämlichen Hodensack, dem die Präparate 241 und 242 entnommen sind. Das betreffende Stückchen wurde in ganz erschlafftem Zustande fixiert und dabei verhindert, daß sich die Muskulatur zusammenzog. Fixierung usw. wie bei Abb. 242, Vergrößerung 600fach.

Sie besitzen deutliches Häutchen, feinstes Gerüst, dem das Chromatin in Form gröberer Schollen angelagert ist und enthalten meist 2—3 Kernkörperchen. Die folgenden 6—8 Zellagen bestehen aus vieleckigen großen Gebilden, die 10—15 μ im Durchmesser halten. Die Kerne sind 6—8 μ groß, kugelig bis stumpfeiförmig, vom gleichen Bau wie in den Zylinderzellen. Im ganzen Bereiche des Stratum germinativum sind sehr breite Interzellularlücken und deutliche -brücken zu erkennen, die einzelnen Fibrillen durchsetzen die Zellen. In den nach außen zu folgenden Schichten platten sich die Zellen mehr und mehr ab, sie enthalten reichlich kleine Körnchen. Dann folgt ein deutliches Stratum lucidum und schließlich die Lage verhornter, abgestoßener Zellen, in denen keine Körner mehr nachzuweisen sind. In den Cytoplasmaleibern der tiefsten Lagen findet man regelmäßig, auch bei blonden Männern, Pigment in mehr oder weniger großer Menge.

Wenn die Muskulatur des Hodensackes erschlafft, so ist die Haut gedehnt und zeigt dann ein ganz anderes Bild (Abb. 243). Das Epithel ist nur 60—70 μ dick, die einzelnen Lagen sind die gleichen wie früher, doch zeigen die Zellen ganz andere Form und erscheinen auf dem Schnitt auch viel kleiner als sonst. Sie sind, mit Ausnahme der untersten Zylinderschicht, durchweg gleichmäßig zur Oberfläche abgeplattet, aber nicht gegeneinander verschoben. Sowohl auf der Stelle, die Abb. 242 wie auf derjenigen, die Abb. 243 darstellt, — beide stammen von dem nämlichen Manne —, liegen bis zum Stratum lucidum 10—12 Zellen übereinander. Die Unterschiede in der Dicke des Epithels sind also im

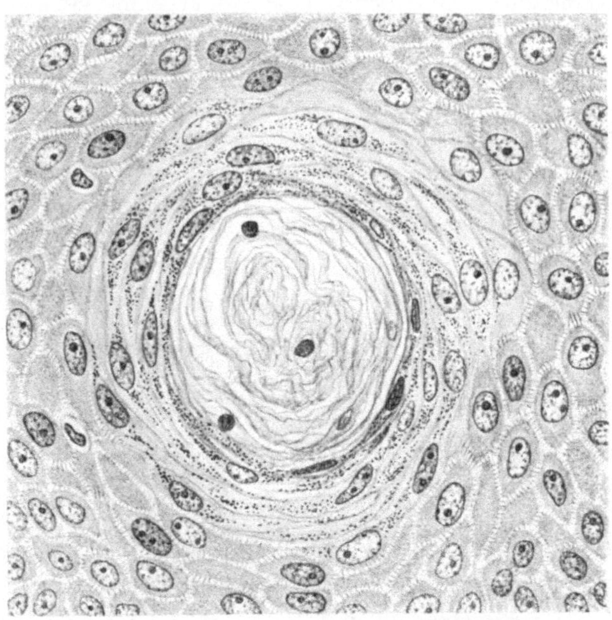

Abb. 244. Abgestoßene Epithelzellen innerhalb der Stachelzellenschicht der Haut des Hodensackes eines 23jährigen Mannes. Fixiert in Sublimat-Formalin-Eisessig, Methylbenzoat-Celloidin-Paraffin, 10 μ, Molybdän-Hämatoxylin-HELD; Vergrößerung 600fach.

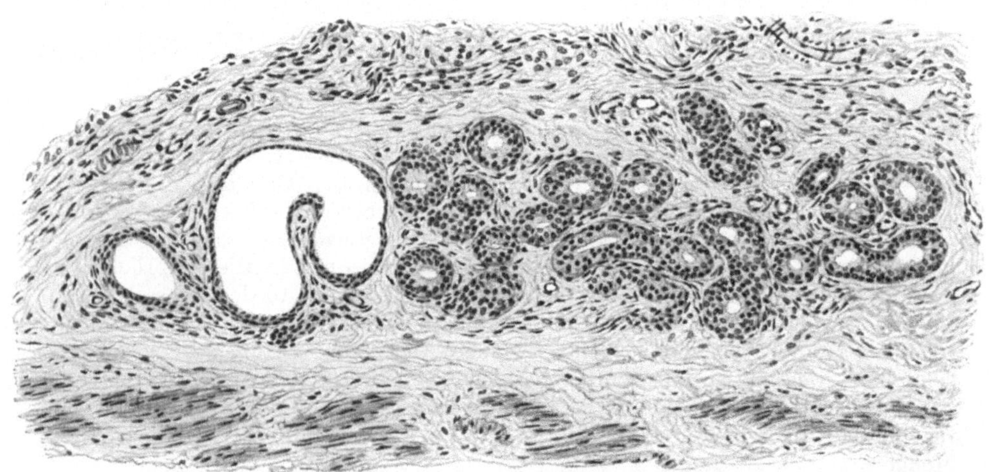

Abb. 245. Schweißdrüse aus der Haut des nämlichen Hodensackes, der in Abb. 241 dargestellt ist. Fixierung usw. wie dort; Vergrößerung 150fach.

Gegensatz zum Übergangsepithel nicht dadurch bedingt, daß die einzelnen Zellen sich gegeneinander verschieben, sondern nur dadurch, daß sie ihre Form verändern. Bei der Dehnung werden sie gleichsinnig zur Oberfläche abgeplattet, zieht sich die Muskulatur zusammen, so verändern die Zellen ihre Form und außerdem legt sich die Haut in Runzeln. Offenbar halten die in und zwischen den Zellen ziehenden Fasern die einzelnen Zellen so fest zusammen, daß sie sich, ungeachtet ihrer weitgehenden Gestaltsveränderungen, doch nicht gegeneinander verschieben können.

Innerhalb des Epithels der Haut jedes Hodensackes findet man in mehr oder weniger großer Menge Gebilde, wie sie Abb. 244 darstellt, kleine Bläschen innerhalb der Stachelzellenschicht, die von konzentrisch gelagerten, abgeplatteten Zellen gebildet werden. In diesen Zellen erkennt man regelmäßig die nämlichen körnigen Einlagerungen und die nämlichen Veränderungen, die für die Zellen des Stratum granulosum bezeichnend sind. Der Inhalt der Bläschen besteht aus schmierigen Massen, die ihrem Verhalten nach dem Vorhauttalg gleichen. Sie zeigen zum Teil deutlich konzentrische Schichtung und enthalten einzelne abgestoßene, zugrunde gehende Zellen. Offenbar handelt es sich hier um Stellen, in denen innerhalb eines umschriebenen Bezirkes im Epithel selbst Zellen zugrunde gehen, zu einer schmierigen Masse verwandelt und dann ausgestoßen werden, denn alle diese Bläschen besitzen eine Verbindung mit der Oberfläche.

Die Haut des Hodensackes enthält beim Erwachsenen dicke gekräuselte Haare, deren Bau keinerlei Besonderheiten zeigt; die Haarbalgdrüsen sind gewöhnlich sehr groß. Daneben findet man aber auch große Talgdrüsen, die frei auf der Oberfläche ausmünden, also nicht mehr in Verbindung mit einem Haar stehen; auch sie sind meistens sehr groß. Die Schweißdrüsen des Hodensackes liegen an der Grenze zwischen Lederhaut und Muskelschicht. Der Drüsenkörper breitet sich hier, gleichgerichtet zur Oberfläche aus, die Schweißdrüsen zeigen meistens das gewöhnliche Verhalten. Nach der Einteilung von SCHIEFFERDECKER (1922) müssen wir die meisten von ihnen als merokrine-ekkrine Drüsen bezeichnen. Bei einzelnen von ihnen (Abb. 245), besonders bei solchen, die sich durch erhebliche Größe auszeichnen, findet man aber auch recht weite Abschnitte der Drüsenschläuche, die zum Teil an das Verhalten der Achselhöhlendrüsen, also der merokrinen-apokrinen Drüsen erinnern. Ausführlicher auf diese Erscheinungen einzugehen, ist nicht Aufgabe dieses Abschnittes, sie werden in dem Abschnitte, der die Haut behandelt, geschildert werden.

Literaturverzeichnis[1].

Abderhalden, E.: (a) Studien über den Einfluß der Art der Nahrung auf das Wohlbefinden des einzelnen Individuums, seine Lebensdauer, seine Fortpflanzungsfähigkeit und das Schicksal der Nachkommenschaft. Pflügers Arch. **175** (1919). (b) Lehrbuch der Physiologie. In Vorlesungen. Berlin-Wien: Urban & Schwarzenberg 1925. — **Afanassiew, B.:** Untersuchungen über die sternförmigen Zellen der Hodenkanälchen und anderer Drüsen. Arch. mikrosk. Anat. **15**, 200—208 (1878). — **D'Ajutolo:** (a) Su di alcune anomalie della prostata et della vescica orinaria nell'uomo. Rendiconti roy. Accad. Sci. Bologna. Boll. Sci. med., III. s., **5**, 3, H. 11, 711—712 (1892). (b) Mem. roy. Accad. Sci. Bologna, V. 3, **3**, 70 (1895) und **1896**, 27. — **Albarran** et **Motz:** Opérations expérimentales practiquées sur l'appareil génital pour amener l'atrophie de la prostate. II. Session Assoc. franç. Urol. **1897**, 95. **Allen, B. M.:** (a) The embryonic development of the ovary and testis of the Mammalia. Biol. Bull. Mar. biol. Labor. Woods Hole **5** (1903) und Amer. J. Anat. **3**, 89—146 (1904). (b) The origin of the sex-cords and rete-cords of Chrysemys. Science (N. Y.), N. s. **21** (1905). (c) The embryonic development of the rete-cords and sex-cords of Chrysemys. Amer. J. Anat. **5** (1906). — **Alterthum, E.:** Folgezustände nach Kastration und die sekundären Geschlechtscharaktere. Beitr. Geburtsh. **2** (1899). — **Alverdes, Kurt:** (a) Der Nebenhoden des *Haussperlings*. Anat. Anz. **58**, Erg.-H., 115—121 (1924). (b) Der Zentralgeißelapparat der Epithelzellen im Rete testis des *Menschen*. Z. mikrosk.-anat. Forschg **11**, 172—180 (1927). — **Ancel, P.** et **P. Bouin:** (a) Histogénèse de la glande interstitielle du testicule chez le porc. C. r. Soc. Biol. Paris **55**, 1680 (1903). (b) Recherches sur le rôle de la glande interstitielle du testicule, Hypertrophie compensatrice expérimentale. C. r. Acad. Sci. Paris **137** (1903). (c) Sur l'existence de deux sortes de cellules interstitielles dans le testicule du cheval. C. r. Soc. Biol. Paris **56** (1904). (d) L'apparition des caractères sexuels secondaires est sous la dépendence de la glande interstitielle du testicule. C. r. Acad. Sci. Paris **1904**. (e) La glande interstitielle du testicule. Examen critique des essais de vérification expérimentale de son rôle sur l'organisme. C. r. Soc. Biol. Paris **56**, H. 83 (1904). (f) Sur la glande interstitielle des mammifères (Réponse an M. G. Loisel). C. r. Soc. Biol. Paris **56** (1904). (g) Tractus génital et testicule chez le porc cryptorchide. C. r. Soc. Biol. Paris **56** (1904). (h) L'infantilisme de la glande interstitielle du testicule. C. r. Acad. Sci. Paris **1904**. (i) Sur la relations qui existent entre le dévelopment du tractus génital et celui de la glande interstitielle chez le porc. C. r. Assoc. Anat. Toulouse **1904**. (k) Rut et corps jaune chez la chienne. C. r. Soc. Biol. Paris **65**, 36 (1908). (l) Les cellules séminales ont-elles une action sur les caractères sexuels? Discussion et nouvelles recherches. C. r. Soc. Biol. Strasbourg **89**, 175, 8. Juni 1923. — **Ancel, P.** et **Villemin:** Sur la dégénérenscence de la glande séminale déterminée par l'ablation du feuillet parétal de la vaginale. C. r. Soc. Biol. Paris **66** (1908). — **Antonini:** Distribuzione del tessuto elastico nella prostata del cane. Monit. zool. ital. 8 (1897). — **Arndt:** Anatomie und Embryologie des Rutenknochens. Erlangen 1889. — **Arthaud, G.:** Etude sur le testicule sénile. Thèse de Paris **1885**. — **Aschoff, L.:** Ein Beitrag zur normalen und pathologischen Anatomie der Schleimhaut der Harnwege und ihrer drüsigen Anhänge. Virchows Arch. **138**, 119—161 und 195—227 (1894).

Babes, V.: Lésions fines des testicules dans la Rage. C. r. Soc. Biol. Paris **64**, 1909. — **Baecchi, B.:** (a) Su di una nuova reazione dello Sperma. Arch. Farmacol. sper. **14** (1912). (b) Über eine Methode zur direkten Untersuchung der Spermatozoen auf Zeugflecken. Vjschr. gerichtl. Med., III. F. **43**, 1—27 (1912). — **Ballowitz, E.:** (a) Zur Lehre von der Struktur der Spermatozoen. Anat. Anz. **1**, 363—376 (1886). (b) Untersuchungen über die Struktur der Spermatozoen, zugleich ein Beitrag zur Lehre vom feineren Bau der contractilen Elemente. I. Die Spermatozoen der *Vögel*. Arch. mikrosk. Anat. **32**, 454—473 (1888). (c) Das Retziussche Endstück der *Säugetier*-Spermatozoen. Internat. Mschr. Anat. u. Physiol. **7**, 211—223 (1890). (d) Untersuchungen über die Struktur der Spermatozoen. Teil III. *Fische*, *Amphibien* und *Reptilien*. Arch. mikrosk. Anat. **36**, 225—290 (1890). (e) Die innere Zusammensetzung des Spermatozoenkopfes der *Säugetiere*. Zbl. Physiol. **5**, H. 3, 65—68 (1891). (f) Weitere Beobachtungen über den feineren Bau der *Säugetier*spermatozoen. Z. Zool. **52**, 217—293 (1891). (g) Die Doppelspermatozoen der *Dysticiden*. Z. Zool. **60**, 458—499 (1895). (h) Notiz über die oberflächliche Lage der Zentralkörper in Epithelien. Anat. Anz. **14**, 369—372 (1898). (i) Stab- und fadenförmige Krystalloide im

[1] Abgeschlossen März 1929.

Linsenepithel. Arch. Anat. u. Entw.gesch. **1900**, 253—270. (k) Eine Bemerkung zu dem von GOLGI und seinen Schülern beschriebenen „Apparato reticolare interno" der Ganglien- und Drüsenzellen. Anat. Anz. **18**, Nr 8, 177—181 (1900). (l) Über das Epithel der Membrana elastica posterior des Auges, seine Kerne und eine merkwürdige Struktur seiner großen Zellsphären. Ein Beitrag zur Organisation der Zelle. Arch. mikrosk. Anat. **56**, 230—291 (1900). (m) Notiz über Riesenkerne. Anat. Anz. **17**, 340—346 (1900). (n) Über das regelmäßige Vorkommen zweischwänziger Spermien im normalen Sperma der *Säugetiere*. Anat. Anz. **20**, 561—563 (1902). — **Barberio, M.:** (a) Nuova Reazione microchimica dello sperma e sua applicazione nelle ricerche medico-legali (Estratto del). Rend. roy. Accad. Sci. Fisiche e Matematiche Napoli. April **1905**, H. 4. (b) Neuer Beitrag zu meiner Spermareaktion. Dtsch. med. Wschr. **1911**, Nr 5, 214. — **Bardeleben, K. v.:** (a) Über den feineren Bau der menschlichen Spermatozoen. Anat. Anz. **6**, Erg.-H. 157—165 (1891). (b) Spermatogenese bei *Säugetieren*, besonders beim *Menschen*. Anat. Anz. **7**, Erg.-H., 202—208 (1892). (c) Beiträge zur Histologie des Hodens und zur Spermatogenese beim *Menschen*. (7. Beitrag zur Spermatologie.) Arch. Anat. u. Entw.gesch. Suppl.-Bd., 193 bis 234 (1897). (d) Die Zwischenzellen des *Säugetier*hodens. (5. Beitrag zur Spermatologie.) Anat. Anz. **13**, 529—536 (1897). (e) Dimorphismus der männlichen Geschlechtszellen bei *Säugetieren*. Anat. Anz. **13**, 564—569 (1897). (f) Eine neue Theorie der Spermatogenese beim *Menschen*. Verh. dtsch. Naturforsch. 68. Verslg Frankfurt a. M. **1897 II**, 2. Hälfte, 489—490. (g) Über die Entstehung der Achsenfäden bei menschlichen und *Säugetier*spermatozoen. Anat. Anz. **14**, 145—147 (1898). (h) Weitere Beiträge zur Spermatogenese beim *Menschen*. (8. Beitrag zur Spermatologie.) Jena. Z. Naturwiss. **24**, 475 (1898). — **Barker, L. F.:** On abnormalities of the endocrine functions of the gonads in the male. Amer. J. med. Sci. **1915**. — **Barnabo, V.:** (a) Sulla riproduzioni della cellule interstitial del testiculo. Boll. Soc. zool. ital. **1909**. (b) Nuove ricerche esperimentale sulle cellule interstitiale del testicolo. Boll. Soc. ital. XI. s. **12** (1911). (c) Ulteriore ricerche esperimentale sul valore funzionale delle cellule interstitiali di testicolo. Policlinico **18**. Roma 1911. (d) Ancora sulla secrezione de testicolo. Policlinico, sez. prat., **19** (1912). (e) Ulteriori ricerche esperimentali sulla secrezione interna testicolare. Policlinico, sez. chir., **20** (1913). — **Barratt, I. O., Wakelin u. G. Arnold:** Cell changes in the Testis due to X-Rays. Arch. Zellforschg **7**, 242—276 (1911). — **Barrois, Th. Ch.:** Contribution a l'étude des enveloppes du testicule. Thèse de Lille **1882**. — **Bascom, K. F.** and **H. L. Osterud:** Quantitative studies of the testicle. II. Pattern and total tubule lenght in the testicles of certain common mammals. Anat. Rec. **31**, 159—169 (1925). — **Baum, H.:** Das Blutgefäßsystem. ELLENBERGERs Handbuch der vergleichenden mikroskopischen Anatomie, Bd. 2. 1920. — **Baum** u. **Thienel:** Über Besonderheiten im Bau der Blutgefäße. Archiv mikrosk. Anat. **63**, 10—34 (1904). — **Beißner, H.:** Die Zwischensubstanz des Hodens und ihre Bedeutung. Arch. mikrosk. Anat. **51** (1898). — **Delonoschkin, Boris:** Das Verhalten der Spermatozoen zwischen Begattung und Befruchtung bei *Octopus vulgaris*. Z. Zellforschg u. mikrosk. Anat. **9**, H. 4, 750—753 (1929). — **Benda, C.:** (a) Über die Spermatogenese der *Säugetiere*. Verh. physiol. Ges. Berlin. Arch. f. Anat. **1886**, 186—187. (b) Weitere Mitteilungen über die Spermatogenese der *Säugetiere*. Arch. f. Physiol. **1886**, 386—388. Phys. Abt. (c) Über die Spermatogenese der *Säugetiere* und des *Menschen*. Berl. klin. Wschr. **1886**, Nr 36, 589—591. (d) Zur Spermatogenese und Hodenstruktur der *Wirbeltiere*. Anat. Anz. **2**, 368—371 (1887). (e) Untersuchungen über den Bau des funktionierenden Samenkanälchens einiger *Säugetiere* und Folgerungen für die Spermatogenese dieser *Wirbeltier*klasse. Arch. mikrosk. Anat. **30**, 49—110 (1887). (f) Die Entwicklung des *Säugetier*hodens. Anat. Anz. **4**, Erg.-H. 125—130 (1889). (g) Neue Mitteilungen über die Entwicklung der Genitaldrüsen und über die Metamorphose der Samenzellen. (Histiogenese der Spermatozoen.) Verh. physiol. Ges. Berlin, 18. Dez. 1891. Arch. f. Physiol. **1891**, 549—552. (h) Über die Histiogenese des *Sauropsiden*spermatozoons. Anat. Anz. **7**, Erg.-H., 195—199 (1892). (i) Eine Mitteilung zur Samenbildung des *Menschen*. Internat. Zbl. Physiol. u. Pathol. der Harn- u. Sexualorg. 4, 23—25 (1893). (k) Zellstrukturen und Zellteilungen des *Salamander*hodens. Anat. Anz. **8**, Erg.-H. **1893**, 161 bis 165. (l) Anatomie des Geschlechtsapparates. Klinisches Handbuch der Harn- u. Sexualorgane von W. ZÜLZER Abt. 1, S. 58. Leipzig: F. C. W. Vogel 1894. (m) Neuere Mitteilungen über die Histiogenese der *Säugetier*spermatozoen. Verh. physiol. Ges. Berlin **1896/97**. Arch f. Physiol. **1897**, 406—414. (n) Über die Spermatogenese der *Vertebraten* und höherer *Evertebraten*. I. Über die vegetativen Geschlechtszellen. II. Die Histiogenese der Spermien. Verh. physiol. Ges. Berlin **1897/98**, 393—398. Arch. f. Physiol. **1898**, 385—393. (o) Über die Entstehung der Spiralfaser des Verbindungsstückes der *Säugetier*spermien. Anat. Anz. **14**, Erg.-H., 264—266 (1898). (p) Weitere Mitteilungen über die Mitochondria. Verh. physiol. Ges. Berlin **1898/99**. Arch. f. Physiol. **1899**, 376—383. (q) Weitere Beobachtungen über die Mitochondria und ihr Verhältnis zu Sekretgranulationen nebst kritischen Bemerkungen. Verh. physiol. Ges. Berlin **1899/1900**. Arch. f. Physiol. **1900**, 166—178. (r) Über neue Darstellungsmethoden der Zentralkörperchen und die Verwandtschaft der Basalkörper der Cilien mit Zentralkörperchen. Verh. physiol. Ges. Berlin **1900/1901**. Arch. f.

Physiol. **1901**, 147—157. (s) Über den Bau der Vena dors. penis des *Menschen*. Verh. anat. Ges. 16. Verslg Halle. Anat. Anz. **21**, Erg.-H., 220—225 (1902). (t) Bemerkungen zur normalen und pathologischen Histologie der Zwischenzellen des *Menschen* und der *Säugetiere*. Arch. Frauenkde u. Eugenet. **7**, H. 1, 30—40 (1921). — **Benda, C.** u. **F. Perutz:** Über ein noch nicht beachtetes Strukturverhältnis des menschlichen Hodens. Arch. f. Physiol. **1899**, 577—579. — **Benoit, J.:** (a) Recherches anatomiques, cytologiques et histophysiologiques sur les voies excrétrices du testicule chez les mammifères. Trav. Inst. Histol. Strasbourg **1925**. (Sonderdruck.) Imprimerie Alsacienne. (b) Recherches anatomiques, cytologiques et physiologiques sur les voies excrétrices du testicule chez les Mammifères. Bull. Histol. appl. **2**, Nr 3 (1925). (c) Recherches anatomiques, cytologiques et histophysiologiques sur les voies excrétices du testicule chez les Mammifères. Contribution à l'étude de quelques problèmes de cytologie générale relatifs à la cellule glandulaire. Archives d'Anat. **1925**. (d) Biologie générale. — Différenciations spontanées et provoquées dans les glandes génitales chez les Gallinacés Note 1. C. r. Acad. Sci. Paris **182**, 1571 (1926). (e) Histophysiologie. Etude histophysiologie de nodules testiculaires de régénération chez le Coq domestique. Note 1. C. r. Acad. Sci. Paris **183**, 1058 (1926). (f) Sur le rôle des cellules interstitielles des glandes sexuelles chez les Gallinacés. Conditionnement du plumage femelle et de l'oviducte chez la poule domestique. C. r. Assoc. Anat. Prague, 2.—4. April 1928. (g) Le déterminisme des caractères sexuels secondaires du Coq domestique. Etude physiologique et histophysiologique. Arch. de Zool. **69**, H. 4, 217—499 (1929). — **Berberich, J.** u. **Rudolf Jaffé:** Die Hoden bei Allgemeinerkrankungen (mit besonderer Berücksichtigung des Verhaltens der Zwischenzellen). Frankf. Z. Path. **27**, 395—446 (1922). — **Berblinger, W.:** Über die Zwischenzellen des Hodens. Verh. dtsch. path. Ges. 18. Tagg Jena, 12.—14. April 1921. — **Berenberg-Goßler, H. von:** (a) Die Urgeschlechtszellen des *Hühner*embryos am 3. und 4. Bebrütungstage, mit besonderer Berücksichtigung der Kern- und Plasmastrukturen. Arch. mikrosk. Anat. II 81, 24—72 (1913). (b) Über Herkunft und Wesen der sog. primären Urgeschlechtszellen der *Amnioten*. (Vorläufige Mitteilung.) Anat. Anz. **47**, 241 bis 264 (1914). — **Bergen, Frederik v.:** Zur Kenntnis gewisser Strukturbilder (Netzapparate, Saftkanälchen, Trophospongien) im Protoplasma verschiedener Zellenarten. Arch. mikrosk. Anat. **64**, 498—574 und Nachtrag 693 (1904). — **Berger:** Beitrag zur Kastration und deren Folgezustände. Inaug.-Diss. Greifswald 1901. — **Bergonié** et **Tribondeau:** (a) L'aspermatogénèse expérimentale après une exposition aux rayons X. C. r. Soc. Biol. Paris **56** (1905). (b) Action des rayons X sur le testicule du rat blanc. C. r. Soc. Biol. Paris **56** (1905). (c) Aspermatogenèse expérimentale les rayons X est elles définitive? C. r. Soc. Biol. Paris **56** (1905). (d) Lésions du testicule avec des doses de rayons X comment se produisent elles? C. r. Soc. Biol. Paris **56** (1905). — **Bertacchini:** Sopra alcuni spermatozoi umani monstruosi. Rass. Sci. med. **5**. Modena 1890. — **Berthold:** Transplantation der Hoden. Arch. f. Physiol. **2**, 42 (1849). — **Bertholet, E.:** Über Atrophie des Hodens bei chronischem Alkoholismus. Zbl. allg. Path. **20**, 1062 (1909). — **Bevan, A. D.:** (a) Operation for undescended testicle. J. amer. Assoc., Sept. **1899**. (b) Undescended testicle. J. amer. Assoc., 19. Sept. **1903**. (c) Ein weiterer Beitrag zur chirurgischen Behandlung des nicht herabgestiegenen Hodens. Arch. klin. Chir. **72**, 1035 (1904). (d) Undescended testes. Surg. Clin. Chicago, Philad. **1918**, 1101. — **Biedl, A.:** Innere Sekretion. 3. Aufl., 2. Teil. Berlin-Wien: Urban & Schwarzenberg 1916. — **Biondi, D.:** Die Entwicklung der Spermatozoiden. Arch. mikrosk. Anat. **25**, 594—620 (1885). — **Birch-Hirschfeld:** Lehrbuch der pathologischen Anatomie, Bd. 2. 1874. — **Bittner:** Ein Fall von Kryptorchismus. Wien. klin. Wschr. **1907**, Nr 1, 28. — **Blanc, J.:** Action des Rayons X sur le testicule. Thèse de Lyon **1906**. — **Bloch:** Über die Entwicklung der Samenkörper der *Menschen* und *Tiere*. Diss. Würzburg 1874. — **Bloom, W.:** (a) Mammalian Lymph in Tissue Culture. From Lymphocyte to Fibroblast. Arch. exper. Zellforschg **5**, 269 (1928). (b) Über die Monocytenfrage. Klin. Wschr. **8**, 481 (1929). — **Blumberg:** Entwicklung der Samenkörper. Diss. Königsberg 1873. — **Blumensaat, C.:** (a) Lipoid- und Eisenablagerungen in Hoden und Nebennieren bei Knaben vom 1.—15. Lebensjahre. Virchows Arch. **271**, 639 (1929). (b) Über einen neuen Befund in Knabenhoden. Virchows Arch. **273**, H. 1, 51—61 (1929). — **Boas, J. E. V.:** Zur Morphologie der Begattungsorgane der amnioten *Wirbeltiere*. Morph. Jb. **17**, 271—287 (1891). — **Bochdalek:** Ergebnisse über einen bis jetzt übersehenen Teil des Erektionsapparates des Penis und der Klitoris. Als Beitrag zur Physiologie der Geschlechtsteile. Vjschr. prakt. Heilk. **11**. Prag 1854. — **Böhm, J. A.** u. **M. v. Davidoff:** Lehrbuch der Histologie des *Menschen* einschließlich der mikroskopischen Technik, 3. Aufl. Wiesbaden: J. F. Bergmann 1903. — **Böttcher, A.:** Farblose Krystalle eines eiweißartigen Körpers, aus dem menschlichen Sperma dargestellt. Virchows Arch. **32**, 525—535 (1865). — **Bogoljuboff, W.:** Experimentelle Untersuchung über die Anastomosenbildung an den ableitenden Samenwegen bei der Nebenhodenresektion. Arch. klin. Chir. **70**, 848 (1903) und **72**, 449 (1904). — **Bokarius, N.:** Über einige mikrochemische Reaktionen des Spermas. Vjschr. gerichtl. Med., III. F. **33**, 217—225 (1907). — **Bolognesi, G.:** Transplantations testiculaires séminifères et interstitielles. J. d'Urol. **12**, Nr 3, 153 (1921). — **Bonis, V. de:**

Über die Sekretionserscheinungen in den Drüsenzellen der Prostata. Arch. Anat. u. Entw.-gesch. **1907**, 1—16 (1907). — **Bonnet, R.:** (a) Bau der Arterienwand. Anat. Anz. **41**, Erg.-H., 7—11 (1912). (b) Lehrbuch der Entwicklungsgeschichte, 4. Aufl. Berlin: Paul Parey 1920. — **Boring:** The interstitial cells and the supposed internal secretion of the chicken testis. Biol. Bull. Mar. biol. Labor. Woods Hole **22** (1912). — **Boring** u. **Pearl:** Sex studies 9. Interstitial cells in the reproductive organs of the chicken. Anat. Rec. **13**, 253 (1917). — **Bormann:** Innervation de la prostate. Presse méd. **1898**. — **Born, G.:** Die Entwicklung der Ableitungswege des Urogenitalapparates und des Dammes bei den *Säugetieren*. Erg. Anat. **3**, 490 bis 516 (1893). — **Borst, M., A. Döderlein** u. **D. Gostimirovic:** Geschlechtsphysiologische Studien. I. Mitt. Über die Einwirkung des Hypophysenvorderlappenhormons (Prolan) auf juvenile männliche *Mäuse*. Münch. med. Wschr. **1930**, Nr 12, 473. — **Bouin, P.:** Etude de l'évolution normale et l'involution du tube séminifère. Archives Anat. microsc. **1**, 225 (1897). (b) Phénomènes cytologiques anormaux dans l'histogénèse et l'atrophic expérimentale du tube séminifère. Thèse de Nancy **1897**. (c) A propos du noyau de la cellule Sertoli. Phénomènes de division amitosique par clivage et nucléodiérèse dans certaines conditions pathologiques. Bibliogr. anat. **7**, 242 (1899). (d) L'Infantilisme et la glande interstitielle du testicule. C. r. Acad. Sci. Paris **1904**. — **Bouin, P.** u. **P. Ancel:** (a) Sur la signification de la glande interstitielle du testicule embryonnaire. C. r. Soc. Biol. Paris **55**, Nr 37, 1682—1684 (1903). (b) Sur les cellules interstitielles du testicules mammifères et leur signification. Réun. biol. Nancy. C. r. Soc. Biol. Paris **55**, No 32, 1397 bis 1399 (1903). (c) Recherches sur les cellules interstitielles du testicule des Mammifères. Archives de Zool., VI. s. **1**, 437—523 (1903). (d) Sur la ligatures des canaux déférentes chez les animaux jeunes. C. r. Soc. Biol. Paris **56**, 84 (1904). (e) Sur l'hypertrophie compensatrice de la glande interstitielle du testicule. Réponse à M. G. Loisel. C. r. Soc. Biol. Paris **56**, No 3, 97—100 (1904). (f) Sur les variationes dans le développement du tractus génital chez les animaux cryptorchides et leur cause. Bibliogr. anatom. **13** (1904). (g) Sur le déterminisme des caractères sexuels secondaires et de l'instinct sexuel. C. r. Soc. Biol. Paris **56** (1904). (h) La glande interstitielle à seul, dans le testicule, une action générale sur l'organisme. Démonstration expérimentale. C. r. Acad. Sci. Paris (1904). (i) Recherches sur la signification physiologique de la glande interstitielle du testicule chez les mammifères. J. Physiol. et Path. **6** (1904). (k) La glande interstitielle chez les vieillards, les animaux agés et des infantiles expérimentaux. Réunion biol. Nancy. C. r. Soc. Biol. Paris **56**, No 6, 282—284 (1904). (l) Recherches sur la structure et la signification de la glande interstitielle dans le testicule normal et ectopique du cheval (Note prélim.). Archives de Zool., IV. s. **2**, Notes et Revue No 9, 142—155 (1904). (m) De la glande interstitielle du testicule des mammifères. 1. Rôle de la glande interstitielle chez les individus adultes. 2. Rôle de la glande interstitielle chez l'embryon, les sujets jeunes et âgés; ses variations fonctionelles. J. Physiol. et Path. gén. **6**, No 6, 1012—1022 u. No 7, 1039—1057 (1904). (n) La glande interstitielle du testicule et la défense de l'organisme. Hypertrophie ou atrophie partielle de la glande interstitielle au cours de certaines maladies chez l'homme et dans certaines conditions expérimentales. C. r. Soc. Biol. Paris **58**, No 12, 553—555 (1905). (o) La glande interstitielle du testicule chez le Cheval. Archives de Zool. IV. s. **3**, 391 bis 433 (1905). (p) Hypertrophie ou atrophie de la glande interstitielle dans certains conditions expérimentales. C. r. Soc. Biol. Paris **57** (1905). (q) A propos du trophospongium et des canales du suc. C. r. Soc. Biol. Paris **57** (1905). (r) Sur l'effect des injections de l'extrait de glande interstitielle du testicule chez la chienne. C. r. Soc. Biol. Paris **61** (1906). — **Boveri, Th.:** (a) Über Differenzierung der Zellkerne während der Furchung des Eies von *Ascaris megalocephala*. Anat. Anz. Zbl. wiss. Anat. **2**, 668—693 (1887). (b) Über die Entstehung des Gegensatzes zwischen den Geschlechtszellen und den somatischen Zellen bei *Ascaris megalocephala*, nebst Bemerkungen zur Entwicklungsgeschichte der *Nematoden*. Sitzgsber. Ges. Morph. u. Physiol. München, **6**, 114—125 (1890). (c) Die Entwicklung von *Ascaris megalocephala* mit besonderer Rücksicht auf die Kernverhältnisse. Festschrift zum 70. Geburtstage von Carl v. Kupffer, S. 383—420. Jena: Gustav Fischer 1899. — **Brack, E.:** (a) Aplasie des Ductus deferens bei normalem Hoden. Z. Urol. **15**, H. 9 (1921). (b) Zur pathologischen Anatomie der Leydigzelle. Virchows Arch. **240**, H. 1/2 (1922). (c) Anatomische Untersuchungen über den menschlichen Penis, über sein Wachstum und seine Alterserscheinungen. Z. urol. Chir. **15**, 163—187 (1924). — **Branca, A.:** (a) La croissance des spermatocytes chez *Lemur rufifrons*. C. r. Soc. Biol. Paris **55**, No 26, 1035—1036 (1903). (b) Les canalicules séminipares chez les lémuriens en captivité. C. r. Soc. Biol. Paris **55**, No 26, 1034—1035 (1903). (c) Le testicule chez certains animaux en captivité. C. r. Assoc. Anat. Sess. 5 Liège **1903** (Suppl.), 193—198. (d) Recherches sur le testicule et les voies spermatique des lémuriens en captivité. J. Anat. et Physiol. **40**, No 1, 35—72 (1904). (e) Charactère des deux Mitoses de maturation chez l'homme. C. r. Assoc. Anat. 12. Réun. Bruxelles **1910**, 5—10. (f) Sur le caractère individual du testicule humain. C. r. Assoc. Anat. 13. Réun. Paris **1911**, 283—286. (g) Les mitoses spermatocytaires chez l'homme Bibliogr. anat. **21**, H. 5, 233—255 (1911). (i) Les canalicules testiculaires et la spermatogenèse de l'Homme (Etude cytologique). Archives de Zool. **62**, 53—252 (1924). — **Brandt**

u. **Lieschied:** Klinisches und Experimentelles zur Frage der Hodentransplantation. Z. urol. Chir. **12**, 460 (1923). — **Braus, H.:** (a) Über den feineren Bau der Glandula bulbourethralis (COWPERschen Drüse) des *Menschen*. Anat. Anz. **17**, 381—397 (1900). (b) Die Geschlechtsorgane (Genitalapparat). In Anatomie des Menschen, Bd. 2, S. 398. Berlin: Julius Springer 1924. — **Braus u. Redenz:** Nebenhoden und Samenfäden. Anat. Anz. **58**, Erg.-H., 121—131 (1924). — **Brissand:** Etude anatomopathologique sur les effets de la ligature du canal deférent. Arch. Physiol. et Path. **1880**. — **Broek, A. J. P. v. d.:** Über den Schließungsvorgang und den Bau des Urogenitalkanales (Urethra) beim menschlichen Embryo. Anat. Anz. **37**, 106—120 (1910). — **Broesike, G.:** (a) Lehrbuch der normalen Anatomie, 8. Aufl., 1908. (b) Über die Entleerung und Beschaffenheit der menschlichen Samenflüssigkeit. Arch. mikrosk. Anat. II **78**, 128—150 (1911). — **Broman, J.:** (a) Über die Histogenese der Riesenspermien bei *Bombinator igneus*. Verh. anat. Ges. Pavia **1900**, 157—164. Anat. Anz. **18**, Erg.-H. (1900). (b) Notiz über das „Halsstück" der Spermien von *Pelobates fuscus* nebst kritischen Bemerkungen über die Nomenklatur der Spermienschwanzfäden. Anat. Anz. **20**, 347—351 (1901). (c) Über gesetzmäßige Bewegungs- und Wachstumserscheinungen (Taxis- und Tropismenformen) der Spermatiden, ihrer Zentralkörper, Idiozomen und Kerne. Arch. mikrosk. Anat. **59**, 106—143 (1901). (d) Über Bau und Entwicklung von physiologisch vorkommenden atypischen Spermien. Anat. H. **18**, 509—547 (1902). (e) Über atypische Spermien (speziell beim *Menschen*) und ihre mögliche Bedeutung. Anat. Anz. **21**, Nr 18 u. 19, 497—531 (1902). — **Brown-Séquard:** (a) Expérience démontrant la puissance dynamogénique chez l'homme d'un liquide extrait de testicules d'animaux. Arch. Physiol. norm. et Path. **1**, 651 (1889). (b) Du rôle physiologique et thérapeutique d'un suc extrait de testicules d'animaux d'après nombre de faits observés chez l'homme. Arch. Physiol. norm. et Path. **1889**. (c) Des effets produits chez l'homme par des injections souscoutanées d'un liquide retiré des testicules frais du cobaye et de chien. C. r. Soc. Biol. Paris **1889**. (d) Exposé de faits nouveau à l'égard de l'influense sur les centres nerveuse d'un liquide extrait de testicules animaux. Arch. Physiol. norm. et Path. **1890**. (e) Remarques sur les effets produits sur la femme par des injections souscoutanées d'un liquide retire de l'ovaire d'animaux. Arch. Physiol. norm. et Path. **1890**. (f) Exposé de faites nouveaux montrant la puissance du liquide testiculaire contre l'affaiblissement du certaines maladies et en particulier la tuberculose pulmonaire. Arch. Physiol. norm. et Path. **1891**. (g) Remarques sur la spermine et liquide testiculaire. Arch. Physiol. norm. et Path. **1891**. (h) Liquide testiculaire. Arch. Physiol. norm. et Path. **1892**. (i) Progrès de nos connais à l'égard liquide testiculaire. Arch. Physiol. norm. et Path. **1893**. — **Bruhns, C.:** Venerische Krankheiten. In RIECKEs Lehrbuch der Haut- und Geschlechtskrankheiten, 7. Aufl., S. 572—695. Jena: Gustav Fischer 1923. — **Brunn, M. v.:** (a) Beiträge zur Entwicklungsgeschichte der Samenkörper. Arch. mikrosk. Anat. **12**, 528—535 (1876). (b) Beiträge zur Kenntnis der Samenkörper und ihrer Entwicklung bei den *Säugetieren* und *Vögeln*. Arch. mikrosk. Anat. **23**, 108—132 (1884). (c) Weitere Funde von zweierlei Samenkörperformen in demselben Tier. Zool. Anz. **7**, 546—547 (1884). — **Bruskin, J.:** Über die operative Verlagerung des Hodens in den Hodensack beim Kryptorchismus. Z. urol. Chir. **14**, H. 1/2, 91. Berlin 1923. — **Buchner, P.:** Die Schicksale des Keimplasmas der Sagitten in Reifung, Befruchtung, Keimbahn, Ovogenese und Spermatogenese. Festschrift zum 60. Geburtstage RICHARD HERTWIGs, Bd. 1. 1910. — **Bucura, J. C.:** Geschlechtsunterschiede beim *Menschen*. Wien 1913. — **Bühler, A.:** (a) Geschlechtsdrüsen der *Säugetiere*. In HERTWIGS Handbuch der vergleichenden und experimentellen Entwicklungslehre der *Wirbeltiere*, Bd. 3, Teil 1, S. 716—742. 1906. (b) Die Entwicklung der Kopulationsorgane der *Amnioten*. In HERTWIGs Handbuch der vergleichenden und experimentellen Entwicklungslehre der *Wirbeltiere*, Bd. 3, Teil 1, S. 834—851. 1906. — **Bütschli, O.:** Studien über die ersten Entwicklungsvorgänge der Eizelle, die Zellteilung und die Konjugation der *Infusorien*. Sonderdruck, Frankfurt a. M. 1876. — **Bugnion, E.:** La signification des faisceaux spermatiques. Extrait Bibliogr. anat. **16**, H. 1, 5. Nancy 1906. — **Bukofzer, E.:** Über das Verhalten der Krystalle und Krystalloide im Hoden bei den verschiedenen Erkrankungen und Altersstufen. Virchows Arch. **248**, 427—449 (1924). — **Burckhardt, H. u. C. Hilgenberg:** Freie Hodenverpflanzung. Dtsch. Z. Chir. **177**, 43 (1923). — **Burlet, H. M. de:** Zur Entwicklung und Morphologie des Säugerhodens. II. *Marsupialier*. Z. Anat. **61**, 19—31 (1921). — **Burlet, H. U. de u. H. J. de Ruiter:** Zur Entwicklung und Morphologie des Säugerhodens. I. Der Hoden von *Mus musculus*. Anat. H. I, **59**, 321—382 (1921). — **Busch, August:** Über Azoospermie bei gesunden und kranken *Menschen* nebst einigen Bemerkungen zur pathologischen Histologie des menschlichen Hodens. Z. Biol. **18**, 496—521 (1883). — **Busch, C.:** Eine Methode zur Darstellung der Körnchenzellen am in Formalin gehärteten Präparate. Vorläufige Mitt. Neur. Zbl. **15**, Nr 11, 482—484 u. Zbl. Psychiatr. **19** (1896). — **Busch:** Über das Vorkommen lymphoiden Gewebes in der Schleimhaut der männlichen Urethra. Virchows Arch. **180**, H. 1, 108—116 (1905).

Cadiat, O.: (a) Etudes sur les muscles du perinée en particulier sur les muscles dits de WILSON et de GUTHRIE. J. Anat. et Physiol. norm. et Path. **13** (1877). (b) Du développement du canal de l'urèthre et des organes génitaux de l'embryon. J. Anat. et Physiol. **20**, 242 bis 264 (1884). — **Cameron, J.:** The Fascia of the Pelvis. J. of Anat., IV. s. **42**, 1 (1907). — **Camus** et **Gley:** (a) Action coagulante du liquide de la prostate externe du herisson sur le contenu des vésicules séminales. C. r. Acad. Sci. Paris **128**, 1417 (1899). (b) Présence d'une substance agglutinante dans le liquide de la prostate externe du HERISSON. C. r. Soc. Biol. Paris **1899**, 725. — **Casper, L.:** (a) Die Radikalbehandlung der Prostatahypertrophie und Prostatatumoren. Berl. klin. Wschr. **1888**, Nr. 23—24. (b) Experimentelle Untersuchungen über die Prostata mit Rücksicht auf die modernen Behandlungsmethoden der Prostatahypertrophie. Berl. klin. Wschr. **1897**, Nr. 27. — **Cejka, Bohumil:** Eine Studie über die Genese und Funktion des Interstitiums auf Grund der Untersuchungen an senescenten Hoden (herausgegeben von JAROSLAV KRIZENECKY.) Arch. mikrosk. Anat. u. Entw.mechan. **98**, H. 3/4, 524—578 (1923). — **Ceni, C.:** (a) L'influence des centres corticaux sur les phénomènes de la génération et de la perpétuation de l'espèce. Recherches expérimentales. Arch. di Biol. Turin **48** (1907). (b) Sur les rapports fonctionels internes entre le cerveau et le testicule. Arch. di Biol. **49** (1908). (c) Spermatogenesi aberrante consecutiva a commozione cerebrale. Arch. Entw.mechan. **38**, 8—29 (1914). (d) Die Genitalzentren bei Gehirnerschütterung. Arch. Entw.mechan. **39**, 46—50 (1914). (e) L'involuzione degli organi genitali maschili nella commozione cerebrale. Pathologica (Genova) **6**, 95 (1914). (f) Der Einfluß der Sehkraft auf die Funktion des Hodens und auf die äußeren Geschlechtsorgane. Arch. Entw.mechan. **51**, 504—508 (1922). — **Cevidalli, Attil:** Über eine neue mikrochemische Reaktion des Sperma. Vjschr. gerichtl. Med. **31**, H. 1, 27—37 (1906). — **Cevolotto, G.:** Über Verpflanzungen und Gefrierungen des Hodens. Frankf. Z. Path. **3**, 331 (1909). — **Champy, Chr.:** (a) Etude histologique du testicule d'un homme, qui présentait les charactères d'un castrat. C. r. Soc. Biol. Paris **62** (1906). (b) Note sur les cellules interstitielles du testicule chez les Batrachiens anoures. C. r. Soc. Biol. Paris **64** (1909). (c) La Spermatogénèse des *Batraciens*. Archives de Zool. **52**, 13 (1913). (d) De l'existence d'un tissu glandulaire endocrine temporaire dans le testicule (corps jaune testiculaire). C. r. Soc. Biol. Paris **74**, No 8, 367—368 (1913). (e) La dégénerescence oviforme des cellules mères du testicule et l'origine de certains filaments q'on rencontre dans le cytoplasme des oeufs. C. r. Soc. Biol. Paris **74**, No 9, 458 (1913). (f) Conservation des spermatozoides en divers milieux. C. r. Soc. Biol. Paris **74**, No 2, 72—73 (1913). (g) Quelques résults de la méthode de culture des tissus. VI. Le testicule. Archives de Zool. **60**, 461—500 (1920). (h) La spermatogénèse chez discoglossus pictus (Otth.). Comparaison avec celles des autres Discoglossides et des Vertébrés en général. Archives de Zool. **62**, 1—52 (1923). — **Charpy, A.:** Systeme veineux. POIRIER-CHARPY Traité Anat. humaine **2**, 4, Teil 2. Paris 1903. — **Chetwood:** Ossified plague of corpora cavernosa. J. of cutan. and genito-urin. Dis., Mai **1899**, 231. — **Ciechanowski:** Über die sogenannte Hypertrophie der Vorsteherdrüse und über anatomische Grundlagen der senilen Insuffizienz der Blase. Zbl. Chir. **1896**, Nr 32. — **Clara, M.:** (a) Untersuchungen an menschlichen Hodenzwischenzellen. Zugleich ein Beitrag zur Kenntnis des rhythmischen Wachstums der Zellen durch Verdoppelung ihres Volumens. Z. mikrosk.-anat. Forschg **13**, 72—130 (1928). (b) Untersuchungen an Hodenzwischenzellen bei einigen *Haussäugetieren*. Z. mikrosk.-anat. Forschg **20**, 50—51 (1930). — **Claude:** Enchondrom des Corpus cavernosum penis. Ber. Sitz. anat. Ges. Paris, 2. Nov. 1894. Ref. Zbl. Path. **6**, 332 (1895). — **Coert, H. J.:** Ower de Ontwikkeling en den Bouw van de Geschlachtsklier bij de *Zoogdieren* meer in het bijzonder van den Eierstok. Inaug.-Diss. Leiden 1898. — **Cohn:** Der Musculus compressor urethrae in seiner Bedeutung für die Physiologie und Pathologie der Harnwege. Dermat. Z. **2**, 1—177 (1894). — **Cohn, Th.:** (a) Beitrag zur Kenntnis der CHARCOTschen und BÖTTCHERschen Krystalle. Dtsch. Arch. klin. Med. **57**, 515 (1895). (b) Zur Kenntnis des Sperma. Dtsch. med. Wschr. **1899**, Nr 40, Ver.beil., 241. (c) Zur Kenntnis des Sperma. Die krystallinischen Bildungen des männlichen Genitaltraktus. Zbl. Path. **10**, 940—949 (1899). — **Coley, W. B.:** The treatment of undescended or maldescended testis associated with inguinal hernia. Ann. Surg. **2**, 321 u. 468 (1908). — **Corbus, Budd A.** and **Vincent J. O. Conor:** The familial occurence of undescended testes. Report of six brothers with testicular anomalies. Surg. etc. **34**, Nr 2, 237—240 (1922). — **Cordes, H.:** Untersuchungen über den Einfluß akuter und chronischer Allgemeinerkrankungen auf die Testikel, speziell auf die Spermatogenese, sowie Betrachtungen über das Auftreten von Fett im Hoden. Virchows Arch. **151**, 402 (1898). — **Corin, G.** et **E. Stockis:** Nouvelle méthode de recherche des taches spermatiques. Arch. d'Anthrop. crimin. **1908**, No 180. — **Coudray, P.:** Die Therapie der Ectopia testis. Wien. med. Presse **1907**. — **Courrier, Robert:** Etude sur le Déterminisme des Caractères sexuels secondaires chez quelques Mammifères à activité testiculaire périodique. Archives de Biol. **37** H. 2, 173—334 (1927). — **Cunningham, J. F.:** (a) Sexual dimorphisme in the animal kingdom. London 1900. (b) The heredity of Secondary Sexual Characters in relation to Hormones, a Theory of the Heredity of Somatogenic Characters. Arch. Entw.mechan. **26**, 372—428 (1908). — **Cunningham, J. H.:** New granths developing in undescended testicles. J. of Urol. **5**, Nr 5, 471 (1921). — **Czerny:** Über Prostatectomie. Arch. klin. Chir. **77**, 156—163 (1905). — **Czerny, A.:** Das GIRALDÈSsche Organ nach Untersuchungen an *Kaninchen* usw. Arch. mikrosk. Anat. **33**, 445—461 (1889).

Dantschakoff, W.: Untersuchungen über die Entwicklung des Blutes und Bindegewebes bei den *Vögeln*. I. Die erste Entstehung der Blutzellen beim *Hühnerembryo* und der Dottersack als blutbildendes Organ. Anat. H. **37**, 471—590 (1908). — **Debierre, Ch.:** Traité élémentaire d'anatomie de l'homme. Tome 2. 1890. — **Deen, J. van:** Beitrag zur Entwicklungsgeschichte des *Menschen* und der *Säugetiere* mit besonderer Berücksichtigung des Uterus masculinus. Z. Zool. **1**, 295—346 (1849). — **Deineka, D.:** Der Netzapparat von Golgi in einigen Epithel- und Bindegewebszellen während der Ruhe und während der Teilung derselben. Anat. Anz. **41**, 289—309 (1912). — **Delbet, P.:** Périnée. Poirier-Charpy: Traité d'anatomie humaine. Tome 5, p. 1. 1901. — **Derry, E. Douglas:** Pelvic muscles and Fasciae. J. of. Anat. a. physiol. Anat. IV. s. **42**, 1 (1907). — **Dervieux, F.** et **J. Leclerq:** Le diagnostic des taches en médicine légale. Paris 1912. — **Dewitz, J.:** (a) Untersuchungen über die Geschlechtsunterschiede. Zbl. Physiol. **22** (1908). (b) Untersuchungen über die Geschlechtsunterschiede. Zbl. Physiol. **26** (1912). — **Diamantopoulos, S.:** Über die Hypoplasie der Hoden in der Entwicklungsperiode. Z. Konstit.lehre **8**, H. 1, 117 (1921). — **Disselhorst, Rudolf:** (a) Die akzessorischen Geschlechtsdrüsen der *Wirbeltiere*. Arch. Tierheilk. **23**, 245—280 (1897). (b) Die akzessorischen Geschlechtsdrüsen der *Wirbeltiere* mit besonderer Berücksichtigung des *Menschen*. Wiesbaden: J. F. Bergmann 1897. (c) Über Asymmetrien und Geschlechtsunterschiede der Geschlechtsorgane. Arch. Tierheilk. **24**, 417 (1898). (d) Ausführungsapparat und Anhangsdrüsen der männlichen Geschlechtsorgane. Lehrbuch der vergleichenden mikroskopischen Anatomie von Oppel, Bd. 4, S. 1—432. 1904. (e) Die dritte prostatische Drüse von *Erinaceus europaeus*. Eine Bemerkung zu dem Aufsatze R. G. Lintons: „A Contribution to the Histology of the socalled Coapers Gland of the Hedgehog" [Anat. Anz. **31**, Nr 2/3 (1907)]. Anat. Anz. **31**, 207—214 (1907). (f) Gewicht und Volumszunahme der männlichen Keimdrüsen bei *Vögeln* und *Säugern* während der Paarungszeit. Unabhängigkeit des Wachstums. Anat. Anz. **32**, 113—117 (1908). (g) Das Gesehlechtsleben der *Haustiere* und des *Menschen*. Eine vergleichende Betrachtung der Vorgänge am weiblichen Genitalapparat während der geschlechtlichen Funktionsgänge, mit Berücksichtigung der auf die Geschlechtsbestimmung wirkenden Einflüsse. Kühn-Archiv **11**, 20—46 (1926). — **Dittel, L.:** (a) Beiträge zur Lehre der Hypertrophie der Vorsteherdrüse. Wien. med. Jb. **14** (1867). (b) Strukturen der Harnröhre. Dtsch. Chir. **49**, 12 (1880). — **Dominicis, de:** Über eine Spermareaktion mit Goldtribromür. Vjschr. gerichtl. Med. **44**, 292 (1912). — **Dubois:** Über den Druck in der Blase. Inaug.-Diss. Bern 1876. — **Dürck, H.:** Über die Zwischenzellenhyperplasie des Hodens. Verh. dtsch. path. Ges. 11. Tagg Marburg **1907**, 130—136. Münch. med. Wschr. **1907**, Nr 23. — **Dürken, Bernhard:** Lehrbuch der Experimentalzoologie, 2. Aufl., 2 Teil. Berlin: Gebrüder Bornträger 1928. — **Duesberg:** Sur le nombre des Chromosomes chez l'homme. Anat. Anz. **28**, 475 (1906). — **Duplony:** Commencement d'ossification de la Cloison des Corps caverneux. Ann. Mal. organ. genito-urin. **1885**, 52.

Eastman: Zur Entstehung der Corpuscula amylacea in der Prostata. Inaug.-Diss. Berlin 1896. Dermat. Z. **3**, H. 4. — **Eberth, C. J.:** (a) Anatomisches und Ethnologisches über den männlichen Geschlechtsapparat. Münch. med. Wschr. **1901**, Nr 8, 316—317. (b) Die männlichen Geschlechtsorgane in Karl von Bardelebens Handbuch der Anatomie des Menschen, Bd. 7, Teil 2, Abt. 2, S. 1—310. Jena: Gustav Fischer 1904. — **Ebner, V. v.:** (a) Untersuchungen über den Bau der Samenkanälchen und die Entwicklung der Spermatozoiden. Rollets Untersuchungen aus dem Institut für Histologie und Physiologie, Bd. 2. Graz 1871. (b) Zur Spermatogenese bei den *Säugetieren*. Arch. mikrosk. Anat. **31**, 236 bis 292 (1888). Nachtrag zur Spermatogenese bei den *Säugetieren*. Arch. mikrosk. Anat. **31**, 424—425 (1888). (c) Über klappenartige Vorrichtungen in den Arterien des Schwellkörpers. Anat. Anz. **18**, Erg.-H., 79—81 (1900). (d) Männliche Geschlechtsorgane. A. Koellikers Handbuch der Gewebelehre des *Menschen*, 6. umgearb. Aufl. Bd. 3, S. 402—505. Leipzig: Wilh. Engelmann 1902. — **Eckstein, Karl:** Rutenknochen der *Raubtiere*. Zool. Beobachter **51**, Nr 7, 193—201 (1910). — **Eigenmann, C. H.:** Sex-Differentiation in the Viviparous Teleost Cymatogaster. Arch. Entw.mechan. **4**, 125—179 (1897). — **Eisler, Paul:** Die Muskeln des Stammes. Bardeleben, Handbuch der Anatomie des *Menschen*, **2**, Abt. 2, Teil 1. 1912. — **Ellermann, V.:** Beiträge zur forensischen Methodik. Vjschr. gerichtl. Med., 3. Teil, Bd. 42, S. 116—118. 1911. — **Ellis, V.:** An accaount of the arrangement of the muscular substance in the urinary and certain of the generative organs of the human body. Med.-chir. trans. **39** (1857). — **Emmerling:** Zur Kasuistik der Prostatasteine. Inaug.-Diss. Berlin 1886. — **Enderlen, E.:** (a) Klinische und experimentelle Studien zur Frage der Torsion des Hodens. Dtsch. Z. Chir. **43**, 177 (1896). (b) Über Hodentransplantation beim *Menschen*. Med. Klin. **1921**, Nr 48, 1439. (c) Über Hodentransplantation. Zbl. Chir. **1921**, Nr 51, 1885. (d) Diskussionsbemerkung zu Hilgenbergs Vortrag über Hodenverpflanzung. Zbl. Chir. **1922**, Nr 41, 1517. — **Engelmann:** Über das Vorkommen von Fett im kryptorchidischen und normalen Hoden. Inaug.-Diss. Bern 1902. — **Englisch, D. J.:** (a) Über Cysten an der hinteren Blasenwand bei Männern. Strickers med. Jb. **1874**, Nr 1. (b) Über Atrophie der Vorsteherdrüse. Wien. med. Bl. **1891**, Nr 17. (c) Über den hämorrhagischen Infarkt des Hodens und Nebenhodens. Wien. klin. Wschr. **6**, Nr 33, 603 (1893). —

Esaki, Shiro: Über Kulturen des Hodengewebes der *Säugetiere* und über die Natur des interstitiellen Hodengewebes und der Zwischenzellen. Z. mikrosk.-anat. Forschg **15**, 368 bis 404 (1928). — **Etzold, F.:** Entwicklung der Hoden bei *Fringilla domestica*. Inaug.-Diss. 1891. — **Evans, Herbert M.** and **Olive Swezy:** The Chromosomes in man Sex and somatic. Mem. Univ. California **9**, Nr 1 (1929). — **Exner, Sigm.:** (a) Über lumenerweiternde Muskeln. Sitzgsber. Akad. Wiss. Wien, Math.-naturwiss. Kl. II, **75**. (b) Physiologie der männlichen Geschlechtsfunktionen. Handbuch der Urologie, Frisch u. Zuckerkandl, Wien, Bd. 1, S. 208—265. 1904.

Faber, A.: Einwirkung der Röntgenstrahlen auf die Sexualorgane von *Tier* und *Mensch*. Fortschr. Röntgenstr. **16**, H. 5, 365 (1910/1911). – **Falin, L.** u. **Jussin:** Die Riesenzellen des Hodens. Anat. Anz. **70**, 246–255 (1930). – **Felix, W.:** (a) Zur Anatomie des Ductus ejaculatorius, der Ampulla ductus deferentis und der Vesicula seminalis des erwachsenen Mannes. Anat. H. **17**, 1—54 (1901). (b) Allgemeine Entwicklung und Nomenklatur der Geschlechtsorgane. Hertwigs Handbuch der vergleichenden und experimentellen Entwicklungslehre der *Wirbeltiere*, Bd. 3, Teil 1, S. 619—625. Jena: Gustav Fischer 1906. (c) Theoretische Betrachtungen über das Genitalsystem der *Vertebraten*. Hertwigs Handbuch der vergleichenden und experimentellen Entwicklungslehre der *Wirbeltiere*, Bd. 3, Teil 1, S. 821—834. Jena: Gustav Fischer 1906. (d) Geschlechtsdrüsen. Hertwigs Handbuch der vergleichenden und experimentellen Entwicklungslehre der *Wirbeltiere*, Bd. 3, Teil 1, S. 625—716. Jena: Gustav Fischer 1906. (e) Die Entwicklung der Harn- und Geschlechtsorgane. Abschn. 11. Die Entwicklung der Keimdrüse und der ihr zukommenden Ableitungswege. Keibel-Malls Handbuch der Entwicklungsgeschichte des *Mensehen*, S. 857—955. Leipzig: S. Hirzel 1911. — **Felix, W.** u. **A. Bühler:** (a) Entwickelung der Ableitungswege der beiden Keimdrüsen. Hertwigs Handbuch der vergleichenden und experimentellen Entwicklungslehre der Wirbeltiere, Bd. 3, Teil 1, S. 742—821. Jena: Gustav Fischer 1906. (b) Die Entwickelung der Keimdrüsen und ihrer Ausführungsgänge. Hertwigs Handbuch der vergleichenden und experimentellen Entwicklungslehre der *Wirbeltiere*, Bd. 3, Teil 1, S. 619—625. Jena: Gustav Fischer 1906. — **Félizet, G.** et **A. Branca:** (a) Histologie du testicule ectopique. J. Anat. et Physiol. **38** (1898). (b) Sur les cellules interstitielles du testicule ectopique. C. r. Soc. Biol. Paris **53** (1901). (c) Recherches sur le testicule en ectopie. C. r. Soc. Biol. Paris **54** (1902). (d) Origine des cellules interstitielles du testicule. C. r. Soc. Biol. Paris **54** (1902). — **Ferreri:** Voluminoso calculo della prostata. Sperimentale **1886**, 176. — **Fick, R.:** (a) Betrachtungen über die Chromosomen, ihre Individualität, Reduktion und Vererbung. Arch. f. Anat. Erg. Bd., 179—228 (1905) (b) Vererbungsfragen, Reduktions- und Chromosomenhypothesen, Bastardregeln. Erg. Anat. **16** (1907). (c) Bemerkungen zur Vererbung erworbener Eigenschaften. Anat. Anz. **53**, 475–479 (1920). (d) Weitere Bemerkungen über die Vererbung erworbener Eigenschaften. Z. Abstammgslehre **31** (1923). (e) Einiges über Vererbungsfragen. Abh. preuß. Akad. Wiss., Phys.-math. Kl. **1924**, Nr 3. – **Finger:** (a) Über die Endigungen der Wollustnerven. Z. rat. Med. III **28** (1866). (b) Die Rolle des Compressor partis membranaceae gegenüber der Urethritis acuta anterior et posterior. Internat. Zbl. Physiol. u. Path. Krkh. Harn- u. Sexualorg. **1892**. (c) Über den Mechanismus des Blasenverschlusses, der Harnentleerung und die physiologischen Aufgaben der Prostata. Allg. Wien. med. Ztg **1893**. (d) Zur Anatomie und Physiologie der Harnröhre und Blase. Wien. med. Wschr. **1896**, 1153—1158, 1197—1200 u. 1247—1251. — **Finotti:** Zur Pathologie und Therapie des Leistenhodens nebst einigen Bemerkungen über die großen Zwischenzellen des Hodens. Arch. klin. Chir. **55**, 120 (1897). — **Firket, Jean:** (a) Recherches sur les gonocytes primaires (Urgeschlechtszellen) pendant la période d'indifférence sexuelle et le développement de l'ovaire chez le poulet. Anat. Anz. **44**, 166—175 (1913). (b) Recherches sur l'organogénèse des glandes sexuelles des oiseaux. Arch. de Biol. **29**, 203 (1914). (c) Recherches sur l'organogénèse des glandes sexuelles des oiseaux. (Note préliminaire.) Anat. Anz. **46**, 413—425 (1914). — **Fischel, Alfred:** (a) Über die Entwicklung der Keimdrüsen. Wien. med. Wschr. **1924**, Nr 24. (b) Lehrbuch der Entwicklung des *Menschen*. Wien und Berlin: Julius Springer 1929. (c) Über die Entwicklung der Keimdrüsen des *Menschen*. Z. Anat. **92**, H. 1, 34—72 (1930). — **Fischel** u. **Kreibich:** Über Prostatasekretion. Wien. klin. Wschr. **1911**. — **Fleischl, Ernst:** Über die ungestielte Hydatide. Strickers Handbuch der Lehre von den Geweben des *Menschen* und der *Tiere*, Bd. 2, S. 1235—1236. 1872. — **Fleischmann, A.:** Kloake und Phallus der *Amnioten*. Morphogen. Studien. Morph. Jb. **30**, H. 6, 660—664 (1902). — **Flemming, W.:** (a) Beiträge zur Kenntnis der Zelle und ihrer Lebenserscheinungen. Teil 2. Arch. mikrosk. Anat. **18**, 151—259 (1880). (b) Beiträge zur Kenntnis der Zelle und ihrer Lebenserscheinungen. Teil 3. Arch. mikrosk. Anat. **20**, 1 (1882). (c) Über Teilung und Kernformen bei Leukocyten, und über deren Attraktionssphären. Arch. mikrosk. Anat. **37**, 249—298 (1891). (d) Über die Chromosomenzahl beim *Menschen*. Anat. Anz. **14**, 171 (1898). — **Floderus:** Klinische Beiträge zur Kenntnis des Zusammenhanges zwischen Prostata und Testis. Dtsch. Z. Chir. **45** (1897). — **Florence:** (a) Du spermes et des taches de sperme en médicine légale. Arch. d'Anthropol. crim. **11**, 37—46, 146—165 u. 249—265 (1896). (b) Les cristaux du Sperme. Arch. d'Anthropol. crim. **12**, 689—696 (1897). — **Foa, C.:** (a) Sull' inesto delle ovaie e dei testicilio. Riv. di biol. gen. Bd. 3. Arch. di Biol. **35** (1901). (b) Sur la transplantation des testicules. Arch. di Biol. **35**, 337 (1901). — **Förster, W.:** Ein Fall von Hodentransplantation mit Kontrolle nach $^1/_4$ Jahr. Münch. med. Wschr. **1921**, Nr 4, 106. — **Foges, A.:** (a) Zur Hodentransplantation bei *Hähnen.* Zbl. Physiol. **12** (1898). (b) Zur Lehre von den sekundären Geschlechtscharakteren. Pflügers Arch. **93** (1902). (c) Ein Fall von Hermaphroditismus masculinus internus. Festschrift für CHROBAK. Wien 1903. — **Forster, A.:** Beiträge zur Anatomie der äußeren männlichen Geschlechtsorgane des *Menschen.* Z. Morph. u. Anthrop. **6**, 435—502 (1903) — **Foth, H. von:** Über abnorme Lage der männlichen Keimdrüsen mit besonderer Berücksichtigung des Kryptorchismus. Leipzig 1910. — **Fraenckel, P.:** (a) Der gegenwärtige Stand des forensischen Spermanachweises. Off. Ber. 24. Hauptverslg preuß. med. Beamtenver. **1907**, 59. (b) Die Untersuchung von Sperma-, Mekonium-, Gras-, Vernix caseosa-, Milch-, Eiter-, Kot- und Harnflecken. In Gerichtsärztliche und polizeiärztliche Technik. Herausgeg. LOCHTE, S. 239—262. Wiesbaden: J. F. Bergmann 1914. — **Fraenckel, P. u. Rudolf Müller:** Über die praktische Bedeutung der BARBERIOschen Spermareaktion. Dtsch. med. Wschr. **1908**, Nr 16, 695—697. — **Fränkel, E.:** (a) Über Pathogenese und Ätiologie der Orchitis fibrosa. Mitt. Hamburg. Staatskrk.häuser **5** (1905). (b) Diskussionsbemerkungen zum Vortrag SIMMONDS. Biologische Abteilung des ärztlichen Vereins in Hamburg. Sitzung vom 2. November 1909. Münch. med. Wschr. **1909**. — **Fraenkel, E. u. A. Hartwich:** Über das Verhalten der Hoden in bakterieller und histologischer Beziehung bei akuten Infektionskrankheiten. Virchows Arch. **242** (1923). — **Frangenheim, S.:** Über Knochenbildung im menschlichen Penis. Dtsch. Z. Chir. **90**, 480 (1907). — **Frankenberger, Zdenko:** L'histogénèse des cellules interstitielles du testicule humain. Bull. internat. Acad. Sci. Bohème **1921**. — **Frey, M. v.:** Über die Einschaltung der Schwellkörper in das Gefäßsystem. Arch. f. Anat. **1880**, 1. — **Frisch, A. v.:** Die Krankheiten der Prostata. NOTHNAGELs spezielle Pathologie und Therapie, Bd. 19, 2. Teil, H. 3. 1899. — **Fuchs, Hugo:** (a) Über das Epithel im Nebenhoden der *Maus.* Anat. H. I. **19**, 311—347 (1902). (b) Über Beobachtungen an Sekret- und Flimmerzellen. Anat. H. **25**, 503—678 (1904). — **Fürbringer, P.:** (a) Untersuchungen über die Herkunft und klinische Bedeutung der sogenannten Spermakrystalle nebst Bemerkungen über die Komponenten des menschlichen Samens und die Prostatorrhoe. Z. klin. Med. **3**, 287—316 (1881). (b) Herkunft und klinische Bedeutung der sogenannten Spermakrystalle. Zbl. med. Wiss. **1881**, Nr 2, 19—20. (c) Über Prostatasekret und Prostatorrhoe. Sitzgsber. Jena. Ges. Med. u. Naturwiss. **1882**, 17. (d) Über Prostatafunktion und ihre Beziehung zur Potentia generandi der Männer. Berl. klin. Wschr. **1886**, Nr 29, 476—477. (e) Die Störungen der Geschlechtsfunktionen des Mannes. NOTHNAGELs spezielle Pathologie und Therapie, Bd. 19, Teil 3. 1895. (f) Zur Kenntnis der spezifischen Krystallbildungen im Genitalsystem des Mannes. Dtsch. med. Wschr. **22**, Nr 38, 603—604 (1896). (g) Berichtigung. Virchows Arch. **145**, 644—648 (1896). — **Furuta, Shichiro:** Über den Fascienknochen der Tunica albuginea penis, das sogenannte Os penis. Virchows Arch. **252**, H. 2/3, 427—441 (1924). — **Fuß, A.:** Über die Geschlechtszellen des *Menschen* und der *Säugetiere.* Arch. mikrosk. Anat. II 81, 1—23 (1913).

Galton: On Blood relationship. Proc. roy. Soc. **20** (1872). Erwähnt nach WALDEYER 1906. — **Gamma, C.:** Sul comportamento delle cellule interstiziali del testicolo negli stati morbosi generali del organismo. Grossi e lipoidi nelle cellule interstitiali. Arch. Sci. med. **38** (1913). — **Ganfini:** (a) Struttura e sviluppo delle cellule interstitiale del Testicolo. Arch. ital. Anat. **1** (1902). (b) Le cellule interstitiali de testicolo negli animali ibernanti. Boll. Accad. med. **17**. Genova 1903. — **Garnier, Ch.:** (a) Les filaments basaux des cellules glandulaires. Bibliogr. anat. **5** (1897). (b) De la structure et de fonctionnement des cellules glandulaires. J. Anat. et Physiol. **1900**. (c) Cryptorchide chez l'homme adulte stérile avec conservation de la fonction diastématique. C. r. Soc. Biol. Paris **67** (1909). — **Gegenbaur, C.:** Lehrbuch der Anatomie des *Menschen*, Bd. 2, 7. Aufl. Leipzig: Wilhelm Engelmann 1899. — **Geigel, Richard:** Über Variabilität in der Entwicklung der Geschlechtsorgane beim *Menschen.* Verh. physik.-med. Ges. Würzburg, N. F. **17**, Nr 6, 129—148 (1883). — **Geipel:** Über Glykogenbefunde bei Diabetes. Zbl. Path. **35**, 182—184 (1924—1925). — **Genouville:** (a) Du role de la contractilité vésicale dans la miction normale. Arch. de Physiol. **1894**. (b) La contractilité du muscle vésical à l'état pathologique. Ann. Mal. org. génito-urin., Jan. **1895**, 19. — **Genouville** et **Pasteau:** Des rapports de la tension artérielle et de la contractilité vésicale chez les prostatiques. C. r. Soc. Biol. Paris **1897**, No 27. — **Gerard, Pol.:** Recherches sur la Spermatogénèse chez Stenobothrus biguttulus (Linn). Arch. de Biol. **24**, 543—625 (1909). — **Gerhardt, U.:** (a) Morphologische und biologische Studien über die Kopulationsorgane der *Säugetiere.* Jena. Z. Naturwiss. **39**; N. F. **32**, 43—118 (1905). (b) Der gegenwärtige Stand der Kenntnisse von den Kopulationsorganen der *Wirbeltiere*, insbesondere der *Amnioten.* Erg. Zool. **1**, H. 2, 308 (1908). — **Gerster, R.:** Über die Lymphgefäße des Hodens. Z. Anat. (HIS u. BRAUNE) **2**, 36—53 (1877). — **Gilbert, Th.:** Das Os priapi der *Säugetiere.* Morph. Jb. 18, 805—830 (1892). — **Godard:** Etude sur la monorchidie et la cryptorchidie chez l'homme. C. r. Soc. Biol. Paris **1896**. — **Goette, A.:** (a) Die Entwicklungsgeschichte der *Unke*. Leipzig 1875. (b) Die Entwicklungsgeschichte der *Tiere*. Kritisch untersucht. Berlin u. Leipzig: Vereinig. wiss. Verl. Walter de Gruyter & Co. V. 380 Seiten. — **Goette, K.:** Beitrag zur Atrophie des menschlichen Hodens. Veröff. Kriegs- u. Konstit.path. **2**, H. 5, 1—38. Jena: Gustav Fischer 1921. — **Gohrbandt, E.:** Über das Verhalten des Hodens nach Unterbindung der Vasa spermatica mit Ausnahme des Ductus deferens und der Arteria deferentialis. Arch. klin. Chir. **121**, 637 (1922). — **Golding-Bird:** A case of multiple prostatic stones. Brit. med. J. **1898**. — **Goldmann, E.:** (a) Über die morphologischen Veränderungen aseptisch aufbewahrter Gewebestücke und deren Beziehung zur Koagulationsnekrose. Fortschr. Med. **1888**. (b) Die äußere und innere Sekretion des gesunden und kranken Organismus im Lichte vitaler Färbung. Beitr. klin. Chir. **64**, 192—265. Auch als Sonderabdruck. Tübingen: Verlag von Laupp 1909. — **Goldmann, Jacob:** Zur Frage der Lipoidgranula in den Blutelementen der blutbildenden Organe und des peripherischen Blutes. Z. mikrosk.-anat. Forschg **18**, 143—158 (1929). — **Golgi, C.:** Über die feinere Struktur der Zellen mancher Drüsen bei den *Säugetieren*. (Beobachtungen von A. Negri.) Verh. anat. Ges. Pavia **1900**. Anat. Anz. **18**, Erg.-H., 179—181 (1900). — **Golowinski, J.:** Beitrag zur Kenntnis vom feineren Bau der Blutgefäße der äußerlichen männlichen und weiblichen Genitalien. Anat. H. **30**, 651—666 (1905). — **Gosselin:** Nouvelles études sur l'oblitération des voires spermatiques. Arch. gén. Méd. **1853** (zitiert nach Simmonds 1858). — **Gray, H.:** Anatomy descriptive and surgical, 1890. — **Gregory, A.:** Ein Verjüngungsversuch mit Transplantation von Hoden, die einer Leiche entnommen wurden. Zbl. Chir. **1922**, Nr 36, 1326. — **Griffiths, J.:** (a) Observations on the anatomy of the prostate. J. Anat. a. Physiol. **23**, 374—386 (1889). (b) Observations on the function of the prostatic gland in man and in lower animals. J. Anat. a. Physiol. **24**, 27—41 (1890). (c) The prostate gland: its enlargement or hypertrophy. J. Anat. a. Physiol. **24**, 236 bis 246 (1890). (d) Retained Testis in Man and in the Dog. J. Anat. a. Physiol. **28**, 209 bis 220 (1894). (e) The conditions of the testes and prostate gland in Eunuchoid persons. J. Anat. a. Physiol. **28**, 221—227 (1894). (f) Observations on the Appendix of the Testicule, and the Cystes of the Epididymis, the vasa efferentia, the rete Testis. J. Anat. a. Physiol. **28**, 107—124 (1894). (g) Observations on the urinary bladder and urethra. Part. II. The nerves. J. Anat. a. Physiol. **29**, 61—83 (1895). (h) Observations upon the urinary bladder and urethra. Part. III. Physiological. J. Anat. a. Physiol. **29**, 254—275 (1895). — **Gronsky, Nina:** Über die Wirkung der niedrigen Temperatur auf die Hoden der *weißen Ratten* bei deren Lokalanwendung. Anat. Anz. **69**, Nr 7/12, 228—238 (1930). **Groß** et **Sencert:** Décollement épiphysaire chez un castrat naturel adulte. C. r. Soc. Biol. Paris **1905**. — **Grosser, O.:** Über die Chromosomenzahl beim *Menschen*. Anat. Anz. **54**, Erg.-H., 181 bis 185 (1921). — **Gruber, W.:** Die kongenitale Anorchie beim *Menschen*. Med. Jb. **15** (1868). — **Grünstein, N.:** Über den Bau der größeren menschlichen Arterien in verschiedenen Altersstufen. Arch. mikrosk. Anat. **47**, 583 (1896). — **Gudden, von:** Über die Exstirpation der einen Niere und der Testikel beim neugeborenen *Kaninchen*. Virchows Arch. **66** (1876). — **Güntsch:** Über forensische Spermauntersuchung. Inaug.-Diss. Köngisberg 1911. — **Guépin:** (a) Etiologie de l'hypertrophie sénile de la prostate. Méd. moderne **1897**, 83. (b) Les veines de la prostate. France méd. **1897**. — **Guérin, A. F. M.:** Valvula fossae navicularis. Gaz. méd. Paris **1849**, No 30 u. 55. — **Guizetti, P.:** Über die normale und pathologische Struktur der Wand der gewundenen Samenkanälchen beim erwachsenen *Menschen*. Beitr. path. Anat. **37**, 625 (1905). — **Gumprecht, F.:** Über das Wesen der Jodreaktion („Florencesche Reaktion") im Sperma und außerhalb desselben. Zbl. Path. **9**, Nr 14/15, 577—585 (1898). — **Gundermann:** Beitrag zur Ectopia testis perinealis. Beitr. klin. Chir. **128**, 75 (1923). — **Gundobin, N.:** (a) Die Eigentümlichkeiten des Kindesalters. Jb. Kinderkrkh. **65** (1907). (b) Die Besonderheiten des Kindesalters. Berlin 1921. — **Gurwitsch, Alexander:** Der Haarbüschel der Epithelzellen im Vas epididymidis des *Menschen*. Zugleich ein Beitrag zur Zentralkörperfrage in den Epithelien. Arch. mikrosk. Anat. **59**, 32—62 (1902). — **Gutherz, S.:** (a) Über ein bemerkenswertes Strukturelement (Heterochromosom?) in der Spermiogenese des *Menschen*. Arch. mikrosk. Anat. **79 II**, 79—95 (1912). (b) Zur Lehre vom Ursprung der tierischen Keimzellen. Arch. mikrosk. Anat. II **92**, 1—40 (1918/19). (c) Bemerkungen zu der Abhandlung von H. de Winiwarter und K. Oguma. Nouvelles recherches sur la spermatogenèse humaine. Anat. Anz. **61**, H. 18/19, 411—412 (1926). — **Guyer, M. F.:** (a) Accessory Chromosomes in Man. Biol. Bull. **19**, 4, 219 (1910). (b) Studies on the chromosomes of the common fowl as seen in testes and in embryos. Biol. Bull. **31**, 221 (1916). — **Guyon:** (a) Physiologie de la vessie. Gaz. Méd. et Chir. **1884**. (b) Sensibilité de la vessie à l'état normal et pathologique. Ann. Mal. org. génito-urin. **1887**.

Haberda, A.: Streitige geschlechtliche Verhältnisse. In Handbuch der gerichtlichen Medizin von A. Schmidtmann, Bd. 1, S. 73—321. 1905. — **Haberer, H.:** Über die Venen des menschlichen Hodens. Arch. Anat. u. Entw.gesch. 413—443 (1898). — **Haberland, H. F. O.:** (a) Zur Frage der freien Hodentransplantation. Zbl. Chir. **1921**, Nr 28, 993. (b) Experimentelle Untersuchungen am Hoden nebst klinischen Bemerkungen. Arch. klin. Chir.

123, 67 (1923). — **Hackenbruch, P.:** Experimentelle und histologische Untersuchungen über die kompensatorische Hypertrophie der Testikel. Inaug.-Diss. Bonn 1888. — **Hada u. Götzl:** Wechselbeziehungen zwischen Hoden und Prostata. Prag. med. Wschr. **1914**, Nr 32. — **Häcker, V.:** Die Keimbahn von Cyclops. Neue Beiträge zur Kenntnis der Geschlechtszellen-Sonderung. Arch. mikrosk. Anat. u. Entw.gesch. **49**, 35—91 (1897). — **Hahn, E.:** Über eine Methode der Orchidopexie. Zbl. Chir. **1902**, Nr 1, 4. — **Haller, A. von:** Elementa physiologiae corporis humani. Bern. T. VII, Lib. 27. 1765. — **Hammar, J. Aug.:** Über Sekretionserscheinungen im Nebenhoden des *Hundes*. Arch. f. Anat. u. Entw.gesch. Suppl.-Bd. **1**, 1—42 (1897). — **Hammesfahr, C.:** Verfahren zur Erhaltung atrophierender Hoden. Zbl. Chir. **1921**, Nr 31, 1111. — **Hanaoka:** Über das Schicksal des Hodens nach Entfernung der Tunica vaginalis und Tunica albuginea. Beitr. klin. Chir. 88, 444—451 (1914). — **Hansemann, D. v.:** (a) Über pathologische Mitosen. Virchows Arch. **123**, 356 (1891). (b) Über die sog. Zwischenzellen des Hodens und deren Bedeutung bei pathologischen Veränderungen. Virchows Arch. **142**, 538—546 (1895). (c) Über die großen Zwischenzellen der Hoden. Verh. physiol. Ges. Berlin **21**, 2—3 (1895/1896). Arch. Anat. u. Physiol. **1896**, H. 1/2, 176. (d) Kurze Bemerkungen über die Leidigschen Zwischenzellen des Hodens. Arch. Entw.mechan. **34**, 475—476 (1912). — **Hanusa, K.:** (a) Über die operative Behandlung des Leistenhodens. Bruns' Beitr. klin. Chir. **87**, 342 (1913). (b) Die operative Behandlung der Lageanomalien des Hodens. Erg. Chir. **7**, 706 (1913). — **Hargitt, Geo. T.:** (a) The formation of the sex glands and germ cells of mammals. I. The origin of the germ cells in albino rat. (Die Bildung der Keimdrüsen und Keimzellen der *Säugetiere*. I. Der Ursprung der Keimzellen in der *weißen Ratte*.) J. Morph. a. Physiol. **40**, Nr 3, 517—557 (1925). Besprochen in Ber. Physiol. **34**, 316 (1926). (b) The formation of the sex glands and germ cells of mammals. II. The history of the male germ cells in the albino rat. (Die Bildung der Geschlechtsdrüsen und der Keimzellen von *Säugern*. II. Die Geschichte der männlichen Keimzellen bei der *weißen Ratte*.) J. Morph. a. Physiol. **42**, Nr 1, 253—305 (1926). Besprochen in Ber. Physiol. **39**, H. 9/10, 652—752 (1927). — **Harms, Jürgen W.:** (a) Körper und Keimzellen. I. und II. Teil. Berlin: Julius Springer 1926. (b) Hoden- und Ovarialinjektionen bei *Rana fusca*. Pflügers Arch. **133** (1910). (c) Über die innere Sekretion des Hodens und Bidderschen Organs von *Bufo vulgaris Laur*. Sitzgsber. Ges. Naturwiss. Marburg **1914**. (d) Experimentelle Untersuchungen über die innere Sekretion der Keimdrüsen und deren Beziehung zum Gesamtorganismus. Jena: Gustav Fischer 1914. (e) Über Versuche zur Verlängerung des Lebens und zur Wiedererweckung der Potenz. Zool. Anz. **51** (1920). (f) Morphologische und experimentelle Untersuchungen an alternden *Hunden*. Z. Anat. H. 4/6, 319—381 (1924). — **Harrison:** The prostate muscle. Lancet London **2**, Nr 23 (1886). — **Hart, C.:** Beiträge zur biologischen Bedeutung der innersekretorischen Organe. II. Mitteilung. Der Einfluß abnormer Außentemperaturen auf Schilddrüse und Hoden. Pflügers Arch. **196**, 151—176 (1922). — **Harvey, Ethel Brown:** A review of the chromosome numbers in the metazoa. J. Morph. a. Physiol. **34**, 1—67 (1920). — **Harvey, R. J.:** Über die Zwischensubstanz des Hodens. Zbl. med. Wiss. **3** (1875). — **Heberer, Gerhard:** Das Hodeninterstitium von *Varanus komodensis Ouwens*. (Aus den Ergebnissen der Sundaexpedition Rensch.) Z. mikrosk.-anat. Forschg **20**, 388—416 (1930). — **Hegar, A.:** Der Geschlechtstrieb. Stuttgart 1894. — **Heidenhain, M.:** Über die Zentralkapseln und Pseudochromosomen in den Samenzellen von Proteus, sowie über ihr Verhältnis zu den Idiozomen, Chondromiten und Archoplasmaschleifen. Nebst einem Anhang: Orientierungstabelle über die wabigen, fädigen und membranösen Differenzierungen des Zellkörpers. Anat. Anz. **18**, 513—550 (1900). — **Heidenhain u. Colberg:** Versuche über den Tonus des Blasenschließmuskels. Arch. Anat. u. Physiol. **1858**, 437—452. — **Heidenhain, Martin u. Fritz Werner:** Über die Epithelien des Corpus epididymidis beim *Menschen*. Z. Anat. **72**, H. 3/6, 556—608 (1924). — **Heiß, Robert:** Die mechanischen Faktoren des Verschlusses und der Eröffnung der Harnblase. Ein Beitrag zur Anatomie der Harnblase. Schriften der Königsberger Gelehrten-Gesellschaft. Naturwissenschaftliche Klasse, 5. Jahrg., H. 7, S. 133 bis 144. 1928. — **Heitzmann, C.:** Mikroskopische Morphologie des Tierkörpers im gesunden und kranken Zustande. Wien: Wilhelm Braumüller 1883. — **Held, Hans:** (a) Die Mikrosomen der Spermien von *Mensch* und *Meerschwein*. Ber. Verh. sächs. Ges. Wiss. Leipzig, Math.-phys. Kl. **68**, 205—216 (1916). (b) Untersuchungen über den Vorgang der Befruchtung. I. Der Anteil des Protoplasmas an der Befruchtung von *Ascaris megalocephala*. Arch. mikrosk. Anat. **89 II**, 59—224 (1917). — **Henle, J.:** (a) Über die Cowperschen Drüsen. Nachr. Ges. Wiss. Göttingen, Math.-physik. Kl. **1863**, 203—206. (b) Handbuch der Anatomie des *Menschen*, Bd. 2. Braunschweig 1866. (c) Männlicher Geschlechtsapparat. Handbuch der systematischen Anatomie des *Menschen*, 2. Aufl., Bd. 2, Eingeweidelehre, S. 362—445. Braunschweig 1873. — **Herlitzka, Amedeo:** Sul trapiantamento dei testicoli. Arch. Entw.-mechan. **9**, 140—156 (1900). — **Hermann, F.:** (a) Beiträge zur Histologie des Hodens. Arch. mikrosk. Anat. **34**, 58—106 (1889). (b) Die postfetale Histogenese des Hodens der *Maus* bis zur Pubertät. Arch. mikrosk. Anat. **34**, 429—437 (1889). — **Hermes:** Die Epithelverhältnisse in den Ausführungsgängen der männlichen Geschlechtsdrüsen. Inaug.-Diss. Rostock

1897. — **Herrmann, M.:** Etudes expérimentales sur les lésions histologiques du testicule consécutives aux traumatismes du cordon. Arch. Méd. expér. et Anat. path. **25**, H. 6, 269 (1913). — **Herxheimer** u. **Hoffmann:** Über die anatomischen Wirkungen der Röntgenstrahlen auf den Hoden. Dtsch. med. Wschr. **1908**, Nr 36, 1551—1553. — **Herzog, Franz:** Beiträge zur Entwicklungsgeschichte und Histologie der männlichen Harnröhre. Arch. mikrosk. Anat. **63**, 710—747 (1904). — **Hett, J.:** (a) Über das Keimepithel des Hodens. Z. mikrosk.-anat. Forschg **8**, 477—488 (1927). (b) Vergleichende Untersuchungen über das persistierende Keimepithel des Hodens einiger *Säuger* (Erste Mitteilung). Z. mikrosk.-anat. Forschg **20**, 185—252 (1930). — **Hida, S.** u. **K. Kuga:** Einfluß der Röntgenstrahlen auf den Hoden des *Kaninchens* und *Hahnes*. Fortschr. Röntgenstr. **17**, 92 (1911). — **Hilgenberg, F. C.:** Über Hodenverpflanzung. Zbl. Chir. **1922**, Nr 41, 1515. — **Hintzsche, E.:** Blutgefäße im Epithel der Fossa navicularis des *Menschen*. Z. mikrosk.-anat. Forschg **19**, 271—276 (1929). — **Hoffmann, K. F.:** Über den Einfluß der Röntgenstrahlen auf den *Kaninchenhoden*. Inaug.-Diss. Bonn 1908. — **Hofmeister:** Untersuchungen über die Zwischensubstanz im Hoden der *Säugetiere*. Sitzgsber. Akad. Wiss. Wien, Math.-naturwiss. Kl. III **65** (1872). — **Hofstätter, R.:** (a) Über Kryptorchismus und Anomalien des Descensus testiculi. Klin. Jb. **26**, H. 2 (1912). (b) Experimentelle Studie über die Einwirkung des Nicotins auf die Keimdrüsen und auf die Fortpflanzung. Virchows Arch. **244**, 183—213 (1923). — **Hogge, A.:** (a) Quelques mots sur l'anatomie et de dévelopment de l'urèthre, de la prostate et de la vessie. 2. Session Assoc. franç. Urol. Paris **1897**. (b) Muscles sphincter urogenital et sphincter rectal. C. r. Assoc. Anat. Liège **1903**, Sess. 5. — **Holchich:** Exhibition of autlers of deer showing arrest of development due castration. Proc. zool. Soc. **1905**. — **Holmgren, E.:** Beiträge zur Morphologie der Zelle. Anat. H. **25**, 97—204 (1904). — **Holzbach:** Die Hemmungsbildungen der MÜLLERschen Gänge im Lichte der vergleichenden Anatomie und Entwicklungsgeschichte. Beitr. Geburtsh. **14** (1900). — **Houston:** Compressor venae dors. penis. Dublin. Hosp. Rep. **5** (1836). — **Hoven, H.:** Histogenèse du testicule des Mammifères. Anat. Anz. **47**, 90—109 (1914). — **Hoyer, H.:** Über unmittelbare Einmündung kleinster Arterien in Gefäßäste venösen Charakters. Arch. mikrosk. Anat. **13**, 603—650 (1877). **Huber, C.** and **G. M. Morris:** The morphology of the seminiferous tubules of mammalia. Anat. Rec. **7**, 207—219 (1913). — **Huitfeld:** Ein Fall von Knochenbildung im Penis. Norsk Mag. Laegevidensk., Jan. **1910**. — **Humphrey, R. R.:** The interstitial cells of the Urodele testis. Amer. J. Anat. **29**, 213—279 (1921). — **Hunter, J.:** Observations on the glands between the rectum and bladder called vesicula seminalis in Obs. on certain parts of the animal economy. London 1802. — **Hyrtl, J.:** (a) Handbuch der topographischen Anatomie, Bd. 2, 4. Aufl. Wien: Wilhelm Braumüller 1860. (b) Lehrbuch der Anatomie des *Menschen*, 12. Aufl. Wien: Wilhelm Braumüller 1873.

Iscovesco, H.: Sur les propriétés d'un lipoide (II. Bl.) extrait du testicule. C. r. Soc. Biol. Paris **75** (1913). — **Ishibashi, Matsuzo:** Über die Zwischenzellen mit besonderer Berücksichtigung ihrer pathologischen Verhältnisse. Mitt. med. Fak. Tokyo **22**, H. 1, 39—120 (1919). — **Ivanoff, E.:** La fonction des vésicules séminales et de la glande prostatique dans l'acte de la fécondation. J. Physiol. et Path. gén. **1900**, 95.

Jacobson, A.: Zur pathologischen Histologie der traumatischen Hodenentzündung. Virchows Arch. **75** (1879). — **Jacoby, Max:** Über das sog. Os penis. Z. urol. Chir. **16**, H. 3/4, 102—112 (1924). — **Jaffé, Rud.:** Lipoidstoffwechsel und Keimdrüsen. Z. ärztl. Fortbildg **1924**. — **Jaffé, Rud.** u. **F. Berberich:** Hoden. Handbuch der inneren Sekretion. Eine umfassende Darstellung der Anatomie, Physiologie und Pathologie der endokrinen Drüsen. S. 197—280. Herausgeg. von Dr. MAX HIRSCH, Berlin. Leipzig: Curt Kabitzsch 1926. — **Janosik, J.:** Histologisch-embryologische Untersuchungen über das Urogenitalsystem. Sitzgsber. Akad. Wiss. Wien, Math.-naturwiss. Kl. **91** (1887). — **Jarisch, A.:** Über die Schlagadern des menschlichen Hodens. Ber. naturwiss. Ver. Innsbruck **1889**. — **Jensen, O. S.:** (a) Über die Struktur der Samenkörper bei *Säugetieren*, *Vögeln* und *Amphibien*. Anat. Anz. **1**, 251—257 (1886). (b) Untersuchungen über die Samenkörper der *Säugetiere*, *Vögel* und *Amphibien*. Arch. mikrosk. Anat. **30**, 379—425 (1887). — **Joesten, J.:** (a) Über forensischen Spermanachweis. Münch. med. Wschr. **1911**, Nr 34, 1817—1821. (b) Experimentelle Untersuchungen über die FLORENCEsche Reaktion. Vjschr. gerichtl. Med. **45**, 323—350 (1913). — **Jordan, H. E.:** (a) A comparative study of mammalian spermatogenesis with special reference to hetero-chromosomes. Science N. Y. **37**, Nr 946, 270—271 (1913). (Sheep, bull, dog.) (b) The spermatogenesis of the mongoose; and a further comperative study of mammalian spermatogenesis with special reference to sex-chromosomes. Carneg. Inst. Washington **1914**, Nr 182, 165. — **Jores, L.:** Über die Hypertrophie des sog. mittleren Lappens der Prostata. Virchows Arch. **135**, H. 2, 224—247 (1894).

Kalischer, O.: Die Urogenitalmuskulatur des Dammes mit besonderer Berücksichtigung des Harnblasenverschlusses. Berlin 1900. — **Kammerer, P.:** STEINACHS Forschungen über Entwicklung, Beherrschung und Wandlung der Pubertät. Erg. inn. Med. **17** (1919). — **Kane:** Treatment of senile hypertrophy of the prostate. Philad. Times, 15. Febr. 1888. — **Kasai, K.:** Über die Zwischenzellen des Hodens. Virchows Arch. **194**, 1—17 (1908). —

Kathe, H.: Der Spermanachweis. Friedreichs Bl. **3**, 161—227 (1910). — **Katsunuma, S.:** Intracelluläre Oxydation und Indolblausynthese. S. 110. Jena 1924. — **Katzenstein, M.:** (a) Eine neue Operation zur Heilung der Ectopia testis congenita. Dtsch. med. Wschr. **1902**, Nr 52. (b) Zur Pathologie und Therapie des Kryptorchismus. Berl. klin. Wschr. **1905**, Nr 51, 1586. (c) Demonstration zum Kryptorchismus und anderen Genitalanomalien. Berl. med. Wschr. **1911**. — **Kaufmann, E.:** Über Zwischenzellengeschwülste des Hodens. Verh. dtsch. path. Ges. Dresden **1907**. — **Kawamoto, Kazuto:** Hodenuntersuchungen bei verschiedenen Erkrankungen, insbesondere Cholesterinämien. Frankf. Z. Path. **34**, 409 bis 419 (1926). — **Keibel, Franz:** Die Entwicklungsvorgänge am hinteren Ende des *Meerschweinchen*embryos. Arch. f. Anat. **1888**, 407—430. (b) Zur Entwicklungsgeschichte der Harnblase. Anat. Anz. **6**, 186—192 (1891). (c) Über die Entwicklung von Harnblase, Harnröhre und Damm beim *Menschen*. Anat. Anz. **10**, Erg.-H., 189—199 (1895). (d) Zur Entwicklungsgeschichte des menschlichen Urogenitalapparates. Arch. f. Anat. (His) **1896**, 55—156. (e) Zur Entwicklung des Urogenitalsystems beim *Menschen*. Eine Erwiderung auf Nagels gleich betitelten Aufsatz. Arch. Anat. u. Entw.gesch. Suppl.-Bd., 201—203 (1897). (f) Zur Anatomie des Urogenitalkanals der *Echidna aculeata var. typica*. Anat. Anz. **22**, 301—305 (1903). (g) Über Entwicklung des Urogenitalapparates von *Echidna*. Anat. Anz. **23**, Erg.-H., 14—19 (1903). (h) Die Geschlechtszellen. In Keibel-Malls Handbuch der Entwicklungsgeschichte, Bd. 1. 1910. — **Kemp, Tage:** Über das Verhalten der Chromosomen in den somatischen Zellen des *Menschen*. Z. mikrosk.-anat. Forschg **16**, 1—20 (1929). — **Kervily, M. de:** Les fibrilles élastiques dans les lames collagènes. C. r. Soc. Biol. Paris **90** (1924). — **Kinoshita, M.:** Die Lipoide der Prostata. Z. Urol. **14**, 145—167 (1920). — **Kiss, F.:** Anatomisch-histologische Untersuchungen über die Erektion. Z. Anat. **61**, 455—521 (1921). **Kitahara, Y.:** Über die Entstehung der Zwischenzellen der Keimdrüsen des *Menschen* und der *Säugetiere* und über deren physiologische Bedeutung. Arch. mikrosk. Anat. u. Entw.-mechan. **52**, 97, 550—615 (1923). — **Klaatsch, Hermann:** Über den Descensus testiculorum. Morph. Jb. **16** (1890). — **Klapp, R.:** Behandlung der Hydrocele nach einem neuen Verfahren. Dtsch. Z. Chir. **74**, 1354 (1904). — **Kleeberg:** Über das Schicksal frei transplantierter Hoden. Münch. med. Wschr. **1921**, 35, 1133. — **Klein, E.:** (a) Die äußeren männlichen und weiblichen Genitalien samt drüsigen Anhängen. Strickers Handbuch der Gewebelehre, S. 635—664. 1871. (b) Prostata. Strickers Handbuch der Gewebelehre, Kap. 29, S. 640—644. 1871. — **Kobelt, G. L.:** (a) Die männlichen und weiblichen Wollustorgane des *Menschen*, 1844. (b) Der Nebeneierstock des Weibes. Heidelberg 1857. — **Koch, K.:** Zwischenzellen und Hodenatrophie. Virchows Arch. **202**, 376—406 (1910). — **Kocher, Th.:** Die Krankheiten der männlichen Geschlechtsorgane. Dtsch. Chir., Lief. 50b, Stuttgart: Ferdinand Enke 1887. — **Koelliker, A.:** (a) Beiträge zur Kenntnis der Geschlechtsverhältnisse und der Samenflüssigkeit wirbelloser Tiere nebst einem Versuche über das Wesen und die Bedeutung der sog. *Samentiere*. Philos. Inaug.-Diss. Zürich, S. 1—88. Berlin 1841, (b) Die Bildung der Samenfäden als allgemeines Entwicklungsgesetz. Denkschr. schweiz. naturforsch. Ges. **8** (1847). (c) Beiträge zur Kenntnis der glatten Muskeln. Z. Zool. **1**, 48 (1849). (d) Über das anatomische und physiologische Verhalten der kavernösen Körper der Sexualorgane. Verh. physik.-med. Ges. Würzburg **1851**, 118. (e) Mikroskopische Anatomie oder Gewebelehre des *Menschen*. 1. Aufl., Bd. 2, 2. Hälfte. Leipzig: Wilhelm Engelmann 1854. (f) Physiologische Studien über die Samenflüssigkeit. Z. Zool. **7**, 201 (1856). (g) Handbuch der Gewebelehre des *Menschen*, 2. Aufl. Leipzig: Wilhelm Engelmann 1863. (h) Über die Tysonschen Drüsen des *Menschen*. Diskuss. Verh. anat. Ges. 11. Verslg Gent **1897**, 7 u. 8. (i) Handbuch der Gewebelehre der *Menschen*. 6. Aufl., Bd. 3 von V. v. Ebner in Wien. Leipzig: Wilhelm Engelmann 1902. — **Kohlrausch:** Zur Anatomie und Physiologie der Beckenorgane. Leipzig 1854. — **Kohn, A.:** (a) Synkainogenese. Arch. Entw.-mechan. **39**, 112—130 (1914). (b) Der Bauplan der Keimdrüsen. Arch. Entw.mechan. **47**, 95—118 (1921). — **Kohno, S.:** Zur Kenntnis der Keimbahn des *Menschen*. Arch. Gynäk. **126**, 310—326 (1925). — **Kollmann, Jul.:** Lehrbuch der Entwicklungsgeschichte. Jena: Gustav Fischer 1898. — **Kolmer, W.:** Beziehungen von Nebennieren und Geschlechtsfunktion. Pflügers Arch. **144**, 361—395 (1912). — **Kolmer, W. u. Th. Koppanyi:** Über den Hoden von *Pleurodeles Waltli* (Michah). Anat. Anz. **56**, Nr 17, 410—415 (1923). — **Kolmer, Walter u. Ferd. Scheminzky:** Finden sich Zwischenzellen nur bei den höheren *Wirbeltieren*? Pflügers Arch. **194**, H. 4, 352—361 (1922). — **Kopsch, Fr.:** (a) Das Binnengerüst in den Zellen einiger Organe des *Menschen*. Z. mikrosk.-anat. Forschg **5** (Festschrift Fick), 221—284 (1926). (b) Die männlichen Geschlechtsorgane, Organa genitalia virilia. Rauber-Kopsch Lehrbuch und Atlas der Anatomie des *Menschen*, Abt. 4, 13. Aufl., S. 302. Leipzig: Georg Thieme 1929. — **Korotneff, A.:** Beiträge zur Spermatologie. Arch. mikrosk. Anat. **31**, 334—341 (1888). — **Kostitch, A.:** Action de l'alcool sur les cellules séminales. Internat. Z. Alkoholism. **30**, 51 (1922). — **Krallinger, H. F.:** Gibt es einen Spermatozoendimorphismus beim *Hausrind*? Züchtungskde **2**, 131—139 (1927). — **Kraus, Anton Franz:** Ein Beitrag zu den Entwicklungsstörungen der männlichen Keimdrüsen des *Menschen*. Z. Konstit.-lehre **13**, H. 6, 779—787 (1928). — **Krause, R.:** (a) Zur Histologie der Speicheldrüsen. Die

Speicheldrüse des *Igels*. Arch. mikrosk. Anat. **45**, 93—133 (1895). (b) Zur Bedeutung der Gianuzzischen Halbmonde. Arch. mikrosk. Anat. **49**, 707—769 (1897). — **Kreuter, E.:** (a) Über Hodenimplantation beim *Menschen*. Zbl. Chir. **1919**, Nr 48, 954. (b) Weitere Erfahrungen über Hodentransplantationen. Münch. med. Wschr. **1921**, Nr 28, 895. (c) Weitere Erfahrungen über Hodentransplantationen beim *Menschen*. Dtsch. Z. Chir. **172**, 402 (1922). (d) Hodentransplantation und Homosexualität. Zbl. Chir. **1922**, Nr 16, 538. — **Kronfeld, Arthur:** Zur Morphogenese des Zwischengewebes der Keimdrüsen, nach den Untersuchungen Guileras. Arch. Frauenkde u. Eugenet. **7**, 242—245 (1921). — **Kükenthal:** Zur Kenntnis des Urogenitalapparates der *Zahnwale*. Jena. Z. Naturwiss. **45** (1909). — **Küttner, H.:** (a) Operation der hohen Retentio testis mit Durchschneidung der Samenstranggefäße. Verh. dtsch. Ges. Chir. **1920**, **317**. (b) Zur Operation der hohen Retentio testis mit Durchschneidung des Samenstranges. Zbl. Chir. **1921**, Nr 43, 1582. — **Kulajew, S.:** Keimzellen in den Samendrüsen des geschlechtsreifen *Flußbarsches* (*Perca fluviatilis L.*). Rev. Zool. russe 8, No 3, 126—138 (1928). — **Kunze, Alfred:** Das physiologische Vorkommen morphologisch darstellbarer Lipoide in Hoden und Prostata mit besonderer Berücksichtigung der *Haussäugetiere*. Arch. mikrosk. Anat. **96**, 387—434 (1922). — **Kupressow, J.:** Zur Physiologie des Blasenschließmuskels. Pflügers Arch. **5**, 291—293 (1872). — **Kurzrok, R. u. E. G. Miller:** Biochemische Untersuchungen des menschlichen Samens und seiner Beziehungen zu dem Schleim der Cervix uteri. Amer. J. Obstetr. **15**, 56/72 (1928). — **Kuznitzky, Martin:** Untersuchungen über Richtung und Verlauf der Schleimhautfalten der ruhenden männlichen Urethra nach Plattenmodellen. Morph. Arb. (Schwalbe) 8, 64—94 (1898). — **Kyrle, Josef:** (a) Über Strukturanomalien im menschlichen Hodenparenchym. Verh. dtsch. path. Ges. 13. Tagg **1909**, **391**. (b) Demonstration von Hoden beim Status lymphaticus bzw. hypoplasticus. Zbl. Physiol. **23** (1909). (c) Beiträge zur Kenntnis der Zwischenzellen des menschlichen Hodens. Zbl. Path. **21** (1910). (d) Über experimentelle Hodenatrophie. Verh. dtsch. path. Ges. 16. Tag. **1910**. (e) Über Entwicklungsstörungen der männlichen Keimdrüsen im Jugendalter. Wien. klin. Wschr. **23**, Nr 45, 1583—1593 (1910). (f) Über die Regenerationsvorgänge im tierischen und menschlichen Hoden. Sitzgsber. Akad. Wiss. Wien, Math.-naturwiss. Kl. III **120** (1911). (g) Beitrag zur Frage der Kryptorchie. Zbl. Path. **23** (1912). (h) Experimenteller Beitrag zur Frage des Regenerationsvermögens des Rete testis. Verh. dtsch. path. Ges. 16. Tag. Marburg **1913**, **323**. (i) Über Entwicklungsstörungen der männlichen Keimdrüsen im Jugendalter. Zbl. Path. **24** (1913). (k) Über Hodenunterentwicklung im Kindesalter. Beitr. path. Anat. **60**, 359—382 (1915). (l) Über die Hypoplasie der Hoden im Jugendalter und ihre Bedeutung für das weitere Schicksal der Keimdrüsen. Wien. klin. Wschr. **33**, Nr 9, 185 (1920). Sonderabzug S. 1—13. (m) Über zwischenzellenähnliche Elemente im Nebenhoden. Beitr. path. Anat. **70**, H. 3 (1922). — **Kyrle, J. u. K. J. Schopper:** (a) Untersuchungen über den Einfluß des Alkohols auf Leber und Hoden des *Kaninchens*. Wien. klin. Wschr. **1913**. (b) Über auffällige Befunde bei experimentellen Studien am Nebenhoden. Wien. klin. Wschr. **1914**, Nr 27.

Langer, C.: (a) Zur Topographie der männlichen Beckenorgane. Med. Jb. Wien **1862**. (b) Über das Gefäßsystem der männlichen Schwellorgane. Sitzgsber. Akad. Wiss. Wien, Math.-naturwiss. Kl. I **46**, 120—169 (1862). — **Langerhans, P.:** Über die akzessorischen Drüsen der Geschlechtsorgane. Virchows Arch. **61**, 208—228 (1874). — **Lannois, L.:** (a) Castration et atrophie de la prostate. Assoc. franç. pour l'avancement des sciences. Congr. Caen **1894**. (b) De l'atrophie de la prostate. De la castration dans l'atrophie de la prostate. Ann. Mal. org. génito-urin. **12**, No 10, 721 (1894). — **Lanz:** Der ektopische Testikel. Zbl. Chir. **1905**, 425. — **Lanz, T. v.:** (a) Der Nebenhoden als Samenspeicher. Anat. Anz. **58**, Erg.-H., 106—115 (1924). (b) Beobachtungen und Versuche am Nebenhoden der *Hausmaus*. Z. Anat. **74**, 761—815 (1924). (c) Vitalfärbung am Nebenhoden. Anat. Anz. **61**, Erg.-H. 249—254 (1926). (d) Sekretionsstoff und -form im Epithel des Nebenhodenganges. Sitzgsber. Ges. Morph. u. Physiol. München **37**, 13—22 (1926). Sonderdruck. (e) Bau und Funktion des Nebenhodens und seine Abhängigkeit von der Keimdrüse. Z. Anat. **80**, 177—282 (1926). (f) Die reelle Acidität in den einzelnen Abschnitten des männlichen Genitalapparates der *Ratte* und ihre hormonale Bedingtheit. Pflügers Arch. **222**, H. 1/2, 181—214 (1929). — **Lartschneider, J.:** Zur vergleichenden Anatomie des Diaphragma pelvis. Sitzgsber. Akad. Wiss. Wien, Math.-naturwiss. Kl. III **104** (1895). — **Lecaillon, A.:** (a) Sur la structure qu'acquiert le canalicule séminifère de la Taupe commune (*Talpa europaea L.*) après la période de reproduction. C. r. Acad. Sci. Paris **148** (1909). (b) Sur les cellules interstitielles du testicule de la taupe (*Talpa europaes L.*) considerée en déhors de la période de reproduction. C. r. Soc. Biol. Paris **66**, 599—601 (1909). — **Lecha-Marzo, A.:** La identification del sperma. Rev. Med. Cir. pract. Madrid, Febr. **1907**. — **Le Fort:** Anomalies fistuleuses congénitales du pénis. Ann. Mal. org. génito-urin. Paris **1896**, 618, 694, 792, 912 und 1095. — **Legneu, F.:** Des rapports entre les testicules et la prostate. Ann. Physiol. norm. et Path. **28**, 518. — **Legros:** Mémoire sur l'anatomie et la physiologie du tissu érectile. J. Anat. et Physiol. **1868**. — **Lehner, J.:** Über Spermiophagie, nebst Bemerkungen zur Histologie des Nebenhodens. Z. mikrosk.-anat. Forschg **1**, 316—351 (1924). — **Lejars:** Des canaux accessoires de l'urèthre. Ann. Mal. org. génito-urin. Paris 1888, 392—408. — **Lemoine, G.:** Contribution à l'étude des oblitérations blennorrhagiques de l'épididyme. Arch. franco-belg. Chir. **25**, No 2, 144—152 (1921). — **Lendorf, Axel:** Beitrag zur Histologie der Harnblasenschleimhaut. Anat. H. **17**, 55—179 (1901). — **Lenhossek, M. v.:** (a) Das venöse Konvolut der Beckenhöhle beim Manne. Wien 1871. (b) Knorpelähnliche und wahre Knochenbildung im männlichen Glied eines Erwachsenen. Virchows Arch. path. Anat. **60**, 1—14 (1874). (c) Zur Kenntnis der Zwischenzellen des Hodens. Vortr. anat. Sekt. Naturforscherges. Frankfurt a. M. **1896**. (d) Beiträge zur Kenntnis der Zwischenzellen des Hodens. Hist. Arch. Anat. u. Entw.gesch. Suppl.-Bd., 65—84 (1897). (e) Untersuchungen über Spermatogenese. Arch. mikrosk. Anat. **51**, 215—318 (1898). — **Lespinasse, V. D.:** (a) Transplantation of the testicle. J. amer. med. Assoc. **61** (1913). (b) Function of the testicle. Internat. J. Surg. **34**, Nr 11, 407—410 (1921). — **Lesshaft, P.:** Über einige, die Urethra umgebenden Muskeln und Fascien. Arch. Anat. u. Physiol. u. wiss. Med. **1873**, H. 1. — **Letzerich:** Über die Endigungsweise der Nerven in den Hoden der *Säugetiere* und des *Menschen*. Virchows Arch. **42**, 570 (1868). — **Leupold, E.:** (a) Die Bedeutung der Thymus für die Entwicklung der männlichen Keimdrüsen. Beitr. Path. **67**, 472 (1920). (b) Beziehungen zwischen Nebennieren und männlichen Keimdrüsen. Bespr. in Zbl. Path. **31**, 390 (1920). Veröffentlichungen a. d. Gebiete der Kriegs- und Konstitutionspathologie, 4. Heft von L. Aschoff u. W. Koch. Jena: Gustav Fischer 1920. (c) Die Bedeutung des Interrenalorgans für die Spermiogenese. Selbstbericht. Zbl. Path. **31**, 571 (1920/1921). (d) Cholesterinstoffwechsel und Spermiogenese. Beitr. path. Anat. **69**, 305—341 (1921). — **Lexer, E.:** Die freien Transplantationen, erster Teil. Neue dtsch. Chir. **26a**, 85 u. 86. Stuttgart 1919. — **Leydig, Fr.:** (a) Zur Anatomie der männlichen Geschlechtsorgane und Analdrüsen der *Säugetiere*. Z. Zool. **2**, 1—57 (1850). (b) Lehrbuch der Histologie des *Menschen* und der *Wirbeltiere*. Frankfurt a. M. 1857. — **Lichtenberg, Alexander:** (a) Über die Herkunft der paraurethralen Gänge des Mannes. Münch. med. Wschr. **52**, Nr 25, 1192—1194 (1905). (b) Über die Entwicklungsgeschichte einiger akzessorischer Gänge am Penis. Zugleich ein Beitrag zur Kenntnis des Schließungsvorganges des Urogenitalkanals und der Entwicklung der Raphe. Bruns' Beitr. **48**, H. 2, 205—227 (1906). (c) Beiträge zur Histologie, mikroskopischen Anatomie und Entwicklungsgeschichte des Urogenitalkanals des Mannes und seiner Drüsen. I. Die Schleimhaut der Pars cavernosa des Urogenitalkanals. Anat. H. **31**, 63—133 (1906). — **Lichtenstern, R.:** (a) Hodentransplantation. Wien. klin. Wschr. **1915**, Nr 47, 1298. (b) Mit Erfolg ausgeführte Hodentransplantation am *Menschen*. Münch. med. Wschr. **1916**, Nr 19. (c) Die freie Hodentransplantation beim *Menschen*. Z. urol. Chir. **6**, H. 5/6, 305 (1921). (d) Zur Klinik und Therapie des Kryptorchismus. Z. urol. Chir. **9**, 185 (1922). — **Lipschütz, A.:** (a) Pubertätsdrüsen und Sexualität. Z. Sexualwiss. **4** (1917). (b) Prinzipielles zur Lehre von der Pubertätsdrüse. Arch. Entw.mechan. **44**, 207—212 (1918). (c) Die Gestaltung der Geschlechtsmerkmale durch die Pubertätsdrüse. Arch. Entw.mechan. **44**, 396—410 (1918). (d) Steinachs neue Untersuchungen über die Verpflanzung von Keimdrüsen und die Heilung der Homosexualität. Umsch. **22** (1918). (e) Die Pubertätsdrüse und ihre Wirkungen. Bern: E. Bircher 1919. (f) Quantitative Untersuchungen über die innersekretorische Funktion der Testikel. Dtsch. med. Wschr. **1921**, Nr 13. — **Lipschütz, A., B. Ottow u. K. Wagner:** Über Eunuchoidismus beim *Kaninchen*, bedingt durch Unterentwicklung des Hodens. Arch. Entw.mechan. **51**, 66 (1922). — **Lipschütz, Alexander u. Karl Wagner:** Über die Hypertrophie der Zwischenzellen, ihr Vorkommen und ihre Bedingungen. Pflügers Arch. **197**, H. 3/4, 348—361 (1922). — **Lisi, de:** Gli Effetti della sezione sperimentale del Midollo spinale sul Testicolo. Arch. gen. di Neur. **3**. Napoli 1922. — **Lockwood, C. B.:** Abstract Lectures on the development and transition of the testicles. Brit. med. J. **1887**, Nr 1365. — **Lode, A.:** (a) Untersuchungen über die Zahlen- und Regenerationsverhältnisse der Spermatozoiden bei *Hund* und *Mensch*. Pflügers Arch. **50**, 278—292 (1891). (b) Zur Transplantation des Hodens bei *Hähnen*. Wien. klin. Wschr. 1895. (c) Experimenteller Beitrag zur Physiologie der Samenblasen. Sitzgsber. Akad. Wiss. Wien, Math.-naturwiss. Kl. **1904**. — **Loeb, J.:** Die chemische Entwicklungserregung des tierischen Eies. Berlin 1909. — **Loewy, A.:** Neuere Untersuchungen zur Physiologie der Geschlechtsorgane. Erg. Physiol. **2** (1903). — **Loewy, A. u. Richter:** (a) Sexualfunktion und Stoffwechsel. Pflügers Arch. **1899**, Suppl. (b) Zur Frage nach dem Einfluß der Kastration auf den Stoffwechsel. Zbl. Physiol. 1902. — **Lohmüller, Wilhelm:** Die Übergangsstellen der gewundenen in die „geraden" Hodenkanälchen beim *Menschen*. Z. mikrosk.-anat. Forschg **3**, 147—178 (1925). — **Loisel, G.:** (a) Etude de la spermatogénèse chez *Moineau domestique*. J. Anat. et Physiol. **1902**. (b) Sur l'origine embryonnaire et l'évolution de la sécrétion interne du testicule. C. r. Soc. Biol. Paris **54** (1902). (c) Sur les sécrétions chimiques de la glande génitale mâle (à propos d'une prétendue glande interstitielle du testicule). C. r. Soc. Biol. Paris **56** (1904). (d) Les caractères sexuels secondaires et la fonctionnement des testicules chez la grenouille. C. r. Soc. Biol. Paris **56** (1904). (e) Sur l'origine et la double signification des cellules interstitielles du testicule. C. r. Soc. Biol. Paris **56** (1904). — **Lotz, A. u. Rudolf Jaffé:** Die Hoden bei Allgemeinerkrankungen (mit besonderer Rücksicht der Lipoidbefunde und der Zusammenhänge mit den Nebennieren). Z. Konstit.lehre **10**, 99—110 (1924). — **Lowsley, Oswald L.:**

The development of the human prostate gland with reference to the development of other structures at the Neck of the urinary Bladder. Amer. J. Anat. 13, 299—346 (1912). — **Lubarsch, O.:** (a) Über Cysten der ableitenden Harnwege. Arch. mikrosk. Anat. 41, 303—323 (1893). (b) Über die im männlichen Geschlechtsapparat vorkommenden Krystallbildungen. Dtsch. med. Wschr. **1896**, Nr 47, 755—756. (c) Über das Vorkommen krystallinischer und krystalloider Bildungen in den Zellen des menschlichen Hodens. Virchows Arch. **145**, 316—338 (1896). — **Ludwig** u. **Tomsa:** Die Lymphwege des Hodens. Sitzgsber. Akad. Wiss. Wien, Math.-naturwiss. Kl. **46** (1862). — **Lüthje, H.:** Über die Kastration und ihre Folgen. Arch. f. exper. Path. **48** u. **50** (1903). — **Lundh, Gösta:** Eine approximative Berechnung der absoluten Menge der interstitiellen Zellen in den beiden kryptorchen Hoden eines Falles von „männlichem Pseudohermaphroditismus". Z. mikrosk.-anat. Forschg **8**, 1—21 (1927). — **Luschka, H. v.:** (a) Die Anatomie des *Menschen*. Bd. 2, Abt. 2, S. 322. 1864. (b) Das vordere Mittelstück der Prostata und die Aberration desselben. Virchows Arch. **34**, 592—597 (1865). **Lusena:** Alcune particolarità di struttura della prostata. Nota preventiva. Boll. Accad. med. Genova **11**, No 4 (1895). — **Lusena, G.:** Sulla disposizione delle cellule muscolari liscie nella prostata. Anat. Anz. **11**, 399—406 (1896). — **Lydston, G. F.:** Two remarkable cases of testicle implantation. N. Y. med. J. **113**, Nr 6, 232 (1921).

Maass, Fr.: Zur Kenntnis des körnigen Pigmentes im menschlichen Körper. Arch. mikrosk. Anat. **34**, 452—510 (1889). — **Mac Clellan:** Observation sur une ossification de la cloison des corps caverneux du penis. J. universel Sci. med. **49** (1828). — **Maier, R.:** Die Ganglien in den harnabführenden Wegen des *Menschen* und einiger *Tiere*. Virchows Arch. **85**, 49—70 (1881). — **Mansell Moullin, C.:** A contribution to the morphology of the prostate. J. Anat. a. Physiol. **29**, 201—204 (1895). — **Marcozzi:** Le alterazione del testicolo in seguito all' asportazione della vaginale parietale. 20. Congr. Soc. Chir. Roma, 27.—30. Okt. 1907. — **Marcus, H.:** Über die Struktur des menschlichen Spermiums. Arch. Zellforschg **15**, H. 4, 445—448 (1921). — **Marique, L.:** Nouveau procédé pour la recherche des spermatozoides. Arch. internat. Méd. lég. **1910**. — **Marshall, F. A. H.:** (a) The physiologie of reproduction. London: Longmans & Co. 1910. (b) The male generative cycle in the hedgehog; with experiments on the functional correlation between the essential and accessory sexual organs. J. of Physiol. **43** (1911). — **Martini, E.:** Experimenteller Beitrag zum Studium der Chirurgie des Hodens. Z. Urol. **2**, 298, 446, 532, 628 u. 728 (1908). — **Mathieu, Ch.:** De la cellule interstitielle du testicule et des ses produits de sécrétion (cristalloides). Thèse de Nancy 1898. — **Mathis, Jürg:** Über Sekretionserscheinungen in Drüsenausführungsgängen. Z. mikrosk.-anat. Forschg **13**, 343—372 (1928). — **Matsuoka, M.:** Über Gewebsveränderungen des verlagerten Hodens (Nebenhodens) und Samenleiters. Virchows Arch. **180**, 484—499 (1905). — **Mattei:** I cristalli del Florence nella diagnosi medico-legale dello sperma. Ufficiale sanitario, Rivista d'Igiene di Medicina practica. An. X. 1897. — **Mauclaire:** GREFFES et transplantation du testicule. Ann. Mal. org. génito-urin. **1902**. — **Maximow, A.:** (a) Die histologischen Vorgänge bei der Heilung von Hodenverletzungen und die Regenerationsfähigkeit des Hodengewebes. Beitr. path. Anat. **26**, 230—319 (1899). (b) Über die teratologischen Samenzellenformen. Bibliogr. anat. 8, 312 (1900). (c) Bemerkungen zu der Arbeit von CL. REGAUD „Evolution tératologique des cellules séminales. Les spermatides à noyaux multiples chez les mammifères". Bibliogr. anat. 8, 183 (1900). (d) Bindegewebe und blutbildende Gewebe. In Handbuch der mikroskopischen Anatomie des *Menschen*. Bd. 2, 1. Teil, S. 232 bis 583. 1927. (e) Cultures of blood leucocytes. From lymphocyte and monocyte to connective tissue. Arch. exper. Zellforschg **5**, 169 (1928). (f) Über die Histogenese der entzündlichen Reaktion und über die Entwicklungsfähigkeiten der ungranulierten Blutleukocyten. Wien. klin. Wschr. **41**, 1609 (1928). (g) Recent studies on the morphology of the mesenchymal reactions. Leopoldina-Amerika-Band (Ber. dtsch. Akad. Naturforsch. Halle) **4**, 146 (**1929**). — **May, F.:** Kurze Mitteilung über den anatomischen Aufbau der Übergangsstellen der Tubuli contorti in die Tubuli recti im menschlichen Hoden. Virchows Arch. **243**, 474—477 (1923). — **Mayer:** Über die Struktur des Penis. Notizen aus den Gebieten der Natur- und Heilkunde von L. F. FRORIEP. Bd. 41, Nr 883. 1834. — **Mazzetti, Loreto:** I caratteri sessuali secondari e le cellule interstiziali del testicolo. Anat. Anz. **38**, 361—387 (1911). — **Meisenheimer, Johannes:** Geschlecht und Geschlechter im Tierreich. I. Die natürlichen Beziehungen. Jena: Gustav Fischer 1921. — **Mendel, K.:** Die Wechseljahre des Mannes. Neur. Zbl. **1910**. — **Menzel:** Über Spermatozoen nach Studien an einer Spermatocele. Arch. klin. Chir. **1877**. — **Merkel:** Die Stützzellen des menschlichen Hodens. Reicherts Arch. Anat. **1871**. — **Merkel, Fr.:** Handbuch der topographischen Anatomie, Bd. 3. Braunschweig: Friedrich Vieweg u. Sohn 1907. — **Merle:** Contribution à l'étude de l'induration des corps caverneux et des os de penis. Thèse de Toulouse **1899**. — **Merli, Mario:** Il problema del decorso delle arterie vertebrali nel confine cranio-vertebrale nei crani con atlante unito all'occipitale. Atti Accad. Fisiocritici Siena, X. s. **3** (1928). — **Messer:** (a) Report of the condition of the prostate in old age. Lancet **1860 I**, 20 (1860). (b) Report on the condition of the prostate in old age, found in a dissection of 100 specimens in individuals over 60 years of age. Med.-chir. Trans. Lond. **43** (1860). — **Messing, W.:** Anatomische Untersuchungen über die Testikel der *Säugetiere* unter besonderer Berücksichtigung des Corpus Highmori. Inaug.-Diss. Dorpat 1877. — **Meves, Fr.:** (a) Über die Entwicklung der männlichen Geschlechtszellen von *Salamandra maculosa*. Arch. mikrosk. Anat. **48**, 1—83 (1897). (b) Über Zentralkörper in männlichen Geschlechtszellen von *Schmetterlingen*. Anat. Anz. **14**, Nr 1, 1—6 (1897). (c) Über Struktur und Histogenese der Samenfäden von *Salamandra maculosa*. Arch. mikrosk. Anat. **50**, 110—141 (1897). (d) Über den Vorgang der Zelleinschnürung. Arch. Entw.gesch. **5**, 378—386 (1897). (e) Zellteilung. Erg. Anat. **6**, 284—390 (1897). (f) Zur Entstehung der Achsenfäden menschlicher Spermatozoen. Anat. Anz. **14**, 168 bis 170 (1898). (g) Über das Verhalten der Zentralkörper bei der Histogenese der Samenfäden von *Mensch* und *Ratte*. Anat. Anz. **14**, Erg.-H., 91—100 (1898). (h) Über Entstehung und Schicksal der Schwanzmanschette bei der Bildung der Samenfäden. Mitt. Ver. schlesw.-holst. Ärzte **7**, Nr 3, 1—6 (1898). (i) Über Struktur und Histogenese der Samenfäden des *Meerschweinchens*. Arch. mikrosk. Anat. **54**, 329—402 (1899). (k) Die Chondriosomen als Träger erblicher Anlagen. Cytologische Studien am Hühnerembryo. Arch. mikrosk. Anat. **72**, 816—867 (1908). (l) Über Umwandlung von Plastosomen in Sekretkügelchen, nach Beobachtungen an Pflanzenzellen. Zugleich eine Fortsetzung meiner Diskussion mit Benda. Arch. mikrosk. Anat. I **90**, 445—462 (1918). (m) Zur Kenntnis des Baues pflanzlicher Spermien. Arch. mikrosk. Anat. **91**, 272—311 (1918). (n) Die Plastosomentheorie der Vererbung. Eine Antwort auf verschiedene Einwände. Arch. mikrosk. Anat. II **92**, 41—136 (1919). — **Meyer, Robert:** Über Ektoderm- (Dermoid-) Cysten im Ligamentum latum, am Samenstrang und Nebenhoden bei Fetus und Neugeborenen. Virchows Arch. **168**, 250—264 (1902). — **Michael, M. J.:** Die Entstehung und Organisation des Hodeninfarkts. Frankf. Z. Path. **9**, 303 (1912). — **Miescher:** Die Spermatozoen einiger *Wirbeltiere*. Ein Beitrag zur Histochemie. Verh. naturhist. Ges. Basel **6** (1874). — **Miflet, J.:** Über die pathologischen Veränderungen des Hodens, welche durch Störungen der lokalen Blutzirkulation verursacht werden. Arch. klin. Chir. **24**, 399 (1879). — **Mihalkovics, G. v.:** (a) Beiträge zur Anatomie und Histologie des Hodens. Ber. sächs. Akad. Wiss., Math.-physik. Kl. **25**, 217 (1873). (b) Beiträge zur Anatomie und Histologie des Hodens. Arbeiten aus d. phys. Anstalt zu Leipzig. Herausgeg. von Ludwig, Leipzig 1874. (c) Untersuchungen über die Entwicklung des Harn- und Geschlechtsapparates der *Amnioten*. 3. Abh. Internat. Mschr. Anat. u. Histol. **2**, H. 9 (1885). (d) Struktur der Samenkanälchen. Festschrift zum 25jährigen Jubiläum von Prof. Kovács. Budapest 1895. — **Mills, R. G.:** The pathological changes in the testes in epidemic pneumonia. J. of exper. Med. **30**, Nr 5 (1919).— **Miquet:** L'appareil urinaire chez l'adulte et chez le vieillard. Etude anatomique, histologique. Paris 1894. — **Mislawski, N. u. W. Bormann:** Die Sekretionsnerven der Prostata. Zbl. Physiol. **12**, Nr 6, 181—185 (1898). — **Mita, Genshiro:** Physiologische und pathologische Veränderungen der menschlichen Keimdrüse von der fetalen bis zur Pubertätszeit, mit besonderer Berücksichtigung der Entwicklung. Beitr. path. Anat. **58**, 554—614 (1914). — **Modica:** Sulla nuova reazione microchimica dello sperma. Arch. Farmacol. sper. **4**, H. 12, 568 (1905). — **Moebius, P. J.:** Beiträge zur Lehre von den Geschlechtsunterschieden. Geschlechter der Tiere, H. 9—16. Halle 1903—1905. — **Möllendorff, W. v.:** Philipp Stöhrs Lehrbuch der Histologie und der mikroskopischen Anatomie des *Menschen* mit Einschluß der mikroskopischen Technik, 21. Auflage. Jena: Gustav Fischer 1928. — **Mönch, Gerhard Ludwig:** Zur Frage der menschlichen Sterilität. Zbl. Gynäk. **51**, Nr 43, 2730 (1927). — **Moench, Gerald L.** and **Helen Holt:** (a) Some observations on Sperm Dimorphism. Biol. Bull. Mar. biol. Labor. Woods Hole **57**, Nr 5, 267—271 (1929). (b) Mikrochirurgische Experimente mit menschlichen Spermatozoen. Zbl. Gynäk. **53**, Nr 21, 1300 bis 1305 (1929). — **Montgomery, Th.:** (a) Are Particular Chromosomes Sex Determinantes? Biol. Bull. Mar. biol. Labor. Woods Hole **19** (1910). (b) The significance of the courtshipand second arycharakters of traneads. Amer. Naturalist **44** (1910). (c) Differentiation of the human cells of Sertoli. Biol. Bull. Mar. biol. Labor. Woods Hole **21**, Nr 6, 367 (1911). (d) Human spermatogenesis, spermatocytes and spermiogenesis; a study in inheritance. J. Acad. Nat. Sci. Philad. II. s. **15**, 1 (1912). — **Moore, C. R.:** On the physiological properties of the Gonads as contributions of somatic and psychical characteristics. IV. Gonad transplantation in the Guinea-pig. J. of exper. Zool. **33**, 365 (1921). — **Moore, J. E.** and **G. Arnold:** On the existence of permanent forms among the chromosomes of the first maiotic division in certain animals. Proc. roy. Soc. Lond. **77**, 563 (1906). — **Morgagni, J. B.:** De sedibus et causis morborum per anatomen indagatis Libri quinque. Edit. Lips. Epistola 43 Artic. 24, 27, 28, 29 u. 30. 1741. — **Morita, Junichi:** A Cytological Study on the Sperm-nutritive-cells of *Rana nigromaculata* Hall. Fol. anat. jap. **1**, H. 6, 283—311 (1923). — **Moschcovitz:** The anatomy and treatment of undescended testis with especial reference to the Bevan operation. Ann. Surg. **2**, 821 (1910). — **Mosselmann** et **Rubay:** Cryptorchide et Spermatogénèse chez le cheval. Ann. Méd. vét. **51**. Bruxelles 1902. — **Most:** Über die Lymphgefäße und Lymphdrüsen des Hodens. Arch. Anat. u. Entw.gesch. (His) **1899**, 113—123. — **Mühsam, R.:** (a) Über die Beeinflussung des Geschlechtslebens durch freie Hodenüberpflanzung. Dtsch. med. Wschr. **1920**, Nr 30, 823. (b) Weitere Mitteilungen über Hodenüberpflanzung. Dtsch. med. Wschr. Nr 13,

354 (1921). — **Müller, J.:** (a) Entdeckungen der bei der Erektion des männlichen Gliedes wirksamen Arterien bei dem *Menschen* und den *Tieren*. Arch. Anat., Physiol. u. wiss. Med. **1835**. (b) Handbuch der Physiologie des *Menschen*. Bd. 2. 1840. — **Müller, Vitalis:** Über die Entwicklungsgeschichte und feinere Anatomie der BARTHOLINIschen und COWPERschen Drüsen des *Menschen*. Arch. mikrosk. Anat. **39**, 33—55 (1892). — **Münzer, A.:** Über die innere Sekretion der Keimdrüsen. Berl. klin. Wschr. Nr 45, 2052—56, Nr 46, 2010 bis 2013 und Nr 47, 2150—2155 (1910).

Nagel, W.: (a) Über die Entwicklung der Sexualdrüsen und der äußeren Geschlechtsteile beim *Menschen*. Sitzgsber. Akad. Wiss. Berlin **1888**. (b) Über die Entwicklung des Urogenitalsystems des *Menschen*. Arch. mikrosk. Anat. **34**, 269—384 (1889). (c) Über die Entwicklung der Urethra und des Dammes beim *Menschen*. Arch. mikrosk. Anat. **40**, 269—287 (1892). (d) Die weiblichen Geschlechtsorgane. K. v. BARDELEBENs Handbuch der Anatomie des *Menschen*, 2. Teil, Bd. 7, Abt. 1, 1—160. 1896. (e) Physiologie der männlichen Geschlechtsorgane. NAGELs Handbuch der Physiologie, Bd. 2. 1907. — **Nassonov, D.:** (a) Das GOLGIsche Binnennetz und seine Beziehungen zu der Sekretion. Untersuchungen über einige *Amphibien*drüsen. Arch. mikrosk. Anat. **97**, 136—186 (1923). (b) Das GOLGIsche Binnennetz und seine Beziehungen zu der Sekretion (Fortsetzung). Morphologische und experimentelle Untersuchungen an einigen *Säugetier*drüsen. Arch. mikrosk. Anat. **100**, 433—472 (1924). — **Nawrocki, F. u. B. Skabitschewski:** Die motorischen Nerven der Blase. Pflügers Arch. **48**, 335—353 (1891). — **Nemiloff, A.:** Histo-physiologische Untersuchungen über den Nebenhoden. Z. Anat. **79**, H. 1/2, 1—43 (1925). — **Nemiloff, Anton u. Irene Richter:** Über Verödung der Hodenkanälchen. Virchows Arch. **276**, 29—62 (1930). — **Neuhaus:** Gefäßversorgung des Hodens und Nebenhodens. Zbl. Chir. **1905**, Nr 30, 803. — **Neumann, E.:** (a) Untersuchungen über die Entwicklung der Spermatozoiden. Arch. mikrosk. Anat. **11**, 292—324 (1875). (b) Eine Notiz über Trockenpräparate von Spermatozoen. Arch. f. path. Anat. **159**, 173—178 (1900). — **Neumann, Hans Otto:** (a) Was wissen wir über die Keimbahn des *Menschen*? Arch. Gynäk. **139**, H. 1/2, 107—144 (1929). (b) Die Keimbahn des *Menschen* und die darauf fußende Geschwulstgenese. 21. Tagg dtsch. Ges. Gynäk. Leipzig. Zbl. Gynäk. **1929**, Nr 30, 1923. — **Nicoladoni, C.:** Die Torsion des Samenstranges, eine eigenartige Komplikation des Kryptorchismus. Arch. klin. Chir. **31**, 178 (1885). — **Nielsen, M.:** Histologische Untersuchungen über retinierte Hoden beim *Klopfhengst*. Mschr. Tierheilk. **17** (1910). — **Niessing, Georg:** Untersuchungen über die Entwicklung und den feinsten Bau der Samenfäden einiger *Säugetiere*. Verh. physik.-med. Ges. Würzburg **22**, Nr 2, 35—63 (1889). — **Nürnberger, L.:** (a) Klinische und experimentelle Untersuchungen über die Lebensdauer der menschlichen Spermatozoen. Mschr. Geburtsh. **53** (1920). (b) Experimentelle Untersuchungen über die Gefahren der Bestrahlung für die Fortpflanzung. Prakt. Erg. Geburtsh. 8, 163—265 (1920). (c) Sterilität. HALBAN-SEITZ, Biologie und Pathologie des Weibes, Bd. 3, S. 689—858. 1924. (d) Untersuchungen über den intermediären Fettstoffwechsel des Fetus. Arch. Gynäk. **142**, H. 1, 93—105 (1930). — **Nußbaum, M.:** (a) Zur Differenzierung des Geschlechts im Tierreich. (Von der Bedeutung der Hodenzwischensubstanz.) Arch. mikrosk. Anat. **18**, 1—121 (1880). (b) Experimentelle Bestätigung der Lehre von der Regeneration im Hoden einheimischer *Urodelen*. Pflügers Arch. **119** (1907). (c) Über die Beziehung der Keimdrüsen zu den sekundären Geschlechtscharakteren. Pflügers Arch. **129** (1909). (d) Über den Bau und die Tätigkeit der Drüsen. VI. Der Bau und die cyclischen Veränderungen der Samenblase von *Rana fusca*. Arch. mikrosk. Anat. II **80**, 1—59 (1912). (e) Zur Frage von der Entstehung und Bedeutung der Geschlechtszellen. Anat. Anz. **47**, 465—471 (1914).

Oberndorfer, Siegfried: Beiträge zur Anatomie und Pathologie der Samenblasen. Beitr. path. Anat. **31**, 325 (1902). — **Obersteiner, Heinrich:** Die Harnblase und die Ureteren. STRICKERs Handbuch der Gewebelehre, Kap. 23, S. 517—521. 1871. — **Obolensky, J.:** Die Durchschneidung des Nervus spermaticus und deren Einfluß auf den Hoden. Zbl. med. Wiss. **1867**, Nr 32, 497. — **Oettingen, Kj. v. u. H. Hook:** Einwirkung kurzer elektrischer Wellen auf die Keimdrüsen der männlichen Maus. Zbl. Gynäk. **54**, 2308—2313 (1930). — **Oiye, Takeo:** (a) Statistische und histologische Hodenstudien. Mitt. Path. (Sendai) **4**, H. 3, 425 bis 492 (1928). (b) Über den Einfluß akuter und chronischer allgemeiner Erkrankungen auf die Testikel. Mitt. Path. (Sendai). **4**, H. 3, 393—424 (1928). (c) Über anscheinend noch nicht beschriebene Steinchen in den menschlichen Hoden. Beitr. path. Anat. **80**, 479 bis 495 (1928). — **Okuneff, N.:** Studien über Zellveränderungen im Hungerzustande (das Chondriom). Arch. mikrosk. Anat. **97**, 187—203 (1923). — **Oppermann, Ernst u. Rudolf Jaffé:** Lipoiduntersuchungen am kindlichen Hoden. Z. Konstit.lehre **10**, H. 1, 111—120 (1924). — **Orth, J.:** Lehrbuch der speziellen pathologischen Anatomie, Bd. 2, Abt. 1. Berlin: August Hirschwald 1893. — **Oslund, Robert:** (a) A study of vasectomy on rats and guinea pigs. (Vasektomieversuche bei *Ratten* und *Meerschweinchen*.) Amer. J. Physiol. **67**, 422—443 (1924). (b) Interstitial cell hypertrophy. Amer. J. Physiol. **69**, 589—598 (1924). (c) Vasectomy on dogs. Amer. J. Physiol. **70**, 111—117 (1924). — **Ostroumoff, A.:** Studien zur Phylogenie der äußeren Genitalien bei *Wirbeltieren*. Mitt. zool. Station Neapel **2** (1888). —

Otis, Walther J.: Die Morphogenese und Histogenese des Analhöckers nebst Beobachtungen über die Entwicklung des Sphincter ani externus beim *Menschen*. Anat. H. **30**, 199—258 (1906). — **Oudemans, J. Th.:** Die akzessorischen Geschlechtsdrüsen der *Säugetiere*. Naturkund Verh. Holl. Maatsch Wetensch. 3. Verz., Deel 5. Haarlem 1892.

Painter, Th. S.: (a) The Y-chromosome in mammals. Science (N. Y.) **53**, 503—504 (1921). (b) Studies in mammalian spermatogenesis. I. The spermatogenesis of the opossum. (*Didelphys virginiana.*) J. exper. Zool. **35**, Nr 1, 13—45 (1922). (c) Studies in mammalian spermatogenesis. II. The spermatogenesis of man. J. of exper. Zool. **37**, 291—337 (1923). (d) A technique for the study of mammalian chromosomes. Anat. Rec. 27 (1924). — **Paladino, G.:** Ulteriori ricerche sulla distruzione e rinnovamento continuo del parenchima ovarico nei mammiferi. Anat. Anz. **2**, 835—842 (1887). — **Pallin, G.:** Beiträge zur Anatomie und Embryologie der Prostata und der Samenblasen. Arch. Anat. u. Entw.gesch. **1901**, 135 bis 176. — **Parkes, A. S.:** Head lenght dimorphism of mammalian spermatozoa. (Kopflängendimorphismus bei den *Säuger*spermatozoen.) Quart. J. microsc. Sci. **67**, Nr 268, 617—625 (1923). — **Paschkis, Rudolf:** (a) Zur Kenntnis der akzessorischen Gänge am Penis. Arch. f. Dermat. **60**, 323—342 (1902). (b) Über Drüsen und Cysten im Epithel der männlichen und weiblichen Harnröhre. Mber. Urol. **8**, 334—341 (1903). (c) Zur Anatomie und Entwicklungsgeschichte der männlichen Harnröhre. Monatsber. Urol. **11**, H. 11, 641 bis 662 (1908). — **Patruban:** Über das Verhalten der Harnröhre zur Prostata. Allg. Wien. med. Ztg **16** (1871). — **Patzelt, Viktor:** Zwischenzellen und Samenepithel. Wien. klin. Wschr. **1923**, Nr 32. — **Paulizki, A.:** Über die Corpuscula amylacea in der Prostata. Virchows Arch. **16**, 147—159 (1859). — **Payr, E.:** Über die Steinachsche Verjüngungsoperation. Zbl. Chir. **37**, 1130—1139 (1920). — **Pellacani, Paolo:** Der Bau des menschlichen Samenstranges. Arch. mikrosk. Anat. **23**, 305—335 (1884). — **Peter, Karl:** (a) Die Bedeutung der Nährzelle im Hoden. Arch. mikrosk. Anat. **53**, 180—211 (1899). (b) Die embryonale Entwicklung der Geschlechtsorgane. Männliche, kindliche Geschlechtsorgane. Handbuch der Anatomie des Kindes. Bd. 2, Lief. 1, S. 42—77. München: J. F. Bergmann 1927. — **Petersen, O. V. C. E.:** (a) Beiträge zur mikroskopischen Anatomie der Vesicula seminalis des *Menschen* und einiger *Säugetiere*. Anat. H. **34**, 237—362 (1907). (b) Beiträge zur Histologie der Prostata. Anat. H. **39**, 653—679 (1909). — **Pfeiffer, Ernst:** Die Entwicklung der keimleitenden Wege des Mannes. I. Die Entwicklung der Schaltstücke, des Hodennetzes und des Nebenhodens von der Geburt bis zur Geschlechtsreife. Z. mikrosk.-anat. Forschg **15**, H. 3/4, 472—598 (1928). — **Pfeiffer, H.:** Beiträge zur Lösung des biologisch-forensischen Problems der Unterscheidung von Spermaeiweiß gegenüber den anderen Eiweißarten derselben Spezies durch die Präcipitinmethode. Wien. klin. Wschr. **1905**, H. 24, 637—641. — **Pick, L.:** Über den wahren Hermaphroditismus des *Menschen* und der *Säugetiere*. Arch. mikrosk. Anat. II **84**, 119—242 (1914). — **Pines, L. u. R. Maimann:** Über die Innervation der Hoden der *Säugetiere*. Z. mikrosk.-anat. Forschg **12**, 199—218 (1928). — **Pittard, E.:** La castration chez l'homme et les modifications q'elle apporte. C. r. Acad. Sci. Paris **136** (1903). — **Planner, R. v.:** Über das Vorkommen von Nervenendkörperchen in der männlichen Harnröhre. Arch. mikrosk. Anat. **31**, 22—32 (1887). — **Plato, J.:** (a) Die interstitiellen Zellen des Hodens und ihre physiologische Bedeutung. Arch. mikrosk. Anat. **48**, 281—304 (1896). (b) Zur Kenntnis der Anatomie und Physiologie der Geschlechtsorgane. Arch. mikrosk. Anat. **50**, 640—685 (1897). — **Plenk, Hanns:** Über argyrophile Fasern (Gitterfasern) und ihre Bildungszellen. Erg. Anat. **27**, 302—412 (1927). — **Poehl, A.:** (a) Einwirkung des Spermins auf den Stoffumsatz bei Autointoxikationen. Z. klin. Med. **1894**. (b) Über die Wirkung des Sperminum Poehl (Poehlinum) bei verschiedenen Krankheiten. Petersburg 1908. — **Pohl, L.:** Das Os penis der *Carnivoren* einschließlich der *Pinnipedier*. Jena. Z. Naturwiss. **47**, 115—160 (1911). — **Poirier, P.:** Anatomie de l'épididyme, le vas du rete, cystes spermatiques. Verh. 10. internat. med. Kongr. Berlin, 2, 58 (1890). Berlin: August Hirschwald 1891. — **Policard, A. u. R. Noel:** C. r. Soc. Biol. Paris **83**, 868—870 (1920). — **Politzer, G.:** (a) Über Zahl, Lage und Beschaffenheit der „Urkeimzellen" eines menschlichen Embryo mit 26—27 Ursegmentpaaren. Z. Anat. **87**, H. 5/6, 766—780 (1928). (b) Über einen menschlichen Embryo mit 18 Ursegmentpaaren. Z. Anat. **87**, H. 5/6, 674—727 (1928). — **Poll, H.:** (a) Zur Lehre von den sekundären Geschlechtscharakteren. Sitzgsber. Ges. naturforsch. Freunde **1909**, 6. (b) Mischlingsstudien. V. Vorsamenbildung bei Mischlingen. Arch. mikrosk. Anat. II **77**, 210—239 (1911). (c) Ursprung und Wesen der Geschlechtscharaktere. Veranstaltungen der Stadt Berlin zur Förderung des naturwissenschaftlichen Unterrichts, S. 8—10. Berlin: Otto Walter 1912/13. (d) Zwischenzellengeschwülste des Hodens bei *Vogel*mischlingen. Beitr. path. Anat. **67** (1920). (e) Die biologischen Grundlagen der Verjüngungsversuche von Steinach. Med. Klin. **1920**. — **Poll, H. u. W. Tiefensee:** Mischlingsstudien. II. Die Histologie der Keimdrüsen bei Mischlingen. Sitzgsber. preuß. Akad. Wiss., Physik.-math. Kl. **6** (1907). — **Pomayer, Carl:** Die *Vögel*. Fleischmanns Morphologische Studien über Kloake und Phallus der *Amnioten*. Morph. Jb. **30**, 614—651 (1902). — **Popoff, Nicolas:** L'ovule mâle et le tissu interstitiel du testicule chez les animaux et chez l'homme. Archives de Biol. **24**, 433—500 (1909). — **Popowsky, J.:** Zur Entwicklungsgeschichte der Dammuskulatur beim *Menschen*. Anat. H. I **12**, H. 38, 13—48 (1899). —

Posner, C.: (a) Ein Fall von plattenförmiger Verdickung am Dorsum penis. Sitzgsber. Berl. dermat. Ges. Arch. f. Dermat. **48**, 133 (1899). (b) Ein Fall von „Plaque indurée" am Penis. Berl. klin. Wschr. **1899**, Nr 24, 526—527. (c) Die diagnostische Hodenpunktion. Berl. klin. Wschr. **1905**, Nr 35, 1119. — **Posner, H. L.:** Prostatalipoid und Prostatakonkretionen. Z. Urol. **5** (1911). — **Poussep, L. M.:** Innervation de la Prostate. Soc. Méd. Pétersbourg, 7. u. 27. Nov. **1902**, 2155 u. 2212. — **Prenant, A.:** Etude sur la structure du tube séminifère des mammifères. Thèse de Nancy **1887**. — **Priesel, A.:** (a) Verhalten des Hodens und Nebenhodens bei Aplasie des Ductus deferens. Verh. dtsch. Ges. Urol. **1921**. (b) Über zwischenzellenähnliche Zellen im Nebenhoden. Ver.igg Wien. path. Anat., Märzsitzung 1922. (c) Über das Verhalten von Hoden und Nebenhoden bei angeborenem Fehlen des Ductus deferens, zugleich ein Beitrag zur Frage des Vorkommens von Zwischenzellen im menschlichen Nebenhoden. Virchows Arch. **249**, 246—304 (1924). — **Pryll, W.:** Zur Frage der Lebensdauer der Spermien. Z. Geburtsh. **1917**. — **Przewalski:** Zur Frage nach den Nervenendigungen in der Vorsteherdrüse (russ.). Charkow 1896. — **Przibram, H.:** Die Methode autophorer Transplantation. Arch. mikrosk. Anat. **99**, H. 1, 1 (1923).

Rabl, H.: Beitrag zur Histologie des Eierstockes des *Menschen* und der *Säugetiere* nebst Bemerkungen über die Bildung von Hyalin und Pigment. Anat. H. **11**, 109—220 (1899). — **Ramm:** (a) Hypertrophia prostatae, behandelt mit Kastration. Zbl. Chir. **1893**, Nr 35 u. **1894**, Nr 17. (b) Kastration und Prostatahypertrophie. Tilaegesh. Norsk Mag. Laegevidensk. **57** (1896). — **Rammstedt, C.:** Die Chirurgie des Hodens und seiner Hüllen. Handbuch der praktischen Chirurgie, 5. Aufl., Bd. 4, S. 1087. 1922. — **Rappeport, Th.:** Über die somatische Mitose des *Menschen*. Arch. Zellforschg **16**, 371—382 (1922). — **Rasmussen:** (a) Seasonal changes in the interstitial cells of the testis in the woodchuck (Marmota morax). Amer. J. Anat. **22**, 475—509 (1917). (b) Cyclic changes in the interstitial cells of the ovary and testis in the woodchuck (Marmota morax). Endocrinology **2**, 353 (1918). — **Rathke, H.:** Anatomische Untersuchungen über die Geschlechtswerkzeuge des *Menschen* und der *Säugetiere*, 1832. — **Rauber, A.:** (a) Formbildung und Formstörung in der Entwicklung von *Wirbeltieren*. Morph. Jb. **5**, 661—705 (1879). (b) Formbildung und Formstörung in der Entwicklung von *Wirbeltieren*. 2. Abschnitt. Über Achsenvermehrung. Morph. Jb. **6**, 129—184 (1880). (c) Personalteil und Germinalteil des Individuums. Zool. Anz. **9**, 166 bis 171 (1886). — **Rauber-Kopsch:** Lehrbuch der Anatomie des *Menschen*. Leipzig: Georg Thieme 1907. — **Rauh, W.:** (a) Ursprung der männlichen Keimzellen und die chromatischen Vorgänge bis zur Entwicklung der Spermatocyten. (Beobachtet an der *Ratte* [*Mus decum. alb.*].) Z. Anat. **76**, 561—577 (1925). (b) Das Chondriom in den ersten Keimzellen der *Ratte*. Eine Keimbahnuntersuchung. Z. Anat. **89**, H. 3, 271—403 (1929). — **Rauther, M.:** Über den Genitalapparat einiger *Nager* und *Insectivoren*, insbesondere die akzessorischen Genitaldrüsen derselben. Jena. Z. Naturwiss. **38** (1904). — **Rautmann, Hugo:** Zur Anatomie und Morphologie der Glandula vestibularis major (BARTHOLINI) bei den *Säugetieren*. Arch. mikrosk. Anat. **63**, 461—512 (1904). — **Reagan, Fr. P.:** Some results and possibilities of early embryonic castration. Anat. Rec. **11**, 251—258 (1916). — **Redenz, Ernst:** (a) Versuch einer biologischen Morphologie des Nebenhodens. Verh. physik.-med. Ges. Würzburg **49**, Nr 3, 97—104 (1924). Arch. mikrosk. Anat. **103**, 593—628 (1924). (b) Der Nebenhoden als morphologisches Problem. II. Die Bedeutung der Elektrolytresorption für die Beweglichkeit der Spermien. Anat. Anz. **60**, Erg.-H. 180—189 (1925). (c) Versuch einer biologischen Morphologie des Nebenhodens. II. Die Bedeutung elektrolytarmer Lösungen für die Bewegung der Spermien. Roux' Arch. **106**, 290—302 (1925). (d) Nebenhoden und Spermienbewegung. Würzburg. Abh., N. F. **4**, H. 5, 107—150 (1926). (e) Über die Wirkung des Spermins auf die Bewegung der Spermatozoen. Pflügers Arch. **216**, H. 4/5, 605—610 (1927). (f) Das Verhalten der *Säugetier*spermatozoen zwischen Begattung und Befruchtung. Z. Zellforschg **9**, H. 4, 734—749 (1929). — **Regaud, Cl.:** (a) Note sur le tissu conjonctif du testicule chez le rat. 2. Mitt. C. r. Soc. Biol. Paris **52**, 26—53 (1900). (b) Evolution tératologique des cellules séminales. Les spermatides à noyaux multiples chez les mammifères. Bibliogr. anat. 8, 24—42 (1900). (c) Les phénomènes sécrétoires du testicule et la nutrition de l'épithélium séminal. C. r. Soc. Biol. Paris **52**, 1102—1104 (1900). (d) La sécrétion liquide de l'épithelium séminal; son processus histologique. C. r. Soc. Biol. Paris **52**, 912 bis 914 (1900). (e) Quelques détails sur la division amitotique des noyaux de Sertoli chez le rat. — Sort du nucléole. — Deux variétés d'amitose: équivalence ou non-équivalence des noyaux-fils. Verh. anat. Ges. 14. Verslg Pavia **1900**, 110—124. (f) La prétendue division directe des spermatides chez les mammifères. C. r. Soc. Biol. Paris **52**, No 13, 328—329 (1900). (g) Evolution tératologique des cellules séminales chez les mammifères. Cellules géantes, naines et à noyaux multiples. C. r. Soc. Biol. Paris **52**, No 12, 293—294 (1900). (h) Dégénérescence des cellules séminales chez les mammifères, en'absence de tout état pathologique. C. r. Soc. Biol. Paris **52**, No 11, 268—270 (1900). (i) A propos des cellules séminales tératologiques. Bibliogr. anat. **8**, 224 (1900). (k) Etude sur la structure de tubes séminifères et sur la spermatogénèse chez les mammifères. Archives Anat. microsc. **4**, 231 (1901) und **11**, 291 (1910). (l) Etat des cellules interstitielles du testicule chez le taupe.

C. r. Assoc. Anat. **1904**, Suppl., 54—57. (m) Lésions déterminées par les rayons de Röntgen et Becquerel-Curie dans les glandes germinales et dans les cellules sexuelles chez les animaux et chez l'homme. Assoc. franç. pour Avanc. Sci. Congr. Clermont-Ferrand, 13. Sect. Electr. méd. **1908**. — **Regaud, C.** et **J. Blanc:** Actions des rayons X sur les diverses générations de la lignée spermatique. Extrême sensibilité des spermatogonies à ces rayons. C. r. Soc. Biol. Paris, 28. Juli **1906**. — **Regaud, C.** et **G. Dubreuil:** Action des Rayons de Röntgen sur le testicule des animaux impubères. Extrait du Lyon méd. **111**, No 47, 414 (1908). — **Regaud, C.** et **Th. Nogier:** Sur l'hypertrophie compensatric de la glande interstitielle du testicule. C. r. Assoc. Anat. Paris **1911**, 13. Réun., 293. — **Regnauld, E.:** Etude sur l'évolution de la prostate chez le chien et chez l'homme. J. de Anat. **28**, 109 (1892). — **Rehberg, Th.:** Der forensische Spermanachweis nach Corin und Stockis. Ärztl. Sachverst.-Ztg **1909**, Nr 7, 133—135. — **Rehfisch, E.:** (a) Neuere Untersuchungen über die Physiologie der Samenblasen. Dtsch. med. Wschr. **1896**, 16, 245—249. (b) Über den Mechanismus des Harnblasenverschlusses und der Harnentleerung. Virchows Arch. **150**, 111—151 (1897).— **Reichel, Hans:** Die Saisonfunktion des Nebenhodens vom *Maulwurf*. Anat. Anz. **54**, 129 bis 149 (1921). — **Reichel, P.:** (a) Die Entwicklung der Harnblase und Harnröhre. Verh. physik.-med. Ges. Würzburg, N. F. **27**, Nr 4 (1893). (b) Die Entstehung der Mißbildungen der Harnblase und Harnröhre an der Hand der Entwicklungsgeschichte bearbeitet. Arch. klin. Chir. **46**, H. 4, 740—808 (1893). — **Reichert, C. B.:** Beitrag zur Entwicklungsgeschichte der Samenkörperchen bei den *Nematoden*. Arch. Anat., Physiol. u. wiss. Med. **1847**, 126. — **Reinert, H.:** Über Ganglienzellen der Prostata. Z. rat. Med. **34**, 194—205 (1869). — **Reinke, Friedrich:** (a) Zellstudien. Arch. mikrosk. Anat. **43**, 377—422 (1894). (b) Beiträge zur Histologie des *Menschen*. Arch. mikrosk. Anat. **47**, 34—44 (1896). — **Retterer, Ed.:** (a) Sur l'origine et de l'évolution de la région ano-génitale des mammifères. J. Anat. et Physiol. **1890**. (b) Erektion. Richet-Dictionnaire de Physiologie, Tome 5. 1902. (c) Du rôle de l'epithelium dans le développement des organes génito-urinaires externes. C. r. Soc. Biol. Paris **58**, No 23, 1040—1043 (1905). — **Retzius, G.:** (a) Zur Kenntnis der Spermatozoen. Biol. Unters. 77—88. Leipzig: F. C. W. Vogel 1881. (b) Über Drüsennerven. Biol. Fören. F. **1**, H. 1 (1888). (c) Die Nerven der Hoden. Biol. Unters., N. F. **5** (1893). (d) Über einen Spiralfaserapparat am Kopfe der Spermien der *Selachier*. Biol. Unters. **10**, 61—64 (1902). (e) Weitere Beiträge zur Kenntnis der Spermien des *Menschen* und einiger *Säugetiere*. Biol. Unters. **10**, 45—60 (1902). (f) Was sind die Plastosomen? Arch. mikrosk. Anat. **84**, 175 bis 214 (1914). — **Rey:** Production osseuse dans la portion spongieuse de l'urethre à la partie interieure du canal dans la région moyenne de la verge. Bull. Soc. Anat. Paris **47**. Paris 1874. — **Ribbert, H.:** (a) Über kompensatorische Hypertrophie der Geschlechtsdrüsen. Virchows Arch. **120**, 247—272 (1890). (b) Über Transplantation von Ovarien, Hoden und Mamma. Arch. Entw.mechan. **7**, H. 4, 688 (1898). (c) Über die Folgen der Unterbindung des Vas deferens. Sitzgsber. Ges. Naturwiss. Marburg **1901**. — **Richet:** Traité pratique d'anatomie médico-chirurgicale V. édit. 1877. — **Richon, L.** et **P. Jeandelize:** Courbe de croissance chez le lapin castré. C. r. Soc. Biol. Paris **68** (1910). — **Richter, Max:** Der mikrochemische Nachweis von Sperma. Wien. klin. Wschr. **1897**, Nr 24, 569—572. — **Rieger, C.:** Die Kastration. Jena 1900. — **Robin, M. H. A.:** (a) Traité de microscop, p. 577. Paris 1871. (b) Recherches anatomiques sur les mammifères de l'ordre des Chiroptères. Ann. Soc. nat. Zool. VI. s. **12**, 1—180 (1881). — **Robin, Paul:** Dégénérenscence de l'espèce humaine, causes et remèdes. Bull. Soc. Anthrop. Paris, IV. s. **6**, H. 4, 426—483 (1895). — **Robin, Ch.** et **Cadiat:** (a) Sur la structure intime de la muqueuse et des glandes uréthrales de l'homme et de la femme. J. Anat. et Physiol. **1874**, 514—557. (b) Sur la constitution de l'uterus mâle, des canaux déférents et des trompes de Fallope. J. Anat. et Physiol. **1875**, 83—99 u. 105—120. — **Robineau:** Calcification des corps caverneux. Soc. anat. Paris **1897**. Ref. Zbl. Krkh. Harnorgane **1897**. — **Rolando:** Degli effetti sul testiculo dell'inversione e dell'escisione della vaginale parietale. Clinica chir. **1902**. — **Romeis, B.:** Steinachs Verjüngungsversuche. Münch. med. Wschr. **1920**. (b) Untersuchungen zur Verjüngungshypothese Steinachs. Münch. med. Wschr. **1921**, Nr 20, 600. (c) Geschlechtszellen oder Zwischenzellen? Kritisches Referat über die Ergebnisse der einschlägigen Arbeiten des letzten Jahres. Klin. Wschr. **1**, Nr 19, 960—1067 (1922). (d) Taschenbuch der mikroskopischen Technik. 11. Aufl. des Taschenbuchs der mikroskopischen Technik von Böhm und Oppel. München-Berlin: R. Oldenbourg 1924. In diesem vorzüglichen Buch finden sich alle genaueren Angaben über die in dieser Abhandlung erwähnten Fixierungs- und Färbungsverfahren. (e) Hoden, samenableitende Organe und akzessorische Geschlechtsdrüsen. Handbuch der normalen und pathologischen Physiologie, Bd. 14, 1. Hälfte, 1. Teil, S. 693—762. Berlin: Julius Springer 1926. — **Rona:** Die Genese der paraurethralen Gänge mit besonderer Rücksicht auf gonorrhoische Erkrankung derselben. Arch. f. Dermat. **39**, 27—50 (1897). — **Rost, G.** u. **Fr. Krüger:** Experimentelle Untersuchungen über die Wirkungen von Thorium X auf die Keimdrüsen des *Kaninchens*. Strahlenther. **4** (1914). — **Roth, M.:** (a) Über Vasa aberrantia am Rete testis. Z. Anat. (His und Braune) **2**, 125—126 (1877). (b) Über das Vas aberrans der Morgagnischen Hydatide. Virchows Arch. **81**, 47—57 (1880). (c) Über einige Vornierenreste beim *Menschen*. Baseler Festschrift zum 300jährigen Jubiläum der Universität Würzburg, **1882**, S. 61. — **Rothfeld, D.:** Über das Verhalten der elastischen Elemente in den kavernösen Körpern der Sexualorgane. Anat. Anz. **32**, 248—256 (1908). — **Rotschild, R.:** Induratio penis plastica. Z. Urol. **16**, 490—494 (1922). — **Rotter, H.:** Histogenese der malignen Geschwülste. Z. Krebsforschg **18**, H. 3, 171—208 (1922). — **Rubaschkin, W.:** (a) Über die Urgeschlechtszellen bei *Säugetieren*. Anat. H. 119 (**39**, H. 3), 603—652 (1909). (b) Chondriosomen und Differenzierungsprozesse bei *Säugetier*embryonen. Anat. H. **125** (**41**, H. 3), 399—431 (1910). (c) Zur Lehre von der Keimbahn bei *Säugetieren*. Über die Entwicklung der Keimdrüsen. Anat. H. **46**, 343—411 (1912). — **Rückert, J.:** Zur Entwicklungsgeschichte des Ovarialeies bei *Selachiern*. Anat. Anz. **7**, 107—158 (1892). — **Rüdinger, N.:** (a) Topographisch-chirurgische Anatomie des *Menschen*. München 1873. (b) Zur Anatomie der Prostata, des Uterus masculinus und der Ductus ejaculatorii. Festschrift des ärztlichen Vereins München, 1883. S. 47—67. — **Ruff, S.:** Ein Vorschlag zur Operation des Kryptorchismus. Ref. Zbl. Chir. **1904**, 1145.

Saalfeld, E.: Über die TYSONschen Drüsen. Arch. mikrosk. Anat. **53**, H. 2, 212—218 (1899). — **Saenger, Ludwig:** Über die Vena dorsalis penis. Inaug.-Diss. Bern 1904. — **Saller, K.:** (a) Untersuchungen über die männliche Keimdrüse der weißen *Hausmaus*. Ein Beitrag zur Frage der Wechselbeziehungen zwischen Keimdrüse und Gesamtkörper und der Bedeutung der Keimdrüsenzwischenzellen. Z. Anat. **80**, 579—668 (1926). (b) Zur Methodik der quantitativen histologischen Hodenuntersuchung. Z. Anat. **86**, 120 bis 141 (1928). (c) Untersuchungen über das Wachstum bei *Säugetieren* (*Nagern*). II. Teil: Das extrauterine Wachstum der männlichen Keimdrüse der weißen *Hausmaus*. Z. wiss. Biol. **121**, H. 3, 366—407 (1930). (d) Das Vorkommen von Steinchen im menschlichen Hoden. Anat. Anz. **69**, Nr 7/12, 239—243 (1930). — **Sand, K.:** (a) Etudes expérimentales sur les glandes sexuelles chez les Mammifères. J. Physiol. et Path. gén. **15**, 494 (1918) und **18**, 305 (1921). (b) Etudes expérimentales sur les caractères sexuels chez les mammifères. J. Physiol. et Path. gén., Juli-Okt. **1921**. (c) Experiments on the endocrinology of the sexual glands. Reprinted from Endocrinology. The Bulletin of the Association for the Study of Internal Secretions 1045—1047, Title Insurance Bldg. Los Angelos, March 1923, Vol. 7, Nr. 2, p. 273—301. — **Sappey:** Traité d'anatomie descriptive, 4. Aufl., Tome 4. p. 580. 1889. — **Sato, T.:** Beiträge zur histologischen feineren Struktur der Arterienwand des männlichen Gliedes mit Berücksichtigung ihrer Altersveränderungen. Okayama med. J. **1927**, Nr 444, 30—46. — **Sauer:** Durch welchen Mechanismus wird der Verschluß der Harnblase versorgt? Dubois-Reicherts Arch. **1861**. — **Sawaya, Paulo:** Contribuicoes para o estudo da mucosa urethral humana (Epithelio e Membrana basal). These inaug. S. Paulo **1929**. — **Schaffer, Josef:** (a) Über Drüsen im Epithel der Vasa efferentia testis beim *Menschen*. Anat. Anz. **7**, 711—717 (1892). (b) Beiträge zur Histologie menschlicher Organe. VIII. Glandula bulbo urethralis (COWPERI) und vestibularis major (BARTHOLINI). Sitzgsber. Akad. Wiss. Wien, Math.-naturwiss. Kl. III **126**, 27—45 (1915 bis 1917). (c) Lehrbuch der Histologie und Histogenese, 2. Aufl. Leipzig: Wilhelm Engelmann 1922. (d) Das Epithelgewebe. Handbuch der mikroskopischen Anatomie des *Menschen*, Bd. 2, Teil 1, S. 231. 1927. — **Schapitz, R.:** Die Urgeschlechtszellen von *Amblystoma*. Ein Beitrag zur Kenntnis der Keimbahn der urodelen *Amphibien*. Arch. f. mikrosk. Anat. II **79** (1912). — **Schiefferdecker, P.:** (a) Bau der Wandung der Blutgefäße. Sitzgsber. niederrhein. Ges. Natur- u. Heilk. **1896**. (b) Die Hautdrüsen des *Menschen* und der *Säugetiere*, ihre biologische und rassenanatomische Bedeutung, sowie die Muscularis sexualis. Zoologica. Original-Abhandlungen aus dem Gesamtgebiete der Zoologie, Bd. 27, Lief. 5 u. 6, H. 72. 1922. — **Schinz, H. R.:** Ein Beitrag zur Röntgenkastration beim Mann. Schweiz. med. Wschr. **1922**, Nr 36, 886. — **Schinz, H. R.** u. **B. Slotopolsky:** (a) Experimentelle und histologische Untersuchungen am Hoden. Dtsch. Z. Chir. **188**, H. 1/2, 76—100 (1924). (b) Über die Wirkung der Röntgenstrahlen auf den in der Entwicklung begriffenen Hoden. Arch. mikrosk. Anat. **102**, H. 1/3, 363—378 (1924). (c) Beiträge zur experimentellen Pathologie des Hodens und zur Histologie und Histogenese des normalen Hodens, der Hodenatrophie und der Hodennekrose. Denkschr. schweiz. naturforsch. Ges. **61**, Abh. 2, 137 (1924). (d) Grundsätzliches zur STEINACH-Operation. Dtsch. med. Wschr. **1925**, Nr 13 u. 14, 1—12. (e) Der Röntgenhoden. Erg. med. Strahlenforschg **1**, 444—526 (1925). (f) Methodik experimenteller und histologischer Untersuchungen am Hoden. Handbuch der biologischen Arbeitsmethoden (Herausgeg. E. ABDERHALDEN), Abt. V, Teil 3B, H. 4, Lief. 238. Berlin u. Wien: Urban & Schwarzenberg 1927. — **Schlachta, Julius:** Beiträge zur mikroskopischen Anatomie der Prostata und Mamma der Neugeborenen. Arch. mikrosk. Anat. **64**, 405—489 (1904). — **Schlagenhaufer, F.:** Ein Beitrag zu den Klappenbildungen im Bereiche der Pars prostatica urethrae. Wien. klin. Wschr. **1896**, Nr 15, 268 bis 270. — **Schmidt, J. E.:** Beiträge zur Bewertung der konservativen Hodenchirurgie. Bruns' Beitr. **82**, 36 (1912). — **Schminke, A.** u. **B. Romeis:** Anatomische Befunde bei einem männlichen Scheinzwitter und die STEINACHsche Hypothese über Hermaphroditismus. Arch. Entw.mechan. **47**, 221—238 (1920). — **Schönholzer:** Über Kryptorchismus. Beitr.

klin. Chir. **49**, 321 (1906). — **Schreiber, F.:** STEINACHsche Operation. Bruns' Beitr. **127**, H. 1, 212 (1922). — **Schreiner, Ph.:** Über eine neue organische Basis in tierischen Organismen. Liebigs Ann. **194**, 68—84 (1878). — **Schreiner, A. u. K. E.:** (a) Die Reifungsteilungen bei den *Wirbeltieren*. Ein Beitrag zur Frage nach der Chromatinreduktion. Anat. Anz. **24**, Nr 22, 561—578 (1904). (b) Über die Entwicklung der männlichen Geschlechtszellen von *Myxine glutinosa (L.)*. Arch. biol. **21**, H. 2, 183—314 u. H. 3/4, 315—355 (1905). (c) Neue Studien über die Chromatinreifung. 1. Die Reifung der männlichen Geschlechtszellen von *Tomopteris onisciformis*. Arch. biol. **22**, 1—69 (1906). (d) Neue Studien über die Chromatinreifung der Geschlechtszellen. 2. Die Reifung der männlichen Geschlechtszellen von *Salamandra maculosa, Spinax niger* und *Myxine glutinosa*. Arch. biol. **22**, 419—492 (1906). (e) Neue Studien über die Chromatinreifung der Geschlechtszellen. 3. Die Reifung der Geschlechtszellen von *Ophrytrocha puerilis Clprd.-Mecz.* Anat. Anz. **29**, H. 18, 465—479 (1906). (f) Neue Studien über die Chromatinreifung der Geschlechtszellen. 4. Die Reifung der Geschlechtszellen von *Enteroxenos Oestergreni Bonn.* Vidensk.-Selsk. Skrifter, Kristiania, Math.-naturwiss. Kl. **1907**, Nr 2, 25 S. (g) Zur Spermienbildung der *Myxinoiden*. 3. Entwicklung der männlichen Geschlechtszellen von *Myxine glutinosa*. Arch. Zellforschg **1**, H. 1, 152—230 (1907). (h) Neue Studien über die Chromatinreifung der Geschlechtszellen. 5. Die Reifung der Geschlechtszellen von *Zoogonus mirus Lss.* Vidensk.-Selsk. Skrifter Kristiania, Math.-naturwiss. Kl. **1908**, Nr 8, 23 S. (i) Gibt es eine parallele Konjugation der Chromosomen. Erwiderung an die Herren FICK, GOLDSCHMIDT und MEVES. Vidensk.-Selsk. Skrifter Kristiania, Math.-naturwiss. Kl. **1908**, Nr 4, 31 S. (k) Nogle bemerkninger om hermaphroditismus natur hos myxinoiderne. Nyt Mag. Natur vidensk. Kristiania **47** (1908). — **Schüller, M.:** On inguinal testicle and its operative treatment by transplantation into the scrotum. Ann. Surg. **4**, Nr 3 (1881). Übersetzt im Auszug Zbl. Chir. **1881**, Nr 44, 703. — **Schultze, W. H.:** Männliche Geschlechtsorgane. Handbuch der allgemeinen Pathologie und der pathologischen Anatomie des Kindesalters von BRÜNING und SCHWALBE. Bd. 2, Abt. 1, Kap. 9, S. 558—627. Jena 1913. — **Schumacher, E. D.:** Die Torsion des Samenstranges. Schweiz. Rdsch. Med. **1911**, Nr 8, 231. — **Schurygin, N.:** (a) Über pathologisch-anatomische Veränderungen in membro virile alter Leute. Diss. St. Petersburg 1897. (b) Über pathologisch-anatomische Veränderungen des männlichen Gliedes bei älteren Individuen (vorläufige Mitteilung). Vrač. **1897**, Nr 51. — **Schweigger-Seidel, F.:** (a) Über die Samenkörperchen und ihre Entwicklung. Arch. mikrosk. Anat. **1**, 309—335 (1865). (b) XVI. Anatomische Mitteilung. Arch. path. Anat. **37**, 219—232 (1866). — **Schweizer, R.:** (a) Eine neue Hypothese über die Bedeutung der Zwischenzellen des Testis. Schweiz. med. Wschr. **1925**, Nr 29, 665. (b) Über die Bedeutung der Vascularisation des Binnendruckes und der Zwischenzellen für die Biologie des Hodens. Z. Anat. **89**, H. 5/6, 775—796 (1929). — **Sclavunos, G.:** Über die feineren Nerven und ihre Endigungen in den männlichen Genitalien. Anat. Anz. **9**, 42—51 (1894). — **Sellei, J.:** Zur Cytologie des Prostatasekretes mit besonderer Berücksichtigung der Phagokaryose. Z. Urol. **1** (1907). — **Sellheim, H.:** Zur Lehre von den sekundären Geschlechtscharakteren. Beitr. Geburtsh. **5** (1898). — **Senat:** Contribution à l'étude du tissu conjonctiv du testicule. Thèse de Lyon **1900**. — **Sertoli:** Dell' esistenza di particulari cellule ramificate nei canalicoli seminiferi dell' testicolo umano. Morgagni **1865**, 31. — **Siegelbauer, Felix:** Zur Frage der Zwischenzellen. Arch. mikrosk. Anat. u. Entw.mechan. **100**, H. 3/4, 473—488 (1924). — **Sievers, Roderich:** Anomalien am Penis. Ihre Beziehungen zur Hypospadie und ihre Deutung. Dtsch. Z. Chir. **199**, H. 3/5, 286—306 (1926). — **Silbermann, Ulrike:** Zur vergleichenden Morphologie des Zwischengewebes im *Säuger*hoden. Z. Anat. **90**, H. 6, 597—613 (1929). — **Simmonds, M.:** (a) Die Veränderungen des Hodens bei experimentellem Verschluß des Samenleiters. Jb. Hamburg. Staatskrk.anstalt **1899**. (b) Über die Einwirkung von Röntgenstrahlen auf die Hoden. Fortschr. Röntgenstr. **14**, H. 4, 229 u. 272 (1909/1910). (c) Über Fibrosis testis. Virchows Arch. **201** (1910). (d) Über Geburtsschädigung des Hodens. Verh, dtsch. path. Ges. 14. Tagg Erlangen **1910**. (e) Über die Ursachen der Azoospermie. Berl. klin. Wschr. **35**, 80 (1911). (f) Über Mesothoriumschädigung des Hodens. Dtsch. med. Wschr. **1913**. (g) Männlicher Geschlechtsapparat. ASCHOFFs Pathologische Anatomie, 4. Aufl., Bd. 2, spezieller Teil, S. 571—624. Jena: Gustav Fischer 1919. (h) Über das Verhalten des menschlichen Hodens bei narbigem Verschluß des Samenleiters. Zbl. Path. **31**, Erg.-H., 570 (1921). — **Simnitzky, W. S.:** Beiträge zur Frage über das Interstitialgewebe des Hodens als Resorptionsorgan (Testes bei Avitaminose B). Virchows Arch. **261**, H. 1, 265—286 (1926). — **Slawinski, Z.:** Über partielle Resektion des Samenstranges bei radikaler Operation des Leistenbruches. Zbl. Chir. **1906**, Nr 50, 1321. — **Slotopolsky, B. u. H. R. Schinz:** (a) Histologische Beobachtungen am menschlichen Hoden. Virchows Arch. **248**, H. 1/2, 285—296 (1924). (b) Histologische Hodenbefunde bei Sexualverbrechern. Virchows Arch. **257**, H. 1/2, 294—355 (1925). — **Smend, H.:** Knochenbildung im menschlichen Penis mit doppelseitiger DUPUYTRENscher Contractur. Diss. Leipzig 1911. — **Socin, A.:** Die Krankheiten der Prostata. PITHA-BILLROTHs Handbuch der allgemeinen und speziellen Chirurgie, Bd. 3, Abt. 2. 1902. — **Solger, B.:** Anatomische Einleitung. Harnapparat. Nebenniere. Klinisches Handbuch der Harn- und Sexualorgane von W. ZÜLZER, Abt. 1, S. 1—57. Leipzig: F. C. W. Vogel 1894. — **Sonntag:** Über Induratio penis plastica nebst einem Beitrag zu ihrer operativen Behandlung. Arch. klin. Chir. **117**, 612—646 (1921). — **Sorg, Kurt:** Lipoiduntersuchungen am *Rinder*hoden. Z. Konstit.-lehre **10**, H. 1, 67—78 (1924). — **Sousa, Odorico Machado de:** Contribuicoes para o estudo da mucosa urethral humana (Capillares sanguineos intraepitheliaes, cystos epitheliaes, glandulas urethraes e lamina propria). These inaug. S. Paulo **1929**. — **Spangaro, Saverio:** Über die histologischen Veränderungen des Hodens, Nebenhodens und Samenleiters von Geburt an bis zum Greisenalter, mit besonderer Berücksichtigung der Hodenatrophie, des elastischen Gewebes und des Vorkommens von Krystallen im Hoden. Anat. H **18**, H. 3, 593—771 (1902). — **Spitzer:** Vorkommen eines paraurethralen Ganges mit cystischen Erweiterungen in der Genitoperineal-Raphe. Wien. med. Presse **1905**, Nr 9. — **Springer:** Zur Kenntnis der Cystenbildung aus dem Utriculus masculinus. Z. Heilk. **1898**. — **Sprunck, H.:** Über die vermeintlichen TYSONschen Drüsen. Inaug.-Diss. Königsberg 1897. — **Staemmler, M.:** Über Arterienveränderungen im retinierten Hoden. Virchows Arch. **245**, 304 (1923). — **Stanley:** Experiences in testicle transplantation. California State J. Med. **18**, Nr 7, 251 (1920). — **Stefko, W. H.:** Über die Veränderungen der Geschlechtsdrüsen des *Menschen* beim Hungern. Die Sterilisation der Bevölkerung unter dem Einfluß von Hunger. Virchows Arch. **252** (1924). — **Stein, M. u. E. Herrmann:** Über künstliche Entwicklungshemmung männlicher, sekundärer Geschlechtsmerkmale. Arch. Entw.mechan. **48**, 447 (1921). — **Steinach, E.:** (a) Untersuchungen zur vergleichenden Physiologie der männlichen Geschlechtsorgane, insbesondere der akzessorischen Geschlechtsdrüsen. Pflügers Arch. **56**, 338 (1894). (b) Geschlechtstrieb und echt sekundäre Geschlechtsmerkmale als Folge der innersekretorischen Funktion der Keimdrüsen. Zbl. Physiol. **24** (1910). (c) Umstimmung des Geschlechtscharakters bei *Säugetieren* durch Austausch der Pubertätsdrüsen. Zbl. Physiol. **25** (1911). (d) Willkürliche Umwandlung von *Säugetier*männchen in Tiere mit ausgeprägt weiblichen Geschlechtscharakteren und weiblicher Psyche. Pflügers Arch. **144** (1912). (e) Feminierung von Männchen und Maskulierung von Weibchen. Zbl. Physiol. **27** (1913). (f) Experimentell erzeugte Zwitterbildungen beim *Säugetier*. Akad. Anz. Nr. 12, Sitzg math.-naturwiss. Kl. 11. Mai 1916. (g) Pubertätsdrüsen und Zwitterbildung. Arch. Entw.mechan. **42**, 307—332 (1917). (h) Künstliche und natürliche Zwitterdrüsen und ihre analogen Wirkungen. I. Die antagonistisch-geschlechtsspezifische Wirkung der Sexualhormone vor und nach der Pubertät. Arch. Entw.mechan. **46**, 12—19 (1920). (i) Künstliche und natürliche Zwitterdrüsen und ihre analogen Wirkungen. II. Künstliche Zwitterdrüsen bei *Säugern* und *Vögeln*. Arch. Entw.-mechan. **46**, 19—23 (1920). (k) Künstliche und natürliche Zwitterdrüsen und ihre analogen Wirkungen. III. Experimentelle und histologische Beweise für den ursächlichen Zusammenhang von Homosexualität und Zwitterdrüse. Arch. Entw.mechan. **46**, 23—37 (1920). (l) Verjüngung durch experimentelle Neubelebung der alternden Pubertätsdrüse. Arch. Entw.mechan. **46**, 553—619. Berlin: Julius Springer 1920. (m) Histologische Beschaffenheit der Keimdrüse bei homosexuellen Männern. Arch. Entw.mechan. **46**, 29—37 (1920). — **Steinach, E. u. G. Holzknecht:** Erhöhte Wirkungen der inneren Sekretion bei Hypertrophie der Pubertätsdrüsen. Arch. Entw.mechan. **42**, 490—507 (1917). — **Steinach, E. u. P. Kammerer:** Klima und Mannbarkeit. Akad. Anz. **1919**, Nr 18. Sitzgsber. math.-naturwiss. Kl. und Arch. Entw.mechan. **46**, 391—458 (1920). — **Steinach, E. u. R. Lichtenstern:** Umstimmung der Homosexualität durch Austausch der Pubertätsdrüsen. Münch. med. Wschr. **1918**. — **Steiner, Hermann:** Über das Epithel der Ausführungsgänge der größeren Drüsen des *Menschen*. Arch. mikrosk. Anat. **40**, 484—497 (1892). — **Steinlin:** Erweiterung der Ausführungsgänge der Prostata. Wbl. d. Z. Ges. der Ärzte **1856**. — **Steinmann, Fr.:** Zur operativen Behandlung des Leistenhodens. Korresp.bl. Schweiz. Ärzte **1905**, Nr 16, 515. — **Sternberg, C.:** (a) Zur Frage der Zwischenzellen. Verh. dtsch. path. Ges. **18** (1921). (b) Über Vorkommen und Bedeutung der Zwischenzellen. Beitr. path. Anat. **69**, 262 (1921). — **Sternberg, Hermann:** Beschreibung eines menschlichen Embryos mit vier Ursegmentpaaren, nebst Bemerkungen über die Anlage und früheste Entwicklung einiger Organe beim *Menschen*. Z. Anat. u. Entw.gesch. **82**, H. 1/3, 142—240 (1927). — **Stieda, Alexander:** Die akzessorischen Gänge am Penis. Arch. klin. Chir. **77**, H. 1, 119—155 (1905). — **Stieda, L.:** (a) Über den Bau des *Menschen*hoden. Arch. mikrosk. Anat. **14**, 17—50 (1877). (b) Die LEYDIGsche Zwischensubstanz des Hodens. Arch. mikrosk. Anat. **48**, 692—695 (1897). (c) Das Vorkommen freier Talgdrüsen am menschlichen Körper. Z. Morph. u. Anthropol. **4**, 443—462 (1902). — **Stieve, H.:** (a) Die Spermatogenese des *Grottenolmes*. Anat. Anz. **51**, 321—349 (1918). (b) Die Entwicklung des Eierstockeies der *Dohle* (*Colaeus monedula*). Arch. mikrosk. Anat. II **92**, 137—288 (1918). (c) Über experimentell, durch veränderte äußere Bedingungen hervorgerufene Rückbildungsvorgänge am Eierstock des *Haushuhnes* (*Gallus domesticus*). Arch. Entw.mechan. **44**, 530—588 (1918). (d) Das Verhältnis der Zwischenzellen zum generativen Anteil im Hoden der *Dohle* (*Colaeus monedula*). Arch. Entw.mechan. **45**, 455—497 (1919). (e) Das Skelet eines Teilzwitters. Arch. Entw.mechan. **46**, 38—84 (1920). (f) Verjüngung durch experimentelle Neubelebung der alternden Pubertätsdrüse von E. STEINACH. Naturwiss. **8**, 643—645 (1920). (g) Zur Eientwicklung des

Grottenolms (*Proteus ang. Laur.*) Vorläufige Mitteilung. Anat. Anz. **52**, 481—501 (1920). (h) Die Entwicklung der Keimzellen des *Grottenolmes* (*Proteus anguineus*). I. Die Spermatogenese. Arch. mikrosk. Anat. **93**, 141—313 (1920). (i) Über das interkinetische Ruhestadium der Präspermatiden. Anat. Anz. **52**, 540—562 (1920). (k) Die inkretorische Tätigkeit der Keimdrüsen und ihr Einfluß auf die Gestaltung des Körpers. Naturwiss. 8, 895—903 (1920). (l) Der Einfluß von veränderten äußeren Bedingungen auf die Ovarien der *Molche*. Verh. anat. Ges. Jena, Anat. Anz. **53**, Erg.-H., 4—16 (1920). (m) Die Entwicklung der Keimzellen des *Grottenolmes* (*Proteus anguineus*). II. Die Wachstumsperiode der Oocyte. Arch. mikrosk. Anat. **95**, 1—202 (1921). (n) Neue Untersuchungen über die Zwischenzellen. Verh. anat. Ges. Marburg **1921**. Erg.-H., Anat. Anz. **54**, 63—76. (o) Entwicklung, Bau und Bedeutung der Keimdrüsenzwischenzellen. Erg. Anat. **23**, 1—249 (1921). (p) Über den Einfluß der Umwelt auf die Eierstöcke der *Tritonen*. Ein Beitrag zur Frage nach der Vererbbarkeit erworbener Eigenschaften und der Parallelinduktion. Arch. Entw.mechan. **49**, 179—267 (1921). (q) Neuzeitliche Ansichten über die Bedeutung der Chromosomen, unter besonderer Berücksichtigung der *Drosophila*versuche. Erg. Anat. **24**, 491—587 (1922). (r) Untersuchungen über die Wechselbeziehungen zwischen Gesamtkörper und Keimdrüsen. I. Mastversuche an männlichen *Gänsen*. Arch. Entw.mechan. **52**, 314—364 (1922). (s) Vergleichend physiologisch-anatomische Beobachtungen über die Zwischenzellen des Hodens. Pflügers Arch. **200**, 470—496 (1923). (t) Der Einfluß des Alkohols auf die Samenbildung der *Hausmaus*. Naturwiss. Korresp. **1**, H. 1, 1—28 (1923). (u) Altern und Fortpflanzung. Jap.-dtsch. Z. Wiss. u. Techn. **1**, 1—13 (1923). (v) Der Einfluß höherer Außentemperatur auf die Keimdrüsen der *Hausmaus*. Verh. anat. Ges. Heidelberg. Erg.-H., Anat. Anz. **57**, 38—53 (1923). (w) Untersuchungen über die Wechselbeziehungen zwischen Gesamtkörper und Keimdrüsen. II. Beobachtungen und Versuche an männlichen *Hausmäusen* und an männlichen *Feldmäusen*, zugleich ein weiterer Beitrag zur Zwischenzellenfrage. Arch. mikrosk. Anat. u. Entw.mechan. **99**, 350—370. (x) Untersuchungen über die Wechselbeziehungen zwischen Gesamtkörper und Keimdrüsen. III. Beobachtungen an menschlichen Hoden. Z. mikrosk.-anat. Forschg 1, 491—512 (1924). (y) Untersuchungen über die Wechselbeziehungen zwischen Gesamtkörper und Keimdrüsen. IV. Histologische Beobachtungen an den Hoden und Nebenhoden eines durch Unterbindung beider Nebenhoden „verjüngten *Hundes*". Z. mikrosk.-anat. Forschg **2**, 111—162 (1925). (z) Samenzellenverklumpung (Spermagglutination), nicht Spermiophagie. Z. mikrosk.-anat. Forschg **2**, 598—629 (1925). (aa) Untersuchungen über die Wechselbeziehungen zwischen Gesamtkörper und Keimdrüsen. V. Weitere Untersuchungen und Versuche an männlichen und weiblichen *Gänsen*, sowie an *Haushähnen*. Ein Beitrag zum Einfluß der *Haustier*werdung (Domestikation) auf die Geschlechtstätigkeit und die Vermehrung der Arten, nebst weiteren Beobachtungen über das Zwischengewebe. Z. mikrosk.-anat. Forschg **5**, 463—624 (1926). (bb) Unfruchtbarkeit als Folge unnatürlicher Lebensweise. Ein Versuch, die ungewollte Kinderlosigkeit des *Menschen* auf Grund von Tierversuchen und anatomischen Untersuchungen auf die Folgen des Kulturlebens zurückzuführen. Grenzfr. Nerv.- u. Seelenleb. München: J. F. Bergmann 1926. (cc) Ein menschliches Ei vom Ende der zweiten Woche. Verh. anat. Ges. Freiburg. Anat. Anz. **61**, Erg.-H., 138—143 (1926). (dd) Ein $13^1/_2$ Tage altes, in der Gebärmutter erhaltenes und durch Eingriff gewonnenes menschliches Ei. Z. mikrosk. anat. Forschg **7**, 295—402 (1926). (ee) Die Entwicklung der Keimzellen und der Zwischenzellen in der Hodenanlage des *Menschen*. Ein Beitrag zur Keimbahnfrage. Z. mikrosk.-anat. Forschg **10**, 225—285 (1927). (ff) Die Abhängigkeit der Keimdrüsen vom Zustand des Gesamtkörpers und von der Umgebung. Naturwiss. **15**, H. 48/49 (1927). Vortrag gehalten in einer allgemeinen Sitzung auf dem 10. Internationalen Zoologenkongreß in Budapest, S. 951—963. (gg) Samenzellenverklumpung als Grund für die Unfruchtbarkeit gesunder *Tiere*. Z. mikrosk.-anat. Forschg **12**, 232—253 (1927). (hh) Über die Bedeutung venöser Wundernetze für den Verschluß einzelner Öffnungen des menschlichen Körpers. Dtsch. med. Wschr. **1928**, Nr 3 u. 4, 1—16. (ii) Der Einfluß des Weibchens auf die Samenbildung des Männchens der gleichen Art. Z. mikrosk.-anat. Forschg **13**, 158—196 (1928). (kk) Untersuchungen über die Wechselbeziehungen zwischen Gesamtkörper und Keimdrüsen. VI. Der Einfluß des Coffeins auf die Fortpflanzung des *Russenkaninchens*. Z. mikrosk.-anat. Forschg **15**, 599—652 (1928). (ll) Muskulatur und Bindegewebe der Wand der Gebärmutter außerhalb und während der Schwangerschaft, während der Geburt und des Wochenbettes. Z. mikrosk.-anat. Forschg **17**, 371—518 (1929). (mm) Coffein und Nachkommenschaft. Med. Welt **1929**, Nr 32 u. 33. — **Stilling, H.:** (a) Beobachtungen über die Funktion der Prostata und über die Entstehung der prostatischen Konkremente. Virchows Arch. **98**, 1—21 (1884). (b) Über die Cowperschen Drüsen. Virchows Arch. **100**, 170—176 (1885). (c) Versuche über die Atrophie des verlagerten Hodens. Beitr. path. Anat. **15**, 337 (1894). — **Stocker, S.** (Luzern): Über die Reimplantation der Keimdrüsen beim *Menschen*. Korresp.bl. Schweiz. Ärzte **1916**, Nr 7, 193. — **Stöhr, Philipp** jr.: Das peripherische Nervensystem. Möllendorffs Handbuch der mikroskopischen Anatomie des *Menschen*. Bd. 4, S. 201—447. Berlin: Julius Springer 1928. — **Stout, M. E.:** The undescended testicle. South. med. J. **15**, Nr 3, 213—217 (1922). — **Straßberg, M.:** Zur Frage des Prostatasekretes. Arch. f. Dermatol. **120**, 90—100 (1914). — **Straßmann, F.:** Der menschliche Samen in der gerichtlichen Medizin. Abh. aus dem Gebiete der Sex.forschg **4**, H. 2 (1922). — **Stricker, S.:** Handbuch der Lehre von den Geweben, S. 527. Leipzig 1871. — **Struve, Heinrich:** Zur Bedeutung der FLORENCEschen Reaktion. Z. anal. Chem. (FRESENIUS) **39**, H. 1, 1—8 (1900). — **Svetlin:** Einige Bemerkungen zur Anatomie der Prostata. Ber. Akad. Wiss. Wien, Math.-naturwiss. Kl. I **62**, 585 (1871). — **Swaen, A. u. H. Masquelin:** Etude sur la spermatogénèse. Archives de Biol. **4**, 749 (1883). — **Swift, Charles H.:** Origin and early history of the primordial germcells in the chick. Amer. J. Anat. **15**, 483—516 (1914). — **Szenes, A.:** Über Geschlechtsunterschiede am äußeren Genitale menschlicher Embryonen, nebst Bemerkungen über die Entwicklung des inneren Genitales. Gegenbaurs J. **54**, H. 1 (1925). — **Szymanski, J. S.:** Eine Methode zur Untersuchung der Ruhe- und Aktivitätsperioden bei *Tieren*. Pflügers Arch. **158**, 343—418 (1914).

Taddei, Celso: Sull' apparato reticolare interno di Golgi negli elementi epiteliali della prostata ipertrofica. Sperimentale **64**, 434—438 (1910). — **Takahashi, N.:** Hodenatrophie nach Exstirpation des abdominalen Grenzstranges. Pflügers Arch. **196**, H. 2, 237 (1922). — **Tandler, J.:** (a) Über den Einfluß der innersekretorischen Anteile der Geschlechtsdrüsen auf die äußere Erscheinung des *Menschen*. Wien. klin. Wschr. **23** (1910). (b) Geschlechtsdrüsen und äußere Erscheinungen des *Menschen*. Umsch. **1910**. — **Tandler, J. u. P. Döměny:** (a) Über die vermeintlichen TYSONschen Drüsen. Wien. klin. Wschr. **1898**, Nr 23. (b) Zur Histologie des äußeren Genitales. Arch. mikrosk. Anat. **54**, 602—614 (1899). — **Tandler, J. u. S. Groß:** (a) Untersuchungen an Skopzen. Wien. klin. Wschr. **1908**. (b) Über den Einfluß der Kastration auf den Organismus. I. Beschreibung eines Eunuchenskelets. Arch. Entw.mechan. **27**, 35—61 (1909). (c) Über den Einfluß der Kastration auf den Organismus. II. Die Skopzen. Arch. Entw.mechan. **30**, 236—253 (1910). (d) Über den Einfluß der Kastration auf den Organismus. III. „Die Eunuchoide". Arch. Entw.mechan. **29**, 290 bis 324 (1910). (e) Über den Saisondimorphismus des *Maulwurf*hodens. Arch. Entw.-mechan. **33**, 297—302 (1911). (f) Die biologischen Grundlagen der sekundären Geschlechtscharaktere. Berlin: Julius Springer 1913. — **Tandler, Jul. u. O. Zuckerkandl:** (a) Anatomische Untersuchungen über die Prostatahypertrophie. Die Wunde und der Heilungsvorgang nach Exstirpation der hypertrophischen Prostata. Fol. urol. (Lpz.) **5**, Nr 9, 587 bis 606 (1911). (b) Anatomische Untersuchungen über die Prostatahypertrophie. II. Das Vorkommen von submukösen Knoten an der Blasenmündung und an der Pars prostatica urethrae und ihre Beziehungen zur Prostatahypertrophie. Fol. urol. (Lpz.) **6**, Nr 10, 635 bis 643 (1912). — **Taruffi:** Sur les canaux anormaux de la verge. Bull. Sci. med. Bologna Maggio **1891**. Auszug in Ann. Mal. organ. génito-urin. **1891**, 817. — **Tellyesnicki, K. de:** Über die SERTOLIschen Zellen und EBNERschen Spermatoblasten. Verh. anat. Ges. Strasburg. Anat. Anz. **9**, Erg.-H., 232—236 (1894). — **Testut:** Traité d'anatomie humaine, Tome 3. 1894. — **Testut-Jacob:** Traité d'anatomie topogr., Tome 2. 1906. — **Thaler, H. A.:** (a) Über das Vorkommen von Fett und Krystallen im menschlichen Testikel unter normalen und pathologischen Verhältnissen. Beitr. path. Anat. **36**, 528—573 (1904). (b) Über die feineren Veränderungen im Hodengewebe der *Ratte* nach Einwirkung der Radiumstrahlen. Dtsch. Z. Chir. **79**, 576 (1905). — **Thompson, H.:** Some observations on the anatomy and pathology of the adult prostate. Med.-chir. trans. Lond. **40** (1857). — **Tiedje, H.:** Die Unterbindung am Hoden und die „Pubertätsdrüsenlehre". Jena: Gustav Fischer 1921. — **Tillaux, P.:** Traité d'anatomie topogr., IV éd. 1884. — **Timofeew, D.:** (a) Zur Kenntnis der Nervenendigungen in den männlichen Geschlechtsorganen der *Säuger*. Anat. Anz. **9**, 343 bis 348 (1894). (b) Über die Nervenendigungen in den männlichen Geschlechtsorganen von *Säugetieren* und *Menschen*. Diss. Kasan 1896. (c) Über eine besondere Art von eingekapselten Nervenendigungen in den männlichen Geschlechtsorganen bei *Säugetieren*. Anat. Anz. **11**, 44—49 (1896). — **Toldt, C.:** (a) Die Anhangsgebilde des menschlichen Hodens und Nebenhodens. Sitzgsber. Akad. Wiss. Wien, Math.-naturwiss. Kl. III **100** (1891). (b) Über die Vasa aberrantia des Nebenhodens und über die Paradidymis. Anat. Anz. **7**, Erg.-H., 241—242 (1892). — **Tournade, A.:** Etudes sur les modifications du testicule consécutives à l'interruption du canal déférent. Thèse de Lyon (zitiert nach SAND, 53) **1903**. — **Tourneux, M. F.:** (a) Sur le développement et l'évolution du tubercule génital chez le foetus humain dans les deux sexes avec quelques remarques concernant le développement des glandes prostatiques. J. Anat. et Physiol. **25**, 229 (1887). (b) Sur la structure des glandes uretrales. C. r. Soc. Biol. Paris, VIII. s. **40** (1888). (c) Sur le développement du vagin mâle (utricule prost.) du foetus humain. Rev. biol. France **1888—1889**, Nr 6 (1889, März). (d) Sur le développement et l'évolution du tubercle génitale chez le foetus humain des deux sexes. J. Anat. et Physiol. **25**, 228—265 (1889). — **Touton:** Weitere Beiträge zur Lehre von der gonorrhoischen Erkrankung der Talgdrüsen am Penis. Berl. klin. Wschr. **1892**, Nr 51, 1305. — **Tramontano-Guerritore, G.:** (a) Sopra il contegno delle cellule di LEYDIG del testicolo nelle colorazioni vitali (a proposito di una recente nota del Dott. Glasunow). Processi verbali della R. Accademia dei Fisiocritici di Siena (Febb. 1928) publ. negli „Atti" Vol. 3, Serie 10. 1928. (b) La colorazione vitale delle cellule di Sertoli e di quelle della linea seminale nei testicoli sottoposti all'azione dei raggi X. Boll. Soc. Biol. sper. **4**, H. 11 (1929). — **Triepel, H.:** Das elastische Gewebe in der Wand der Arterien der Schädelhöhle. Anat. H. **7**, 189 (1897). — **Tschaschin, S.:** Über die Chondriosomen der Urgeschlechtszellen bei *Vögel*embryonen. Anat. Anz. **37**, 597—607 u. 621—631 (1910).

Uffreduzzi, O.: (a) Die Behandlung der Hodenretention. Z. Urol. **6**, 727 (1912). (b) Die Pathologie der Hodenretention. Arch. klin. Chir. **100**, H. 4 u. **101**, H. 1 (1913). — **Ugolini:** Le alterazione del testicolo consecutive al taglio suoi nervi. Bull. Sci. med. Bologna **1910**, No 9.

Vacca, G.: Ricerche sulle alterazioni testicolari nell'avvelenamento sperimentale da caffeina (Untersuchungen über Hodenveränderungen nach experimenteller Coffeinvergiftung). Arch. Farmacol. sper. **42**, 62—78 (1926). — **Valentin, G.:** Über den Verlauf der Blutgefäße in dem Penis des *Menschen* und einiger *Säugetiere*. Arch. Anat., Physiol. u. wiss. Med. **1838**. — **La Valette, St. George, v.:** (a) Über die Genese der Samenkörper. 1. Mitt. Arch. mikrosk. Anat. **1**, 403—414 (1865). (b) Über Genese der Samenkörper. II. Mitt. Arch. mikrosk. Anat. **3** (1867). (c) Der Hoden. STRICKERs Handbuch der Lehre von den Geweben des *Menschen* und der *Tiere*. S. 522—543. Leipzig: Wilhelm Engelmann 1871. (d) Über Genese der Samenkörper. III. Mitt. Arch. mikrosk. Anat. **10**, 495 (1874). (e) Über die Genese der Samenkörper. V. Mitt. Die Spermatogenese bei den *Säugetieren* und dem *Menschen*. Arch. mikrosk. Anat. **15**, 261—314 (1878). (f) Spermatologische Beiträge. 1. Mitt. Arch. mikrosk. Anat. **25**, 581—593 (1885). (g) Spermatologische Beiträge. 2. Mitt. Arch. mikrosk. Anat. **27**, 1—12 (1886). (h) Spermatologische Beiträge. 3. Mitt. Arch. mikrosk. Anat. **27**, 388—397 (1886). — **Verocay:** Hat Unwegsamkeit des Ductus deferens Atrophie des Hodens zur Folge? Prag. med. Wschr. **1915**, Nr 11. — **Verson, Saverio:** Contributo allo studio delle cellule giganti tubercolari e di altri elementi cellulari normali e patologici. Arch. Sci. med. **32**, 489—496 (1908). — **Villemin, F.:** Sur la régéneration de la glande séminale après destruction par les Rayons X. C. r. Soc. Biol. Paris **57**, 1076 (1906, 23. Juni). — **Voinov, D.:** (a) Les spermatotoxines et la glande interstitielle. C. r. Soc. Biol. Paris **58** (1905). (b) Sur le rôle probable de la glande interstitielle. C. r. Soc. Biol. Paris **58** (1905). — **Vorch, O.:** Die Kastration und ihre Wirkungen auf den Organismus; der gegenwärtige Stand nach der Frage von der inneren Sekretion. Jb. Tierzucht **4** (1909). — **Voss, Heinrich:** (a) Zur Frage der Entwicklungsstörungen der kindlichen Hoden. Zbl. Path. **24**, Nr 10, 433—435 (1913). (b) Zur Frage der Entwicklungsstörungen der kindlichen Hoden. Zbl. Path. **25**, 435 (V. 524; 1913). (c) Der mikrochemische Nachweis oxydativer Fermente in den Spermien des *Menschen*. Arch. mikrosk. Anat. **96**, 77—84 (1922). (d) Gibt es einen durch das X-Chromosom bedingten Spermiendimorphismus? Z. Anat. **91**, H. 5/6, 618 bis 626 (1930).

Wagner, Karl: (a) Zur Cytologie der Zwischenzellen des Hodens (vorläufige Mitteilung). Anat. Anz. **56**, 559—563 (1923). (b) Sind die Zwischenzellen des *Säugetier*hodens Drüsenzellen? Ein Beitrag zur Cytologie und Cytogenese. Biol. generalis (Wien) **1**, 22—51 (1925). — **Wagner, K. u. L. Loeper:** Über einen weiteren Fall von Eunuchoidismus beim *Kaninchen* bei normaler Spermatogenese. Pflügers Arch. **198**, H. 2, 252—260 (1923). — **Waldeyer, W.:** (a) Eierstock und Ei. Leipzig: Wilhelm Engelmann 1870. (b) Über Bindegewebszellen. Arch. mikrosk. Anat. **11** (1875). (c) Bau und Entwicklung der Samenfäden. Anat. Anz. **2**, 345—368 (1887). (d) Beiträge zur Anatomie der männlichen Harnröhre. Sitzgsber. preuß. Akad. Wiss., Physik.-math. Kl. **1899**. (e) Das Becken. Bonn: Friedrich Cohen 1899. (f) Die Geschlechtszellen. In Handbuch der vergleichenden und experimentellen Entwicklungslehre der *Wirbeltiere* von OSKAR HERTWIG, Bd. 1, Teil 1, 1. Hälfte, S. 86—476. Jena: Gustav Fischer 1906. — **Walker, Geo.:** (a) Beitrag zur Kenntnis der Anatomie und Physiologie der Prostata nebst Bemerkungen über den Vorgang der Ejaculation. Arch. f. Anat. **1899**, 313—352. (b) Experimental injection of testicular fluid to prevent the atrophy of the prostate gland in dogs, after removal of the testes. Bull. Hopkins Hosp. Baltimore **11**, 322 (1900). (c) An experimental study concerning the relation which the prostate gland bears to the fecundative power of the spermatic fluid. Bull. Hopkins Hosp. Baltimore **12**, 77—80 (1901). — **Walker** et **Embleton:** On the origin of the Sertoli or foot cells. Proc. roy Soc. Lond. **78** (1906). — **Wallerstein, Joseph:** Über die Fistula urethrae penis congenita vera. Inaug.-Diss. Straßburg 1904. — **Wassermann, F.:** (a) Zur Eireifung von *Zoogous mirus*. Ein Beitrag zur Synapsisfrage. Anat. Anz. **41**, Erg.-H., 47—58 (1912). (b) Die Oogenese des *Zoogonus mirus Lss.* Arch. mikrosk. Anat. II **83**, 1—140 (1913). (c) Die lebendige Masse. Zweiter Teil: Wachstum und Vermehrung der lebendigen Masse. In Handbuch der mikroskopischen Anatomie des *Menschen*. Herausgeg. von W. v. MÖLLENDORFF. Berlin: Julius Springer 1929. — **Watzka, W.:** Über das Vorkommen vielkerniger Ganglienzellen in den Nervengeflechten der Samenblase des *Menschen*. Anat. Anz. **66**, Nr 19/20, 321 bis 334 (1928). — **Weber, E. H.:** Zusätze zur Lehre vom Baue und den Verrichtungen der Geschlechtsorgane. Leipzig 1846. — **Wechselmann:** Über Dermoidcysten und paraurethrale Gänge der Genitoperinealraphe. Arch. Dermat. **68**, 125 (1903). — **Wegelin, C.:** Über Spermiophagie im menschlichen Nebenhoden. Beitr. path. Anat. **69**, 281—294 (1921). — **Weichselbaum, A.:** Über Veränderungen der Hoden bei chronischem Alkoholismus. Verh. dtsch.

path. Ges. 14. Tagg Erlangen **1910**. — **Weismann:** Die Kontinuität des Keimplasmas als Grundlage einer Theorie der Vererbung. Jena: Gustav Fischer 1885. — **Weski, Oskar:** Beiträge zur Kenntnis des mikroskopischen Baues der menschlichen Prostata. Anat. H. **21**, 61—96 (1903). — **Whitehead, R. H.:** A peculiar case of cryptorchism and its hearing upon the problem of the function of the interstitial cells of the testis. Anat. Rec. **2** (1908). (b) The interstitial Cells of the Testis of an hermaphrodite Horse. Anat. Rec. **3** (1909). — **Wiedersperg, Gustav von:** Beiträge zur Entwicklungsgeschichte der Samenkörper. Arch. mikrosk. Anat. **25**, 113—130 (1885). — **Wiemann, H. L.:** (a) Chromosomes in Man. Amer. J. Anat. **14**, Nr 4, 461—472 (1913). (b) The Chromosomes of Human Spermatocytes. Amer. J. Anat. **21**, 1—21 (1917). (Zitiert nach GOLDSCHMIDT, Mechanismus und Physiologie der Geschlechtsbestimmung, Berlin 1920, RAPPEPORT.) — **Wilcox, E. V.:** The human Spermatogenesis. Anat. Anz. **17**, 316—318 (1900). — **Winiwarter, H. v.:** (a) Recherches sur l'ovogénèse et l'organogénèse de l'ovaire des Mammifères. (Lapin et Homme.) Archives de Biol. **17**, 33—199 (1900). (b) Etudes sur la spermatogénèse humaine. (1. Cellule de Sertoli. 2. Hétérochromosomes et mitose de l'épithélium séminal.) Archives de Biol. **27**, 91—187 (1912). (c) Observations cytologiques sur les cellules interstitielles du testicule humain. Anat. Anz. **41**, 309—320 (1912). (d) Chiasmatypie et réduction (Chiasmatypie und Reduktion). C. r. Soc. Biol. Paris **85**, 1109—1112 (1921). (e) La formule chromosomiale dans l'espèce humaine. (Die Chromosomenformel der Spezies: *Mensch.*) C. r. Soc. Biol. Paris **85**, No 24, 266—267 (1921). (f) Divisions de maturation normales et anormales chez les mammifères. (Normale und abnorme Reifungsteilungen bei *Säugern.*) C. r. Soc. Biol. Paris **86**, No 16, 965—967 (1922). (g) Les cellules phénochromes des annexes du testicule humain. C. r. Assoc. Anat. 20. Réun. Turin, 6.—8. April **1925**, 401—405. — **Winiwarter, H. de** et **K. Oguma:** (a) Recherches sur quelques points controversés de la spermatogénèse humain. C. r. Assoc. Anat. 20. Réun. Turin, 6.—8. April **1925**, 406—413. (b) Nouvelles recherches sur la spermatogénèse humaine. (Neue Untersuchungen über die menschliche Samenentwicklung.) Archives de Biol. **36**, H. 1, 99—166 (1926). — **Winiwarter, H. de** et **H. Sainmont:** Nouvelles recherches sur l'ovogénèse et l'organogénèse de l'ovaire des Mammifères (chat.). Archives de Biol. **24**, 1. Liège 1909. — **Witschi, E.:** Experimentelle Untersuchungen über die Entwicklungsgeschichte der Keimdrüsen von *Rana temporaria.* Arch. mikrosk. Anat. II **85**, 9—113 (1914). — **Wodsedalek, J. E.:** Spermatogenesis of the pig with special reference to the accessory chromosomes. Biol. Bull. Mar. biol. Labor. Woods Hole **25** (1913).

Yamasaki, Yoshio: Experimentelle Untersuchungen über den Einfluß des Vitamin- oder Zellsalzmangels auf die Entwicklung von Spermatozoen und Eiern. Virchows Arch. **245**, 513—541 (1923). — **Young, William Caldwell:** A study of the function of the epididymis. II. The importance of an aging process in sperm for the length of the period during which fertilizing capacity is retained by sperm isolated in the epididymis of the guinea-pig. J. Morph. a. Physiol. **48**, Nr 2, 475—491 (1929).

Zeißl, M. v.: (a) Über die Innervation der Blase. Arch. Physiol. **53**, 560—575 (1893). (b) Über die entnervte Blase. Wien. klin. Wschr. **1896**, Nr 20, 394—395. (c) Über den Blasenverschluß. Zbl. Krkh. Harn- u. Sexualorgane 8, H. 8, 412 (1897). — **Zeleny, Charles** and **E. C. Faust:** (a) Size differences in spermatozoa from single testes. Science (N. Y.) **39**, Nr 1003, 440 (1914). (b) Size dimorphism in the spermatozoa from single testes. J. of exper. Zool. 18, 187—240 (1915). — **Zimmermann, K. W.:** Beiträge zur Kenntnis einiger Drüsen und Epithelien. Arch. mikrosk. Anat. **52**, 552—706 (1898). — **Zoth, O.:** (a) Zwei geographische Versuchsreihen über die Wirkung orchitischen Extraktes. Pflügers Arch. **62** (1896). (b) Neue Versuche (Hantelversuche) über die Wirkung orchitischen Extraktes. Pflügers Arch. **69** (1898). — **Zuckerkandel, E.:** (a) Harnröhre und Blase. EULENBURGS Realencyklopädie, Bd. 9, S. 581. 1896. (b) Zur Morphologie der Art. pud. int. Sitzgsber. Akad. Wiss. Wien, Math.-naturwiss. Kl. III **109**, 405—458 (1900). (c) Anatomische Einleitung. In FRISCH und *Zuckerkandl*: Handbuch der Urologie, Bd. 1, S. 1—116. Wien: Alfred Hölder 1904. — **Zur Verth, M.** u. **K. Scheele:** Induratio penis plastica. Dtsch. Z. Chir. **121**, 298—341 (1913).

Namenverzeichnis.

Die *kursiven* Zahlen weisen auf das Literaturverzeichnis hin.

Sachverzeichnis.